European Archives of

Oto-Rhino-Laryngology

Supplement 1993/I

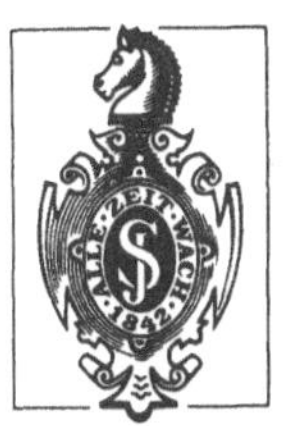

Verhandlungsbericht 1993

der Deutschen Gesellschaft
für Hals-Nasen-Ohren-Heilkunde,
Kopf- und Hals-Chirurgie

Teil I: Referate

Klinik, Diagnostik und Chirurgie
der vorderen Schädelbasis
und ihrer angrenzenden Gebiete

Schriftleitung H. Feldmann
Herausgeber E. Stennert

Mit 338 Abbildungen

Springer-Verlag
Berlin Heidelberg New York London Paris
Tokyo Hong Kong Barcelona Budapest

Prof. Dr. med. HARALD FELDMANN, Universitäts-HNO-Klinik
Kardinal-von-Galen-Ring 10, W-4400 Münster, BRD

Prof. Dr. med. E. STENNERT, Universitäts-HNO-Klinik
Joseph-Stelzmann-Str. 9, W-5000 Köln 41, BRD

ISBN-13:978-3-540-56491-1

Die Deutsche Bibliothek – CIP-Einheitsaufnahme
Deutsche Gesellschaft für Hals-Nasen-Ohren-Heilkunde, Kopf- und Hals-Chirurgie: Verhandlungsbericht ... der Deutschen Gesellschaft für Hals-Nasen-Ohren-Heilkunde, Kopf- und Hals-Chirurgie. – Berlin ; Heidelberg ; New York ; London ; Paris ; Tokyo ; Hong Kong ; Barcelona ; Budapest : Springer.
ISSN 0934-2400
1993.
Teil I. Referate: Klinik, Diagnostik und Chirurgie der vorderen Schädelbasis und ihrer angrenzenden Gebiete – 1993
(European archives of oto-rhino-larnygology : Supplement : 1993/I)
ISBN-13:978-3-540-56491-1 e-ISBN-13:978-3-642-84913-8
DOI: 10.1007/978-3-642-84913-8

NE: European archives of oto-rhino-laryngology / Supplement

Satz: Storch GmbH, Wiesentheid

25/3130-5 4 3 2 1 0 – Gedruckt auf säurefreiem Papier

Vorwort

Traditionen werden nicht selten von der Zeit überholt. Gelegentlich aber erweisen sie sich von bleibendem Wert und damit als zeitlos. Die Tradition der Deutschen Gesellschaft für Hals-Nasen-Ohren-Heilkunde, Kopf- und Hals-Chirurgie, ihren jeweiligen Jahresversammlungen ein schriftliches Hauptreferat als Leitthema voranzustellen, gehört zu diesen bleibenden Werten. Ja, diese Tradition erweist sich sogar von zunehmender Bedeutung!

- als ein immer wieder auf hohem klinisch-wissenschaftlichen Niveau aktualisiertes Nachschlagewerk mit einem weit überdurchschnittlichen Informationsgehalt;
- als Dokument einer dynamisch sich weiter entwickelnden Fachdisziplin, in dem sich auch für spätere Generationen die historische Entwicklung des Fachs nachlesen läßt;
- und schließlich als ein ganz besonderes, weil im nationalen und internationalen Vergleich zu anderen Fachgesellschaften einmaligen „Markenzeichen" der Deutschen HNO-Gesellschaft und ihrer Jahreskongresse.

Sinn eines solchen Hauptreferates ist es, einen klinisch bedeutsamen Teilaspekt der Hals-Nasen-Ohren-Heilkunde umfassend und auf dem neuesten Wissensstand „aufzuarbeiten", das heißt,

- die bis zum Zeitpunkt der Erstellung der Referate relevante Weltliteratur dem Leser zugänglich zu machen und dabei die ständig zunehmende Flut an Publikationen am klinischen Thema orientiert zu selektionieren;
- und gleichzeitig die kritische Würdigung des weltweit zusammengetragenen Wissens durch eine eigene, auf wissenschaftlicher Kenntnis und besonderer klinischer Erfahrung basierenden Sachkompetenz der Referenten zu bereichern.

Die vordere Schädelbasis wurde erstmals unter der Präsidentschaft von G. Loebell auf der Jahresversammlung 1954 in Düsseldorf mit den Referaten über „Die Unfallverletzungen der Nase, der Nasennebenhöhlen und der Basis der vorderen Schädelgrube" (L. B. Seiferth) und über „Die Brüche der Mittelgesichtsknochen" (E. Reichenbach) abgehandelt – also eine rein traumatologische Thematik.

1968 in Bad Reichenhall war unter der Leitung von G. Eigler die Traumatologie der vorderen und seitlichen Schädelbasis mit dem Referat über „Die Unfallchirurgie der Schädelbasis und der pneumatischen Räume" (W. Kley) erneut Gegenstand der Verhandlungen.

Schließlich wählte K. Fleischer für den von ihm präsidierten Jahreskongreß 1974 in Bad Reichenhall noch einmal die vordere Schädelbasis, nun aber nicht ausschließlich aus traumatologischer Sicht, sondern unter dem weiter gefaßten Thema „Chirurgie des Gesichtsschädels und der angrenzenden Schädelbasis" mit den Einzelreferaten über „Rhinochirurgische Aufgaben bei der Chirurgie des an die Schädelbasis angrenzenden Gesichtsschädels" (H.-G. Boenninghaus), „Neurochirurgische Aufgaben in der Orbita" (K. Schürmann), „Rhinochirurgische Aufgaben in der Orbita" (H. Mennig), „Kieferchirurgische Aufgaben bei der Chirurgie des Mittelgesichts" (H. L. Obwegeser).

Somit liegt die letztmalige Abhandlung der vorderen Schädelbasis nunmehr fast 20 Jahre zurück, eine weite Zeitspanne angesichts der Dynamik in der Weiterentwicklung medizinischer Erkenntnisse und Techniken gerade in den letzten zwei Jahrzehnten. Denn diese waren durch Fortschritte geprägt, die nicht zuletzt die moderne Chirurgie der Schädelbasis insgesamt ganz erheblich beeinflußt haben:

- Die Entwicklung moderner bildgebender Verfahren, insbesondere des CT und des MR, bis hin zu 3D-Rekonstruktionen,
- die Fortschritte in der Anästhesie,
- der endgültige Einzug des Operationsmikroskops in die Neurochirurgie,
- die Entwicklung der modernen endoskopischen Nasennebenhöhlen-Chirurgie,
- die zunehmende Erfahrung mit allogenen Implantatmaterialien.

Sehr wesentlich aber haben schließlich auch die schrittweise Überwindung von fachabgrenzenden, ja nicht selten eifersüchtig überwachten „Hoheitsgebieten" und statt dessen die Bereitschaft einer neuen Generation zur interdisziplinären, kollegialen Zusammenarbeit dazu beigetragen, daß die Bekämpfung von Erkrankungen der Schädelbasis fruchtbare Impulse bekommen hat. Der vorliegende Referate-Band spiegelt diese Entwicklung in hervorragender Weise wider.

Wie stark diese Impulse sind und welche Faszination von einer so in den Blickpunkt des Interesse gerückten Schädelbasis ausgeht, beweist die 1988 erstmals vollzogene Gründung einer *International Skull Base Society* auf Initiative von U. Fisch und M. Samii sowie die 1992 in Hannover ebenfalls zum ersten Mal abgehaltene *International Skull Base Conference* unter der Leitung von M. Samii. Die Chronik dieser wissenschaftlichen Aktivitäten zeigt, daß die Otorhinologie an dieser Entwicklung einen ganz wesentlichen Anteil hat.

Deshalb ist es gut begründet und die logische Folge, daß mit der neuen Weiterbildungsordnung diesem engagierten Einsatz auch in unserem Land Rechnung getragen wird: Die vom Bundesärztetag 1992 verabschiedete Musterweiterbildungsordnung weist der Deutschen Gesellschaft für Hals-Nasen-Ohren-Heilkunde, Kopf- und Hals-Chirurgie einen entscheidenden Platz bei der Versorgung der Schädelbasis zu. Damit wächst für die Zukunft gleichzeitig unsere Verpflichtung zum engagierten Einsatz in dieser schwierigen, aber auch äußerst interessanten Kopfregion.

Dieser Verpflichtung gerecht zu werden, war ein entscheidender Grund für die erneute Wahl der vorderen Schädelbasis als Referate-Thema des diesjährigen Kongresses. Dies um so mehr, nachdem M. E. Wigand für den Jahreskongreß 1988 in Nürnberg bereits die laterale Schädelbasis gewählt hatte. Damit war vorgegeben, auch an der „restlichen" Schädelbasis Flagge zu zeigen. Der Umfang des jetzt vorliegenden Referate-Bands zeigt, wie groß die Aufgabe ist, der wir uns verschrieben haben.

Mein persönlicher Dank gilt allen Referenten, die neben ihrer zeitaufwendigen klinischen und administrativen Tätigkeit sich der mühevollen Arbeit unterzogen haben, mit großer Sorgfalt ihre Referate zu erstellen. Möge ihr Einsatz damit belohnt werden, daß ihre Beiträge Stimulator und Fundgrube für Andere werden. Ich schätze mich außerdem glücklich, daß sich auch Kollegen aus den Nachbardisziplinen zur Mitarbeit bereit erklärt haben und werte es als ein gutes Omen dafür, daß in der weiteren Zukunft die Schädelbasis nur noch anatomisch als Grenzstruktur gilt, in der klinischen Arbeit aber die betroffenen Fachdisziplinen zusammenführt – zum Wohl der uns anvertrauten Patienten.

PROF. DR. MED. E. STENNERT

Inhaltsverzeichnis

Klinik, Diagnostik und Chirurgie der vorderen Schädelbasis und ihrer angrenzenden Gebiete

I. Anatomie

II. Mißbildungen

III. Entzündungen

IV. Tumoren und Pseudotumoren (einschl. der operativen Zugänge)

I. Anatomie

European Archives of Oto-Rhino-Laryngology Suppl. 1993/I

Klinische Anatomie der vorderen Schädelgrube und ihrer angrenzenden Gebiete

Johannes Lang

Ehemaliger Direktor des Anatomischen Instituts der Universität Würzburg, Koelliker-Straße 6, D-8700 Würzburg

Inhaltsverzeichnis:

1 Fossa cranii anterior, anlagernde Hirnteile
(Abb. 1)

Am orbitalen Stirnhirn, dessen Läsionen zu Störungen des Taktgefühls und Abweichungen im Verhalten gegenüber Mitmenschen und zum Verlust ethischer Hemmungen führen, ist stets der Sulcus olfactorius ausgebildet, der den Gyrus rectus von der lateralen Seite her abgrenzt. Der Gyrus rectus ist an unserem Untersuchungsgut rechts im Mittel 44,5 mm, links 44,6 mm lang. Die Breite beträgt links wie rechts im Mittel 6,8 mm. Dem Sulcus olfactorius liegt vorn der im Mittel 6–16 mm lange und 4,5 mm breite sowie 2,1–2,3 mm dicke Bulbus olfactorius an (Schmidt 1973). Sein dorsales Ende geht in den im Mittel 25 mm langen und 3 mm breiten Tractus olfactorius über. Er verläuft geradlinig oder bogig nach hinten seitwärts zum Trigonum olfactorium und teilt sich rostral der Substantia perforata rostralis in die Striae olfactoriae medialis et lateralis. In diesem Bereich liegt der Tractus 2–3 mm lateral der A. cerebri anterior. Dorsal überkreuzt er in der Regel spitzwinklig den N. opticus vor dessen Eintritt in den Canalis opticus. Etwas vor der Mitte seiner Verlaufsstrecke biegt der Tractus olfactorius aus dem Sulcusbereich nach medial zum Bulbus ab und überschreitet die basale Fläche des Gyrus rectus.

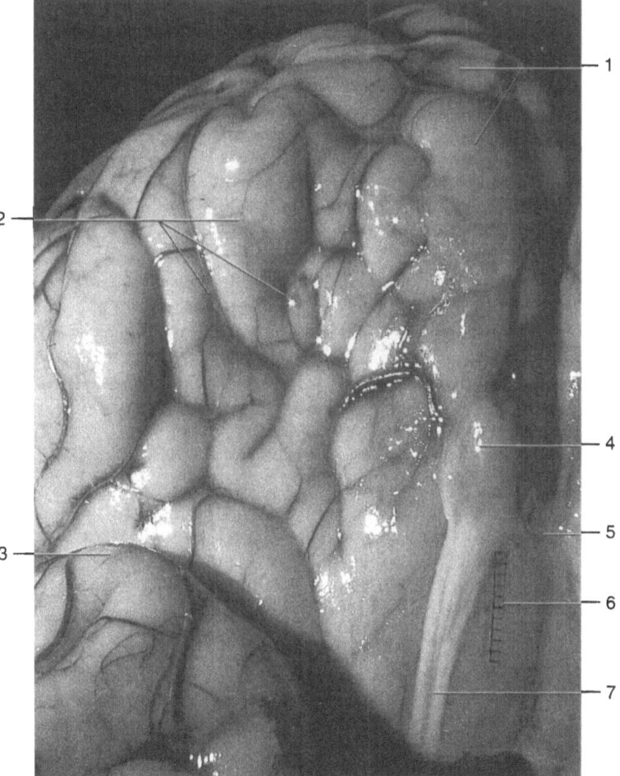

Abb. 1. Bulbus und Tractus olfactorius, von unten, *1* Vorderer Pol des Stirnhirns; *2* Gyri und Sulci orbitales; *3* Polus temporalis; *4* Bulbus olfactorius, weit dorsal; *5*Fissura interhemispherica; *6* Millimeterpapier; *7* Tractus olfactorius

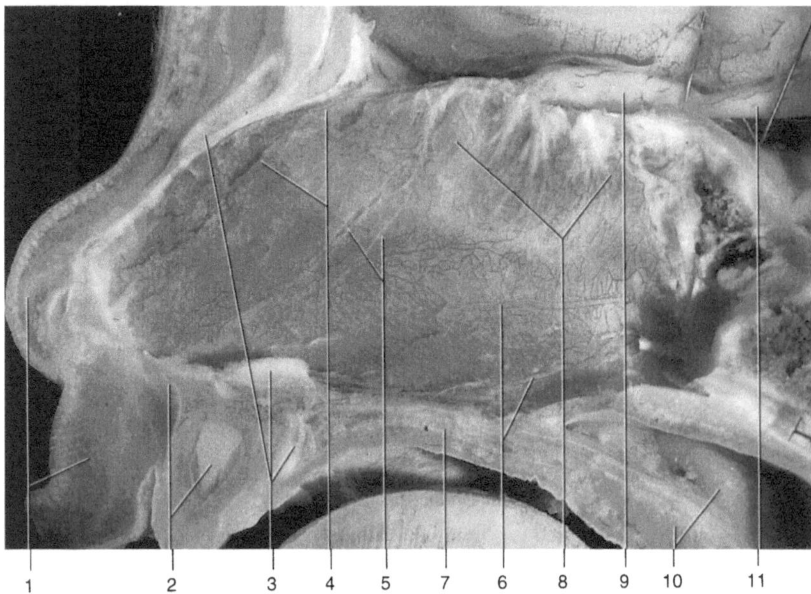

Abb. 2. Mediale Schleimhautseite des Septum nasi mit Nerven (Perichondrium abgetragen) eines 40cm langen Feten, *1* Cartilago alaris und Oberlippe; *2* Spina nasalis anterior und Dens incisivus (Anlage); *3* Os nasale, Cartilago vomeronasalis, und Canalis incisivus; *4* N. terminalis; *5* N. vomeronasalis (dreifach ausgebildet); *6* N. nasopalatinus (gedoppelt); *7* Processus palatinus maxillae; *8* Fila olfactoria; *9* Bulbus olfactorius; *10* Palatum molle und Torus tubarius; *11* Tractus olfactorius, nach oben verlagert

N. terminalis und N. vomeronasalis (Abb. 2): Nach Larsell (1950) beschrieb Locy (1905) erstmalig bei Fischen den N. terminalis. Dieser ganglienzellhaltige Nerv beginnt in den Olfaktoriusfalten und endet in der Septumregion des Vorderhirns. De Vries (1905) beobachtete ein Ganglion des N. terminalis bei einem menschlichen Keimling. 1914 wurde der Nerv, unabhängig voneinander, sowohl von Johnston als auch von Brookover entdeckt. Er liegt an der Oberfläche dem Gyrus rectus an und tritt im Bereich der Stria olfactoria medialis in das Gehirn ein. Er stammt auch beim menschlichen Keimling aus dem Bereich des Septum nasi. Nach Larsell (1950) besteht er aus einem elongierten Plexus an der medialen Seite des Bulbus olfactorius, der zahlreiche Ganglienzellhaufen enthält, in welchen bipolare sowie multipolare Zellen des embryonalen Ganglion terminale vorliegen. Ihre Axone sollen benachbarte intrakranielle Blutgefäße und wohl auch Drüsen der Regio olfactoria erreichen. Sämtliche zentralen Fäden gelangen rostral des Sulcus limitans trigoni olfactorii ins Gehirn und anschließend wahrscheinlich zu Nuclei septales laterales et mediales, möglicherweise auch – dorsales. Auch in präkommissurale Gebiete, in den Bereich des Tuberculum olfactorium sowie in die Region des Nucleus supraopticus rostralis und dorsalis sollen Fasern verlaufen. Da die Matrix der Ästhesioneuroblastome unbekannt ist, kommt auch diesem Nerv sowie dem N. vomeronasalis eine ärztliche Bedeutung zu (s. Lang 1989 – Abb. 150b).

Sulci und Gyri orbitales (Abb. 1): An unserem Untersuchungsgut (Lang und Belz 1981) findet sich am orbitalen Stirnhirn am häufigsten eine H-förmige Sulcusfigur mit einem kurzen Querschenkel und zwei Längsschenkeln (28,5%), und zwar etwas häufiger rechts als links. In 17,5% (sehr viel häufiger links als rechts) liegt ein Längssulcus an der vorderen Region vor, der sich dorsal in drei Sulci aufspaltet. In je 4,5% findet sich eine in die Breite gezogene H-Figur, die annähernd longitudinal von einem Sulcus durchzogen wird. In ebenfalls 4,5% (häufiger links als rechts) gehen von einem Längssulcus, der sich rostral in zwei Sulci aufspaltet, in der Mitte des orbitalen Stirnhirns dorsal drei Sulci in unterschiedlichen Richtungen ab. Beim Rest (10 von 50 rechten Hemisphären) liegen unterschiedliche Sulcus- und Gyrusformen vor.

Lobus frontalis, Pars orbitalis, Venen (Abb. 3): Die Venen aus dem orbitalen Stirnhirn ziehen sowohl nach rückwärts als Zuströme der V. basalis oder der V. cerebri media superficialis oder gelangen direkt in den Sulcus sphenoparietalis bzw. Sinus cavernosus, als auch nach vorne zum Sinus sagittalis superior.

Bulbus und Tractus olfactorii (Abb. 1): Innerhalb der Fossa olfactoria, oft auch nur in ihrem hinteren Abschnitt, liegt der nierenförmige bis ovale Bulbus olfactorius, der rostral häufig zipfelförmig ausgezogen ist. An unserem Untersuchungsgut ist der Bulbus im Mittel 12,2 (6–16) mm lang und 4,5 (3–7) mm breit sowie 2,1–2,3mm dick (Schmidt 1973, Lang u. Reiter 1985). Von dessen dorsalem Ende geht der im Mittel 25mm lange und etwa 3mm breite Tractus olfactorius ab und zieht entweder geradlinig oder leicht nach außen durchgebogen dorsolateralwärts zum Trigonum olfactorium. Der Konvergenzwinkel beider Tractus olfactorii beträgt im Mittel 23,0 (13–39)° (Schmidt 1979).

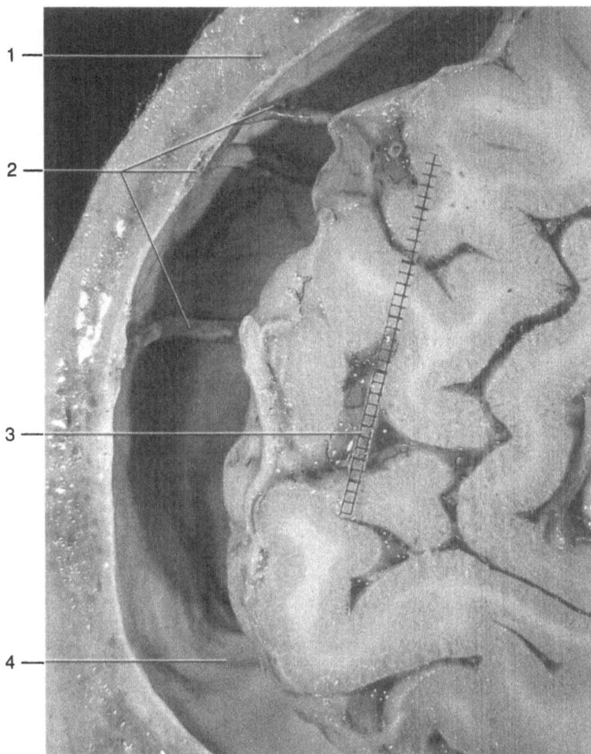

Abb. 3. Frontale Brückenvenen, *1* V. diplioca frontalis; *2* Frontale Brückenvenen; *3* Paramediansagittalschnitt, Millimeterpapier; *4* Boden der Fossa cranii anterior

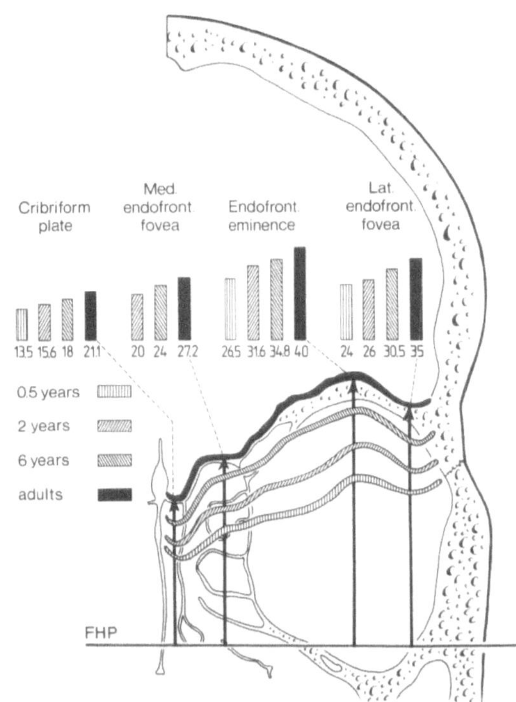

Abb. 4. Höhenlage verschiedener Bodenstrukturen der Fossa cranii anterior während der postnatalen Zeit in $\bar{x}$ mm oberhalb der Deutschen Horizontalebene *(FHP)*. Einige Maße stammen von Schmidt (1974), andere von Lang et al. (1976)

2 Fossa cranii anterior, Bodenregion (Abb. 4)

Der Boden der vorderen Schädelgrube wird vom Os frontale, dem Os ethmoidale und dem Keilbein gestellt. Das Orbitadach ist gleichzeitig der größte Bodenabschnitt der Fossa cranii anterior. Im Mittelbezirk der Orbita ragt es weiter nach oben als seitlich und insbesondere medial. Diese mittlere Aufwölbung wird als Eminentia endofrontalis bezeichnet. Von ihr gehen in der Regel mehrere Jugafirste aus, welche in Sulci des orbitalen Stirnhirns hineinragen.

Seitlich davon liegt meist eine Eindellung vor, die als Fovea endofrontalis lateralis bezeichnet wird. Ihr liegt der Gyrus frontalis inferior an. Medial der Eminentia endofrontalis befindet sich eine weitere Absenkung (Fovea endofrontalis medialis), der mediale Stirnhirngyri anlagern. Medial der Fovea endofrontalis medialis senkt sich der Boden der vorderen Schädelgrube in vorderen Abschnitten unterschiedlich weit zur Fossa olfactoria abwärts. Diese wird seitlich begrenzt von den oben vom Stirnbein umwandeten Cellulae ethmoidales anteriores et mediae und medial von der unterschiedlich geformten Crista galli. Eminentia endofrontalis, Fovea endofrontalis lateralis et medialis sowie die Lamina cribrosa und damit der Boden der Fossa olfactoria heben sich postnatal gegenüber der Deutschen Horizontalebene in charakteristischer Weise an.

Fossa cranii anterior, Größe der Bodenregion (Abb. 5): Beim Erwachsenen beträgt die Länge der Fossa cranii anterior bis zum gerundeten Übergang in die Squama im Mittel 35 mm lateral und 45 mm medial (bis zur Apertura intracranialis canalis optici). Die Breite von der Mediansagittalen bis zum lateralen Rand der Fovea endofrontalis lateralis beträgt im Mittel 47,0 mm, die Länge der Lamina cribrosa 20,8 mm, die der Crista galli 21,6 mm. Über die postnatale Längenentwicklung siehe Abbildungen 8 u. 9.

Bodendicke: Die dünnste Bodenzone der vorderen Schädelgrube im Bereich der Orbitadachregion wandert während der postnatalen Entwicklung von vorn und medial nach hinten und lateral (Lang u. Brückner 1981). Die dickste Zone liegt jeweils im Bereich eines Jugum im Gebiet der Eminentia endofrontalis vor. Die dünnsten Zonen des Bodens der vorderen Schädelgrube verdicken sich von im Mittel 0,2 mm

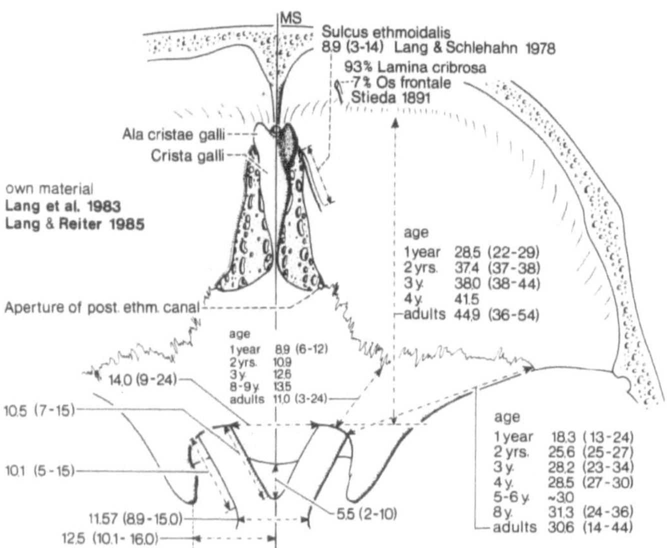

Abb. 5. Länge des Bodens der vorderen Schädelgrube zwischen gerundetem Übergang in die Squama ossis frontalis und Apertura intracranialis canalis optici. Bestimmt wurden auch der gegenseitige Abstand, medialer Rand, beider Canales optici sowie Länge zwischen Canales optici und Suturenzonen. An der rechten Seite ist außerdem die Länge des Sulcus ethmoidalis sowie dessen Durchzug zur Nasenhöhle (nach Stieda 1891) zu erkennen. Am N. opticus wurden dessen mediale und laterale Länge bestimmt sowie der Abstand zwischen Tuberculum sellae und Vorderrand des Chiasma opticum. Auch die Breite des Chiasma opticum und der Abstand zwischen Processus clinoideus anterior (Spitze) zur Mediansagittalebene. Mit Ausnahme des Durchtritts des N. und der A. ethmoidalis anterior durch die Schädelbasis stammen alle Maße vom Würzburger Untersuchungsgut

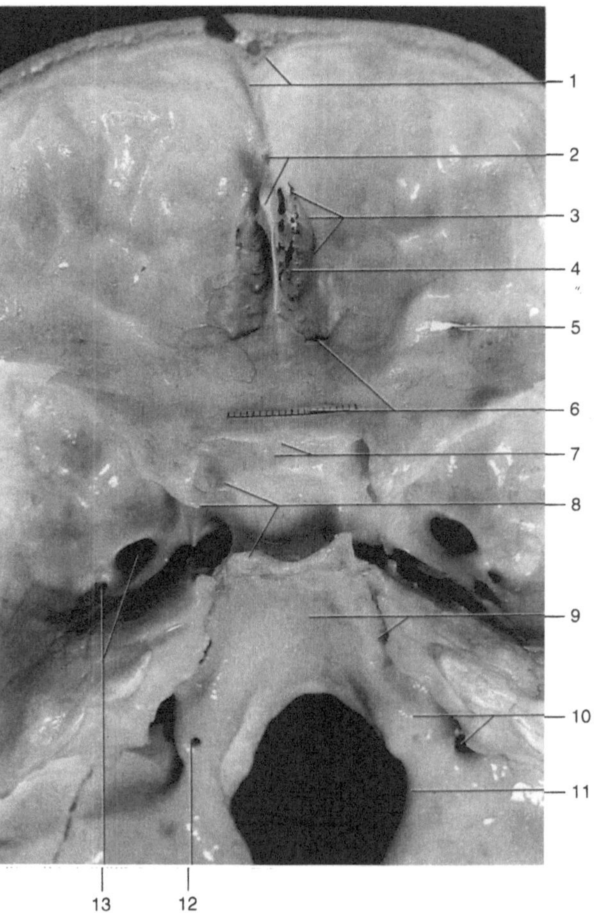

Abb. 6. Basis cranii interna eines Erwachsenen, *1* Lamina interna der Squama frontalis und Crista frontalis interna; *2* Foramen caecum und Crista galli, schmal; *3* Sulcus ethmoidalis und Canalis ethmoidalis anterior, innere Öffnung sowie Foramen cribro-ethmoidale; *4* Lamina cribrosa; *5* Dünne Zone des Orbitadaches; *6* Canalis ethmoidalis posterior, Öffnung und Millimeterpapier an Planum sphenoidale; *7* Limbus ethmoidalis, Sulcus praechiamatis; *8* Processus clinoidei anterior, medius et posterior; *9* Clivus und Sulcus sinus petrosi inferior; *10* Tuberculum jugulare und Foramen jugulare; *11* Foramen magnum, Seitenrand; *12* Artefizielles Bohrloch; *13* Formamina ovale et spinosum

bei Neugeborenen in sehr unterschiedlicher Weise auf 0,66–1,13 mm bei 17jährigen. In höherem Alter kann es – wenn auch selten – zu Rarefizierungen des Orbitadaches kommen. Die dicksten Zonen des Bodens der Fossa cranii anterior betragen rechts 1,3, links 1,25 mm beim Neugeborenen.

Ala minor (Abb. 5 u. 6): Der hintere Abschnitt des Bodens ist die Ala minor ossis sphenoidalis. Der Krümmungsradius dieser Grenzzone zwischen vorderer und mittlerer Schädelgrube beträgt beim Neugeborenen im Mittel 11,8 (11,7–11,85) mm, bei 3–5 Monate alten Kindern 23,6 (17,4–29,5) mm, bei 7 Monate alten Kindern 27,6 (24,9–30,3) mm, bei Einjährigen 25,8 (22,8–28,6) mm, bei 2–3jährigen 28,8 (17,7–39,9) mm, bei 4–5jährigen 28,6 (21,0–41,0) mm, bei 6–8jährigen 28,2 (19,6–44,1) mm, bei 9–11jährigen 27,9 (19,4–44,8) mm bei 15–17jährigen 23,9 (16,0–30,5) mm und bei Erwachsenen 25,7 (13,0–45,6) mm. Rechts ergibt sich ein Mittelwert von 26,09 mm, links von 25,22 mm.

Der mittlere Krümmungsradius ist, unseren Untersuchungen zufolge, bei Neugeborenen am kleinsten, vergrößert sich dann zum 7. Lebensmonat rasch und bleibt dann – mit großen individuellen Schwankungen – annähernd bis zum Erwachsenenalter gleich.

Außerordentlich selten ist der Hinterrand des kleinen Keilbeinflügels und seines seitlichen Auslaufs hochgewölbt, was den Zugang zur Hypophysenregion von frontolateral beeinträchtigen kann.

Lamina cribrosa, Höhenlage zum Nasion (Abb. 7): Schmidt (1974) bestimmte an unserem Untersuchungsgut die Höhenlage der Lamina cribrosa gegen-

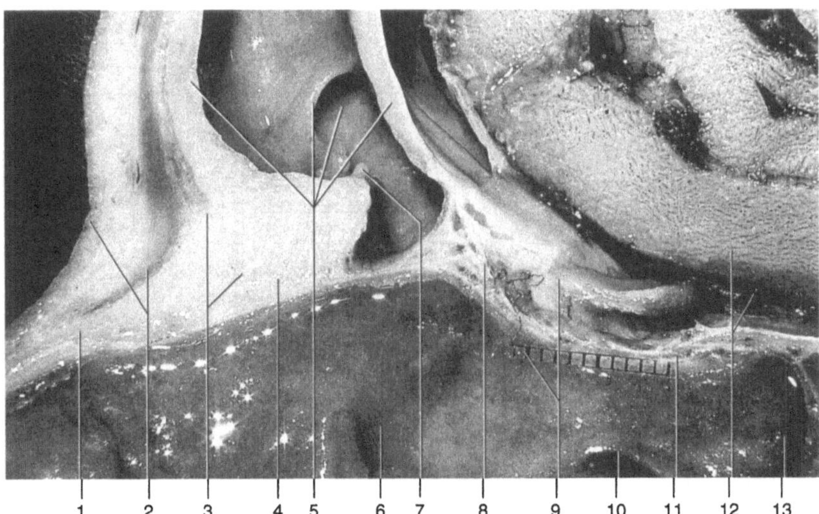

Abb. 7. Oberer Abschnitt der Nasenhöhle und Nachbarstrukturen, *1* Os nasale; *2* M. corrugator glabellae und Parenasion; *3* Nasion und Sutura nasofrontalis; *4* Spina nasalis (superior) ossis frontalis; *5* Sinus frontalis, dreifach angelegt sowie dessen Vorder- und Rückwand; *6* Vorderer Ansatz der Concha nasalis media; *7* Kleine Osteome am Boden des Sinus frontalis; *8* Vorderes Ende der Fossa olfactoria; *9* Vorderes Ende des Bulbus olfactorius, hochverlagert und Millimeterpapier; *10* Concha nasalis superior, vorderer Ansatz; *11* Hinteres Ende der Lamina cribrosa; *12* Gyrus rectus und R. frontobasalis medialis; *13* Millimeterpapier in Recessus spheno-ethmoidalis

über dem Nasion (Sutura nasofrontalis in der Medianebene). Diese entspricht nicht immer dem am weitesten eingesunkenen Punkt der Nasenwurzelgegend. Im Mittel liegt die Lamina cribrosa 8 mm unterhalb des Nasion, in einem Fall bestand völlige Niveaugleichheit. Die Variationsbreite dieser Abstandsbestimmung beträgt maximal 16,8 mm rechts und 16,7 mm links.

Paranasion, Lage: Mollison (zit. nach Keiter 1933) bezeichnete den am stärksten eingezogenen Punkt des Stirn-Nasen-Profils bei Einstellung in die DH als Paranasion. Die Lage des Paranasion in horizontaler Richtung zu den Augen und vertikal zur Glabella ist außerordentlich unterschiedlich, und zwar schon bei Kleinkindern. In senkrechter Richtung liegt es gegen Augen und Glabella bei Kindern im Mittel tiefer als bei Erwachsenen. Die Häufigkeit einer hohen Einstellung des Paranasion verdreifacht sich während der postnatalen Entwicklung bei Knaben; sehr viel weniger bei Mädchen. In horizontaler Richtung ändert sich die Lage des Paranasion zu Auge und Glabella kaum. Keiter (1933) betonte, daß sich bei 6–7jährigen Mädchen viel öfter ein flacher Übergang von Glabella zu Nasenrücken findet als bei Knaben.

Lamina cribrosa, Formtypen (Abb. 8): Schmidt (1974) grenzte 5 in ihrer Breitenausdehnung unter-

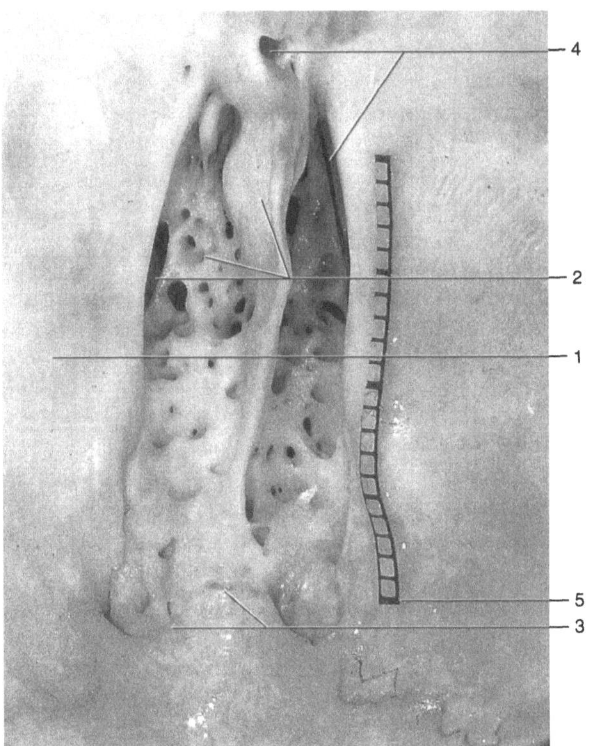

Abb. 8. Lamina cribrosa und Sulcus ethmoidalis, von oben, *1* Os frontale umwandet obere Siebbeinzelle; *2* Lamina cribrosa und schwach entwickelte Crista galli; *3* Vorderrand des Planum sphenoidale; *4* Foramen caecum und Sonde im Sulcus ethmoidalis; *5* Millimeterpapier

schiedliche Formtypen der Lamina cribrosa voneinander ab. Außerdem bestimmte er den Neigungsverlauf der Lamina cribrosa. Seinen Befunden zufolge ist die Lamina cribrosa in ca. 50% in ihrem Mittelbezirk um etwa 1,4 mm nach unten (nasenhöhlenwärts) durchgebogen. In etwa 35% fällt sie von rostral nach okzipital gleichmäßig ab, in ca. 12% steigt sie von rostral nach okzipital an. In etwa 1,2% rechts und 3,8% links ist eine Ausbiegung der Lamina cribrosa nach oben erkennbar. Der Begriff Fossa olfactoria sagt aus, daß der Bulbus olfactorius meist in einer Rinne liegt (Olfaktoriusrinne). An unserem Untersuchungsgut (125 Schädel Erwachsener) konnte Schmidt (1974) in etwa 70% auffällige Stufenbildungen in der Frontalebene erkennen, und zwar sowohl in rostralen als auch, wenn auch weniger deutlich, in dorsalen Zonen der Lamina cribrosa. Die mittlere Stufenhöhe beträgt seinen Untersuchungen zufolge rechts 6,22 mm, links 5,69 mm. Die Grenzwerte schwanken von 1,4–11,8 mm. Die Variationsbreite beträgt rechts 8,7 mm, links 9,8 mm. Der Abstand zwischen hinterstem Punkt der Lamina cribrosa und Vorderrand des Sulcus praechiasmatis (= Länge des Planum sphenoidale) beträgt rechts im Mittel 14,15 (6,5–23,6) mm, links 14,19 (6,1–22,4) mm. Die Lamina cribrosa ist an ihrer Oberseite bei Erwachsenen 20,8 (14,5–26,7) mm lang, an ihrer Unterseite 24,75 (11,5–32,8) mm. Sie wird postnatal vom Planum sphenoidale überwachsen. Ihr Vorderrand ist von der Rückseite der Stirnhöhlenvorderwand 12,65 (4,7–21,3) mm entfernt (Lang u. Haas 1988).

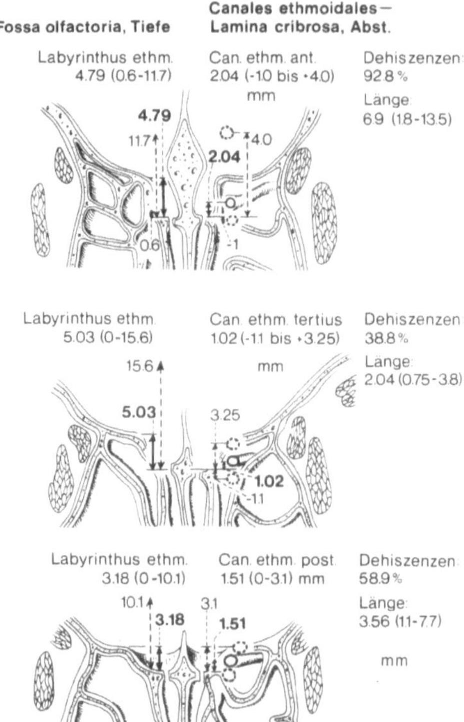

Abb. 9. Tiefe der Fossa olfactoria an unserem Material *(linke Seite)* im vorderen, mittleren und hinteren Abschnitt der Lamina cribrosa. Mit dicken Zahlen ist jeweils der Mittelwert markiert. An der *rechten Seite* sind die Abstände der Canales ethmoidales anterior, tertius und posterior zur Lamina cribrosa in gleicher Weise angegeben. Außerdem ist vermerkt, wie häufig Dehiszenzen der Kanäle beobachtet wurden sowie deren Länge. Sämtliche Maße in Millimeter (Grenzwerte). (Nach Lang u. Haas 1988)

Fossa olfactoria, Höhenlage und Durchtritt der Fila olfactoria (Abb. 9): Keros (1962) bestimmte die Tiefe der knöchernen Fossa olfactoria im vorderen Abschnitt mit 5,85 (1–16) mm und im hinteren Drittel mit 4,81 (1–10) mm. Die Distanz zwischen Lamina cribrosa und höchstem Punkt des Siebbeinlabyrinths macht seinen Befunden zufolge im vorderen Drittel 6,89 (2–18) mm, im hinteren Drittel 5,8 (2–18) mm aus. Sogenannte seichte Fossae (1–3 mm tief) wies Keros in ca. 11,6%, mitteltiefe (2–4 mm) in 17,2% und tiefe (8–16 mm) in etwas über 18% nach. An unserem Material wurde nachgewiesen, daß meist eine hintere Stufenbildung zwischen Vorderrand des Planum sphenoidale und Lamina cribrosa von etwa 2 mm vorliegt (Schmidt 1974). Der tiefste schädelinnenseitige Punkt der Lamina cribrosa liegt an unserem Material rechts wie links etwa 7,9 (0,2–17) mm unterhalb des Nasion. Betont sei, daß sich die Fossa olfactoria während der postnatalen Zeit in der Regel vertieft, und zwar durch Heranwachsen und Vergrößerung des Sinus frontalis und der Cellulae ethmoidales. Die obere Abdeckung und auch die mediale dieser Sinus paranasales erfolgt in der Regel durch das Os frontale, selten beteiligt sich auch das Os ethmoidale an der Bildung der Oberwand der Cellulae ethmoidales. Der tiefste Punkt der Lamina cribrosa befindet sich bei Neugeborenen z.B. im Mittel 13,5 mm, beim Erwachsenen 21,1 mm oberhalb der Deutschen Horizontalebene. Die Fovea endofrontalis medialis (für den Gyrus rectus des Stirnhirns) liegt z.B. bei 2jährigen 20 mm und bei Erwachsenen im Mittel 27,2 mm oberhalb der Deutschen Horizontalebene (weiteres s. Lang et al. 1976).

Der Bulbus olfactorius ist an unserem Material 12,2 (6–16) mm lang. Die Entfernung seines vorderen Pols zum gerundeten Übergang in die Vorderwand der vorderen Schädelgrube bestimmten wir mit 8,9 (0–24) mm (Lang u. Reiter 1985). Die zentralen Fortsätze der Riechzellen sind nach Seifert (1970) 0,2 μm dicke marklose Fasern, die sich mit gleichartigen anderer Riechzellen zu den Fila olfactoria vereinigen. Dabei werden 10 bis mehrere 100 Axone zuerst von Stützzellen, anschließend von Schwannschen Zellen eingescheidet und von Ausläufern der

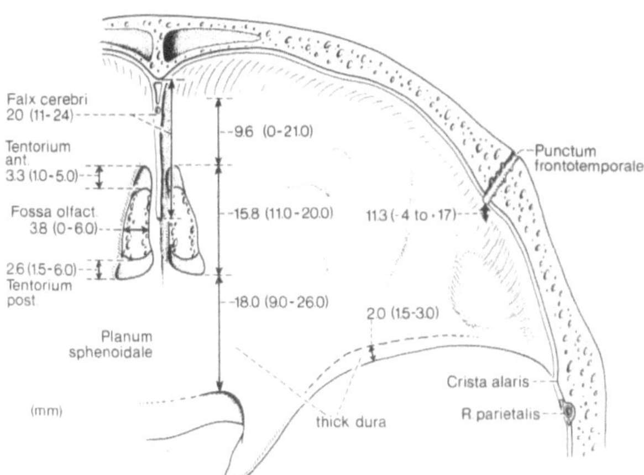

Abb. 10. Fossa olfactoria duralis und Tentoria am Vorderrand und am Hinterrand der Fossa olfactoria. Angegeben sind auch die Abstände des Vorderrandes der Fossa olfactoria zum gerundeten Übergang in die Schädelvorderwand, die Länge der Fossa olfactoria sowie der Abstand zwischen Hinterrand der Fossa olfactoria und Eingang in den Canalis opticus. Die Länge der Falx cerebri im vorderen unteren Abschnitt sowie die dickste Durazone im Bereich des kleinen Keilbeinflügels sind zu erkennen. Wenn der Neurochirurg durch das Punctum frontotemporale zum Boden der vorderen Schädelgrube vordringt, dann findet sich die innere Öffnung −4 bis +17 mm oberhalb des lateralen Bodenabschnittes. Sämtliche Maße und Bestimmungen am Würzburger Untersuchungsgut

Dura mater der Fossa olfactoria umhüllt. Durch die Lamina cribrosa hindurch wurden an unserem Material auch Arachnoidalhülsen der Fila olfactoria beobachtet. Dann treten die Fila olfactoria in die Vorder-, Unter- und auch Rückseite des Bulbus olfactorius ein. Weiteres s. Abb. 5 in Lang (1983) und 186 in Lang (1985). Betont sei, daß wir auch dünne Venen des Stirnhirns beobachteten, die durch die Lamina cribrosa Verbindungen mit Nasenhöhlenvenen eingehen.

Fossa olfactoria duralis: Die von Dura ausgekleidete Fossa olfactoria ist an unserem Untersuchungsgut rechts im Mittel 15,82 (11,0−20,0) mm lang, links beträgt der Mittelwert 15,92 (11,0−24,0) mm. Die Breite beträgt rechts im Mittel 3,83 (2,0−5,0) mm, links 3,8 (2,0−5,0) mm. Es ergeben sich daher für die von Dura ausgekleidete Fossa olfactoria deutlich kürzere Mittelwerte als für die Lamina cribrosa. In ähnlicher Weise wie Schmidt (1974) bestimmten wir die Tiefe der Fossa olfactoria, für die sich rechts ein Mittelwert von 3,75 (1,0−7,0) mm, links von 3,64 (1,0−10,0) mm ergab (Lang u. Haas 1979). Der Abstand zwischen Hinterrand der Fossa olfactoria duralis und Vorderrand der Apertura intracranialis canalis optici macht im Mittel 18 mm aus. Die übrigen an unserem Untersuchungsgut ermittelten Maße sind an Abb. 10 angegeben.

Tentoria olfactoria: Sowohl der Vorderrand als auch der Hinterrand der Fossa olfactoria sind häufig von sichelförmigen Durafalten überdeckt. Das Tentorium rostrale ist rechts wie links im Mittel 3,30 (1,0−5,0) mm lang. Das Tentorium olfactorium occipitale besitzt eine mittlere Länge von 2,6 (1,5−6,0) mm.

Vaskularisation des Bodens der Fossa cranii anterior: Mediale Abschnitte des Bodens der vorderen Schädelgrube werden von Aa. ethmoidales, laterale vom R. frontalis der A. meningea media versorgt. Die postnatale Bildung der Sulci meningei beginnt an unserem Untersuchungsgut schon bei 2−3 Monate alten Kindern.

3 Sinus paranasales und Orbitadach

Sinus frontalis (Abb. 11, 12): Im Röntgenbild lassen sich vom 3. Lebensjahr an die Stirnhöhlen erkennen. An AP-Aufnahmen sind sie bei 5−6jährigen im Mittel 6 mm hoch und 6 mm breit. Bei 7−8jährigen bestehen mittlere Höhen von 9 mm und Breiten von 10 mm. Bei 10−11jährigen Höhen von 17 mm, Breiten von 19 mm, bei 14−15jährigen Höhen von 24 mm und Breiten von 27 mm (röntgenologisch bestimmt von Schmidt 1973). In 1−2% bleiben die Stirnhöhlen unterentwickelt (verschiedene Autoren). Schaeffer

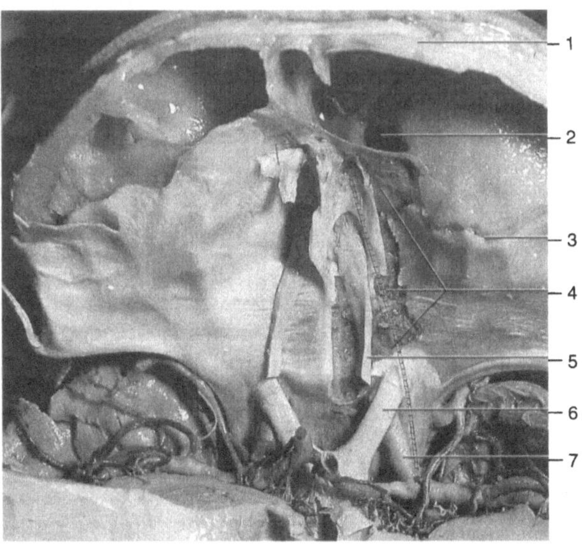

Abb. 11. Großer transversaler Anschnitt des Sinus frontalis, *1* Squama ossis frontalis; *2* Eingang in the Ductus nasofrontalis; *3* Hintere Grenze der Pars transversalis des Sinus frontalis; *4* Cellulae ethmoidales und Millimeterpapier; *5* Tractus olfactorius; *6* N. opticus; *7* A. carotis interna

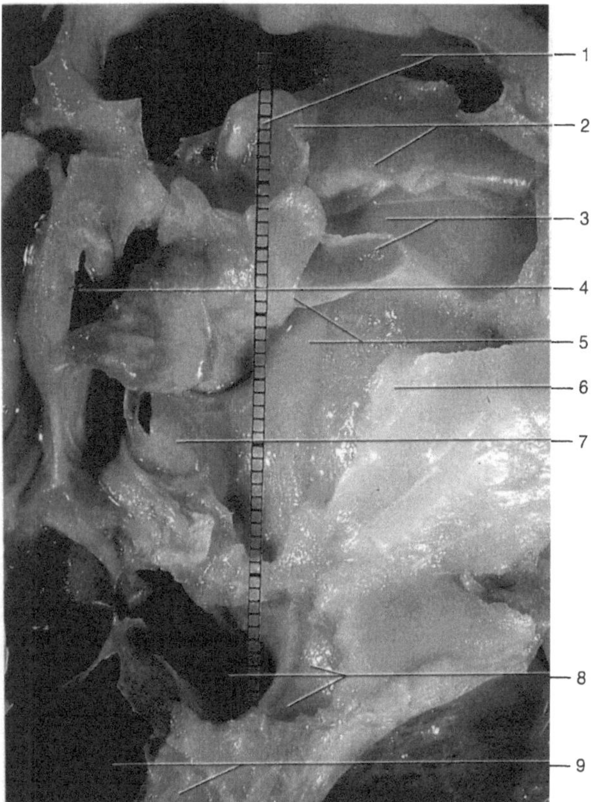

Abb. 12. Stark pneumatisiertes Orbitadach, von oben, *1* Sinus frontalis (Rückwand übertragen) und Millimeterpapier; *2* Schleimhaut vorderer oberer Siebbeinzellen, nach medial verlagert; *3* Bodenabschnitte vorderer oberer Siebbeinzellen; *4* Pneumatisierte Crista galli, rechte Seite eröffnet; *5* Boden mittlerer oberer Siebbeinzellen und deren Schleimhaut nach medial verlagert; *6* Orbitadach, abgetragen; *7* Hintere obere Siebbeinzellen; *8* Canalis opticus und hintere obere Siebbeinzelle; *9* Sinus sphenoidalis und N. opticus, intrakraniell

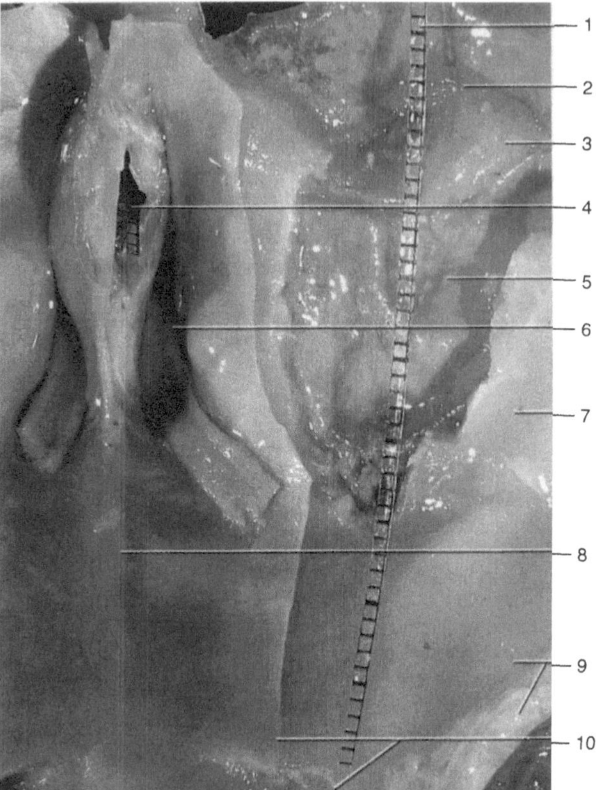

Abb. 13. Stark pneumatisiertes Orbitadach, *1* Schleimhaut der Rückwand des Sinus frontalis und Millimeterpapier; *2* Rückwand des Sinus frontalis, abgetragen; *3* Vordere obere Siebbeinzelle; *4* Crista galli, pneumatisiert, Millimeterpapier; *5* Weitere vordere obere Siebbeinzelle im Orbitadach; *6* Eingeengte Fossa olfactoria mit Bulbus olfactorius; *7* Orbitadach in situ; *8* Planum sphenodiale; *9* Ala minor und Dura; *10* Duraschnittkante und Apertura intracranialis canalis optici

(1920) unterschied an der Stirnhöhle eine Pars transversalis, die in den Orbitadachabschnitt einwächst, und eine Pars verticalis, die innerhalb der Squama frontalis nach aufwärts entwickelt ist und im wesentlichen vor dem Boden der Fossa cranii anterior liegt. Betont seit, daß das Septum sinuum frontalium häufig paramedian steht und nicht selten rückgebildet ist. Wir haben an unserem Untersuchungsgut (Lang u. Haas 1979) von der Vorderwand des Sinus frontalis (= auch gleich der Vorderwand der Pars verticalis) die Pars transversalis nach rückwärts und nach der Seite zu vermessen. Rechts reicht der Sinus frontalis im Mittel 28,95 ± 8,62 (17,0–44,0) mm nach paramedian. An der linken Seite beträgt die Breitenausdehnung im Mittel 29,5 ± 8,09 (17,0–47,0) mm. Die sagittale Länge macht rechts im Mittel 20,5 ± 7,74 (10,0–37,0) mm aus, links 21,5 ± 7,67 (5,0–39) mm. Die geringste sagittale Länge beträgt 10 mm, die geringste transversale 17 mm. Der maximale Wert umfaßt rechts eine sagittale Länge von 46,5 mm und eine Breitenausdehnung von 49,0 mm, von der Mediansagittalen aus gemessen. In ähnlicher Weise wurde die Seitenausdehnung der Cellulae ethmoidales superiores vermessen. In ca. 10% ist die Crista galli pneumatisiert (Abb. 13).

Gefährliches Stirnbein: Bei sogenannten gefährlichen Stirnbeinen ragt die Fossa olfactoria ossea (vorderer Abschnitt) von hinten her in die Stirnhöhle hinein. Durch die häufig vorkommenden Septumdeviationen oder Auflösungen des Septum sinuum frontalium ist eine Orientierung intra operationem unter Umständen schwierig. Die Vorderwand der Fossa olfactoria wird auch als Torus olfactorius bezeichnet.

Selten gibt es mehrere Öffnungen des Sinus frontalis. Gelegentlich zieht ein Zweig der A. ophthalmica von unten her in den Sinus frontalis ein, durchsetzt diesen innerhalb eines Knochen- oder Schleimhautseptums, zieht dann durch den Boden der Fossa cranii anterior hindurch und beteiligt sich an der Versorgung des Knochens und der Dura mater der Fossa cranii anterior.

Sinus frontalis, Blutabstrom seines Mukoperiostes: Sicherlich verlaufen einige Venen der Schleimhaut des Sinus frontalis zur unregelmäßig ausgebildeten und unregelmäßig verlaufenden V. diploica frontalis. Diese kann in den Sinus sagittalis superior oder in den Sinus sphenoparietalis einmünden. Größere Venen des Mukoperiostes des Sinus frontalis, die zu dieser Schädeldachvene verlaufen, konnten nicht beobachtet werden. Eine Osteomyelitis kann über diese Venen auf die Vorderseite der Squama übergeleitet werden.

Sinus frontalis, Venenabstrom zur Orbita: Der regelhafte Venenabstrom vom Mukoperiost des Sinus frontalis erfolgt entlang des Ductus nasofrontalis in Venen der Nasenhöhle. Nicht selten jedoch ziehen Venen aus dem Sinus frontalis in der Nachbarschaft der Fovea trochlearis durch kleine Knochenpforten in die Orbita ein und bilden einen vorderen Zustrom zur V. ophthalmica (superior). Diese Befunde stimmen mit Angaben Richters (1958) überein, daß Durchbrüche von Stirnhöhlenempyemen am häufigsten durch die untere Wand des Sinus frontalis in den Bereich des inneren oberen Augenwinkel erfolgen. Viel seltener ist die hintere, an die Schädelhöhle grenzende Wand und ganz selten das Septum sinuum frontalium betroffen. Richter betont, daß bei großer Vertikalausdehnung des Sinus der Durchbruch hoch an der Stirn erfolgen kann. An 17 durchgebrochenen Stirnhöhlenempyemen beobachtete er 5 an der Vorderwand, 3 am Stirnhöhlenboden, eine im Bereich der Lamina cribrosa, 2 am inneren oberen Orbitawinkel und je eine sowohl an der Hinter- und an der Vorderwand als auch an der Hinterwand, Vorderwand und dem Stirnhöhlenboden zugleich.

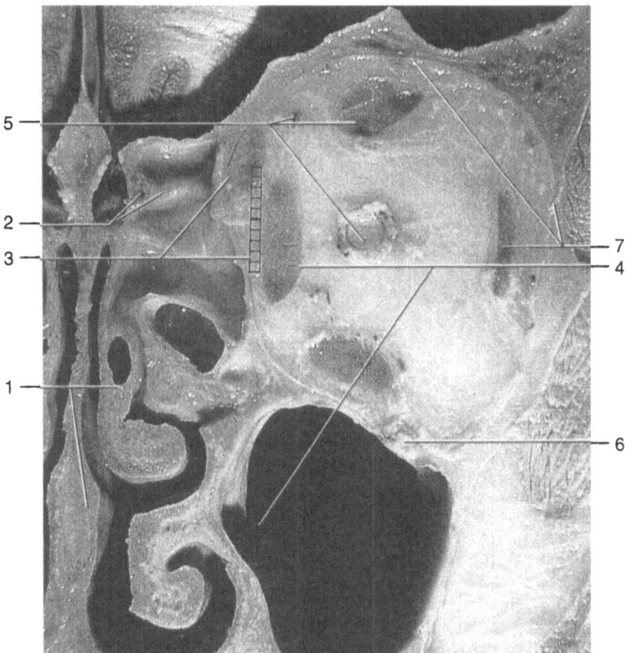

Abb. 14. A. ethmoidalis anterior, Verlauf in oberer Siebbeinzelle, *1* Septum nasi und Concha nasalis media, pneumatisiert; *2* A. ethmoidalis anterior, Verlauf und Knochenkanal; *3* M. obliquus superior; *4* M. rectus medialis und Sinus maxillaris; *5* A. ophthalmica, M. rectus superior, N. opticus; *6* N. et A. infraorbitalis; *7* Periorbita, M. rectus laterialis und Sutura frontozygomatica

4 Orbitainhalt von oben mit Muskeln und Nerven sowie Arterien und V. ophthalmica mit Zuströmen (Abb. 14)

Dem Dach der Orbita liegt die Periorbita an, durch welche die größeren Gefäß-Nerven-Straßen sowie der M. levator palpebrae superioris durchschimmern. Die Periorbita stellt eine unterschiedlich derbe Membran dar, die in der Gegend des Orbitarandes sowie im Bereich des Apex orbitae und an den Fissurae dicker ist als in den übrigen größeren Abschnittten. Beim Ablösen haftet sie an diesen Pforten fester als in den dazwischenliegenden Strecken. Überall lassen sich jedoch die Knochenteile von der Periostschicht entfernen. In den Knochen ein- und von ihm in die Periorbita austretende Gefäße und Nerven werden von scheidenartigen Fortsätzen der Periorbita begleitet, z.B. in die „Canales" ethmoidalis anterior, ethmoidalis posterior, ethmoidalis tertius, zygomaticotemporalis, zygomaticofacialis et opticus (Lang 1975). An den Fissurae orbitales geht die Periorbita in die Dura mater encephali der Fossa cranii anterior et media sowie in das Außenperiost des Schädels über.

Zur Augenhöhle hin ist die Periorbita nicht glatt begrenzt, sondern steht über zahlreiche Bindegewebszügel mit platten Fettbindegewebemembranen in Verbindung (Lang 1975). Häufig ziehen zarte Gefäße zwischen Orbitadachabschnitt und Periorbita.

M. levator (Abb. 15): Etwa 1 cm hinter dem Septum orbitale geht der Muskel in seine Aponeurosenstrecke über. In diesem Bereich kommt es zur Absenkung der Verlaufsrichtung. Die Sehnenübergangstrecke liegt einige Millimeter vor dem Aequator bulbi, ihr mediales Ende weiter vorn als ihr laterales. Die sagittale Länge der Aponeurose beträgt etwa 15 mm (Hesser 1913), die Breite der Insertionszone am Oberlid etwa 30 mm. Die häufigsten Defekte des M. levator palpebrae superioris kommen nach Jones und Mitarb. (1975) im Bereich seiner Aponeurose vor.

Insertion (Abb. 16): 1. Die Hauptinsertionen des M. levator palpebrae superioris ist die Haut des Oberlides, unterhalb

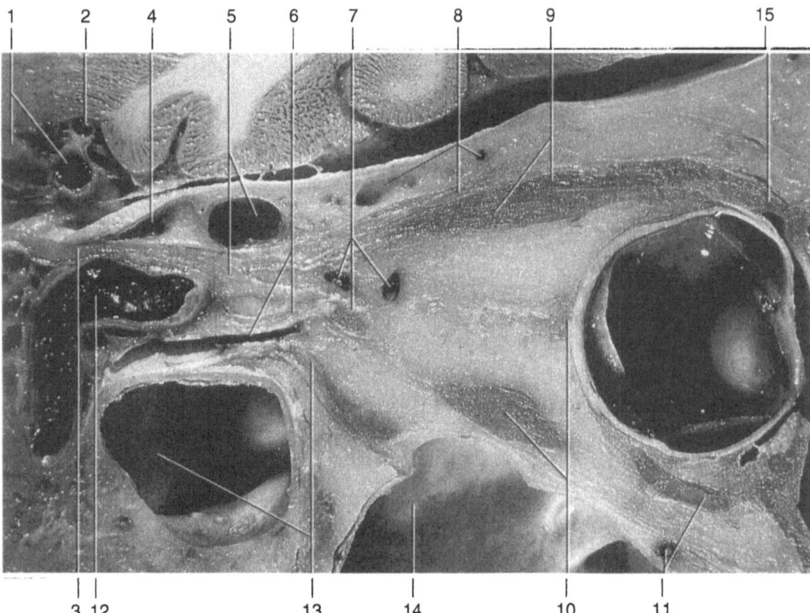

Abb. 15. Vertikaler Schrägschnitt (von vorn lateral nach hinten innen) durch die Orbita und den Sinus cavernosus, *1* Tractus opticus dexter und A. carotis interna; *2* A. cerebri anterior; *3* N. oculomotorius in Duratasche; *4* Processus clinoideus anterior, pneumatisiert; *5* Teilungszone des N. III in R. superior und Ramus inferior und Recessus superior anterior des Sinus sphenoidalis; *6* N. VI und V ophthalmica; *7* M. rectus lateralis und A. opthalmica (Anschnitte); *8* N. frontalis und Diploevenen im Orbitadach; *9* Mm. levator palpebrae und rectus superior; *10* N. opticus, Eintrittszone und M. rectus inferior; *11* M. obliquus inferior und A. infraorbitalis; *12* A. carotis interna; *13* Sinus sphenoidalis und M. orbitalis; *14* Sinus maxillaris; *15* M. levator palpebrae

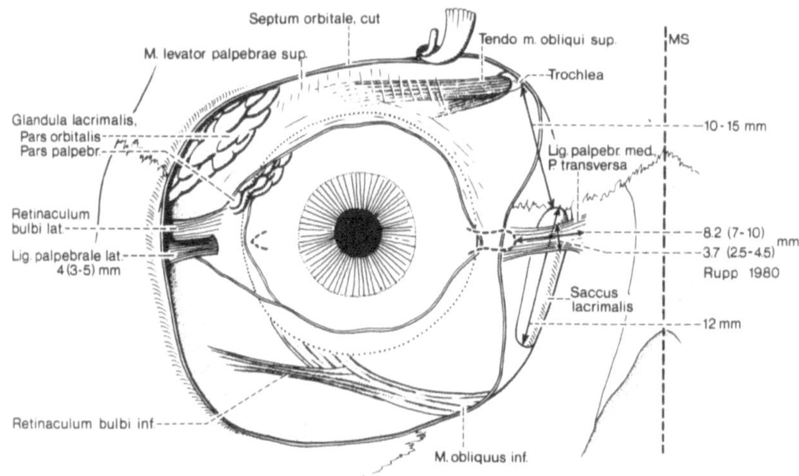

Abb. 16. Die wichtigsten Haltebänder des Augapfels und des Lidapparates, Ansicht von vorn sowie der Aponeurosenteil des M. levator palpebrae superioris. Sämtliche Präparationen und Maße am Würzburger Untersuchungsgut

des Sulcus palpebralis superior. Die in feine Sehnen aufgespaltene Aponeurose durchdringt dabei die Fasern des M. orbicularis oculi (Weiteres s. Lang 1979)

2. Andere Abspaltungen erreichen den Fornix conjunctivae superior. Sie gehen im wesentlichen von der Faszienscheide des Muskels ab.

3. Eine weitere Lamelle der Levatoraponeurose erreicht vordere und obere Abschnitte des Tarsus superior.

4. Von der Aponeurose ziehen nach medial und insbesondere nach lateral starke Faserzipfel ab, die als Hörner bezeichnet werden. Das laterale Horn verläuft zwischen Pars orbitalis und Pars palpebralis der Glandula lacrimalis hindurch und inseriert im Bereich des Tuberculum orbitale sowie am oberen Umfang des Ligamentum palpebrale laterale. Die Ansatzzone befindet sich 2–3 mm hinter dem lateralen Orbitarand und ist 8–10 mm lang. Das obere Ende liegt unterhalb der Sutura zygomaticofrontalis, das untere etwa in Höhe des Angulus oculi lateralis (Hesser 1913).

5. Die feinere mediale Ausstrahlung der Levatoraponeurose verläuft in Richtung Os lacrimale.

Mm. tarsales (Abb. 17): Nach Entfernen des vorderen Aponeurosenabschnittes des M. levator, der zum Tarsus und zur Haut des Oberlides zieht, wird der M. tarsalis superior sichtbar. Da dessen Vorderfläche von einer mit der Levator-

Abb. 17. Die Innervation der Mm. tarsales sowie der Tränendrüse und der Cornea sind angegeben. (Aus Lang 1991)

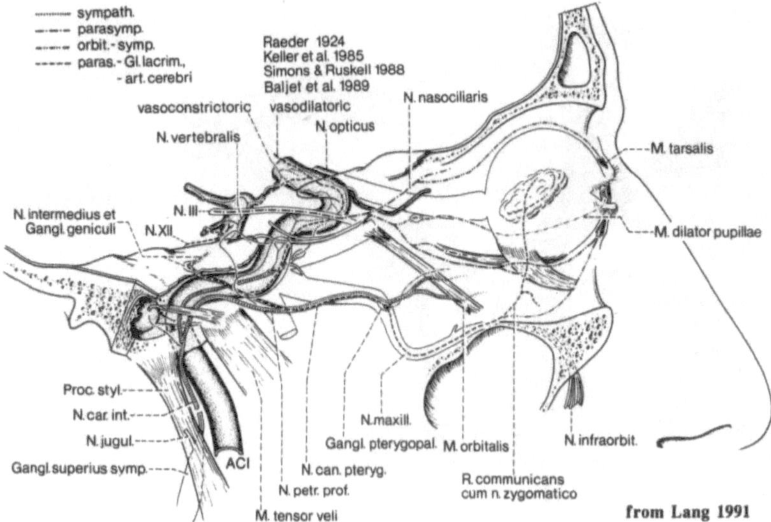

aponeurose in Verbindung stehenden Bindegewebelamelle bedeckt ist, wurde letztere auch als hintere Lamelle der Levatoraponeurose bezeichnet.

M. tarsalis superior. Der obere unwillkürliche Lidheber ist in der Mitte 15–20mm lang.

M. tarsalis inferior. Der etwa 8mm lange M. tarsalis inferior entspringt von der augenseitigen Fläche der Hülle des M. rectus inferior und verläuft fast horizontal zum Unterrand des Tarsus inferior sowie zur Lidhaut, und zwar zwischen den Mm. rectus inferior et obliquus inferior.

Innervation (Abb. 18 und 19): Die Innervation des M. levator palpebrae superioris erfolgt aus dem R. superior n. ocu-

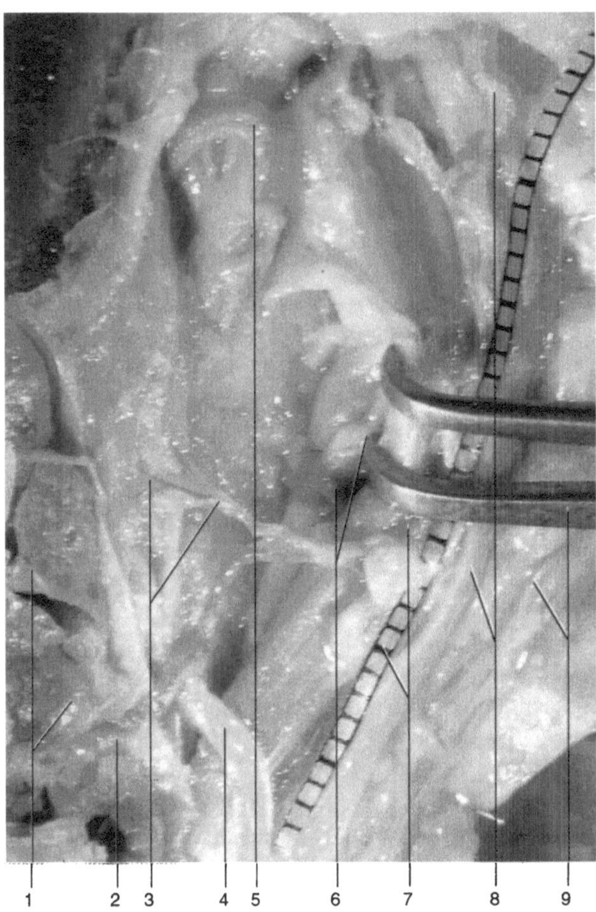

Abb. 18. A. ethmoidalis posterior (extrem dick) und Orbitainhalt, von oben, *1* Schleimhaut der Cellulae ethmoidales superiores; *2* A. ethmoidalis posterior, Kanalabschnitt; *3* M. obliquus superior und Zweig der A. ethmoidalis posterior; *4* N. trochlearis; *5* A. ophthalmica, vorderer Anteil; *6* M. rectus superior und Nerv zum M. levator; *7* M. levator palpebrae superioris, nach lateral verlagert und Millimeterpapier; *8* A. supraorbitalis und N. frontalis; *9* Retraktor und A. lacrimalis

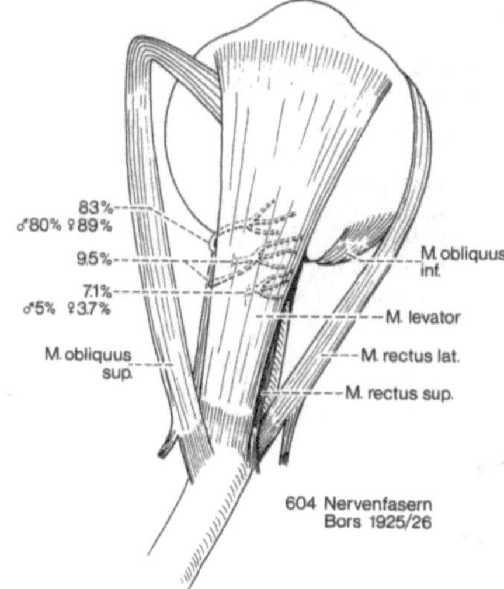

Abb. 19. Innervation des M. levator palpebrae superioris. Der Nerv stammt aus dem oberen Ast des N. oculomotorius und erreicht den Muskel am häufigsten am medialen Rand des M. rectus superior ziehend, weniger häufig durchzieht er dessen laterales Gebiet und selten (7,1%) durch die Mitte des M. rectus superior hindurch zum M. levator palpebrae. Dieser Verlauf des Nervs muß bei Eingriffen von oben beachtet werden. Bors (1925/26) zählte 604 Nervenfasern zum M. levator palpebrae superioris aus

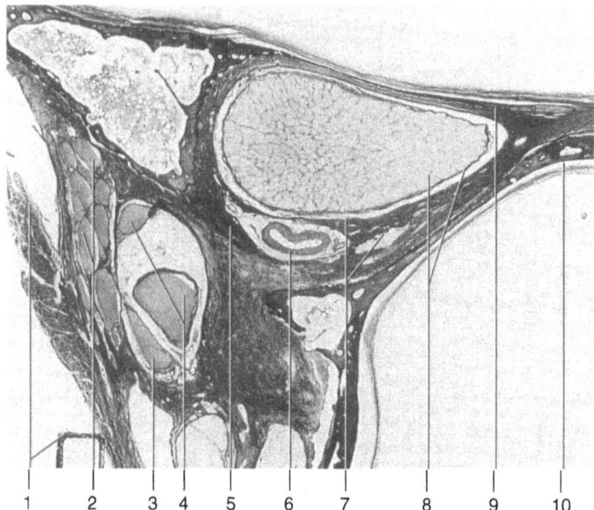

Abb. 20. Orbitaspitze und Sinus sphenoidalis, Frontalschnitt (50jähriger Mann, Ladewig), *1* Dura mater am Übergang zwischen Orbita und Fossa cranii media, Millimeterpapier; *2* N. trochlearis und N. ophthalmicus; *3* N. abducens; *4* Rr. superior et inferior n. oculomotorii; *5* Apertura orbitalis canalis optici; *6* A. ophthalmica; *7* Subarachnoidalraum und Dura mater n. optici; *8* N. opticus und Pia mater; *9* Canalis opticus, Dachabschnitt; *10* Sinus sphenoidalis, Dach

lomotorii. Der Nervenzweig umfaßt entweder die mediale Kante des M. rectus superior (in 83% nach Lang u. Reiter 1986) oder durchzieht dessen medialen Rand und dringt in die Unterfläche des M. levator palpebrae ein.

Canalis opticus, Inhalt (Abb. 20): An der Schädelinnenseite geht die Dura mater encephali in die Periost-Dura-Auskleidung des Canalis opticus unmittelbar über. An der Apertura orbitalis des Canalis opticus weichen beide Schichten wieder auseinander. Das gleichsam parietale Blatt = Periostschicht geht in die Periorbita über, das viszerale umhüllt den N. opticus als Dura mater n. optici. Der Sehnerv selbst wird von der Pia mater n. optici, die verhältnismäßig dick ist, auch in seinem Verlauf durch den Canalis opticus hindurch begleitet. Sie ist fest mit dem Nerv verknüpft, da zahlreiche Bindegewebesepten in den Nerv einstrahlen. Auch eine Arachnoidalhülse läßt sich durch den ganzen Kanal hindurch sowie auch in der Augenhöhlenstrecke des Nervs nachweisen. Im Kanalbereich jedoch bestehen bei Erwachsenen zahlreiche Bindegewebestränge zwischen Arachnoidea und Pia mater des Nervs, die eine straffe Befestigung des Nervs und auch eine Einengung der subarachnoidalen Flüssigkeitsräume in diesem Bereich bewirken können.

A. ophthalmica (Abb. 23): Die 1,54 (0,93–2,10) mm weite A. ophthalmica (Lang u. Kageyama 1990) entspringt in der Regel aus der A. carotis interna, in 4% stammt der Hauptzustrom aus der A. meningea media über den R. anastomoticus cum a. lacrimali. Nach Singh und Dass (1960) erfolgt der Ursprung in etwa 90%, an unserem Material in 50% im subduralen Spalt. Die Arterie dringt am Boden oder dorsal des Kanals in die Duraauskleidung der Kanalunterseite ein. Wir fanden diesen „piercing point" 2, 85 (0–7,3 mm) rostral der hintersten Bodenzone des Canalis opticus. An unserem Untersuchungsgut (Engel 1975) tritt die Arterie in 41,4% am medialen Umfang des N. opticus in den Canalis opticus ein, in 32,7% genau in der Mitte und unter dem N. opticus und in 25,9% lateral des N. opticus. An der Apertura orbitalis canalis optici findet sich die A. ophthalmica medial des Nervs in 15.5% und lateral des Nervs in 84,5%. Betont sei, daß innerhalb des Canalis opticus für den Sehnerv eine Grenzzone seines Versorgungsgebietes vorliegt. Die intrakranielle Strecke wird aus verschiedenen Zweigen der A. carotis interna, die intraorbitale aus Zweigen der entsprechenden Strecke der A. ophthalmica versorgt, die teils rückläufig in den Canalis opticus einziehen.

Canalis ophthalmicus: In etwa 1% tritt die A. ophthalmica unterhalb des Canalis opticus in einen eigenen und kurzen Kanal ein, der sich in den mittleren oder vorderen Abschnitten des Canalis opticus öffnet (Lang 1976). Andere Untersucher (Adachi 1928) fanden derartige Kanäle häufiger.

Intrakonische Nerven

N. opticus: Der bei Erwachsenen an seiner Oberseite im Mittel 23 mm lange und. ca. 3,5 mm dicke intraorbitale Abschnitt des N. opticus verläuft in der Regel etwas geschlängelt nach vorn (Reservelänge) zum Bulbus oculi. Gestreckt ergab sich eine Länge von 27 (21–34,5) mm (Lang u. Reiter 1985). Der mittlere Abstand zwischen hinterem Augenpol und Canalis opticus beträgt ca. 25 mm. Beim Neugeborenen ist der N. opticus 2,7 mm dick und insgesamt ca. 24 mm lang (Scammon u. Armstrong 1925).

N. oculomotorius: Der N. oculomotorius teilt sich meist schon im vorderen Abschnitt des Sinus cavernosus in einen R. superior und einen dickeren R. inferior. Beide ziehen in der Regel getrennt in die Fissura orbitalis superior.

Der *R. superior n. oculomotorii* verläuft nach oben und dringt von unten her in den M. rectus superior, und zwar an dessen Übergang vom hinteren ins mittlere Drittel, ein und versorgt dann den M. levator.

Der stärkere *R. inferior n. oculomotorii* verläuft nach unten und dann an der Seitenfläche des M. rectus inferior nach vorn, überkreuzt den Hinterrand des M. obliquus inferior in seiner Mittelzone und dringt, in 8 (3–15) Zweige zergliedert, meist in dessen obere Fläche ein.

Der Ast für den M. rectus inferior versorgt diesen Muskel von oben her und entläßt in 11,5% auch den Muskelast zum M. obliquus inferior, welcher dann durch den M. rectus inferior hindurchzieht (Trauzettel u. Jo 1971, Lang u. W. Reiter 1985).

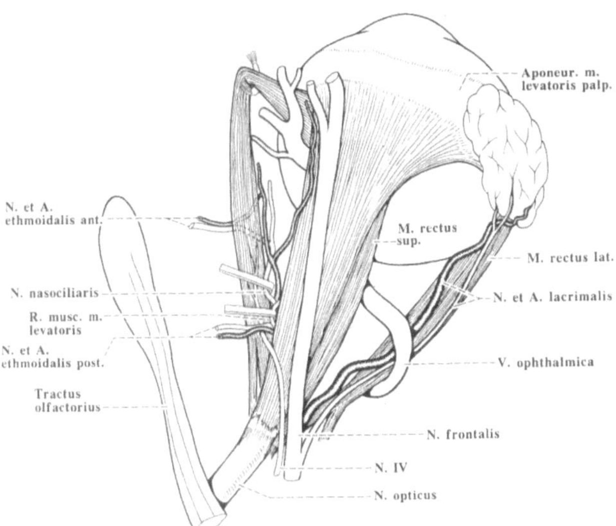

Abb. 21. Orbitainhalt von oben (vereinfachtes Schema) mit den dem Dachbezirk anliegenden Strukturen. Der Verlauf der Vasa und des N. ethmoidalis anterior erfolgt in der Regel unterhalb des M. obliquus superior, der der dünneren Vasa ethmoidalia posteriora und des N. ethmoidalis posterior oberhalb des M. obliquus superior. Die V. ophthalmica zieht dorsal am häufigsten lateral des M. rectus lateralis nach unten zum Sinus cavernosus

Als *Radix oculomotoria* wird der parasympathische Zufluß zum Ganglion ciliare bezeichnet. Ein, zwei oder drei kurze Nervenfasern zweigen im hintersten Abschnitt vom R. inferior n. oculomotorii ab und erreichen von dorsal und von der Unterseite her das meist seitlich des N. opticus liegende Ganglion. Der R. muscularis für den M. rectus medialis verläßt den R. inferior in der Regel in der Orbitaspitzenregion und zieht unter dem N. opticus nach medial und in das hintere oder mittlere Drittel des M. rectus medialis ein (Weiteres Lang u. W. Reiter 1985).

N. abducens: Der N. abducens zieht durch den Anulus tendineus communis. Zunächst liegt er meist zwischen dem oberen und unteren Okulomotoriusast, anschließend seitlich und zwischen beiden. Nach einem Verlauf von 15–18,5 × mm (Lang u. Reiter 1985) zieht er in die Innenseite des M. rectus lateralis, und zwar am Übergang des mittleren ins hintere Drittel, ein.

N. nasociliaris (Abb. 21): Der N. nasociliaris gliedert sich ebenfalls in der Regel schon innerhalb des Sinus cavernosus vom N. ophthalmicus ab, und zwar aus dessen innerem und unterem Teil. Er verläuft dann zunächst an der Medialseite des N. ophthalmicus in der Seitenwand des Sinus cavernosus und dringt durch den Anulus tendineus communis zwischen R. superior und R. inferior des N. oculomotorius in die Orbita ein. Innerhalb des hinteren Muskelkonusgebietes verläuft der Nerv in der Regel zunächst oberhalb des N. opticus nach medial. Während dieser Verlaufsstrecke gibt der 1–3 Nn. ciliares longi ab, die zur Rückfläche des Bulbus oculi ziehen. Im Gebiet des medialen Randes des M. rectus superior gibt der N. nasociliaris den N. ethmoidalis anterior und den N. infratrochlearis ab. Gelegentlich fehlt der N. infratrochlearis und wird dann vom N. supratrochlearis aus dem N. frontalis ersetzt. Betont sei, daß der N. ethmoidalis posterior nicht aus dem N. nasociliaris stammt, sondern aus feinen autonomen Fasern, die mit der A. ophthalmica sowie durch den M. orbitalis in die Orbita eindringen. Der N. nasociliaris ist ärztlich bedeutsam, weil er die Cornea sensibel versorgt! Seine Schädigung hat eine Anästhesie der Cornea zur Folge!

N. trochlearis und N. frontalis (Abb. 22): Durch elektrophysiologische Untersuchungen können in jüngerer Zeit die einzelnen Strecken von Hirnnerven und Hirnbahnen untersucht werden (z.B. Struppler u. Mitarb. 1981). Wir haben an unserem Material auch die Augenhöhlennerven bezüglich intraorbitaler, in-

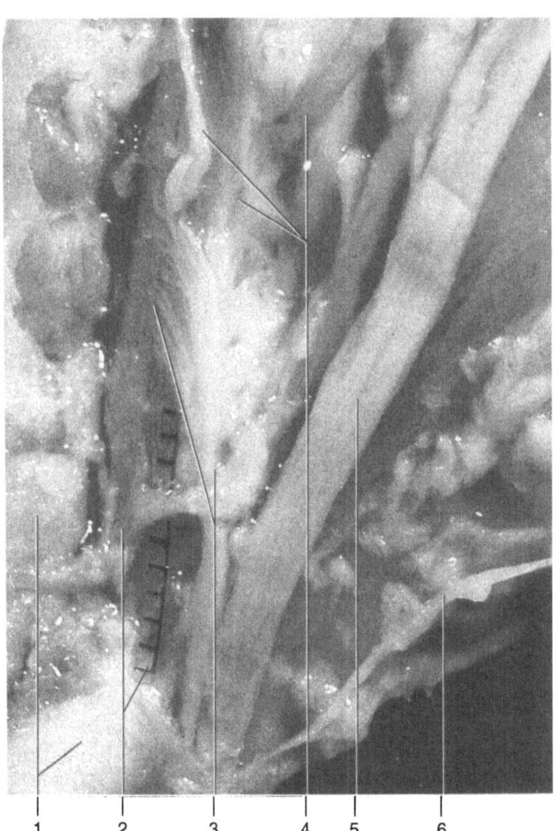

Abb. 22. Nn. trochlearis und frontalis, von oben, *1* Cellula ethmoidalis posterior und Periost des Canalis opticus; *2* A. ethmoidalis posterior und Millimeterpapier; *3* N. trochlearis und Area nervosa des M. obliquus superior; *4* A. supraorbitalis und Bindegewebe; *5* N. frontalis; *6* N. lacrimalis

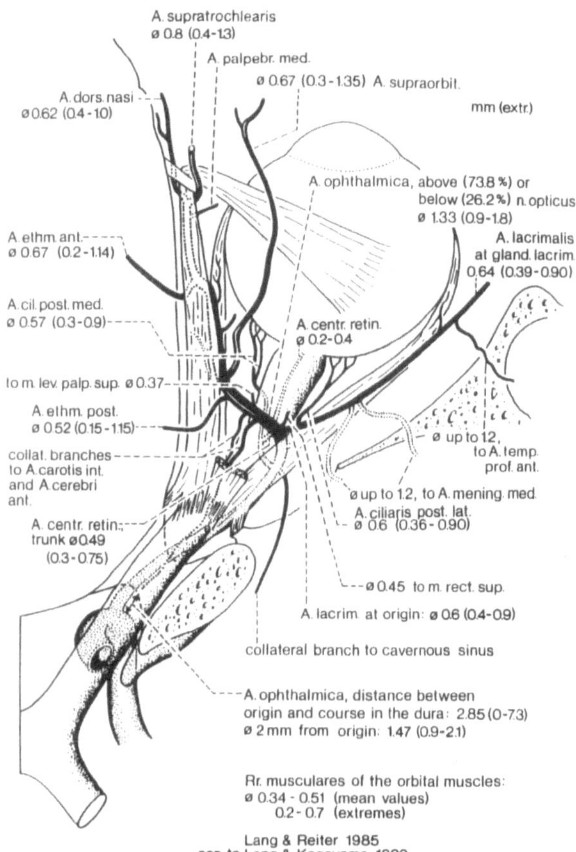

Abb. 23. A. ophthalmica, häufigste Ursprünge und Verläufe ihrer Zweige. Betont sei, daß an unserem Material die A. ophthalmica in ca. 74% oberhalb des N. opticus nach medial zieht, beim Rest unterhalb. Die Messungen der Weite der A. ophthalmica sowie deren Zweige erfolgte von Lang u. Kageyama (1990). Weitere Bestimmungen liegen von Lang u. Reiter (1985) vor

trakranieller und anderer Längenabschnitte, untersucht. Für den N. trochlearis beispielsweise ergaben sich 84,6 (62–98) mm, für den N. frontalis und den gesamten N. trigeminus bis zum Eintritt in das Gehirn (zwischen Margo supraorbitalis und Pons) 94 × mm (Lang u. W. Reiter 1987). Der intraorbitale Verlauf dieser Nerven ist an Abbildung 36 dargestellt.

Intrakonischer Verlauf der A. ophthalmica (Ophthalmikabogen) (Abb. 23): Im weiteren Verlauf gelangt die A. ophthalmica nach medial zum N. opticus. Bei Europäern überkreuzt sie den Nerv rechts in 85%, links in 80% an seiner Oberseite und verläuft dann nach medial. Beim Rest wird der Nerv von der Arterie unterkreuzt (Lang und Kageyama 1990). Bei Japanern liegt eine Überkreuzung nach Adachi (1928) in 93,5% vor, in 6,5% zieht sie unterhalb des Nervs nach vorn und medial.

In der Regel gehen aus der ersten Ophthalmikastrecke während ihres Verlaufes unterhalb des N. opticus Zweige zur Dura mater n. optici ab, die auch rückläufig in den Canalis opticus eindringen. Anschließend entläßt sie, ebenfalls noch unter dem Nerv ziehend, meist die Aa. ciliares posteriores, A. centralis retinae und auch die A. lacrimalis.

Astfolge und Durchmesser der Orbitaarterien: Während die A. centralis retinae und die Aa. ciliares mehr an der Unterseite des N. opticus abgehen, entspringt die A. lacrimalis häufig am Übergang in den Bogen an der lateralen Seite des N. opticus. Anschließend geht ein R. muscularis lateralis superior ab, der seitliche Augenmuskeln versorgt und auch der A. lacrimalis entstammen kann. Gerade in der Mitte über dem N. opticus wird das Gefäß dann in der Regel als A. supraorbitalis bezeichnet, welche die übrigen Augenhöhlenäste entläßt. Gelegentlich gehen aus dieser Strecke eine Reihe von Aa. ciliares posteriores (superiores) ab. Das Gefäß zieht dann unter dem M. obliquus superior, beim Erwachsenen in mehrfache Schlingen gelegt, nach vorn und medial und entläßt Rr. musculares mediales inferiores, von denen auch Aa. ciliares anteriores abgehen. Anschließend zweigt die dünne A. ethmoidalis posterior ab, die den M. obliquus superior in der Regel übergreift und einige Muskeläste zum M. levator palpebrae superioris sowie zum M. obliquus superior, Pars longitudinalis, abgibt und sich auch an der Versorgung der Periorbita beteiligt. Dieses Gefäß tritt dann ins Foramen ethmoidale posterius ein. Der Hauptstamm der A. supraorbitalis verläuft weiter nach vorn und entläßt in der Regel rostral des Foramen ethmoidale anterius die A. ethmoidalis anterior, welche rückläufig zum Foramen ethmoidale anterius, und zwar unter dem M. obliquus superior, zieht (Lang u, Schäfer 1979). Diese Arterie ist intraorbital z.B. 0,7 (0,2–1,14) mm weit (Lang u. Kageyama 1990).

N. opticus, Gefäßversorgung

A. centralis retinae: Das Hauptgefäß des intraorbitalen Sehnervenabschnittes ist die etwa 200 µm weite A. centralis retinae. Der intrakranielle Teil des N. opticus wird von den Aa. carotis interna, cerebri anterior, communicans anterior und A. ophthalmica versorgt. Im Canalis opticus liegt ein arterielles Grenzgebiet vor. Die A. centralis retinae entspringt am häufigsten aus der Umbiegungszone der A. ophthalmica nach medial, weniger häufig proximal oder distal davon und stellt nach Befunden von Singh und Dass (1960) den ersten, weniger häufig den zweiten oder dritten Zweig der A. ophthalmica dar. Nicht allzu selten geht sie auch als Zweig der Aa. ciliares posterior medialis, – lateralis oder anderer kleinerer Augenhöhlengefäße ab.

Intraorbital verläuft die A. centralis retinae, in der Regel geschlängelt und in Fett eingebettet, zur Unterseite des N. opticus. Sie durchdringt am häufigsten 9–10 (5–17) mm dorsal des Bulbus oculi die Vagina externa n. optici (an welcher sie meist zuerst fixiert ist), verläuft innerhalb der Scheiden 0,3–1,5 mm weit, durchkreuzt das Spatium subdurale und die Arachnoidea in einem 0,9–2,5 mm langen Verlauf und tritt dann in die Unterseite des N. opticus ein.

V. centralis retinae: Eine besondere ärztliche Bedeutung besitzt die V. centralis retinae, welche die A. centralis retinae im Zentrum des N. opticus begleitet. Sie durchzieht, ähnlich wie die Arterie, den Nerv und sein Hüllsystem, tritt aber 1–2 mm dorsal des Arterieneintrittes aus dem Nerv aus und verläuft unter dem N. opticus nach dorsal. Das Gefäß kann in die V. ophthalmica, in eine andere Orbitalvene oder direkt in den Sinus cavernosus einziehen. Es wird angenommen, daß innerhalb des Bulbus oculi für die V. centralis keine funktionell ausreichenden Kollateralen bestehen. Ihr Verschluß soll deshalb zu schweren Zirkulationsstörungen mit Netzhautblutungen und nachfolgendem Sekundärglaukom führen. Gelegentlich notwendige Unterbindungen u.a. können oben genannte Folgen haben.

V. ophthalmica (superior): Sie gilt als Fortsetzung der V. angularis, die gleichsam ihr vorderes Wurzelgebiet darstellt. Aus der Regio frontalis ziehen die Begleitvenen der Rr. lateralis et medialis n. supraorbitalis und auch eine V. supratrochlearis in die Vene ein. Die Venen aus der Stirngegend vereinigen sich mit der V. angularis in der Regel etwas oberhalb und lateral der Trochlea im vorderen und medialen Dachabschnitt der Orbita. Anschließend verläuft das Gefäß regelhaft zwischen M. rectus superior und N. opticus im intrakonischen Abschnitt des retroorbitalen Fettgewebes. Auf ihrem Weg nach dorsal überkreuzt die Vene entweder gestreckt (70%), S-förmig gekrümmt (15,5%) oder auch Z-förmig (14,5%) den Sehnerv (Jo u. Trauzettel 1974). Die Vene nimmt aus dem Augenmuskelgebiet, aus dem orbitalen Fettgewebe und aus der Periorbita kleinere Äste auf. Auch beide Vv. vorticosae superiores und kleinere Venen aus der Vagina bulbi ziehen in sie ein. Seitlich des N. opticus verläuft die Vene zuerst zwischen den beiden Köpfen des M. rectus lateralis und biegt dann im Gebiet der Fissura orbitalis superior und meist seitlich des M. rectus lateralis fast rechtwinklig nach unten um, wobei sie ihr Lumen verengt. Anschließend wendet sie sich erneut nach dorsal und zieht in den Sinus cavernosus auf unterschiedlichen Wegen ein.

5 Aa. ethmoidales und Labyrinthus ethmoidalis

Die Aa. und Vv. ethmoidales haben in der klinischen Medizin eine große Bedeutung bei endonasalen Operationen, ihre Kenntnis ist wichtig für die Deutung als Übertragungswege von Infektionen aus den Sinus paranasales in die Orbita. Die autonomen Begleitnerven können eventuell Impulse aus der Nasenhöhlenschleimhaut zu den Augenhöhlengefäßen (auch der A. centralis retinae) direkt oder indirekt leiten.

Foramina ethmoidalia, Lage: Am häufigsten liegen die Foramina ethmoidalia der Augenhöhle in der Sutur zwischen Os frontale und Lamina orbitalis ossis ethmoidalis. An anderen unserer Präparate finden sich die Foramina eindeutig im Bereich des Os frontale.

Canales ethmoidales (Abb. 24): Die nicht selten dehiszenten Canales ethmoidales (s. Abb. 15 aus Lang u. Haas 1988) können deshalb vom Os ethmoidale und vom Os frontale umwandet sein oder ihre Wände

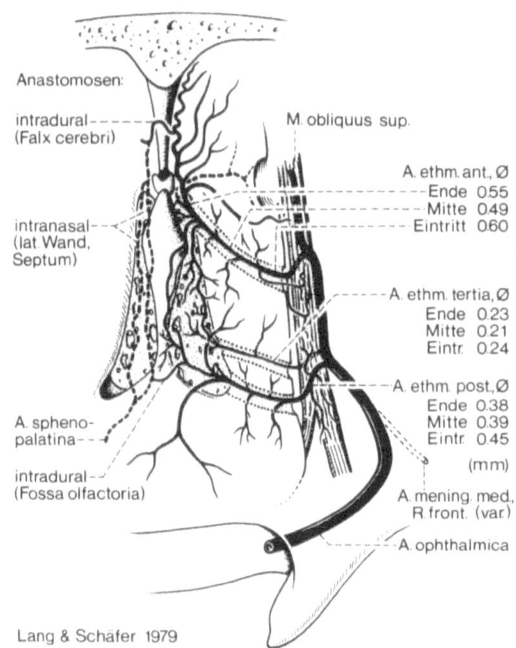

Abb. 24. Aa. ethmoidales, Weitenbestimmungen sowie Anastomosen zur Gegenseite. Die Weite der Arterien wurde an deren Eintrittszone in die Canales ethmoidales, im Mittelbezirk der Kanäle und an ihren intrakraniellen Pforten am histologischen Material ermittelt. (Nach Lang u. Schäfer 1979)

auch nur vom Os frontale erhalten. Der Canalis ethmoidalis anterior ist an unserem Material (einschließlich seiner Krümmung) an der rechten Seite 8,56 (4–13) mm lang. In 72% macht die Länge zwischen 7 und 10mm aus. In der Regel verläuft der Canalis ethmoidalis anterior nach vorn seitlich konkav zum Seitenrand der Fossa olfactoria. Der Canalis ethmoidalis posterior besitzt an unserem Material bei Erwachsenen rechts eine Länge von 6,19 ± 0,5mm, an der linken eine von 7,43 ± 0,54mm (Lang u. Schlehahn 1978).

Canales ethmoidales, Inhalt: Der Canalis ethmoidalis anterior wurde an unserem Material an 45 Kopfhälften histologisch untersucht. Die intraorbitalen und intrakraniellen Pforten besitzen mittlere Längs- und Querdurchmesser von 2,5 bzw. 1,3mm. In der Mitte des Kanals verringern sich die Durchmesser auf etwa 65% der an den Kanalein- bzw. -ausgängen gemessenen Werte (Lang u. Mitarb. 1979). Die Durchmesser der *Aa. ethmoidales anteriores* korrelieren mit den Maßen der Kanaldurchmesser.

Die *A. ethmoidalis posterior* fehlte an keinem unserer Präparate (andere Autoren stellten das Fehlen dieser Arterie in 17% fest). Der intraorbitale Außendurchmesser wurde mit 0,52 (0,15–1,15) mm ermittelt. In 74% treten die Arterien mit einem Außendurchmesser von 0,45mm aus der Orbita in den hinteren Ethmoidalkanal ein. Bis zur Mitte des Kanals verringert sich der Durchmesser an histologischen Präparaten bestimmt im Mittel auf 0,39mm, bis zur intrakraniellen Pforte auf 0,38mm. In 26% waren die Arteriendurchmesser an der orbitalen Pforte geringer als an der intrakraniellen, wodurch eine der Lehrbuchmeinung entgegengesetzte Stromrichtung in der Arterie möglich erscheint.

Canalis ethmoidalis tertius: Der Canalis ethmoidalis tertius liegt in etwas über 30% an unserem Material vor. Am häufigsten verläuft dieser zwischen den Canales ethmoidales anterior und posterior. Sein größter Durchmesser wurde an der orbitalen Pfortenregion mit 1,39mm, an der intrakraniellen mit 1,22mm bestimmt. Dieser Durchmesser nimmt von intraorbital nach intrakranial regelmäßig ab, nicht aber sein Querdurchmesser. In 83% konnten wir im Canalis ethmoidalis tertius histologisch eine Arterie mit mittlerem Durchmesser von 0,24mm feststellen, der im Verlauf des Kanals geringfügig abnimmt. In einem Fall ersetzte die A. ethmoidalis tertia mit einem Durchmesser von 0,65mm die fehlende A. ethmoidalis anterior.

Sulcus ethmoidalis und Canalis ethmoidalis anterior (Abb. 8): Von der Apertura intracranialis des vorderen Ethmoidkanals verlaufen der Hauptnerv und der Arterienzweig in einem rechts 8,85, links 8,78 (3–14) mm langen Sulcus zum Foramen cribro-ethmoidale (Lang u. Schlehahn 1978). Diese Sulci sind in 68% zwischen 7 und 10mm lang und bilden mit der Mediansagittalen Winkel von 17,85 (0–35)°. 60% der Winkel liegen zwischen 10 und 20°. In 40% liegen geradlinige Verläufe vor. In 84% steigt diese Sulcusstrecke gegenüber der DH nach vorn zu an, um in 7% mit dieser Ebene parallel und in 9% nach vorn und abwärts zu verlaufen. Die Abstände beider intrakranieller Pforten der Canales ethmoidales anterior und posterior betragen bei Schädeln mit zwei Kanälen 17,2 (13–22,5) mm (Lang u. Schlehahn 1978).

Nach Austritt aus den Kanälen geht von der A. ethmoidalis anterior in der Regel eine dickere A. meningea anterior (falcea anterior) zur Falx cerebri ab, weitere laterale Ästchen ziehen zur Dura mater der Fossa cranii anterior, andere Zweige gelangen durch die mediale und laterale Pfortenregion der Lamina cribrosa zur Nasenhöhle.

Von der A. ethmoidalis posterior wird meist das Planum sphenoidale und dessen Nachbarschaft versorgt, andere Zweige durchdringen die Foramina der Lamina cribrosa zur Nasenhöhle. Rechts-links-Anastomosen wurden in der Falx cerebri und am Hinterrand der Lamina cribrosa festgestellt. Auch intradurale Anastomosen zwischen verschiedenen Teilstrecken der gleichseitigen Arterie sowie zwischen den Aa. ethmoidales anterior et posterior kommen vor. Innerhalb der Nasenhöhle liegen ebenfalls Anastomosen zwischen den Ästchen der Ethmoidalarterien, Zweigen der A. sphenopalatina und den übrigen Nasenarterien vor (Lang u. Schäfer 1979). Wiederholt wurden an unserem Material auch Hirnvenen beobachtet, die durch die Lamina cribrosa hindurch mit Nasenhöhlenvenen anastomosieren (s. Abb. 119 in Lang 1981).

Ärztliche Bedeutung: Bei endonasalen Operationen sind die Aa. ethmoidales Gefahrenpunkte. Die Vv. ethmoidales dürften als Infektionswege gelten. Die Nn. ethmoidales können reflektorische Gefäßeinengungen bedingen.

Labyrinthus ethmoidalis, Mechanik: Der Paries labyrinthicus wird meist von 3 Reihen übereinanderliegender Siebbeinzellen pneumatisiert. Diese stehen häufig untereinander und stets mit den Meatus nasi medius et superior in Verbindung. Ihre Zwischenwände können als bogenförmig angeordnete Stützsysteme für vordere Schädelbasispartien aufgefaßt werden (Schönemann 1922). Bei frontopetalen Schädelformen sind diesem Autor zufolge die Stützsysteme kräftig, bei okzipitopetalen schwächer und graziler entwickelt. Die Lamina orbitalis ossis ethmoidalis ist nach unseren Voruntersuchungen zwar nicht dicker als der Paries inferior (obere Wand des Sinus maxillaris), jedoch von den Zellwänden des Paries labyrinthicus gestützt. Blow-out-fractures betreffen deshalb am häufigsten den Orbitaboden. Sie sind oft mit lateralen Mittelgesichtsfrakturen kombiniert. Bestehen am Paries medialis nur wenige Septen und große Zellen, dann kann auch der Paries medialis bersten. Hierauf haben Edwards und Ridley (1968), Rumelt und Ernest (1972) sowie Maisel und Mitarb. (1973) hingewiesen. Straub (1972) beobachtete einmal einen in die Nasenhöhle luxierten Bulbus oculi, mit dem noch während einiger Zeit Licht durch das Nasenloch wahrgenommen worden sein soll. Frakturen des Orbitabodens kommen nach Zizmor und Noyek (1971) in 5–10% mit Blow-out-fractures des Orbitabodens kombiniert vor.

Blow-in-fractures des Paries medialis orbitae können bei Einpressung der Ossa nasalia von vorn und oben her erfolgen. Derartige Frakturen sind in der Regel mit nasofrontalen, nasoethmoidalen, frontoethmoidalen und nasomaxillären Frakturen kombiniert. Bei Dorsalverlagerung der Ossa nasalia sind die Sinus frontales und deren Ausführgänge in der Regel mitbetroffen. Auch das Ligamentum palpebrale mediale, die Tränenabflußwege und das Septum nasi können frakturieren. Liquorfisteln zur Nasenhöhle hin sind eine gefürchtete Folge.

Wegen der Dünne des Paries medialis orbitae können isolierte Frakturen auftreten und Luftemphyseme in die Orbita zur Folge haben. Eine Protrusio bulbi, Anschwellungen der Augenlider mit Emphysem u. a. können die Folge sein. Bei Mitbeschädigung der Aa. ethmoidales können retrobulbäre Hämatome entstehen und den Sehnerv schädigen. Eine rasche Druckentlastung ist erforderlich.

Paries medialis orbitae, Übergreifen von Entzündungen: 75% der Infektionen des Orbitainhaltes bestehen nach Porter (1932) durch Übergreifen von Entzündungen der Sinus paranasales. Diese können durch die dünnen Wände der Cellulae ethmoidales oder über die Canales ethmoidales, insbesondere deren Venenabschnitte, in die Orbita hinein erfolgen. Nach Gammert und Mitarb. (1977) liegen die Abszesse zunächst meist subperiorbital.

Canales ethmoidales, Höhenlage zur Lamina cribrosa und Dehiszenzen: Nicht nur für die Diagnostik sondern auch für die endonasale Ausräumung des Siebbeins und für die Abdichtung von Liquorfisteln ist die Höhenlage der Canales ethmoidales gegenüber der Lamina cribrosa für den diagnostizierenden und behandelnden Arzt bedeutsam. An 54 Präparationen konnte die Höhlenlage der Canales ethmoidales anteriores bestimmt werden. Während ihrer Verlaufsstrecke durchs Siebbeinlabyrinth ziehen diese Kanäle 2,04 (1,1) mm unterhalb bis 4 mm oberhalb der Lamina cribrosa nach medial und vorn. S = 1,02.

In 92,8% konnten an den Wänden der Canales ethmoidales anteriores Dehiszenzen festgestellt werden. Die Länge dieser Dehiszenzen nacht 6,91 (1,8–13,5) mm aus. S = 2,75. Durch diese Dehiszenzen ziehen auch Gefäße und Nerven zu den Siebbeinzellen.

Am durchgemusterten Material lagen 18 Canales ethmoidales tertii vor (33,3%). Wenn entwickelt, liegen die Canales ethmoidales tertii an diesen Präparaten 1,02 (1,1–3,25) mm oberhalb der Lamina cribrosa. S = 1,25.

In 38,8% ergaben sich Dehiszenzen an den Wänden der Canales ethmoidales tertii. Diese waren im Mittel 2,04 (0,75–3,8) mm lang. S = für diesen Wert 1,20.

Canales ethmoidales posteriores konnten an allen Präparaten aufgefunden werden. Sie ziehen (in ihrer größten Verlaufsstrecke) 1,51 (0–3,1) mm oberhalb der Lamina cribrosa nach medial und vorn. S = für diesen Wert 0,84.

In 58,9% wurden an diesen Kanälen Dehiszenzen mit einer Länge von 3,56 (1,1–7,7) mm festgestellt. S = für Dehiszenzen 1,65.

An unserem Material kann der Canalis ethmoidalis posterior an seiner orbitalen Öffnung bis zu 1 mm an die Apertura orbitalis canalis optici gelagert sein. 1981 betonten wir, daß eine hintere obere Siebbeinzelle den Canalis opticus nicht nur medial sondern auch von oben und seitlich umfassen kann (Fig. 173 in Lang 1983).

Dehiszenzen der Cellulae ethmoidales (Abb. 9): Eine besondere ärztliche Bedeutung kommt den Dehiszenzen der Cellulae ethmoidales zu. Nach Stupka (1938) untersuchte Tonndorf 100 menschliche Schädel (auch von Feten) und stellte fest, daß in 10 Fällen einzelne Foramina cribrosa in den Recessus frontalis und damit lateral der Concha nasalis media mündeten. Ohnishi (1981) betonte, daß die obere mediale Wand jener Cellulae ethmoidales, die an die Olfaktoriusrinne grenzen, in 38% Rarefikationen und in 14% Knochendehiszenzen aufwiesen. Entlang des Verlaufes des N. ethmoidalis anterior wurden Rarefikationen in 35% und Knochendefekte in 11% festgestellt: An unserem Material wesentlich häufiger.

Nasenhöhlenseitenwand: Am Aufbau der Nasenhöhlenseitenwand sind das Os ethmoidale, die Maxilla, das Os palatinum, das Os lacrimale, die Concha nasalis inferior sowie die mediale Fläche der Lamina processus pterygoidei beteiligt. Vordere kleinere Abschnitte gehören dem Os nasale an. In die Cavitas nasi springen 2 (seltener 3) Siebbeinmuscheln ein. Unterhalb davon befindet sich die Concha nasalis inferior, die als eigener Knochen entsteht und komplizierte Anheftungszonen am Skelett der Nasenseitenwand besitzt. Medial der Concha liegt in der Regel ein einheitlicher Luftraum vor, der als Meatus nasi communis bezeichnet wird. Die Lufträume unter den Muscheln werden als Meatus nasi superior, medius et inferior bezeichnet. Diese stehen mit dem Meatus nasi communis im Gebiet der Muschelunterränder in Verbindung.

Grundlamellen des Labyrinthus ethmoidalis: Seit langer Zeit (Seydel 1891, Hajek 1909) werden die Grundlamellen des Paries labyrinthicus diskutiert. Dies sind Knochenwände zwischen Cellulae ethmoidales, die von Strukturen der lateralen Nasenhöhlenseitenwand bis zur Orbita reichen. In Abb. 29 ist die erste Grundlamelle (Fortsetzung des Processus uncinatus) nach lateral und vorn oben zu erkennen. Dann folgt der Ductus nasofrontalis und hinter ihm die zweite Grundlamelle, die von der Bulla ethmoidalis stammt. Diese Bullalamelle stellt die Grenze zwischen nasalem Teil der Stirnhöhle und dem Siebbeinlabyrinth dar. Rückt die Grenzlamelle dorsalwärts, dann werden die Stirnhöhle und ihr Ausführungsgang länger und weiter. Bei vorgelagerter Bulla liegt umgekehrtes Verhalten vor. Allerdings können zwischen beiden Lamellen auch Cellulae nasales oder Bullae frontales ausmünden. Die dritte Grundlamelle ist die Fortsetzung der Anheftungszone der Concha nasalis media. Diese reicht meist (im Gegensatz zu den anderen Grundlamellen) bis zur Lamina orbitalis ossis ethmoidalis nach lateral. Zwischen dieser dritten Lamelle und der Bullalamelle ist das vordere Siebbeinlabyrinth eingeschlossen. Die vierte Grundlamelle geht von der Anheftungszone der Concha nasalis superior aus. Wenn entwickelt, geht von der Concha nasalis suprema eine fünfte Grundlamelle nach lateral.

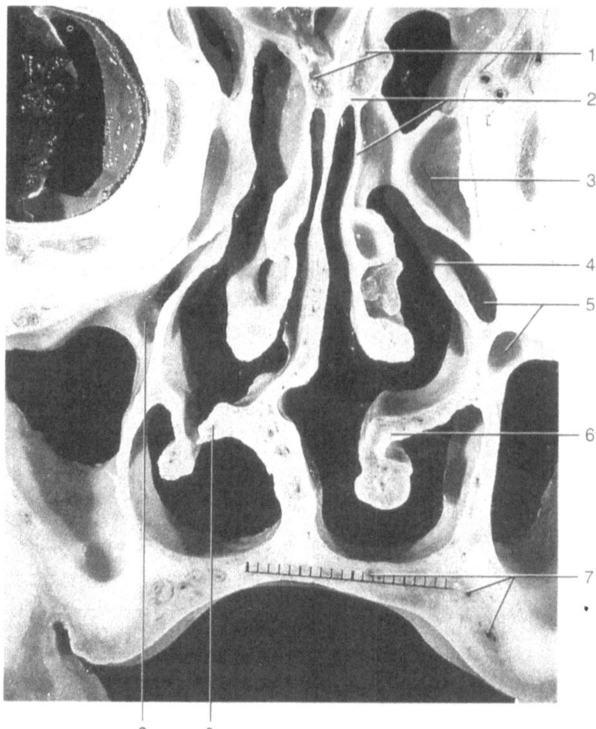

Abb. 25. Cavitas nasi, Frontalschnitt, von hinten, *1* Engzone und Fossa olfactoria, die beidseitig unterschiedlich tief ist; *2* Lamina cribrosa und Concha nasalis media; *3* Bulla ethmoidalis; *4* Processus uncinatus; *5* Infundibulum des Sinus maxillaris; *6* Concha nasalis inferior; *7* Zweige der A. palatina major; *8* Septumsporn; *9* Infundibulum des linken Sinus maxillaris

6 Nasenhöhlendach, Concha und Zugänge zu den Sinus (Abb. 25)

Der obere Abschnitt der Nasenhöhle wird als Riechspalt oder Carina nasi (Merkel 1892) oder Spatium subfrontale bezeichnet. Er wird seit alters her in eine Pars nasalis, vorn gelegen, in eine Pars ethmoidalis, mittlerer Bezirk, und eine Pars sphenoidalis, dorsaler Abschnitt untergliedert. An der Pars nasalis begrenzen den Dachabschnitt die Spina nasalis ossis frontalis sowie die Ossa nasalia. An der Pars ethmoidalis finden sich Foramina ethmoidalia sowie das Foramen cribro-ethmoidale (im vordersten Teil), durch welche Nerven und Gefäße hindurchziehen. Im dorsalen Abschnitt befindet sich der Recessus sphenoethmoidalis, der nach Mink (1915) für die hinteren Nebenhöhlen der Nase die gleiche Rolle wie der Hiatus semilunaris für die vorderen spielt. An unserem Material war in 48,3% ein deutlicher Recessus spheno-ethmoidalis entwickelt (Lang u. Sakals 1981). Die Anzahl der Foramina ethmoidalia und die untere und obere Länge der Lamina cribrosa sowie die Distanz zwischen Rückseite der Stirnhöhlenvorderwand und Vorderrand der Lamina cribrosa sind an Abb. 26 abzulesen.

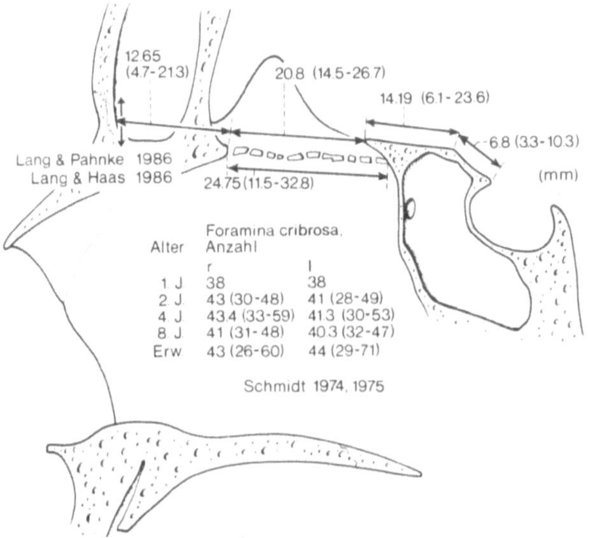

Abb. 26. Lamina cribrosa, Länge ihrer Ober- und Unterseite, Abstand zwischen der Rückseite der Vorderwand des Sinus frontalis und Vorderrand der Lamina cribrosa, Länge des Planum sphenoidale und Länge des Sulcus praechiasmatis bis zum Tuberculum sellae. Die Anzahl der Foramina cribrosa wurde von Schmidt (1974, 1975) bestimmt, die Längenmaße stammen von Lang u. Pahnke (1986), Lang u. Haas (1988) sowie Krauss (1987)

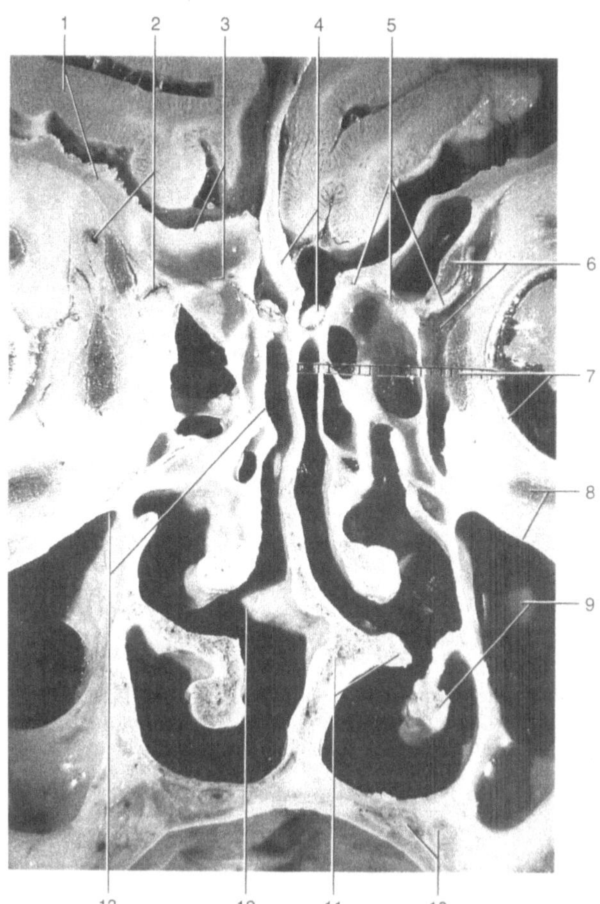

Abb. 27. Ungleich tiefe Fossae olfactoriae, Aa. ethmoidales und Septumdeviation, *1* Orbitales Stirnhirn und Orbitadach; *2* M. obliquus superior zwischen den Hinweislinien, Aa. ophthalmica et ethmoidales anterior; *3* Canalis ethmoidalis anterior und hoher Paries labyrinthicus rechts; *4* Crista galli und Bulbus olfactorius sinister; *5* A. ethmoidalis anterior, orbitale und Kanalstrecke in weniger hohem Paries labyrinthicus; *6* M. obliquus superior und Entnahmezone von Fettgewebe; *7* M. rectus medialis, Millimeterpapier und Sclera; *8* M. rectus inferior und Orbitaboden; *9* Sinus maxillaris und Concha inferior; *10* Glandulae palatinae; *11* Septum nasi mit Leiste in vorderen Abschnitten nach links; *12* Septumleiste in hinteren Abschnitten nach rechts; *13* Oberer medialer Winkel der Wände des Sinus maxillaris und Lamina conchalis, pneumatisiert

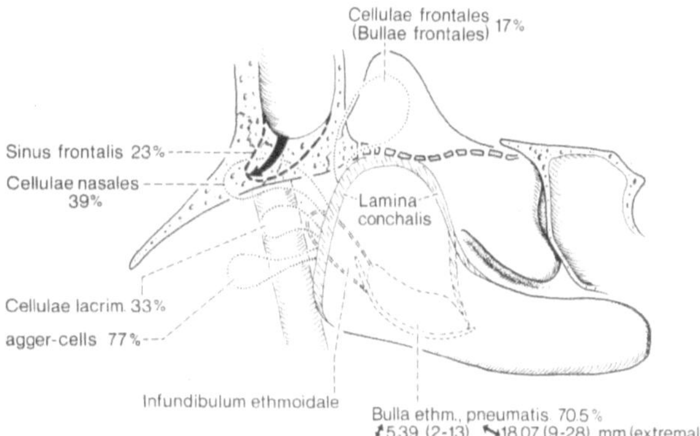

Abb. 28. Vorkommen einiger vorderer oberer Siebbeinzellen an unserem Material. Der Sinus frontalis kann weit nach unten reichen (23%), Cellulae nasales, lacrimales und Aggerzellen reichen an die jeweiligen Knochenzonen heran, Cellulae frontales (die den Sinus frontalis und dessen Ausführgangsystem einengen können) wurden in 17% nachgewiesen. Die Bulla ethmoidalis ist in 70% aufgefunden worden, beim Rest besteht ein sog. Torus lateralis ohne Pneumatisation. Auch ihre Maße sind an der Abbildung ablesbar. (Nach Lang u. Haas 1988, Lang 1989)

Vorsicht bei Operationen: Der vordere Abschnitt der Concha nasalis media setzt oben am Seitenrand der Lamina cribrosa an der Schädelbasis an. Dieser Teil wird auch als Lamina conchalis bezeichnet (Abb. 27). Kümmel (1913) betonte, „daß man der Basis (oben) der mittleren Muschel nur mit allergrößter Vorsicht zu Leibe rücken darf. Man sollte ängstlich darauf bedacht sein, stets einen Rand nicht nur der Schleimhaut, sondern stets auch des Knochens an ihrer Basis bei der Siebbeinausräumung stehen zu lassen“. „Unsere ausgezeichnet arbeitenden modernen Conchotome vor allem sind zwar in der Hand des Besonnenen segensreiche Waffen, aber in der Hand des Draufgängers und vor allem in der Hand dessen, der sich der anatomischen Verhältnisse nicht in jedem Augenblick bewußt ist, sind sie ganz gefährliche Mordinstrumente“. Die hintere Grenze des Ansatzes der Lamina conchalis an der Lamina cribrosa liegt am Frontalschnitt im hinteren Drittel der Crista galli.

Concha nasales, Allgemeines: Santorini (1775) beschrieb an der medialen Fläche des Os ethmoidale 3 Conchae nasales. Derzeit wird die oberste der Siebbeinmuscheln als Concha nasalis suprema bezeichnet, die nach van Alyea (1939) in 67%, nach Schaeffer (1920) in 60% vorliegt. An unserem Material (Lang u. Sakals 1981) wurde nur in 17% eine deutliche Concha nasalis suprema aufgefunden. Auch Messerklinger (1977) betonte, daß das Vorkommen einer Concha nasalis suprema (bei Erwachsenen) nicht die Regel, sondern eine Ausnahme darstelle. Pedziwiatr (1972) konnte bei Feten des 4. und 5. Monats an der medialen Fläche der seitlichen Nasenwand Furchen erkennen, die auf die Ausbildung von 3 oder 4 Muscheln hindeuten. Die Concha nasalis inferior entwickelt sich als selbständiger Knochen.

Infundibulum ethmoidale (Abb. 28): Die laterale Wand des Infundibulum ist in der Regel die laterale Wand der Concha nasalis media, die mediale ist die vordere und obere Region zwischen den Enden des Processus uncinatus und der Bulla ethmoidalis bzw. des Torus lateralis. Hinten unten geht das Infundi-

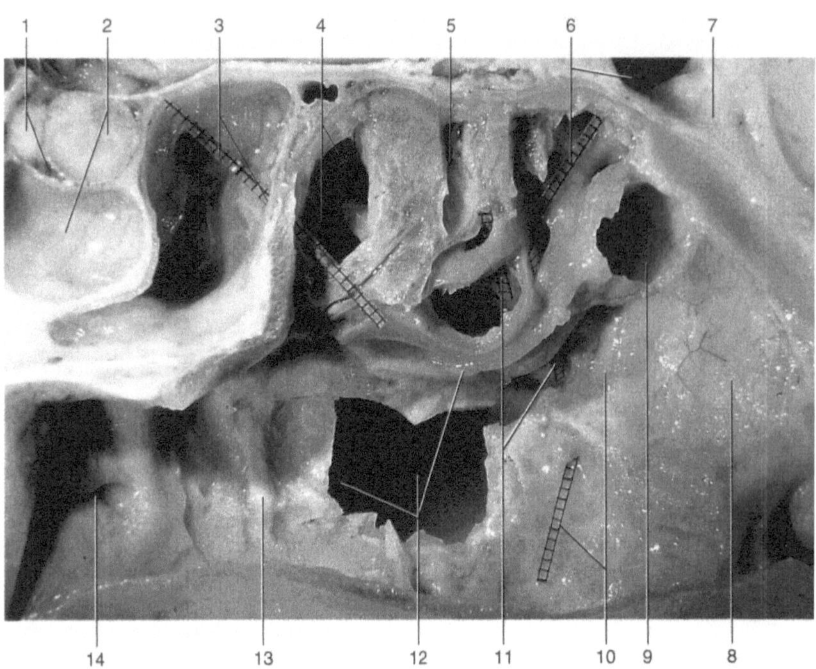

Abb. 29. Ostium frontale. Sinus paranasales von medial eröffnet, linke Seite, Aufblick von rechts (72jährige Frau), *1* Hypophysenhinterlappen und Sinus intercavernosus inferior; *2* Hypophysenvorderlappen und Septum sinuum sphenoidalium; *3* Millimeterpapier in linkem Sinus sphenoidalis und dessen Ostium; *4* Cellulae ethmoidales posteriores; *5* Cellula ethmoidalis media; *6* Millimeterpapier in Ostium frontale; *7* Boden des Sinus frontalis; *8* Processus frontalis maxillae (gelblich); *9* Aggerzelle; *10* Sonde im Ductus nasolacrimalis und Os lacrimale, durchscheinend weißlich; *11* Millimeterpapier in Bulla ethmoidalis und Millimeterpapier im Ostium maxillare; *12* Sinus maxillaris, von medial eröffnet und Processus uncinatus, *oben* dessen Grundlamelle; *13* N. palatinus major, freipräpariert; *14* Ostium pharyngeum tubae auditivae

bulum in den Hiatus semilunaris über. Bei Neugeborenen und Erwachsenen treffen vorn die Bulla ethmoidalis und der Processus uncinatus an der ventralen Zone aneinander.

Nach Zuckerkandl (1893) wurde das Infundibulum (Trichter) von Boyer (1805) so genannt. Die in das Infundibulum einmündenden Zellen werden deshalb im französischen Sprachraum auch als Boyersche Zellen bezeichnet.

Recessus frontalis: Der Begriff Recessus frontalis war früher nur in der Entwicklungszeit verwendet worden. Nach Killian (1895/1896) und Peter (1913) sowie Grünwald (1925) stellt der Sinus frontalis eine Fortsetzung des Recessus frontalis des Infundibulum ethmoidale dar und kann in das Stirnbein einwachsen. Dies bezeichnen die Autoren als direkte Bildung des Sinus frontalis. Sprossen aus dem Recessus weitere Siebbeinzellen ebenfalls ins Stirnbein ein, sprechen sie von einer indirekten Bildung des Sinus frontalis.

Ductus nasofrontalis und Ostium frontale (Abb. 29): Ob man den Ausgang der Stirnhöhle als Ductus oder Ostium bezeichnet, hängt sicherlich von der Definition ab. An unserem Material bezeichneten wir über 3 mm lange Kanäle als Ductus, kürzere als Ostia. Betont sei, daß zwischen oberen Enden des Processus uncinatus und der Bulla ethmoidalis (bzw. des Torus lateralis) im allgemeinen eine quere Knochenleiste vorliegt und die mediale Grenze des Ductus nasofrontalis an dieser Region bildet. Häufig findet sich auch am hinteren Umfang des Ductus eine quere Knochenleiste zwischen beiden Strukturen. Nach Hajek (1909) wird das Ostium frontale erst durch Anlagerung des Stirnbeins an das Siebbein gebildet. Eine typische Form des Ductus nasofrontalis entsteht seiner Meinung nach dadurch, daß sich das Infundibulum ein wenig erweitert und sich mit dem Ostium frontale gegen die Stirnhöhle wendet. Ein Ductus nasofrontalis entsteht dann, wenn es sich nach vorn oben nicht erweitert und verflacht, sondern verengt und vertieft. Normalerweise ist die mediale Wand des Ductus nasofrontalis von der Concha nasalis media gebildet. Ist diese von Siebbeinzellen pneumatisiert (Concha bullosa), dann grenzen diese an die Ductuszone.

Infundibulum frontale: Killian (1895) bezeichnete den oberen Eingang der Stirnhöhle in den Ductus nasofrontalis und in das Ostium, das zur Nasenhöhle führt, als Infundibulum frontale, ein Terminus, der z.B. auch von Messerklinger (1970) verwendet wird.

Vordere Siebbeinzellen (Abb. 28): Der Meatus nasi medius befindet sich zwischen der Anheftungszone der Concha nasalis media oben und der Anheftung der Concha nasalis inferior unten sowie seitlich der mittleren Muschel. Die Concha nasalis media ist Teil des Os ethmoidale und in den vorderen Abschnitten oben und seitlich der Lamina cribrosa an der Schädelbasis angeheftet. Im hinteren Teil setzt die Muschel an tieferen Regionen der Nasenseitenwand im Bereich des Os ethmoidale sowie an der Lamina perpendicularis ossis palatini an. Dort befindet sich eine Crista conchalis media. Unmittelbar hinter (auch ober- oder unterhalb) der dorsalen Ansatzzone der Concha media befindet sich das unterschiedlich geformte und oft auch unterteilte Foramen sphenopalatinum. Die Lamina perpendicularis ossis palatini ist oben zur Incisura sphenopalatina eingebuchtet und entläßt dann den Processus orbitalis zum hinteren Abschnitt des Orbitabodens und den Processus sphenoidalis zur Unterseite des Os sphenoidale. In 71% bestehen im Bereich der Lamina perpendicularis und unterhalb des Einschnittes für das Foramen sphenopalatinum Dehiszenzen (rundliche oder ovale Öffnungen) für den Durchtritt von Nerven und Blutgefäßen zur Nasenhöhlenseitenwand. In 18% fanden sich derartige Öffnungen im Bereich des Meatus nasi medius (weniger häufig im Meatus nasi inferior) und in 17% hinter dem Ansatz der Concha nasalis media (Nikolic u. Jo 1967). Rostral der Lamina perpendicularis wird der Seitenwandabschnitt der Nasenhöhle hauptsächlich vom Os ethmoidale, dorsal davon von der Lamina medialis processus pterygoidei gebildet. Unterhalb des mittleren Abschnitts unter der Concha nasalis media ragt der Processus uncinatus von vorn oben nach hinten unten vor (Abb. 29). Dieser ist in unterschiedlicher Weise mit den Nachbarknochen verbunden. Der Processus uncinatus stellt die unmittelbare Fortsetzung des Agger nasi dar und zeigt zahlreiche Variationen seiner Einstellung, Breite und Dicke sowie Verbindungen mit Nachbarknochen. Er begrenzt von medial und unten her den Hiatus semilunaris. Am häufigsten ist der obere Rand des Processus uncinatus konkav, der untere konvex entwickelt. Vom oberen Rande geht dorsal ein Processus maxillaris ab, der nach lateral umbiegt und gegen die Wand des Sinus maxillaris ansteigt. Fehlt diese Verbindung, dann wächst auf jenen Fortsatz vom Dachgebiet des Sinus maxillaris ein Knochenfortsatz entgegen, der sich mit dem Processus uncinatus entweder direkt oder über einen Schleimhautstrang verbindet (Zuckerkandl 1893). Vom unteren Rand des Processus uncinatus geht der Processus inferior ab, der sich mit der Concha nasalis inferior verbindet, Dorsal endet der Processus uncinatus in der Regel frei oder ist an der Lamina perpendicularis ossis palatini angeheftet. Zuckerkandl (1893) beschrieb mehrere Variationen.

Bulla ethmoidalis: Oberhalb des Processus uncinatus wölbt sich meist ein länglicher Knochenwulst von vorn oben nach hinten unten vor, An unserem Material ist die Bulla ethmoidalis 18 (9–28) mm lang und 5,4 (2–13) mm hoch. Zuckerkandl (1893) beobachtete Längen der Bulla von 20–26mm. Der Terminus Bulla besagt, daß dieser Knochenteil pneumatisiert ist. Der Name stammt von Zuckerkandl. An unserem Material ergab sich eine Pneumatisation der Bulla in 70%, beim Rest bestand ein Torus lateralis, der bis an die Grenze zwischen medialer und unterer Augenhöhlenwand reichte. Ein kleinerer Abschnitt des vorderen Teiles der Seitenwand des Meatus nasi medius wird vom Os lacrimale gebildet. Dieses ist in der Regel etwas nach medial vorgewölbt. Vor dem Os lacrimale ragt der Processus frontalis maxillae nach oben und bildet die seitliche Wand des mittleren Nasenganges. Unmittelbar vor dem Ansatz der Concha nasalis media liegt der Agger (Wall) nasi vor.

Ostium frontale und Ductus nasofrontalis (Abb. 30): In der vorderen oberen Partie des Infundibulum ethmoidale findet sich das rundliche oder ovale Ostium nasale des Ductus nasofrontalis. An unserem Material fand sich in ca. 77% ein Ductus nasofrontalis mit Breiten von 5,12 (2–11,5) mm und Tiefen von 2,56 (0,8–6,4) mm. In ca. 23% bestand ein Ostium frontale unserer Definition: Engzone weniger als 3mm lang. Zuckerkandl (1893) fand das Ostium 2–10mm

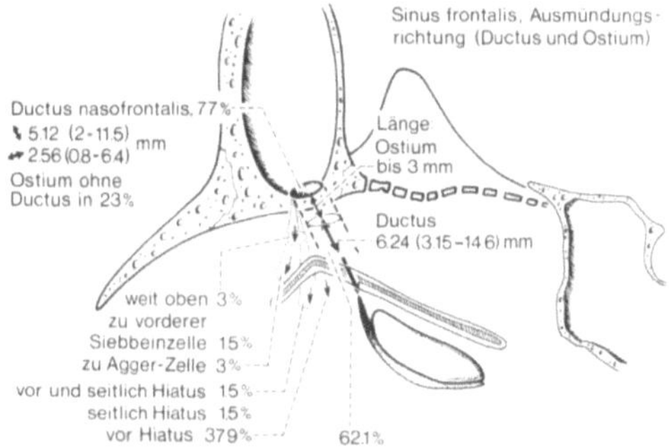

Abb. 30. Ductus und Ostium nasofrontalis (–e). Ist die Ausführungszone länger als 3 mm, dann wird sie von uns als Ductus nasofrontalis bezeichnet. Dessen mittlere Länge wurde mit 6,24mm bestimmt. Bei kürzeren Engzonen zwischen Nasenhöhle und Sinus frontalis wurde von einem Ostium nasofrontale gesprochen. Vorkommen und Weite sowie der Verlauf der Öffnungen des Sinus frontalis sind an der Abbildung ablesbar. (Nach Lang u. Haas 1988)

vom Hiatus semilunaris entfernt. Er betonte, daß, wenn der Ductus nasofrontalis fehlt, ein kuppelartiges vorderes Ende des kurzen Hiatus semilunaris besteht. Über weitere Verbindungen des Ductus nasofrontalis zu Aggerzellen, zur Gegenseite, medial zum Hiatus semilunaris sowie in Richtung Hiatus semilunaris und das Bestehen weiterer Ausführungsgänge des Sinus frontalis unterrichtet Abb. 30 (Lang u. Haas 1988). An unserem früheren Material wurde festgestellt, daß der Sinus frontalis in ca. 50% vor dem Hiatus semilunaris ausmündet, in 22% an dessen vorderem Ende, in ca. 26% im vorderen Viertel und in ca. 2,2% etwas oberhalb davon. Hajek sprach bei Nichtbestehen eines Ductus von einem Recessus frontalis des Infundibulumgebietes. In diesen Fällen werden die in diesen Recessus einmündenden Zellen auch als Cellulae recessus frontalis bezeichnet. Am häufigsten gehen 3–4 vordere und obere sowie mediale Siebbeinzellen von einem derartigen Recessus aus. Killian (1895) bezeichnete den oberen Eingang der Stirnhöhle in den Ductus nasofrontalis als Infundibulum frontale.

Ductus nasofrontalis, Einengungen: Der Ductus nasofrontalis kann durch Bullae (Cellulae) frontales, Cellulae infundibulares, Aggerzellen oder andere Siebbeinzellen eingeengt sein. In diesen Fällen kann bei Schleimhautschwellungen (Entzündungen) der Sekretabstrom aus dem Sinus frontalis behindert sein. Auch ein Septum sinuum frontalium, das nicht median steht, kann eine derartige Abstrombehinderungen darstellen.

Sinus frontalis (Abb. 31): Der Sinus frontalis erreicht in der Squama ossis frontalis 24,3 (5–66) mm Höhe

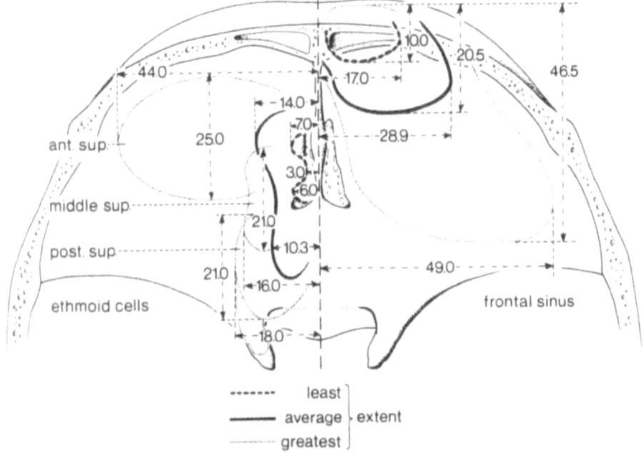

Abb. 31. Möglichkeiten der Pneumatisation des Orbitadaches durch Siebbeinzellen *(linke Seite)* und durch den Sinus frontalis *(rechte Seite)*. Betont sei, daß der Processus clinoideus anterior und die Gegend des Tuberculum sellae auch vom Sinus sphenoidalis pneumatisiert sein können. Sämtliche Maße in x̄ mm

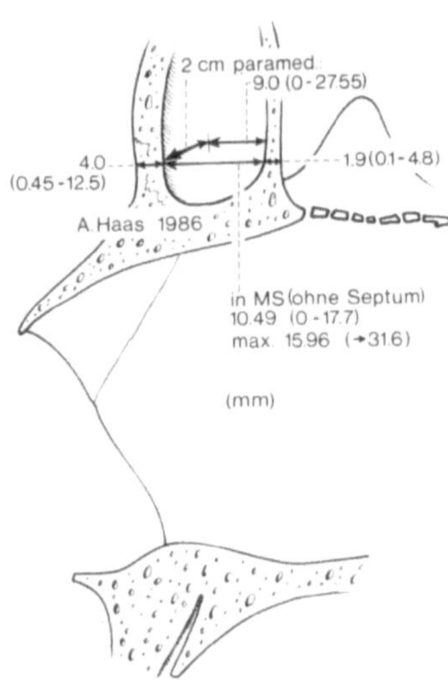

Abb. 32. Dicke der Vorderwand des Sinus frontalis, der Hinterwand des Sinus frontalis und anteroposteriorer Durchmesser der Pars verticalis des Sinus frontalis dicht an der medianen Sagittalebene und 2 cm paramedian (Zone der Beckschen Bohrung). Sämtliche Werte in Millimeter (Grenzwerte). (Nach Lang u. Haas 1988)

(Milosslawski 1903). An unserem Material (Lang u. Haas 1979) wurde die Breite des Sinus frontalis vermessen. Bei Erwachsenen liegt die Seitenwand des Sinus frontalis 29.0 (17–49) mm von der Mittellinie entfernt. Die longitudinale Ausdehnung des Sinus frontalis zwischen dem vorderen Ende und dem hinteren (im Orbitadach) betrug 20,5 (10–46,5) mm. Flesch (1876) beobachtete einen Sinus frontalis, der sich nach dorsal bis zum Canalis opticus ausdehnte. Das Orbitadach war in diesem Falle vollständig gedoppelt. Witt (1908) fand in 40% der von ihm untersuchten Schädel gedoppelte Orbitadächer, und zwar in 23% beidseitig und 16% einseitig. Er wies im Septum sinuum frontalium bis zu 1 cm tiefe und 1 cm breite Bullae frontales nach. Giuseppe (1942) betonte, daß in der Mehrzahl bei persistierender Sutura frontalis eine Agenesie des Sinus frontalis vorliegt (zit. nach Salinger 1948). Marcus (1933) beschrieb einen Sinus frontalis, der bis zur Ebene des lateralen Augenwinkels im Orbitadach nach der Seite reichte.

Dicke der Sinuswände und Bodenzone (Abb. 32): Die Dicke der Vorderwand des Sinus frontalis wurde im Mittelbezirk (aber seitlich des Septum) an 77 Präparaten mit 4,0 (0,45–12,5) mm bestimmt, beim weiblichen Geschlecht beträgt sie 4,63 (1,7–12,5) mm, beim männlichen 3,72 (1,2–7,7) mm. Die Dicke seiner Hinterwand (ähnlich bestimmt) macht 1,9 (0,1–4,8) mm aus. S = 0,80. An weiblichen Präparaten wurde ein Durchmesser von 2,1 (0,3–4,05) mm bestimmt, an männlichen einer von 1,85 (0,45–3,75). Die Lage der Bodenzone zum Nasion konnte nur an wenigen Präparaten ermittelt werden. Im Mittel lag der Bodenabschnitt an den 29 für die Untersuchung zur Verfügung stehenden Präparaten 3,09 mm unterhalb des Nasion. S = 1,39.

Anteroposteriore Tiefe: Die anteroposteriore Tiefe des Sinus frontalis wurde an 69 Präparaten, dort wo sie sich fand, an median durchsägten Köpfen mit 16,84 (2,3–31,6) mm bestimmt. S = 6,35. Bei Frauen beträgt dieser Wert 14,75 (2,3–27,7) mm, bei Männern 17,32 (4,55–31,6) mm. In der medianen Sagittalebene, aber seitlich des Septums wurde an 58 Präparaten die anteroposteriore Ausdehnung mit 10,49 (0–17,7) mm vermessen. S = 3,45. An weiblichen Präparaten macht diese Tiefe 8,28 (0–17,7) mm aus, bei Männern 10,98 (4,55–17,6) mm.

2 cm paramedian werden in der Regel die Bohrlöcher bei der Beckschen Bohrung angelegt. Deshalb bestimmten wir die Sinustiefe auch in diesem Gebiet. Diese paramediane anteroposteriore Tiefe des Sinus frontalis macht am durchgemusterten Material (57 Präparate) 9 (0–27,55) mm aus. S = 7,88. An den weiblichen Präparaten ergab sich eine Tiefe von 6,40 (0–18,7) mm.

An 65 Präparaten mit entwickeltem Sinus frontalis bestimmten wir die Distanz zwischen Rückseite der Vorderwand des Sinus frontalis und Vorderrand der Lamina cribrosa. Diese macht am durchgemusterten Material 12,65 (4,7–21,25) mm aus. S = 2,33. An den Präparaten von Frauen wurde eine Strecke von 10,77 (6,25–17,0) mm, an denen von Männern eine von 13,01 (4,7–21,25) mm ermittelt.

Sinus frontalis und Orbitadach, Defekte: Nach Hajek (1909) wurden selten Defekte der Stirnhöhlenwand gegenüber dem Orbitadach beobachtet. Auch an unserem Material wurden derartige Rarefizierungen des Orbitadaches nachgewiesen (s. Lang 1983 – Abb. 38).

Postnatale Vergrößerung: Nach Onodi (1911) beginnt die Einsprossung des Sinus in das Stirnbein bei 3½jährigen Kindern. Bis zum 11. Lebensjahr wächst der Sinus langsam, anschließend rascher.

Szilvassy (1981) untersuchte die Stirnhöhle bei Jugendlichen zwischen 3 und 17 Jahren röntgenologisch. An okzipitofrontalen Röntgenaufnahmen (Fokus-Film Abstand 1 m) und senkrecht zur Ohr-Augen-Ebene bestimmte er bei Dreijährigen eine mittlere Fläche der Stirnhöhlen von 0,69 cm^2, bei Fünfjährigen eine von 1,09 cm^2, bei Siebenjährigen eine Fläche von 3,11 cm^2, bei Neunjährigen eine von 5,05 cm^2 und bei 12–17jährigen eine Fläche von 9,28 cm^2 im Mittel. Die Mittelwerte beim männlichen Geschlecht lagen bei 3–5jährigen höher, bei 7–10jährigen unter denen beim weiblichen Geschlecht. Bei 12–17jährigen übertrafen sie deutlich die beim weiblichen Geschlecht ermittelten Maße.

Nach Koch (1930) besitzt der Sinus beim 20jährigen seine endgültige Form. Schon Stern (1939) wies darauf hin, daß die Pneumatisation erst im 40. Lebensjahr ihre maximale Ausdehnung erreicht hat. Finby und Kraft (1972) stellten jedoch nach dem 40. Lebensjahr noch eine deutliche Höhen- und Tiefenzunahme fest.

Gefährliches Stirnbein: Wenn das vordere Ende der Fossa olfactoria sich in die Stirnhöhle vorbuckelt, werden solche Sinus frontales als gefährliches Stirnbein bezeichnet. Bei Operationen am Sinus frontalis muß dieses Gebiet beachtet werden (s. Abb. 69 in Lang 1983). Obere Abschnitte des Septum sinuum frontalium weichen oft stark von der Mittellinie ab, selten aber dessen untere Abschnitte.

Hypo- und Aplasie: Turner und Porter (1921) stellten (bei verschiedenen europäischen Rassen) in 17% eine Aplasie des Sinus frontalis fest (bei Kontinentaleuropäern in 12%). Bei anderen Rassen wurde Fehlen in 35% (bei Eskimos z.B. 52%) festgestellt. Nach Stern (1939) ist der rechte Sinus frontalis in 3,2%, der linke in 2,7% aplastisch. In 17,5% stellte er doppelseitige Aplasien fest. Nowak und Mehls (1977) fanden den Sinus frontalis beim männlichen Geschlecht an der rechten Seite in 4,2%, an der linken in 3,6% aplastisch (Definition). Bei Frauen war der rechte Sinus in 4,1%, der linke in 2,8% nicht entwickelt. Gulisano et al. (1978) diagnostizierten das bilaterale Fehlen des Sinus frontalis in 4,8% und stellten außerdem in 2,5% einfache zentrale Sinus frontales fest. Ihrer Meinung nach ist bei Dolichokranen die Asymmetrie des Sinus frontalis häufiger als bei Brachykranen und Mesokranen entwickelt. Die außerordentlich großen Schwankungen von Fehlen des Sinus frontalis (2–20%) beruhen nach Auffassung von Nowak und Mehls (1977) teilweise auf ungenügender Untersuchungsmethodik u.a. Die Autoren betonen, daß bei Oberkieferspaltträgern (Jugendliche) doppelseitige Aplasien des Sinus frontalis in 38,8% vorliegen, nur linksseitig in 6% und rechtsseitig in 11%.

Meningoenzephalozelen: Richter (1952) berichtet über eine Fall von Meningoenzephalozele in den Sinus frontalis hinein (24jähriges Mädchen mit seit 5 Jahren bestehendem Schnupfen im Sommer und Winter, wässrige Absonderung: Liquorfistel). Die nasofrontalen Enzephalozelen treten zwischen Lamina cribrosa und Os frontale bzw. zwischen Ossa

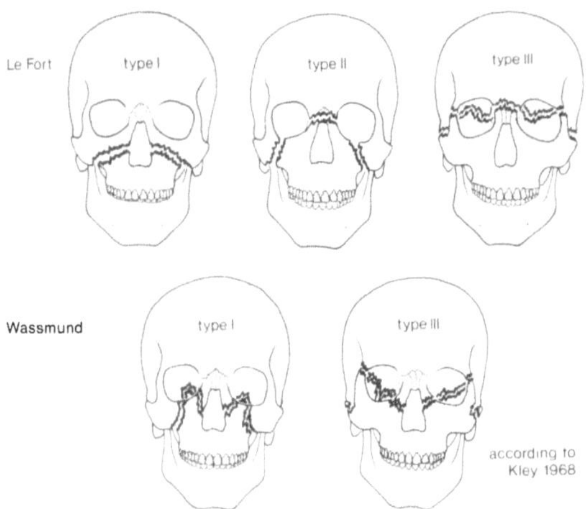

Abb. 33. Bruchtypen der Mittelgesichtsgegend nach Le Fort sowie nach Wassmund (nach einer Abb. von Kley 1968). Schroeder (1991) betonte, daß z.B. bei 46% zentraler Mittelgesichtsfrakturen die Stirnhöhlenwände mitbetroffen sind

nasalia und Nasenknorpel oder als nasoethmoidale Zelen am inneren Augenwinkel aus (von Meyer 1890, Fenger 1895 und spätere Untersucher).

Verletzungen (Abb. 33): Fenton (1944) berichtete über Traumatisierungen des Sinus frontalis. Kley (1968) unterscheidet klar zwischen Frakturen der Vorderwand und dem Boden der Stirnhöhle, Siebbeinfrakturen im Bereich der Lamina orbitalis ossis ethmoidalis und Brüchen der Keilbeinhöhlenvorderwand, die zwar an die Schädelbasis angrenzen, jedoch keine Schädelgrundbrüche im eigentlichen Sinne darstellen. Sind dagegen die Hinterwand der Stirnhöhle, das Dach des Siebbeins sowie Dach und Hinterwand der Keilbeinhöhle betroffen, liegen Schädelbasisfrakturen vor (im Bereich der vorderen Schädelgrube und der Fossa hypophysialis). Unterschieden werden direkte (Biegungs- und Äquatorialbrüche) und indirekte (Berstungsbrüche).

An der Nase wird nach Schroeder (1991) von frontalen Impressionen bei Einwirkungen in sagittaler Richtung (bei Kindern mehr als open book-Typ) gesprochen, bei seitlicher Gewalteinwirkung kann das Septum erhalten bleiben oder es wird der gesamte Nasenrücken zur Seite verlagert oder auf die andere Seite hinein gestaucht. Interessant ist, daß bei 46% der zentralen Mittelgesichtsfrakturen die Stirnhöhlenwände mitbetroffen waren und in 14,6% der Gesichtsschädelfrakturen die Schädelbasis. Bei Stirnhöhlenwandfrakturen war die Schädelbasis in 34,6%, bei zentralen Mittelgesichtsfrakturen in 42,4% betroffen.

Erblindung nach Spülung des Sinus frontalis: Thompson et al. (1980) betonten, daß Erblindungen nach chirurgischen Eingriffen an den Sinus paranasales außerordentlich selten vorkommen. Sie beschrieben einen Fall von plötzlicher einseitiger Erblindung nach Spülung des Sinus frontalis mit steriler physiologischer Kochsalzlösung bei einer 54jährigen. Sie betonten, daß eine große Dehiszenz des Bodens des Sinus frontalis möglicherweise vorlag und eine Thrombose der V. centralis retinae sowie der A. centralis retinae durch Druckschädigung zur Erblindung führte.

Drainagemöglichkeiten (Mediandrainage) der Stirnhöhle: Kressner (1951) berichtete über die Median- und Kontralateraldrainage der Stirnhöhle und deren Durchführung. Bei einseitiger Stirnhöhlenerkrankung wird die Drainage zur gesunden Stirnhöhle (Kontralateraldrainage) durchgeführt. Das Septum sinuum frontalium wird vollständig abgetragen.

Becksche Bohrung: Nach akuten, subakuten und chronischen Stirnhöhlenaffektionen (sowie beginnenden orbitalen Komplikationen) wird die Becksche Bohrung mit Erfolg angewendet. Über die Dikken der Vorder- und Hinterwand des Sinus frontalis und seine Tiefe in der Medianen (ohne Septum) und 2cm paramedian orientieren Abb. 32.

Dawes (1961) gab eine Übersicht über die operativen Zugangswege zum Sinus frontalis. Außerdem schilderte er die Infektionswege des Sinus frontalis eingehend.

Obliterative Sinusitis frontalis: Skillern (1936) berichtete über teilweise oder komplette Obliterationen des Sinus frontalis und chronischer Erkrankungen des Sinus. Er betonte, daß die obliterative Sinusitis durch eine Verdickung der Knochen, hauptsächlich am vorderen Umfang des Sinus frontalis entsteht. Eine radikale Operation oberhalb der Linea supraciliaris erwies sich als besonders erfolgreich.

Überzählige Sinus frontales (vordere obere Siebbeinzellen im Orbitadach, Bullae frontales): Drei- oder mehrfach ausgebildete Sinus frontales wurden von verschiedenen Autoren festgestellt, jedoch außerordentlich unterschiedlich benannt. Boege (1903) fand 2 Sinus frontales an einer Seite in 1,5%, Onodi sog. frontoorbitale Zellen in 10%, Grünwald (1925) in 3%. Jovanovic (1961) gab, ohne eine genaue Definition zu liefern, ihr Vorkommen mit 21% an. Diese Sinus lagen im medialen Drittel oder Viertel des Orbitadaches. Beidseitig waren sie in 16,63% entwikkelt, und zwar häufiger an der linken als an der rechten Seite. Wir fanden diese Zellen in 17%.

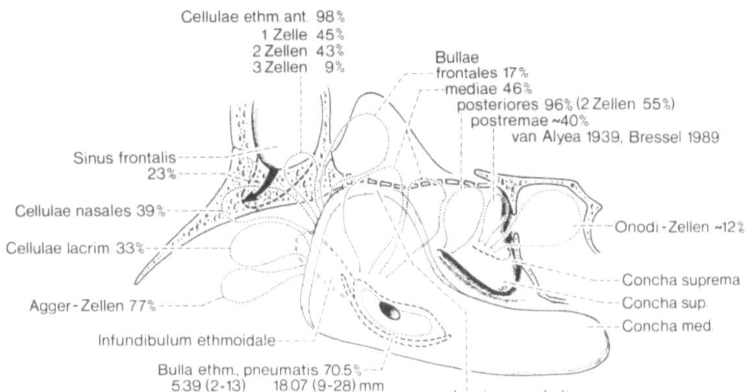

Abb. 34. Vorkommen der Siebbeinzellen (Hallersche Zellen sind nicht eingezeichnet). Als Cellulae ethmoidales mediae (Vorkommen in 46% – gelegentlich gedoppelt) werden seit alters her Siebbeinzellen bezeichnet, deren Mündungen oberhalb der Bulla ethmoidalis liegen. Cellulae ethmoidales posteriores gehen unterhalb der oberen, Cellulae ethmoidales postremae unterhalb der obersten Muschel aus. Onodi-Zellen umwanden vollständig die mediale Wand des Cnalis opticus. Eine besondere ärztliche Bedeutung besitzt die Lamina conchalis (obere Anheftung der concha nasalis media), in der die Fila olfactoria verlaufen. Diese sind von kurzen Liquorhülsen umgeben. Ihre Schädigung kann Liquorrhoe zur Folge haben

Cellulae frontales (Bullae frontales) (Abb. 34): Gleichsam in die Stirnhöhle vorgeschobene Siebbeinzellen bezeichnete Zuckerkandl (1893) als Bullae frontales. Sieur und Jacob (1901) fanden derartige Zellen in 8–9%, Onodi (1915) zitiert Zuckerkandl, der sie an 6 von 30 Präparaten (20%) fand; an seinen 300 Präparaten lagen sie ebenfalls in 20% vor. Van Alyea (1941) fand benachbarte Zellen (ohne exakte Definition) in 50% und solche in der Nachbarschaft des Ostium des Sinus frontalis in 16,5%. Dixon (1958) sowie Prott (1974) fanden sie in 8% im Bereich der hinteren Wand des Sinus frontalis, Nikolic (zit. bei Salinger 1965) konnte sie in 15,27% nachweisen (an 1100 Präparaten).

Cellulae frontales (Bullae frontales) mit unterschiedlicher Entwicklung fanden sich an unserem Material in immerhin 17,1%.

Hallersche Zellen (1743) (Abb. 35 u. 36): Nach Grünwald (1925) geht in 4% von der Concha nasalis media (Ansatzzone) ein Fortsatz nach unten und lateral (Crus laterale) in Richtung Augenhöhle, der pneumatisiert sein kann, ab. In diesen Fällen liegen die sog. Hallerschen Zellen vor. Messerklinger (1980) wies darauf hin, daß die Hallerschen Zellen bei endonasalem Vorgehen den Zugang zum Sinus maxillaris sowie zu den vorderen Siebbeinzellen einengen können. Die Hallerschen Zellen können lateral des Infundibulum liegen, ihre Öffnung führt in den Meatus nasi medius. Stupka (1938) war der Meinung, daß die Hallersche Zelle dadurch entsteht, daß von der Bulla ethmoidalis aus zwischen die Blätter des Orbitabodens eine Zelle vorgetrieben wird, welche das Kieferhöhlendach vorwölbt. Sie ragen unterschiedlich weit unter den Boden der Orbita hinein. Schlungbaum (1921) beschrieb eine gedoppelte Kieferhöhle, deren vordere (meist kleinere) Höhle in den Meatus nasi medius mündet und deren hintere in den Meatus nasi superior. Zweifellos können letztere auch als nach unten vorgesproßte hintere Siebbeinzellen bezeichnet werden. Verschiedene Autoren sind jedoch der Meinung, daß bei diesem Typ Schlungbaum auch im Meatus nasi superior ein Hiatus semilunaris mit derselben Begrenzung und denselben Elementen wie

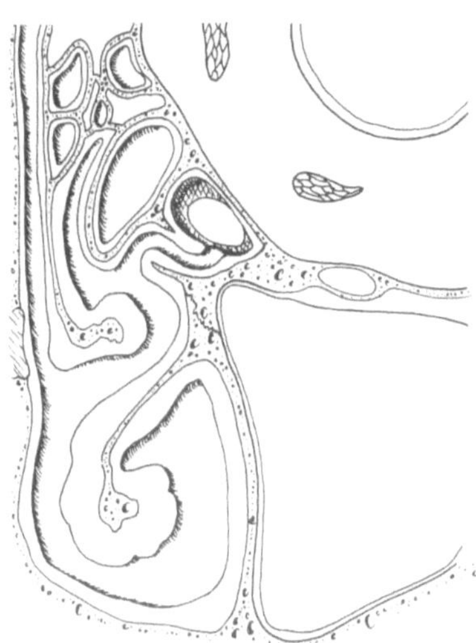

Abb. 35. Verschiedene Autoren betonen, daß wenn sich eine Zelle in die Bullalamelle hinein entwickelt und die Orbitawand erreicht, diese als Hallersche Zelle bezeichnet wird. Andere Untersucher definieren Hallersche Zellen (bei Zugang durch den Sinus maxillaris) durch dessen abgerundete obere mediale Kante (s. Abb. 36)

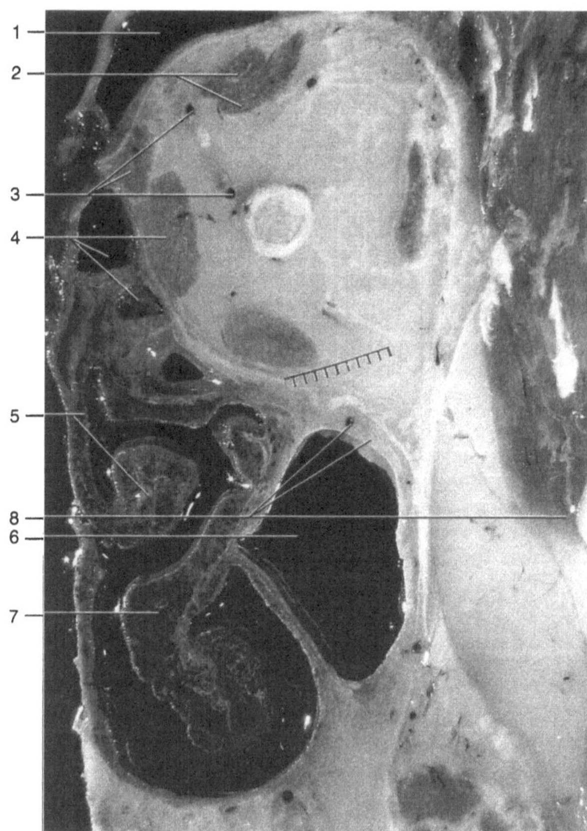

Abb. 36. Variationen des oberen medialen Winkels des Sinus maxillaris. Frontalschnitt durch die Orbita und die Sinus paranasales, von hinten, *1* Cellula ethmoidalis; *2* Mm. levator palepbrae und rectus superior; *3* M. obliquus superior und A. ophthalmica; *4* M. rectus medialis und Cellulae ethmoidales; *5* Concha masalis media mit Arterie; *6* Sinus maxillaris (Variation der medialen Wand); *7* Concha nasalis inferior; *8* A. und N. infraorbitalis und M. temporalis

im mittleren Nasengang vorliege. Dieser soll vom Processus maxillaris posterior ossis palatini und dem maxillären Fortsatz der Concha nasalis media begrenzt sein (Krmpotic und Mitarb. 1985). Beide Kieferhöhlen dieser Art sollen unabhängig voneinander erkranken können und müssen auch unabhängig voneinander gespült, endoskopiert oder saniert werden. Andererseits wird ein zweiter Typ eines sekundären Sinus maxillaris als Hallersche Zelle beschrieben, wenn eine hintere Siebbeinzelle weit nach unten unter das Orbitadach vorwächst. Krmpotić et al. (1985) betonen, daß in diesen Fällen eine transmaxilläre Eröffnung und Ausräumung der Cellulae ethmoidales erleichtert wird. Auch Terrahe und Mündnich (1973) machen auf diese Hallerschen Zellen besonders aufmerksam. Bei starker Ausbildung grenzen sie einerseits an die Orbita und andererseits an den medialen Oberwandanteil des Sinus maxillaris, der dann an Frontalschnitten an dieser Zone nicht spitzwinklig an das Siebbeinlabyrinth und die Orbita grenzt (maxilloethmoidaler Winkel), sondern an dieser Zone durch die Hallerschen Zellen abgeplattet erscheint (s. aber auch Abb. 36). Die mediale Wand des Sinus maxillaris kann durch eine große Breitenentwicklung der Nasenhöhle und des Labyrinthus ethmoidalis so weit nach lateral gelagert sein, daß beim Versuch der transmaxillären Siebbeinausräumung die Gefahr der Verletzung der Orbita vorliegt. Sinus maxillaris siehe Lang (1988). Oberhalb der Bulla ethmoidalis, aber nicht vom Infundibulum ausgesproßte Zellen werden als Cellulae mediae bezeichnet (Abb. 34).

Vom Meatus nasi superior (et supremus) ausgesprosste Siebbeinzellen: Koch (1930) beschrieb, daß die Cellulae ethmoidales posteriores des Meatus nasi superior beim Neugeborenen 4–5 mm hoch, 2,5–5 mm lang und 1,5–2 mm breit sind. An unserem Material ergaben sich größere Werte. Im Anschluß an Zukkerkandl (1893), Hajek (1925), Grünwald (1925) betonte Peter (1938), daß sich vom Meatus nasi superior in der Regel 3 Cellulae ethmoidales entwickeln. Eine wächst nach oben und lateral, die andere nach hinten oben und eine weitere häufig auch in die Bulla ethmoidalis! Bei Vorliegen eines Meatus nasi supremus (in einem Drittel seiner Fälle) liegen in 75% seines Materials Zellen vor, die nach hinten und oben vorgewachsen sind. Am Material von van Alyea (1939) fanden sich in 96% Zellen, die vom Meatus nasi superior ausgingen. In einem Fall der 4 Präparate ohne derartige Zellen bestand eine große Höhle, deren Ostium in den Meatus nasi supremus ausmündete. In einem anderen Fall bestanden 2 derartige Zellen. Bei den restlichen 2 Präparaten waren keine hinteren Siebbeinzellen ausgebildet (an einem Kopf beidseitig).

An den 100 von van Alyea untersuchten Präparaten lagen 38 Zellen vor, die vom Meatus nasi supremus ausgingen. Fünfmal konnte er 2 derartige Zellen an einem Präparat beobachten. Insbesondere ergaben sich an seinen Präparaten in 43% Cellulae ethmoidales postremae (Gilbert u. Segal 1958).

Bulla ethmoidalis und hinteres Siebbeinlabyrinth: Van Alyea (1939) betonte auch, daß die Bullazellen oft einen großen Teil des Labyrinthus ethmoidalis pneumatisieren. Diese Cellulae ethmoidales mediae können sich nach vorn in den Bereich des Infundibulum ausdehnen und nach rückwärts hinter die Cellulae ethmoidales posteriores. In 2% bestand an seinem Material ein Kontakt dieser Bullazellen mit dem Sinus sphenoidalis über große, in weiteren 2% über kleinere nach dorsal vorgesproßte Zellen. Insgesamt war das hintere Labyrinth in 11% von Bullazellen pneumatisiert.

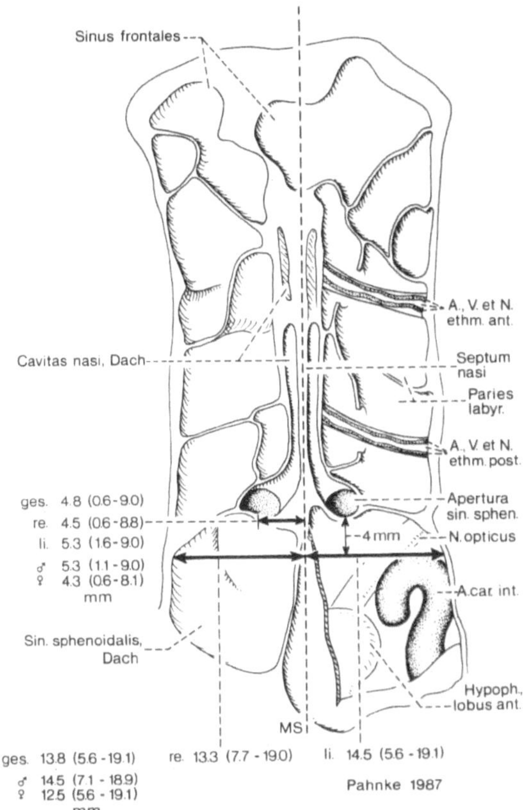

Abb. 37. Ostium des Sinus sphenoidalis nach Messungen von Pahnke (1987). Eingezeichnet an einem Transversalschnitt durch die Nasenhöhlendachregion nach Lang (1981). Die Mitte des Ostium liegt im Mittel 4,8 mm paramedian und 4 mm vor der sog. vorderen Breite des Sinus sphenoidalis. An der linken Seite wurden größere Sinusbreiten festgestellt

Sinus sphenoidalis (Abb. 37)

An unserem Material befindet sich vor dem Sinus sphenoidalis in 48,3% ein deutlich ausgebildeter Recessus spheno-ethmoidalis (Lang u. Sakals 1982). Dieser ist – wenn entwickelt – 10,5 (8–14,5) mm hoch, 5,5 (2–25) mm lang und 4,3 (1,5–12) mm tief.

Das *Ostium sinus sphenoidalis* ist an unserem Material in 70% rundlich und hat Durchmesser von im Mittel 2,43 mm. Stecknadelkopfgroße Öffnungen fanden sich in 15%, bis zu 3,5 mm große rundliche Öffnungen fanden wir selten. In annähernd 30% lagen ovale Öffnungen vor, deren größere Durchmesser häufiger in der Vertikalen als schräg oder in der Horizontalen eingestellt waren. Betont sei, daß bei kleinen Ostien und engen Recessus Entzündungen der Schleimhaut des Sinus sphenoidalis häufiger vorkommen als bei weiten Öffnungen. Nach Peele (1957) liegt das Ostium sinus sphenoidalis am häufigsten im oberen Viertelabschnitt des Sinus und einige Millimeter von der Lamina cribrosa entfernt. Seltener findet es sich in der Nachbarschaft des Sinusbodens oder es öffnet sich in eine hintere ethmoidale Zelle. Onodi (1893, 1895, 1901, 1903) beschrieb einen Fall, bei dem das Ostium am hinteren Abschnitt des Hiatus semilunaris plaziert war. Tunis (1912) fand ein Ostium, das sich in einen Knochenkanal öffnete, der zwischen hinterem Abschnitt des Os ethmoidale und Sinus sphenoidalis entwickelt war. Van Gilse (1922, 1924/1925) konnte Ausgänge des Sinus sphenoidalis an der Wurzel des Processus pterygoideus und außerordentlich selten am Processus orbitalis ossis palatini beobachten. Das Ostium liegt 4,8 (0,6–9,0) mm paramedian (Lang et al. 1988). Weiteres siehe Abbildung 37.

7 Canalis opticus – Eröffnung von medial

Angrenzende Sinus paranasales: Hooper (1952) beschrieb 58 Fälle mit Orbitakomplikationen nach Kopftraumata. Er betonte, daß bei plötzlicher und kompletter Erblindung eine Dekompression des N. opticus nicht erfolgversprechend sei. Bei progressiven Sehstörungen jedoch hat eine Dekompression des Nervs häufig zumindest eine teilweise Wiederkehr der Sehfunktion zur Folge. Er dekomprimierte den Canalis opticus von vorn nach neurochirurgischem Zugang (Fukado 1981). Fukado geht (bei Erwachsenen) nach Lokalanästhesie und einer 40 mm langen Hautinzision zwischen Brauenkopf und Saccus lacrimalis sowie nach Abtragen eines 15 × 10 mm großen Knochenstücks im Übergangsgebiet zwischen Processus frontalis maxillae, Os frontale und Os ethmoidale vor. Anschließend werden die Schleimhaut der Cellulae ethmoidales anästhesiert und die Septen des Labyrinths abgetragen. Er betont, daß die mediale Orbitawand, um eine Schädigung des N. opticus zu vermeiden, zuerst nicht abgetragen werden soll. Nach einer Strecke von 40–45 mm liege die hinterste Ethmoidalzelle, in der der Canalis opticus eine Prominenz zeige. Anschließend geht er vom tiefsten Abschnitt „dieser Ethmoidalzelle" zur medialen Wand der Orbita und trägt ein etwa 10 mm großes Knochenstück ab. Von dieser Öffnung aus überblickt er die mediale Wand des Canalis opticus und trägt von dieser soviel wie möglich ab. Fukado betont, daß gelegentlich anatomische Variationen vorkommen: der Canalis opticus verläuft dann tief oder am oberen Ende des Labyrinthus ethmoidalis oder auch ohne eine Prominenz in diesem zu erzeugen. Für diesen Fall empfiehlt er nach Perforation der medialen Orbitawand, die Oberwand des Labyrinthus ethmoidalis abzutragen, wonach der weißliche Sehnerv mit seiner Durascheide sichtbar wird. Hämorrhagien der benachbarten Knochen und Schleimhäute stoppt er mit einer Adrenalinlösung. Nach Abschluß der Operation wird das Periost der Maxilla und des Os frontale sowie die Hautöffnung vereinigt. Die Kenntnis der Lagebeziehung der medialen Wand des Canalis opticus zu den Sinus paranasales ist deshalb von ärztlicher Bedeutung.

Am Material von van Alyea (1941) fand sich eine starke Vorwölbung des Canalis opticus in den Sinus sphenoidalis in 40%, eine schwache in 7%. Fujii et al. (1979) gaben an, daß der Canalis opticus in der Regel vom Sinus sphenoidalis aus sichtbar sei. An unserem Material grenzt der Canalis opticus mit seiner medialen Wand in ca. 80% an den Sinus sphenoidalis. Je nach Größe des Sinus sphenoidalis ist dieser Wandabschnitt jedoch unterschiedlich dick und unterschiedlich lang. Nach Fujii et al. beträgt die Wanddicke in 70% 0,1–0,4 mm, in 14% 0,5–0,9 mm, in 4% unter 0,1 mm und in 8% mehr als 8 mm. In einigen Fällen konnten diese Forscher keine knöcherne Wand nachweisen. Die Länge der Prominenz des Canalis opticus bestimmten sie mit 7,7 (4,5–13) mm. Betont sei, daß die Achse des Canalis opticus gegenüber der Deutschen Horizontalebene um 15,5 (3,2–28,5)° nach vorn und unten absinkt (Lang u. Oehmann 1976). Außerdem verläuft der Kanal von hinten medial nach vorn lateral und bildet mit der Mediansagittalen bei Erwachsenen Winkel von 39,1 (33–44,4)°. Über die postnatale Veränderung dieser Winkelmaße siehe Lang (1979). Die mediale Wand des Canalis opticus ist an unserem Material 11,4 (8–16) mm lang (Abb. 38). Der Abstand der intrakraniellen Pforte des Kanals liegt 7,0 (4,5–12) mm paramedian, der der intraorbitalen an der rechten Seite 16,1 (11–20) mm paramedian, an der linken 14,9 (11–19) mm neben der Mediansagittalen (Lang u. Oehmann 1976, Lang u. Reiter 1985). Betont sei, daß der Kanaleingang für die A. ethmoidalis posterior im Mittel 5,02 (1–11) mm vor der Apertura orbitalis canalis optici liegt (Lang u. Schlehahn 1978). Nach Eröffnung der medialen Wand des Canalis opticus liegt eine Dura-Endokranium-Schicht als Übergangszone zwischen Dura mater cerebri und Periorbita sowie der Durahülse des N. opticus vor. Nach Eröffnung dieser Duraschicht folgt die Arachnoidea des N. opticus, dann der Subarachnoidalraum und anschließend die Pia mater n. optici. Unter dem N. opticus ist die A. ophthalmica auf eine unterschiedlich lange Strecke in diese Dura-Endokranium-Schicht eingewoben. Am Material von Habal et al. (1976) war die Oberwand des Canalis opticus in 25% von einer hinteren oberen Siebbeinzelle umgeben (Abb. 39). Wir bestimmten die Knochendicke in diesen Fällen mit 0,83 (0,5–1,5) mm an der rechten und mit 0,95 (0,5–1,5) an der linken Seite (Lang u. Haas

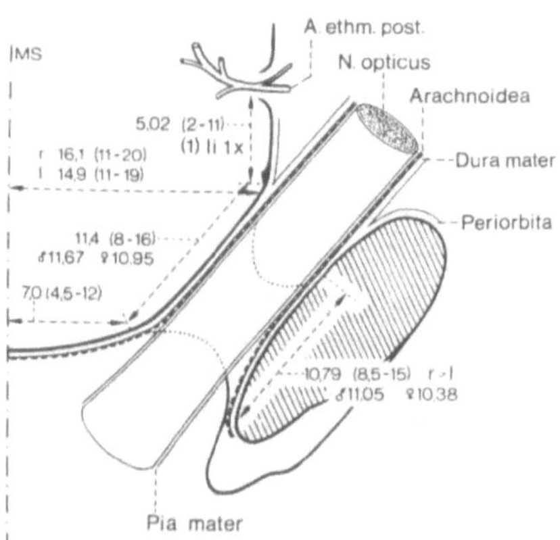

Abb. 38. Canalis opticus, Länge der medialen und der lateralen Wand. Weiterhin sind angegeben der kürzeste Abstand der orbitalen Pforte des Kanals zum Canalis ethmoidalis posterior, der einmal an der linken Seite mit 1 mm bestimmt wurde. Der paramediane Abstand der Apertura orbitalis canalis optici, der paramediane Abstand der Apertura intracranialis canalis optici – Befunde von Lang u. Oehmann (1976), Lang u. Schlehahn (1978). (Nach Lang u. Reiter 1985)

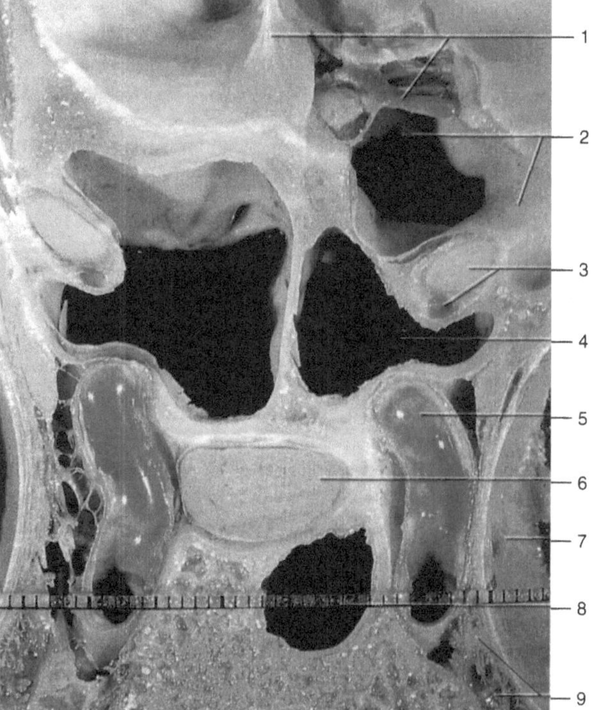

Abb. 39. Transversalschnitt durch Hypophyse und Umgebung, von oben, *1* Planum sphenoidale und A. ethmoidalis posterior; *2* Hintere obere Siebbeinzelle umwandet Canalis opticus von vorne; *3* N. opticus und A. ophthalmica; *4* Sinus sphenoidalis umwandet Canalis opticus von hinten; *5* A. carotis interna; *6* Hypophyse; *7* Sinus sphenoidalis, Seitenwand; *8* Sinus sphenoidalis, Recessus in den Clivus; *9* N. trigeminus, Pars triangularis und Ganglion

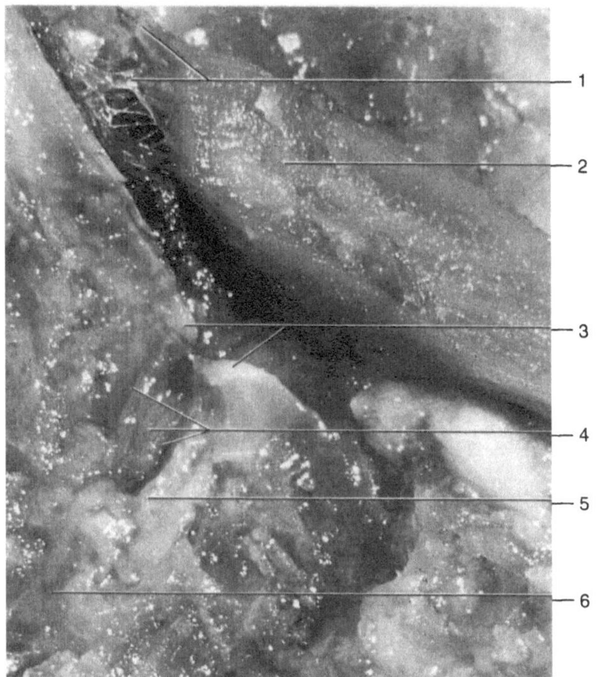

Abb. 40. Arachnoidalhülsen um Fila olfactoria, *1* Vordere Fila olfactoria; *2* Bulbus olfactorius, mediale Hälfte (Anschnitt); *3* Lamina cribrosa, Dura; *4* Fila olfactoria, Arachnoidalscheide; *5* Durascheide; *6* Nn. olfactorii unter Nasenschleimhaut

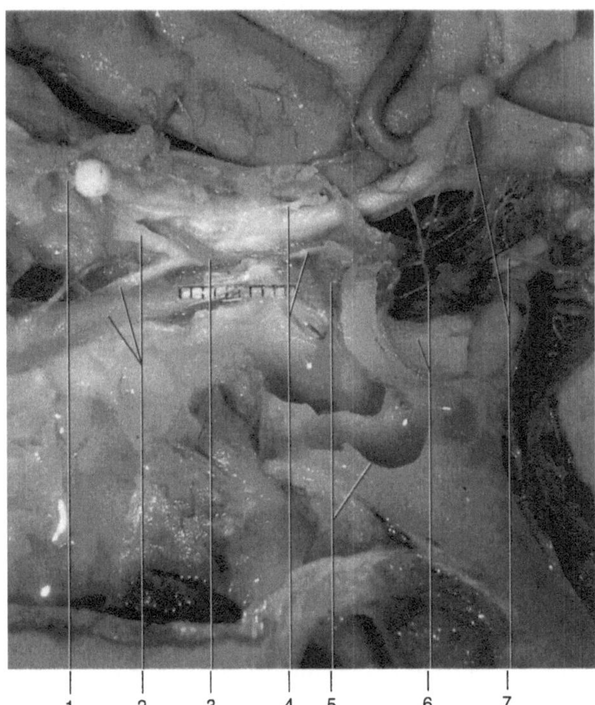

Abb. 41. Orbitaspitze und Canalis opticus, von medial eröffnet, *1* M. rectus medialis dorsal abgeschnitten und nach oben vorn verlagert; *2* Rr. musculares n. III und M. rectus inferior; *3* A. ophthalmica medial des N. opticus (15%); *4* Dura mater n. optici, eröffnet und nach oben und unten abgehalten; *5* Vorderes Sinusknie der A. carotis interna und Unterwand des Sinus sphenoidalis; *6* A. hypophysialis superior und Hypophysenvorderlappen; *7* Infundibulum, abgeschnitten und nach oben verlagert sowie N. III

1979). An unserem Material wurde ermittelt, daß die A. ophthalmica in 15,5% an der medialen Seite des Canalis opticus in die Orbita übertritt: Verletzungsgefahr (Engel 1975).

Der Canalis opticus selbst hat seine Engzone im Mittelbereich des Kanals. Diese engste Stelle bezeichneten wir als Taille des Optikuskanals. Sie ist bei Erwachsenen 4,63 (4–5,1) mm breit und 5,1 (4,1–6,2) mm hoch (Lang u. Oehmann 1976). Innerhalb des Canalis opticus liegt eine arterielle Grenzzone der Gefäße des N. opticus. Die Pars intracranialis des Nervs wird von Zweigen der A. carotis interna und der A. cerebri anterior, die Pars intraorbitalis von Zweigen der A. centralis retinae versorgt. Weiteres siehe Lang (1983). Betont sei, daß in der Nachbarschaft des Canalis ethmoidalis posterior auch vordere Ursprünge des M. obliquus superior liegen können (s. Fig. 54 in Lang 1983).

Verletzungen der Aa. ethmoidales lassen sich in der Regel durch Tamponade stillen. Beim Herausbrechen der Zellwände des Os ethmoidale können Brüche gegenüber der Fossa cranii anterior und Zerreißungen der Dura vorkommen: Liquorrhoe (Abb. 40, 41). Auch spontane Liquorrhoen durch Eröffnen kleiner Meningozelen, die als einzelne oder multiple angeborene Fehlbildungen vorkommen, können auftreten.

8 Transethmoidale Zugänge zum Paries labyrinthicus und zur medialen Wand des Canalis opticus sowie Dekompression der Orbita von medial

Keerl und Draf (1991) berichteten über operative Zugänge der periorbitalen Chirurgie. Insbesondere erwähnt wurden die Ergebnisse der transmaxillären, transfacialen, transfrontalen Zugangswege, aber auch der über sogenannte Bügelschnitte und transnasale Zugänge bei der Tumorchirurgie (79 Patienten). Seit alters her wird der sogenannte Nasoziliarschnitt nach Killian durchgeführt. Meyer et al. (1991) untersuchten z.B. 72 Patienten mindestens 6 Monate nach Operationen mit diesem Zugangsweg. Bei 3% der Patienten wurden Diplopien festgestellt. Die Autoren sind der Meinung, daß bei dieser Schnittführung der M. rectus medialis oder die Trochlea des M. obliquus superior oder auch die Sehne dieses Muskels selbst betroffen sein kann.

In immerhin 23% ihrer Patienten stellten Meyer et al. (1991) bleibende frontale Hypästhesien fest.

Sie nehmen an, daß eine Erklärung nicht bei all diesen Patienten möglich sei. Hier sei darauf hingewiesen, daß außer dem von den Autoren erwähnten Zweigen des N. supraorbitalis auch die Nn. supratrochleares aus dem N. frontalis sowie der N. infratrochlearis. aus dem N. nasociliaris die Region im Bereich des Nasoziliarschnittes nach Killian versorgen. Das kosmetische Resultat wurde von 92% der Patienten mit befriedigend bis sehr gut, von Drittpersonen in 80% als unauffällig eingestuft.

Aurbach et al. (1991) gaben eine Methode zur Dekompression des Canalis opticus von medial nach Zugang über den Sinus maxillaris an.

Orbitadekompression bei malignem Exophthalmus (endokrinem Exophthalmus): Die erste Orbitadekompression wegen Exophthalmus erfolgte wahrscheinlich durch Dollinger (1911), der das Vorgehen von Krönlein (1889) modifizierte. Diese Zugänge erfolgen bekanntlich von lateral und wurden von Berke (1954) erneut verfeinert. Schon vorher hatte Welti (1943) in Paris nach Sir Hough Cairns (1949, zit. nach Hamby 1964) erstmalig den pterionalen Zugang verwendet. Demnach stellte Welti zuerst das Pterion dar und anschließend dreierlei Zugänge: einen durch den untersten Abschnitt des Os frontale, einen in die Fossa temporalis und einen vor und unterhalb der letzteren in die laterale Orbitawand. Nach Verlagerung der Dura mater der Fossae cranii anterior und media sowie der Periorbita wurde der Unterrand des kleinen Keilbeinflügels dargestellt. Dieser und das Orbitadach sowie die laterale Orbitawand wurden abgetragen. Der Zugang kann bis zum Dach des Canalis opticus erweitert werden. Hamby (1964) betonte, daß groß entwickelte Cellulae ethmoidales bei diesem Vorgehen eröffnet werden können. Hier sei betont, daß auch ein weit nach rückwärts entwickelter Sinus frontalis im Operationsgebiet liegen kann sowie insbesondere bei Abtragen der Oberwand des Canalis opticus der Sinus sphenoidalis oder eine Onodi-Zelle eröffnet werden können.

Die Ursache der endokrinen Orbitopathie ist wahrscheinlich auch derzeit noch unbekannt. Darauf deuten schon die verschiedenen Terminologien hin: Hashimoto-Thyreoiditis, primäre Hyperthyreose, Befall eines oder beider Augen, Remissionen in 5%, Antigen-Antikörper-Reaktionen, bei genetischer Disposition (nach Beyer u. Kahaly 1987), rheumatische Erkrankung, Myasthenia gravis (Brain-Lord 1962) u.a. (weiteres bei Droste genannt Helling 1991). Dieser Autor gab auch die Klassifikation nach Werner (1977) an, der eine Sechs-Stadien-Einteilung liefert (nicht infiltrative oder infiltrative Lidsymptomatik als Stadien 1 und 2, Protrusio bulbi als Stadium 3, Befall der äußeren Augenmuskeln mit Motilitätsstörungen als Stadium 4, zusätzlich Hornhautschädigungen = Stadium 5, während Stadium 6 eine Schädigung des N. opticus mit beinhaltet). Schielen und Doppelbilder treten schon im Stadium 4 auf, ebenso Sehstörungen und Druckgefühl. Hierbei sind vor allem der M. rectus inferior und der M. rectus medialis betroffen. Im Stadium 5 kommen zusätzlich verstärkte Tränenbildung, Fremdkörpergefühl, Lagophthalmus u.a. hinzu. Außer konservativen Maßnahmen können Orbitadekompressionen durch den Sinus maxillaris, auf lateralem Zugangsweg, transfrontal oder endonasal durchgeführt werden, meist muß gleichzeitig eine Augenmuskelkorrektur, unter Umständen auch eine operative Behandlung der Augenlider, erfolgen. Bekanntlich führte Naffziger (1931) erstmalig eine Dekompression durch Abtragen des Orbitadaches, Sewall (1936) und Kistner (1939) eine Entlastung durch Abtragen der medialen Orbitawand mit Eröffnen der Siebbeinzellen durch. Sewall (1936) trug bei malignem Exophthalmus die Sinus frontales und ethmoidales und deren orbitale Wandabschnitte ab. Die Ethmoidalzellen wurden exenteriert. Der Sinus sphenoidalis wurde nicht eröffnet, außer es war eine Dekompression des Canalis opticus notwendig. Nach Sewall (1936) berichtete er über dieses Vorgehen (transsphenoidaler Zugang zum Canalis opticus im Jahre 1928). Nach Entfernung der Lamina orbitalis ossis ethmoidalis wurde auch der Orbitaboden teilweise bis zum Sulcus und Canalis infraorbitalis reseziert. Schon 1926 berichtete Sewall über den äußeren Zugang zum Sinus ethmoidalis und sphenoidalis unter lokaler Anästhesie und eine Technik zum Abtragen eines Teiles der Wand des Canalis opticus. Betont sei, daß Spira et al. (1974) den Zugang zur Lamina orbitalis ossis ethmoidalis (bei endokrinem Exophthalmus) nach Eröffnung der Kieferhöhle von vorn (nach Caldwell-Luc) vorschlugen. Buschmann (1984) sowie Brunner dekomprimieren derzeit bei malignem Exophthalmus die mediale Orbitawand.

Hirsch und Urbanek dekomprimierten 1930 nach Zugang zur Kieferhöhle nach Caldwell-Luc, während Walsh und Ogura (1957) eine Kombination der Methoden von Hirsch und Urbanek und Sewall durchführten. 1984 berichteten Buschmann und Richter über die seit 1983 durchgeführten Dekompressionen der Orbita von medial mit Resektion der Lamina orbitalis ossis ethmoidalis sowie partiellem Abtragen des Stirnhöhlen- und Orbitabodens und Dekompression des Sehnervs. Gleichzeitig werden hierbei die Bulbusfehlstellungen und die Lidschädigungen operiert. Droste genannt Helling schildert eingehend Hautschnitte und Operationsmethoden sowie Gefahrenpunkte bei den Dekompressionsmethoden.

Siebbeinzellen, Ausräumung: Seit alters her ist bekannt, daß die oberen Siebbeinzellen seitlich der Fossa olfactoria die Lamina cribrosa überragen. Keros (1962) bestimmte die Tiefe der Fossa olfactoria im vorderen Abschnitt mit 5,85 (1–16) mm und die Höhe des Labyrinthus ethmoidalis in diesem Bereich mit 6,89 (2–18) mm. Im hinteren Abschnitt ist seinen Befund zufolge die Fossa olfactoria 4,81 (1–10) mm tief und der Labyrinthus ethmoidalis 5,8 (2–16) mm hoch. Wir führten in jüngerer Zeit Präparationen und Messungen der Tiefe der Fossa olfactoria durch (s. Abb. 9). Betont sei weiter, daß die Oberwand der oberen Cellulae ethmoidales in der Regel vom Os frontale begrenzt wird. Häufig findet sich dort eine Delle, die wir als Fovea endofrontalis medialis bezeichneten. Über mittleren Abschnitten der oberen Siebbeinzellen ist dies Fovea endofrontalis medialis bei Neugeborenen 5,13, bei Erwachsenen 5,84 mm von der Lamina cribrosa entfernt. (Schmidt 1974, 1975).

Paries labyrinthicus, Breite: Nicht selten ist die Lamina orbitalis ossis ethmoidalis zwischen den Foramina ethmoidalia nach medial vorgebuchtet. Wir bestimmten die paramedianen Abstände der medialen orbitalen Pforte des Canalis opticus hinten und Dakryon (Vereinigungszone der Sutur zwischen Os lacrimale und Processus frontalis maxillae) vorn.

An der rechten Seite ergaben sich an unserem Material für den paramedianen Abstand des medialen Randes der Apertura orbitalis canalis optici Werte von 16,11 (11–20) mm, an der linken solche von 14,94 (11–19) mm. Die Mittelwertdifferenz von 1,17 ist bei einem t-Test von 0,05 signifikant. Der paramediane Abstand des Dakryon wurde bei Erwachsenen rechts mit 12,3 (7–17) mm, links bei 11,8 (7–15) mm ermittelt.

Beim endonasalen Ausräumen des Siebbeinlabyrinths ist bei hochgelagerten oberen Siebbeinzellen (mehr als 7 mm) in 18,4% nach Keros (1962) besondere Vorsicht am Platze, um jede Verletzung der dünnen Oberwand zu vermeiden. Kirsten (1974) schlug deshalb vor, die obersten Zellwände stehenzulassen und damit gleichzeitig dem dünnen Bodenabschnitt der Fossa cranii anterior eine größere Stabilität zu erhalten. Über die Vasa und Nervi ethmoidales siehe bei Zugang zur Orbita von oben. Weiteres bei Draf (1974, 1978), Messerklinger (1977), Wigand (1989).

9 Literatur

Adachi B (1928) Das Arteriensystem der Japaner. Bd. I und II. Verlag der Kaiserlich-Japanischen Universität, Kyoto

Aurbach G, Ullrich D, Mihm B (1991) Chirurgische Anatomie des N. opticus und der A. carotis interna in der lateralen Keilbeinhöhlenwand. HNO 39:467–475

Baljet B, Boekelaar AB, van Werf F (1990) The topography of autonomic nerves in the primate orbit. Verh Anat Ges 83:317–319

Berke RN (1954) A modified Krönlein operation. Arch Ophthalmol 51:609–632

Beyer J, Kahaly G (1987) Fortschritte in Diagnostik und Therapie der endokrinen Ophthalmopathie, Mainzer Fortbildung in klinischer Endokrinologie 7. Februar 1987, Pathogenetische Vorstellungen

Boege K (1903) Zur Anatomie der Stirnhöhlen (Sinus frontalis). Med Diss, Königsberg i. Pr.

Bors E (1925/26) Über das Zahlenverhältnis zwischen Nerven und Muskelfasern. Anat Anz 60:415–416

Boyer (1805) zit. nach Zuckerkandl E, 1893

Brain Lord (1962) The diagnosis, prognosis and treatment. Trans Ophthalmol Soc Uk 83:223–242

Bressel S (1989) Klinisch-anatomische Befunde zur Nase und den Nasennebenhöhlen unter besonderer Berücksichtigung des Os ethmoidale. Med. Diss., Würzburg

Brookover C (1914) The nervus terminalis in adult man. J Comp Neurol 24: 131–135

Buschmann W, Richter W (1984) Ophthalmo-chirurgische Entlastungsoperation bei malignem Exophthalmus. Klin Mbl Augenheilk 185:1–8

Cairns H (1949) zit. nach Hamby WB, 1964

Dawes JD (1961) The management of frontal sinusitis and its complications. J Laryngol Otol 75:297–344

DeVries E (1905) Note on the ganglion vomeronasale. K Acad van Wetenschappen te Amsterdam, vol 7, p 704, zit. nach Brookover C, 1914

Deyl J (1896) Ueber den Eintritt der Arteria centralis retinae in den Sehnerv beim Menschen. Anat Anz 11:687–692

Dixon FW (1958) The clinical significance of the anatomical arrangement of the paranasal sinuses. Ann Otol 67:336–347

Dollinger J (1911) Die Druckentlastung der Augenhöhle durch Entfernung der äußeren Orbitalwand bei hochgradigem Exophthalmus (M. Basedowii) und konsekutiver Hornhauterkrankung. Dtsch Med Wschr 37:1888–1890

Draf W (1974) Klinisch-experimentelle Untersuchungen zur Pathogenese, Diagnostik und Therapie der chronisch entzündlichen Kieferhöhlenerkrankungen unter Verwendung der direkten Beobachtung durch Sinuskopie. Habilitationsschrift, Mainz

Draf W (1978) Endoskopie der Nasennebenhöhlen. Springer, Berlin Heidelberg New York

Droste genannt Helling MM (1991) Orbitadekompression bei endonasaler Orbitopathie – eine Literaturübersicht am Beispiel eines typischen Falles. Med Diss, Würzburg

Edwards WC, Ridley RW (1968) Blow-out fracture of medial orbital wall. Am J Ophthalmol 65:248–249

Engel A (1975) Ursprungs- und Verlaufsvariationen der ersten Ophthalmica–Strecke. Med Diss, Würzburg

Fenger C (1895) Basal hernias of the brain. Am J Med Sci 109:1–17

Fenton RA (1944) Traumatism of the frontal sinuses. Arch Otolaryngol 40:157–159

Finby N, Kraft E (1972) The aging skull: Comparative roentgen study 25 to 34 year interval. Clin Radiol 23:410–414

Flesch M (1879) Varietäten-Beobachtungen aus dem Präpariersaale zu Würzburg in den Wintersemestern 1875/76 und 1876/77. 77. Verh phys-med Ges Würzburg NF 13:1–38
Fujii K, Chambers SM, Rhoton AL (1979) Neurovascular relationships of the sphenoid sinus. A microsurgical study. J Neurosurg 50:31–39
Fukado Y (1981) Microsurgical transethmoidal optic nerv, decompression: Experience in 700 cases. In: Samii M, Janetta PJ (1981) The cranial nerves, pp 125–128, Springer, Berlin Heidelberg New York
Gammert C, Panis R (1977) Behandlung orbitaler Komplikationen bei Entzündungen der Nasennebenhöhlen. Dtsch Ärztebl 46:2737
Gilbert JG, Segal S (1958) Growth of the nose and the septorhinoplastic problem in youth. AMA Arch Otolaryngol 68:673–682
Grünwald L (1925) Deskriptive und topographische Anatomie der Nase und ihrer Nebenhöhlen. In: Denker A, Kahler O (1925) Die Krankheiten der oberen Luftwege und der Mundhöhle, S 1–95, Springer, Berlin, Bergmann, München
Guiseppe M (1942) Sutura metopica ipoplasia et alterazioni morfologiche del seno frontale: Quadro anatomo-radiologico. Quaderni Radiol 7:82, zit. nach Salinger S, 1948
Gulisano M, Pacini P, Orlandi GE, Colosi G (1978) Considerationi anatomo-radiologiche sui seni frontali: ricera statistica su 520 caşi umani. Archivo Italiano di Anatomie e di Embriologica 83:9–32
Habal MB, Maniscalo JE, Lineweaver WC, Rhoton AL (1976) Microsurgical anatomy of the optic canal: Anatomical relations and exposure of the optic nerve. Otolaryngologic and Ophthalmic Surgery Surgical Forum 27:542–544
Hajek M (1909) Pathologie und Therapie der entzündlichen Erkrankungen der Nebenhöhle der Nase. Deuticke, Leipzig Wien
von Haller A (1743) Iconum Anatomicarum. Quibus praecipuae partes corporis humani. Fasciculus I. Diaphragma, Medulla spinalis, Vagina uteri, Omentum & Cranii basis. Vandenhoeck, Göttingen
Hamby WB (1964) Pterional approach to the orbits for decompression or tumor removal. J Neurosurg (Chicago, I11.) 21:15–18
Hesser C (1913) Der Bindegewebsapparat und die glatte Muskulatur der Orbita beim Menschen im normalen Zustande. Anat Hefte 49:1
Hirsch O, Urbanek (1930) Behandlung eines excessiven Exophthalmus (Basedow) durch Entfernung von Orbitalfett von der Kieferhöhle aus. Mschr f Ohrenheilkd 64:212–213
Hooper RS (1952) Orbital complications of head injury. The British Journal of Surgery 39:126:138
Jo A, Trauzettel H (1974) Topographische Beziehungen der Venen in der Orbita. Verh Anat Ges 68:539–548
Johnston JB (1914) The nervus terminalis in man and mammals. Anat Rec 8:185–198
Jones LT, Quickert MH, Wobig JL (1975) The cure of ptosis by aponeurotic repair. Arch Ophthalmol 93:629–634
Jovanovic S (1961) Supernumerary frontal sinuses on the roof of the orbit; their clinical significance. Acta anat 45:133–142
Keerl R, Draf W (1991) Operative Zugänge in der periorbitalen Chirurgie. Arch Oto-Rhino-Laryngol Suppl 1991/II. S. 222. Springer, Berlin Heidelberg New York London Paris Tokyo Hong Kong Barcelona Budapest
Keiter F (1933) Über die Formentwicklung des kindlichen Kopfes und Gesichtes. Z Konstit Lehre (Berlin) 17:345–383
Keller JT, Beduk A, Saunders MC (1985) Origin fibres innervating the basilar artery of the cat. Neurosci Lett 58:263–268
Keros P (1962) Über die praktische Bedeutung der Niveauunterschiede der Lamina cribrosa des Ethmoids. Z. Laryng Rhinol Otol 41:808–813
Killian G (1895/96) Zur Anatomie der Nase menschlicher Embryonen. Arch Laryng Rhinol (Berlin) 2:17–47
Kirsten B (1974) Die anatomischen Beziehungen zwischen Orbita und Nasennebenhöhlen. HNO 22:145–147
Kley W (1968) Die Unfallchirurgie der Schädelbasis und der pneumatischen Räume. Arch klin-exper Ohren-, Nasen- und Kehlkopfheilkd 191:1–216 (Kongreßbericht 1968)
Koch J (1930) Die normale und pathologische Pneumatisation der Stirnhöhlen. Ref Zbl Hals Nas Ohren Heilkd 15:620
Krauß J (1987) Messungen zur cranio-cerebralen Topographie. Med Diss, Würzburg
Krmpotić-Nemanić J, Draf W, Helms, J (1985) Chirurigsche Anatomie des Kopf-Hals-Bereiches. Springer, Berlin Heidelberg New York Tokyo
Krönlein RU (1889) Zur Pathologie und operativen Behandlung der Dermoidzysten der Orbita. Klin Chir 4:149–163
Kümmel W (1913) Tödliche Meningitis durch Duraverletzung bei einer intranasalen Abtragung der mittleren Muschel. Verh d Vereins Dtsch Laryngologen. S. 174–179. Verlag von Curt Kabitsch, Würzburg
Lang, Barrett (1888) Roy Lond Ophthal Hospital Report 12:59 zit. nach Whitnall SE, 1932
Lang J (1973) Zur Vascularisation der Dura mater cerebri. II. Vascularisierte Durazotten am Eingang in den Canalis opticus. Z. Anat Entwickl-Gesch 141:223–236
Lang J (1975) Über die Vascularisation der Periorbita. Gegenbaurs morph Jahrb 121:174–191
Lang J (1979) Praktische Anatomie. Ein Lehr- und Hilfsbuch der anatomischen Grundlagen ärztlichen Handelns. Begr. von T von Lanz, W. Wachsmuth. Fortgef und hrsg von J. Lang, W. Wachsmuth. Springer, Berlin Heidelberg New York
Lang J (1981) Klinische Anatomie des Kopfes: Neurokranium, Orbita, kraniozervikaler Übergang. Springer, Berlin Heidelberg New York
Lang J (1983) Clinical Anatomy of the Head. Neurocranium-Orbit-Craniocervical Regions. Translated by Wilson RR, Winstanley DP. Springer, Berlin Heidelberg New York
Lang J (1985) Praktische Anatomie. Bd I/1 Kopf, Teil A: Übergeordnete Systeme, von J. Lang. In Zsarb mit H-P Jensen, F. Schröder. Springer, Berlin Heidelberg New York
Lang J (1988) Klinische Anatomie der Nase, Nasenhöhle und Nebenhöhlen. Grundlagen für Diagnostik und Operation. Thieme, Stuttgart New York
Lang J (1989) Clinical Anatomy of the Nose, Nasal Cavity and Paranasal Sinuses. Translated by PM Stell. Foreword by B Proctor. Thieme, Stuttgart New York
Lang J (1990) Einige Befunde zur Anatomie des Nervus opticus. In: Gramer E (Hrsg) Glaukom – Diagnostik und Therapie. S. 1–6, F Enke Verlag, Stuttgart
Lang J (1991) Clinical Anatomy of the Posterior Cranial Fossa and its Foramina. Thieme, Stuttgart New York
Lang J , Belz J (1981) Form und Maße der Gyri und Sulci an der Facies superolateralis und Facies inferior hemispherii. J Hirnforsch 22:517–533
Lang J, Bressel S, Pahnke J (1988) Sinus sphenoidalis, klinische Anatomie des Zugangsweges zur Hypophysenregion. Gegenbaurs morph Jahrb 134:291–307
Lang J, Brückner B (1981) Über dicke und dünne Zonen des Neurocranium, Impressiones gyrorum und Foramina parietalia bei Kindern und Erwachsenen. Anat Anz 149:11–50
Lang J, Haas A (1988) Über die Sagittalausdehnung des Sinus frontalis, dessen Wanddicke, Abstände zur Lamina cribrosa, die Tiefe der sogenannten Olfactorius-Rinne und die Canales ethmoidales. Gegenbaurs morph Jahrb 134:459–469
Lang J, Haas R (1979) Neue Befunde zur Bodenregion der Fossa cranialis anterior. Verh Anat Ges 73:77–86

Lang J, Horn Th, von den Eichen U (1980) Über die äußeren Augenmuskeln und ihre Ansatzzonen. Gegenbaurs morph Jahrb 126:817–840

Lang J, Kageyama I (1990) Ophthalmic artery and its branches, measurements and clinical importance. Surg Radiol Anat 12:83–90

Lang J, Oehmann G (1976) Formentwicklung des Canalis opticus, seine Maße und Einstellung zu den Schädelebenen. Verh Anat Ges 70:567–574

Lang J, Reiter U (1985) Über den Verlauf des N. abducens vor der Austrittszone aus dem zentralnervösen Organ bis zum M. rectus lateralis. Neurochirurgia 28:1–5

Lang J, Reiter W (1985) Über die Lage der Areae nervosae der vom N. oculomotorius versorgten Augenmuskeln und deren Abstände vom Augenmuskelhöhlenrand. Gegenbaurs morph Jahrb 131:721–731

Lang J, Reiter W (1985) Über praktisch-ärztlich wichtige Maße des N. opticus, des Chiasma opticum und des Tractus opticus. Gegenbaurs morph Jahrb 131:777–795

Lang J, Reiter W (1986) Praktisch-ärztliche Befunde zum N. trochlearis. J Hirnforsch 27:101–110

Lang J. Reiter W (1987) Über die dem Orbitadach und -rand angelagerten Strecken des N. ophthalmicus und seiner Äste. Neurochirurgia 30:129–134

Lang J, Roth Ch (1984) Über die Fläche des Bodens der vorderen Schädelgrube und des Augenhöhlendaches. Anat Anz 156:1–19

Lang J, Sakals E (1981) Über die Höhe der Cavitas nasi, die Länge ihres Bodens und Maße sowie Anordnung der Conchae nasales und der Apertura sinus sphenoidalis. Anat Anz 149:297–318

Lang J, Sakals E (1982) Über den Recessus spheno-ethmoidalis, die Apertura nasalis des Ductus nasolacrimalis und den Hiatus semilunaris. Anat Anz 152:393–412

Lang J, Schäfer K (1979) Arteriae ethmoidales: Ursprung, Verlauf, Versorgungsgebiete und Anastomosen. Acta anat 104:183–197

Lang J, Schlehahn F (1978) Foramina ethmoidalia und Canales ethmoidales. Verh Anat Ges 72:433–435

Lang J, Schlehahn F, Jensen HP, Lemke J, Klinge H, Muhtaroglu U (1976) Cranio-cerebral topography as a basis for interpreting computed tomograms. In: Lanksch W, Kazner E (eds) Cranial computerized tomography. pp 24–42. Springer, Berlin, Heidelberg New York

Lang J, Schlehahn F, Schäfer K (1979) Über den Inhalt der Canales ethmoidales. Verh Anat Ges 73:87–94

Lang J, Stefanec P, Breitenbach W (1983) Über Form und Maße des Ventriculus tertius, von Sehbahnteilen und des N. oculomotorius. Neurochirurgia 26:1–5

Larsell O (1950) The nervus terminalis. Ann Otol Rhinol Laryngol 59:414–438

Locy WA (1905) On a newly recognized nerve connected with the fore-brain of Selachians. Anat Anz 26:33–63

Maisel RH, El Deeb M, Bone RC (1973) Sphenoid sinus mucoceles. Laryngoscope 83:930–938

Marcus G (1933) Über einige Fälle von Pneumatisation des Orbitaldaches (Recessus supraorbitalis). Anat Anz 76:33–45

Merkel F (1892) Jacobson'sches Organ und Papilla palatina beim Menschen. Anat Hefte 1:213–232

Messerklinger W (1970) Die Endoskopie der Nase. Msch Ohrenheilkd 104:451–456

Messerklinger W (1977) III. Endoskopie der Nase und der Nebenhöhlen. In: Berendes J, Link R, Zöllner F (1977) Hals-Nasen-Ohrenheilkunde in Praxis und Klinik. Bd. I. Obere und untere Luftwege I., Thieme, Stuttgart

Meserklinger W (1980) Schwierigkeiten bei der Kieferhöhlenspülung. Laryngol Rhinol Otol 59:22–29

Meyer E von (1890) Über eine basale Hirnhernie in der Gegend der Lamina cribrosa. Virchow's Arch 120:309–320

Meyer HJ, Terrahe K, Schmidt W (1991) Anwendungsmöglichkeiten des Latissimus-dorsi-Lappens, gefäßgestielt und mikrovaskulär reanastomosiert. Arch Otorhinolaryngol (Suppl) 1991/II., S 220–221, Springer Berlin Heidelberg New York

Milosslawski M (1903) Die Sinus frontales. Med Diss, Moskau

Mink PJ (1915) Zur Pathologie und Therapie des Recessus spheno-ethmoidalis. Arch Laryngol Rhinol 29:165–178

Mollison zit. nach Keiter F, 1933

Naffziger HC (1931) Progressive exophthalmus following thyroidectomy; its pathology and treatment. Ann Surg 94:582–586

Nikolic zit. nach Salinger S, 1965

Nikolic V, Jo A (1967) Öffnungen und Dehiszenzen an der Vertikalplatte des Gaumenbeins. Anat Anz 121:272–282

Nowak R, Mehls G (1977) Analytische Auswertung von Röntgennebenhöhlenaufnahmen bei Spaltträgern. Anat Anz 142:451–470

Ohnishi T (1981) Bony defects and dehiscences of the roof of the ethmoid cells. Rhinology 19:195–202

Onodi A (1893) Die Nasenhöhle und ihre Nebenhöhlen. Nach anatomischen Schnitten in 12 Holzschnitt-Tafeln dargestellt. Hölder, Wien

Onodi A (1895) The Anatomy of the nasal cavity and the accessory sinuses. Ed 2., H. K. Lewis, London

Onodia A (1903) Das Verhältnis des N. opticus zu der Keilbeinhöhle und zu der hintersten Siebbeinzelle. Arch Laryngol Rhinol 14:360–374

Onodi A (1901) Das Verhältnis der Kieferhöhle zur Keilbeinhöhle und zu den vorderen Siebbeinzellen. Arch Laryngol Rhinol 11:391–395

Onodi A (1911) Die Nebenhöhlen der Nase beim Kinde:102 Präparate in natürlicher Größe nach pathologischen Aufnahmen dargestellt. Kabitzsch, Würzburg

Onodi A (1915) Ueber die Lehre von den Augenleiden nasalen Ursprungs. Arch Laryngol Rhinol 29:430–436

Pahnke J (1987) Wissenschaftliche Arbeit am Anatomischen Institut der Universität Würzburg

Pedziwiatr ZF (1972) Das Siebbeinlabyrinth. I. Systematische Konzeption der Siebbeinmuscheln der Säugetiere. Anat Anz 131:367–377

Pedziwiatr ZF (1972) Das Siebbeinlabyrinth. II. Differenzierung und Systematik der Hauptmuschel bei einigen Gattungen der Säugetiere. Anat Anz 131:378–390

Pedziwiatr ZF (1972) Das Siebbeinlabyrinth. III. Das Siebbeinlabyrinth von 4–10 Monate alten menschlichen Feten. Anat Anz 132:440–453

Peele JC (1957) Unusual anatomical variations of the sphenoid sinuses. Laryngoscope 67:208–237

Peter K (1913) Atlas der Entwicklung der Nase und des Gaumens beim Menschen mit Einschluß der Entwicklungsstörungen. Fischer, Jena

Peter K (1938) Die Nase des Kindes. In: Peter K, Wetzel G, Heiderich F (Hrsg) Handbuch der Anatomie des Kindes. J. F. Bergmann, München, 1938

Porter CT (1932) The etiology and treatment of orbital infection. Ann Otol 41:1136

Prott W (1974) Untersuchungen zur Endoskopierbarkeit des inneren Gehörganges und des Kleinhirnbrückenwinkels auf otochirurgischen Zugangswegen. Habilitationschrift, Würzburg

Raeder JG (1924) „Paratrigeminal" paralysis of oculo-pupillary sympathetic. Brain 47:149–158

Richter H (1952) Über eine Menigoencephalocele innerhalb der Stirnhöhle. J laryngol Rhinol 30:41–43

Richter GA (1958) Zur Pneumatisation des Stirnbeins unter besonderer Berücksichtigung atypischer Stirnhöhlendurchbrüche. Arch Ohr Nas Kehlkopf Heilk 171:330–334

Rumelt MB, Ernest JT (1980) Isolated blow-out-fractures of the medial orbital wall with medial rectus muscle entrapment. Am J Ophthalmol 73:451–453

Rupp R (1980) Über die medialen Ansatzstellen des Musculus orbicularis oculi. Med Diss, Würzburg

Salinger S (1948) The paranasal sinuses. Arch Otolaryngol 47:72–102

Salinger S (1965) The paranasal sinuses. Summary of the listings in the Index Medicus. Laryngoscope 75:1761–1799

Santorini D (1775) Septemdecim Tabulae. Hrsg. von M. Girardi, Parma

Scammon RE, Armstrong EL (1924/25) On the growth of the human eyeball and optic nerve. J Comp Neurol 38:165–219

Schaeffer JP (1910) The sinus maxillaris and its relation in embryo, child and man. Am J Anat 10:313–368

Schaeffer JP (1920) The nose, paranasal sinuses, nasolacrimal passageways, and olfactory organ in man. P. Blakiston's Son & Co, Philadelphia

Schlehahn FA (1977) Foramina ethmoidalis et Canales ethmoidales – Größe, Anzahl, Lage und Verläufe. Med Diss, Würzburg

Schlungbaum A (1921) Über die Bildung mehrerer Nebenräume der Nasenhöhle im Oberkiefer und ihre Bedeutung, mit Berücksichtigung der Beziehungen der Zähne zu ihnen. Vierteljahrhundertschrift für Zahnheilkunde 43

Schmidt HM (1973) Über die Größe, Form und Lage von Bulbus und Tracus olfactorius des Menschen. Gegenbaurs morph Jahrb 119:227–237

Schmidt HM (1974) Über Maße und Niveaudifferenzen der Medianstrukturen der vorderen Schädelgrube des Menschen. Gegenbaurs morph Jahrb 120:538–559

Schmidt HM (1975) Über die postnatale Entwicklung der Vertikalabstände ziwchen der Lamina cribrosa und kraniometrischen Meßpunkten und Schädelebenen. Verh Anat Ges 69:799–805

Schmidt HM (1979) Topographische Untersuchungen im Ansatzgebiet craniocervicaler Muskeln. Verh Anat Ges 72:145–153

Schönemann A (1922) Der architektonische Aufbau des Siebbeinlabyrinthes (Os ethmoidale). Z Hals Nas Ohrenheilk 3:366–377

Schroeder HG (1991) Traumatologie des Gesichtsschädels. Arch Otorhinolaryngol (Suppl) 1991/II, S 174–181. Springer, Berlin Heidelberg New York

Sewall EC (1926) External operation on the ethmo-sphenoid frontal group of sinuses under local anesthesia: Technic for removal of part of optic foramen wall for the relief of pressure on the optiv nerve. Arch Otolaryngol 4:377

Sewall EC (1936) Operative control of progressive exophthalmus. Arch Otolaryngol 24:626–634

Seifert K (1970) Die Ultrastruktur des Riechepithels beim Makrosmatiker. Normale und pathologische Anatomie. Monographien in zwangloser Folge. Hrsg von W. Bargmann, W. Doerr. Thieme Stuttgart, Heft 21, S 1–99

Seydel O (1891) Übder die Nasenhöhle der höheren Säugetiere und des Menschen. Morphol Jahrb 17:44–99

Sieur-Jacob (1901) Recherches anatomiques cliniques et epratoires sur les fosses nasales et leurs sinus. J. Rueff, Paris

Simons T, Ruskell GL (1988) Distribution and termination of trigeminal nerves to the cerebral arteries in monkeys. J Anat 159:57–71

Singh S, Dass R (1960) The central artery of the retina. I. Orign and course. Brit J Ophthal 44:193–212

Singh S, Dass R (1960) The central artery of the retina. II. A study of its distribution and anastomoses. Brit J Ophthal 44:280–299

Skillern SR (1936) Obliterative frontal sinusitis. Arch Otolaryngol 23:268–284

Spira M, Gerow FJ, Hardy SB (1974) Surgical decompression of the orbit for endocrine exophthalmus. In: Schuchardt K, Stellmach R (Hrsg) Orthopädische Chirurgie im Kiefer-Gesichtsbereich. Bd. XVIII., Thieme, Stuttgart, S 35–39

Stern K (1939) Severe dementia associated with bilateral symmetrical degeneration of the thalamus. Brain 62:157–171

Straub W (1972) Verletzungen der Orbita. Dtsch Ärztebl 21:1347–1351

Struppler A, Erbel F, Perlwein J (1981) Electrophysical Diagnosis. In: Samii M, Janetta PJ (Eds) The cranial nerves, Springer, Berlin Heidelberg New York

Stupka W (1938) Die Missbildungen und Anomalien der Nase und des Nasenrachenraums. Springer, Wien

Szilvássy J (1981) Zur Entwicklung der Stirnhöhlen. Anthrop Anz 39:138–149

Terrahe K, Mündnich K (1973) Gefahren und Komplikationen bei der transmaxillären Siebbein-Keilbeinhöhlenausräumung. Arch Klin Exper Ohr Nas Kehlk Heilk 205:284–285

Thompson JN, Niccole MW, Wong E, Passy V, Kohut RI (1980) Blindness following frontal sinus irrigation. Arch Otolaryngol 106:358–360

Trauzettel H, Jo A (1971) Die Topographie der Nerven in der Orbita. Verh Anat Ges 66:633–645

Tunis JP (1912) Sphenoidal sinusitis in relation to optic neuritis. Laryngoscope 22:1157:1164

van Alyea OE (1939) Ethmoid labyrinth. Arch Otolaryngol 29:881–902

van Alyea OE (1941) Sphenoid sinus. Anatomic study, with consideration of the clinical significance of the structural characteristics of the sphenoid sinus. Arch Otolaryngol 34:225–253

van Gilse PH (1922) Untersuchungen über die Pneumatisation des Schädels und Schlußfolgerungen für die Pathologie. (Holl.) Ref Zbl Hals Nasn Ohren Heilk 2:374

van Gilse PH (1924/25) Über die Bildung des Ostium sphenoidale anläßlich eines Präparates mit scheinbar fehlender Keilbeinhöhle. Acat Oto Laryngol 7:192–198

Walsh TE, Ogura JH (1957) Transantral orbital decompression for malignant exophthalmos. Laryngoscope 67:544–568

Welti H, Offret G (1943) Indications et technique de la trépanation décompressive de l'orbite dans le traitement des exophthalmie maligne basedowienne. Lyon Chir 38:542–555

Werner SC (1977) Modification of the classification of the eye changes of Graves's disease. Recommendations of the ad hoc Comittee of the American Thyroid Association. J Clin Endocrinol 44:203

Whitnall SE (1932) The anatomy of the Human orbit. 2nd Edition, Oxford University Press. London

Wigand ME (1989) Endoskopische Chirurgie der Nasennebenhöhlen und der vorderen Schädelbasis. Thieme, Stuttgart New York

Witt E (1908) Ausbreitung der Stirnhöhlen und Siebbeinzellen über die Orbita. Med Diss, Rostock

Zizmor J, Noyek AM (1971) Orbital trauma. In: Radiology of the Skull and Brain. Vol 1, Book 2, pp 541–558, V. Mosby, St. Louis

Zuckerkandl E (1893) Normale und Pathologische Anatomie der Nasenhöhle und ihrer pneumatischen Anhänge. Braumüller, Wien

II. Mißbildungen

European Archives of Oto-Rhino-Laryngology Suppl. 1993/I

Kranio-maxillofaziale Mißbildungen

Wolf-J. Höltje

Norddeutsches Zentrum für Kraniofaziale Anomalien, Universitätskrankenhaus Hamburg-Eppendorf, Martinistraße 52, 2000 Hamburg 20

Kranio-maxillo-faziale Anomalien und Spaltbildungen des Gesichtes betreffen die kraniale Region oberhalb der Interorbitalebene ebenso, wie die faziale Region unterhalb dieser Ebene. Die Spaltbildungen des Gesichtes treten regelmäßig entlang festliegender Achsen auf. Das Ausmaß der Spaltbildung in den Gesichtsweichteilen korrespondiert meistens nicht mit den Spaltbildungen am Skelett. Zusätzlich wird die Morphologie einer komplexen Gesichtsspalte durch das oft gleichzeitige Auftreten unterschiedlicher Spaltformen verkompliziert.

Bei der morphologischen Klassifikation der Gesichtsspalten nach Tessier dient die Sagittal-Medianebene des Gesichtes als Referenzlinie (Nullinie). Die fazialen Spalten numeriert von 1 bis 7 und die kranialen Spaltformen der Ziffern 8 bis 14, ordnen sich entgegen dem Uhrzeigersinn um die Orbita herum an. Die Klassifikation nach Tessier ist morphologisch-deskriptiv und beruht auf klinisch-anatomischen Beobachtungen und chirurgischen Erfahrungen (Abb. 1).

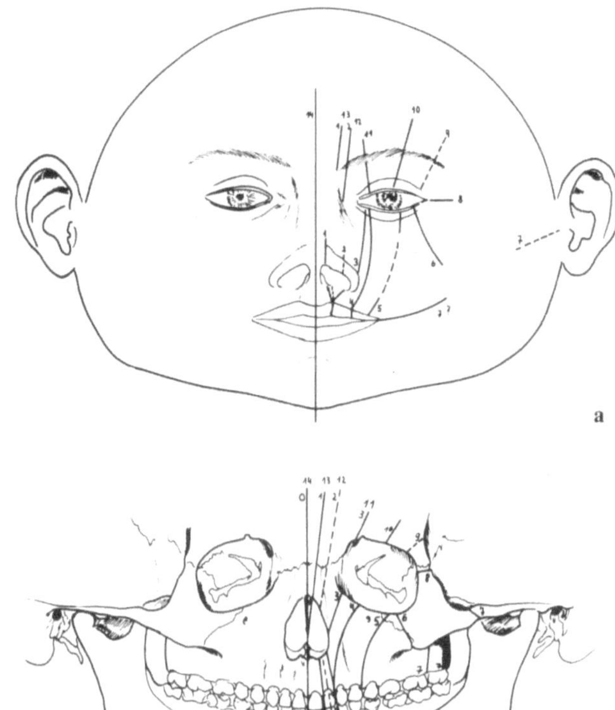

Abb. 1a, b. Anatomisch-topographische Lokalisation der kranio-maxillo-fazialen Spaltbildungen nach Tessier. Manifestation im Bereich der Gesichtsweichteile **(a)** und am Skelettsystem des Viscerokraniums **(b)**

Spalte Nr. 0–14: (Mediane kraniofaziale Gesichtsspalte)

Im kranialen Bereich [14] erscheint die mediane Gesichtsspalte als mittelständige Spaltbildung im Os frontale mit Doppelanlage der Crista galli. Eine mediane frontale oder nasale Meningoenzephalozele ist regelmäßig vorhanden. Diese Zele kann auch weiter dorsal im Bereich der vorderen oder mittleren Schädelbasis lokalisiert sein und erscheint dann als solche am Mesopharynxdach. In der fazialen Region teilt die mediane Gesichtsspalte das Nasenskelett in zwei symmetrische Hälften mit Duplikatur des Nasenseptums. Die Maxilla und der Oberkieferalveolarfortsatz sowie der Gaumen können ebenfalls eine mediane Spaltbildung aufweisen. Die Weichteile der Nase sind ebenfalls gespalten oder zeigen eine Duplikatur oder Doppelanlage. Auch eine Arrhienzephalie ist möglich. Die Oberlippe ist median gespalten. Eine Hypoplasie oder eine Aplasie des Polariums und der Prämaxilla kommen vor. Meistens ist die mediane kraniofaziale Gesichtsspalte mit einem deutlich ausgeprägten Hypertelorismus vergesellschaftet.

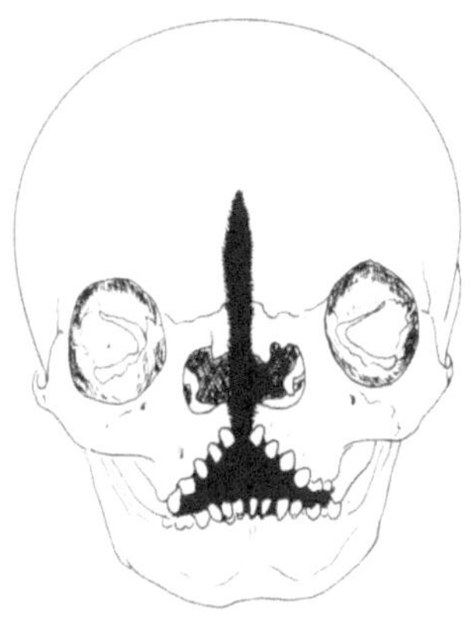
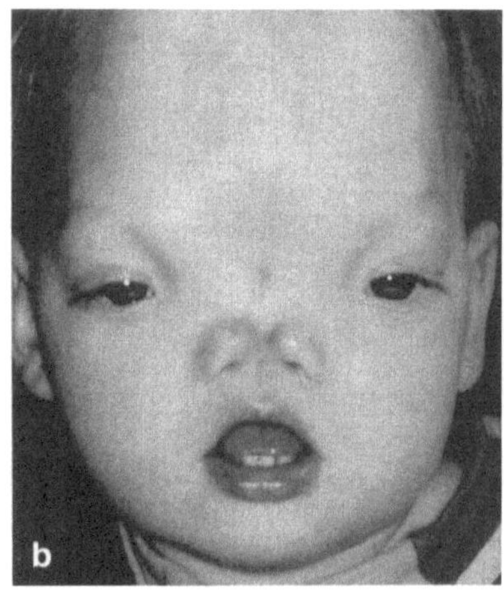
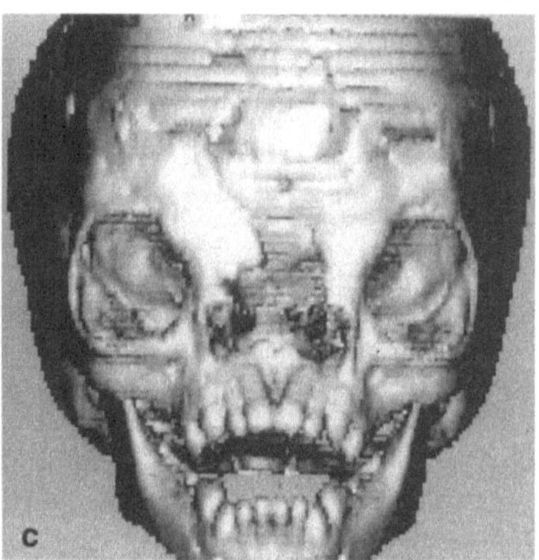

Abb. 2a–c. Mediane kranio-faziale Gesichtsspalte Nr. 0–14. **a** Manifestation der medianen Gesichtsspalte am Skelettsystem, **b** klinische Manifestation einer medianen kranio-fazialen Gesichtsspalte bei einem 2jährigen Knaben mit ausgeprägtem Hypertelorismus, medianer fronto-nasaler Meningoenzephalozele und Fortsetzung der Spalte bis in die Basis der Maxilla, **c** mediane kranio-faziale Gesichtsspalte in einem 3D-rekonstruierten Computertomogramm

Wenn eine Hypoplasie oder eine Aplasie im Fehlbildungsareal vorherrschen (Arrhienzephalie, Aplasie von Prämaxilla und Praelarium), so ist ein Hypotelorismus vorhanden. Das ZNS ist nicht nur durch die Ausprägung von medianen frontalen, nasalen oder fronto-basalen Celen betroffen. Substantielle Fehlbildungen in der Medianebene (z.B. Balkenmangel) kommen vor, sie beziehen häufig auch die Liquorräume mit ein (Abb. 2).

Spalte Nr. 1: (Paramediane kraniofaziale Gesichtsspalte)

Die paramediane Gesichtsspalte Nr. 1–13 manifestiert sich im Vergleich zur medianen Spalte eindeutig seitenbezogen in Relation zur Median-Sagittalebene. Das frontale Schädelskelett ist gespalten, die Riechgrube und die Siebbeinplatte sind betroffen. Es besteht eine paramediane frontale, fronto-nasale oder ethmoidale Meningoenzephalozele. Die Crista galli ist mittelständig und solitär vorhanden. Das Nasenskelett ist paramedian gespalten, das Nasenseptum befindet sich auf der nicht betroffenen Seite. Die Weichteile der Nase sind im Bereich des Doms und des Flügelknorpels auf der gespaltenen Seite involviert. Eine mediane Lippenspalte und Kieferspalte können auftreten. Das ZNS kann betroffen sein wie bei der medianen Spalte. Der Hypertelorismus ist asymmetrisch ausgeprägt zur Seite der Spaltformation. Sein Ausmaß ist vom Ausmaß der Fehlbildung geprägt (Abb. 3).

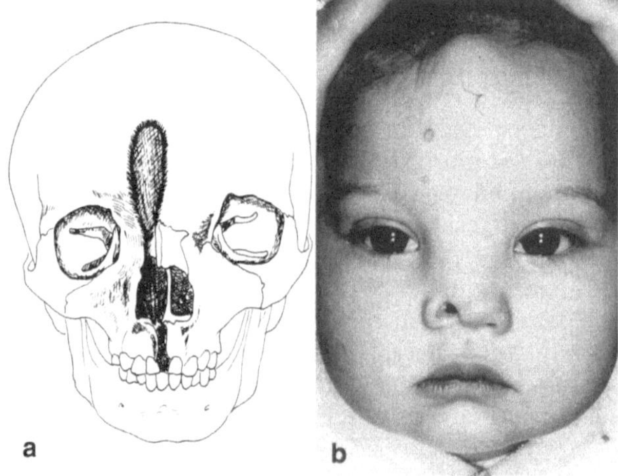

Abb. 3a, b. Paramediane kranio-faziale Gesichtsspalte Nr. 1–13. **a** skelettale Manifestation der Spalte, **b** paramediane kranio-faziale Gesichtsspalte bei einem 1jährigen Kind

Spalte Nr. 2: (Paramediane laterale kraniofaziale Gesichtsspalte)

Die paramediane laterale Gesichtsspalte Nr. 2–12 ist der paramedianen kraniofazialen (medianen) Spalte sehr ähnlich, jedoch deutlich weiter lateral lokalisiert. In den Weichteilen verläuft die Spalte durch den Nasenflügel. Im kranialen Bereich zieht sie durch den lateralen Anteil des os ethmoidale. Ein asymmetrischer Hypertelorismus ist ausgeprägt (Abb. 4).

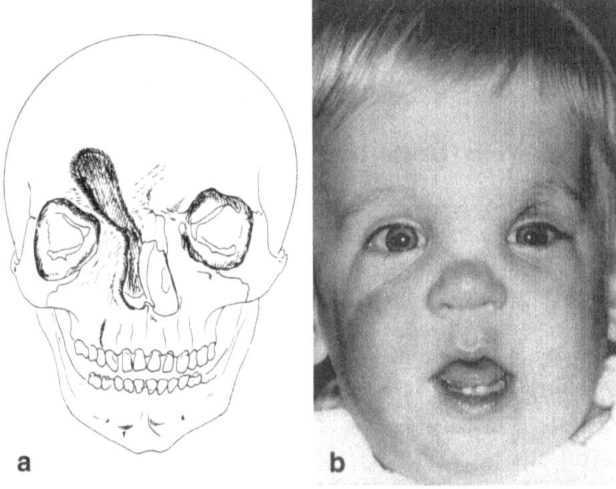

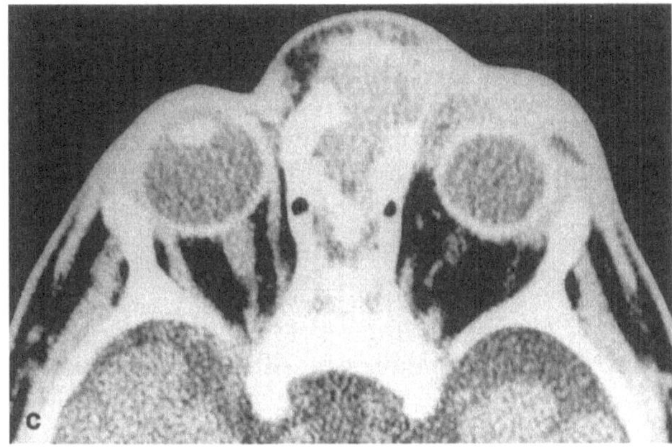

Abb. 4a–c. Beispiel einer paramedianen lateralen kraniofazialen Gesichtsspalte Nr. 2–12. **a** skelettale Manifestation der Spalte, **b** klinische Situation bei einem 9 Monate alten Kind mit einer rechtsseitig lokalisierten paramedianen fronto-nasalen Meningoenzephalozele, **c** Zele auf dem 2dimensionalen Computertomogramm

Spalte Nr. 3: (Oculo-nasale kraniofaziale Gesichtsspalte)

Bei der kranialen Gesichtsspalte Nr. 3–11 handelt es sich um eine mediale orbito-maxilläre Gesichtsspalte. Der Processus frontalis der Maxilla ist regelmäßig gespalten oder fehlt vollständig. Ebenso fehlt die knöcherne Begrenzung der medio-caudalen Orbita oder sie ist dysplastisch. Die in dieser Region verlaufenden abführenden Tränenwege sind ebenfalls von der Spaltbildung betroffen. Sie sind stenosiert oder es besteht eine Aplasie. Die skelettale Begrenzung zwischen Nasenhöhle und Sinus maxillaris ist nicht vorhanden, die laterale Nasenwand bzw. die mediale Wand der Kieferhöhle fehlt. Im Bereich der Weichteile betrifft die Spalte Nr. 3 den medianen Lidwinkel und den zugehörigen Bandapparat. Der Lidwinkel steht disloziert dystop. Die Nasenweichteile

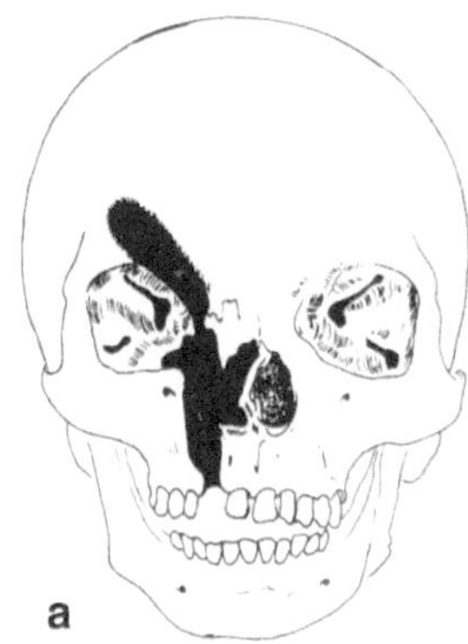

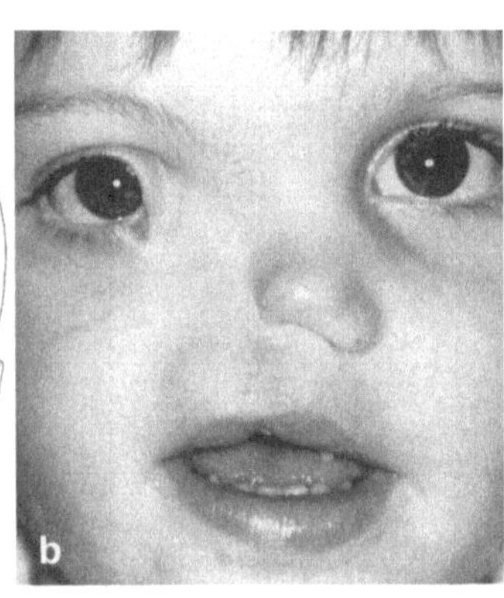

Abb. 5a, b. Oculo-nasale kranio-faziale Gesichtsspalte Nr. 3–11. **a** skelettale Manifestation der oculonasalen kraniofazialen Gesichtsspalte, **b** 2 Jahre altes Mädchen mit einer oculo-nasalen kranio-fazialen Gesichtsspalte. Der Lidwinkel der betroffenen Seite steht dystop. Die gesamte rechte Nase ist im Bereich der Weichteile aplastisch, im skelettalen Bereich ist eine Nasenhöhle rechts nicht vorhanden. Die Spalte setzt sich im Bereich der Oberlippe in eine submuköse paramediane Lippenspalte fort

sind in der Gegend der Nasolabialregion hypoplastisch, gespalten oder dysplastisch. Auch eine Aplasie einer Nasenhälfte einschließlich der dazugehörigen Nasenhöhle kommt vor. Ein paramediane Spalte der Oberlippe und der Maxilla kann zusätzlich bestehen. Die Spalte Nr. 3 kann sich im kranialen Bereich supraorbital als Spalte Nr. 10 oder Nr. 11 fortsetzen (s. dort). Die Aplasie der abführenden Tränenwege, die Dystopie des medialen Lidwinkels, das Fehlen von medianer Orbitawand und medianer Kieferhöhlenwand sowie die Hypoplasie und Dystorsion der Weichteilnase und der Nasenflügel machen die faziale Spalte Nr. 3 zu einem besonders schwierigen Problem für die chirurgische Rehabilitation (Abb. 5).

Spalte Nr. 4: (Oculo-faziale Gesichtsspalte I)

Bei der schrägen Gesichtsspalte Nr. 4–10 handelt es sich um eine zentrale orbito-maxilläre Spalte. Die Spalte durchzieht das mediale Unterlid lateral des Punctum lacrimale. Der knöcherne Infraorbitalrand medial des Foramen infraorbitale und der Orbitaboden sind gespalten. In der Fossa canina ist die faziale Kieferhöhlenwand gespalten gemeinsam mit den dort angesiedelten Weichteilen der Wange und der Fossa canina. Im Gegensatz zur Spalte Nr. 3 sind die Strukturen zwischen Nasenraum und Kieferhöhle intakt, ebenso wie die apertura piriformis und die Weichteilnase mit dem Nasenflügeln und seiner Basis. Falls eine Lippenspalte und Kieferspalte vorhan-

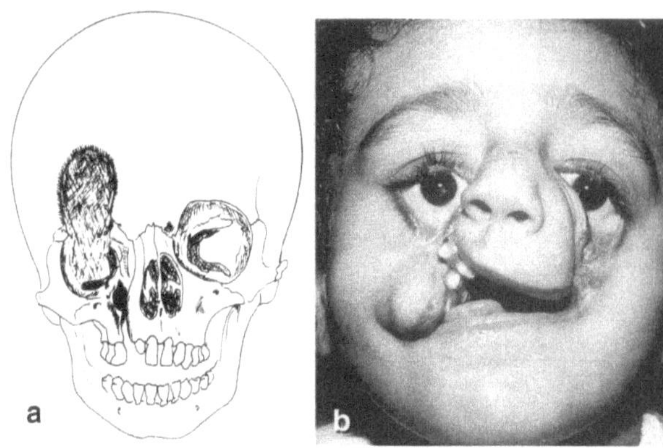

Abb. 6a, b. Oculo-faziale Gesichtsspalte I, Nr. 4–10. **a** skelettale Manifestation der oculofazialen Gesichtsspalte I, Nr. 4–10. Die Spalte verläuft medial des Foramen infraorbitale durch die Fossa canina und spaltet den Infraorbitalrand **b** 3½jährige Knabe mit einer oculo-fazialen Gesichtsspalte I, Nr. 4–10 auf der rechten Seite. Auf der linken Seite besteht eine oculofaziale Gesichtsspalte II, Nr. 5. Die linksseitige Gesichtsspalte ist weiter lateral lokalisiert als auf der rechten Seite

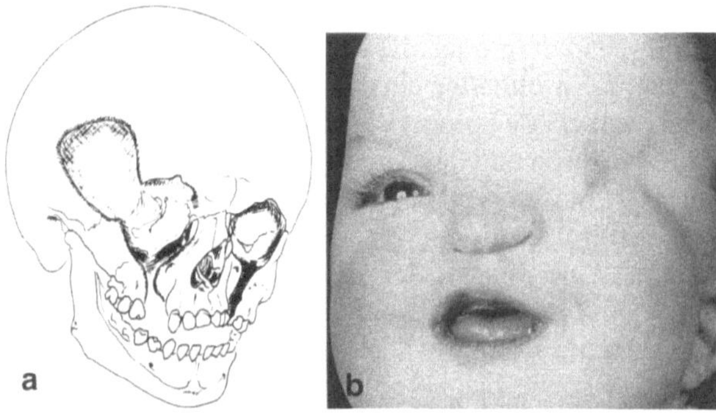

Abb. 7a, b. Oculo-faziale Gesichtsspalte II, Nr. 5–9. **a** skelettale Manifestation der oculofazialen Gesichtsspalte II, Nr. 5–9. Die klinische Manifestation dieser Spalte ist in Abb. 6b dargestellt. In der linken Gesichtshälfte findet sich die vorwiegend faziale Manifestation dieser Spaltbildung, **b** orbitale und kraniale Manifestation der Spalte bei einem 1jährigen Kind mit einem Anophthalmus und Fortsetzung der skelettalen Spalte nach orbito-temporal links

den ist, so verläuft diese lateral des Philtrums und im Bereich des Oberkieferalveolarfortsatzes an der Grenze zwischen Praemaxilla und seitlichem Oberkiefer, also zwischen dem 2. Inzisivus und dem Caninus. Durch die häufig stark ausgeprägte Ektopie des Unterlides ist eine frühzeitige chirurgische Intervention erforderlich, weil die Lidschlußinsuffizienz zu einer Gefährdung der von Austrocknung bedrohten Conjunctiva und Cornea führen kann. Die abführenden Tränenwege sind im Gegensatz zur Spalte Nr. 3 intakt (Abb. 6).

Spalte Nr. 5: (Oculo-faziale Gesichtsspalte II)

Die laterale orbito-maxilläre Gesichtsspalte (Tessier Nr. 5–9) durchzieht das mittlere Drittel des Unterlides oder spaltet das Unterlid an der Grenze zwischen mittlerem und lateralem Drittel. Die Spalte durchzieht die Wange bogenförmig entweder als unterschiedlich tief ausgeprägte Furche (Haut und Schleimhaut sind intakt, die subkutanen und muskulären Strukturen aber gespalten) oder als offene Spalte. Sie erreicht die Mundspalte nahe des Mundwinkels oder direkt dort und verursacht unterschiedliche Formen eines Makrostoma. Skelettal durchzieht die Spalte den Infraorbitalrand, den Orbitaboden, die faziale Kieferhöhlenwand und die Maxilla lateral des Foramen infraorbitale. Wenn der Alveolarfortsatz der Maxilla gespalten ist, so befindet sich diese Spalte im Bereich der Prämolarenregion (Abb. 7).

Spalte Nr. 6: (Zygomatico-maxilläre Gesichtsspalte)

Die zygomatico-maxilläre Spalte Nr. 6 entspricht dem Franceschetti-Syndrom bzw. dem Treacher-Collins-Syndrom bzw. der Dysostosis mandibulo-facialis. Skelettal besteht eine Spalte zwischen der Maxilla und dem Jochbein. Die Spalte reicht häufig bis in die Fissura orbitalis inferior hinein. Jochbein und Maxilla im posterioren Bereich sind hypoplastisch. Die Mandibula ist von der Kieferwinkelregion bis zum Gelenk im gleichen Sinne betroffen. Der Kieferwinkel ist extrem vergrößert. Es besteht eine Rücklage des Unterkiefers und ein offener Biß. Das gesamte Viscerocranium zeichnet sich durch eine typische Profilanomalie aus mit stark reduzierter posteriorer Gesichtshöhe bei relativ vergrößerter anteriorer Gesichtshöhe.

Das Integument ist ebenfalls komplex betroffen. Es besteht ein Kolobom des Unterlides im lateralen Drittel. Der laterale Lidwinkel steht dystop. Vom Lid zur Mundwinkelregion zieht eine bogenförmige sklerodermiforme Furche durch die Wange. Die subkutanen Strukturen sind dysplastisch oder hypoplastisch. Das äußere Ohr und das Mittelohr sind ebenfalls von der Fehlbildung betroffen. Das äußere Ohr weist einen Tiefstand auf, die Muschel ist deformiert oder hypoplastisch. Es besteht eine Mittelohrschwerhörigkeit (Abb. 8).

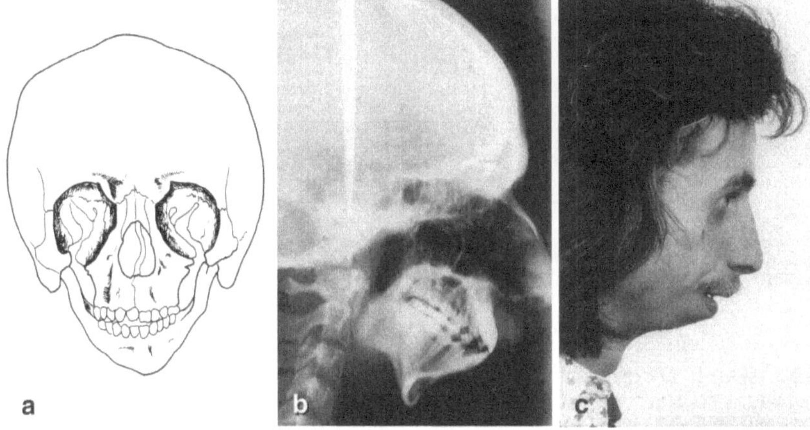

Abb 8a–c. Zygomatico maxilläre Gesichtsspalte Nr. 6. Diese Spaltform entspricht dem Treacher-Collins-Syndrom bzw. dem Franceschetti-Syndrom. **a** skelettale Manifestation, **b** Profil eines 20jährigen Patienten im seitlichen Fern-Röntgenbild, **c** Patient in der Profilansicht mit einem bisher nicht korrigierten Treacher-Collins-Syndrom

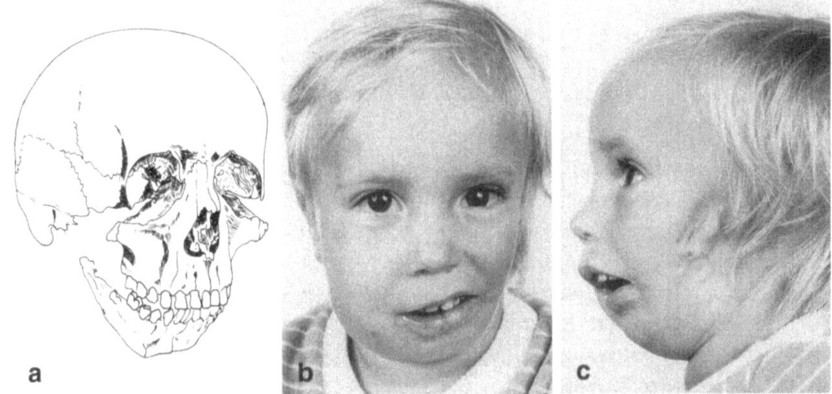

Abb. 9a–c. Die zygomatico-temporale Gesichtsspalte Nr. 7 entspricht dem klinischen Bild der hemifacialen Mikrosemie. Das Fehlbildungsareal liegt bei dieser Spalte am weitesten lateral und seitlich. **a** skelettale Manifestation mit Aplasie des Jochbogens, der Fossa-glenoidalis und der zentralen Anteile der Mandibula, **b, c** 3jähriger Knabe mit linksseitig lokalisierter hemifazialer Mikrosomie. Die links zygozygomatico temporal lokalisierte Fehlbildung ist Ursache für eine ausgeprägte linksbetonte faciale Asymmetrie

Spalte Nr. 7: (Zygomatico-temporale Gesichtsspalte)

Die hemifaziale Mikrosomie ist synonym mit der zygomatico-temporalen Gesichtsspalte Nr. 7 nach Tessier. Die Morphologie dieser Gesichtsspalte hat viele Ähnlichkeiten mit dem Treacher-Collins-Syndrom, läßt sich jedoch eindeutig davon abgrenzen. Das Fehlbildungsareal liegt bei der hemifazialen Mikrosomie topographisch am weitesten lateral und seitlich. Der Jochbogen auf der involvierten Seite fehlt, das Jochbein und die Orbita sind intakt. Der processus articularis und der processus coronoideus des Unterkiefers sowie der gesamte aufsteigende Unterkieferast sind ebenso betroffen, wie die fossa glenoidalis, das äußere Ohr und das Mittelohr. Das Ausmaß der Störung reicht von der Hypoplasie bis zur Aplasie. Wenn das Kiefergelenk und der Muskelfortsatz des Unterkiefers aplastisch sind, so fehlt häufig auch der Musculus temporalis. Der Musculus masseter und der Musculus pterygoideus medialis sind bei ausgedehnten skelettalen Defekten hypoplastisch oder aplastisch. Ein Makrostoma kann vorhanden sein. Auriculaanhänge und Behaarungsanomalien in der Präauricularregion sind möglich. Die zygomaticotemporale Gesichtsspalte liegt an der Grenze zwischen fazialem und kranialem Fehlbildungsareal. Sie ist also sowohl eine faziale wie auch eine kraniale Spaltbildung (Abb. 9).

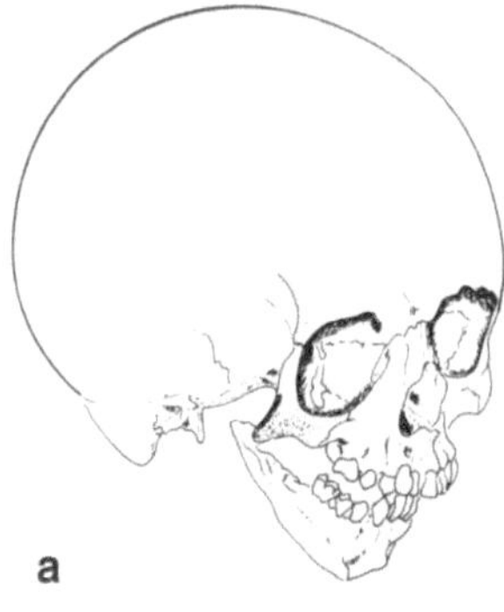

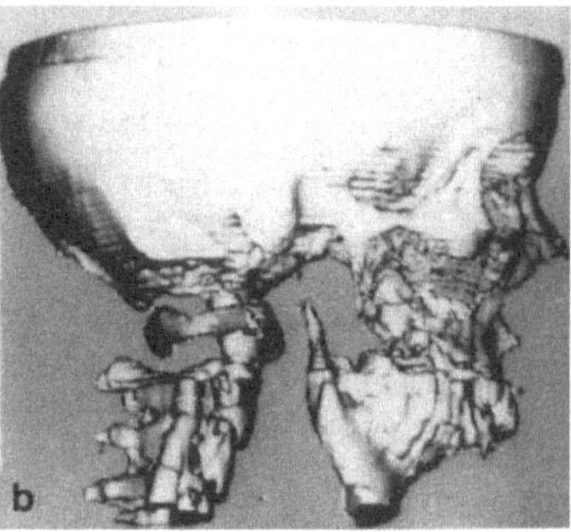

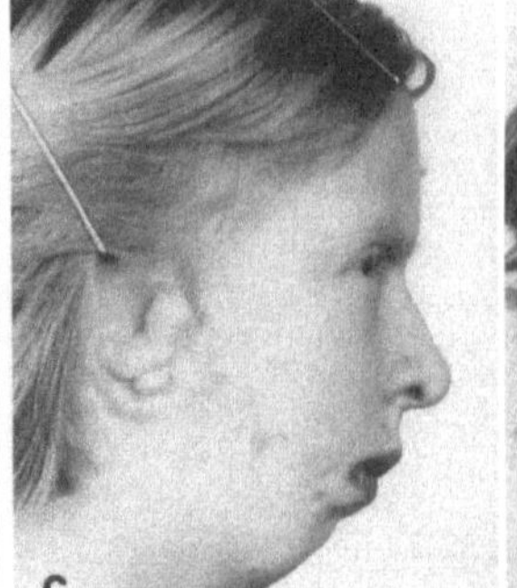

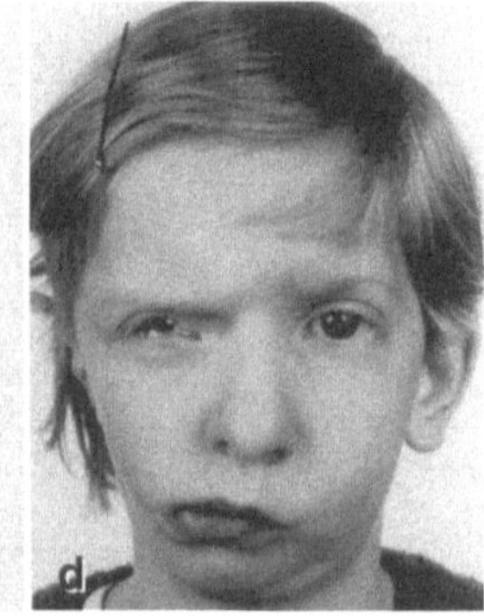

Abb. 10a–d. Die zygomatico-frontale Gesichtsspalte Nr. 8 zeichnet sich durch viele Gemeinsamkeiten mit der zygomatico-temporalen Gesichtsspalte Nr. 7 aus. Bei der zygomatico-frontalen Gesichtsspalte Nr. 8 ist zusätzlich die laterale Orbita betroffen in Form eines lateralen canthalen Coloboms oder durch epibuläre Dermoide im lateralen Quadranten der Orbita. Das Goldenhar-Syndrom entspricht der zytgomatico-frontalen Gesichtsspalte. **a** skelettale Manifestation **b** 3D-Rekonstruktion eines CCT der 10jährigen Patientin aus Abb. 10c, d. **c, d** 10jährige Patientin mit einem rechtsseitig lokalisierten Goldenhar-Syndrom. Zusätzlich zu der oto-mandibulären Dysostosis ist die rechte Orbita durch die Bildung eines Coloboms und durch epibulbäre Dermoide betroffen. Außerdem bestand ein bereits korrigiertes rechtsseitig lokalisiertes Macrostoma

Spalte Nr. 8: (Zygomatico-frontale Gesichtsspalte)

Die zygomatico-frontale Gesichtsspalte (Nr. 8) zeichnet sich durch viele Gemeinsamkeiten mit der Spalte Nr. 7 (hemifaziale Mikrosomie) aus. Zusätzlich zu dieser bereits abgehandelten zygomatico-temporalen Gesichtsspalte ist bei der zygomatico-frontalen Gesichtsspalte Nr. 8 die laterale Orbita betroffen in Form eines lateralen canthalen Koloboms oder durch epibulbäre Dermoide im lateralen Quadranten der betroffenen Orbita. Das Goldenhar-Syndrom entspricht der Spalte Nr. 8 nach Tessier (Abb. 10).

Die Spalten 6, 7 und 8 stellen für den Kliniker einen eng zusammenhängenden Komplex dar. Alle drei Spaltformen treten einzeln und gemeinsam in nahezu jeder beliebig denkbaren Kombination zueinander auf. Dabei ist die individuelle Ausprägung der Fehlbildung großen Schwankungen unterworfen. Die reicht von der nur geringfügigen Gesichtsasymmetrie, die nur dem versierten Diagnostiker als Fehlbildung erkennbar ist, bis zum voll ausgebildeten Syndrom.

Spalte Nr. 9: (Laterale orbito-kraniale Spalte)

Die laterale orbito-kraniale Gesichtsspalte durchzieht das laterale Drittel des Oberlides und den lateralen Supraorbitalrand. Sie korrespondiert mit der fazialen Spalte Nr. 5 und tritt in den bisher beschriebenen wenigen (3) Fällen gemeinsam mit dieser auf. Ein isoliertes Oberlidkolobom im lateralen Drittel stellt die Mikroform dieser Spalte dar (Abb. 7).

Spalte Nr. 10: (Zentrale orbito-kraniale Spalte)

Die Spalte Nr. 10 durchzieht das mittlere Drittel des Oberlides und des Supraorbitalrandes lateral des Foramen supraorbitale. Die Spalte kann sich in das Orbitadach und das Os frontale fortsetzen und verursacht dort dann eine entsprechend lokalisierte Meningoenzephalozele. Das Oberlidkolobom kann bis zu einem subtotalen Liddefekt ausgeprägt sein. Die Augenbraue ist im mittleren Abschnitt ebenfalls gespalten. Die kraniale Spalte Nr. 10 tritt häufig gemeinsam mit der fazialen Spalte Nr. 4 auf (Abb. 6).

Spalten Nr. 11: (Mediale orbito-kraniale Spalte)

Die mediale orbito-kraniale Spalte verläuft durch das mediale Drittel des Oberlides lateral des Punctum lacrimale. Sie setzt sich in die mediale Position der Augenbraue fort und verläuft medial des Foramen supraorbitale, falls das supraorbitale Skelett involviert ist. Die Spalte Nr. 11 korrespondiert mit der fazialen Spalte Nr. 3 (Abb. 5).

Spalte Nr. 12:

Bei der kranialen Spalte Nr. 12 handelt es sich um die kraniale Fortsetzung der paramedianen lateralen Gesichtsspalte Nr. 2 (Abb. 4).

Spalte Nr. 13:

ist die kraniale Fortsetzung der paramedianen kraniofazialen Spalte Nr. 1 (Abb. 3).

Spalte Nr. 14:

bezeichnet die kranialen Anteile der medianen Gesichtsspalte Nr. 0 (Abb. 2).

Klassifikation kraniofazialer Fehlbildungen

Das von Tessier (1976) eingeschlagene Prinzip der Klassifikation einer kraniofazialen Fehlbildung nach anatomisch topographischen Gesichtspunkten ist von mehreren Autoren in vergleichbarer Weise bereits vorher verfolgt worden (Burian 1957, Sanvenero-Rosselli 1953, Degenhardt 1964, Gorlin 1970). Die ersten umfassenden Beschreibungen und Klassifikationen der Gesichtsspalten gehen auf Albrecht (1885) und Morian (1887) zurück. Diese Klassifikationen erfüllen zwar deskriptive Bedürfnisse und erlauben im Klinikalltag eine Befunddokumentation, für die Auffindung kasuistischer Zusammenhänge und zum Verständnis der Komplexität der Fehlbildungen sind sie jedoch wenig geeignet. Deswegen haben andere Autoren nach embryologisch-teratologischen Prinzipien klassifiziert, um grundsätzliche Zusammenhänge bei der Entwicklung und Ausprägung von kraniofazialen Fehlbildungen besser zur Darstellung zu bringen (Karfik 1966, Mazzola 1976). Dieses Klassifikationsprinzip, das für die kraniofazialen Anomalien besonders von Pfeifer (1967, 1968, 1974) propagiert worden ist, beruht auf der embryonalen Topographie der Fehlbildungen. Sie bezieht außerdem den Faktor „Zeit“ als vierte Dimension in die Betrachtung mit ein, indem die Fehlbildungen der embryonalen Periode vor der Organogenese und diejenigen der frühen Gliederung des Kopfes in eine Vorderkopfregion (Prosenzephalon) und eine Hinter-Seitenkopfregion (Rhombenzephalon) in ein zusammenhängendes Klassifikationskonzept nach embryonalen Gesichtspunkten eingebracht (Abb. 11) und in dem bereits dargestellten Mißbildungsschema dargestellt werden.

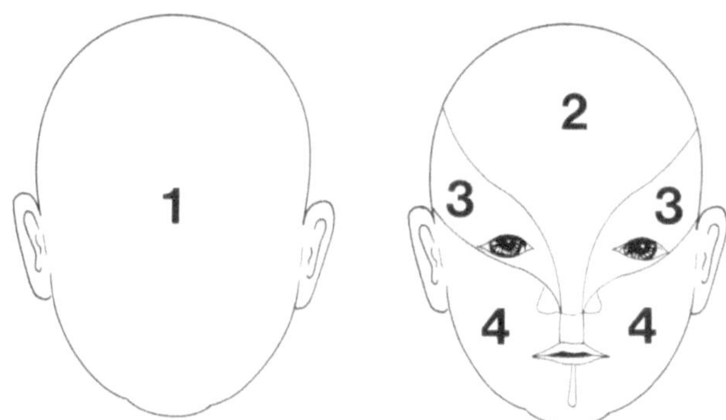

Abb. 11. Darstellung von 4 kranio-maxillo-fazialen Fehlbildungsarealen der embryologisch-teratologischen Klassifikation kranio-fazialer Anomalien nach Pfeifer

In der ersten frühen Entwicklungsperiode vor der Organogenese treten generalisierte Mißbildungen auf, die in der Regel nicht mit dem Leben vereinbar sind (Areal 1).

In der zweiten Periode beginnt die erste Gliederung des Kopfes in eine Vorderkopfregion (Areal 2) und eine Hinter-Seitenkopfregion (Areal 4). Die nach Beginn der Organogenese auftretenden Fehlbildungen in diesen beiden Arealen können in zwei große Gruppen zusammengefaßt werden. Da die häufigsten Fehlbildungen des Gesichtes, die Lippen-, Kiefer-, Gaumenspaltformen, weder im Bereich des Vorderkopfareals noch im Hinter-Seitenkopfareal anzutreffen sind, mußte das Grenzgebiet zwischen diesen beiden Arealen, in dem diese Spaltformen auftreten, besonders beachtet und von den benachbarten Arealen als Zwischenkopfregion oder Zwischenkopfgrenze (Diacephalon) besonders benannt werden (Areal 3, Pfeifer 1967).

Damit sind die nach der Organogenese auftretenden kraniofazialen Anomalien in drei Areale untergliedert, an denen sich das Mißbildungsbild eindeutig orientiert (Abb. 12):

- Die Vorderkopfregion (Prosenzephalon), Areal 2
- Die Zwischenkopfgrenze (Diazephalon), Areal 3
- Die Hinterseitenkopfregion (Rhombenzephalon), Areal 4

Die von Pfeifer (1967, 1968, 1974) eingeführte Klassifikation gestattet im Gegensatz zu anderen Einteilungen, die Einordnung aller Fehlbildungen des Kopfes von der Nichtanlage (Aplasie) über die Überschußbildung (Hyperplasie) bis zur Doppelanlage. Außerdem weisen die Areale dem Kliniker den Weg in die Richtung weiterer möglicher Fehlbildungen im

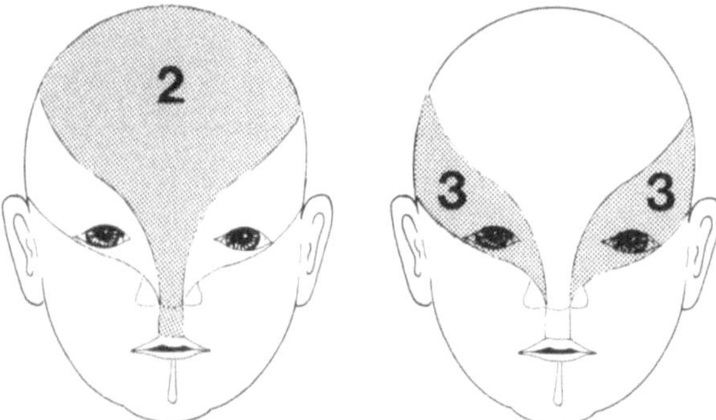

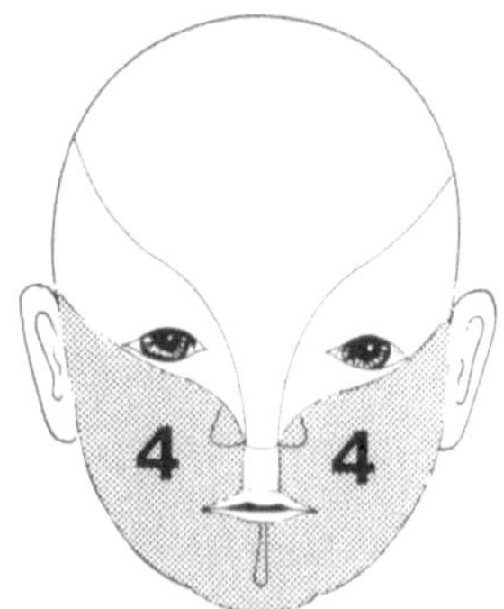

Abb. 12a–c. Darstellung der nach der Organogenese auftretenden Fehlbildungsareale nach Pfeifer. **a** *Areal 2* Vorderkopfregion (Prosenzephalon), **b** *Areal 3* Zwischenkopfgrenze (Diazephalon), **c** *Areal 4* Hinter-Seitenkopfregion (Rhombenzephalon)

Bereich des jeweils betroffenen Areals. Die von Pfeifer vorgeschlagene Klassifikation umfaßt insgesamt 9 Gruppen. Sie schließt auf diese Weise alle anderen Regionen des menschlichen Organismus ein. Neben den generalisierten Fehlbildungen (Gruppe 1) und den Fehlbildungen des Kopfes (Areale 2–4) werden der Hals (Areal 5), der Rumpf (Areal 6), die Arme (Areal 7) und die Beine (Areal 8) gesondert klassifiziert. In der Gruppe 9 werden alle Fehlbildungskombinationen der Gruppe 2 bis 8 zusätzlich zusammengefaßt.

Isolierte und kombinierte Kraniosynostosen

Bei den Kraniosynostosen können mehrere unterschiedliche Typen voneinander abgegrenzt werden. Zunächst unterscheidet man die einfache und die kombinierte Kraniosynostose. Bei der einfachen Kraniosynostose ist regelhaft eine Sutur prämatur fusioniert, z.B. die Koronarnaht, die Sagittalnaht oder die Lambdanaht. Bei der kombinierten Kraniosynostose finden wir mindestens 2 oder aber mehr als 2 Schädelnähte prämatur fusioniert.

Nächstens läßt sich eine primäre Kraniosynostose von einer sekundären Form abgrenzen. Die primäre Form der Kraniosynostose ist unter den einfachen und kombinierten Formen eben schon erwähnt worden. Die sekundäre Form tritt als Folge einer anderen Ursache auf, wie z.B. bei der Thalessaemie durch starke Verdickung des Schädelskelettes. Die Hyperthyreose ist eine andere Ursache für die vorzeitige Synostosierung gemeinsam mit anderen hämatologischen oder metabolischen Erkrankungen. Auch die Mikrozephalie, fußend auf einer komplexen Fehlbildung des ZNS mit mangelhaftem Gehirnwachstum, führt zu einer sekundären kombinierten Synostose der Schädelnähte.

Die Angaben und Schätzungen über die Häufigkeit einer Kraniosynostose bei jeweils 1000 Neugeborenen schwanken zwischen 0,25 : 1000 bei David et al. (1982) bis zu 1,6 : 1000 bei Anderson und Geiger (1965), wobei die Mitteilung von Hunter und Rudd (1976) mit einer Frequenz von 0,4 : 1000 wahrscheinlich am ehesten der Realität entspricht. Unter den einfachen Kraniosynostosen ist die Sagittalnaht am häufigsten betroffen mit 36–58%. Männliche Säuglinge sind sehr viel häufiger erkrankt als Mädchen. Die Koronarnahtsynostose tritt in 18–29% der Fälle auf mit einer leichten Präferenz für das weibliche Geschlecht. Die Sutura metopica ist am dritthäufigsten betroffen. Männliche Säuglinge sind hier in der Mehrzahl. Am seltensten findet sich die Lambdanahtsynostose (Cohen 1986).

Die meisten einfachen Kraniosynostosen treten sporadisch auf, familiäre Häufung ist eher ungewöhnlich. Für das familiäre Vorkommen bei der Sagittalnahtsynostose fanden Hunter und Rudd (1976, 1977) einen Anteil von 2%, für die Koronarnahtsynostose einen Anteil von 8%. Verschiedene Stammbäume von Synostosefamilien weisen ein autosomal dominantes Vererbungsmuster auf. Zusätzlich wird in diesem Stammbäumen deutlich, daß bei den betroffenen Familienmitgliedern durchaus unterschiedliche Suturen synostosiert sein können. Neben dem autosomal dominanten tritt auch das autosomal rezessive Vererbungsmuster auf. Hierbei muß angemerkt werden, daß bei den relativ kleinen menschlichen Sippen viele autosomal rezessive Vererbungsgänge irrtümlich als sporadische Manifestationen gedeutet werden (Cohen jr. 1986). Kombinierte Kraniosynostosen treten am häufigsten in Verbindung mit gut bekannten klinischen Syndrombildern auf und sind somit ursächlich genetisch fixiert. Diese Syndrome manifestieren sich mit bestimmten Arten von Fehlbildungen, von denen einige sehr konstant auftreten, andere hingegen unregelmäßig zu finden sind. Bei Kraniosynostose-Syndromen gehören die Augen- und Gehirnmißbildungen zu den konstantesten Syndrommerkmalen; sie gehören gleichzeitig zu den wichtigsten klinischen Manifestationen. Insgesamt tritt die einseitige oder beidseitige Koronarnahtsynostose im Rahmen von Synostosesyndromen sehr viel häufiger auf als die Sagittalnahtsynostose.

Eine mentale Retardierung kann weder für bestimmte Kraniosynostosen noch für Kraniosynostose-Syndrome generell angenommen oder für bestimmte Konstellationen ausgeschlossen werden. Das Risiko einer Retardierung ist wahrscheinlich bei jeder Form einer Kraniosynostose vorhanden. Dabei haben bestimmte Konstellationen ein höheres Retardierungsrisiko als andere. Es trifft sicher zu, daß das Risiko einer mentalen Retardierung bei der Koronarnahtsynostose höher einzuschätzen ist als bei der Sagittalnahtsynostose. Das gleiche Risiko ist bei der beidseitigen Manifestation der Koronarnahtsynostose höher zu bewerten als bei der einseitigen Form. Eine komplexe Synostose mehrerer Suturen erhöht das Risiko der Retardierung deutlich gegenüber der einfachen Form der isolierten Kraniosynostose.

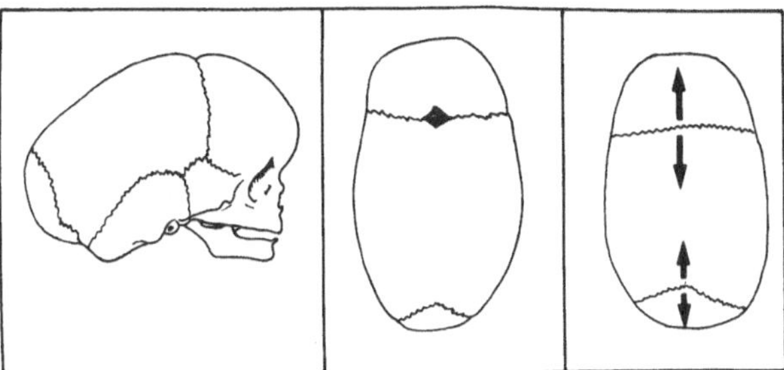

Abb. 13. Längsschädelform (Scaphozephalie) bei prämaturer Fusion der Sagittalnaht

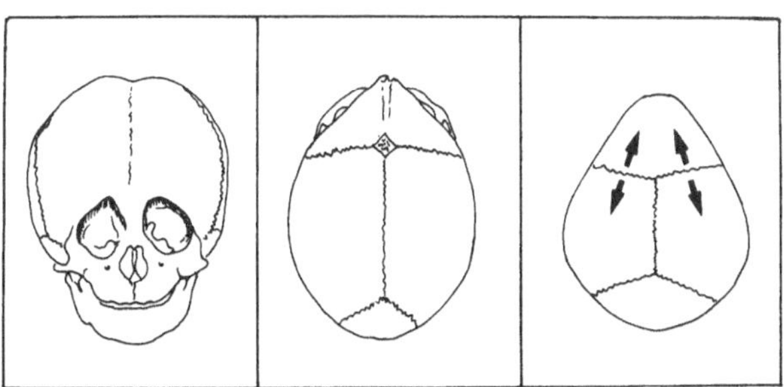

Abb. 14. Trigonozephalie bei prämaturer Fusion der Sutura metopica (Frontalnaht) mit dreieckförmiger Konfiguration des Vorderhauptes, Hypotelorismus und starker Einengung der vorderen Schädelgrube

Nahtsynostose und Schädelform

Über die Konvexität der Schädelkalotte sind 5 wichtige Suturen verteilt. Die Koronarnaht, die Lambdanaht und die Sutura squamosa sind paarig vorhanden, die Sagittalnaht und die Sutura metopica sind unpaarig angelegt. Viele Suturen des Viszerokraniums und der Schädelbasis – die Sutura sphenofrontalis, spheno-ethmoidalis, fronto-ethmoidalis, spheno-squamosa etc. – sind häufig bei kombinierten Kraniosynostosen in das Fehlbildungsmuster involviert. die weiter dorsal und posterior gelegenen Suturen sind weniger bedeutungsvoll für ein reguläres Schädelwachstum, während die mehr ventril gelegenen frontal und fronto-basal lokalisierten Suturen großen Einfluß auf das Wachstum nehmen.

Das Schädelwachstum findet normalerweise in senkrechter Richtung zu den großen Suturen der Schädelkalotte statt. Im Falle einer Nahtsynostose wird das Wachstum im rechten Winkel zur fusionierten Sutur negativ beeinflußt. Häufig tritt eine kompensatorische Expansion der intakten Suturen auf. Das Ausmaß des Wachstumsdefizites wird einerseits von der Frage beeinflußt, wie ausgedehnt die Synostose der betroffenen Sutur ist (partiell, inkomplett, komplett). Andererseits bestimmt der Zeitpunkt des Auftretens der Synostose das Ausmaß der Störung. Die vorzeitige oder frühzeitige Fusion bestimmter Suturen läßt für die Störung typische Defizite und Schädelkonfigurationen entstehen, die bereits klinisch auf die verursachenden Suturen hinweisen.

Die vorzeitige Fusion der Sagittalnaht führt zu einer für diese Störung typischen Langschädelform, der Scaphozephalie (Abb. 13). Über der sagittalen Schädelkalotte anstelle der Sutur tastet man meistens einen knöchernen First. Bei ausgeprägten Formen kommt es in der Mitte des Schädels oft zu einer zusätzlichen vertikalen Einziehung des Schädeldaches.

Bei der Synostose der Sutura metopica (Frontalnaht) entwickelt sich eine Dreiecksschädelform der fronto-orbitalen Region aus (Trigonozephalie). Die Stirnmitte ist schiffsbugartig zugespitzt, der transversale Durchmesser der frontalen Schädelbasis ist deutlich reduziert. Es besteht häufig ein Hypotelorismus (Abb. 14).

Die frühzeitige Fusion der Koronarnaht führt zur Entstehung eines Kurzschädels, einer Brachycephalie (Abb. 15). Bei der Koronarnahtsynostose sind nicht selten auch Suturen der Frontobasis beteiligt, die Sutura spheno-frontalis und die Sutura sphenosquamosa. Es entsteht eine ausgeprägtere Form des Kurzschädels, der Turmschädel oder Oxyzephalus (Abb. 16). Die vordere Schädelbasis ist in ihrem sagittalen Durchmesser extrem kurz, ein Stirnwulst

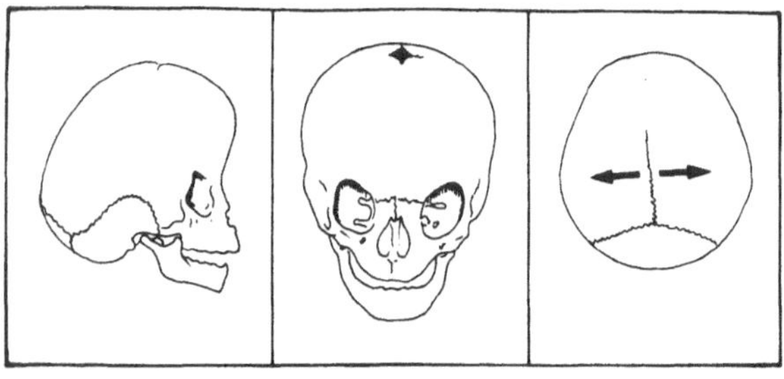

Abb. 15. Brachyzephalie bei kompletter prämaturer Fusion der Koronarnaht beidseits

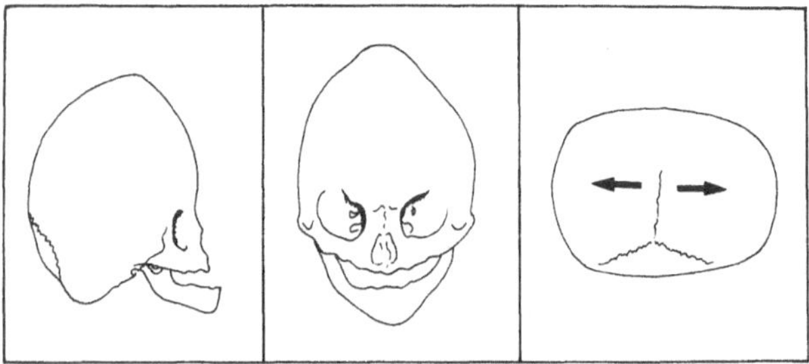

Abb. 16. Oxyzephalie (Turmschädel) bei kompletter prämaturer Fusion beider Koronarnähte und weiterer fronto-basaler und temporo-basaler Suturen

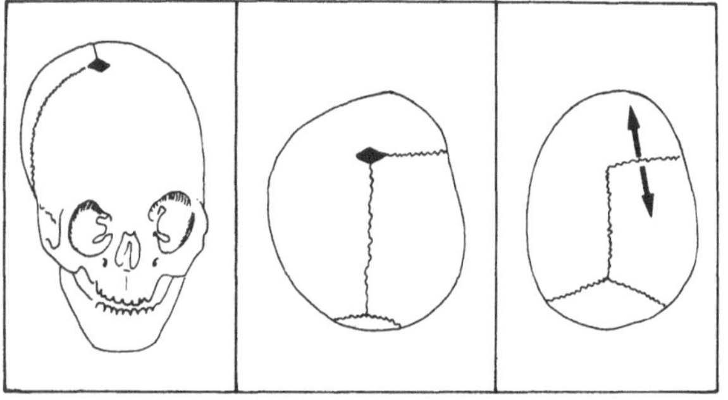

Abb. 17. Plagiozephalie bei prämaturer Fusion der Koronarnaht einer Seite mit ausgeprägter transversaler Asymmetrie der betroffenen Fronto-Orbitalregion

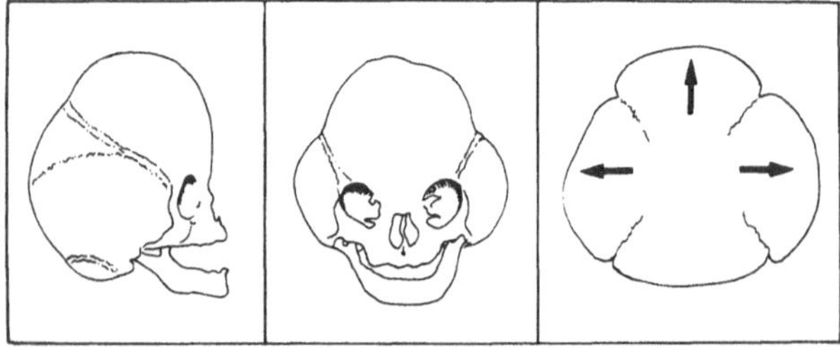

Abb. 18. Kleeblatt-Schädel-Syndrom (Triphylozephalie) bei kombinierter prämaturer Fusion aller Schädelnähte der Konvexität

fehlt gänzlich, kompensatorisch entwickelt sich der Schädel stark nach kranial. Zahlreiche Synostosesyndrome mit kombinierten Kraniosynostosen zeichnen sich durch eine oxyzephale Schädelkonfiguration aus.

Die Koronarnahtsynostose tritt auch als isolierte einseitige Form auf. Es entsteht dadurch eine Schädelform mit einer deutlich ausgeprägten transversalen Asymmetrie, die Plagiozephalie. Die involvierte Seite steht fronto-orbital deutlich zurück im Vergleich zur nicht involvierten Gegenseite. Es kommt zu einem Hochstand der Augenbraue und des Supraorbitalrandes. Die frontale Schädelbasis ist auf der betroffenen Seite sagittal deutlich verkürzt. Der große Keilbeinflügel steigt steil nach kranial an (Abb. 17).

Die vorzeitige Fusion der Lambdanaht führt zu einer deutlichen Abflachung des Hinterhauptes. Diese ist einseitig asymmetrisch ausgeprägt, wenn die Synostose nur eine Seite betrifft. Es entsteht eine okzipitale Plagiozephalie. Tritt die Störung symmetrisch auf und betrifft beide Suturen in gleichem Ausmaß, so kommt es zu einer symmetrischen Abflachung des Hinterhauptes und zu einer okzipitalen Brachyzephalie.

Bei einer kombinierten Kraniosynostose sämtlicher Suturen der Konvexität des Schädels entsteht das Kleeblatt-Schädelsyndrom oder die Triphyllozephalie (Abb. 18). Die kompensatorischen Deformierungen des Schädels beim Kleeblatt-Schädelsyndrom machen deutlich, daß das geordnete Schädelwachstum in allen drei Ebenen komplex gestört ist. Frühzeitig auftretende manifeste Steigerungen des intrakraniellen Druckes machen häufig ein notfallmäßiges Eingreifen in Form von Entlastungsoperationen notwendig.

Kraniofaziale Syndrome

Schädeldeformitäten, verursacht durch isolierte oder kombinierte Nahtsynostosen, führen primär zu einer Deformität der Schädelkapsel. Auswirkungen auf das Viscerokranium sind sekundärer Natur. Die kraniofazialen Syndrome hingegen, beeinträchtigen primär sowohl das Wachstum des neuro-kranialen Skelettes als auch das Viscerokranium. Die Nahtsynostose ist immer kombiniert und ausgedehnt, sie bezieht die Suturen der Schädelbasis und des Gesichtsschädels mit ein. Das Syndrom tritt oft familiär auf, meistens autosomal dominant. Die Mehrzahl dieser Syndrome weist außer der kraniofazialen Anomalie weitere syndromtypische Fehlbildungsmuster auf mit mehr oder weniger konstanter klinischer Ausprägung.

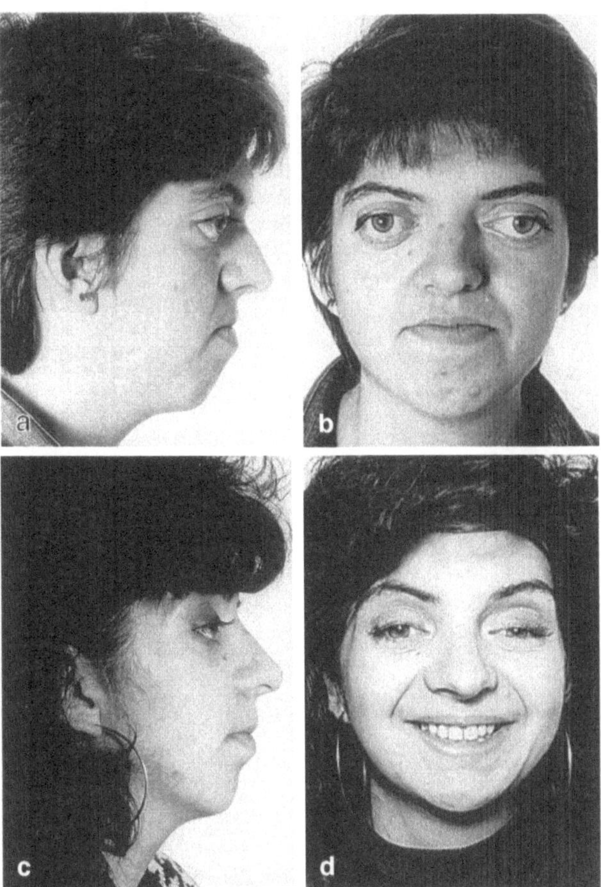

Abb. 19a–d. Crouzon-Syndrom bei einer 17jährigen Patientin. Die Kraniosynostose wurde im Säuglingsalter bereits operiert. Nach Abschluß des Wachstums besteht eine Hypoplasie des Mittelgesichts, ein mäßig stark ausgeprägter Exophthalmus und ein leichter Hypertelorismus **(a, b)**. Die Patientin nach einer kombinierten Mittelgesichtsosteotomie auf der Le Fort III + I Ebene: Das Profil ist normalisiert, der Exophthalmus beseitigt **(c, d)**

Ungefähr 60 kraniofaziale Syndrome lassen sich bis heute voneinander abgrenzen (Cohen 1979, Gorlin et al. 1990). Die meisten von ihnen weisen charakteristische Schädel- und Gesichtsdeformitäten auf. Die meisten dieser kraniofazialen Syndrome sind selten, einige bedürfen keiner aktiven Therapie. Es ist deswegen gerechtfertigt, sich auf die häufigsten Erscheinungsformen zu konzentrieren, die gleichzeitig für den Kliniker eine besondere Herausforderung darstellen.

Crouzon-Syndrom (Dysostosis kranio-fazialis)

Der Morbus Chrouzon gehört zu den häufigsten kraniofazialen Syndromen. Die klinische Trias: Turmschädel, Mittelgesichtshypoplasie und Exophthalmus ist – jede für sich – bei diesem autosomal dominant vererbbaren Syndrom sehr unterschiedlich ausgeprägt (Abb. 19). Ausmaß und Schweregrad des Syndroms hängt von dem Umfang der Synostosierung im Bereich des Neurokraniums, der Schädelbasis und des Viscerokraniums ab. Bei ausgedehnter kombinierter Kraniosynostose (Kraniostenose) entsteht frühzeitig postpartal ein erhöhter intrakranieller Druck, der sehr frühzeitig zur Ausprägung eines Wolkenschädels führt. Unbehandelt stellt die synostosierte knöcherne Kapsel des Calvariums für die auf Expansion angewiesene Entwicklung des Großhirns eine Barriere dar, die zu einer Beeinträchtigung der mentalen Entwicklung führt. Die steilstehende und sagittal stark verkürzte Schädelbasis und die Hypoplasie des gesamten Mittelgesichtes beeinträchtigen den Visus durch eine zu falsche Orbita mit sich daraus ergebendem Exophthalmus und die oberen Luftwege in Form einer Hypoplasie der inneren Nase mit Behinderung der Nasenatmung. Auch die reguläre Entwicklung und Belüftung des Mittelohrs ist aus gleichem Grunde gestört. Durch die Hypoplasie des Mittelgesichts entwickelt sich eine retrognath stehende Maxilla mit offenem Biß und transversaler Kompression. Im bleibenden Gebiß meistens vergesellschaftet mit extremem Engstand (Abb. 20).

Akrozephalosyndaktylie Typ I (McKusick 1979) (Apert-Syndrom)

Bei einer ganzen Reihe von kraniofazialen Syndromen kommt die Syndaktylie konstant oder fakultativ vor. Nach der Erstbeschreibung dieses Syndroms im Jahre 1906 durch Apert hat sich der autosomal dominante Erbgang der als Apert-Syndrom bekannt gewordenen Akrozephalosyndaktylie erwiesen. Gegenwärtig lassen sich 7 unterschiedliche Entitäten der Akrozephalosyndaktylie genetisch unterscheiden (Tentany und McKusick 1969). Nach dem Morbus Crouzon ist das Apert-Syndrom am zweithäufigsten unter den kraniofazialen Syndromen vertreten. Das Syndrom hat eine brachyzephale oder turrizephale Schädelkonfiguration mit steiler Stirn und flachem Hinterhaupt. Die große Fontanelle ist weit offen, sie setzt sich häufig in Richtung auf die Frontalnahtregion fort, so daß in der Mitte der Stirn, vertikal verlaufend bis zur Glabella, ein knöcherner Defekt der Kalotte beim Neugeborenen zu tasten ist. Die Koronarnaht ist beiderseits komplett synostosiert. Die vordere Schädelbasis ist kurz und steil verlaufend. Auf dem frontalen Röntgenbild fallen schräg nach kranial und lateral weisende Orbitadächer auf und die steil nach kranial und lateral geschwungenen großen Keilbeinflügel. Häufig findet sich auch ein

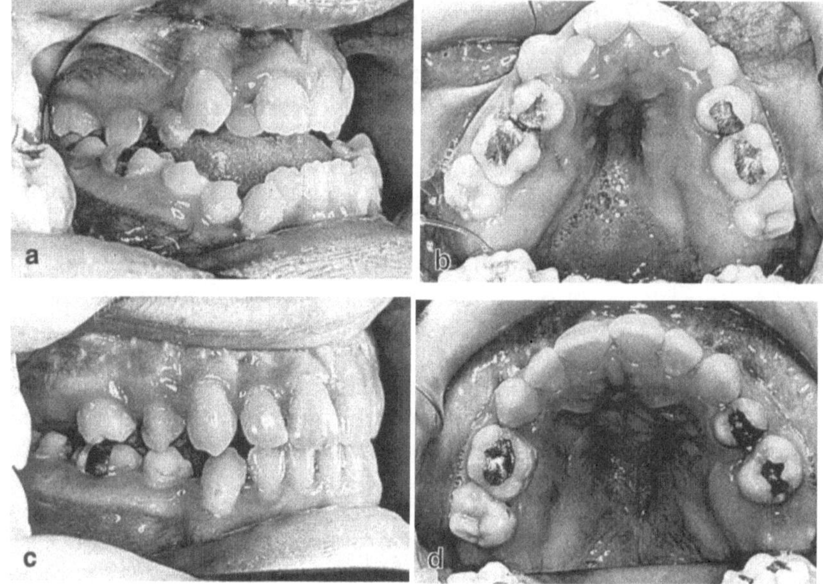

Abb. 20a–d. Dento-alvoläre Situation einer 17jährigen Patientin (Abb. 19) mit einem Crouzon-Syndrom. Es besteht eine Rücklage der Maxilla mit extrem ausgeprägtem Engstand, offenem Biß und hohem schmalen Gaumen **(a, b)**. Normalisierte Okklusion nach einer kieferorthopädischen Multibandbehandlung sowie nach kombinierter Mittelgesichtsosteotomie auf der Ebene Le Fort III + Le Fort I **(c, d)**

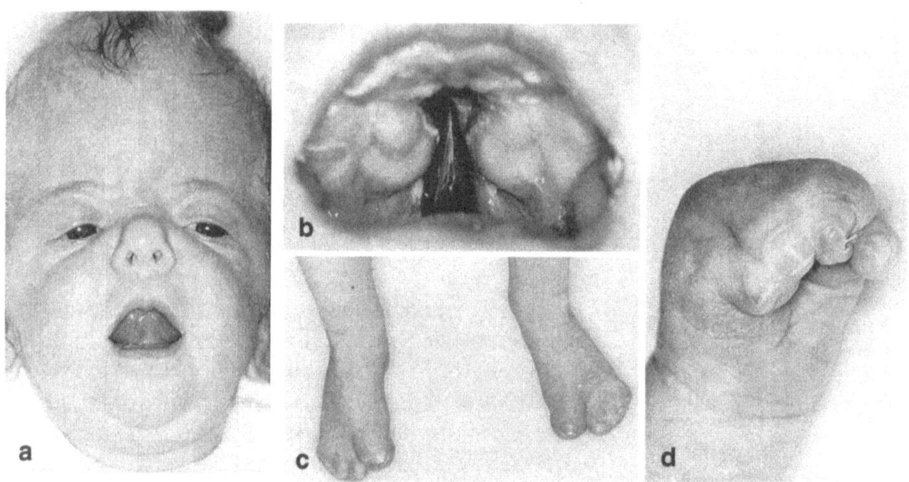

Abb. 21a–d. 8 Wochen alter männlicher Säugling mit Acrozephalosyndaktylie (Apert-Syndrom). Es besteht eine Brachyzephalie mit einer Hypoplasie des Mittelgesichts **(a)**. Das Gaumensegel ist mittelständig gespalten, die Spalte setzt sich in den harten Gaumen fort **(b)**. Eine vollständige häutige Syndaktylie betrifft beide Hände und beide Füße **(c, d)**

leichter bis mittelgradig ausgeprägter skelettaler Hypertelorismus. Die fronto-basalen und frontonasalen sowie die maxillären Suturen weisen ebenfalls eine prämature Nahtsynostose auf. Demzufolge sind auch die Orbitae und das Mittelgesicht dysplastisch, hypoplastisch und zurückliegend (Abb. 21a).

Die Maxilla weist beim älteren Apert-Syndrom auch in der transversalen Ebene Wachstumsdefizite auf, was zu einem zu engen Oberkieferzahnbogen führt und zu einem „Gotischen Gaumen". Bei 30% aller Patienten mit einem Apert-Syndrom besteht eine Velumspalte, entweder als submuköse Velumspalte mit einer uvula bifida oder als komplette Velumspalte, die sich in dem hinteren Anteil des harten Gaumens fortsetzen kann (Abb. 21b) (Cohen 1979). Im Laufe des Wachstums entwickelt sich bei älteren Kindern eine ausgeprägte Rücklage der Maxilla, häufig eine faziale Asymmetrie, ein skelettal offener Biß und ein ausgeprägter Engstand in beiden Zahnbögen. Im Pubertätsalter entsteht fast regelmäßig eine schwere Akne, nicht nur facial, sondern auch am Stamm und an den Extremitäten bei ausgeprägt seborrhoeischer Haut. Beim Apert-Syndrom besteht regelmäßig eine mentale Retardierung von unterschiedlichem Schweregrad von nahezu normaler Intelligenz bis zum schweren Intelligenzdefekt. Die Ursachen für die mentale Retardierung bei diesem Syndrom sind bis heute nicht mit letzter Sicherheit klar.

Das Hörorgan kann in seltenen Fällen primär betroffen sein, viel häufiger ist es aber – ähnlich wie beim Morbus Crouzon – durch sekundäre Schäden gefährdet wegen der Enge der oberen Luftwege, der Velumspalte und der Hypolasie des gesamten Mittelgesichtes.

Die Syndaktylie der Hände und der Füße ist ein spezifischer Befund beim Apert Syndrom. Am häufigsten und konstantesten sind die drei mittleren Finger (2, 3, 4) fusioniert. Häutige und knöcherne Syndaktylien kommen vor (Abb. 21c, d).

Acrozephalosyndaktylie Typ II (McKusick 1979) Carpenter-Syndrom

Das Carpenter-Syndrom gilt als autosomal rezessiv vererblich. Die Penetranz ist sehr variabel. Die Schädelform ist scaphozephal wegen der partiellen oder totalen prämaturen Fusion der Sagittalnaht. Auch die Sutura metopica ist häufig betroffen. Vereinzelnd können auch partielle Fusionen der Koronarnähte auftreten. Weitere Nahtsynostosen über die genannten hinaus, können vorkommen.

Der Gesichtsausdruck beim Carpenter-Syndrom ist charakteristischer als die Schädelform. Das Vorderhaupt ist hoch aufschießend und transversal komprimiert. Es besteht eine antimongoloide Schrägstellung der Lidspalten. Die Augenbrauen dehnen sich weit nach medial aus und vereinigen sich häufig in der Mittellinie. Die Epikanthusfalten sind stark akzentuiert. Das Syndrom geht mit einer hohen Rate mentaler Retardierung einher, obwohl auch Beispiele normaler Intelligenz zu finden sind. Die Hände und Füße zeigen obligatorisch eine unterschiedliche Ausprägung der häutigen Syndaktylie und eine Brachydaktylie. An den Füßen kommen akzessorische Zehen vor neben der obligatorischen Syndaktylie. Häufig ist das Syndrom von Kleinwuchs und Fettleibigkeit begleitet.

Akrozephalosyndaktylie Typ III (McKusick, 1979)

Saethre-Chotzen-Syndrom

Das Saethre-Chotzen-Syndrom stellt eines der häufiger vorkommenden kraniofazialen Anomalien dar. Das Syndrom ist autosomal dominant vererblich, seine Penetranz aber sehr variabel.

Die Konfiguration des Schädels ist üblicherweise brachyzephal und asymmetrisch plagiozephal durch eine asymmetrische totale oder partielle prämature Fusion der Koronarnähte (Abb. 22a, b). Außerdem

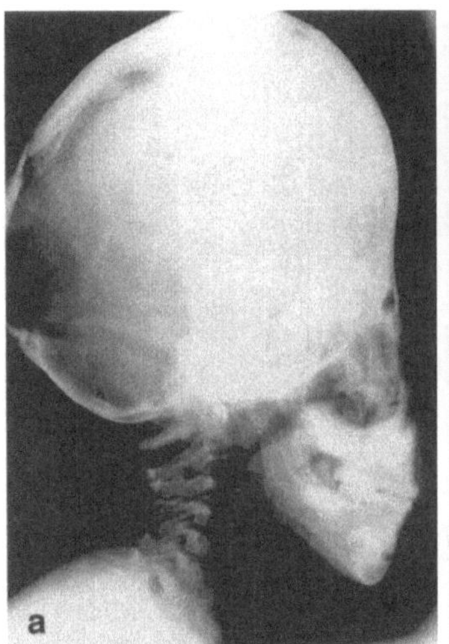

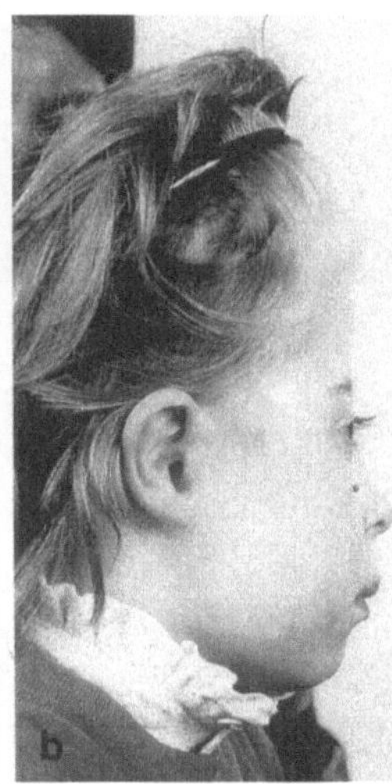

Abb. 22a, b. Saethre-Chotzen-Syndrom bei einem 5jährigen Mädchen mit asymmetrischer brachycephaler Schädelkonfiguration, tief ansetzender Stirn-Haargrenze und angedeuteter Ptosis **(a)**. Röntgenologisch ist die brachyzephale Schädelkonfiguration gut sichtbar, außerdem besteht ein Wolkenschädel, verursacht durch den relativen intrakraniellen Platzmangel wegen beidseitig kompletter Koronarnahtsynostose **(b)**

können die spheno-frontalen und die spheno-ethmoidalen Suturen betroffen sein sowie die Sutura spheno-squamosa.

Eine deutlich sichtbare faziale Asymmetrie ist Bestandteil des Syndroms, oft vergesellschaftet mit einem Hypertelorismus und einer orbitalen Dystopie. Der Stirn-Haaransatz ist tief angeordnet, die Augenbrauen sind im medialen Drittel spärlich ausgebildet. Es besteht eine angedeutete Ptosis der Oberlider und oft eine Hakennase. Das Mittelgesicht ist hypoplastisch. Die Syndaktylie ist nicht permanent ausgeprägt. Wenn sie vorhanden ist, so manifestiert sie sich als häutige Form zwischen dem 2. und 3. Strahl an Händen und Füßen. Funktionell beeinträchtigend ist sie nur ausnahmsweise.

Acrozephalosyndaktylie Typ V (Pfeiffer-Syndrom)

Das Pfeiffer-Syndrom gilt als autosomal dominant vererblich mit hoher Penetranz. Die Schädelform ist brachyzephal bis turrizephal durch die prämature Fusion der Koronarnähte. Auch die Sagittalnaht und die Sutura metopica können teilweise involviert sein. Die führt zusätzlich zu einer transversalen Kompression der Fronto-Basal-Region. Der Gesichtsausdruck ist durch einen deutlich ausgeprägten Hypertelorismus geprägt sowie durch eine antimongoloide Stellung der Lidspalten. Es besteht eine leichte bis

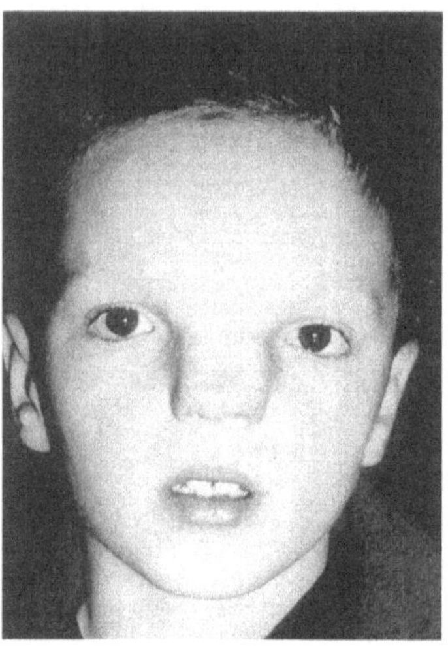

Abb. 23. 7jähriger Patient mit einer kranio-fronto-nasalen Dysplasie (Cohen-Syndrom). Es besteht ein ausgeprägter Hypertelorismus mit hypoplastischer breiter, gedoppelter Nasenanlage und stark vergrößertem Interorbitalabstand. Das Mittelgesicht ist hypoplastisch, die Schädelform angedeutet brachyzephal

mittelgradig stark ausgeprägte Hypoplasie des Mittelgesichts und der Maxilla. Üblicherweise ist eine mentale Retardierung nicht vorhanden, obwohl auch Intelligenzdefekte beschrieben worden sind. Möglicherweise sind diese auf eine Kraniostenose induzierte Erhöhung des intrakraniellen Druckes zurückzuführen. An Händen und Füßen treten häutige Syndaktylien auf. Der Daumen der Hand ist auffallend kurz und breit. Die große Zehe deviiert nach medial.

Kranio-fronto-nasale Dysplasie (Cohen-Syndrom)

Das Cohen-Syndrom zählt ebenfalls zu den autosomal dominant vererblichen kraniofazialen Anomalien. Am Schädel besteht regelmäßig eine Brachyozephalie mit prämaturer Fusion der Koronarnähte, facial findet sich ein ausgeprägter Hypertelorismus mit hypoplastischer breiter, z.T. gedoppelter Nasenanlage (Abb. 23). Die Maxilla und das Mittelgesicht sind hypoplastisch. Die mentale Entwicklung beim Cohen-Syndrom ist nicht beeinträchtigt. Andeutungsweise treten häutige Syndaktylien an Händen und Füßen auf, die so gut wie nie funktionell beeinträchtigend sind.

Konzepte der Therapie

Die Grundsätze der Therapie bei kranio-maxillo-fazialen Anomalien folgen einem unterschiedlichem Timing nach dem Konzept einer sehr unterschiedlichen Dringlichkeit. Sie richten sich außerdem nach dem Ausmaß der Fehlbildung, dem Entwicklungsstadium des Kindes und nach dem Lebensalter.

Bereits in den ersten Lebenswochen ist die chirurgische Intervention angezeigt zur Abwendung von lebensbedrohlichen Zuständen. Die Beseitigung eines stark erhöhten intrakraniellen Druckes z.B. beim Kleeblatt-Schädel-Syndrom erfordert die frühzeitige Entlastungskarniotomie. Auch ein extremer Exophthalmus z.B. beim Morbus Crouzon oder eine schwere Atemobstruktion beim Morbus Apert können fronto-orbitale oder fronto-faziale Korrektureingriffe in den ersten Lebenswochen erforderlich machen.

Eine Indikation zur chirurgischen Intervention mit aufgeschobener Dringlichkeit für Eingriffe in den ersten 3–6 Lebensmonaten besteht bei den meisten einfachen und kombinierten Kraniosynostosen und bei den kraniofazialen Syndromen, die mit dem Auftreten von kranialen prämaturen Nahtsynostosen einhergehen. Dabei kann als Regel gelten, daß die ausgeprägtere und komplexere Störung die frühzeitigere chirurgische Intervention erforderlich macht (Abb. 24–27). Schräge und quere Gesichtsspalten und fronto-orbitale, fronto-nasale oder fronto-ethmoidale Zelen gehören ebenfalls in die Gruppe dieser Fehlbildungen mit einer Therapiekonzeption von ausgeschobener Dringlichkeit (Abb. 28–30). Das chirurgische Konzept besteht in diesen Fällen immer in einer skelettalen Restitution des im Fehlbildungsareal vorhandenen Wachstumsrückstandes mit einer gleichzeitigen Überkorrektur im Hinblick auf das noch zu erwartende suturelle Wachstum im betreffenden Fehlbildungsareal. Dabei ist das Risiko eines

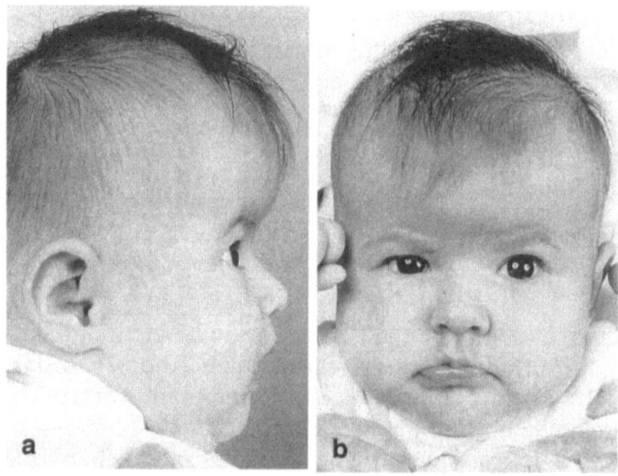

Abb. 24a, b. Brachyzephalie bei einem 2½ Monate alten Säugling durch prämature komplette beidseitige Koronarnahtsynostose

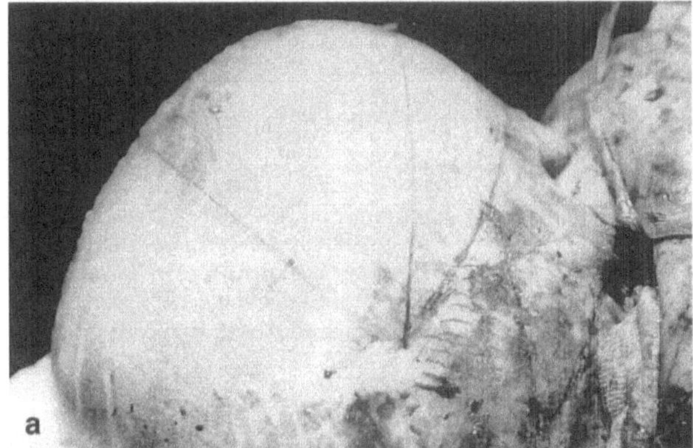

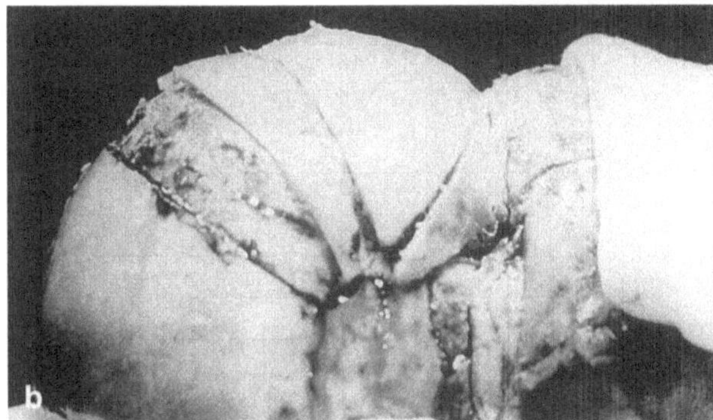

Abb. 25a, b. Freigelegtes Vorderhaupt bei Brachyzephalie (Abb. 24) wegen bilateral kompletter prämaturer Koronarnahtsynostose. Die Kraniotomiesegmente sind aufgezeichnet für einen Segmentaustausch zur Korrektur des Turmschädels in Form einer fronto-orbitalen Umstellungsosteotomie **(a)**, durchgeführte Kraniotomie mit einer 35°-Kippung des orbitalen Segmentes und anschließendem Segmentaustausch **(b)**

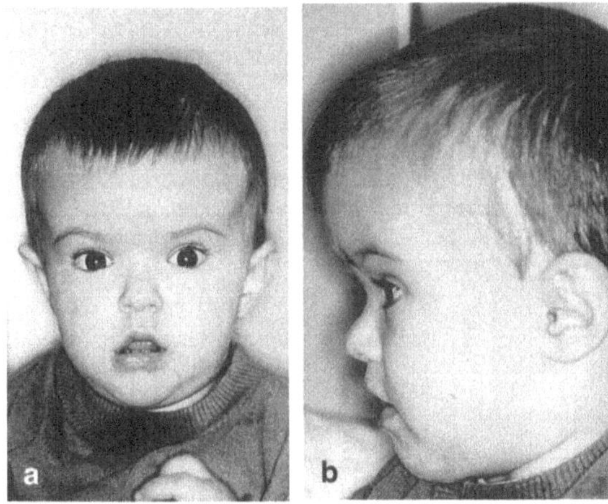

Abb. 26a, b. 3 Monate nach fronto-orbitaler Umstellungsosteotomie wegen beidseits kompletter Koronarnahtsynostose ist die fronto-orbitale Schädelkonfiguration mit einer leichten Überkorrektur normalisiert

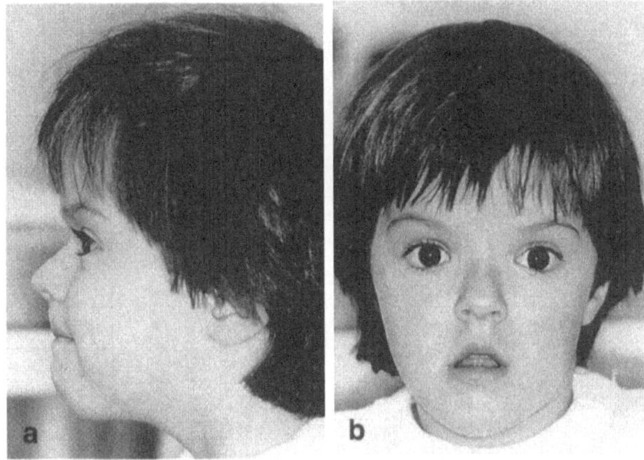

Abb. 27a, b. 3 Jahre nach fronto-orbitaler Umstellungsosteotomie wegen beidseits kompletter Koronarnahtsynostose hat sich die fronto-orbitale Schädelentwicklung normalisiert. Der Verlauf der Entwicklung wird aus den Abb. 24–27 deutlich

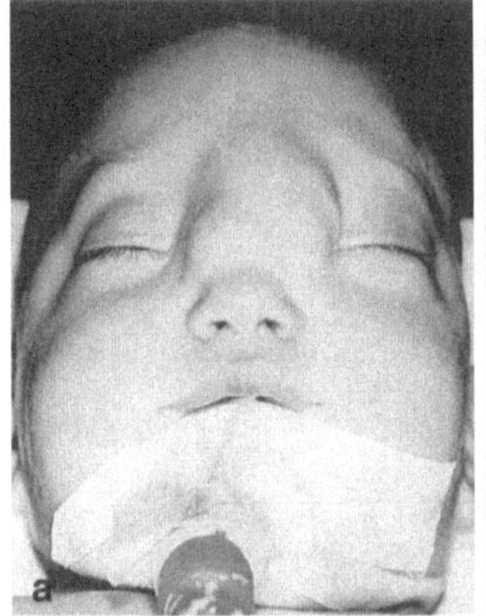

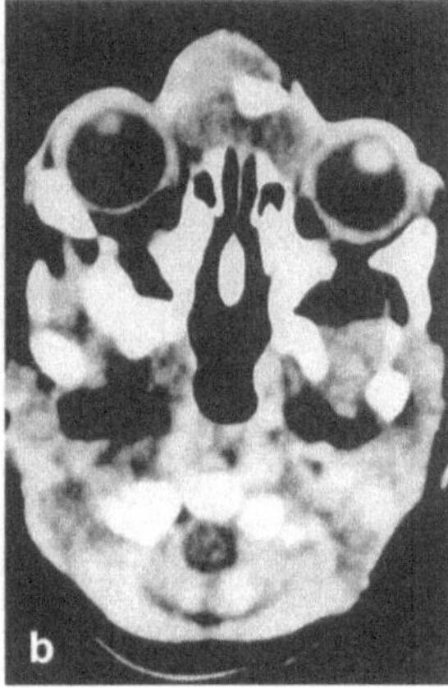

Abb. 28a, b. Große fronto-nasale Meningoenzephalozele mit angedeutetem Hypertelorismus und vertikaler Verlängerung des Mittelgesichtes **(a)**. Die Siebbeinplatte ist nur teilweise vorhanden, das Nasenskelett ist stark deformiert und rarifiziert **(b)**

chronisch erhöhten intrakraniellen Druckes und der intrakranielle Platzmangel in der frontalen und fronto-basalen Region der Kernpunkt für die Indikationsstellung zur operativen Korrektur (Abb. 31–34) (Renier et al. 1982, 1987; Gault et al. 1992). Die durch einfache Kraniosynostosen verursachte chronische intrakranielle Drucksteigerung gefährdet die mentale Entwicklung des betreffenden Kindes auch dann, wenn die klassischen Zeichen am Augenhintergrund in Form einer Stauungspapille oder häufige Kopfschmerzen – beim Säugling ohnehin schwer verifizierbar – nicht vorhanden sind (Renier et al. 1987, Gault et al. 1990, 1992).

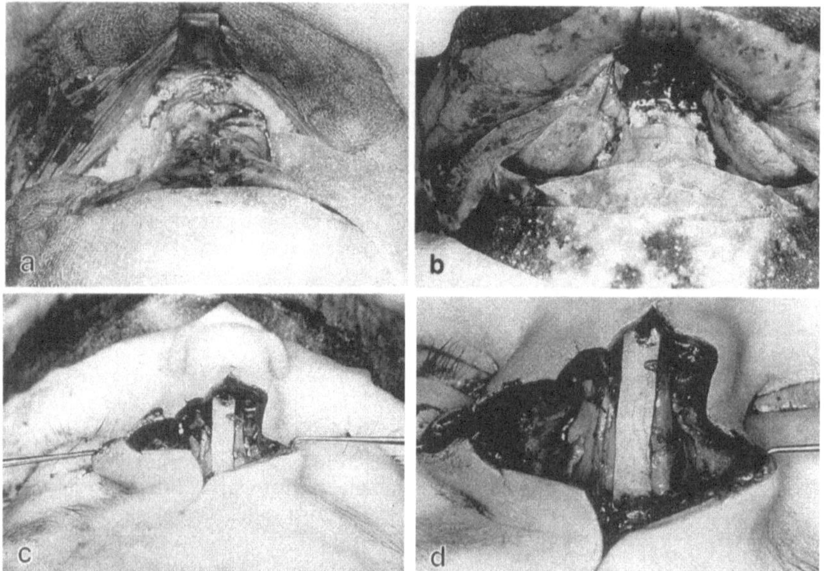

Abb. 29a–d. Nach fronto-basaler Kraniotomie ist die Zele freigelegt, bis in den Nasenraum hinein abgetragen und reseziert. Der Duradefekt ist verschlossen **(a)**. Die Fronto-Glabellar-Region wird durch Reposition und Neukonturierung des fronto-nasalen Kraniotomiesegmentes rekonstruiert **(b)**. Der Überschuß von äußerer Haut im Bereich der Nasenwurzel wird reseziert, das fehlende Nasenskelett durch freie Knochentransplantate vom Schädeldach rekonstruiert **(c, d)**

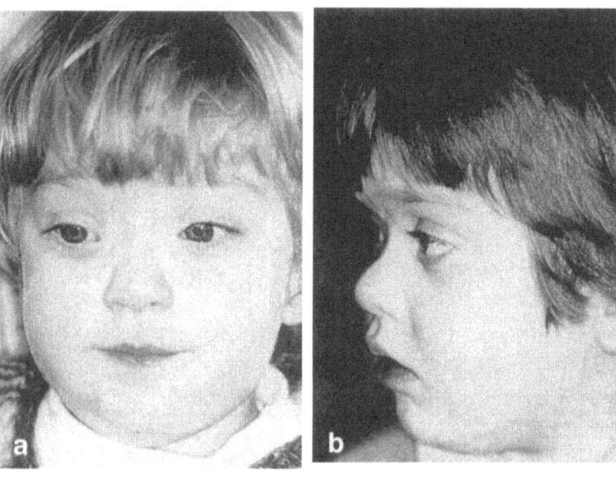

Abb. 30a, b. 4 Jahre nach Resektion der fronto-nasalen Meningoenzephalozele hat sich die skelettale Entwicklung der Patientin weitgehend normalisiert. Der Interorbitalabstand ist im Bereich der Norm **(a)**. Die vertikale Gesichtshöhe hat sich normalisiert. Die Nasenatmung ist nicht behindert, der Visus ist nicht beeinträchtigt **(b)**

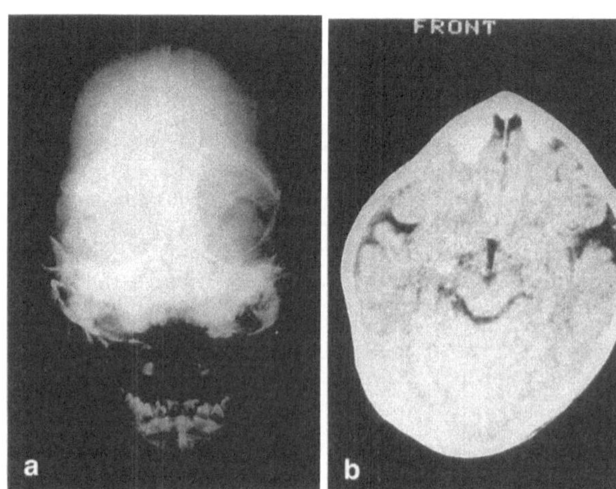

Abb. 32a, b. Röntgenologisch ist die Verringerung des Interorbitalabstandes auf der frontalen Schädelaufnahme gut sichtbar **(a)**. Die dreiecksförmige Konfiguration des Frontalhauptes mit dem extrem verringerten Interorbitalabstand und der transversalen Einengung der vorderen Schädelgrube wird auf dem Computertomogramm sichtbar **(b)**

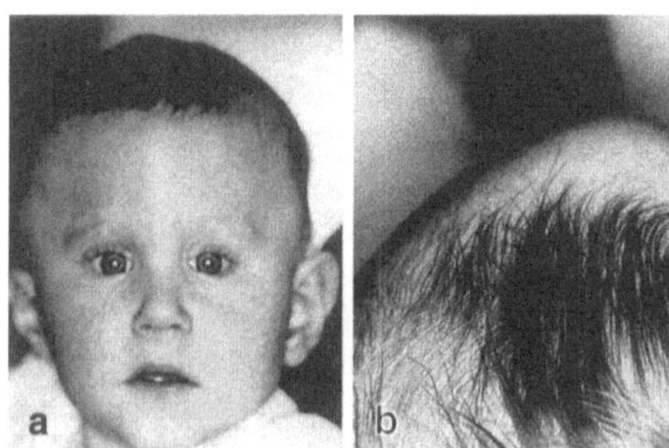

Abb. 31a, b. 4½ Monate alter Knabe mit einer Trigonezephalie, verursacht durch die prämature Fusion der Frontalnaht (Sutura metopica). Das Vorderhaupt ist dreiecksförmig konfiguriert **(a)** die vordere Schädelgrube ist transversal stark eingeengt, es besteht ein Hypotelorismus **(b)**

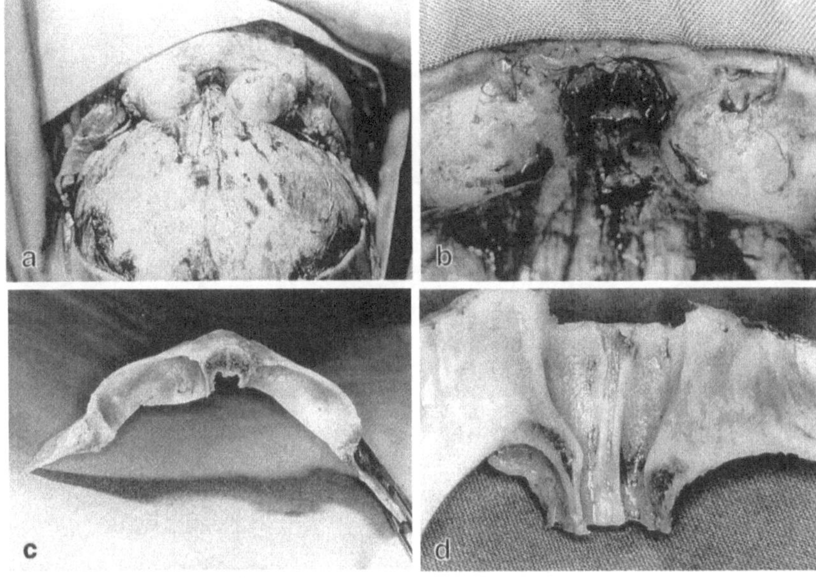

Abb. 33a–d. Zur fronto-orbitalen Umstellungsosteotomie wird eine fronto-orbitale Kraniotomie mit Hebung des gesamten Skelettareals erforderlich **(a, b)**. Nach Konturumstellung und Begradigung werden die Segmente replaziert **(c, d)**

Schwere Fehlbildungen in der Medianebene, mediane und paramediane Gesichtsspalten, vergesellschaftet mit einem ausgeprägten Hypertelorismus, werden nach gegenwärtiger Auffassung im 3.–4. Lebensjahr chirurgisch korrigiert. Diese umfangreichen und heute noch mit erheblichen Risiken behafteten Eingriffe, haben die Aufgabe, den z.T. auf 40–50 mm vergrößerten Interorbitalstand auf das physiologische Maß von 20–25 mm zu reduzieren durch resektive Maßnahmen in die Medianebene und durch Versetzung der fronto-orbitalen Skelettabschnitte zur Mitte (Klassische Hypertelorismuskorrektur). Die Beseitigung einer fronto-ethmoidalen oder fronto-nasalen Meningoenzephalozele ist nahezu immer auch ein Bestandteil des Eingriffes einschließlich

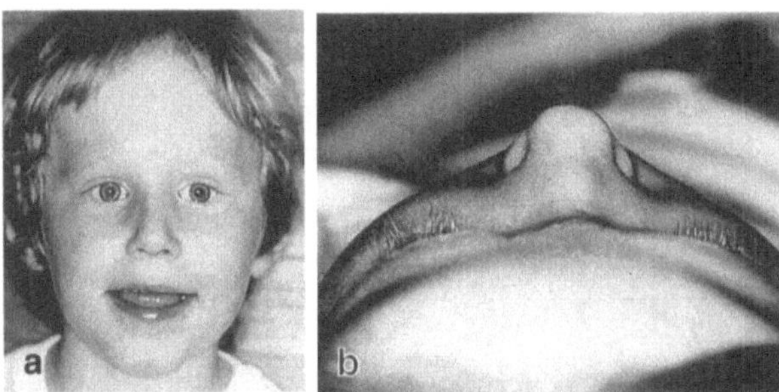

Abb. 34a, b. Der in Abb. 31–33 dargestellte Patient 4 Jahre nach Umstellungsosteotomie im Alter von 5 Jahren **(a)**. Die trigonocephale Schädelform ist vollständig beseitigt, die fronto-oribitale Kontur ist normalisiert **(b)**, das weitere Schädelwachstum schreitet in physiologischer Weise voran

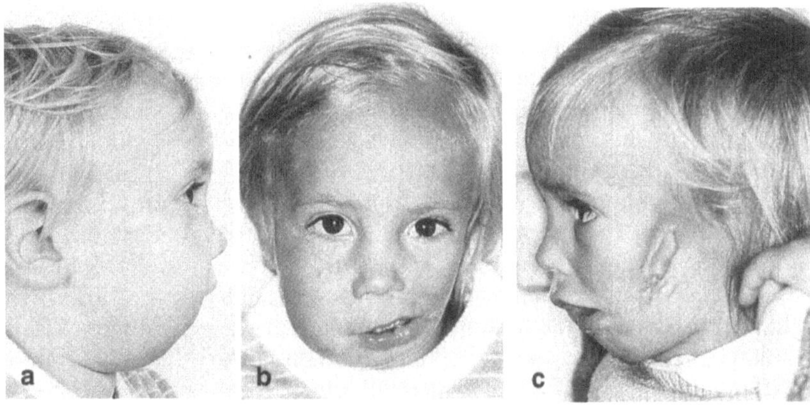

Abb. 35a–c. 3jähriger Knabe mit linksseitig lokalisierter hemifazialer Mikrosomie. Es besteht ein Makrostoma links, eine subtotale Aplasie der linken Ohrmuschel, des äußeren Ohres und des Mittelohres sowie ein skelettaler Defekt der Fossa glenoidalis und des aufsteigenden Unterkieferastes links

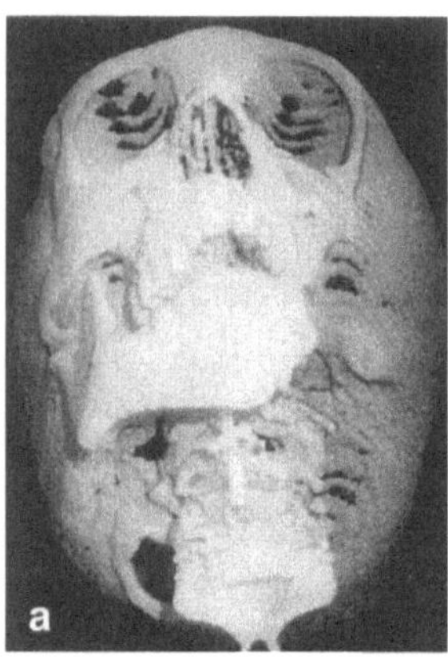

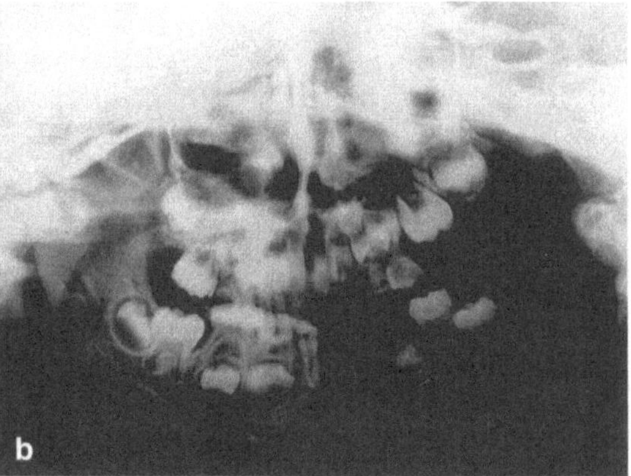

Abb. 36a, b. Die Computertomographie und Röntgenologie des in Abb. 35 dargestellten Kindes zeigt Einzelheiten des Fehlbildungssyndroms. Die 3D-rekonstruierte Computertomographie **(a)** und die Panoramaschichtaufnahme **(b)** zeigen einen knöchernen Defekt des gesamten linken Unterkiefers distal des Zahnes 37. Die Manidbula ist wegen der fehlenden Abstützung links zur fehlgebildeten linken Seite abgewichen

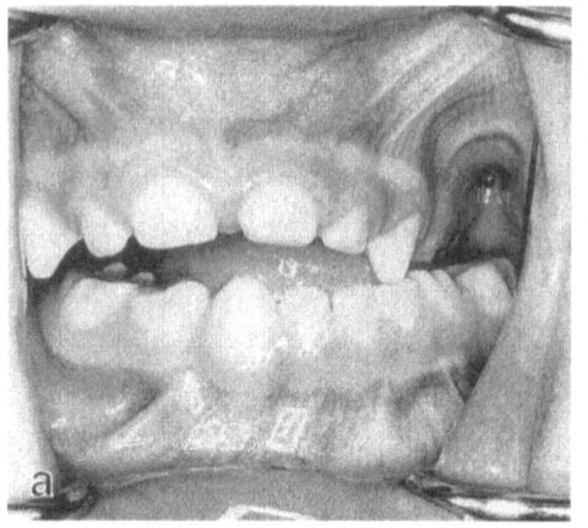

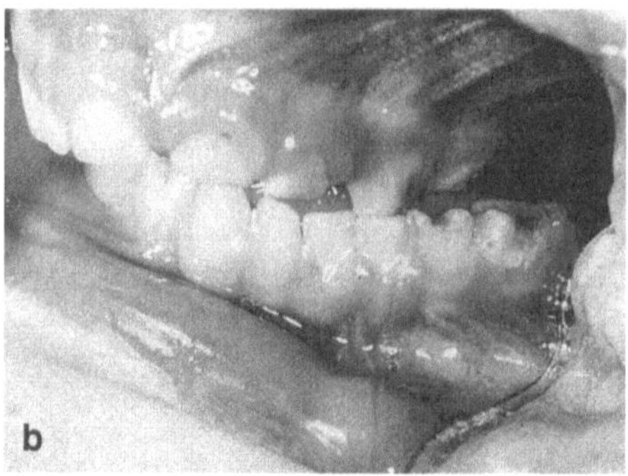

Abb. 37a, b. Die Okklusion im Milchgebiß ist massiv beeinträchtigt. Der Unterkieferkörper ist stark nach links abgewichen, so daß der rechte Eckzahn mit der Oberkiefermittellinie koinzidiert

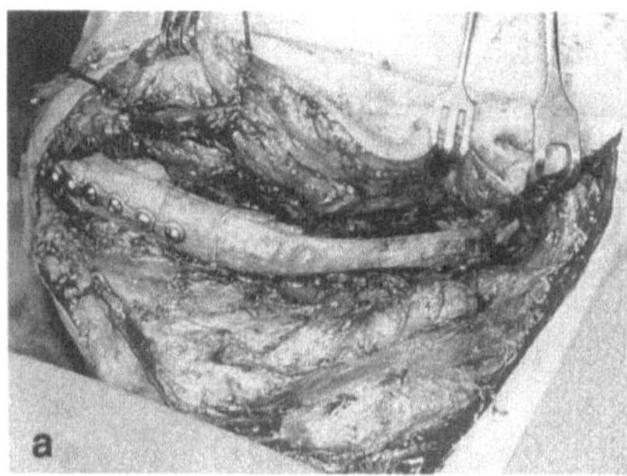

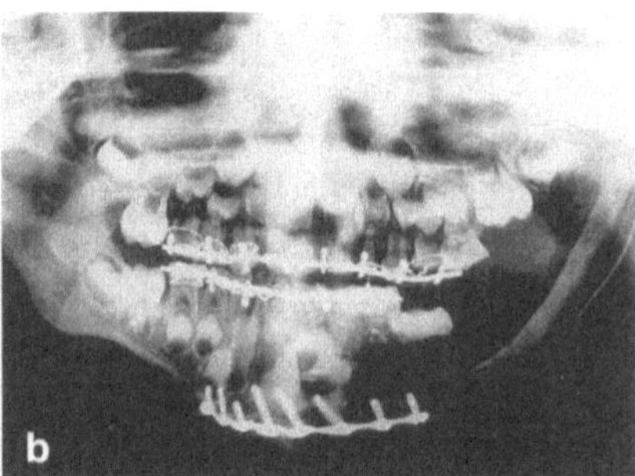

Abb. 38a, b. Im Alter von 5½ Jahren wurde der knöcherne Defekt des Unterkiefers durch eine autogene Rippentransplantation (costo-chondral graft) rekonstruiert. **a** zeigt den Operationssitus, **b** die postoperative Panorama-Schichtaufnahme. Durch die Herstellung der Kontinuität des Unterkiefers wird die stark ausgeprägte transversale Asymmetrie ausgeglichen und für eine funktionelle Stimulation gesorgt

stabilisierender und rekonstruktiver Maßnahmen am frontobasalen Skelett. Reicht die Mittellinienfehlbildung bis in das Mittelgesicht und involviert die Maxilla und den Gaumen, so dehnt sich der Korrektureingriff bis in diese Region aus mit Mobilisierung und Medianrotation beider Fronto-Orbital-Regionen einschließlich der jeweiligen Mittelgesichtshälfte und der Maxilla (Facial bipartation).

Bei ausgeprägten hemifazialen Mikrosomien mit fehlendem Kiefergelenk und aufsteigendem Ast sowie bei beidseitigen asymmetrisch ausgeprägten otomandibulären Dysostosen (David et al. 1987, Rodgers et al. 1991) ist die skelettale Rekonstruktion der fehlgebildeten Skelettareale im Alter von 3–4 Jahre von besonderer Wichtigkeit, um Wachstum und Entwicklung durch funktionelle Stimulation soweit wie möglich zu normalisieren und um sekundäre Schäden am Kausystem und im Bereich benachbarter Skelettabschnitte wie Maxilla und Mittelgesicht zu vermeiden (Abb. 35–40).

Definitive Korrekturen mit dem Ziel einer endgültigen Rehabilitation des Gesichtsprofiles, der Naso-Orbitalregion und des stomatognathen Systems sollten einem Zeitpunkt vorbehalten bleiben

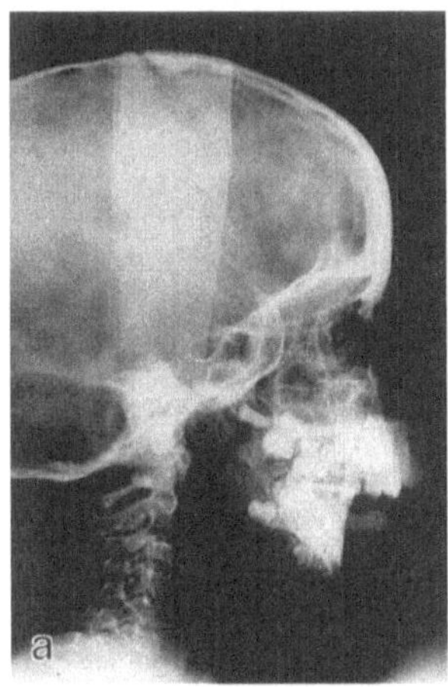

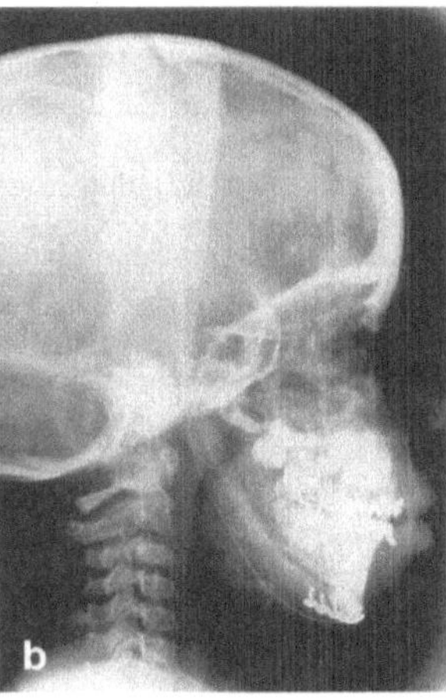

Abb. 39a, b. Die seitlichen Fern-Röntgenbilder vor der operativen Korrektur (**a**) und postoperativ (**b**) zeigen den Ausgleich der Deviation und sagittalen Rücklage des Unterkiefers sowie seinen Ausgleich durch die Herstellung der Kontinuität des Unterkiefers

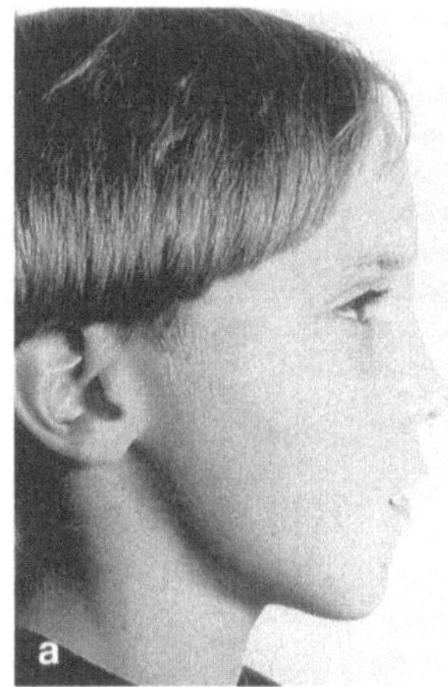

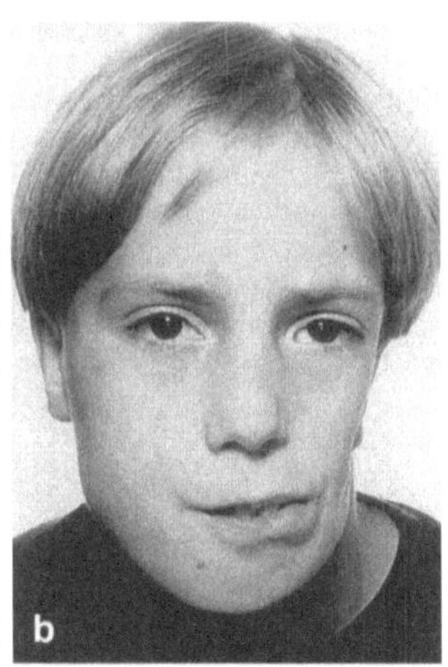

Abb. 40a, b. Der inzwischen 11jährige Patient weist im Profil (**a**) und frontal (**b**) eine weitgehende Normalisierung der skelettalen Parameter und der Weichteile auf. 6 Jahre nach der Unterkieferrekonstruktion ist durch alleinige funktionelle Stimulation Wachstum und Entwicklung weitgehend normalisiert worden. Definitive Korrekturen werden bis zum Abschluß des skelettalen Wachstums (17.–18. Lebensjahr) zurückgestellt

nach Abschluß des pubertären Wachstums (16.–18. Lebensjahr). Alle diesbezüglichen Maßnahmen vor Abschluß des Wachstums sind mit nicht zu unterschätzenden Risiken behaftet, durch nicht zutreffend prognostizierbares Wachstum teilweise oder insgesamt zunichte zu werden.

Literatur

Albrecht P (1885) Über die morphologische Bedeutung der Kiefer-, Lippen- und Gesichtsspalten. Arch Klin Chir 31:227

Anderson FM, Geiger LE (1965) Craniosynostosis: A survey of 204 cases. AJ Neurosurg 22:229

Cohen MM (1979) Craniosynostosis and syndromes with craniosynostosis: incidence, geneties, penetrance, variability and new syndrome updating. Birth Defects 15:13

Cohen MM (1979) Craniofrontonasal dysplasia. Birth Defects 15:85

David DJ, Poswillo D, Simpson D (1982) The craniosynostoses. Springer, Berlin

David DJ, Mahatumarat C, Cooter RD (1987) Hemifacial microsomia: a multisystem classification. Plast Reconstr Surg 80:525

Degenhardt KH (1964) Mißbildungen des Kopfes und der Wirbelsäule. In: Becker PE (Ed) Humangenetik, Bd. 2, S. 489–604. Stuttgart: Thieme

Gault DT, Renier D, Marchac D, Jones BM (1992) Intracranial pressure and intracranial volume in children with craniosynostosis. Plast + Reconstr Surg 90:377

Gault DT, Renier D, Marchac D, Ackland FM, Jones BM (1990) Intracranial volume in children with craniosynostosis. J Craniofac Surg 1:1

Gorlin RJ (1970) The developmental anomalies in the face and oral structures. In: Thoma, Oral Pathology. Mosby, St. Louis

Gorlin RJ, Cohen jr MM, Levin LSt (1990) Syndroms of the head and neck. Oxford Univ. Press New York, Oxford

Hunter AGW, Rudd NL (1977) Craniosynostosis. II. Coronal synostosis: Its familial characteristics and associated clinical findings in 109 patients lacking bilateral polysyndactyly or syndactyly. Teratology 15:301

Hunter AGW, Rudd NL (1976) Craniosynostosis. I. Sagittal synostosis: Its genetics and associated clinical findings in 214 patients who lacked involvement of the coronal suture(s). Teratology 14:185

Kokich VG, Moffett BC, Cohen MM jr (1982) The cloverleaf skull anomaly: An anatomic and histologic study of two specimens. Cleft Palate J. 19:89

Karfik V (1966) Proposed classification of rare congenital cleft malformations in the face. Acta Chir Plast 8:163

Kreiborg S, Pruzansky S (1981) Craniofacial growth in premature craniofacial synostosis. Scand J Plast Reconstr Surg 15:171

Mazzola RF (1976) Congenital malformations in the frontonasal area: Their pathogenesis and classification. Clin Plast Surg 3:573

McCarthy JG, Epstein F, Sadove M, Grayson G, Zide B (1984) Early surgery for craniofacial synostosis: An 8-year experience. Plast Reconstr Surg 73:521

McKusick VA (1979) Mendelian inheritance in man. 5th cdn. Johns Hopkins Press, Baltimore pp 6–8

Morian R (1987) Über die schräge Gesichtsspalte. Arch klin Chir 35:245

Muller PJ, Hofmann JJ (1975) Cloverleaf skull syndrome. J Neurosurg 43:86

Pfeifer G (1967) Die Entwicklungsstörungen des Gesichtsschädels als Klassifikationsproblem. Dtsch Zahn-, Mund- u Kieferheilk 48:22–40

Pfeifer G (1968) Angeborene Fehlbildungen des Gesichtes, der Kiefer und der Mundhöhle. In: Handbuch der Kinderheilkunde, Bd. IX, hrsg. von Opitz H, Schmid F. Springer, Berlin, S 347–400

Pfeifer G (1974) Systematik und Morphologie der kraniofazialen Anomalien. In: Fortschritte der Kiefer- und Gesichtschirurgie, Bd. XVIII. Hrsg. von Schuchardt K, Stellmach R. Thieme, Stuttgart, S 1–14

Renier D, Sainte-Rose C, Marchac D, Hirsch JF (1982) Intracranial pressure in craniostenosis. J Neuro-surg 57:370

Renier D, Brunet L, Marchac D (1987) IQ and craniostenosis: Evolution in treated and untreated cases. In: Marchac D (Ed), Craniofacial Surgery, Berlin: Springer, p 114

Renier D, Sainte Rose C, Marchac D (1987) Intracranial pressure in craniostenoses: 302 recordings. In: Marchac D (Ed) Craniofacial surgery. Berlin: Springer, p 110

Rodgers SF, Eppley BL, Nelson CL, Sadove AM (1991) Hemifacial microsomia: Assessment of classification systems. J Craniofac Surg 2:114

Sanvenero-Roselli G (1958) Developmental pathology of the face and the dysrhaphic syndrome. Plast reconstr Surg 11:36

Tentamy S, McKusick VA (1962) Synopsis of hand malformations with particular emphasis on genetic factors. Birth Defects 5 (no 3):125

Tessier P (1976) Anatomical classification of facial, craniofacial and latero-facial clefts. J max-fax Surg 4:69–92

III. Entzündungen

European Archives of Suppl. 1993/I
Oto-Rhino-Laryngology

Komplikationen entzündlicher Nasennebenhöhlenerkrankungen einschließlich iatrogen bedingter Komplikationen

H. Stammberger

Klinische Abteilung für allgemeine HNO, Kopf- und Halschirurgie (Leiter: Prof. Dr. med. H. Stammberger), HNO-Universitäts-Klinik (Prof. Dr. med. M. Moser), Auenbruggerplatz 20, A-8036 Graz, Österreich

Inhaltsverzeichnis

1 Abgrenzung des Themas

Auch wenn die Themensetzung in erster Linie die entzündlich bedingten Komplikationen im Bereich der vorderen Schädelbasis ist, erscheint es doch geboten, die von den Nasennebenhöhlen ausgehenden orbitalen Komplikationen nochmals kurz zu besprechen. Nicht nur bestehen oft fließende Übergänge von orbitalen zu frontobasalen und intrakraniellen Komplikationen, auch die Läsionen des Sehnerven verlangen eine Auseinandersetzung mit der Orbita und ihren angrenzenden Strukturen. Angesichts der zunehmenden Häufigkeit endonasaler Eingriffe erschien es sinnvoll, auch die direkt und indirekt iatrogen ausgelösten Komplikationen zu besprechen und – soweit möglich – Konzepte zu deren Vermeidung aufzuzeigen. Potentielle Gefahren, welche durch die Verwendung allogener und sonstiger Fremdmaterialien für Diagnose und Therapie entstehen können, finden nur kurze Erwähnung, da sie im wesentlichen Themen des letztjährigen Hauptreferates waren; zum Teil werden sie auch – wie z.B. die Spätkomplikationen durch Verwendung von Histacrylkleber an der Schädelbasis – von anderen Referenten besprochen (Kapitel Draf, S. 105ff.). In einem eigenen Kapitel vorgestellt dagegen werden die Möglichkeiten und die – bei korrekter Anwendung – geringen Komplikationen der intrathekalen Anwendung von Natriumfluoreszein bei der Lokalisation und Versorgung von Liquorfisteln. Ein Kapitel über persönliche Techniken zur endoskopisch-chirurgischen Versorgung von Liquorfisteln und Meningoenzephalozelen sowie zur endoskopischen Technik der Opticus- und Orbitadekompression runden das Thema ab. Es möchte als Beitrag zu einer heute in vielen Fällen möglichen „minimal invasiven", den Patienten nur gering traumatisierenden, vom HNO-Chirurgen durchführbaren Technik verstanden sein.

2 Rhinogene orbitale Komplikationen

Orbitale Komplikationen entzündlicher Nasen- und Nebenhöhlenerkrankungen wurden bereits vielfach detailliert beschrieben. In der vorantibiotischen Ära starben noch 17–20% aller Kinder mit orbitalen Komplikationen an Meningitis oder erblindeten auf dem betroffenen Auge [76]. Dieser Prozentsatz ist heute zwar auf weniger als 5% gesunken, weist jedoch eindringlich auf die nach wie vor bestehenden Gefahren bei verzögerter Diagnose und Behandlung hin [142].

Orbitale Komplikationen einer Sinusitis finden sich besonders häufig bei jüngeren Kindern: in zwei Untersuchungsserien waren 50% der betroffenen Kinder unter 6 Jahre [66] bzw. unter 4 Jahre [96] alt. Über die *absolute* Häufigkeit von orbitalen Komplikationen bei Sinusitis gibt es uneinheitliche Angaben, welche von 21% bis 90% reichen [39, 79, 217]. Diese Unterschiede können zum Teil mit der unterschiedlichen Selektion des untersuchten Patientengutes in Kliniken und beim niedergelassenen Praktiker erklärt werden. In der vorantibiotischen Ära wurde offenbar insbesondere die Sinusitis ethmoidalis spät erkannt bzw. wenig diagnostiziert, so daß Literaturangaben aus dieser Zeitspanne das Siebbein als Ausgangspunkt orbitaler Komplikationen wahrscheinlich unterbewertet haben. Manche Autoren schätzen heute aufgrund endoskopischer und CT-Untersuchungen, daß – milde Verlaufsformen mit eingerechnet – bei etwa 70% aller Patienten mit akuter bzw. akut exazerbierter chronischer Sinusitis ethmoidalis eine entzündliche Mitbeteiligung der Orbita zu finden ist [94]. In einigen Studien wird eine zunehmende Häufigkeit während der Wintermonate angegeben, was sich zwanglos aus der in dieser Jahreszeit höheren Infekthäufigkeit der Nase erklären läßt.

2.1 Ausgangspunkte und Ausbreitungsmöglichkeiten

Als Ausgangspunkte für orbitale Komplikationen kommen alle benachbarten Nebenhöhlen in Betracht. Der Häufigkeit nach sind es die Siebbeinzellen, die Stirnhöhle, die Keilbeinhöhle und die Kieferhöhle. Die Gesetzmäßigkeiten der Entwicklung, der Pneumatisationsgrad und individuelle Varianten bestimmen zusätzlich in den verschiedenen Lebensaltern die Ausbreitungswege. Prinzipiell kommen vier Ausbreitungswege entzündlicher Erkrankungen in Frage:

1. das *direkte Übergreifen* durch vorbestehende Knochendehiszenzen (meist in der Lamina papyracea) oder nach entzündlicher Destruktion umschriebener Knochenareale (Stirnhöhlenboden, Lamina papyracea) bzw. durch posttraumatische Defektbildungen.
2. *Ausbreitung entlang der Venen.* Entlang der venösen Abflußwege können sich entweder direkt oder über eine Thrombophlebitis Entzündungen in die Orbita ausbreiten. Aufgrund des Abflusses in den Sinus cavernosus, der Anastomosen mit Gesichts- und Diploevenen (Breschet) ist bei entsprechender Virulenz rasche Ausbreitung möglich. Zu peri- bzw. intraorbitalen Komplikationen können sich so rasch Osteomyelitiden der Schädelbasis, des Stirnbeins, ja der gesamten Kalotte gesellen. Die Thrombose des Sinus cavernosus

gilt auch noch heute als äußerst bedrohliche Komplikation.

3. Die Ausbreitung von Prozessen *entlang arterieller Gefäße* ist sicher prinzipiell möglich, im allgemeinen wird ihr in der Literatur jedoch keine überragende Bedeutung beigemessen [118, 142].
4. Ausbreitung über *Lymphbahnen:* Obwohl Lymphwege in den Nebenhöhlen und der Nasenschleimhaut vorhanden sind, scheinen sie bei der Ausbreitung akut entzündlicher Komplikationen keine große Rolle zu spielen. Einige Untersucher führen an, daß in der Orbita selbst keine Lymphgefäße vorhanden seien und eine Kommunikation von Gewebslymphe und Nebenhöhlen praktisch nicht stattfindet [12, 39].

2.1.1 Klassifikation und Einteilung

Kastenbauer [118] hat kürzlich eine Einteilung der möglichen Krankheitsbilder je nach ihrem Ausbildungsgrad vorgestellt, wobei er besonders auf den möglichen und häufigen fließenden Übergang hinweist:

- das Orbitaödem,
- die orbitale Periostitis
- den subperiostalen Abszeß
- das Apex-Orbitae-Syndrom
- die Orbitalphlegmone.

In der angloamerikanischen Literatur wird überwiegend die sehr ähnliche Klassifikation nach Chandler [39, 95, 96] verwendet, wobei in der ersten Gruppe eine „pre-septal cellulitis" als isoliertes, entzündliches Ödem der Augenlider von einer „orbital cellulitis without abscess" unterschieden wird. Die „orbital cellulitis with subperiosteal abscess" entspricht dem entzündlichen Orbitaödem mit Bildung eines subperiostalen Abszesses. Die Gruppe vier „orbital cellulitis with abscess" weist eine freie Abszeßbildung innerhalb des orbitalen Fettes auf und als Gruppe fünf werden Fälle von Sinus cavernosus-Thrombosen mit orbitaler Thrombophlebitis und möglichem Übergreifen auf die Gegenseite zusammengefaßt.

Diese beiden Klassifikationen lassen sich zwanglos zu einer Einteilung zusammenfassen, welcher auch für die Therapie Konsequenzen zukommen:

I: *Entzündliches Lidödem („preseptal cellulitis").* Als Frühsymptom vor allem bei Sinusitis ethmoidalis aber auch frontalis kommt es zu einer entzündlichen Schwellung häufiger im Ober- als im Unterlid der betreffenden Seite, wobei sich das entzündliche Ödem überwiegend vor dem Septum orbitale manifestiert (Abb. 1a).

II: *Periorbitale Osteitis/Orbitaödem („orbital cellulitis").* Über natürliche, durch Knochenarrosion oder traumatisch geschaffene Dehiszenzen hat die Infektion das Periost der Orbita erreicht und hier zu Entzündungserscheinungen geführt, welche ihrerseits in eine Infiltration bzw. zunächst ein Ödem des Orbitainhaltes führen können.

III: *Subperiostaler Abszeß („orbital cellulitis with subperiostal abscess").* Es kommt zu einem zunehmenden Infiltrat zwischen der Periorbita und (meist) der Lamina papyracea, welches bis zur Bildung eines freien Abszesses führen kann (Abb. 1b).

IV: *Intraorbitales Infiltrat/-Abszeß („orbital cellulitis with intraorbital abscess").* In der Orbita hat sich ein entzündliches Infiltrat gebildet, aus welchem intraorbitale Abszesse entstehen können (Abb. 1c), die wiederum in eine Phlegmone münden können. Besonders bei Ausbildung nahe der Orbitaspitze und/oder bei intrakonaler Lage, können sich weitere Komplikationen wie das sogenannte Apex orbitae-Syndrom entwickeln (Abb. 1d).

V: *Gruppe-IV-Komplikationen mit Sinus cavernosus-Thrombose („cavernous sinus thrombosis").* Aus den in Gruppe IV genannten Komplikationen ist entweder über eine Thrombophlebitis oder im Rahmen einer Phlegmone direkt eine Sinus cavernosus-Thrombose entstanden, von welcher aus weitere große venöse Hirnblutleiter, insbesondere der Sinus cavernosus der Gegenseite mitbefallen werden und weitere intrakranielle Komplikationen entstehen können.

Unter Berücksichtigung des individuellen Krankheitsbildes kann im allgemeinen bis zur Gruppe III ein initial konservativ-medikamentöses Vorgehen vertreten werden. Die Indikation zu dringlicher operativer Intervention wird in den meisten Fällen beim Übergang in einen Gruppe-IV-Prozeß gestellt werden müssen, wobei ein rein intraorbitales *Infiltrat* noch eine entsprechende medikamentöse Therapie unter genauer Verlaufsbeobachtung erlauben mag. Spätestens bei Auftreten eines freien intraorbitalen Abszesses mit Spiegelbildung, Anzeichen des Zerfalles und/oder Visusbeeinträchtigungen ist jedoch rasches operatives Handeln geboten.

Die erwähnten Komplikationen können auch fortgeleitet von verschiedenen Knochen- und Weichteilerkrankungen des Gesichtsschädels, sowie dentogen und hämatogen entstehen.

2.1.2 Bakteriologie

Bei Kindern werden akute bakterielle Sinusitiden überwiegend ausgelöst durch Streptokokkus pneumoniae, Haemophilus influenzae, Moraxella catar-

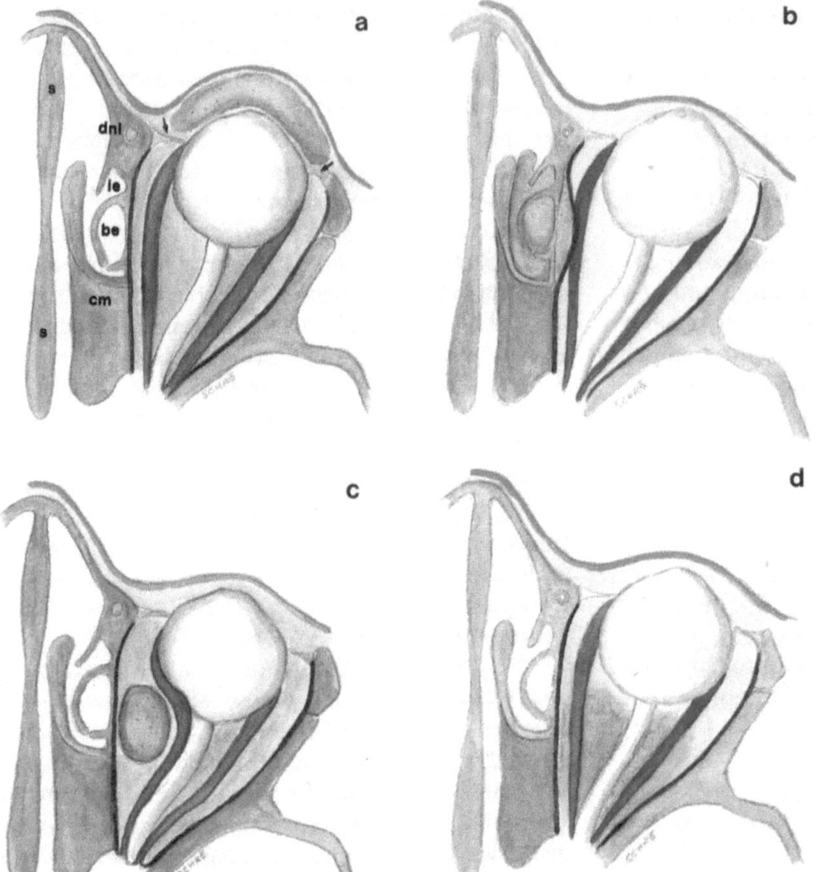

Abb. 1. a Stark schematisierter Horizontalschnitt durch laterale Nasenwand und Orbita knapp oberhalb des hinteren Endes der mittleren Muschel (cm). Ein entzündliches Lidinfiltrat ist vor dem Septum orbitale (Pfeile) dargestellt. *S* = septum nasi, *CM* = Concha media, *DNL* = Ductus naso lacrimalis, *IE* = Infundibulum ethmoidale, *BE* = Bulla ethmoidalis **b** Situation bei subperiostalem Abszeß: die Periorbita (braun) ist von der Lamina papyracea abgehoben und bis zum Musculus rectus medialis vorgewölbt. Die Infiltration geht von einer Siebbeinerkrankung aus. **c** Intraorbitales Infiltrat/Abszeß: im dargestellten Fall verdrängt der Abszeß den Musculus rectus medialis nach lateral; das Infiltrat ist gut abgekapselt. **d** Intraorbitale Phlegmone mit Ausdehnung bis zur Orbitaspitze

rhalis, Streptokokkus pyogenes. Staphylokokkus aureus findet sich in allen Altersgrupen, scheint bei Kleinkindern jedoch nicht so häufig krankheitsbestimmend sein. Die Angaben für Anaerobierbeteiligungen schwanken, bei Kleinkindern scheinen sie eher selten zu sein [142, 193, 275].

Tabelle 1. Bakteriologische Befunde bei Kindern mit akuter Sinusitis. (Nach R. Lusk) [142]

	Revonta (250[a])	Wald (248[a])	Ylikoski (1231[a])
Streptokokkus pneumoniae	31%	36%	18,5%
Haemophilus influenzae	24%	23%	50,7%
Moraxella catarrhalis	2%	19%	1%
Streptokokkus pyogenes	2%	2%	5%
Anaerobier		1,5%	

[a] (Fallzahl der jeweiligen Untersuchung)

Unter Berücksichtigung auch der Erwachsenen findet sich folgendes Erregerspektrum bei orbitalen Komplikationen:

Tabelle 2. Erregerspektrum bei orbitalen Komplikationen, der Häufigkeit nach geordnet. (Nach Kastenbauer 1992 [118])

Staphylkokkus aureus
Haemophilis influenzae
Hämolysierende Streptokokken
Staphylokokkus albus und epidermidis
Streptokokkus viridans
Pneumokokken Typ III
Anerobe Streptokokken
Klebsiella pneumoniae
Kolibakterien
Pseudomonas aeruginosa
Mischinfektion mit Pilzen
Aspergillose (invasiv und nicht invasiv)
Eikenella corrodens
Fusobacterium

Eigene Untersuchungen [193] zeigten, daß Anaerobier in einem hohen Prozentsatz auch in gesunden Nebenhöhlen zu finden sind. Eine Rolle in der Pathogenese dürfte ihnen erst nach Aktivierung des Krankheitsherdes durch aerobe Bakterien zukommen. Dann allerdings können sie auch ausgeprägte intraorbitale Abszesse verursachen [253].

Da Antibiotika bei Komplikationen meist empirisch gegeben werden müssen, sollte auf eine gute Wirkung gegen Pneumokokken, gramnegative Keime (H. influenzae, M. catarrhalis), Staphylokokken und potentielle Anaerobier geachtet werden, bei fortgeschrittenen Komplikationen auch auf eine gute Liquorgängigkeit. Wegen der relativen Seltenheit von Sonderformen (Klebsiellen, E. Coli, Proteus) brauchen diese nur bei gezieltem Verdacht initial berücksichtigt werden.

Bei immunsupprimierten Patienten scheint Staphylokokkus aureus häufiger als virulentes Pathogen zu wirken. Ebenso Keime wie Legionella pneumophila, Pseudomonas und Pilze bei Patienten mit AIDS, CLL, Hypogammaglobulinämie und malignen Lymphomen unter immunsuppressiver Behandlung [15, 113, 168, 192, 207, 216, 213, 231, 240, 261, 275]. Immer ist bei Nasenabstrichen zu beachten, daß die hier gefundenen Keime nicht zwingend auch diejenigen sind, welche für die jeweiligen Komplikationen verantwortlich sind.

2.2 Entzündliches Lidödem (Gruppe I)

Klinik und Komplikationsmöglichkeiten

Es besteht eine teigig weiche, entzündliche Schwellung vornehmlich des Oberlides (bei Affektionen des Siebbeines und der Stirnhöhle), sowie seltener des Unterlides (bei Kieferhöhlenerkrankungen). Die Schwellung kann so massiv sein, daß z.B. das Oberlid weit über das Unterlid ragt und ein Öffnen der Lidspalte nahezu unmöglich ist. Die Haut ist gewöhnlich leicht bis mittelgradig gerötet. Im Falle entzündlicher Einschmelzung kann es zu Abszeßbildung mit Durchbruch nach außen kommen. Selbst bei ausgeprägtem äußeren Befund besteht normalerweise keine nennenswerte Verlagerung des Bulbus, keine Einschränkung seiner Beweglichkeit und keine Visus- bzw. Gesichtsfeldeinschränkung.

Mögliche Komplikationen stellen neben dem Abszeßdurchbruch nach außen ein weiteres Übergreifen auf die Gesichtsweichteile, auf das Tränenwegssystem, sowie auf den übrigen Orbitainhalt dar. Diese Übergänge können fließend sein. Besonders bei Abszeßbildung im medialen Lidwinkel und Mitbeteiligung des Tränenwegssystems kann es zur Thrombophlebitis im Bereich der Vene angularis kommen, was die Gefahr einer Sinus cavernosus-Thrombose heraufbeschwört.

Differentialdiagnostisch sind Verletzungen, Hauterkrankungen (Erysipel), Insektenstiche, vom Tränenwegssystem ausgehende Infektionen, sowie sekundäre Ödembildung bei tumoröser Infiltration oder Stirnhöhlenmukozele auszuschließen.

Diagnostik

Bezeichnend ist die meist kurze Anamnese. Gerade bei Kleinkindern müssen Schnupfen oder andere typische Sinusitisbeschwerden nicht zwingend vorhanden bzw. von den Eltern bemerkt worden sein. Die Schwellung ist meist indolent, bei massiver Infiltration oder Abszeßbildung kann es zur Schmerzhaftigkeit kommen. Übersichtsröntgen, Nasenendoskopie, ophthalmologischer Fachbefund sind neben klinischem Routinelabor die Grundpfeiler der Diagnostik. Eine CT ist bei Fehlen sonstiger Komplikationszeichen nicht erforderlich. Immer ist jedoch genaue Observanz angezeigt.

Therapie

Meist gutes Ansprechen auf Antibiotikagaben; eine gezielte Lokaltherapie mit abschwellenden Nasentropfen oder „hohen Einlagen“ eventuell unter endoskopischer Führung in den mittleren Nasengang führen gewöhnlich zur raschen Abheilung. Liegt eine Abszeßbildung im Lid vor, muß eine Drainage durch Punktion oder Stichinzision erfolgen.

2.3 Entzündliches Orbitaödem (Gruppe II) („Orbital cellulitis“)

Klinik

Das entzündliche Ödem hat das Fettgewebe der Orbita erfaßt, Infiltrat oder Abszeßbildung liegen noch nicht vor. Der Augapfel ist meist nach vorne verlagert, ohne Seitenabweichungen oder nennenswerte Bewegungseinschränkungen zu zeigen. Wie in Gruppe I ist eine Lidschwellung wechselnden Ausmaßes vorhanden. Eine Chemose der Konjunktiva kann, muß aber nicht vorhanden sein. Bei Zunahme des intraorbitalen Ödems kommt es zu ersten Bewegungseinschränkungen, weiterer Protrusio bulbi und Schmerzen. Damart et al. fanden bei 29 Kindern der Komplikationsgruppe I–III in allen Fällen eine Lidschwellung, 86% klagten über Schmerzen und bei zwei Drittel bestanden Fieber und vermehrte Nasensekretion. Bei genauerer Inspektion war jedoch nur in knapp 7% aller Fälle freier Eiter im mittleren Nasengang zu erkennen [213].

Die Komplikationsmöglichkeiten entsprechen denen von Gruppe I, wobei wegen der bereits beste-

Tabelle 3. Befunde bei Kindern mit orbitalen Komplikationen I–III (n = 29). (Nach Samad 1991 [213])

Lidschwellung	100 %	(29)
Schmerzen	86,2%	(25)
Fieber	75,8%	(22)
vermehrte Nasensekretion	72,4%	(21)
Kopfschmerzen	58,6%	(17)
Doppelbilder	24,1%	(7)
Protrusio bulbi	20,6%	(6)
Chemosis	20,6%	(6)
Bewegungseinschränkung/Ophthalmoplegie	20,6%	(6)
Visuseinschränkung	20,6%	(6)
Lichtscheu	6,8%	(2)
Eiter im mittleren Nasengang	6,8%	(2)

henden periostalen Reizung der rasche Übergang in ein subperiostales Infiltrat oder Abszeß ausgeschlossen werden muß.

Diagnostik

Zu den für Gruppe I empfohlenen Untersuchungen sollte vor allem bei Kindern unbedingt eine CT der NNH durchgeführt werden. Die ursächlichen Siebbeinveränderungen stellen sich am besten auf der direkt coronaren CT, die orbitalen Veränderungen auf axialen Schichten dar. Unser routinemäßiges Vorgehen ist in diesen Fällen eine coronare CT mit ein bis zwei axialen Schichten zusätzlich in der Höhe des Nervus opticus durch die Orbita. So können vor allem die Lamina papyracea und die Apex der Orbita am besten beurteilt werden. Beim Verdacht auf beginnende entzündliche Infiltration ist die Gabe von Kontrastmittel angezeigt. Eine Endoskopie der lateralen Nasenwand kann Aufschluß über die zugrundeliegende Siebbeinerkrankung geben und gleichzeitig die Möglichkeit zur Lokaltherapie bieten (Abb. 2a–d).

Therapie

I.v. applizierte Antibiotika und lokal abschwellende Maßnahmen reichen im allgemeinen für eine rasche Abheilung aus. Selbst bei massiven CT-Befunden wie in Abb. 2, welche für sich allein gesehen als Indikation für ein operatives Vorgehen herangezogen werden könnten, gelingt es fast immer durch gezielte endoskopische Einlagen in den mittleren Nasengang eine Drainage und Belüftung zu erreichen. Fast ausnahmslos können so initiale oder gar wiederholte Punktionen und Spülungen vermieden werden [232, 233].

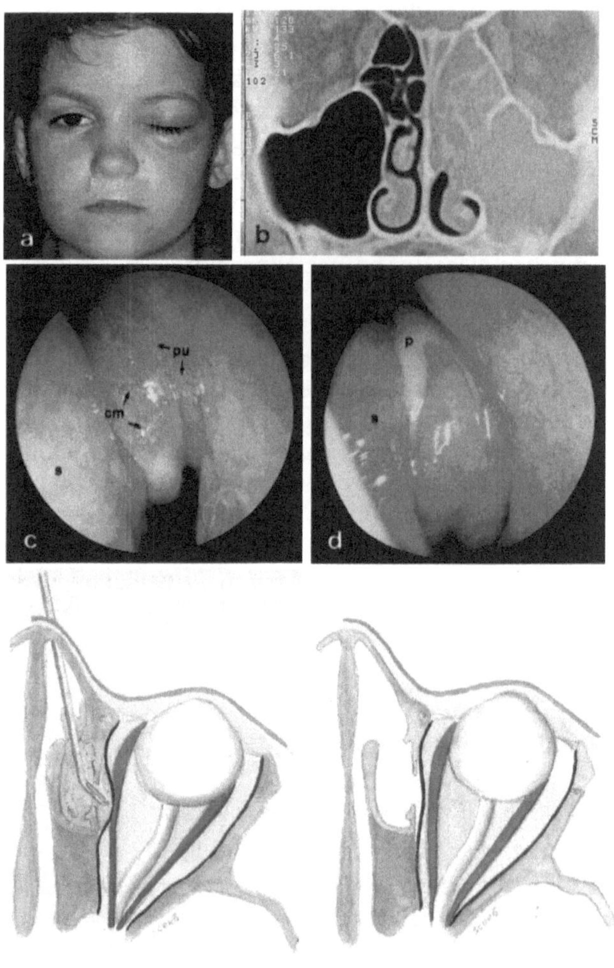

Abb. 2. a Ober- und Unterlidödem bei Sinusitis ethmoidalis mit beginnender orbitaler Komplikation links. In der Nase abschwellende Einlagen. **b** Im CT findet sich eine ausgeprägte Pansinusitis links, die knöchernen Siebbeinsepten erscheinen osteitisch verändert. **c** Endoskopischer Befund: der Prozessus uncinatus *(PU)* ist nach medial vorgewölbt und kontaktiert die mittlere Muschel *(CM)* *(S* = Septum). **d** Nach Entfernen der abschwellenden Einlagen ergießt sich Eiter *(P)* aus dem mittleren Nasengang. Die Läsion heilte unter antibiotischer Therapie und wiederholten „hohen Einlagen" ohne chirurgische Intervention aus. **e** Schematische Darstellung des endoskopischen Vorgehens bei Subperiostalabszeß. Nach Revision des Prozessus uncinatus, sowie der Bulla ethmoidalis, Sanierung des Rezessus frontalis und – so erforderlich – des hinteren Siebbeines – wird die Lamina papyracea über dem Abszeß eröffent, teilweise reseziert und der Abszeß so drainiert. **f** Zustand nach Abheilung

2.4 Subperiostalabszeß (Gruppe III) („Orbital cellulitis with subperiosteal abscess")

Klinik

Nach Durchdringen der Lamina papyracea erreicht die Infektion das orbitale Periost. Von einem zunehmenden Infiltrat zunächst des Periostes selber („periorbitale Osteitis/Periostitis"), wird schließlich das Periost von der Lamina papyracea abgehoben und ins Orbitainnere vorgewölbt. Je nach Ausprägung kommt es zu einer deutlichen Protrusio bulbi mit entsprechender Verlagerung. Als Faustregel kann man davon ausgehen, daß der Bulbus in Richtung des Quadranten verlagert wird, welcher dem Infiltrat oder Abszeß (diagonal) gegenüberliegt. Bei Einschmelzung des Infiltrates entsteht ein subperiostaler Abszeß, welcher beträchtliche Ausdehnung haben kann. Mit dem Periost werden auch die Augenmuskeln verlagert. Dies kann zu Motilitätsstörungen mit Doppelbildern führen.

Diagnostik

Neben den für Gruppe I und II beschriebenen Routinemaßnahmen ist unbedingt eine CT der NNH durchzuführen. Bei der augenärztlichen Untersuchung müssen die Motilität des Bulbus, die Pupillenreaktion, die Augenhintergrund und bei entsprechendem Verdacht auch Visus und Gesichtsfeld beurteilt werden. Nicht immer gelingt im CT die sichere Differenzierung zwischen subperiostalem Infiltrat und Abszeß [89]; Patt [186] beschreibt 4 Patienten mit Erblindung, bei denen intraoperativ Abszesse gefunden wurden, welche sich im CT nicht dargestellt hatten. Bei 102 Kindern aus der Komplikationsgruppe III fanden sich in einer Untersuchung nur 2 Fälle von begleitender Meningitis und 1 Fall mit einem Subdural-Empyem. Alle drei Patienten waren neurologisch auffällig, so daß eine LP nur bei konkretem Verdacht angezeigt erscheint [142].

Therapie

Beim Vorliegen rein subperiostaler Infiltrate ist oft mit entsprechender antibiotischer Therapie und lokalen abschwellenden Einlagen das Auslangen zu finden. Mangelndes Ansprechen bzw. Progredienz unter der Therapie sind Indikationen für eine operative Intervention (Abb. 2e und f). Die empfohlenen Zeitspannen eines „Abwartens" bis zum Operieren werden sehr unterschiedlich angegeben und müssen immer dem individuellen Fall angepaßt werden. Die Empfehlungen reichen von 12 bis 72 Stunden [39, 44, 61, 78, 79, 86, 142, 201, 235].

2.5 Intraorbitales Infiltrat/Abszeß (Gruppe IV) („Orbital cellulitis with intraorbital abscess")

Klinik und Komplikationsmöglichkeiten

Diese Komplikation kann aus einem subperiostalem Infiltrat bzw. Abszeß entstehen, aber auch isoliert bei einer Siebbein- oder Stirnhöhlenerkrankung auftreten. Zusätzlich zur bisher beschriebenen klinischen Symptomatik können durch die Entwicklung eines intraorbitalen Infiltrates/Abszesses oder gar einer Orbitalphlegmone bedrohliche Symptome hinzukommen. Die Bulbusprotrusion nimmt massiv zu. Es bestehen ausgeprägte Schmerzen und eine hochgradige Bewegungseinschränkung des Bulbus. Durch Übergreifen der Entzündung auf die Strukturen in der Orbitaspitze (Nervus opticus, Arteria und Vena ophthalmica, Hirnnerven II–VI) kann es zu einer Ophthalmoplegie und einer hochgradigen Visusbeeinträchtigung bis hin zur völligen Erblindung kommen. Dieses sogenannte Apex orbitae-Syndrom ist eine vitale Indikation zur sofortigen operativen Intervention. Eine Sehverschlechterung kann sich bereits beim Patienten mit Komplikationen der Gruppe II einstellen. Diese resultieren aber meist aus Störungen des Tränenfilms über der Cornea oder aus einem Astigmatismus, welcher sich aufgrund des erhöhten Druckes eines massiv geschwollenen Augenlides ergibt. Mechanische Einschränkungen der Bulbusbeweglichkeit durch intraorbitales Ödem kann die Fähigkeit zum Lesen herabsetzen, weil Buchstaben nicht mehr exakt fixiert werden können. Dies kann einen vermeintlichen Visusverlust vortäuschen.

Die Druckneuropathie des Nervus opticus ist nahezu immer durch einen relativen afferenten Pupillendefekt gekennzeichnet (sog. Marcus Gunn Pupille): Lichteinfall in das Auge der nicht erkrankten Orbita ruft eine prompte beidseitige Pupillen*verengung* hervor (Abb. 3a).

Unmittelbarer Lichteinfall in das Auge der erkrankten Seite ruft eine beidseitige Pupillen*erweiterung* hervor (Abb. 3b). Bei monokulärem Schauen hat der Patient eine geringere Helligkeitsempfindung auf der Seite des komprimierten Nervus opticus. Die Kompression der zuführenden Arterie kann zu intrabulbärer Hypoxie, durch venöse Kompression auch zur Stase führen. Bei der Bulbusinspektion können ein Papillenödem und gestaute Retinavenen gesehen werden. In Extremfällen ist keine Durchblutung über die Ateria centralis retinae mehr vorhanden. Wird die Durchblutung nicht innerhalb von 1½ Stun-

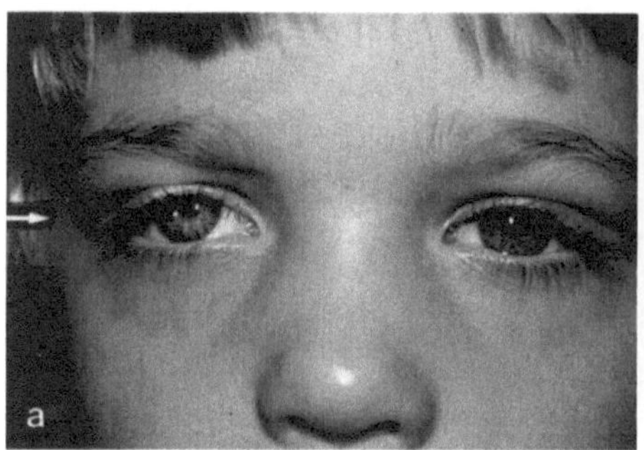
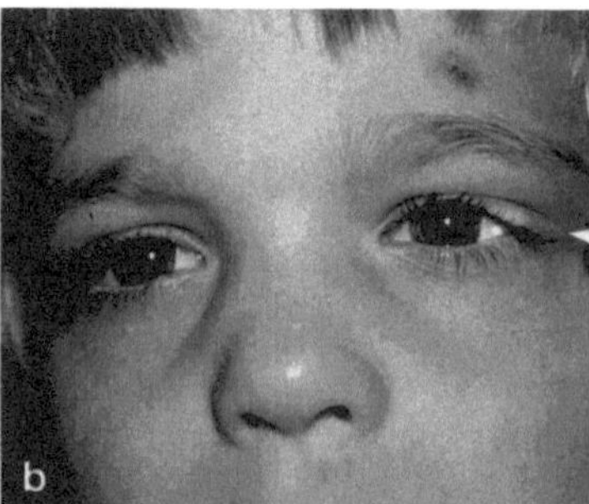

Abb. 3. a Marcus Gunn – Pupillenphänomen: Sinusitis ethmoidalis mit orbitaler Komplikation (Apex orbitae-Syndrom) links. Bei Lichteinfall *(Pfeil)* ins nicht erkrankte rechte Auge prompte Pupillenverengung beidseits. **b** Bei Lichteinfall ins betroffene Auge (Pfeil) Pupillen*erweiterung* beidseits

den wieder hergestellt, sind bleibender Sehverlust bis hin zur Blindheit die Folge [6, 97].

Entwickelt sich eine Sinus cavernosus-Thrombose, kann sich auch auf der Gegenseite eine u.U. dramatische Visusverschlechterung einstellen. 10% aller Patienten mit einem entzündlichem Ödem der Orbita zeigen zumindest vorübergehend eine Visusverschlechterung [217].

Eine Schädigung des Sehnerven kann nicht nur durch Druck und Ischämie, sondern auch durch direktes Übergreifen einer Entzündung entstehen. Solche entzündlichen Neuropathien des Nervus opticus wurden besonders bei Erkrankungen des hinteren Siebbeines und der Keilbeinhöhle beschrieben [14, 38].

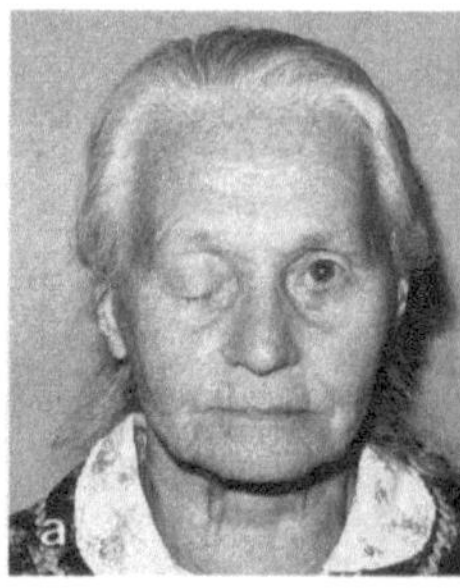
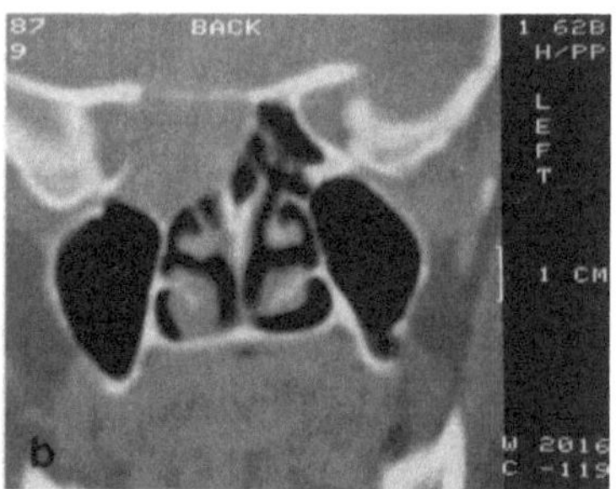

Abb. 4. a 77jährige Patientin mit kompletter Ophthalmoplegie und Erblindung rechts bei mykotische Mukozele des hinteren Siebbeines und der Keilbeinhöhle rechts. **b** Im CT-Befund deutlich die Knochenausdünnung nach cranial, sowie die völlige Knochendestruktion nach lateral zur Orbitaspitze hin erkenntlich

Diagnostik

Echographisch können Orbitaödeme, Subperiostalabszesse und Obitalphlegmonen mit großer Treffsicherheit diagnostiziert werden. Diese Verfahren eignen sich auch gut zur Verlaufsbeobachtung. Rochels [208] gibt für die Kombination von A- und B-Bild-Verfahren Treffsicherheit zwischen 81% (orbitale Periostitis) und 100% (Orbitaödem, Subperiostalabszeß) an. Konstrastmittel-CT, ophthalmologischer und gegebenenfalls neurologischer Fachbefund sind rasch erforderlich; bei Verdacht auf beginnende intrakranielle Komplikationen auch MRI und Liquoruntersuchung.

Therapie

Spätestens beim Auftreten von Sehkraftverschlechterungen besteht eine dringliche Indikation zu operativem Vorgehen: in Abhängigkeit vom Nebenhöhlenbefund und der Lage des intraorbitalen Geschehens wird man einen endonasalen oder externen Zugang wählen. Mit entsprechender Übung und Erfahrung ist es ohne weiteres möglich, medial und orbitaspitzenwärts gelegene intraorbitale Abszesse endoskopisch zu drainieren. Nicht selten gehen subperiostale und intraorbitale Abszesse mit entsprechenden Hämatomen einher [11, 107, 279], welche sich ebenfalls vielfach endonasal ausräumen lassen. Im Bedarfsfall kann endoskopisch in der gleichen Sitzung nicht nur die Orbita, sondern auch der Nervus opticus dekomprimiert werden (siehe Kapitel 6). Die Abb. 5a und b erläutern die von uns bevorzugte endoskopische Technik. Die routinemäßige Kortisontherapie bei Komplikationen der Gruppe I–III wird in der Literatur kontrovers diskutiert. Wir wenden Kortikoide nur bei Verdacht auf Läsionen des Nervus opticus an. Goodwin [79] hatte bei 22 Patienten der Gruppe III und IV zwei Fälle von (einseitiger) Erblindung zu beklagen.

2.6 Sinus cavernosus Thrombose (Gruppe V) („Cavernous sinus thrombosis")

Klinik und Komplikationsmöglichkeit

Aus allen bisher beschriebenen Komplikationsgruppen kann über eine Thrombophlebitis der ableitenden Venen eine Thrombose des Sinus cavernosus entstehen. Die klappenlosen orbitalen Venen können nicht nur die Infektion in den Sinus cavernosus weiterleiten, sondern sind auch bei primärer Erkrankung des Sinus cavernosus für einen Großteil der orbitalen/okulären Symptome verantwortlich: durch mechanische Behinderung des Blutabflusses kommt es zum Lidödem, zu ausgeprägter Chemosis und Exophthalmus. Die obligatorische Stauungspapille kann von petechialen Blutungen in die Retina begleitet sein. Ein Übergreifen der Thrombose über basale Venen auf die Gegenseite führt zur gefürchteten Mitbeteiligung des zweiten, primär nicht erkrankten Auges. Sämtliche durch den Sinus cavernosus verlaufenden Hirnnerven können mitbeteiligt sein und zu entsprechenden Ausfällen führen. Ein Weitergreifen thrombophlebitischer Veränderungen auf andere große Hirnblutleiter ist ebenso möglich wie meningeale Reizungen, Meningitis und intrakranielle Abszeßbildung.

Diagnostik

Neben dem eindeutigen klinischen Bild sind eine CT mit Kontrastmittelgabe sowie eine Magnetresonanzuntersuchung die Techniken der Wahl, welche neben der Karotisangiographie – unter besonderer Berücksichtigung der venösen Phasen – die Diagnose endgültig sichern. Im Kontrastmittel-CT fehlt die Anreicherung im entsprechenden Sinus cavernosus [2, 20, 64].

Therapie

Im Vordergrund steht die Sanierung des Ausgangsherdes im Nebenhöhlen/Orbitabereich. Unter hochdosierter intravenöser Antibiotikaabschirmung werden die betroffenen Nebenhöhlen endonasal, von außen oder kombiniert eröffnet und drainiert. Die Gabe von Antikoagulatien wird in der Literatur kontrovers diskutiert; wir verwenden Depotheparin mit der Größenordnung von 3 × 5000 i.E. subkutan routinemäßig. Mit der Anwendung von Streptokinase haben wir keine eigenen Erfahrungen, die Literaturberichte hierzu sind eher skeptisch [42, 54, 146, 169].

2.7 Sonderformen rhinogener orbitaler Komplikationen

2.7.1 Mykotische Erkrankungen

In den letzten Jahrzehnten wurden zunehmend häufig Mykosen der Nasennebenhöhlen beschrieben. In unseren Breiten handelt es sich hauptsächlich um nichtinvasive Aspergillusmykosen (meist Aspergillus fumigatus). Neben diesen rein saprophytischen NNH-Mykosen bestehen jedoch auch aggressive, fulminante Verlaufsformen, sowohl von Aspergillus als auch von Mucorarten. Beide können spezifische orbitale Komplikationen hervorrufen.

Aspergillusspezies

In den letzten 15 Jahren konnten an der Grazer Universitäts-HNO-Klinik über 480 Fälle ausgeprägter Aspergillusmykosen der Nasennebenhöhlen beobachtet werden, welche ein operatives Vorgehen erforderten. Alle Fälle waren ausnahmslos extramuköse Mykosen („Fungus balls“, „Aspergillome“). In keinem Fall konnte eine Invasion einer Aspergillusspezies festgestellt werden. Bei insgesamt 5 Patienten bestand zum Zeitpunkt der Diagnose eine partielle bzw. komplette Ophthalmoplegie auf der Seite der mykotisch befallenen NNH. In keinem dieser Fälle war eine Invasion der Orbita oder eine Kompression des Orbitaspitze nachweisbar. Alle Ophthalmoplegien normalisierten sich vollständig nach operativer Entfernung der Pilzmassen. Wir können hier nur vermuten, daß die Paresen durch Entzündungsprodukte und/oder Pilzgifte wie z.B. Gliotoxin hervorgerufen wurden. Ein eindeutiger Nachweis derselben ist uns jedoch nicht gelungen [232].

Bei bakterieller Superinfektion sind auch bei einer mykotischen Sinusitis sämtliche bisher geschilderten orbitalen Komplikationen möglich, ohne daß die Pilze spezifisch beteiligt wären. Auch bei nichtinvasiven Verlaufsformen kommt es häufig zu umschriebenen Knochendestruktionen, welche der Ausbreitung von Komplikationen Vorschub leisten können.

Bei einer 77jährigen Patientin konnten wir eine Mucopyocele des hinteren Siebbeines und der Keilbeinhöhle beobachten, welche zu einer kompletten Ophthalmoplegie und Erblindung geführt hatte. Bei der Operation fanden wir im Zentrum der Mucopyocele mykotische Massen von Aspergillus fumigatus. Eine Invasion war nicht nachweisbar. Der Abstrich aus dem umgebenden Eiter blieb steril (Abb. 4a, b). In der Mucocelenhöhle lag lateral der Nervus opticus frei. Die endgültige Entscheidung, ob die Erblindung eine Kompressionsfolge oder durch Entzündungsprodukte/Pilztoxine bedingt war, konnte nicht mehr getroffen werden. Postoperativ bildete sich die Ophthalmoplegie vollständig zurück, das Auge blieb jedoch blind. Die Patientin war erst 7 Tage nach Auftreten der Ophthalmoplegie und Erblindung ins Krankenhaus gekommen. Bei Aufnahme wurde vom Ophthalmologen bereits eine Atrophie des Sehnerven beschrieben.

Bei der invasiven (visceralen) Verlaufsform, welche auch fulminant verlaufen kann, wurden ausgeprägte Invasionen und Destruktionen des Orbitainhaltes, Aspergillusosteomyelitiden mit vollständiger Nekrose der Maxilla, Ausbreitung ins Zentralnervensystem mit Bildung intrakranieller Aspergillome und mykotischer Aneurysmen mit letalen Blutungen beschrieben. Invasive Aspergillosen treten besonders bei immunsupprimierten Patienten und solchen mit geschwächter Abwehrlage auf. Dies wird unterstrichen durch Berichte über Karzinompatienten, welche als Folge einer Aspergillusinvasion verstarben und nicht ihrer Grundkrankheit erlagen [232].

Mucorspezies

Nebenhöhlenerkrankungen durch Mucormykosen (Rhizopus, Mucor, Absidia) verlaufen unter bestimmten Voraussetzungen besonders invasiv und aggressiv. Bei diabetischer Stoffwechsellage, insbesondere bei Ketoazetose, lag vor Einführung von Amphotericin B die Mortalitätsrate noch weit über 50%. Von ihrem Ausgangspunkt in den Nasennebenhöhlen gelangt die Infektion meist über die Orbita in das Zentralnervensystem. Oft sind es dabei initiale Augensymptome wie Protrusio, kollaterales Lidödem, Doppelbilder, welche den Patienten zum Arzt führen und dann erst die Nebenhöhlen als Ausgangspunkte erkannt werden. Die frühzeitige Invasion von Gefäßen mit Bildung von Granulomen und Disseminierung der Erreger in die Orbita und das Endokranium erfordern eine frühzeitige Diagnose und adäquate Therapie.

Andere Pilzarten

Neben den Hauptgruppen Aspergillus und Mucor treten andere Pilzarten nur sehr selten als Pathogene in den Nasennebenhöhlen in Erscheinung. Berichte finden sich über Candida, Cladosporium, Alternaria, Penicillium und Fusariumarten. Als Raritäten müssen Erkrankungen durch Petriellidium boydii oder Paecilomyces Arten gelten.

2.7.2 Diagnostik

Besonders bei ausgeprägten Aspergillosen finden sich in nahezu der Hälfte aller Fälle bereits im NNH-Übersichtsröntgen erhöht strahlendichte Zonen, welche knochen- bis metalldicht sein können. Sie entsprechen Ablagerungen von Calcium- und Metallsalzen, welche der Pilz in seinen zentralen Nekrosezentren ablagert. Auch aberrantes Zahnfüllmaterial im Kern der Pilzmassen kann zur erhöhten Strahlendichte beitragen. In der Computertomographie sind die wechselnden Dichtezonen noch deutlicher, als „High and low density areas" wurden sie auch für Mukormykosen beschrieben. Destruktion der knöchernen lateralen Nasenwand läßt auch bei nichtinvasiven Mykosen differentialdiagnostisch den Verdacht auf eine maligne Expansion aufkommen.

Besonders typisch ist die Magnetresonanzuntersuchung: nimmt bei anderen entzündlichen Erkrankungen in der T2-gewichteten Aufnahme die Signalintensität des pathologischen Nebenhöhleninhaltes deutlich zu, kann bei einer mykotisch erkrankten Nebenhöhle in der T2-gewichteten Aufnahme der Bereich der Pilzmassen optisch leer erscheinen. Dies geht vor allem auf das paramagnetische Verhalten der Kalk- und Metallsalzeinlagerungen zurück. Endoskopisch gelingt es in vielen Fällen, eindeutig die Diagnose „Mykose" zu stellen. Die Nebenhöhlen können zur Gänze von schmierig weichen bis bröckelig-harten Massen regelrecht austamponiert sein oder eine zentrale harte Konkrementmasse von Eiter umspült sein. Die Farben der Pilzmassen können von weißlich-gelb bis schmutzig-grau bis nach grauschwarz reichen. Die umgebende Schleimhaut kann im entzündungsfreien Intervall makroskopisch nahezu unauffällig wirken. Sie kann während akuter Entzündungsschübe massivst granulierend-polypös verändert sein.

Probeexzisionen dürfen sich nicht auf die Schleimhaut alleine beschränken, sondern müssen immer auch von den im Nebenhöhlenlumen angefundenen Massen entnommen werden. Sie lassen sich im gleichen Arbeitsgang fixieren und färben, Spezialtechniken sind nicht dringend erforderlich. Die endgültige Unterscheidung verschiedener Pilzarten ist nur durch gleichzeitige Beurteilung des histologischen Bildes und der Pilzkultur möglich. Dazu muß unfixiertes Material sofort zur Kultur gegeben werden. Zu beachten ist, daß nicht selten aus dem gewonnenen Material keine Kultur zu züchten ist oder nur opportunistische Begleitpilze anwachsen. Die parallel erfolgende histologische Beurteilung ist daher von großer Bedeutung. Eine detaillierte Beschreibung geben Jakse und Stammberger [232].

2.7.3 Therapie

Bei Mykosen der NNH und ihren Komplikationen ist ein operatives Vorgehen die Methode der Wahl. Bei nichtinvasiven Mykosen gelingt es oft, die Pilzmassen auf endoskopischem Wege in toto zu entfernen. Bei vollständiger Entfernung der Pilzmassen ist eine medikamentöse Therapie nicht erforderlich.

Eine lokale medikamentöse Behandlung z.B. durch Spülungen mit antimykotischen Lösungen ist nicht zu empfehlen. Die meisten lokalen Antimykotika beeinflussen nur *wachsende* Pilze. Da es jedoch vor allem bei Aspergillen auch sogenannte Ruheformen gibt, welche über Monate, ja sogar Jahre hinweg kein Wachstum zeigen, wirken lokal eingebrachte Antimykotika in diesen Fällen nicht. Invasive Mykosen verlangen ein aggressives chirurgisches Vorgehen, wobei je nach Befall der Orbita unter Umständen auch eine Enucleatio erforderlich werden kann. Die medikamentöse Therapie der Wahl ist Amphotericin B, eventuell in Kombination mit Flucytosin. Die bekannten renalen Nebenwirkungen zwingen zur Vorsicht bei der Anwendung. Die Verabreichung ist nur bei nachgewiesener Invasion, fulminantem Verlauf oder dringend begründetem Verdacht auf Invasion und Komplikationen gerechtfertigt. Keinesfalls sollte Amphotericin B routinemäßig bei mykotischer Sinusitis verabreicht werden. Trotz dieser Maßnahmen liegt auch heute noch die Mortalität von invasiven Aspergillusmykosen der NNH bei bis zu 15%, von Mucormykosen bis zu 30% der Fälle.

2.7.4 Opticusneuropathie durch Kokainmißbrauch

Goldberg et al. berichten über drei Fälle, in denen langfristiger intranasaler Kokainmißbrauch zu einer chronischen Sinusitis mit begleitender Entzündung der Orbita und Neuritis des Nervus opticus führte. Das histologische Bild der Nebenhöhlenschleimhaut war das einer chronischen und akuten unspezifischen Entzündung. Bei zwei Patienten sprach die Orbitopathie auf Steroidgabe gut an. Bei einem Patienten führte jedoch eine foudroyant verlaufende Entzündung der Orbita zur völligen Erblindung des betroffenen Auges [80].

3 Rhino-sinugene Knochen- und Weichteilkomplikationen

Bakterielle Infektionen, welche direkt oder fortgeleitet die Gesichtsweichteile erreichen, können dort zu umschriebenen oder diffusen Infiltraten, Abszessen, Phlegmonen und Fistelbildungen führen. Überwiegend von einer Sinusitis frontalis ausgehend, kommen bei Kindern vor dem 6. Lebensjahr auch Siebbein und die Kieferhöhle als Ausgangspunkt in Frage. Von der Keilbeinhöhle sind extrem selten der Grund für Affektionen der Gesichtsweichteile, es sei denn auf dem Umweg über eine Sinus cavernosus-Thrombose.

3.1 Osteitis/Osteomyelitis des Os frontale

1775 beschrieb Sir Percival Pott einen gut abgegrenzten, teigig-weichen bis prall-elastischen druckschmerzhaften „Tumor“ über der Stirnmitte bei Patienten mit Sinusitis frontalis [194]. 1879 berichtet Lannelongue, daß diese im anglo-amerikanischen Schrifttum „Pott's Puffy Tumor“ genannte Schwellung die Folge einer Osteomyelitis der Vorderwand der Stirnhöhle war [67, 245]. Bei eitriger Sinusisits frontalis kann sich die Infektion entweder entlang von Gefäßen und Nerven in die Stirnweichteile ausbreiten oder direkt über osteolytische Zerstörung dorthin gelangen. So kann das äußere Periostblatt der Stirnhöhlenvorderwand durch ein entzündliches Infiltrat zunächst abgehoben werden, bei weiterer Durchwanderung kommt es zur Infiltration und schließlich Einschmelzung im Bereich der Subcutis bis hin zur Fistelbildung oder gar diffusen Nekrose der bedeckenden Haut. Da die Schleimhaut der Stirnhöhle über die (klappenlosen) Diploevenen des Os frontale drainiert wird, kann auch dessen Markraum über eine Thrombophlebitis mitbeteiligt werden. Die entstehende Osteomyelitis kann zum einen die Vorderwand des Stirnbeines arrodieren und so zu einer Mitbeteiligung der Stirnweichteile führen. Über die Breschetschen Venen kann sich die Osteomyelitis auch weiter über die Kalotte ausbreiten. Bei osteomyelitischer Zerstörung der Stirnhöhlenhinterwand gelangt die Infektion in analoger Weise zunächst in den Epiduralraum, wo von umschriebener Entzündung (Pachymeningitis externa circumscripta) über Epi- und Subduralabszeß bis hin zur intrakraniellen Abszeßbildung schwerste weitere Komplikationen möglich sind. Bereits eine relativ umschriebene Thrombophlebitis im Bereich der Diploevenen kann zu (septischer) Thrombose des Sinus sagittalis superior und weiterer großer venöser Hirnblutleiter führen. Auch Traumen, welche sich während einer floriden Sinusitis ereignen, können ebenso wie Schwimmen und Tauchen während akuter Infekte die Entstehung bzw. Ausbreitung von Weichteilinfektionen fördern [164].

Nicht immer muß ein erkranktes Siebbein eine Stirnhöhleneiterung zugrundeliegen: auch Osteome können das Stirnhöhlenostium einengen und so eine Sinusitis frontalis mit möglichen Komplikationen bedingen [228].

Da der Boden der Stirnhöhle normalerweise deren dünnste Wand ist, können sich bei Durchbruch an dieser Stelle auch die bekannten orbitalen Komplikationen einstellen. Im Erregerspektrum finden sich vor allem Staphylokokkus aureus, Streptokokken und Pneumokokken. Auch Anaerobier spielen eine Rolle, besonders bei dentogen entstandenen Osteomyelitiden der Maxilla.

3.1.1 Klinik

Beim phlegmonösen Infiltrat in Stirnmitte (Pott's Puffy Tumor) findet sich eine weiche bis prall-elastische Schwellung unter zunächst unauffälliger Haut. Es bestehen Druckschmerzhaftigkeit, sowie besonders bei foudroyantem Verlauf hohes Fieber, stark erhöhte BSG, sowie eine ausgeprägte Leukozytose. Die ausgeprägte Beeinträchtigung des Allgemeinbefindens ist nicht immer vorhanden; gerade ihr Fehlen darf jedoch nicht dazu führen, den Ernst der Erkrankung zu unterschätzen.

Die Weichteilschwellung entwickelt sich meist akut über wenige Stunden oder wenige Tage – z.B. unter ungenügender oraler antibiotischer Therapie einer Sinusitis. Mucocelen und Tumore entwickeln sich langsamer, wobei aber auch hier durch eine Superinfektion ein ähnliches Krankheitsbild entstehen kann. Die Schwellung kann lokal begrenzt bleiben, sich aber auch über die Stirne ausdehnen, so daß deren gesamte Haut abgehoben erscheint und fluktuiert. Durch Ausbreitung nach unten kommt es zur Schwellung der Oberlider, wo auch Phlegmonen und Abszeßbildungen mit Durchbruch nach außen möglich sind. Auch die Tränenwege können so in Mitleidenschaft gezogen werden. Daneben kann es zu ausgeprägten Einschmelzungen des Knochens der Stirnhöhlenvorderwand mit Sequesterbildung kommen. Diese können eine Chronizität des Prozesses bedingen, welche in einer beträchtlichen hyperplastischen Ostitis resultieren kann. Befall der Markräume des Stirnbeines und/oder der Hinterwand kann bei foudroyantem Verlauf sehr rasch, unter Umständen in Stunden zu lebensbedrohlichen intrakraniellen Komplikationen führen, so daß rasches Handeln geboten ist.

3.1.2 *Diagnostik*

Die Diagnose ist bei entsprechender Anamnese einfach: Lokalbefund, Palpation, rhinoskopischer und endoskopischer Befund, sowie radiologischer Nachweis einer Sinusitis tragen zur Abklärung bei. Das Übersichtsröntgen der Nasennebenhöhlen mag zur initialer Orientierung dienen, beginnende Osteolyse, Osteomyelitis und Sequesterbildungen können nicht ausreichend dargestellt werden. Auch die der Sinusitis frontalis fast immer zugrunde liegende Erkrankung des vorderen Siebbeines kann nur mit einer CT der NNH mit den erforderlichen Details dargestellt werden. Mittels Gallium- und/oder Technetium-Knochenscans können osteomyelitische Veränderungen aufgezeigt werden. Die Magnetresonanz hilft, intrakranielle Komplikationen nachzuweisen. Immer muß bedacht werden, daß osteolytische und osteomyelitische Veränderungen oft erst 1–2 Wochen nach ihrem Entstehen radiologisch und/oder im Knochenscan nachweisbar werden.

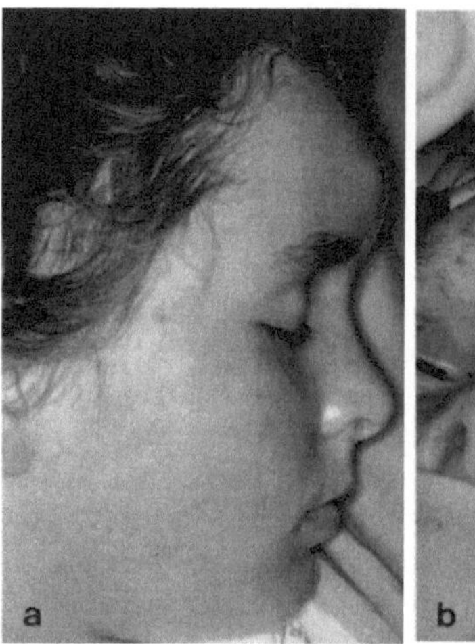

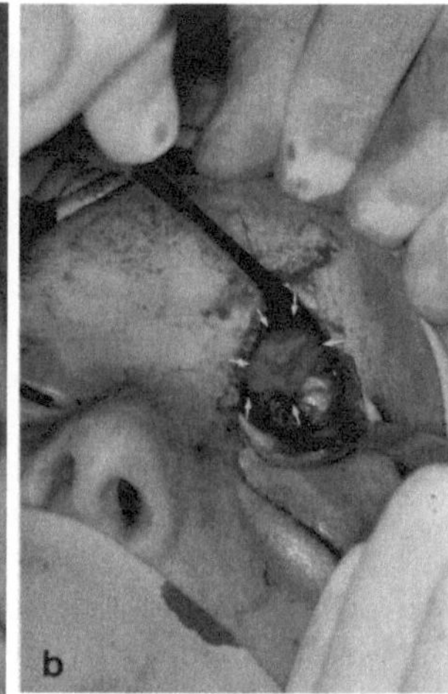

Abb. 5. a Beginnende Weichteilphlegmone bei Sinusitis frontalis mit Stirnbeinosteomyelitits (Pott's Puffy Tumor). **b** Operationssitus nach Hautschnitt. Es findet sich ein massiver Abszeß *(Pfeile)*

Differentialdiagnostisch müssen Hauttumore bzw. spezifische Entzündungen (Erysipel), Leishmanienerkrankungen wie Orientbeule, Sequesterbildungen nach vorausgegangenen anderweitigen Operationen und superinfizierte Insektenstiche ausgeschlossen werden. Auch Granulome, Phlegmonen und Abszesse, welche sich um Fremdkörper wie z.B. Glassplitter oder Holzstückchen nach Unfällen entwickeln, aber auch Unverträglichkeitsreaktionen auf Metallplatten und Schrauben nach Osteosynthese, sowie andere zur Verödung oder kosmetischen Konturierung eingebrachte Materialien müssen ausgeschlossen werden. Ebenso wie bei Mucocelen, superinfizierten Dermoiden und nasalen Gliomen ist die Differentialdiagnose meist eindeutig und leicht zu stellen. Auch nach außen durchbrechende Nebenhöhlentumore und mykotische Erkrankungen sind meistens schnell und eindeutig abzugrenzen (Abb. 5a, b).

3.1.3 *Therapie*

Eine Sinusitis frontalis mit Periostitis/Osteomyelitis des Stirnbeines und entsprechendem Weichteilinfiltrat stellt fast ausnahmslos eine Indikation zu sofortigem operativen Vorgehen dar. Das Spektrum reicht je nach Ausdehnung des Prozesses von einer einfachen Inzision des Abszesses, begleitet von einer Beck'schen Bohrung der Stirnhöhle bis hin zur ausgedehnten Revision des gesamten Stirnbeines mit Entfernung von Sequestern und Ausfräsen entzündlich bzw. lytisch veränderten Knochens. Bei gleich-

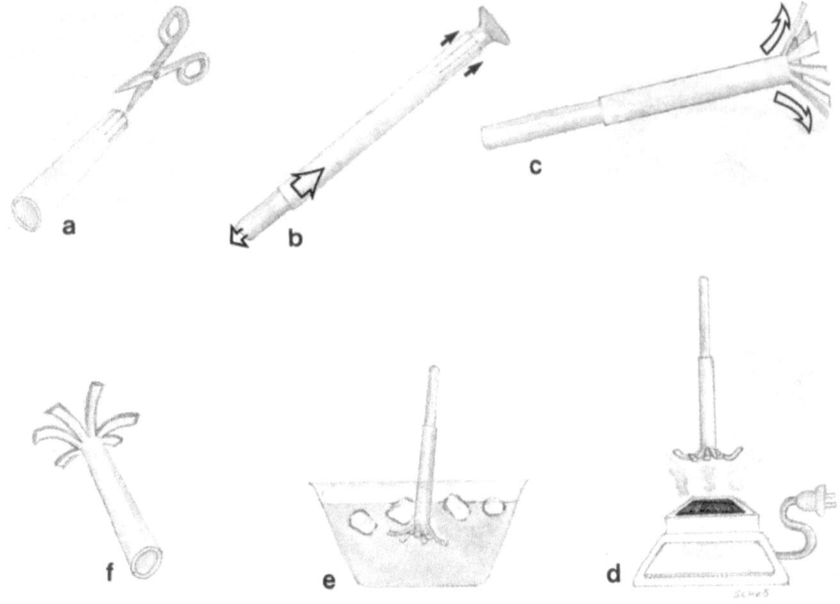

Abb. 6a–f. Schematische Darstellung der Herstellung von Stirnhöhlendrains aus Polyäthylenschläuchen: **a** fransenförmiges Einschneiden eines Endes auf eine Länge von ca. 1 cm. **b** Auffädeln des Röhrchens auf einen speziellen Metall-„Nagel“. **c** Auffächern des Röhrchens. **d** Erwärmen der „Fransen“ **e** Abschrecken in Eiswasser. **f** Fertiges Polyäthylenröhrchen mit aufgebogenen Fransen

zeitig bestehenden intrakranialen Komplikationen ist die Zusammenarbeit mit den Neurochirurgen erforderlich. Nicht vergessen werden darf auf die Sanierung der zugrundeliegenden Sinusitis ethmoidalis. Dies kann über externen Zugangsweg erfolgen, in der Mehrzahl der Fälle kann man jedoch mit einem endonasalen Vorgehen unter Wahrung der anatomischen Landmarken das Auslangen finden.

Hochdosierte i.v. Antibiotikagaben sind erforderlich; auch bei nur geringer Knochenmitbeteiligung werden zur Verhinderung des Überganges in eine chronische Osteitis orale Antibiotika für einen Zeitraum von mindestens 4–6 Wochen *über die klinische Abheilung hinaus* empfohlen [142, 164].

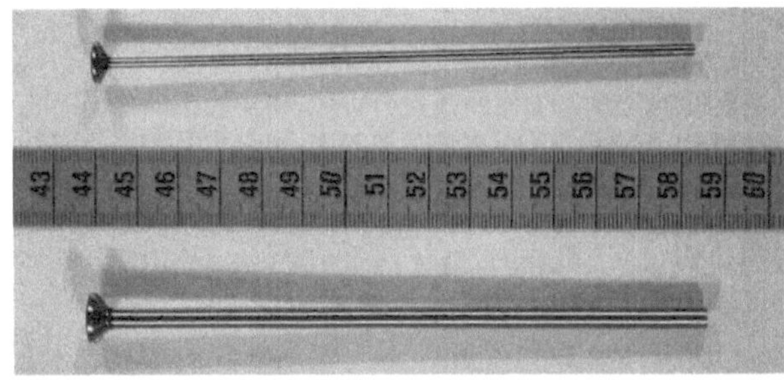

Abb. 7. „Nägel“ zur Röhrchenherstellung mit 2 und 3,5 mm Schaftdurchmesser (Fa. Karl Storz, Tuttlingen)

3.1.4 Eigene Operationstechnik

Während im anglo-amerikanischen Schrifttum überwiegend „osteoplastische“ Operationen mit anschließender Fettobliteration der betreffenden Stirnhöhle propagiert werden, versuchen wir, wann immer möglich, die Stirnhöhle zu erhalten und Drainage und Belüftung ins vordere Siebbein sicher zu stellen. Nach endonasaler endoskopischer Revision des erkrankten Siebbeines, wobei insbesondere der der Stirnhöhle unmittelbar vorgeschaltete Rezessus frontalis saniert wird – das Gros der Schleimhaut wird dabei in situ belassen, es sollen keine „nackten“ Knochenflächen entstehen – erfolgt als zweiter Schritt die Eröffnung der Stirnhöhle von außen. Meist wählen wir einen genau in der Augenbraue gelegenen Schnitt, welcher später praktisch nicht mehr sichtbar ist. Von hier aus wird der Weichteilabszeß drainiert, ein Abstrich entnommen und die Perforationsstelle in der Stirnhöhlenvorderwand/-boden aufgesucht. Die Stirnhöhle wird eröffnet, osteitischer Knochen bzw. Sequester werden entfernt und unter dem Mikroskop die Stirnhöhlenhinterwand inspiziert. Bei entsprechendem Verdacht kann diese gezielt und umschrieben entfernt werden, um die Dura zu inspizieren und z.B. einen umschriebenen Epiduralabszeß zu drainieren. Wir entfernen nur massiv erkrankte Schleimhaut; das Gros der auskleidenden Mukosa verbleibt in situ. Zur Sicherung der Belüftung verwenden wir Polyäthylenröhrchen von 5–8 cm Länge und 4–7 mm Außendurchmesser. Diese werden, wie in Abbildung 6 skizziert, an einem Ende auf ca. 1 cm Länge so eingeschnitten, daß das Aufbiegen dieser Lamellen einen fächerförmigen Trichter ergibt. Dazu wird das Röhrchen über einen nagelförmigen Metalldocht (Abb. 7) gezogen. Die so aufgespreizten „Fransen“ werden über der glühenden Spirale eines Spiegelwärmers erhitzt und sofort danach in Eiswasser abgeschreckt. Der so entstehende „Fransentrichter“ ist steif genug, ein Herausrutschen des Röhrchens in die Nase zu verhindern. Soll das Röhrchen nach 3–6 Monaten endonasal entfernt werden, überwindet ein geringer Zug mit einem geeigneten Instrument die Elastizität der aufgebogenen Fransen. Das Röhrchen kann fast immer mühelos und schmerzfrei und ohne Verletzung der Schleimhaut entfernt werden (Abb. 8).

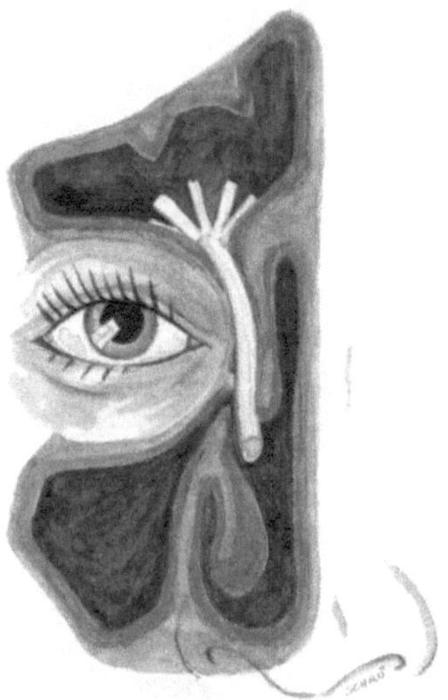

Abb. 8. Schematische Zeichnung eines Polyäthylenröhrchens in situ

Mann et al. [154] fanden in einer Gruppe von 25 Patienten, bei denen der Sinus frontalis aus verschiedenen Gründen obliteriert wurde, bei 16 eine teilweise oder vollständige Wiederbelüftung des Restlumens, bei 5 eine Infektion des zur Obliteration verwendeten Materials (meist Fett), nur in vier Fällen konnte die Obliteration als erfolgreich bezeichnet werden. Die Autoren halten daher die Obliteration des Sinus frontalis mit Muskel oder Fett für ein sehr unzuverlässiges Verfahren.

3.2 Osteomyelitis der Maxilla

Diese Erkrankung findet sich fast ausschließlich im Kindesalter und entsteht meist dentogen. Oft durch Anaerobier verursacht, breitet sich die Entzündung rasch aus. Der geringe Pneumatisationsgrad der Kieferhöhle in diesem Alter läßt ein Übergreifen auf das Os zygomaticum und die Orbita zu. Klinisch findet man eine diffuse Schwellung mit derber oder flukturierender Infiltration der Gesichtsweichteile, begleitet von hohem Fieber und schlechtem Allgemeinzustand. Fistelbildungen im Mundvorhof, aber auch den Wangenweichteilen und dem Unterlid sind beobachtet worden. Wong berichtet 1986 über 150 Fälle in der Weltliteratur und beschreibt einen eigenen Fall, der durch das Auftreten eines Hirnabszesses kompliziert war [274]. Als weitere seltene Komplikation ist über das Auftreten von Erblindung, fortgeleitet über die Fissura orbitalis inferior, sowie über das Auftreten von parapharyngealen Abzessen berichtet worden [118]. Bei ausgeprägten Destruktionen der Maxilla kann als bleibende Spätfolge ein Enophthalmus auftreten. Bei verzögerter Diagnostik und Therapie können sich rasch zusätzliche orbitale und endokranielle Komplikationen einstellen.

Die notwendige Antibiotikagabe muß den hohen Prozentsatz von Anaerobiern bei diesem Krankheitsbild berücksichtigen und lange genug über die notwendige operative Revision hinaus fortgesetzt werden [216].

3.3 Osteitis des Siebbeines

Streng genommen geht jede ausgeprägte bakterielle Entzündung des Siebbeines mit einer Periostitis und Ostitis der dünnen Knochenlamellen einher. Postoperativ kann allerdings eine Osteitis von Siebbeinanteilen der Grund für fortbestehende Beschwerden sein. Therapieresistente Granulationen mit schmierig-eitrigen Belägen haben oft osteitisch veränderte Knochenlamellen zur Grundlage. Unter dem Endoskop oder Mikroskop finden sich bei genauer Inspektion teils freiliegende, kleinste Knochensequester oder weicher osteitisch veränderter Knochen. Nach dessen Abtragung heilen solche oft langwierigen Veränderungen gewöhnlich rasch aus. Bei der Antibiotikawahl ist besonders auf gute Diffusionsfähigkeit im Periost und Knochen zu achten. Auch Kortisongaben haben sich in diesen Fällen bewährt [233].

3.4 Osteomyelitis des Keilbeines

Isolierte Keilbeinhöhlenerkrankungen sind selten, haben jedoch ein hohes Komplikationspotential. Die enge topographische Nachbarschaft zu Orbitaspitze, Sehnerv, Sinus cavernosus, Arteria carotis interna, Sella mit Hypophyse sowie dem Chiasma opticum lassen ein rasches Übergreifen entzündlicher Erkrankungen zu. Eiterungen der Keilbeinhöhle können entweder direkt auf die benachbarten Strukturen übergreifen oder über Thrombophlebitiden z.B. den Sinus cavernosus erreichen. Auch die Spongiosa des Keilbeinkörpers kann befallen sein und zu einer ausgeprägten Osteomyelitis führen, welche ihrerseits wieder zur Sinus cavernosus-Thrombose und zu anderen endokraniellen Komplikationen führen kann. Gefürchtet sind vor allem destruierende osteomyelitische Prozesse der benachbarten Schädelbasis wie der Pyramidenspitzen oder des gesamten Clivus.

3.4.1 Klinische Symptome

Typisch ist der zentral gelegene, ausgeprägte Kopfschmerz, welcher sich hinter die Augen, nach oben in die Mitte der Kalotte und nach okzipital projizieren kann. Die Rhinoskopie kann meist nicht viel zur Diagnostik beitragen. Dagegen läßt sich endoskopisch oft ein Eiterabfluß aus dem Keilbeinhöhlenostium oder zumindest eine Erkrankung im Rezessus sphenoethmoidalis diagnostizieren. Übersichtsröntgen und CT sichern die Diagnose. Ausfälle der Nerven III–VI weisen auf ein Übergreifen auf den Sinus cavernosus bzw. die Fissura orbitalis superior hin. Frühzeitige mengingeale Reizungen erfordern eine entsprechende Abklärung beginnender intrakranieller Komplikationen durch Lumbalpunktion und Magnetresonanz. Lew et al. berichten über 9 Patienten, bei denen Diagnose und Therapie verspätet erfolgten. Vier Patienten verstarben und weitere vier erlitten irreversible Ausfälle der Nerven II–V, überwiegend durch Meningitis und Sinus cavernosus-Thrombose [48, 139]. Wie auch in den anderen Nebenhöhlen, kommen isolierte Mykosen in der Keilbeinhöhle vor. Das Spektrum der Komplikationen reicht von Erblindung durch Druck bzw. Invasion über ausgeprägte knöcherne Destruktion bis zur intrakraniellen Symptomatik, wobei vaskuläre Komplikationen (spezifische Thrombophlebitiden, Aneurysmen mit Blutungen) im Vordergrund stehen. Direkter Pilzbefall des Sinus cavernosus [64, 75, 275] wurde ebenso beschrieben wie Unterfunktion der Hypophyse durch direkte Invasion. Ausgeprägte intrakranielle Komplikationen können mit ihren Symptomen die zugrundeliegende Keilbeinhöhlenerkrankung überlagern und die entsprechende Diagnose und Therapie verzögern. MacDonald [144] beschreibt einen Fall von Infarkten der Pons und des Kleinhirns bei Meningitis und Sinus cavernosus-Thrombose, welche von einer Sinusitis des hinteren Siebbeines und Keilbeines ausgingen. Ein prognostisch ungünstiges Zeichen ist die rasche Entwicklung *beidseitiger orbitaler Komplikationen*. Dies weist auf ein Übergreifen auf beide Sinus cavernosus hin. Bei Keilbeinhöhlenerkrankungen kann dies ausnahmsweise auch einmal direkt erfolgen, häufiger ist jedoch die Verschleppung durch thrombophlebitische Prozesse entlang der basalen Venenplexus von einem in den kontralateralen Sinus cavernosus. Breitet sich der thrombophlebitische Prozeß in weitere größere Hirnleiter aus und entstehen zusätzliche endokraniale Komplikationen (Meningitis, Subduralabszeß, intrakranieller Abszeß), so wird die Prognose rasch infaust. Nach Lusk ist bei Kindern die Sinusitis sphenoidalis am häufigsten von allen Sinusitisformen mit einer Meningitis vergesellschaftet [142].

3.4.2 Therapie

Eine unkomplizierte, erstmalige Sinusitis sphenoidalis kann durch entsprechende antibiotische Therapie ausgeheilt werden. Auch hier bewährt sich die zusätzliche lokale Therapie: abschwellende Einlagen werden unter endoskopischer Kontrolle bis in den erkrankten Rezessus sphenoethmoidalis gebracht und erlauben eine rasche Drainage.

Beim Auftreten rezidivierender Erkrankungen und von Komplikationen ist rasches operatives Vorgehen angezeigt: isolierte Keilbeinhöhlenerkrankungen sind ideale Indikationen für ein endoskopisches Vorgehen. Als Routen bieten sich in erster Linie der direkte Weg über den Rezessus sphenoethmoidalis medial aller Muscheln an, bzw. bei Mitbeteiligung des hinteren Siebbeines der endonasal-transethmoidale Weg. Auch Mucocelen und nicht-invasive Pilzerkrankungen können so sicher und zuverlässig mit minimalem Trauma für den Patienten operiert werden. Die Entfernung der Schleimhaut soll nicht angestrebt werden, eine breite Drainage in den Rezessus sphenoethmoidalis ist ausreichend.

Bei osteitischen/osteomyelitischen Veränderungen sind die Resektionsmöglichkeiten des erkrankten Knochens durch die delikaten Strukturen in unmittelbarer Nachbarschaft natürlich begrenzt. Ebenso wie bei invasiven Mykosen sind hier möglichst radikale Eingriffe (eventuell in Zusammenarbeit mit den Neurochirurgen) anzustreben. Invasive Mykosen (Aspergillus, Mucor, Bipolaris) müssen zusätzlich mit systemischen Antimykotika therapiert werden (siehe 4.6).

4 Intrakranielle Komplikationen

4.1 Klassifikation

Am häufigsten gehen intrakranielle Komplikationen vom Sinus frontalis aus, bei Kindern vor Ausbildung der Stirnhöhle vom Siebbein und der Keilbeinhöhle. Die Ausbreitungswege sind analog zu denen bei orbitalen und Weichteilkomplikationen: direktes Übergreifen durch vorbestehende, durch Trauma oder Knochenarrosion entstandenen Defekten; Ausbreitung entlang von Gefäßen, überwiegend von Venen im Rahmen eines thrombophlebitischen, seltener hämatogen-metastastischen Geschehens, sowie durch iatrogene Keimverschleppung, etwa bei Perforationen der Schädelbasis. Für das „Aufsteigen“ von Infekten entlang *intakter* Fila olfactoria gibt es keine gesicherten Befunde. Endokranielle Komplikationen können auch „auf Umwegen“ entstehen: Von

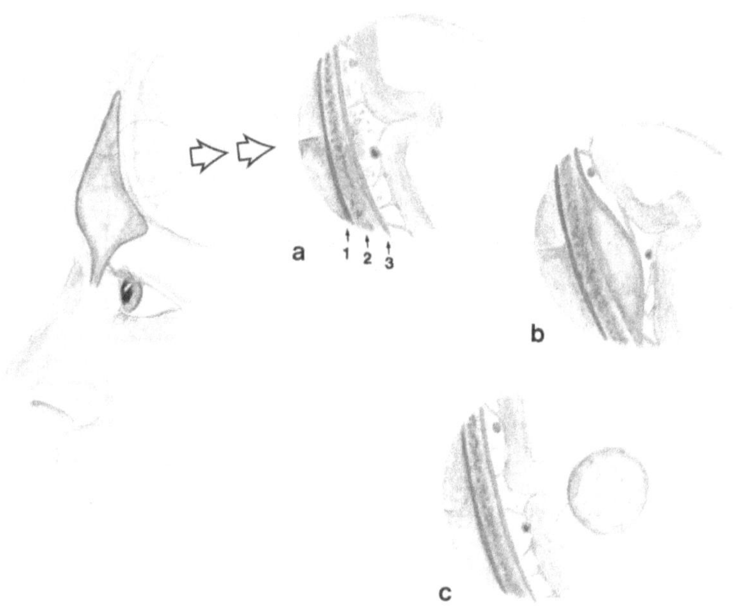

Abb. 9a–c. Stark schematisierte Darstellung der intrakraniellen Komplikationen ausgehend von einer Sinusitis frontalis. **a** Übergreifen über die Diploe direkt auf den Subarachnoidalraum mit Meningitis. *1* = Periost der Stirnhöhlenhinterwand, *2* = Hinterwand der Stirnhöhle mit erkrankter Diploe, *3* = Dura. **b** Abhebung der Dura durch einen Epiduralabszeß. **c** Frontalhirnabszeß

einer Sinusitis ethmoidalis kann eine orbitale Komplikation entstehen und von dieser über eine Thrombophlebitis mit oder ohne Sinus cavernosus-Thrombose eine endokranielle Infektausbreitung resultiert. Auch von dentogenen oder Oberkieferprozessen kann auf hämatogen-metastatischem Wege, aber auch über Thrombophlebitiden des Plexus pterygoideus eine Infektion nach endokraniell fortgeleitet werden.

Die wesentlichen intrakraniellen Komplikationen umfassen die Meningitis, die Meningoencephalitis, epi- und subdurale Abszesse, intrakranielle Abszesse (Abb. 9), sowie die Thrombosen der großen Hirnblutleiter.

Inzidenz und Bakteriologie

Die Häufigkeitsangaben begleitender endokranieller Komplikationen bei Sinusitis schwanken: von 3,7% bis 40% [118, 142, 211]. Die isolierten Keime sind meist dieselben wie bei der zugrundeliegenden Nebenhöhlenerkrankung: Pneumokokken und H. influenzae überwiegen, gefolgt von Staphylokokkus aureus und Anerobieren. In Einzelfällen wurden E. coli, Pseudomonas und Proteus gefunden, sowie Alpha-hämolytische Streptokokken, wenn sich die intrakranielle Komplikation als Folge eines Traumas entwickelte. Gerade bei der häufigen H. influenzae-Infektion kündigt sich für die Zukunft mit der Impfung gegen diesen Keim eine hoffnungsvolle Alternative an.

4.2 Meningitis

Am häufigsten findet sich eine Meningitis bei akuten Keilbeinhöhlen-, etwas seltener bei Siebbeinentzündungen. Aus dem Übergreifen der Infektion von Pia und Arachnoidea auf die Hirnsubstanz kann ein umschriebenes oder generalisiertes Hirnödem resultieren. Über eine Meningoenzephalitis kann es sogar zu lokalen Einschmelzungen (Rindenabszessen) kommen. Rhinogene Meningitiden werden überwiegend durch Pneumokokken verursacht, auch H. influenzae findet sich häufig.

Klinik und Komplikationsmöglichkeiten

Die klassischen Symptome sind die Nackensteifigkeit, Lichtscheu, Übelkeit bis zum Brechreiz, zunehmende Somnolenz bis zur Bewußtseinstrübung, positives Lassegué-Brudzinski- und Kernigphänomen. Bei foudroyantem Verlauf sind frühe Krampfanfälle möglich. Durch Vernarbungen und Verklebungen können nach Ausheilung Folgebeschwerden resultieren wie Hydrozephalus als Folge einer gestörten Liquorpassage oder Anfallsleiden. Kastenbauer [118] beschreibt eine relativ hoch erscheinende Mortalitätsziffer zwischen 15–20%, welche jedoch als Hinweis auf die Gefährlichkeit dieser Komplikation gelten muß.

Diagnostik und Differentialdiagnose

Die Diagnose wird durch den Liquorbefund bestätigt, wobei neben Zellzahl und Eiweißerhöhung auch eine Liquorkultur durchgeführt werden sollte. Vor der Punktion ist eine Stauungspupille auszuschließen. Differentialdiagnostisch sollte das zufällige Zusammentreffen einer bakteriellen Nebenhöhlenerkrankung einer viralen meningealen Reizung ausgeschlossen werden (Virusserologie, lymphozelluläre Meningitis); in entsprechend prädisponierten Gegenden muß eine FSME (Frühsommermeningoencephalitis) sowie eine Borrelienerkrankung bedacht werden. Bei niedriger Zellzahl sollte ein intra- bzw. subduraler Abszeß mittels CT oder MR ausgeschlossen werden. Mit der Magnetresonanz kann sehr deutlich die Mitbeteiligung des Gehirns (Meningoenzephalitis) (Abb. 11b) aufgezeigt werden. Rezidivierendes Auftreten bakterieller Meningitiden sollte stets den Verdacht auf eine Liquorfistel hervorrufen, auch wenn sich der Patient keines massiven Traumas bewußt ist.

Sonderformen. Im Rahmen von mykotischen NNH-Erkrankungen kann es zum Auftreten einer spezifischen mykotischen Meningitis kommen. Diese findet sich fast ausschließlich bei invasiven Mykosen und stellt ein prognostisch außerordentlich ungünstiges Zeichen dar. Als Rarität müssen Berichte über rhinogene Meningitiden im Gefolge einer Myiasis der Nase und der Nebenhöhlen gelten. Dabei können Fliegenlarven tief ins Nasennebenhöhlen- oder Tränenwegssystem gelangen, Gewebsschranken durchbrechen und einer Meningitis den Weg bahnen. Beschrieben wurde dies für die sogenannte Dasselfliege des Schafs mit weltweiter Verbreitung und die Chrysomyia bezziana, welche in Asien und Afrika heimisch ist.

Eine spezifische Therapie gibt es nicht. Eichenlaub [59] zitiert die topische Anwendung von 15% Chloroform in Speiseöl, um die Larven zu extrahieren oder auszuspülen. Operative Sanierung der befallenen NNH und entsprechende antibiotische Therapie der begleitenden Meningitis sind erforderlich.

Therapie

Im Vordergrund steht die operative Sanierung der erkrankten Nebenhöhlen, sowie die breite antibiotische Abdeckung, wobei auf gute Liquorgängigkeit der gewählten Antibiotika zu achten ist. Zusätzliche Maßnahmen ergeben sich aus dem klinischen Bild, wie dehydriende Therapie bei Enzephalitis und zerebralem Ödem und antikonvulsive Therapie bei Krampfneigung.

4.3 Pachymeningitis externa circumscripta/ Epiduralabszeß

In Analogie zum Durchbruch z.B. einer Stirnhöhlenerkrankung nach außen bildet sich ein epiduraler Abszeß zwischen der Stirnhöhlenhinterwand und der Dura. Findet sich noch keine Ansammlung freien Eiters, spricht man von einer Pachymeningitis externa circumscripta. Je nach Ausdehnung des Geschehens kann der Epiduralabszeß die Dura beträchtlich vom Knochen abheben und hirnwärts verlagern, wodurch Kompressionssymptome und Massenverschiebungen auftreten können. Bei operativer Revision findet man an der Stirnhöhlenhinterwand – der häufigsten Stelle des Durchbruches einer Nebenhöhlenerkrankung – entweder einen kleinen, durch Osteolyse entstandenen Defekt oder ein helleres, fast weißliches Areal, in welchem durch die thrombophlebitische Gefäßobliteration die Blutversorgung fehlt.

Klinik und Komplikationsmöglichkeiten

Die klinischen Symptome können sehr diskret sein, sie werden oft von denen der zugrundeliegenden Sinusitis überlagert. Anfänglich bleibt auch der Liquorbefund völlig unauffällig. Gar nicht so selten werden epidurale Abszesse erst im Rahmen einer operativen Revision einer erkrankten Stirnhöhle aufgrund der destruierten Hinterwand derselben entdeckt. Erst im fortgeschrittenen Stadium können Hirndrucksymptome hinzukommen: Kopfschmerzen, Übelkeit, Erbrechen, Stauungspapillen, Somnolenz bis Stupor, Krampfanfälle.

Diagnostik

Das Übersichtsröntgen ist nicht geeignet, Epiduralabszeße nachzuweisen. Computertomographie mit Kontrastmittelgabe und Kernspintomographie sind weitaus verläßlicher. Diskrete oder ausgeprägtere Lufteinschlüsse im Epiduralraum weisen auf eine offene oder Ventilverbindung mit der Stirnhöhle hin. Von der Lumbalpunktion ist besonders in frühen Stadien keine zusätzliche Information zu erwarten. Differentialdiagnostisch müssen Blutungen bzw. Hämatome ausgeschlossen werden. Gar nicht so selten gehen Epiduralabszesse jedoch mit zum Teil ausgeprägten Hämatomen einher (Abb. 10).

Die mögliche relative Symptomenarmut zeigte sich in einem unserer eigenen Fälle: ein 15jähriger Knabe wurde wegen einer vermeintlich unkomplizierten Pansinutis mit oralen Antibiotika und abschwellenden Maßnahmen behandelt. Innerhalb weniger Tage war kein Eiterfluß in der Nase mehr bemerkbar,

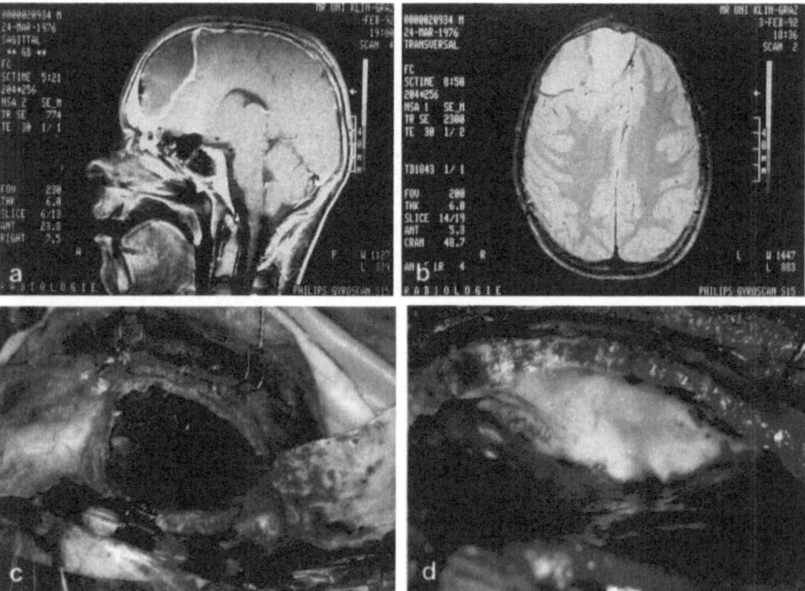

Abb. 10a–d. Ausgeprägter Epiduralabszeß und epidurales Hämatom bei klinischer abgeheilter Sinusitis ethmoidalis und frontalis. **a** Sagittales MR, **b** axiale Schichtung mit deutlich erkennbarer Kompression und Massenverschiebung, **c** und **d** intraoperativer Situs bei der Kraniotomie. Neben dem (zum Zeitpunkt der Operation sterilen) Eiter war auch ein ausgedehntes Hämatom vorhanden

die Symptome hatten sich massiv gebessert (es war nur ein Übersichtsröntgen angefertigt worden) und nach 10 Tagen wurde die Therapie bei völligem klinischen Wohlbefinden beendet. Zwei Tage später kam der Patient mit ausgeprägter Bewußtseinstrübung, starken Kopfschmerzen und den Zeichen einer intrakranialen Druckerhöhung zur stationären Aufnahme. Die sofort durchgeführte CT und MR-Untersuchung ergab einen ausgeprägten Epiduralabszeß mit massiver Raumforderung (Abb. 10a und b). Bei der gemeinsam mit dem Neurochirurgen durchgeführten operativen Revision fand sich kein freier Eiter mehr in den Nebenhöhlen. Das Stirnhöhlenostium war gut darstellbar, die Stirnhöhlenschleimhaut nur noch gering entzündlich aufgelockert. Endokraniell fand sich ein kleinfaustgroßer Epiduralabszeß zusammen mit einem ausgeprägten Hämatom (Abb. 10c und d). Diese Veränderungen bestanden mit größter Wahrscheinlichkeit bereits zu dem Zeitpunkt, als wir den Patienten bei völliger Symptomenfreiheit als vermeintlich geheilt entlassen hatten.

Therapie

Hochdosierte Antibiotikagaben und operative Revision der betroffenen Nebenhöhle mit Darstellung des Defektes und Drainage des Abszesses bilden die Grundpfeiler der Therapie. Je nach Ausdehnung des endokraniellen Befundes sollte der Eingriff gemeinsam mit dem Neurochirurgen durchgeführt werden. Auch bei bestehenden endokraniellen Komplikationen versuchen wir primär, die Stirnhöhle zu erhalten und nicht zu obliterieren (siehe Kapitel 3.1.4).

4.4 Subduralabszeß/-empyem

Durchsetzt der Entzündungsprozeß die Dura, kann ein ausgedehnter – oder auch nur umschriebener – subduraler Abszeß entstehen. Im Extremfall kann sich ein Subduralempyem kappenförmig über weite Teile der Hemisphärenkonvexität ausdehnen. Weitere Ausbreitung entlang der Falx cerebri sind möglich, jedoch selten. Wieder ist die Stirnhöhle der häufigste Ausgangspunkt, seltener kommen die Keilbeinhöhle und das Siebbeinlabyrinth in Frage. Von der Kieferhöhle her kann ein Subduralabszeß nur auf hämatogenem Wege oder über Siebbein und Orbita fortgeleitet entstehen.

Klinik und Komplikationsmöglichkeiten

Wie auch beim Epiduralabszeß können die Initialstadien des Subduralabszeßes äußerst symptomarm verlaufen und von den Symptomen der zugrundeliegenden Sinusitis überlagert sein. Bei Größenausdehnung und/oder Übergreifen auf die weichen Hirnhäute und die Hirnsubstanz selbst können neurologische Herdsymptome je nach Lokalisation, Zeichen der generellen Hirndruckerhöhung und Krampfanfälle auftreten. Auch relativ ausgedehnte Subduralabszeße können gegenüber dem restlichen Subarachnoidalraum gut abgegrenzt sein, so daß eine starke Erhöhung der Liquorzellzahl eher selten ist.

Diagnostik

Die endgültige Diagnose erfolgt über die Computertomographie mit Kontrastmittelgabe. Die Darstellung einer sogenannten „Kapsel“ ist dabei ein wichti-

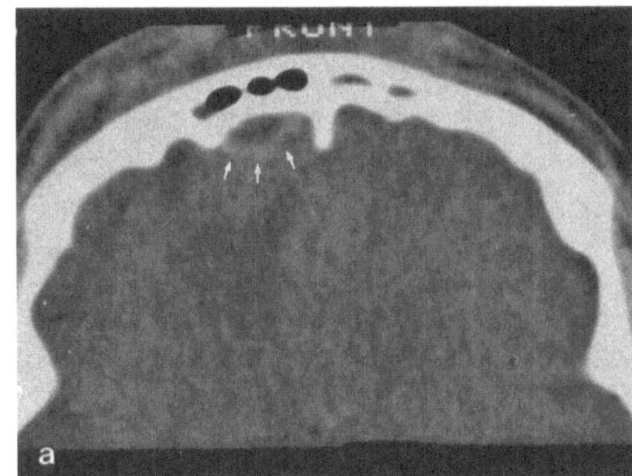
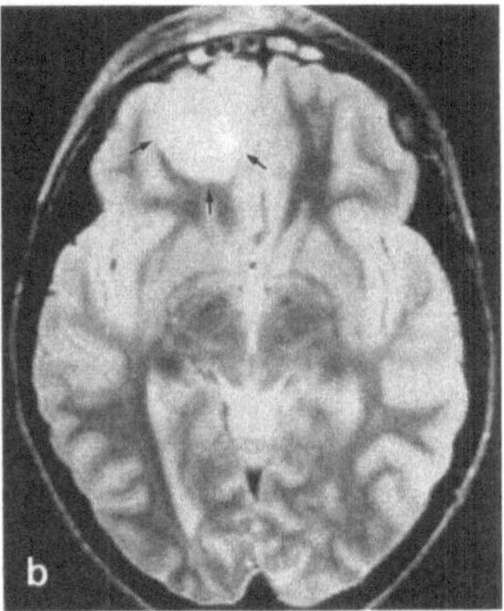

Abb. 11. a Typischer CT-Befund eines vermeintlich kleinen Subduralabszesses. Die Pfeile bezeichnen die vermehrt kontrastaufnehmende „Kapsel“ des Abszesses. **b** In der MR-Darstellung der selben Situation zeigt sich die massive begleitende Enzephalitis *(Pfeile)*

ges Zeichen, vor allem als Ausschlußkriterium gegenüber Blutungen. Mittels Magnetresonanz können besonders kleine Abzesse auch frühzeitig dargestellt werden (Abb. 11).

Vor Lumbalpunktionen muß unbedingt eine Stauungspapille ausgeschlossen werden; eine Pupillenerweiterung muß als Hinweis auf eine suspekte Hirnherniation im Tentoriumbereich gewertet werden und verbietet eine Lumbalpunktion. Besonders in diesen Fällen erlaubt die Magnetresonanz eine weitere Abklärung.

Therapie

In jedem Fall ist eine operative Sanierung der zugrundeliegenden Nebenhöhlenerkrankung angezeigt; in den meisten Fällen auch eine Drainage des Subduralabszesses. Nur in Ausnahmefällen, bei nachgewiesenen kleinsten, noch symptomlosen Subduralabszessen wird man unter strenger klinischer Observanz nach Sanierung der Nasennebenhöhlen mit einer hochdosierten i.v. Antibiotikatherapie das Auslangen zu finden versuchen. Die Mortalität von rhinogenen Subduralabszessen wird auch heute noch mit bis zu 30% angegeben. Maniglia beschreibt eine Serie von 7 Patienten, von denen 3 trotz zeitgerechter Diagnose und Therapie verstarben [152].

4.5 Intrazerebralabszeß

Nach den Subduralabszeßen sind sie die häufigste Form intrakranieller Komplikationen. Auch hier überwiegt als Ausgangspunkt der Sinus frontalis, in dessen relativer Nachbarschaft sich direkt oder über Gefäße fortgeleitet die Frontallappenabszesse finden. Bei Kindern unter 10 Jahren scheinen Hirnabszesse relativ selten zu sein, Zeller fand bis 1987 nur 60 Fälle in der Weltliteratur. Bei Kindern über 10 Jahren nimmt die Häufigkeit dagegen deutlich zu [112] Kastenbauer unterscheidet drei Entstehungsformen des rhinogenen Abszesses:

1. Entwicklung eines Rindenabszesses aus einem subduralem Empyem;
2. Markabszeß des Stirnhirns, der durch eine unterschiedlich dicke Schicht intakter Hirnrinde von der Rhinobasis getrennt ist, wobei die Eiterung über Thrombophlebitis oder lymphogen entstanden ist.
3. Als Folge eines Traumas mit Duraläsion [118].

Klinik und Komplikationsmöglichkeit

Vor allem Abszesse im Frontalhirn zeichnen sich anfänglich durch ausgeprägte Symtomenarmut aus. Je nach Größe und Verdrängung umgebender Struktur kommt es zu erhöhtem Hirndruck mit Cephalea, Lichtscheu, Übelkeit und eventuell Erbrechen, es entwickeln sich Stauungspapillen. Bei gut abgegrenzten Abszessen kann sich im Liquor eine Eiweißvermehrung ohne nennenswerte Zellzahlerhöhung finden. Manchmal sind auch nur vermehrt Lymphozyten nachzuweisen. Es kann auch eine ausgeprägte Frontalhirnsymptomatik zur Diagnose führen. Selten treten durch Miteinbeziehung des Sprachzentrums motorischen Aphasien auf. Basal gelegene Frontalhirnabszesse können den Nervus abducens und oculomotorius schädigen. Ebenso wurden Beeinträchtigung des Geruchsvermögens durch Olfactoriusläsionen bekannt.

Komplikationsmöglichkeiten ergeben sich vor allem daraus, daß wegen der Symptomarmut intrazerebrale Abszesse bei der Behandlung der Sinusitis nicht diagnostiziert werden und Spätkomplikationen auftreten. Neben multiplem Auftreten von Abszessen mit lokalisationsabhängigen neurologischen Herdzeichen und Ausfällen, ist der Einbruch ins Ventrikelsystem wegen der hohen Mortalität gefürchtet.

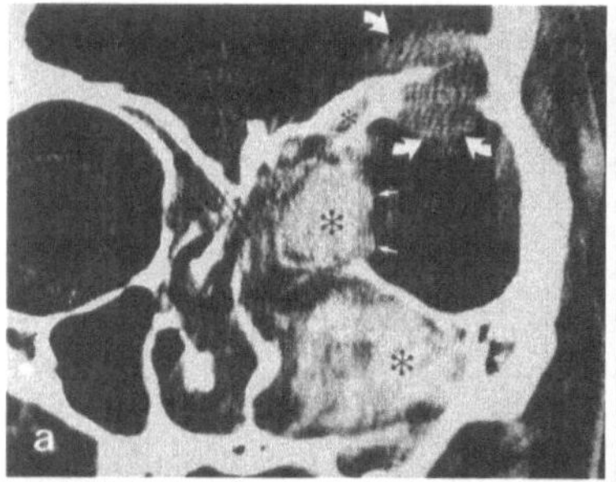

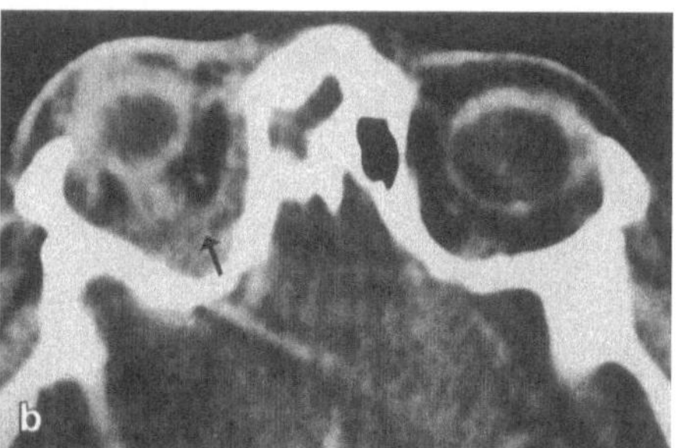

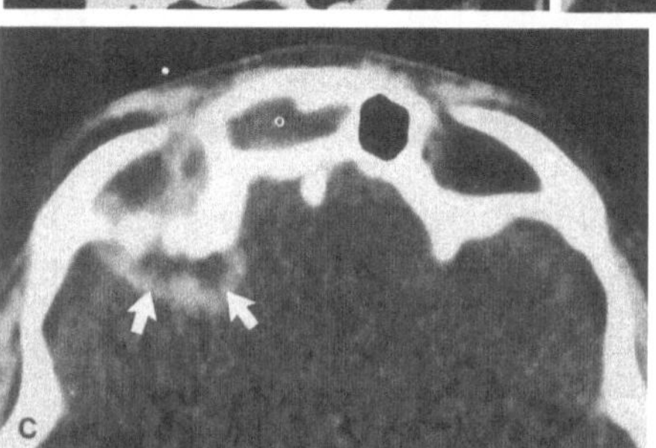

Abb. 12. a Invasive, fulminant verlaufende Aspergillose im Bereich der Kieferhöhle, sowie des Siebbeines. Deutlich sind der Einbruch in die Orbita *(kleine Pfeile)*, sowie die knöcherne Destruktion des Orbitadaches und die von hier ausgehende intrakranielle Invasion *(große Pfeile)* zu erkennen. **b** Intraorbitaler Pilzbefall *(Pfeil)* und **c** sich daraus entwikkelnder intrakranielle Invasion *(weiße Pfeile)*. *0* = mykotischer Befall des Sinus frontalis

Aus Defektheilungen können sensorische und motorische Defizite resultieren; Krampfleiden, Wesens- und Verhaltensveränderungen können lebenslange Medikation und Betreuung erforderlich machen.

Diagnostik

Die Computertomographie mit Kontrastmittelgabe, sowie die Magnetresonanzuntersuchung erlauben praktisch in jedem Fall die Lokalisation und Ausdehnung eines intrazerebralen Abszesses festzustellen. Neurologische und ophthalmologische Abklärung mit EEG und Liquordiagnostik helfen, die erforderlichen therapeutischen Maßnahmen festzulegen. Differentialdiagnostisch müssen andere endokranielle expansive Prozesse ausgeschlossen werden. Bis zu 13% aller Patienten mit intrakraniellen Abszessen weisen multiple Abszesse auf [32, 128].

Therapie

Die operativen Maßnahmen umfassen eine Sanierung der erkrankten Nasennebenhöhlen unter entsprechender antibiotischer Abdeckung.

In der überwiegenden Anzahl der Fälle werden endokranielle Abszesse vom Neurochirurgen oder in Kooperation mit diesem operiert; lediglich sehr kleine und/oder symptomlose Abszesse können unter Verlaufsbeobachtung durch CT und MR, sowie EEG einer alleinigen antibiotischen Therapie zugeführt werden.

4.6 Sonderformen intrakranieller Komplikationen

4.6.1 Mykotische Läsionen

Wie bereits bei den orbitalen Komplikationen erwähnt, können von den Nebenhöhlen ausgehende mykotische Erkrankungen auch auf die Schädelbasis und intrakraniell übergreifen. Dies kann direkt geschehen, über Gefäßbefall, wie arterielle mykotische Thromboembolie oder über eine mykotische Thrombophlebitis der Venenplexus. Intrakraniell wachsende Celen der Nebenhöhlen können (sekundär?) von Pilzmassen erfüllt sein. Diese haben, so lange keine Invasion der Dura vorliegt, eine günstige Prognose und können operativ geheilt werden. Komplikationen entstehen durch die intrakranielle Raumforderung der Celen oder durch Druck auf z.B. den Nervus opticus (siehe Abb. 4).

Invasive Mykosen können ein therapeutisches Dilemma darstellen und haben eine schlechte Prognose (Abb. 12). Am häufigsten verursachen Mucorarten im Rahmen einer rhinozerebralen Mykose intrakranielle Komplikationen, Aspergillusspezies folgen in der Häufigkeit. Sporadisch finden sich Berichte über intrakranielle Komplikationen anderer Pilzarten wie Dreschlera, Phycomyceten, Bipolaris und Exserohilum Rosatrum. Die Komplikationen reichen über großflächige invasive Destruktionen mit Liquorfisteln und konsekutiver Meningitis über pilzspezifische Meningitiden, Thrombophlebitiden, embolisch-metastatische multiple Pilzgranulome und Abszesse zu mykotischen Aneurysmen mit konsekutiver fataler Blutung. Auch 2 Fälle von Occlusion der

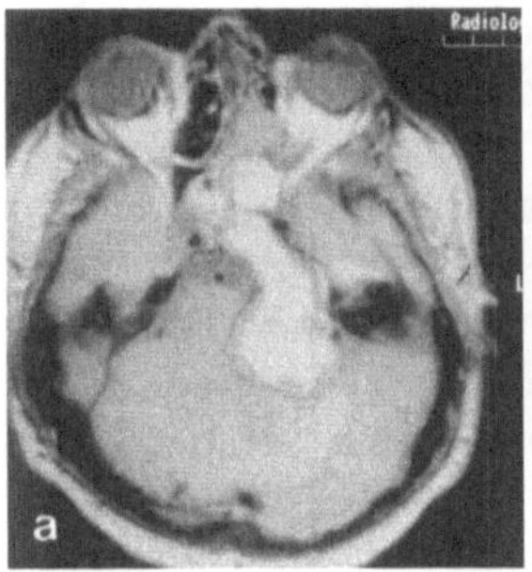

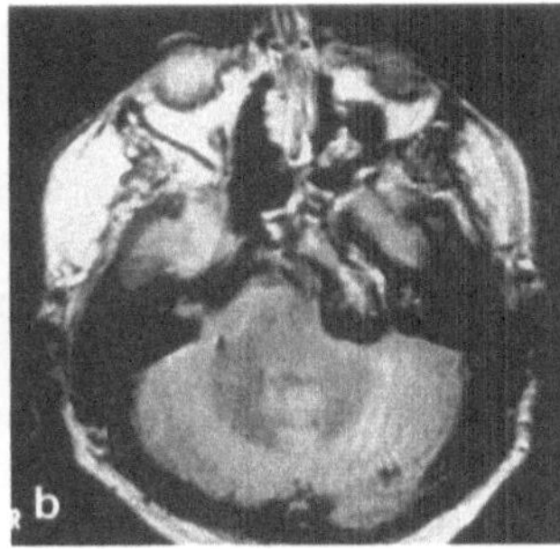

Abb. 13. a Ausgedehnte intrakraniell wachsende Mucozele des Siebbeines und der Keilbeinhöhle. **b** Zustand nach endonasaler Operation. (Beide Abbildungen wurden freundlicherweise von Herrn Professor Rudert, Kiel, zur Verfügung gestellt.)

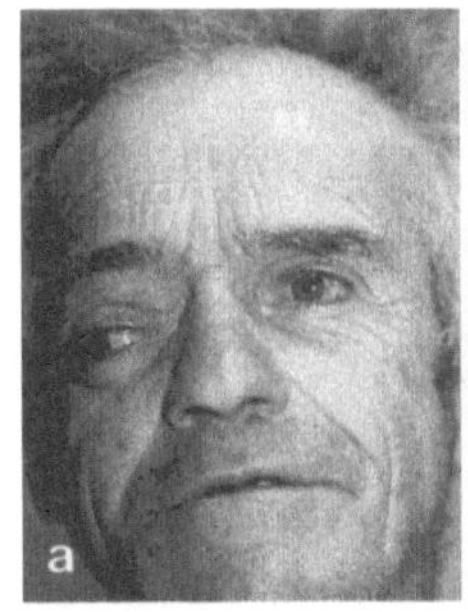

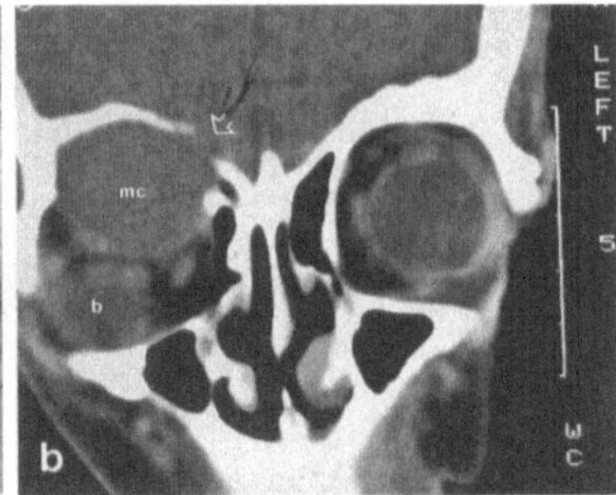

Abb. 14. a Massive Bulbusdislokation durch eine von der Stirnhöhle ausgehende, sich in die Orbita entwickelnde Mucozele. **b** Das CT-Bild zeigt deutlich die massive Verlagerung des Bulbus *(b)* durch das intraorbitale Mucozele *(mc)*. Die Mucozele hat das Orbitadach zur Dura hinarrodiert *(Pfeil)*. Bei der Revision fand sich an dieser Stelle ein Epiduralabszeß

Carotis interna im Rahmen einer Mucormykose wurden berichtet. Besonders gefährdet sind diabetische Patienten mit Ketoazidose im dehydrierten Zustand, immunsupprimierte Patienten und solche mit schweren auszehrenden Erkrankungen [5, 30, 36, 46, 63, 64, 93, 110, 117, 126, 132, 135, 141, 155, 172, 175, 176, 184, 195, 196, 199, 210, 214, 232, 244, 257].

Die Diagnose erfolgt aufgrund der klinischen Symptomatik, der Endoskopie mit Biopsie und Kultur sowie von CT und MR. Hier gelten die in Abschnitt 2.7.2 erwähnten diagnostischen Kriterien.

Therapie. Radikale Operation – so möglich –, im Bereich der Schädelbasis mit entsprechender Defektdeckung, und systemische antimykotische Therapie sind die Therapie der Wahl.

Die Einführung eines liposomalen Amphothericins B erlaubt eine Verringerung der Hepato- und Nephrotoxizität. Kombinationen mit neueren Antimykotika wie Flucytosin oder Ketokonazol ergeben eine gute synergistische Wirkung und erlauben eine weitere Reduktion der Amphotericindosis. Trotz dieser Maßnahmen haben intrakranielle mykotische Komplikationen auch heute noch eine infauste Prognose.

4.6.2 *Intrakraniell wachsende Celen*

Von den Nasennebenhöhlen ausgehende Mucocelen können auch beträchtliche intrakranielle Ausdehnung erreichen (Abb. 13).

Ihrer Lokalisation und Raumforderung entsprechend können sie bei langsamer Ausdehnung klinisch lange Zeit stumm bleiben. Ein schnelles Wachstum führt zu entsprechenden Symptomen, welche ganz von den komprimierten bzw. verdrängten Strukturen der Umgebung abhängen. Kopfschmerzen, Druckgefühl, neurologische Ausfälle und Herdzeichen, sowie Krampfanfälle gehören zum Symptomenspektrum. Besonders von der Keilbeinhöhle oder dem hinteren Siebbein ausgehend, können Ophthalmoplegie und Doppelbilder sowie Opticusläsionen die klinischen Erstsymptome sein. Die Symptome können sich foudroyant entwickeln, wenn der sterile Celeninhalt superinfiziert wird, d.h. eine Pyomucocele entsteht. Meningitis, epi- und subdurale (Abb. 14), sowie intrakranielle Abszesse, Thrombosen der großen venösen Hirnblutleiter – bei frontalen Mucopyocelen besonders des Sinus sagittalis superior – können die Folge sein.

In der radiologischen Diagnostik (CT, Magnetresonanz) müssen vor allem Malignome ausgeschlossen werden.

Die notwendige operative Entfernung kann oft auf endonasalem Wege erfolgen. Die endoskopischen Techniken erlauben selbst bei ausgeprägter intrakranieller Ausdehnung von Mucocelen ein schonendes und sicheres Vorgehen.

5 Iatrogene Komplikationen

5.1 Definition und Abgrenzung

Aufgrund der engen anatomischen Beziehungen zu vitalen Strukturen bergen alle Arten von Nebenhöhlenchirurgie ein gewisses Risiko von gravierenden Komplikationen in sich. Mit der vermehrten Zuwendung zu endonasalen Operationstechniken in den letzten beiden Jahrzehnten, häufen sich auch Berichte über iatrogene Komplikationen.

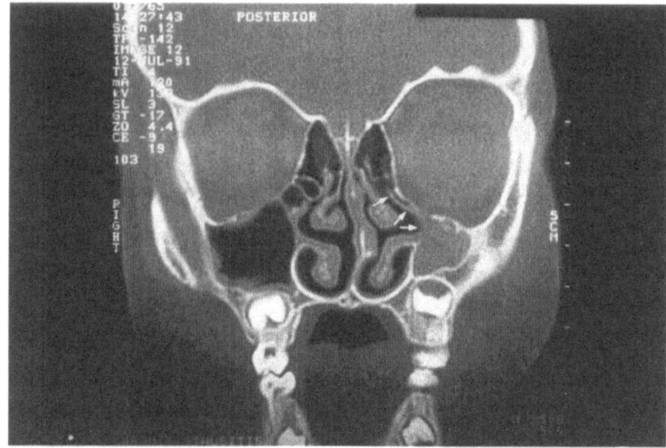

Abb. 15. Atelaktatisches („Gefährliches") Infundibulum ethmoidale: der Prozessus unicatus liegt auf weite Strecken der Lamina papyracea an und ist in den hypoplastischen Sinus maxillaris nach lateral vorgewölbt. Ohne Kenntnis des CT-Befundes kann der Versuch der Resektion des Uncinatus in einer Eröffnung der Orbita resultieren

5.2 Direkte iatrogene Läsionen der Orbita

Eine Eröffnung der Orbita ist in den meisten Fällen keine Komplikation im engeren Sinne. Es gibt 5 Standardsituationen, bei denen die Orbita akzidentell eröffnet werden kann:

1. Bei der Resektion des Prozesses uncinatus, wenn dieser der Lamina papyracea bei einem engen oder gar atelaktatischen Infundibulum ethmoidale fast anliegt. Wird das Instrument (Freer oder Sichelmesser) zuweit nach lateral geführt, kann man mit der ersten Inzision die Orbita verletzen (Abb. 15).
2. Bei der Eröffnung der Bulla ethmoidalis. Ist diese klein bzw. die Bullalamelle überhaupt nicht pneumatisiert, kann sich die mediale Orbitawand weit in den mittleren Nasengang vorwölben. Eine Eröffnung der vermeintlichen Bulla führt dann in die Orbita.
3. Natürliche Dehiszensen oder Defektbildungen von Voroperationen können orbitales Fett – u.U. auch den Musculus rectus medialis – weit in den mittleren Nasengang prolabieren lassen (Abb. 16a, b).
4. Bei der Erweiterung des natürlichen Kieferhöhlenostiums. Wird dieses zu hoch vermutet, kann man bei der Palpation nach lateral in die Orbita kommen.
5. Bei transmaxillärem Zugang zum Siebbein. Insbesondere wenn Haller'sche Zellen vorliegen, welche sich in den Boden der Orbita erstrecken, können die weiter dorsal gelegenen Siebbeinzellen zu weit lateral vermutet werden und so die Orbita perforiert werden.

Klinik und Komplikationsmöglichkeit

Gewöhnlich läßt sich vorquellendes orbitales Fett unter dem Mikroskop oder Endoskop deutlich als solches erkennen. Oft warnen schon „Fettaugen" auf den Bluttropfen *vor* einer Herniation, daß orbitales Fett exponiert sein muß. Leichtes Pressen auf den Augapfel läßt die federnde Mitbewegung der Periorbita bei endoskopischer oder mikroskopischer Betrachtung gut erkennen. Minimaldefekte können so gut lokalisiert und verifiziert werden. Prolabiertes Fett sollte entweder vorsichtig reponiert werden, wobei Fibrinkleber zum Versiegeln des Defektes hilfreich sein kann. Ist eine Reposition nicht möglich, kann der Defekt in der Periorbita je nach Größe mit einem Faszienstückchen geschient werden. Mit leichtem Druck kann es z.B. einem Merocelschwämmchen für 2–3 Tage in situ gehalten werden. Auch hier empfiehlt sich die Verwendung von Fibrinkleber. Keinesfalls sollte das orbitale Fett reseziert werden, da dies einerseits zu intraorbitalen Blutungen, zum anderen durch Narbenbildung zu bleibenden Doppelbildern Anlaß geben können. Werden Läsionen rechtzeitig erkannt und behandelt, geben sie selten Anlaß zu weiteren Komplikationen. Dem Patienten wird Schneuzverbot für einige Tage auferlegt, Antibiotika sind prophylaktisch in jedem Fall erforder-

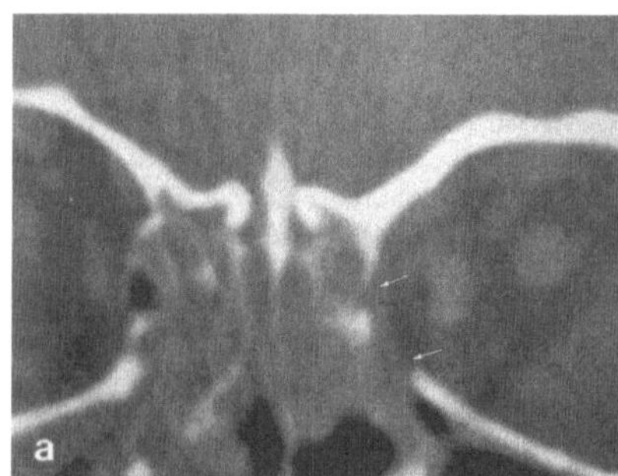

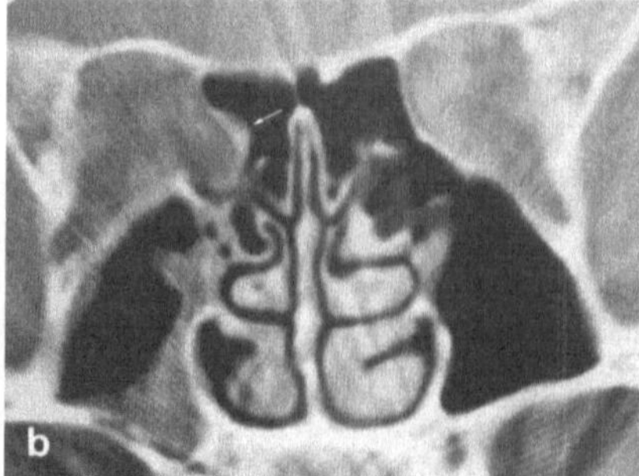

Abb. 16. a Defekt in der Lamina papyracea links nach vorausgegangener endonasaler Siebbeinoperation. Rezidivsinusitis. **b** Natürliche Dehiszenz der Lamina papyracea rechts mit Herniation von Orbitainhalt *(Pfeil)*

lich. Bei Verwechslung des orbitalen Fettes mit erkrankter Schleimhaut, Resektion desselben und weiterer Invasion der Orbita können sich allerdings gravierende Probleme einstellen: Sie reichen von Schädigung der Augenmuskulatur bis zur direkten Läsion des Sehnerven selber. Mitbewegungen des Augens bei intranasalen Manipulationen weisen meistens bereits auf eine tiefe Penetration in die Orbita hin; einseitige Pupillenerweiterung und Blickabweichung können Folge massiver intraorbitaler Blutungen mit Kompressionssymptomatik im Bereich der Orbitaspitze und einer möglichen Läsion des Nervus opticus sein.

Diagnostik

Die Diagnose ist in erster Linie eine klinisch-intraoperative; in postoperativen CT oder MR-Bildern sind die Konturunterbrechungen der Orbitawand bzw. des Orbitaboden zu erkennen. Die Herniation des orbitalen Fettes ist besonders in der T2-gewichteten MR-Aufnahme deutlich. Intraorbitale Blutungen sind auch sonographisch gut nachzuweisen und zu lokalisieren.

5.2.1 Konzepte zur Vermeidung

Das sorgfältige Studium der präoperativen CT-Bilder bezüglich der Tiefe des Infundibulum ethmoidale (Abstand vom Prozesseus uncinatus zur Lamina papyracea), des Pneumatisationsgrades der Bulla ethmoidalis, natürlicher Dehiszenzen und Vorwölbungen der medialen Orbitawand, sowie die Kenntnis von Orbitawanddefekten von vorausgegangenen Operationen verringern die Gefahr einer Läsion. Eine sorgfältige, operative Technik unter guter Sicht des Endoskopes oder Mikroskopes, ermöglicht genaue anatomische Orientierung bei jedem Operationsschritt. Bei der Suche nach dem natürlichen Kieferhöhlenostium hilft es, die dieses meist verdeckenden Reste des Prozessus uncinatus zu identifizieren oder im Zweifelsfalle entlang des knöchernen Ansatzes der unteren Nasenmuschel zu palpieren. So gelangt man entweder in die hintere oder vordere Nasenfontanelle bzw. das natürlich Ostium selber, vermeidet jedoch eine Palpation zu weit kranial und damit eine Perforation. Schließlich hat auch der Schmerz eine bedeutende Warnfunktion: beim Operieren unter Lokalanästhesie wird eine Perforation der Periorbita gewöhnlich sehr präzise als „Schmerz *in* der Augenhöhle" angegeben. Diese Warnfunktion fehlt natürlich beim Operieren in Vollnarkose.

5.2.2 Intraorbitale Blutung durch Retraktion der Arteria ethmoidalis anterior

Wird die Arteria ethmoidalis anterior während ihres Verlaufes unter dem Siebbeindach durchtrennt, so führt dies zu nicht bedrohlichen arteriellen Blutungen ins Siebbein, welche mit geeigneten Maßnahmen (Koagulation, Clips, vasokonstriktorischen Einlagen) gewöhnlich leicht kontrolliert werden können. Zieht sich der proximale Stumpf der aus der A. ophthalmica stammenden Arterie jedoch in die Orbita zurück und blutet dort weiter, kann es zu einem massiven peri- oder intraorbitalen Hämatom kommen. Der Bulbus wird massiv nach vorne verlagert, die Beweglichkeit kann völlig aufgehoben sein, es besteht die große Gefahr der Opticuskompression und Erblindung.

Bei intraorbitalen Blutungen muß die Lage des Hämatoms mittels Ultraschall und CT festgestellt werden. Laufende Fundus- und Visuskontrollen sind unerläßlich. Spätestens beim Auftreten einer Sehverschlechterung reichen medikamentöse Maßnahmen (Kortikoide, entwässernde Therapie) nicht mehr aus. Eine operative Dekompression der Orbita ist erforderlich. Das entstandene Hämatom muß ausgeräumt bzw. druckentlastet und die Blutung gestillt werden.

Bei einem periorbitalem Hämatom zwischen Lamina papyracea und Periorbita gelingt die Dekompression leicht auf endonasalem Wege durch Wegnahme der Lamina papyracea. Durch Schlitzung derselben kann auch ein Vorquellen von Orbitafett nach medial und somit eine intraorbitale Druckentlastung erreicht werden. Auch medial gelegene intraorbitale Hämatome lassen sich so drainieren. Je nach Lage des intraorbitalen Hämatoms sind jedoch andere Zugangswege (von außen, transethmoidal oder transmaxillär) zu bevorzugen. Als unmittelbare Notfallsmaßnahme zur Druckentlastung wird auch eine laterale Canthotomie mit einer Schlitzung des unteren Blattes des Septum orbitale empfohlen. Diese Maßnahme muß dann von einer Siebbeinausräumung, Blutungsstillung und gegebenenfalls Hämatomausräumung gefolgt werden [57, 142, 177, 233, 266].

5.3 Iatrogene Läsionen des Nervus opticus

Läsionen des Nervus opticus sind sehr seltene Komplikationen in der Nebenhöhlenchirurgie. Wegen der Dramatik der Ereignisse werden diese Fälle jedoch großteils publiziert, wodurch der Eindruck entstehen kann, es handle sich um ein häufiges Ereignis. In über 8000 Fällen haben wir an der Grazer Universitäts-HNO-Klinik bisher noch keinen Visusverlust oder Erblindungsfall erlebt.

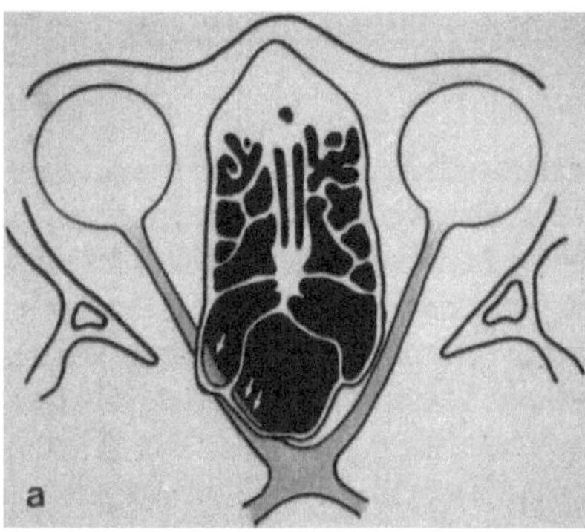

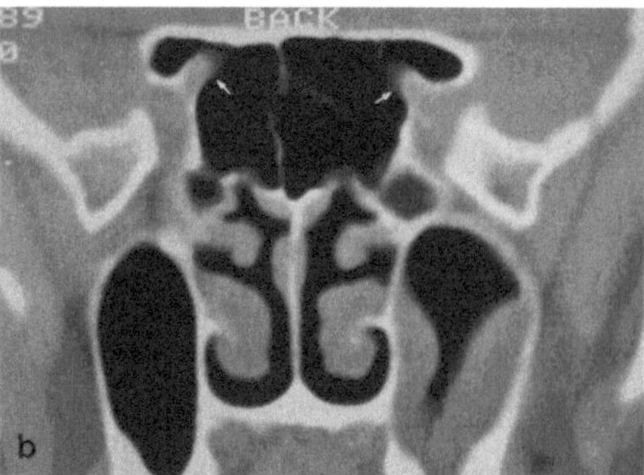

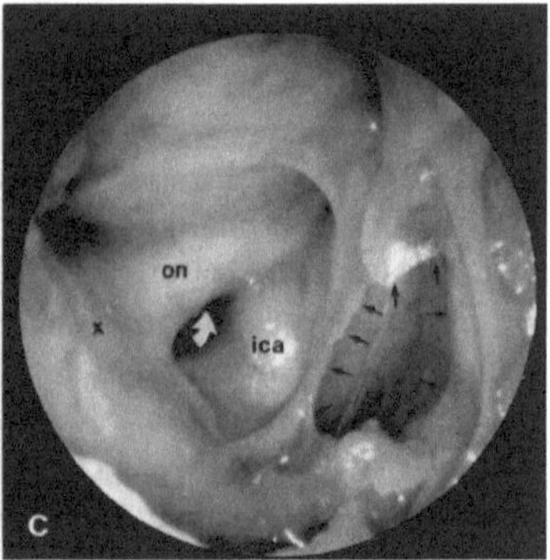

Abb. 17. a Schematische Zeichnung der Beziehung des Nerven opticus zu hinteren Siebbeinzellen *(Pfeil)* und der Keilbeinhöhle *(Doppelpfeil)*. (Aus: Functional Endoscopic Sinus Surgery, H. Stammberger (1991) B. C. Decker, Philadelphia) **b** CT von frei durch die Keilbeinhöhle ziehenden Nervi optici *(Pfeile)*. **c** Vorwölbung des Nervus opticus *(on)*, sowie der Arteria carotis interna *(ica)* in einer Onodi-Zelle des hinteren Siebbeines. Die *kleinen Pfeile* bezeichnen die eröffnete Keilbeinhöhlenvorderwand mit *(x)* ist die Gegend des Canalis opticus bezeichnet

5.3.1 Direkte Schädigung

Direkte Schädigungen des Nervus opticus ereignen sich typischerweise an zwei Stellen:

1. Im Keilbein, wo der Nerv auf seinem Weg zum Chiasma opticum in der lateralen Wand des Sinus sphenoidalis prominent sein kann und wo in 12% aller Fälle knöcherne Dehiszenzen wechselnden Ausmaßes über dem Nerv bestehen. In seltenen Fällen kann er auch völlig frei kurze Strecken durch das Keilbein ziehen [115] (Abb. 17a–c). Vielfach findet man auch nur eine hauchdünne Knochenlage als Bedeckung, welche einem stärker palpierendem Instrument oder gar einer Faßzange oder Stanze keinen nennenswerten Widerstand entgegensetzen würde. Besonders wenn bei Rezidivoperationen Narben vorliegen, sollten schneidende Instrumente, Kuretten und Stanzen nur mit äußerster Vorsicht und Zurückhaltung angewendet werden.
2. Häufiger ereignen sich direkte Läsionen des Nervus opticus in den hinteren Siebbeinzellen, insbesondere, wenn diese sogenannte „Onodi-Zellen" ausgebildet haben (Abb. 18). Dies sind Zellen, welche sich beträchtlich nach dorsal, lateral und auch kranial der Keilbeinhöhle entwickeln, können. In ihrer dorso-lateralen Wand zeigen sie dann eine Vorwölbung, hinter welcher der Nervus opticus verläuft, das sogenannte „Tuberculum opticum" nach Killian. Weniger Millimeter unterhalb und dorsal erkennt man die wechselnd ausgeprägte Vorwölbung der Arteria carotis interna manchmal bereits in den dorsalen Siebbeinzellen.

Die größte uns bekannte Untersuchung von direkten und indirekten iatrogenen Läsionen des Nervus opticus stammt von Takahashi und Ashikawa, welche über 53 Fälle in der japanischen Literatur berichten [8, 9, 10, 242]. Dabei waren direkte Verletzungen des Nerven etwa gleich häufig wie indirekte Ursachen z.B. Thrombosen der Arteria centralis retinae, intraorbitale Blutungen, Ödeme und postoperative Entzündungen. 30 Patienten erblindeten, die übrigen trugen zum Teil schwere Visusverluste und/oder Gesichtsfeldeinschränkungen und Augenmuskelparesen davon. Direkte Läsionen ereigneten sich etwa gleich häufig bei intranasalen und transmaxillären Routen. Indirekte Läsionen waren häufiger und ausgeprägter bei der transmaxillären Route durch die sich dabei öfter ereignenden Verletzungen der Lamina papyracea.

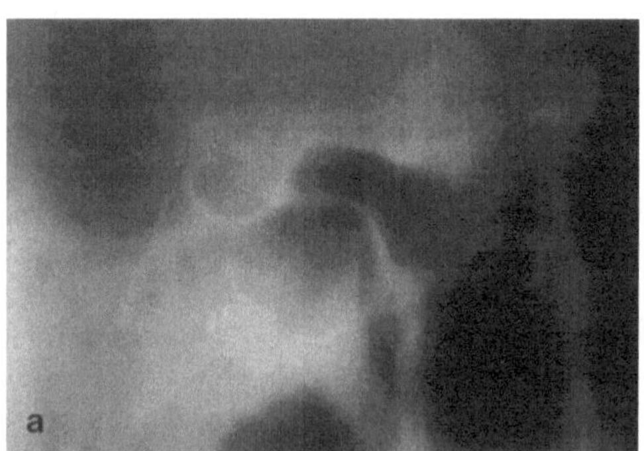

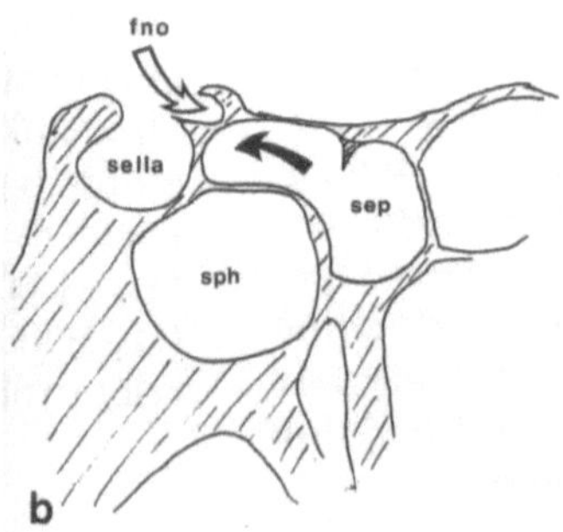

Abb. 18a, b. Sagittales Polytomogramm durch die Keilbeinhöhlenregion: man erkennt die Sella, die vor und unter ihr gelegene Keilbeinhöhle und die sich über letztere entwickelnde Onodi-Zelle des hinteren Siebbeines *(seb)*. Eine Suche nach der Keilbeinhöhle dorsal dieser letzten Siebbeinzelle würde mit großer Wahrscheinlichkeit zu einer Läsion des Nervus opticus im Bereich des Foramen opticum *(fno)* führen

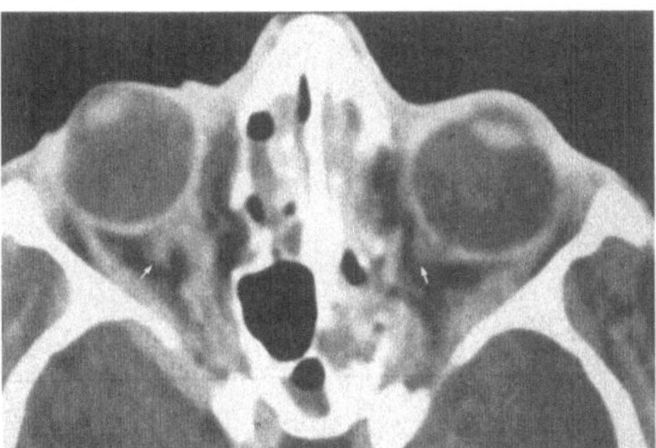

Abb. 19. Zustand nach endonasaler Siebbeinoperation mit *intraorbitaler* Läsion beider Nervi optici *(Pfeile)*. Die Patientin erblindete beidseits

Unabhängig vom gewählten Zugang ereigneten sich die direkten Verletzungen *überwiegend im hinteren Siebbein* (nahezu 80%), wobei der dorsalste Teil der Lamina papyracea und das Tuberuclum nervi optici als die Strukturen angegeben werden, welche am häufigsten beschädigt wurden. Bei ihrer Analyse führen die Autoren neben ungenügender Kenntnis der anatomischen Verhältnisse vor allem das Weiteroperieren in unübersichtlichen Situationen (Blutungen), sowie die mangelnde Erfahrung und/oder ungenügende Überwachung der Operateure an: die höchste Komplikationsrate war bei Ärzten im vierten Jahr ihrer Fachausbildung zu finden.

Die Abbildung 19 zeigt ein besonders dramatisches Beispiel einer Patientin, bei welcher beide Nervi optici *innerhalb der Orbita* unmittelbar hinter dem Bulbus beschädigt bzw. durchtrennt wurden.

Der Eingriff erfolgte in Vollnarkose und führte zu bleibender beidseitiger Erblindung. Wenn man den Winkel bedenkt, der bei endonasaler Instrumentenführung notwendig ist, um den Sehnerv unmittelbar hinter dem Bulbus zu lädieren, muß dieser Fall als ein erschütterndes Beispiel chirurgisch-anatomischer Unkenntnis angesehen werden [233].

5.3.2 Indirekte Schädigung

Diese entstehen vor allem durch Übergreifen sekundärer, z.B. iatrogen in die Orbitaspitze verschleppter Infektionen, durch Thrombosen der Arteria centralis retinae, Kompression durch Blutung oder Ödem. Im Gegensatz zu den direkten Läsionen, bei denen sich Visusverschlechterung oder Erblindung fast immer unmittelbar einstellen, können bei indirekten Schädigungen Latenzen von Stunden bis zu Tagen bestehen.

Diagnostik

Die klinischen Symptome sind eindrucksvoll und eindeutig. Eine lichtstarre weite Pupille und völliges Fehlen jeder Lichtwahrnehmung sind prognostisch äußerst ungünstige Zeichen. Bei der Fundusinspektion können sich die Zeichen eines Verschlusses der Arteria centralis retinae und/oder eines venösen Abflußstaues finden. Je nach Läsionsart können Netzhautblutungen bestehen. Die Lokalisation und Art von isolierten segmentalen Blickfeldausfällen, deren Progredienz oder Rückbildung genauestens und kurzfristig überwacht werden muß, kann Hinweise auf die Lokalisation einer Läsion geben. CT und Magnetresonanz können helfen, Läsionsart und Stelle zu identifizieren. Indirekte Läsionen haben im allgemeinen eine günstigere Prognose; therapeutisch werden hochdosierte Antibiotika, Kortikoide und gegebenenfalls operative Revisionen bei Hämatomen oder umschriebenen Entzündungen empfohlen. Über die Indikation zur Dekompression des Nervus opticus gibt es keine einheitliche Meinung [9, 181].

5.3.3 Konzepte zur Vermeidung

Sorgfältige operative Schulung mit intimer Kenntnis der variantenreichen Anatomie sind Grundvoraussetzung für jeden Eingriff im Siebbeinbereich. In den präoperativen CTs muß auf das Vorhandensein von Onodizellen (Abb. 18) geachtet werden. Exakte präoperative Diagnostik und die endoskopischen Techniken erlauben heute ein weitgehendes Vermeiden unnötiger Radikaloperationen. Beim transethmoidalen Aufsuchen der Keilbeinhöhle muß bedacht werden, daß diese für gewöhnlich weiter medial und unten zu finden ist als man erwarten würde. Im Zweifelsfalle sollte das natürliche Keilbeinhöhlenostium im Rezessus sphenoethmoidalis medial aller Muschel aufgesucht und von dort erweitert werden.

Die *relative* Häufigkeit von Optikusläsionen hat seit der vermehrten Anwendung endo- und mikroskopischer endonasaler Techniken *nicht* zugenommen [200, 235, 265]. Wayoff [264] zitiert aus Frankreich zwischen 1950–1975 12 Fälle von Erblindungen: 4 ereigneten sich bei Caldwell-Luc-Operationen, 6 bei transmaxillären Ethmoidektomien, 1 bei endonasaler Ethmoidektomie und eine bei Neurektomie des Nervus vidianus. Obwohl die Frequenz von Nebenhöhleneingriffen zwischen 1970–1980 stark abnahm, blieb die Inzidenz von schweren Komplikationen unverändert. Die Autoren führen das auf die in dieser Zeit populäre Neurektomie des Nervus vidianus durch. Seit 1980 nimmt die Anzahl der mikroskopisch-endoskopisch durchgeführten endonasalen Eingriffe deutlich zu, die Zahl der schweren Komplikationen jedoch nicht.

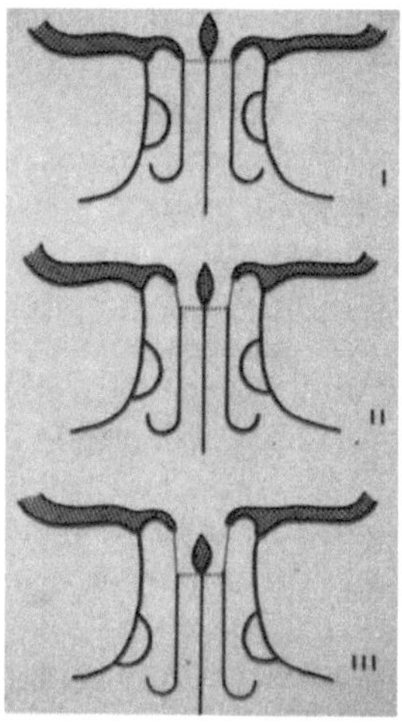

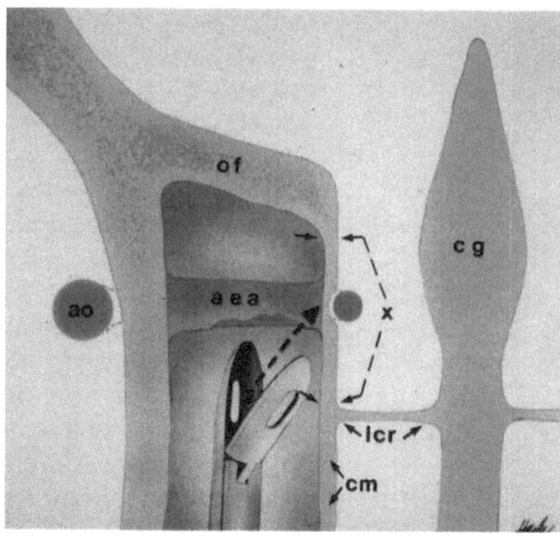

Abb. 20. Schematische Zeichnung der Keros-Klassifikation der Fossa olfactoria. Details siehe Text (Aus: Functional Endoscopic Sinus Surgery, H. Stammberger (1991) B. C. Decker, Philadelphia)

Abb. 21. Schematische Darstellung des Siebbeindaches und des Verlaufes der Arteria ethmoidalis anterior. *ao* = Arteria ophthalmica, *aea* = Arteria ethmoidalis anterior, *of* = Os frontale, *cm* = Concha media, *lcr* = Lamina cribrosa, *cg* = Christa galli , *x* = laterale Lamelle der Lamina cribrosa mit Sulcus ethmoidalis. Detaillierte Beschreibung siehe Text. (Aus: Functional Endoscopic Sinus Surgery. H. Stammberger (1991) B. C. Dekker, Philadelphia)

5.4 Iatrogene Läsionen der Frontobasis

Alle Läsionen der Dura im Bereich der Rhinobasis bergen die Gefahr einer aufsteigenden Infektion mit sich. Meningitis, Subduralempyeme und Hirnabszesse können die Folge sein. Durch tiefe Perforationen können intrakranielle Gefäße lädiert werden, lebensbedrohliche Blutungen auftreten und schwere Dauerschäden bestehen bleiben. Duraläsionen mit konsekutiven Liquorfisteln sind in großen Serien erfahrener Operateure außergewöhnlich selten; die Häufigkeit liegt meistens nur im Promillebereich. Wenn Läsionen intra- oder unmittelbar postoperativ erkannt *und versorgt* werden, sind Komplikationen ebenfalls äußerst selten [233, 268].

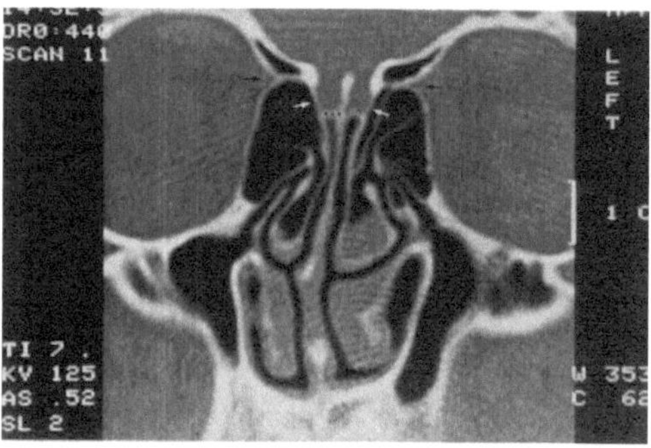

Abb. 22. Coronares CT mit Darstellung beider Arteriae ethmoidales anteriores *(schwarze Pfeile),* der Lamina cribrosa *(punktiert)* sowie der lateralen Lamelle der Lamina cribrosa *(weiße Pfeile).* Keros – II Konfiguration der Fossa olfactoria

5.4.1 Perforationen des Siebbeindaches

Perforationen des Siebbeindaches ereignen sich typischerweise *nicht* am höchsten Punkt (dem „Dom") des Daches, sondern überwiegend am medialen Abhang des Siebbeindaches im Bereich der lateralen Lamelle der Lamina cribrosa.

Spezielle Anatomie

Der obere Anteil des Siebbeindaches wird vom Os frontale mit seinen Foveolae ethmoidales gebildet (Abb. 20, 21, 22). Diese Anteile sind die kompaktesten des gesamten Siebbeindaches und haben eine durchschnittliche Stärke von 0,5 mm (Kainz) [114]. Medial geht dieser Knochen in die deutlich dünnere laterale Lamelle der Lamina cribrosa über. Nach einem Verlauf von 2–17 mm stößt die laterale Lamelle auf die Lamina cribrosa selber, wobei sie mit dieser Winkel zwischen 90 und 45° bilden kann. Kaudal, normalerweise genau gegenüber dem Ansatzpunkt der lateralen Lamelle, inseriert die vertikale Portion der mittleren Muschel an der Lamina cribrosa. Mittlere Muschel, Lamina cribrosa und das Septum nasi begrenzen zwischen sich die Rima olfcatoria; die Crista galli, die Lamina cribrosa und ihre laterale Lamelle begrenzen zwischen sich die Fossa olfactoria.

Die A. ethmoidalis anterior zieht in wechselnder Entfernung vom Siebbeindach (bis zu 5 mm) in einem nach unten oft dehiszenten Kanal (40% nach Kainz) von lateral nach medial durch das Siebbein, durchsetzt die laterale Lamelle der Lamina cribrosa und gelangt so in die Fossa olfactoria. Hier wendet sie sich nach vorne und liegt in einer Ausbuchtung der Lamina lateralis, dem sogenannten Sulcus ethmoidalis. Die laterale Lamelle der Lamina cribrosa ist im Durchschnitt 0,2 mm dick, weist also schon einen beträchtlichen Stärkenunterschied zum Os frontale im Siebbeindachbereich auf. Im Bereich des Sulcus ethmoidalis jedoch ist der Knochen im Schnitt auf 0,05 mm ausgedünnt, so daß ein zehnfacher Stärkenunterschied zum Knochen der Foveolae ethmoidales besteht. Die Länge des Sulcus ethmoidalis kann zwischen 3 und 16 mm betragen. *Die laterale Lamelle der Lamina cribrosa im Bereich des Sulcus ethmoidalis ist die dünnste und am wenigsten widerstandsfähige Stelle der gesamten vorderen Schädelbasis!*

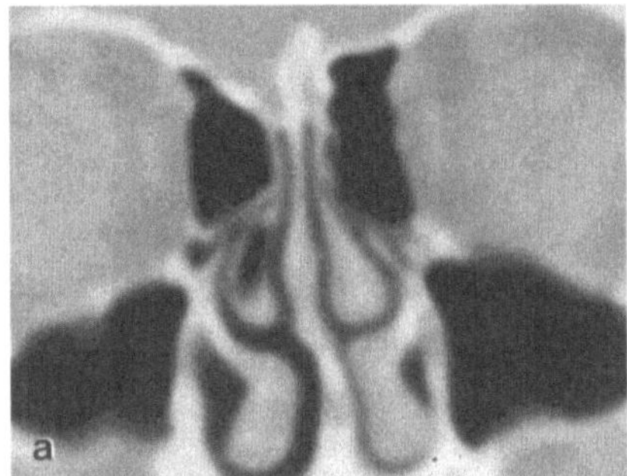

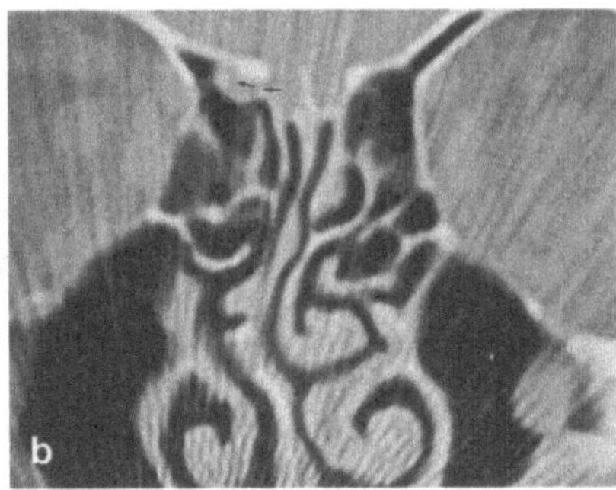

Abb. 23. a Gravierende Seitendifferenz im Verlauf des Siebbeindaches. **b** Ausbuchtung der Fossa olfactoria nach lateral *unter* das Siebbeindach. Dieser ungewöhnliche Befund würde bei Massivverschattung des Siebbeines wahrscheinlich unerkannt bleiben und bei Operation in Siebbeindachnähe sehr leicht zu einer Perforation in die vordere Schädelgrube führen

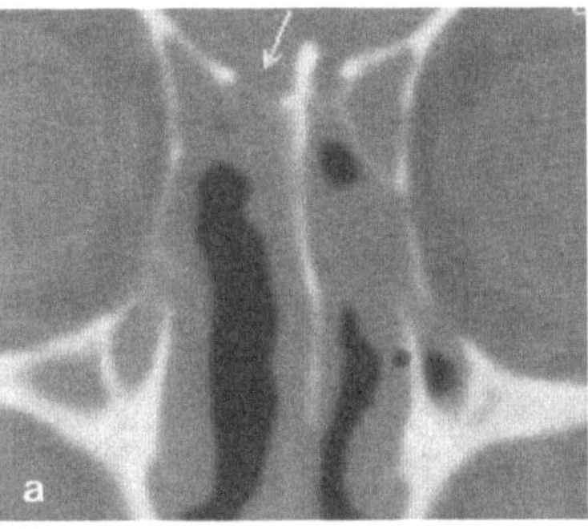

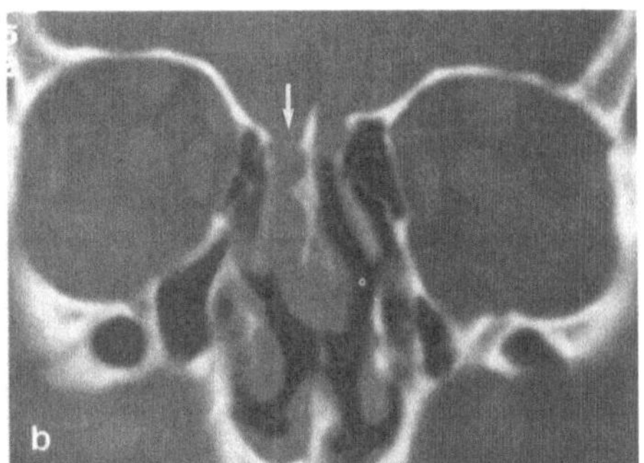

Abb. 24. a Typischer iatrogener Defekt im Siebbeindach beim Übergang von Lamina cribrosa in die laterale Lamelle derselben. Die mittlere Muschel wurde am Ansatz reseziert. **b** Iatrogener Defekt in der Lamina cribrosa rechts *(Pfeil)* im Rahmen einer Septumoperation (!)

Auf koronaren CT-Schichten sind diese Verhältnisse besonders gut zu erkennen (Abb. 22).

Schon bei stumpfen äußeren Trauma, ereignen sich dort Frakturen, wo dickere, stabilere Knochenanteile abrupt in dünnere übergehen. Die Lamina cribrosa und ihre laterale Lamelle sind deswegen besonders prädestiniert für Trümmerfrakturen. Da zusätzlich die Dura hier besonders dünn und sehr fest am Knochen verankert ist, kommt es besonders leicht zu Durazerreißungen mit Liquorfisteln. Auch die Arteria ethmoidalis anterior kann bei ihrem Ein- oder Austritt in der Fossa olfactoria zerrissen werden. Bei Operationen ist die laterale Lamelle der Lamina cribrosa besonders gefährdet: je länger sie ist, d.h. je höher das Siebbeindach über der Lamina cribrosa liegt und je schräger sie verläuft, desto größer wird die Gefahr, sie mit einem Instrument zu perforieren (Abb. 23). Wenn am Siebbeindach präpariert werden muß, muß die größte Vorsicht im Bereich der Arterie ethmoidalis anterior angewendet werden, wo diese das Siebbein durch die laterale Lamelle der Lamina cribrosa *nach medial* verläßt. An dieser Stelle wird einem Instrument der geringste Widerstand entgegengesetzt und ist die Gefahr einer Perforation in die Fossa olfactoria und damit in die vordere Schädelgrube am größten [114].

Nach Keros unterscheidet man drei Typen der Fossa olfactoria (Abb. 20): beim Typ ist die Fossa sehr seicht ausgebildet, weil die laterale Lamelle der Lamina cribrosa äußerst niedrig ist. Die Lamina cribrosa und das Siebbeindach verlaufen in einer fast horizontalen Ebene. Bei Typ II ist die laterale Lamelle höher, das Siebbeindach steht deutlich über dem Niveau der Lamina cribrosa, die Fossa olfactoria wird tiefer. Beim Typ III ist das Siebbeindach bis zu 17 mm über dem Niveau der Lamina cribrosa. Die laterale Lamelle ist extrem lang und die Fossa olfactoria entsprechend tief. Typ III ist aus chirurgischer Sicht der gefährlichste, da mit der Länge und einem schrägen Verlauf der lateralen Lamelle der Lamina cribrosa die Verletzungsrisiken deutlich wachsen. Diese bedeutungsvollen Unterschiede und Varianten in der Ausbildung des Siebbeindaches können *nur in koronaren CT-Schichten* eindeutig erkannt werden. Die in Abbildung 23 dargestellten Varianten rechtfertigen den Ausdruck des „gefährlichen Siebbeindaches" in Analogie zur „gefährlichen Stirnhöhle" [114, 122, 233].

Der Liquorraum umgibt die Fila olfactoria oft bis zu mehreren Millimetern nach ihrem Durchtritt durch die Lamina cribrosa. Mit der Resektion der mittleren und oberen Muscheln unmittelbar an ihrem Ansatz besteht somit die Möglichkeit der Eröffnung des Subduralraumes.

Perforationen durch die Lamina cribrosa selbst ereignen sich nur bei Manipulationen medial des Ansatzes der mittleren Muschel oder bei Revisionsoperationen, falls nach Resektion der mittleren Muschel wichtige anatomische Landmarken fehlen (Abb. 24).

5.4.2 *Tiefe intrakranielle Perforationen*

Tiefe intrakranielle Perforationen entstehen ausnahmslos durch Verlust der intraoperativen Orien-

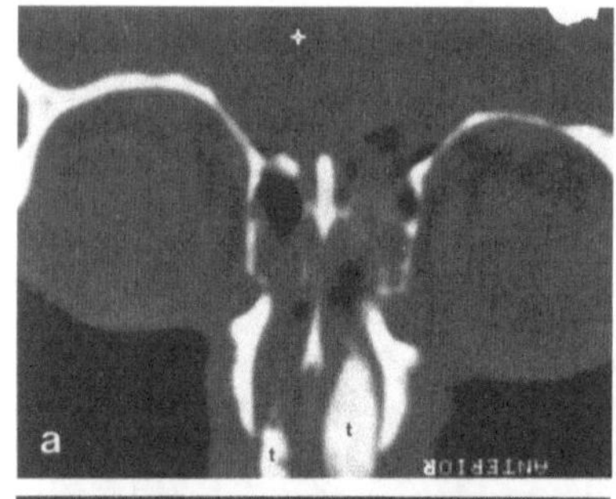

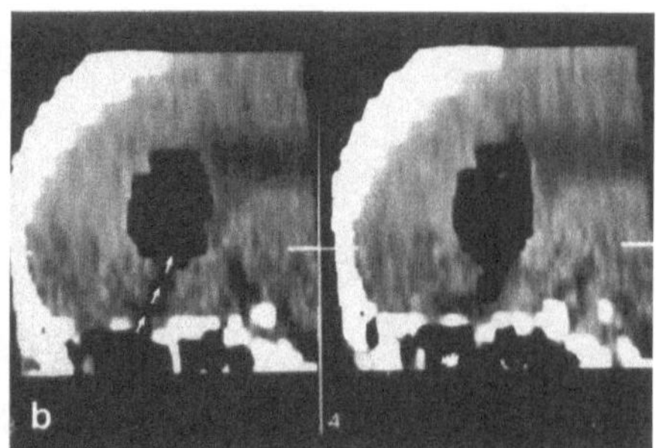

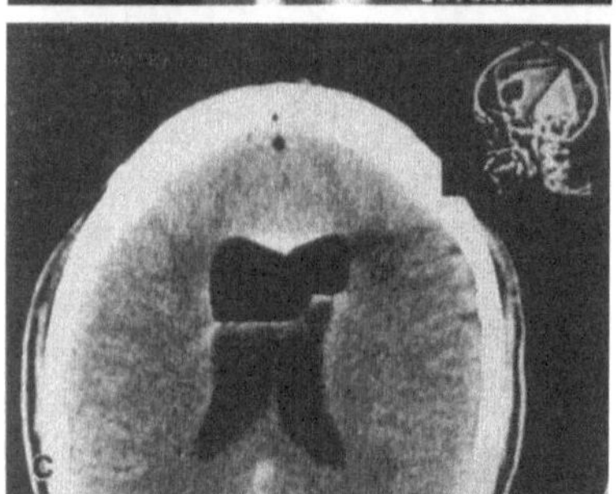

Abb. 25. a Beidseitige tiefe Perforation des Siebbeindaches mit Hirnherniation, Liquorfistel und Pneumencephalus. *(T)* Postoperativ eingebrachte Tamponade. **b** Sagittale Rekonstruktion: deutlich die Kommunikation zwischen Siebbein und der ausgeprägten Luftansammlung im Vorderhorn erkenntlich. **c** Axiale Schichtung mit Pneumatocephalus internus

tierung bzw. aus Unkenntnis der topographischen Anatomie. Bei allen endonasalen Operationstechniken müssen der Winkel der Annäherung an die Schädelbasis und die sich damit ändernden Distanzen beachtet werden. Von der Spina nasalis anterior aus gemessen und auf eine Horizontale durch die Gaumenplatte bezogen, ist der Winkel zur Vorderfläche der Keilbeinhöhle (mit weiten individuellen Streuungen) um die 30° gelegen; zur Arteria ethmoidalis anterior und dem Ostium der Stirnhöhle zwischen 60 und 75° [233].

Neben ausgedehnten Duraverletzungen mit Liquorfisteln, Hirnsubstanzdefekten, konsekutiven Meningoenzephalitiden mit zum Teil letalem Ausgang sind weitere iatrogene Komplikationen beschrieben worden:

Ruptur des Ramus communicans zwischen beiden Arteriae cerebri anteriores; Einbruch mit dem Instrument ins Ventrikelsystem; massive intrazerebrale Blutungen mit bleibenden Paresen oder gar letalem Ausgang [150–153, 233, 236–238].

Die Abbildungen 25a–c zeigen einen Fall mit beidseitiger breiter Perforation des Siebbeindaches mit Hirnherniation ins Siebbein links. Es besteht eine breite Kommunikation zwischen dem operativ gesetzten Defekt und dem Ventrikelsystem mit ausgeprägtem Pneumatocephalus internus. Nach (neurochirurgischer) Versorgung kam es zu einer Ausheilung ohne Folgebeschwerden.

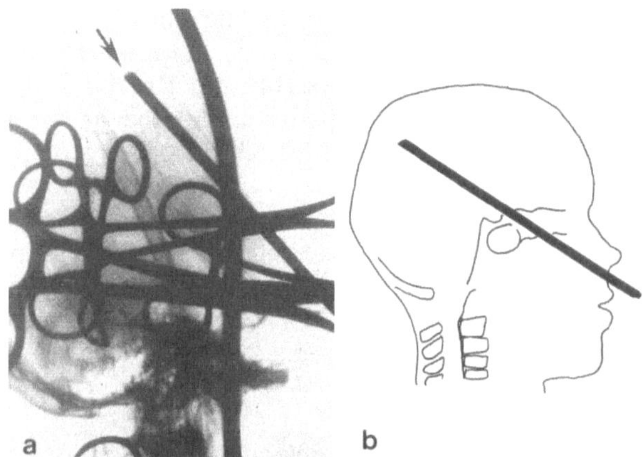

Abb. 26. a Intraoperative Übersichtsaufnahme mit tief intrakraniell vorgeschobenem Endoskop *(Pfeil)*. **b** Erläuterende Skizze zur Lage des Endoskopes. Details siehe Text

Die Abbildungen 26a und b zeigen eine fast unglaubliche Komplikation. Während eines endoskopischen Eingriffes war sich der Operateur seiner anatomischen Orientierung nicht mehr sicher; alle Instrumente wurden in situ belassen und noch auf dem Operationstisch beim intubierten Patienten ein seitliches Übersichtsröntgenbild gemacht. Die Skizze verdeutlicht die Situation: der Patient liegt auf dem Hinterkopf, man erkennt die Konturen zahlreicher Tuchklemmen von der Abdeckung sowie diverse (Sauger-)Schläuche. Durch das Nasenloch eintretend, verläuft der Röntgenschatten eines starren geraden Gegenstandes vor der Sella durch die Schädelbasis, reicht weit nach intrakraniell und endet ca. 1,5cm vor der Konkavität der Kalotte. Dies ist das Operationsendoskop (Pfeil).

Die Beurteilung der anatomisch-chirurgischen Fachkenntnis, deren es bedarf, ein 18cm langes Endoskop bis zum Ansatz in die Nase einzuführen, bleibt dem Leser überlassen ...

Auch dieser Patient erlitt nach Versorgung des Defektes in der Schädelbasis keinerlei Folgeschäden.

5.4.3 *Läsionen der Arteria carotis interna*

Die Arteria carotis interna kann nicht nur während ihres Verlaufes in der Seitenwand der Keilbeinhöhle gefährdet, sondern bereits am hinteren Siebbein exponiert sein. Direkte Läsionen im Rahmen von Nasennebenhöhlenoperationen sind *extrem* selten. Maniglia beschreibt 1989 drei Fälle, die sich während konventioneller Nebenhöhlenchirurgie ereigneten; alle drei Patienten verstarben [151]. Einen weiteren Todesfall beschreibt Ashikawa [8]. Hier war die Arterie im Bereich des hinteren Siebbeines während einer intranasalen Operation lädiert worden. Wigand [268] berichtet von einer Verletzung der Arterie aufgrund eines abnormen Verlaufes bei der Eröffnung der Keilbeinhöhle. Die Blutung konnte zwar kontrolliert werden, der Patient verstarb jedoch einige Tage später aufgrund zusätzlicher anästhesiologischer Probleme. Berichte über erfolgreiche Behandlung nach einer massiven Läsion während endonasaler Operationen sind rar: Ohata beschreibt einen Fall, bei dem die Arterie zunächst mit Collagen-Thrombin-Schwämmchen abgedeckt wurde und in einer späteren Sitzung über eine Kraniotomie eine erfolgreiche Arteriennaht durchgeführt werden konnte [180]. *Geplante* Eingriffe an der Carotis interna haben durch die Möglichkeit der Ballonkatheterokklusion ihre Schrecken weitgehend verloren. Für die *massive* akzidentelle intraoperative Läsionen bei Keil- oder Siebbeinoperationen läßt sich kein allgemein gültiges Notfallstherapieschema angeben. Können kleine Stichdefekte durch Auflegen oder Umwickeln des betroffenen Areals mit Kollagen-Thrombin-Schwämmchen, Oxycel oder Kollagenvlies mit Fibrinkleber mit einiger Wahrscheinlichkeit beherrscht werden, bleibt für die massive Blutung nur der Versuch der Notfallstamponade in der Hoffnung auf eine Stabilisierung des Zustandsbildes, einer Abklemmung des Gefäßes am Hals und einer sofort anschließenden Möglichkeit zur neurochirurgisch-angiologischen Intervention.

Posttraumatische Sinus-cavernosus-Carotis-interna-Fisteln können mittels Angiographie und Magnetresonanz gut nachgewiesen werden. Ihre Versorgung ist ebenfalls eine primär neurochirurgische und/oder in der letzten Zeit vermehrt angiographische, wobei die Fisteln z.B. mit Platincoils obliteriert werden [29, 171].

5.5 Indirekt iatrogen verursachte Komplikationen

Der Vollständigkeit halber seien hier einige Läsionen kurz angeführt, bei denen iatrogen eingebrachtes Fremdmaterial die Ursache für Komplikationen war oder eine Therapie im weitesten Sinne zu Komplikationen im Bereich der Schädelbasis geführt hat. Eine ausführliche Diskussion dieses Problemkreises erfolgte in den Referaten des vorjährigen Kongresses.[1] Dort wird auch die Frage nach der Übertragbarkeit von AIDS oder Creutzfeldt-Jakob-Erkrankung mittels Transplantaten von z.B. lyophilisierter Dura oder Bank-Knorpel ausführlich diskutiert.

5.5.1 *Histacrylläsionen*

Die Verwendung von Histacrylkleber im Bereich der Frontobasis muß heute als obsolet angesehen werden. Zahlreiche Spätkomplikationen durch Granulombildung mit Auftreten von Liquorfisteln und Meningitiden, sowie Fremdgewebsreaktionen wurden zum Teil Jahre nach der Primäranwendung berichtet. Kessler zeigte schon 1985, daß synthetischer Cyanoacrylat-Kleber neurotoxisch ist und erhebliche Fremdkörperreaktionen hervorrufen kann [123]. Durch die zum Teil enorme Wärmeentwicklung beim Abbinden des Klebers kann es auch zu Hitzeschäden kommen. Im Tierexperiment wurden bei Histoacrylanwendung im Mittelohr Cholesteatome induziert. Chilla [41] berichtet über zehn Jahre nach Verwendung von Histoacryl auftretende Spätkomplikationen: Mukozelenbildung mit Fistelung und Fremdkörpergranulom im Siebbein nach Duraplastik, Knochensequestrierung um Histoacrylreste, welche insgesamt 14 operative Revisionen erforderlich werden ließen, sowie das Auftreten einer Pneumokokkenmeningitis nach Duraplastik im Mastoidbereich. Auch über Störung des Sellaverschlusses bei der Verwendung von Histoacryl finden sich in der neurochirurgischen Literatur Angaben, welche von sekundärer Rhinoliquorrhoe bis zur toxischen Gewebereaktion reichen [188] (Abb. 27, 28).

5.5.2 *Komplikationen nach Radio- und Chemotherapie*

Abgesehen von lokalen Gewebs- und Knochennekrosen, können bei Bestrahlungen im Bereich der Frontobasis durch Streustrahlung bzw. durch nicht exakt justierte Isodosenfelder auch benachbarte Struktur mitgeschädigt werden. Die Abbildungen 30a und b zeigen eine radiogene Leukodystrophie

---

[1] Verhandlungsbericht 1992 der Deutschen Gesellschaft für HNO-Heilkunde, Kopf- und Halschirurgie, Teil I Referate, European Archives of Otorhinolaryngology, Supplement 1992/I

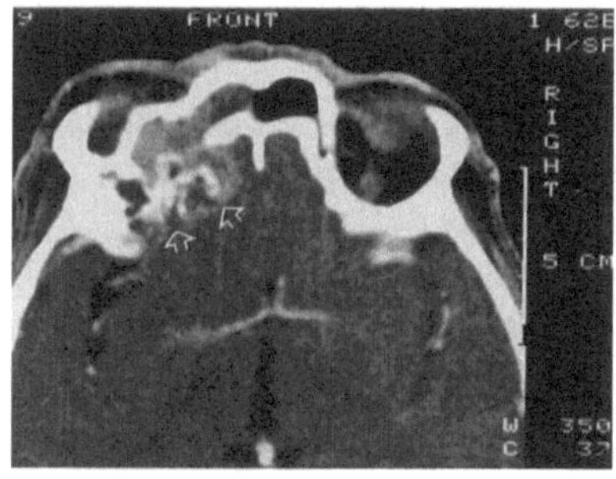

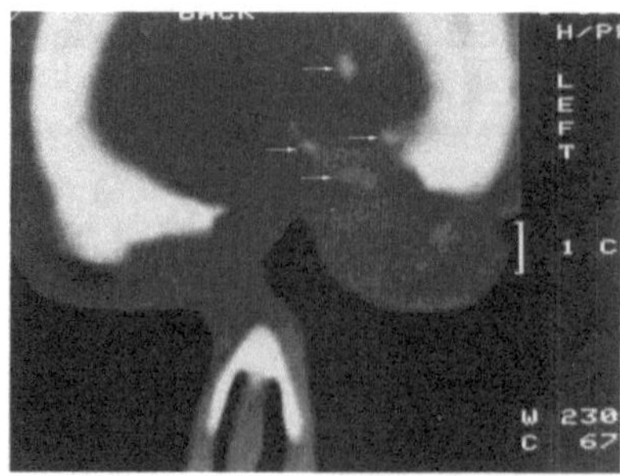

Abb. 27. Histoacrylgranulome mit sekundärer Liquorfistelbildung bei Status post Duraplastik nach Stirnhöhlenfraktur vor 10 Jahren

Abb. 28. Histoacrylgranulome *(Pfeile)* mit sekundärer Liquorfistelbildung bei St.p. plastischer Rekonstruktion nach ausgedehntem frontobasalem Defekt

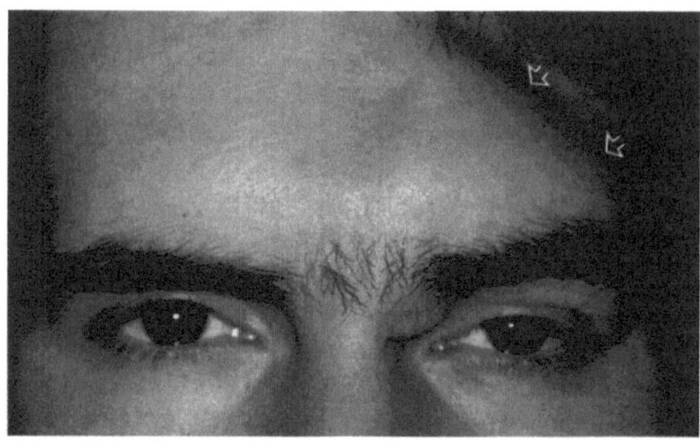

Abb. 29. Beginnende Sequestrierung eines großen Knochenstückes der Stirnhöhlenvorderwand, welches nach Unfall mit Knochenzement (Pallakos) reponiert worden war. Entzündliches Infiltrat über dem inneren Lidwinkel kurz vor Durchbruch nach außen

des Frontalhirns und des Temporallappens nach Operation eines ausgedehnten adenoidzystischen Karzinoms des Siebbeines mit exenteratio orbitae. Radiogene Knochen- und Weichteilnekrosen können zu neuerlichen Defekten an der Schädelbasis führen und ausgedehnte Revisions- und Rekonstruktionsmaßnahmen erforderlich machen.

5.5.3 Komplikationen durch Tamponaden und nasale Intubation

Besonders in der intensivmedizinischen Literatur wird über zahlreiche Komplikationen berichtet, welche sich von Nasentamponaden, Nährsonden oder Beatmungstuben aus entwickelt haben. Das Spektrum reicht von eitriger Sinusitis mit orbitaler Komplikation über Septikämien besonders bei kindlichen Intensivpatienten und generalisierter Sepsis bis zu schweren intrakraniellen Komplikationen. Auch Komplikationen durch mykotische Superinfektion bei nasotracheal Intubierten sind ein häufiger Befund auf Intensivstationen. Im Durchschnitt entwickelten sich die Komplikationen nach einwöchiger Liegedauer der Tuben bzw. der Tamponaden [16, 85, 90, 131, 138, 140].

Bei tamponierten bzw. länger nasotracheal intubierten Patienten sollte bei unklaren Fieberzuständen und septischen Bildern immer auch an eine Sinusitis als Ausgangspunkt gedacht werden.

5.5.4 „Toxic shock"-Syndrom

Das sogenannte Toxic shock-Syndrom, von Todd 1978 beschrieben, ist eine extrem seltene, aber po-

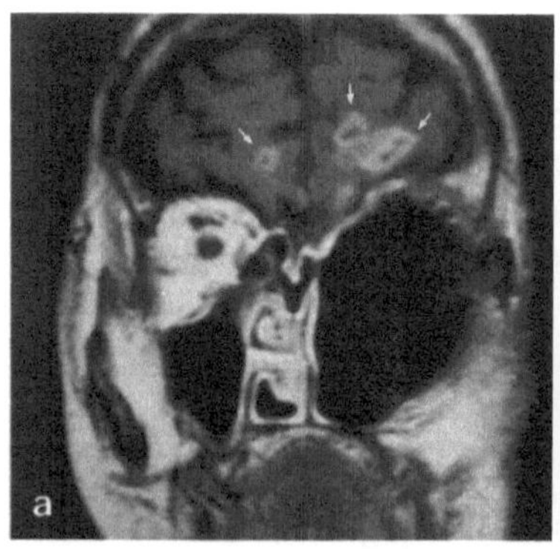

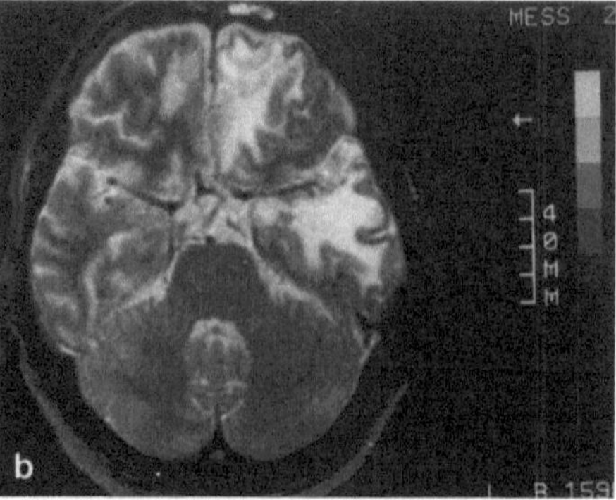

Abb. 30a, b. Zustand nach Exenteratio orbitae und Nebenhöhlenoperation wegen adenoidzystischem Karzinom und anschließender Radiatio. Deutlich sind die intrakraniell gelegenen Areale einer radiogen verursachten Leukodystrophie des Frontal- und Temporallappens in der frontalen **(a)** und horizontalen Schichtung **(b)** im MR zu erkennen

tentiell lebensbedrohliche Komplikation einer Sinusitis. Die Kinder, die Todd in seiner Serie beschrieb, zeigten klinisch ein ausgeprägt fieberhaftes Zustandsbild mit Blutdruckabfall, Hautrötung mit Blasenbildung und Desquamation; die Kinder verstarben im Schock am Versagen zahlreicher Organsysteme [249]. Die Reaktionen werden auf die Wirkungen von Enterotoxinen zurückgeführt, welche von manchen Staphylokokkenarten gebildet werden. Auch Streptokokken der Gruppe A produzieren extrazelluläre Proteine, sog. pyrogene Streptokokkenexotoxine. Streptokokken-Exotoxin A und das Enterotoxin B von Staphylokokkus aureus zeigen in ihrer Molekularstruktur eine Übereinstimung der Aminosäurensequenzen von nahezu 50%. Dies wird als Grund dafür angesehen, daß Toxic shock-Syndrome auch bei Streptokokkeninfekten auftreten können. Berichte finden sich auch über das postoperative Auftreten des Toxic shock-Syndroms, wobei die entsprechenden Erreger bzw. ihre Toxine auf Nasentamponaden nachgewiesen werden konnten. Die Häufigkeit des Toxic shock-Syndroms nach Nebenhöhlenchirurgie wird von Younis et al. mit 16 auf 100000 Fälle angegeben [277].

Da in fast einem Drittel aller Patienten Stapyhlokokkus aureus in der normalen Flora der Nase gefunden werden kann, sollte die Möglichkeit dieses raren Komplikation bedacht werden. Lusk berichtet über 5 Patienten, bei denen präoperativ S. aureus in der Nase gefunden wurde, *welche* Exo- und Endotoxine produzierten. Keiner der Patienten entwickelte jedoch postoperativ unter entsprechender antibiotischer Abdeckung Symptome. Beim Auftreten wird neben einer entsprechenden Schockbehandlung die sofortige Sanierung einer Sinusitis, bzw. postoperativ neben den üblichen antibiotischen Maßnahmen die sofortige Tamponadeentfernung empfohlen [68, 91, 108, 142, 170].

5.6 Intrathekale Applikationen von Natriumfluoresceinlösung

Bei der Verwendung intrathekaler Farbstoffe zur Liquormarkierung zum Nachweis von Liquorfisteln sind in der Literatur einige schwere Zwischenfälle bekannt geworden [148, 224, 263]. Beim Studium dieser Fälle fällt jedoch auf, daß entweder falsche Farbstoffe wie Methylenblau (neurotoxisch), ungeeignete Mengen und/oder falsche Zubereitungen und Konzentrationen von Farbstoffen verwendet wurden. Wegen der Nützlichkeit und der bei richtiger Anwendung extrem geringen Komplikationsquote möchten wir unsere Erfahrungen mit der intrathekalen Fluoreszeinapplikation kurz vorstellen.

5.6.1 Indikationen

Wir verwenden intrathekales 5%iges Natriumfluoreszein in allen Fällen mit Verdacht auf rhino- oder otogene Liquorfisteln. Auch bei tumorösen Läsionen der Frontobasis, bei denen eine Duraläsion vorliegen könnte, sowie bei Meningo- und Meningoenzephalozelen applizieren wir den Fluoreszeinfarbstoff. Als Kontraindikationen gelten Unverträglichkeiten gegen Fluoreszein, schwer einstellbare Krampfleiden, Hydrozephalus, sowie hochgradig stenosierende Prozesse des Spinalkanales. Frische Schädel-Hirn-Traumen und andere Situationen mit ausgeprägten Hirnödem, sowie generell alle Situationen, in welchen eine Lumbalpunktion kontraindiziert ist, stellen ebenso eine Kontraindikation dar. Selbst bei bekannten Krampfleiden haben wir die Fluoreszeintechnik unter genauer Kontrolle der therapeutischen Antikonvulsivaspiegel problemlos verwendet.

5.6.2 Applikationstechnik

0,5 bis maximal 1 ml einer 5%igen Natriumfluoresceinlösung (Herstellung siehe unten) werden über eine Lumbalpunktion nach Abziehen der entsprechenden Menge Liquors injiziert. Die Technik der subokkzipitalen Punktion haben wir heute verlassen, da sie in der täglichen Routine zu umständlich (Neurologe erforderlich) und für den Patienten zu belastend war. Anschließend nimmt der Patient die Bauchlage ein, die Fußenden des Bettes werden hochgestellt und der Patient so in eine Kopftieflage gebracht. Durch das höhere spezifische Gewicht sinkt der Farbstoff gegen die Ventrikelräume und die basalen Zisternen und tritt über den Duradefekt in Mittelohr oder Nase über. Häufig ist schon nach wenigen Minuten das Auftreten eines intensiv gelbgrünliche gefärbten Liquors aus der Nase zu erkennen (Abb. 31).

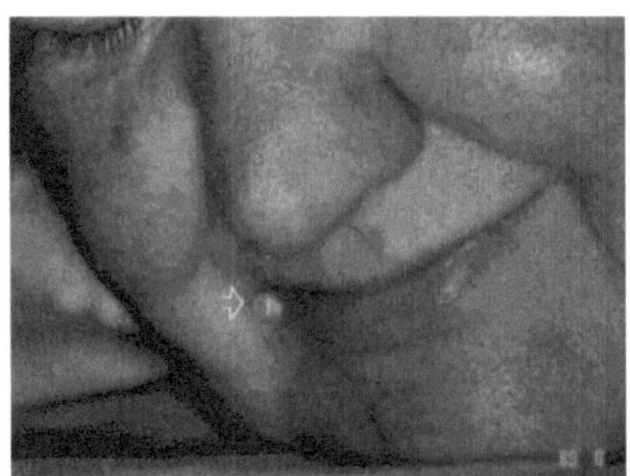

Abb. 31. Abtropfen fluoresceingefärbten Liquores aus der rechten Nase bei Liquorfistel

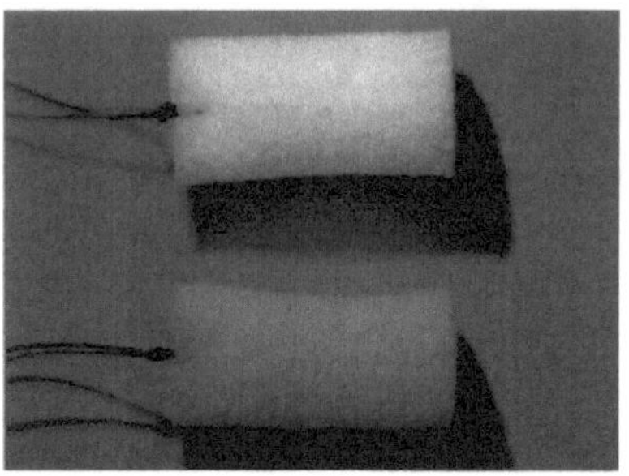

Abb. 32. „Schwämmchenprobe": ein über Nacht im mittleren Nasengang belassenes Merocelschwämmchen hat mit Nasensekret auch Spuren von fluoresceinmarkiertem Liquor aufgesaugt. Es zeigt unter Blaulicht deutliche Fluorescenz *(oben)*. Als Vergleich darunter ein in Kochsalz getauchtes Schwämmchen ohne Fluoreszenz

5.6.3 Endoskopische Fluoreszeinprobe

Mit einem starren Endoskop mit 30° Blickablenkung erfolgt dann nach Abschwellen der Nasenschleimhaut die Untersuchung der Nasengänge, des Nasenrachens und der Tubenostien. Durch das Umschalten auf Blaulicht können auch feinste markierte Liquorspuren als heller weißlich-grünlicher Bezirk mit Sicherheit erkannt werden. Nasensekret fluoresziert nicht. Die Fluoreszenz kann bis zu einer Verdünnung von 1 : 10 Millionen nachgewiesen werden. Bei der operativen Revision weist der markierte Liquor mit großer Sicherheit den Weg zum Duradefekt. Nicht immer muß ein freier Liquorfluß nachweisbar sein: in manchen Fällen von rezidivierenden Meningitiden sind der Knochen- und Duradefekt von Nasenschleimhaut überbrückt. Dies kann ausreichen, um einen Abfluß von Liquor zu verhindern, ist jedoch keine genügende Barriere gegen das Aufsteigen einer bakteriellen Infektion. Bei der Blaulichtendoskopie unter Fluoreszeinbedingungen kann man in solchen Arealen den gelb-grünlich gefärbten Liquor durch die intakte Schleimhaut hindurch schimmern sehen. In diesen Situationen ist die Fluoresceinprobe allen anderen Techniken, insbesondere dem Nachweis von Liquorproteinen, überlegen. Eine detaillierte Beschreibung der Möglichkeiten gibt Stammberger [233]. Bei negativer Probe gibt das Einlegen von Merocelschwämmchen in die verschiedenen Nasengänge eine zusätzliche Kontrollmöglichkeit: diese werden verschieden markiert und über Nacht belassen. Nach ihrer Entfernung aus der Nase werden sie im abgedunkelten Raum unter Blaulicht betrachtet. Enthält das von ihnen aufgesaugte Sekret fluoreszeinmarkierten Liquor, kommt es zu einer deutlichen Gelb-Grün-Fluoreszenz, welche sich auch in Spuren deutlich erkennen läßt (Abb. 32).

5.6.4 Eigenes Material

Bis heute haben wir bei weit über 800 Patienten – zum Teil wiederholte – Fluoreszeinproben durchgeführt. Bei einem einzigen Patienten kam es zum Auftreten eines Grand-Mal-Anfalles nach einer Subokkzipital-Punktion, bei der wahrscheinlich Fluoreszeinfarbstoff in die Hirnsubstanz eingespritzt wurde. Der Patient wurde antikonvulsiv behandelt und erlitt keine weiteren Folgebeschwerden.

Die bekanntgewordenen Komplikationen bei Fluoreszeinanwendung können im wesentlichen zurückgeführt werden auf:

1. Verwendung von *zuviel* Fluoreszeinlösung. Je nach Körpergewicht sollten nur 0,5 bis maximal 1 Milliliter der Fuoreszeinlösung injiziert werden, nachdem eine entsprechende Menge Liquor entnommen wurde.
2. Falsche Konzentration:
   Nur die Verwendung einer 5%igen Natriumfluoreszeinlösung gewährt die gleiche Osmolarität wie der Liquor. Höhere Konzentrationen führen, besonders wenn in größerer Menge verabreicht, leichter zu Komplikationen.
3. Keinesfalls darf ein zur *äußeren* Anwendung bestimmter Fluoreszeinfarbstoff intrathekal gegeben werden. Auch gebrauchsfertige Ampullen zur i.v.-Applikation sollten wegen der möglicherweise enthaltenen Konservierungsstoffe *nicht* verwendet werden.

Anhang:
Herstellung von 5%iger Natriumfluoreszeinlösung zur intrathekalen Anwendung (Verfahren der Anstaltsapotheke des Landeskrankenhauses Graz)

Als Ausgangsmaterial zur Herstellung der Lösung dient das Fluoreszein-Natrium-Pulver der Firma Merck (Artikelnummer 3992).

Es wird eine sterile 5%ige Aqua dest-Lösung hergestellt. Diese Gebrauchslösung wird zunächst durch ein spezielles 0,2 μ-Filter keimfiltriert und bei 100 °C 30 min lang entkeimt. Vor der Freigabe wird von jeder Charge eine Probelösung auf Pyrogene und Keimfreiheit getestet. Die Lieferung erfolgt in 2 ml Durchstichflaschen. Angebrauchte Flaschen werden nicht wiederverwendet, pro Durchstichflasche erfolgt unter sterilen Kautelen nur eine einzige Entnahme. Bis zum Gebrauch dürfen die Durchstichflaschen maximal 4 Wochen bei Zimmertemperatur gelagert werden. Die Lumbalpunktion und die langsame Injektion der Fluoresceinlösung muß unter den üblichen Sterilitätskautelen erfolgen.

Nach unserer jahrzehntelangen Erfahrung stellt 5%iges Natriumfluoreszein ein außerordentlich wichtiges und sicheres Hilfsmittel beim Aufsuchen und der Versorgung von Liquorfisteln der Fronto- und Laterobasis dar.

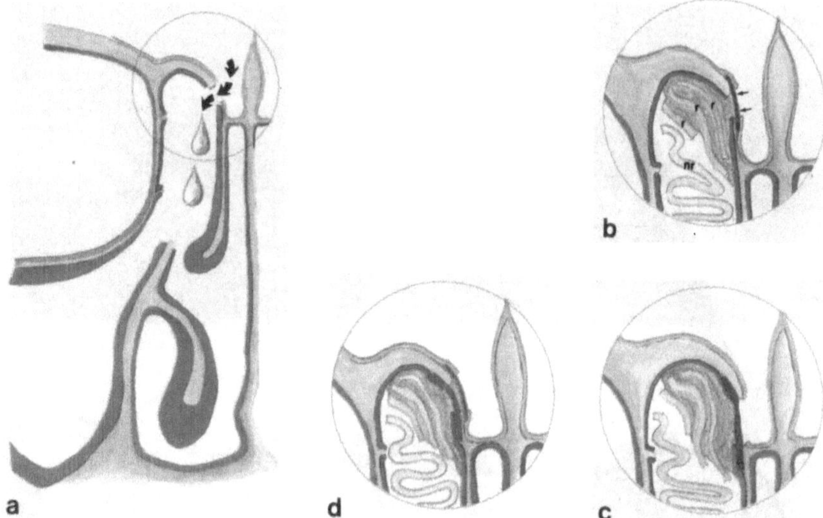

Abb. 33a–d. Schematische Darstellung der endoskopischen Versorgung von Liquorfisteln. **a** Defekt am Übergang vom Siebbeindach zur lateralen Lamelle der Lamina cribrosa. **b** Verschluß durch Fascie, Lyodura oder Knorpelscheibchen *(Pfeile)* in underlay-Technik. *Gelb* = Dura, *R* = resorbierbare Oxyzelltamponade, *blau* = Fibrinkleber, *NR* = nicht resorbierbare Jodoformgazetamponade. **c** Einbringen der Abdichtung zwischen Schleimhaut des Siebbeines *(rot)* und den Knochen bei ausgedehntem Defekt im Bereich der lateralen Lamelle der Lamina cribrosa. **d** Sandwich-Technik mit doppelter Abdichtung. Details siehe Text

6 Endoskopisch-endonasale Operationstechniken

Auf endoskopischem Wege sind heute in vielen Fällen Eingriffe möglich, welche noch bis vor kurzem externe Zugangswege oder radikalere endonasale Techniken erforderten. Dies betrifft vor allem die Versorgung von Liquorfisteln sowie Meningoenzephalozelen, die Dekompression des Nervus opticus sowie der Orbita.

6.1 Liquorfisteln und Meningoenzephalozelen

Vor allem kleinere und mittelgroße Duradefekte im Bereich des vorderen und hinteren Siebbeindaches, sowie insbesondere der Keilbeinhöhle können heute mit großer Sicherheit endoskopisch versorgt werden, ebenso Meningoenzephalozelen in diesem Bereich. Läsionen, welche die Hinterwand der Stirnhöhle miteinbeziehen, können naturgemäß endoskopisch nicht erreicht werden. Bei Defekten, welche per continuitatem beide Seiten des Siebbeindaches bzw. der Lamina cribrosa durchsetzen, bevorzugen wir nach wie vor den externen transethmoidalen, trans- bzw. subfrontalen Zugang, ebenso wie bei größeren Meningoenzephalozelen. Besonders in der Keilbeinhöhle ermöglicht der endonasale Zugang in Verbindung mit Winkeloptiken einen besseren Aufblick auf das Dach, welches auf transethmoidalem Wege von außen fast rein tangential erreicht wird.

Nach Lokalisation der Defekte durch endoskopische Präparation am Siebbeindach gelangen bewährte Verschlußtechniken zur Anwendung: je nach Defekt werden Faszien- oder Lyoduraläppchen und/oder Knorpelperichondriumplättchen zwischen die Dura und den Knochen gebracht und dort mit Fibrinkleber gesichert (Abb. 33). Bei größeren Knochendefekten wird eventuell eine zweite Lage von Faszie oder Lyodura aufgebracht, über welche dann die verbliebene Siebbeinschleimhaut ausgebreitet wird. Weitere Lagen von Oxyzelltamponade, in Fibrinkleber getränkt, stabilisieren den Defekt. Gewöhnlich bedarf es nur einer 15–20 cm langen abschließenden Tamponade mit Jodoformgaze, um den mittleren und/oder oberen Nasengang auszufüllen. Der gemeinsame Nasengang bleibt meistens frei von Tamponade bzw. wird für einige Tage mit einem zentral belüfteten Schaumstoffschwämmchen ausgelegt. So kann der Patient über die operierte Seite auch atmen. Bei Defekten am Keilbeindach (Abb. 39, 35), wo wegen der Nähe zum Nervus opticus und Carotis keine underlay-Techniken

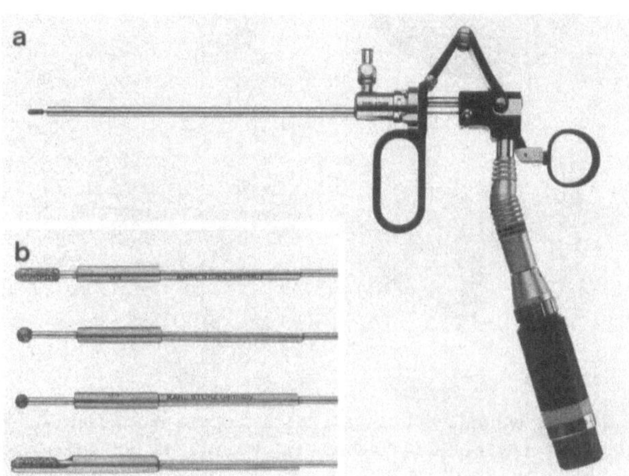

Abb. 34a, b. Diamantfräse zur Verwendung bei endoskopischen Eingriffen (Opticusdekompression, Keilbeinhöhlenoperationen). **a** Fräse mit angesetztem Handstück. Der Außendurchmesser der Bohrhülle beträgt 4 mm. Über ein Luerlock besteht Saug- und Spülmöglicheit. Der rotierende Diamantkopf (**b** = verschiedene Diamentfräsen) wird nur beim Zug am Handgriff freigegeben. Bei Loslassen wird er in die Bohrhülle zurückgezogen (Firma Karl Storz, Tuttlingen)

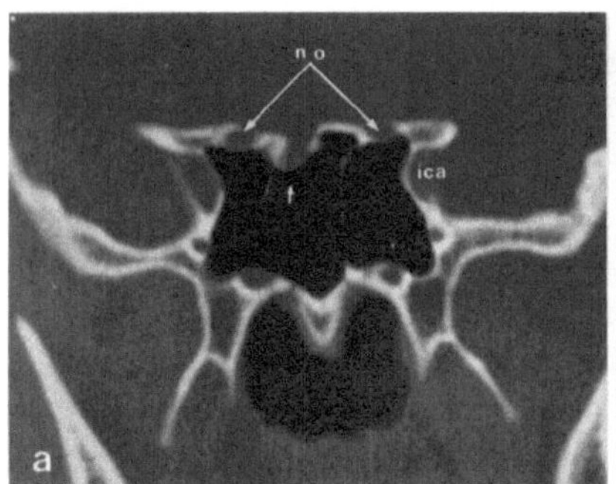

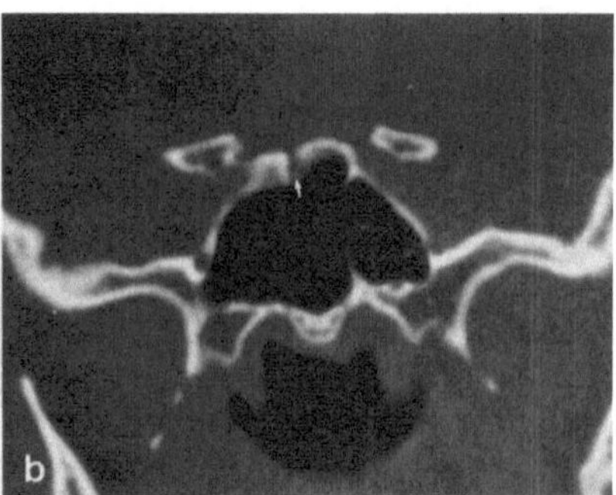

Abb. 35a, b. Fraktur im Siebbeindach kurz vor **a** und unter dem Chiasma opticum **b**. EIne Liquorrhoe bestand nicht, anamnestisch jedoch mehrere Meningitiden. Endoskopisch konnte unter Fluorescein und Blaulicht ein nur von Nebenhöhlenschleimhaut überbrückter Defekt festgestellt und anschließend versorgt werden. Details siehe Text

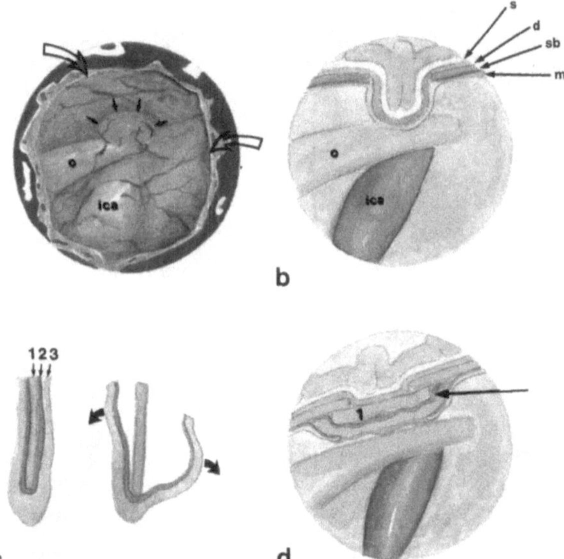

Abb. 36 a. Schematische Skizze zur intraoperativen Situation in Abb. 36. Die Pfeile bezeichnen die Öffnung in der Keilbeinhöhlenvorderwand *(rechts)*. *O* = Nervus opticus; *ICA* = Arteria carotis interna. Die kleinen Pfeile weisen auf die unmittelbar am Nervus opticus gelegene Meningoenzephalozele hin. **b** Schematische Zeichnung (ohne Darstellung der Liquorfistel). *S* = Subarachnoidalraum, *D* = Dura, *SB* = knöchernes Dach des Sinus sphenoidalis, *M* = Keilbeinhöhlenmukosa. **c** Reseziertes Fragment der mittleren Muschel: *1* = Knochen, *2* = Periost, *3* = Mukosa. **d** Technik des operativen Verschlusses: ein Knochenstück *(1)* wird mit Fibrinkleber nach Abheben der umgebenden Schleimheit auf die Menigoencephalozele gepreßt und mit Fibrinkleber fixiert. Anschließend wird ein Periostschleimhautlappen aufgeklebt *(Pfeil)* und die Keilbeinschleimhautränder etwas über diesen gezogen und mit Kleber fixiert. Details siehe Text

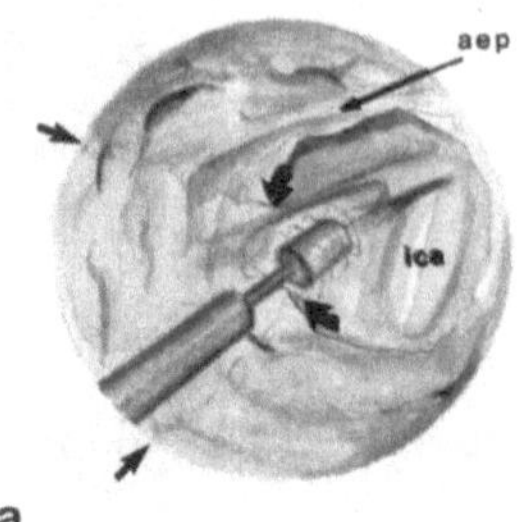

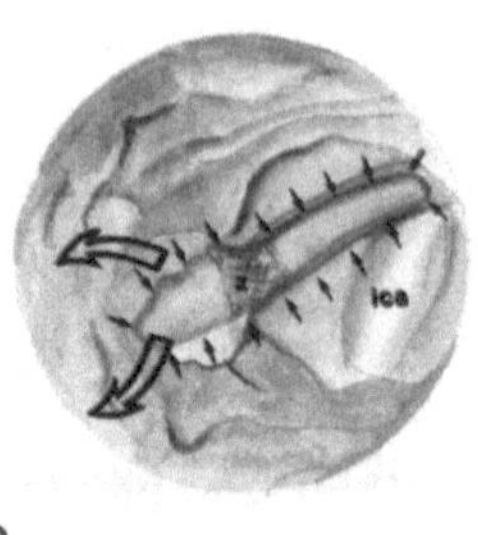

Abb. 37. a Schematische Zeichnung zur endoskopischen Dekompression des Nervus opticus. Blick in ein rechtes hinteres Siebbein und Keilbeinhöhle. Die Lamina papyracea ist dargestellt *(gerade schwarze Pfeile)*, der Verlauf des Sehnerven und der Carotis interna *(ICA)* in der Keilbeinhöhle deutlich erkenntlich. Mit dem Bohrer wird der Knochen im Bereich des Canalis opticus *(gebogene Pfeile)* vorsichtig abgefräst. *AEP* = Arteria ethmoidalis posterior. **b** Der Nerv ist bis kurz vor das Chiasma opticum freigelegt *(kleine Pfeile)*. Der Anulus zinni ist sichtbar *(Z)*. Falls eine Dekompression der Orbita erforderlich ist, kann nun die Lamina papyracea von hinten nach vorne abgetragen werden *(gebogene schwarze Pfeile)* und die Periorbita geschlitzt werden. Details siehe Text

möglich sind, hat sich zusätzlich zur Abdeckung mit Faszie oder Lyodura die Verwendung von Nasenmuschelfragmenten bewährt (Abb. 36). Ein entsprechend großes Stück wird von einer Nasenmuschel der Gegenseite – oder der mittleren Muschel der selben Seite – entfernt. Bei Meningoenzephalozelen wird ein geeignet großes Knochenstück vom Periost befreit und mit Fibrinkleber auf den Defekt gedrückt. Als zweite Lage wird ein Periostschleimhautlappen vom resezierten Muschelstück präpariert und über das Knochentransplantat verklebt. Auch hier bewährt sich das Aufbringen mehrerer Lagen fibringetränkter Oxyzell-(Tabotamp)-Streifen, mit denen wir im Falle einer Keilbeinhöhlenläsion die gesamte Höhle ausfüllen.

Oxyzell löst sich sehr langsam auf und kann nach 2–3 Wochen unter endoskopischer oder mikroskopischer Kontrolle schrittweise entfernt werden. Zu diesem Zeitpunkt ist die Abdichtung bereits sehr stabil. Mit dieser Technik können Operationen mit Muskel- oder Fettgewebeobliteration normalerweise erspart bleiben. Je nach Defektgröße hat der Patient postoperativ bis zu 8 Tage strenge Bettruhe und Schneuzverbot. Die Tamponadenentfernung erfolgt stufenweise ab diesem Zeitpunkt. Lumbaldrainagen verwenden wir nicht.

6.2 Endoskopische Dekompression des Nervus opticus

Ohne hier auf die kontroversiell diskutierte Indikation zur Optikusdekompression eingehen zu wollen [239], soll kurz unsere endoskopische Technik beschrieben werden (Abb. 37).

Zunächst erfolgt eine typische Sphenoethmoidektomie unter Bewahrung von mittlerer und oberer

Muschel. Auch die parietale Schleimhaut wird geschont. Nach Eröffnung der Keilbeinhöhle erfolgt die Identifikation des Nervus opticus und der Vorwölbung der Arteria carotis interna. Über die Spitze der Lamina papyracea wird 7–10 mm vor dem Canalis opticus die Lamina papyracea abgetragen. Die Periorbita darf dabei nicht verletzt werden. Der harte Knochen des Canalis opticus wird mit einer speziell entwickelten Endofräse (Abb. 34) vorsichtig ausgedünnt, ebenso der wechselnd dicke Knochen über dem Nerven auf seinem Verlauf zum Chiasma opticum. Mit einem feinen Dissektor werden diese hauchdünnen Knochenfragmente schließlich luxiert und abgetragen. So resultiert eine Freilegung des Nervus opticus auf seiner medialen Seite von bis zu 180°. Eine Schlitzung der Scheiden ist technisch problemlos möglich. Wir führen diese jedoch nur auf ausdrücklichen Wunsch der Ophthalmologen durch. Die Dekompression des Nerven kann ohne weiteres mit einer Dekompression der Orbita in der gleichen Sitzung ausgeführt werden. Der Vorteil dieses Eingriffes ist das Fehlen jeder äußeren Inzision, sowie der geringen Belastung für den Patienten. Die laterale Zirkumferenz bzw. der obere Aspekt des Canalis opticus können jedoch auf diesem Wege nicht erreicht werden.

6.3 Dekompression der Orbita

Eine Dekompression der Orbita kann indiziert sein bei intraorbitalen Läsionen wie Blutungen, aber auch der endokrinen Orbitopathie.

Auch hier bietet sich die endoskopische Technik an: Nach typischer Eröffnung des vorderen und hinteren Siebbeines sowie Identifikation von Nervus opticus und Carotis interna im Keilbein wird die Lamina papyracea skelettiert und das Kieferhöhlenostium im mittleren Nasengang maximal erweitert. Die Lamina papyracea wird nun schrittweise mit einem Dissektor nach dorsal bis hin zum Canalis opticus abgetragen. Der Boden der Orbita wird nach lateral bis zum Nervus infraorbitalis reseziert. Mit einem speziell gebogenen Sichelmesser wird die Periorbita mehrfach längsindiziert, um das Orbitalfett nach medial und unten sinken zu lassen. Es muß Sorge getragen werden, daß das vorquellende Fett nicht den Weg zur Stirnhöhle und zur Kieferhöhle verlegt. Extrem dicker Knochen am Orbitaboden kann ein endoskopisches Vorgehen in diesem Bereich unmöglich machen. Ebenso wie nach einer Schlitzung eines dekomprimierten Sehnerven kann das vorquellende orbitale Fett mit Fibrinkleber zur besseren Abdichtung überschichtet werden. Eine Abdeckung mit resorbierbarem Material oder gar eine Tamponade erfolgt in beiden Fällen nicht. Unter antibiotischer Abdeckung haben wir bisher keine postoperative Infektion gesehen. Auch hier sehen wir den Vorteil der Technik im Fehlen jeder äußeren Inzision und die geringe Belastung für den Patienten. Wir haben bei unseren Fällen eine durchschnittliche Entlastung von 4,7 mm erreicht (Publikation in Vorbereitung).

Danksagung: Mein besonderer Dank gilt Herrn Dr. med. Schröckenfuchs, Graz, für die Anfertigung der Zeichnungen und Skizzen; Herrn Prof. Dr. Rudert, Kiel, für die Überlassung der Abb. 13; Herrn Doz. Dr. Jakse, Graz, für die Überlassung der Abb. 27–29; Herrn Doz. Dr. Wolf, Graz, für die Abb. 2a; Herrn Dr. med. Lusk, Saint Louis/USA, für die Abb. 3, 11 und 12; sowie Herrn Prof. Maniglia, Cleveland, USA, für die Abb. 26.

Literatur

1. Aebert H, Hünefeld G, Regel G (198) Paranasal sinusitis and sepsis in ICU patients with nasotracheal intubation. Intens Care Med 15:27–30
2. Ahmadi J, Keane JR, Segall HD, Zee CS (1985) CT observations pertinent to septic cavernous sinus thrombosis. Amer J Neuroradiol 6:755–758
3. Ahyai A, Helwig AT (1990) Entzündliche Nasennebenhöhlenprozesse und Ophthalmoplegie – erweiterte diagnostische Möglichkeiten durch Computertomographie und Kernspintomographie. Neurochirurgia 33:11–15
4. Albegger K (1992) Unspezifische Entzündungen der Nasennebenhöhlen. In: Oto-Rhino-Laryngologie. Bd 2:216–227. Thieme, Stuttgart New York. Hrsg. Naumann Helms Herberhold Kastenbauer
5. Anaissie EJ, Shikhani AH (1985) Rhinocerebral mucormycosis with internal carotid occlusion: report of two cases and review of the literature. Laryngoscope 95:1107–1113
6. Anderson RL, Edwards JJ (1980) Bilateral visual loss after blepharoplasty. Ann Plast Surg 5:288–292
7. Antoine GA, Grundfast KM (1987) Periorbital cellulitis. Int J Pediatr Otorhinolaryngol 13:273–278
8. Ashikawa R (1986) Hemorrhage from the internal carotid artery during endonasal sinusectomy. Oto-Rhino-Laryngology (Tokyo) 29:677–684
9. Ashikawa R, Ichikawa T (1986) Severe visual disturbance after exposure of the optical canal during intranasal ethmosphenoidectomy. Rhinology 24:211–217
10. Ashikawa R et al. (1989) Cerebrospinal fluid rhinorrhea caused by surgical injury. Oto-Rhino-Laryngol Tokyo 32:419–428
11. Ataya NL (1986) Extradural haematoma secondary to chronic sinusitis: a case report. J Laryng (London) 100:951–953
12. Avery LB (1953) The sense organs. In: Schaefer JP (ed) Morris human anatomy. Blakiston, New York S 1152–1153
13. Aviv JE, Lawson W, Bottone EJ, Sachdev VP, Som PM, Biller HF (1990) Multiple intracranial mucoceles associated with phaeohyphomycosis of the paranasal sinuses. Arch Otolaryngol Head Neck Surg 116:1210–1213
14. Awerbuch G, Labadie EL, Dalen JWT van (1989) Reversible optic neuritis secondary to paranasal sinusitis. Eur Neurol 29:189–193

15. Baker AS (1991) Role of anaerobic bacteria in sinusitis and its complications. Ann Otol Laryngol Suppl 154:17–22
16. Becker H (1983) Paraffinoma as a complication of nasal packing. Plastic and Reconstr Surg 72:735–736
17. Becker W, Naumann HH, Pfaltz CR (1989) HNO-Heilkunde. 4 Aufl Thieme, Stuttgart
18. Belli A, Dow CJ, Monroe P (1987) Radiographic appearance of frontal ostemyelitis in two patients with extradural abscess
19. Bellini MJ (1987) Blindness in a diver following sinus barotrauma. J Laryngol Otol 101:386–389
20. Ben-Uri R, Palma L, Kaveh Z (1989) Case report: septic thrombosis of the cavernous sinus: diagnosis with the aid of computed tomography. Clin Rad 40:520–522
21. Berendes J (1963) Grundsätzliches zur Begutachtung der iatrogenen Erblindung durch Siebbeinoperation. HNO 11:25–28
22. Berendes J, Straub W (1965) Begutachtung einer totalen Ophthalmoplegie durch Schädigung des Ganglion ciliare in Zusammenhang mit Siebbeinoperation. HNO 13:322–326
23. Bertran JM, Martinez-Vidal A (1990) Orbital complications of sinusitis. Study of 40 cases. Ann Otorinolaringol Ibero Am 17:235–249
24. Bizinski J, Koszewski W (1988) Causes and incidence of abscesses of the brain and cerebellum in adults. Neurol Neurochir Pl 22:228–232
25. Bolger WE, Parsons DS (1990) Treatment of recurrent sinus barotrauma in aviators: Comparision of functional endoscopic and „classic" sinus surgery techniques. American Journal of Rhinology Vol 4 3:75–81
26. Bos AP, Tibboel D, Hazebrock FWJ (1989) Sinusitis: Hidden source of sepsis in postoperative pediatric intensive care patients. Crit care med 17/9:885–888
27. Bradley PJ, Shaw MD (1983) Three decades of brain abscesses in Merseyside. J Royal Col Sur 4:223–228
28. Bradley PJ, Manning KP, Shaw MD (1984) Brain abscess secondary to paranasal sinusitis. J Laryng and Otol 98:719–725
29. Brassel F, Becker H (1992) Transarterial Embolization of carotid-cavernous sinus fistulas by plantiunum coils. Abstracts 1st Int Skull Base Congress:153
30. Braun JJ, Paurobally AE, Conraux C (1987) Les aspergilloses naso-sinusiennes. A propos de 35 cas. Ann Oto-Laryng (Paris) 104:1–8
31. Braunsdorf WE (1989) Transshpenoidale Meningoenzephalozele als Ursache einer Hypophysenvorderlappeninsuffizienz. Nervenarzt 60:441–443
32. Breh J, Prucha J, Podhola K (19889) Multiple rhinogenic intracranial abscesses. Csek Otolaryngol 37:239–242
33. Brusis T, Rister M (1986) Rhinocerebrale Mukormykose als Komplikation der Zystostatikatherapie. HNO Berlin 34:262–266
34. Bujía J, Alsalameh S, Jerez R, Naumann A, Burmester G (1992) Bedeutung von Immunreaktionen gegenüber Knorpelgewebe bei der Verwendung von Knorpeltransplantaten in der Nasenchirurgie: Nachweis von Anti-Kollagen-Antikörper. Laryngo-Rhino-Otologie 71:472–476
35. Buus DR, Tse DT, Farris BK (1990) Ophthalmic complications of sinus surgery. Ophthalmology 97/5:612–619
36. Caroli A, Joosen E, Huyneghem L van, Dourov N, Heyman R (1985) A propos d'un das d'aspergillose sinussienne associée à une paralysie faciale périphérique. Acta stomat belg 82:167–174
37. Chalstrey S, Pfleiderer AG, Moffat DA (1991) Persisting incidence and mortality of sinogenic cerebral abscess: a continuing reflection of late clinical diagnosis. Roy Soc Med 84:193–195
38. Chawla HS, Goodwin JA, Ticho BH, Feist RM (1991) Orbital and sinus inflammation with secondary optic neuropathy. Ann Ophthalmol 23:231–233
39. Chandler JR, Langenbrunner DJ, Stenvens ER (1970) The pathogenesis of orbital complications in acute sinusitis. Laryngoscope 80:1414–1428
40. Cheng HH, Chung SY, Lee YM, Liu CM (1991) Proptosis and optic nerve compression caused by unilateral ethmoidal pyocele: a case report. Chung Hua I Hsueh Tsa Chih 48/3:247–252
41. Chilla R (1987) Histoacryl-induzierte Spätkomplikationen nach Duraplastiken an der Fronto- und Otobasis. HNO 35:250–251
42. Chkannikov AN, Deriugina OV, Timirgaliev MKh (1990) Suppurative sphenoiditis complicated by thrombophlebitis of the cavernous sinus and meningitis in a pregnant woman. Vestn Otorinolaryngol 4:80–81
43. Choi S, Lawson W, Urken ML (1988) Subperiosteal orbital hematoma: an unusual complication of sinusitis. Arch Otolaryng 114:1464–1466
44. Clary R, Eavey R, Weber AL, Oot RF (1988) Orbital cellulitis with abscess formation caused by sinusitis. Ann Otol Rhinol Laryngol 97:211–212
45. Clayman GL, Adams GL, Paugh DR et al. (1991) Intracranial complications of paranasal sinusitis: a combined institutional review. Laryngoscope 101:234–239
46. Cudennec YF, Maurin JF, Poncet JL, Rondet P, N'Guyen T, Buffe P (1990) Isolates sphenoidal aspergillosis presenting as an optic neuropathy. Rev Laryngol Otol Rhinol Bord 111:227–230
47. Daya S, To SS (1990) A „silent" intracranial complication of frontal sinusitis. J Laryngol Otol 104:645–647
48. Deans JA, Welch AR (1991) Acute isolated sphenoid sinusitis: a disease with complications. J Larnygol Otol 105:1072–1074
49. Deitmer T, Scheffler R (1990) Nasal physiology in swimmers and swimmers' sinusitis. Acta Otolaryngol Stockhol 110:286–291
50. Deutschman CS, Wilton PB, Sinow J et al. (1985) Paranasal sinusitis: A common complication of nasotracheal intubation in neurosurgical patients. Neurosurgery 17:296–299
51. Dewer M, Dfouny C, DePaepe E (1990) Ethmoiditis and its orbital complications in children. Rev ed Brux 11/3:54–58
52. Dickson WA, Inglish TJJ (1988) Cialit-preserved cartilage: failure to guarantee sterility. Br J Plast Surg 41:408–409
53. Dietrich U, Feldges A, Nau HE, Löhr E (1989) Epidural abscess following frontal sinusitis – demonstration of communication by epidural contrast medium and coronal computerized tomography. Compt Med Imag Graph 13: 351–354
54. DiNubile MJ (1988) Septic thrombosis of the cavernous sinuses. Arch Neurol 45:567–571
55. Doyle PW, Woodham JD (1991) Microbiology and histopathology of chronic ethmoiditis. J Otolaryngology Vol 20/6:445–447
56. Draf W (1982) Die chirurgische Behandlung entzündlicher Erkrankungen der Nasennebenhöhlen: Indikationen, Operationsverfahren, Gefahren, Fehler und Komplikationen, Revisionschirurgie. Arch Otorhinolaryngol 235:133–305, 367–377
57. Draf W (1992) Endonasale mikro-endoskopische Pansinusoperation bei chronischer Sinusitis. III Endonasale

mikro-endoskopische Stirnhöhlenchirurgie: Eine Standortbestimmung Otorhinolaryngol Nova 2:118–125

58. Ducolombier A, Sterkers JM, Tardivel M, Viala P, Boissonnas A, Cudennec Y, Pharaboz C et al. (1987) Complications neurochirugicales des sinusites para-nasales: conduite à tenir. Cah ORL 22:186–192
59. Eichenlaub D (1992) Reise- und Tropenkrankheiten. In: Oto-Rhino-Laryngologie. Bd 2:426–429. Thieme, Stuttgart New York
60. Eitzen JP, Elsas FJ (1991) Strabismus following endoscopic intranasal sinus surgery. J Pediat 28:168–170
61. Elango S, Reddy TN (1990) Orbital complications of acute sinusitis. Singapore Med J 31:341–344
62. Ellis CJK, Daniel SE, Kennedy PG, Oppenheimer SM, Scaravilli F (1985) Rhino-orbital zygomycosis. Journal Neurol Neurosurg Psychiat 48:455–458
63. Esakowitz L, Cohen SD, Adams J et al. (1987) Rhino-orbital-cerebral mucormycosis. A clinical-pathological report of two cases. Scott Med J 32/6:180–182
64. Estrem SA, Tully R, Davis WE (1990) Rhinocerebral mucormycosis: computed tomographic imaging of cavernous sinus thrombosis. Ann Otol Rhinol Laryngol 99:160–161
65. Fairbanks DNF (1986) Complications of nasal packing. Otolaryngol Head Neck Surg 94:412–415
66. Fearon B, Edmonds B, Bird R (1979) Orbital facial complications of sinusitis in children. Laryngoscope 89:947–953
67. Feder HM jr, Cates KL, Cementina AM (1987) Pott puffy tumor: a serious occult infection. Pediatrics 79:625–629
68. Ferguson MA, Todd JK (1990) Toxic shock syndrome associated with Staphylooccus aureus sinusitis in children. J Infect Dis 161/5:953-955
69. Ferlito A, Pesavento G, Recher G, Mingrino S, Visoná A, Fiore DL, Macchi C (1989) Intracranial pneumocephalus (secondary to frontoethmoidal osteoma). J Laryng Otol 103:634–637
70. Fish U, Mattox D (1988) Microsurgery of the skull base. Thieme, Stuttgart New York
71. Fisher EW, Toma A, Fisher PH, Cheeseman AD (1991) Rhinocerebral mucormycosis: Use of liposomal amphotericin B. J Laryngol Otol 105/7:575–577
72. Freedman HM, Kern EB (1979) Complications of intranasal ethmoidectomy: a review of 1000 consecutive operations. Laryngoscope 89:421–434
73. Freije JE, Donegan JO (1991) Intracranial complications of transnasal ethmoidectomy. USA Ear Nose Throat J 70/6:376–380
74. Friedman WH, Katsantonis GP (1990) Intranasal and transantral ethmoidectomy: a 20 year experience. Larnygoscope 100/4:343–348
75. Fjiwara S, Fujino H, Nogami K, Nishio S, Fukui M (1989) Aspergillosis of the sphenoid sinus with cavernous sinus syndrome. Neuroradiology 31:443
76. Gamble RC (1933) Acute inflammation of the orbit in children. Arch Ophthalmol 10:483–497
77. Gardiner LJ (1986) Complicatet frontal sinusitis: evaluation and management. Otolaryngol Head Neck Curg 95:333–343
78. Glasscock ME, Jackson CG, Knox GW (1988) Can acquired immunodeficiency syndrome and Creutzfeldt-Jacob disease be transmitted via otologic homografts? Arch Otolaryng 114:1252–1255
79. Goodwin WJ (1985) Orbital complications of ethmoiditis. Otolaryng Clin N Amer 18:139–147
80. Goldberg RA, Weisman JS, McFarland JE et al. (1989) Orbital inflammation and optic neuropathies associated with chronic sinusitis of intranasal cocaine abuse. Possible role of continuous inflammation. USA Arch Ophthalmol 107/6:831–835
81. Cousin V (1991) Pictorial Essay. Complicated paranasal sinusitis. Aust Fam Physician 20:1213–1214
82. Green DC, Calcaterra TC (1991) Spenoethmoid sinus mucocele presenting with amenorrhea and galactorrhea. Otolaryngol Head Neck Surg 104:856–857
83. Grevers G, Togl TJ (1992) Computed tomography in rhinology. Rhinology Suppl 14:131–135
84. Griffith JA, Perkin RM (1988) Toxic shock syndrome and sinusitis – a hiden site of infections. West J Med 148:580–681
85. Guerin JM, Meyer P, Habib Y, Levy C (1988) Purulent rhinosinusitis is also a cause of sepsis in critically ill patients. Chest 93/4:893–894
86. Gurucharri MJ, Lazar RH, Younis RT (1991) Current management and treatment of complications of sinusitis in children. Ear Nose Throat J 70:107–112
87. Gutowski WM, Mulbury PE, Hengerer AS, Kido DK (1988) The role of CT scans in managing the orbital complications of ethmoiditis. Int J Pediatr Otorhinolaryngol 15/2:117–128
88. Hadley JA, Bakos R, Regenbogen V (1991) Middle cranial fossa epidural abscess: an unusual complication of acute sinusitis. Amer J of Rhinol Vol 5 5:181–186
89. Handler LC, Davey IC, Hill JC, Lauryssen C (1991) The acute orbit: Differentiation of orbital cellulitis from subperiostal abscess by computerized tomography. Neuroradiology 33:15–18
90. Hansen M, Poulsen MR, Bendixen DK, Hartmann-Andersen F (1988) Incidence of sinusitis in patients with nasotracheal intubation. Br J Anaesth 61:231–232
91. Hariri MA, Vice PA (1990) Septic shock and death due to occult sinusitis. J Laryngol Otol 104/12:990
92. Harris GJ (1988) Subperiosteal inflammation of the orbit. A bacterological analysis of 17 cases. Arch Ophthalmol 106/7:947–952
93. Harris JP, Ochi JW, Feldman JI, Press GA (1988) Rhinocerebral Mucormycosis: results of aggressive surgical debridgement and Amphotericin B. Laryngoscope 98: 1339–1342
94. Harrison HC (1989) Orbital cellulitis with abscess formation caused by sinusitis. Ann Otol Rhinol Laryngol 98:322
95. Havas TE (1986) Complications of sinusitis in the pediatric age group. A review. Aust Fam Physician 15/6:701, 704–705
96. Hawkins DB, Clark RW (1977) Orbital involvement in acute sinusitis. Lessons from 24 childhood patients. Clin Pediatr Phila 16:464–471
97. Hayes EJ, Weber AL (1987) Chronic sinus disease: a rare cause of enophthalmos. Ann Otol Rhinol Laryngol 96: 351–353
98. Hayreh SS, Weingeist TA (1980) Experimental occlusion of the central artery of the retina. IV: Retinal tolerance time to acute ischaemia. Br J Ophthalmol 64:818–825
99. Heermann J (1982) Endonasale mikrochirurgische Siebbeinausräumung bei Blutdrucksenkung am halbsitzenden Patienten. HNO 30:180–185
100. Hilka MB, Koch T, Laszig R (1992) Spätergebnisse nach endonasaler Siebbeinoperation unter besonderer Berücksichtigung der polypösen Sinusitis. HNO 40:165–169
101. Hill J, Alun-Jones T (1989) Eyelid necrosis complicating acute maxillary sinusitis. J Laryng Otol 103:413–414
102. Holder J, Corbin D, Marquez S, Clarke H, Walcott J, Thomas R (1991) Pott's puffy tumour and subdural empyema following frontal sinusitis. West Indian Med J 40:33–36

103. Hosemann W, Wigand ME, Fehle R, Sebastian J, Diepgen DL (1988) Ergebnisse endonasaler Siebbein-Operationen bei diffuser hyperplastischer Sinusitis paranasalis chronica. HNO 36:54–59
104. Hosemann W, Leuwer A, Wigand ME (1992) Die endonasale, endoskopisch kontrollierte Stirnhöhlenoperation bei Mukopyozelen umd Empyemen. Laryngo-Rhino-Otol. 71, 181–186
105. Hoyt DJ, Fisher SR (1991) Otolaryngologic management of patients with subdural empyema. Laryngoscope 101/11:20–24
106. Ichino Y, Nagata M, Ishikawa T (1985) Subperiosteal orbital hemorrhage ossociated with chronic sinusitis: a case report and review of the literature. Auris Nasus Larynx (Tokyo) 12:27–30
107. Itoh S, Hara M, Asoh Y, Yokoyama H, Ogashiwa M, Takeuchi K (1989) Infected chronic subdural hematoma due to an ethmoiditis: a case report. Rinsho Hoshasen 34:257–260
108. Jacobson JA, Kasworm EM (1986) Toxic shock syndrome after nasal surgery. Case reports and analysis of risk factors. Arch Otolaryngol Head Neck Surg 112:329–332
109. Janakarajah N, Sukumaran K (1985) Orbital cellulitis of dental origin. Brit J Oral Maxillofac Surg 23:140–145
110. Jay WM, Bradsher RW, LeMay B et al. (1988) Ocular involvement in mycotic sinusitis caused by bipolaris. Am J Ophthalmol 105/4:366–370
111. Jimenez-Mejias ME, Pachon-Diaz J, Arroyo A, Romero J (1990) Pansinusitis, brain abscess and subdural empyema caused by unusual microorganism: Edwardsiella tarda. Rev Clin Esp 186:46–47
112. Johnson DL, Markle BM, Wiedermann BL, Hanahan L (1988) Treatment of intracranial abscesses associated with sinusitis in children and adolescents. J Pediatr 113:15–23
113. Jones DB, Steinkuller PG (1989) Strategies for the initial management of acute preseptal and orbital cellulitis. Trans Am Ophthalmol Soc 86:94–108
114. Kainz J, Stammberger H (1989) The roof of the anterior ethmoid. Am J Rhinol 3:191–200
115. Kainz J, Stammberger H (1991) Gefahrenpunkte der hinteren Rhinobasis: Anatomische, histologische und endoskopische Befunde. Laryngo-Rhino-Otol 70:479–486
116. Kane K (1992) Complications of FESS Australian Journal of Oto-Laryngology, Vol 1 2:169–172
117. Karam F, Chmel H (1990) Rhino-orbital cerebral mucormycosis. Ear Nose Throat J 69/3:187–193
118. Kastenbauer E (1992) Komplikationen der Entzündungen der Nasennebenhöhlen und des Oberkiefers. In: Naumann HH, Helms J, Herberhold C, Kastenbauer E (Hrsg) Oto-Rhino-Laryngologie in Klinik und Praxis. Bd 2 Thieme, Stuttgart New York, S 234–246
119. Kau RJ, Hommerich CP (1987) Zur Klinik und Diagnostik der isolierten Sinusitis sphenoidalis. Zbl HNO 134:103–119
120. Kaufman LM, Folk ER, Chow JM (1989) Invasive sinonasal polyps causing ophthalmophlegia, exophthalmos, and visual field loss. Ophththal 96/11:1667–1672
121. Kennedy DW, Zinreich J, Hassab HM (1990) The internal carotid artery as it relates to endonasal spheno-ethmoidectomy. Am J Rhinol 4:7–12
122. Keros P (1962) Über die praktische Bedeutung der Niveauunterschiede der Lamina cribrosa des Ethmoids. Z Laryngol Rhino Otol 41:808–813
123. Kessler L, Berndt S (1985) Der Einsatz von Gewebeklebern bei der Duraplastik – eine tierexperimentelle Studie. HNO-Prax 10:161–165
124. Kimura Y (1989) A case of frontal sinusitis with epidural empyema. Oto-Rhino-Larnyg Tokyo 32:167–173
125. Kitamura T et al. (1991) A case of subdural empyema caused by acute frontal sinusitis. Oto-Rhino-Laryng (Tokyo) 34:341–346
126. Knothe J, Sommer E (1986) Zur Differentialdiagnose entzündlicher Prozesse im Sinus maxillaris am Beispiel der Mucormykose. HNO-Praxis 11:1–6
127. Kohan D, Skorina JMG, Jacobs JB, Lebowitz A, Rothstein SG (1992) Sinus disease in the immunocompromised host. American Journal of Rhinology, 6:115–118
128. Kratimenos G, Crockard HA (1991) Multiple brain abscess: a review of fourteen cases. Br J Neurosurg 5:153–161
129. Kraus M, Tovi F (1991) CNS complications of ear, nose and throat infections: an analysis of 50 consecutive cases. The Journal of Otolaryngology Vol 20 5:329–335
130. Krisch A (1984) Beitrag zur gegenwärtigen Situation der akuten, fulminanten Stirnbeinosteomyelitis. Dtsch Gsundh-Wes 39:829–831
131. Kronberg FG, Godwin WJ jr (1985) Sinusitis in intensive care unit patients. Laryngoscope 95:936–938
132. Kurnatowsky P, Laciak A (1985) Actinomycosis of the maxillary sinus with optic nerve atrophy. Otolaryngol Pol 39:57–60
133. Küttner K, Siering U, Looke G, Eichhorn M (1992) Funktionelle endoskopische Siebbeinrevision bei entzündlichen Nasennebenhöhlenerkrankungen im Kindesalter. HNO 40:158–164
134. Lang J (1988) Über die Cellulae ethmoidales posteriores und ihre Beziehungen zum Canalis opticus. HNO 36: 49–53
135. Larkin JG, Butcher IG, Frier BM, Brebner H (1986) Fatal rhinocerebral mucormycosis in a newly diagnosed diabetic. GBR Diabetic Med 3/3:266–268
136. Laurikainen E, Svedstrom E, Virolainen E, Katevuo K (1986) Orbital abscess – an insidious complication of sinusitis. Duodecim 102/8:483–485
137. Lenarz Th, Keiner S (1992) Midfacial Degloving: Ein alternativer Zugangsweg zur Frontobasis, der Nasenhaupt- und den Nasennebenhöhlen. Laryngo-Rhino-Otol 71:381–387
138. Levy C, Meyer P, Guerin JM, Deberardinis F, Aouala D (1988) Nosocomial sinusitis in an intensive care unit. Role of nasotracheal intubation. Ann Otolaryngol Chir Cervicofac 105:549–552
139. Lew D, Southwick FS, Montgomery WW (1983) Sphenoid sinusitis: a review of 30 cases. N Engl J Med 309:1149–1154
140. Linden BE, Aguilar AE, Allen SJ (1988) Sinusitis in the nasotracheally intubated patient. Arch Otolaryngol Head Neck Surg 114:860–861
141. Lowe J, Bradley J (1986) Cerebral and orbital Aspergillus infection due to invasive aspergillosis of ethmoid sinus. J Clin Path 39:774–778
142. Lusk R (1992) Pediatric sinusitis. Raven Press, New York
143. Lyons CJ, Lee JP (1990) Bilateral consecutive superior oblique palsy following fronto-ethmoidal sinusitis. J Pediatr Ophthalmol Strabismus 27:233–236
144. Macdonald RL, Findlay M, Tator CH (1988) Sphenoethmoidal sinusitis complicated by cavernous sinus thrombosis and pontocerebellar infarction. Can J Neuro Sci Vol 3:311–313
145. Mackay IS (1992) Endoscopic sinus surgery – complications and how to avoid them. Rhinology Supp 14:151–155
146. Mackintosh HT (1991) Septic cavernous sinus thrombosis – a case report. Aust NZJ Ophthalmol 19:175–182

147. Maezawa M, Seki T, Imura S, Hotta M, Yuasa Y (1991) Steroidresponsive painful ophthalmoplegia in childhood: sphenoid sinusitis presenting as Tolosa-Hunt syndrome. Brain Dev 13:279–282
148. Mahaley MS, Odom GL (1966) Complication following intrathecal injection of flourescein. Neurosurg J 25:298
149. Mampalam TJ, Rosenblum ML (1988) Trends in the management of bacerial brain abscess: a review of 102 cases over 17 years. Neurosurgery 4:451–458
150. Maniglia AJ, Chandler JR, Goodwin WJ (1981) Rare complications following ethmoidectomies. Laryngoscope 91:1234–1244
151. Maniglia AJ (1989) Fatal and major complications secondary to nasal and sinus surgery. Laryngoscope 99:276–283
152. Maniglia AJ, Goodwin WJ, Arnold JE, Ganz E (1989) Intracranial abscesses secondary to nasal, sinus, and orbital infections in adulst and children. Arch Otolaryng 115: 1424–1429
153. Maniglia AJ (1991) Fatal and other major complications of endoscopic sinus surgery. Laryngoscope 101:349–354
154. Mann W, Riechelmann H, Gilsbach J (1989) The state of the frontal sinus after craniotomy. Acta Neurochir 100: 101–103
155. Maskin SL, Fetchick RJ, Leone CR jr, Sharkey PK, Rinaldi MG (1989) Bipolaris hawaiiensis – caused phaeohyphomycotic orbitopathy. A devastating fungal sinusitis in an apparently immunocompetent host. Ophthalmol 96: 175–179
156. Mcdevitt GR jr, Brantley MJ, Cawthon MA (1989) Rhinocerebral mucormycosis: a case report with magnetic resonance imaging findings. Clin Imag 13/4:317–320
157. McIntyre PB, Lavercombe PS, Kemp RJ, McCormack JG (1991) Subdural and epidural empyema: diagnostic and therapeutic problems. Med J of Aust 154:653–657
158. Messerklinger W (1972) Technik und Möglichkeiten der Nasenendoskopie. HNO 20:133–135
159. Messerklinger W (1978) Endoscopy of the nose. Urban & Schwarzenberg, München Baltimore
160. Messerklinger W (1987) Die Rolle der lateralen Nasenwand in der Pathogenese, Diagnose und Therapie der rezidivierenden und chronischen Rhinosinusitis. Laryngol Rhinol Otol 66:293–299
161. Milo R, Schiffer J, Karpuch J, Sarfaty S, Shikar S (1991) Frontal bone osteomyelits complicating frontal sinusitis caused by Haemophilus influenza type a. Rhinology 29: 151–153
162. Mizoguchi K, Jojima H, Tanaka M, Hotta M, Yano H, Toyomasu I, Shoji H, Kaji M, Kodo M (1988) Spenoid sinusitis associated with meningitis, visual disturbances and total ophthalmoplegia. Kuruma Med J 35:211–215
163. Moloney JR, Badham NJ, McRae A (1987) The acute orbit. Preseptal (periorbital) cellulitis subperiosteal abscess and orbital cellulitis due to sinusitis. J Laryngol Otol Suppl 12:1–18
164. Montgomery WW, Cheney ML, Jacobs jr EE (1989) Osteomyelitis of the frontal bone. Ann Otol Rhinol Laryngol 98:848–853
165. Moriyama H et al. (1988) Postoperative posterior paranasal sinus cysts with visual disturbance. Oto-Rhino-Laryng (Tokyo) 31:803–811
166. Moriyama H, Hesaka H, Tachibana T, Honda Y (1992) Mucoceles of ethmoid and sphenoid sinus with visual disturbance. Arch Otolaryng Head Nec Surg 118/2:142–146
167. Mukhamedzhanov NZ, Shcherbakova EI, Kotel'nikova TM (1988) Radiological diagnosis of basal inflammatory processes in the brain (arachnoiditis, arachnoencephalitis) in paranasal sinusitis). Zh Nevropatol Psikhiatr 88/2:41–43
168. Muntz HR, Lusk RP (1991) Bacteriology of the ethmoid bullae in children with chronic sinusitis. Arch Otolaryngol 117:179–181
169. Myint S (1986) Cavernous sinus thrombosis due to Streptococcus milleri. J Infect 13/2:202–203
170. Nahass RG, Gocke DJ (1988) Toxic shock syndrome associated with use of a nasal tampon. Am J Med 84:629–631
171. Nahser HC, Kühne D, Henkes H (1992) Strategies in endovascular treatment of traumatic and spontaneous cavernous sinus fistuals. Abstract 1st Int Skull Base Congress:153
172. Napoli JA, Donegan JO (1991) Aspergillosis and necrosis of the maxilla: a case report. J Oral Maxillofac Surg 49:532–534
173. Nunez DA (1991) Intracranial complications of sinusitis. Laryngoscope 101:1245
174. Nunez DA (1991) Presentation of rhinosinugenic intracranial abscesses. Rhinology 29:99–103
175. Oates J, Clark DR, Chiodini P (1987) Intracranial extension of paranasal sinus aspergillosis. J Laryngol Otol 101:188–190
176. Ochi JW, Harris JP, Feldman JI, Press GA (1988) Rhinocerebral mucormycosis: Results of aggressive surgical debridement and amphotericin B. Laryngoscope 98/12:1339–1342
177. Oeken J (1992) Operative Eingriffe bei entzündlichen Erkrankungen von Stirnhöhle und Siebbein. Indikationen, Komplikationen, Spätfolgen. Otorhinolaryngol Nova 2:126–134
178. Oguniya DA, Keith DA, Mirowski J (1989) Cavernous sinus thrombosis and blindness as complications of an odontogenic infection: report of a case and review of literature. J Oral Maxillofac Surg 47:1317–1321
179. Oirlov IuA, Sarmiento O (1990) Otogenic and rhinogenic brain abscesses in children. Vestn Otorhinolaringol 4:27–30
180. Ohata K, Sakamoto H, Hakuba A (1992) Management of lacerated internal carotid artery: Successful wrapping with collagen sponge. Abstracts 1st Int Skull Base Congress:178–179
181. Ohmae T, Ashikawa R, Ichikawa T (1986) Severe visual disturbance after exposure of the optic canal during intranasal ethmosphenoidectomy. Rhinology 24:211–217
182. Osborne JE, Parker AJ (1985) Air in the ventricles: an unusual complication of nasal polypectomy. J Laryng (London) 99:1275–1278
183. Paepe E de, Dewever M, Parisse J (1989) Névrite rétrobulbaire dans une mucocèle sphénoidale isolée. Acta Otorhinolaryngol Belg 43:169–175
184. Panayiotopoulou M, Freedman PD, Weber F, Lumerman H (1987) The synchronous occurrence of aspergillosis and myospherulosis of the maxillary sinus. Report of a case with review of the literature. Oral Surg Oral Med Oral Path 63:582–585
185. Passali D (1986) Ophthalmologic and meningeal fatalities in nasal and paranasal surgery. Riv Ital ORL audiol Foniatria 6:432–435
186. Patt BS, Manning SC (1991) Blindness resulting from orbital complications of sinusitis. Otolaryngol Head Neck Surg 104:789–795
187. Pender ES (1990) Pott's puffy tumor: a complication of frontal sinusitis. Pediatr Emerg Care 6:280–284

188. Petruson B, Elversson J (1988) A lateral rhinotomy approach to transphenoidal hypophysectomy. Clin Otolaryngol 13:251–258
189. Peytral C, Senechaut JP, Hazan A, Senechal G (1988) Iatrogenic complications of nasal sinus surgery. Ann Oto-Laryng (Paris) 105:373–376
190. Philippe J, Philippe HJ, Ghazi I, Desvaux P, Molho M, Outin H (1991) Maxillary cyst of dental origin with uncommon ocular complication. J Fr Ophthalmol 14:32–35
191. Piane R, Nuti D, Bernabei L (1986) Bilateral paresis of the VI cranial nerve: a rare complication of isolates sphenoiditis. Acta ORL ital 6:431–437
192. Poole MD (1992) Selectin an Oral Broad-Spectrum Antibiotic. ENT Journal 71:444–445
193. Posawetz W, Stammberger H, Horina J, Samitz M, Reisinger E (1991) Anaerobic bacteria in normal and chronically inflamed paranasal sinus mucosa. Am J Rhinol 5/2:43–46
194. Pott P (1760) Observations on the nature and consequences of wounds and contusions of the head. Hitch and Howes London 53–58
195. Pratt MF, Burnett JR (1988) Fulminant Drechslera sinusitis in an immunocompetent host. Laryngoscope USA 98/12:1243–1347
196. Press GA, Weindling SM, Hesselink JR, Ochi JW, Harris JP (1988) Rhinocerebral mucormycosis: MR manifestations. J Comput Assist Tomogr 12:744–749
197. Privat JM, Uziel A, Malonga M, Guerrier B (1987) Empyéme extra dural compliquant une pansinusite avec mucocèle frontale. Cah ORL 22:34–43
198. Prokopik J, Bodelet B (1988) Méningite à streptocoque C à point de départ sinusien. J Fr Otorhinolaryng 37:135–137
199. Rakover Y, Vered I, Garzuzi H, Rosen G (1985) Rhinocerebral phycomycosis; combined approach therapy: case report. J Laryngology (St. Louis) 99:1279–1280
200. Rauchfuss A (1990) Komplikationen der endonasalen Chirurgie der Nasennebenhöhlen. Spezielle Anatomie, Pathomechanismen, operative Versorgung. HNO 38: 309–316
201. Reidy JJ, Giltner J, Apple DJ, Anderson RL (1987) Paranasal sinusitis, orbital abscess and inflammatory tumors of the orbit. Ophthalmic Surg 18/5:363–366
202. Remmler D, Boles R (1980) Intracranial complications of frontal sinusitis. J Laryngol Otol 90:1814–1824
203. Rettinger G, Christ P (1989) Visual loss following intranasal injection. Rhinology (Suppl) 9:66–72
204. Rifai M, Kenawi B (1990) Visual dysfunction: abnormal sign of benign sphenoethmoidal lesions: J Laryng Otol 104:217–221
205. Riou B, Richard C, Rimailho A, Auzepy P (1986) Septicemia following maxillary sinusitis: a rare complication of nasotracheal intubation. Ann Fr Anesth Reanim 5:83–84
206. Roberts C, Nylander AE, Jayaramachandran S (1989) Orbital cellulitis complicating isolated unilateral sphenoidal sinusitis: importance of the CT scan. Br J Ophthalmol 73/9:769–770
207. Robinson PJ, East CA, Scott GM, Path MR (1990) Recent advances in the microbiology of sinusitis and their relation to persistant ethmoidal inflammation. American Journal of Rhinology Vol 4/3:83–86
208. Rochels R (1987) Echographische Diagnostik bei orbitalen Komplikationen entzündlicher Nebenhöhlenerkrankungen. Laryngol Rhinol Otol (Stuttgart) 66:536–538
209. Rosenbaum AL, Astle WF (1985) Superior oblique and inferior rectus muscle injury following frontal and intranasal sinus surgery. J Pediatr Ophthal Strabismus 22: 194–202
210. Ruben SJ, Scott TE, Seltzer HM (1987) Intracranial and paranasal sinus infection due to Dreschlera. South Med J 80:1057–1058
211. Sable NS, Hengerer A, Powell KR (1984) Acute frontal sinusitis with intracranial complications. Pediatr Infect Dis 3:58–61
212. Sakuma A (1988) Four cases with orbital phlegmone caused by acute paranasal sinusitis in children. Oto-Rhino-Larnyg Tokyo 31:347–355
213. Samad I, Riding K (1991) Orbital complications of ethmoidtis: B. C. Children's Hospital experience, 1982–89. The Journal of Otolaryngology Vol 20 3:400–403
214. Sarti EJ, Blaugrund SM, Lin PT, Camins MB (1988) Paranasal sinus disease with intracranial extension: Aspergillosis versus malignancy. Laryngoscope 98/61:632–635
215. Saunders RA, Stratas BA, Gordon RA, Holgate RC (1990) Acute-onset Brown's syndrome associated with pansinusitis. Arch Ophthalmol 108:58–60
216. Schmelzle R (1992) Dentogene Entzündungen (Oberkiefer). In Oto-Rhino-Laryngologie Bd. 2:228–234. Thieme, Stuttgart New York
217. Schramm VL jr, Myers EN, Kennerdell JS (1978) Orbital complications of acute sinusitis: evaluation, management, and outcome. ORL J Otolaryngol Relat Spec 86:221–230
218. Schweitzer VG (1986) Osteolytic sinusitis and pneumomediastinum: deceptive otolaryngologic complications of cocain abuse. Laryngoscope 96:206–210
219. Sercarz JA, Wang MB, Calcaterra TC (1991) Skull base malignancy following long term sinus mucocele and osteomyelitis. Ann Otol Rhinol Laryngol 100:137–141
220. Shahin J, Gullane PJ, Dayal VS (1987) Orbital complications of acute sinusitis. J Otolaryngol 16:23–27
221. Shikowitz MJ, Goldstein MN, Stegnjajic A (1986) Sphenoid sinus mucocele masquerading as a skull base malignancy. USA Laryngoscope 96/12:1405–1410
222. Sigmund G, Bähren W, Sigg O, Ranzinger G, Schiefer U (1986) Epidurales Empyem und Orbitaphlegmone – computertomographische Diagnostik seltener Sinusitiskomplikationen. Fortschr Rontgenstr 145:33–37
223. Sikand A, Longridge N (1991) CSF otorrhea complicating osteoradionecrosis of the temporal bone. The Journal of Otolaryngology Vol 20 3:209–211
224. Simon H (1970) Die Fluoresceinprobe zur Diagnostik der oto- und rhinogenen Liquorfistel. Larnygol Rhinol 49:54
225. Simpson DE, Moser LA (1988) Compressive optic neuropathy secondary to chronic sinusitis. Am J Optom Physiol Opt 65:757–762
226. Slavin ML, Glaser JS (1987) Acute severe irreversible visual loss with sphenoethmoiditis-„posterior" orbital cellulitis. USA Arch Ophthalmol 105/3:345–348
227. Smith BH (1991) Infections of the cranial dura and the dural sinuses. In: Vinken PJ, Bruyn GW (ed) Handbook of clinical neurology. Amsterdam: North-Holland 149–186
228. Smith ME, Calcaterra TC (1989) Frontal Sinus Osteoma. Ann Otol Rhinol Laryngol 98:896–900
229. Som PM, Dillon WP, Sze G et al. (1989) Benign and malignent sinonasal lesions with intracranial extension: Differentiation with MR imaging. Radiology 172/3:763–766
230. Southwick FS, Richardson EP, Swartz MN (1986) Septic thrombosis of the dural venous sinuses. Medicine 65:82–106
231. Spires JR, Smith RJH (1986) Bacterial infections of the orbital and periorbital soft-tissues in children. Laryngoscope 96:763–767

232. Stammberger H, Jakse R (1987) Mykotische Erkrankungen im HNO-Bereich (ausschließlich der Hautmykosen und endemischer/tropischer Sonderformen) HNO Praxis Heute 7 Springer, Heidelberg
233. Stammberger H (1991) Functional endoscopic sinus surgery. B. C. Decker, Philadelphia
234. Stammberger H (1992) Spezifische Entzündungen der äußeren und inneren Nase sowie der Nebenhöhlen. In: Oto-Rhino-Laringologie in Klinik und Praxis Bd 2:151–175. Thieme, Stuttgart New York
235. Stammberger H, Posawetz W (1990) Functional endoscopic sinus surgery. Concept, indications and results of the Messerklinger technique. J Arch Otorhinolaryngol 247: 63–76
236. Stankievicz JA (1987) Complications of endoscopic nasal surgery: Occurrence and treatment. Amer J of Rhinol 1:45–49
237. Stankiewicz JA (1989) Complications of endoscopic sinus surgery. Otolaryngo Clin North Am 22:749–758
238. Stankiewicz JA (1989) Complications in endoscopic intranasal ethmoidectoy: An update. Laryngoscope 99:686–690
239. Stoll W, Busse H, Kroll P (1988) Decompression of the orbit and the optic nerve in different cases. J Cranio-Max-Fac Surg 16:308–311
240. Swift AC, Charlton G (1990) Sinusitis and the acute orbit in children. J Laryngol Otol 104/3:213–216
241. Takahashi R (1951) Endonasal operation of chronic ethmoiditis. Otorhinolaryngologia 23:372–553
242. Takahashi R (1977) A collection of ear, nose and throat studies. Tokyo: Jikei University School of Medicine
243. Terrahe K, Münnich K (1974) Gefahren und Komplikationen bei der transmaxillären Siebbein-Keilbeinhöhlenoperation. Laryngol Rhinol Otol 53:313–320
244. Terris DJ, Steiniger JR (1992) Scedosporium apiospermum: Fungal sinusitis in an immunocompetent patient. American Journal of Rhinology Vol 6 2:49–53
245. Thomas JN, Nel RJ (1977) Acute spreading osteomyelitis of the skull complicating frontal sinusitis. J Laryngol Otol 91:55–62
246. Thomas S, Baird I, Frazier R (1982) Toxic shock syndrome following submucous resection and rhinoplasty. JAMA 247:2402
247. Thompson RF, Gluckman JL, Kulwin D, Savoury L (1990) Orbital hemorrhage during ethmoid sinus surgery. Otolaryngo Head Neck Surg 102:45–50
248. Todd J, Fishaut M, Kapral F (1978) Toxic-shock syndrome associated with phage-group-1 staphylococci. Lancet 2:1116–1118
249. Todd JK (1987) Toxic shock syndrome, Staphylococcus aureus, and influenza. JAMA 257:3070–3071
250. Toriumi DM, Sykes JM, Russell EJ, Morganstein SA (1988) Sphenoethmoid mucocele with intracranial extension: Radiologic diagnosis. Otolaryngol Head Neck Surg 98/3:254–257
251. Toriumi DM, Berktold RE (1989) Multiple frontoethmoid mucoceles. Ann Otol Rhinol Laryngol 98/10:831–833
252. Toselli RM, DePapp A, Harbaugh RE, Saunders RL (1991) Neurosurgical complications after intranasal ethmoidectomy. USA J Neurol Neurosurg Psychiat 54/5: 463–465
253. Tovi F, Gatot A, Hertzanu Y (1991) CT demonstration of metastatic anerobic orbital abscess. J Laryngol Otol 105: 1086–1088
254. Tunkel DE, Scott JE, Zinreich SJ (1992) Frontal mucopyocele and epidural abscess secondary to frontoethmoidal osteoma. American Journal of Rhinology 6:79–84
255. Tveteras K, Kristensen S, Dommerby H (1988) Septic cavernous and lateral sinus thrombosis: modern diagnostic and therapeutic principles. J Laryng Otol 102:877–882
256. Urquhart AC, Fung G, McIntosh WA (1989) Isolated sphenoiditis: a diagnostic problem. J of Laryng and Otol 103:526–527
257. Van Johnson E, Klinie LB, Julian BA (1988) Bilateratl cavernous sinus thrombosis due to mucormycosis. Arch Ophthalmol 106/8:1089–1092
258. Véber F, Perrin P (1985) Méningites purulents aprés chirurgie naso-sinusienne banale. Ann Oto-laryng (Paris) 102:163–167
259. Wackym PA, Canalis RF, Feuerman T (1990) Subdural empyema of otorhinological origin. J Laryngol Otol 104/2:118–122
260. Wagner R, Toback JM (1986) Toxic shock syndrome following septoplasty using plastic septal splints. Laryngoscope 96:609–610
261. Wahlmann UW, Hey O (1988) Cerebral abscess secondary to odontogenic maxillary sinusitis. Deutsch Zahnartzl Z 43:1357–1358
262. Wald E (1992) Sinusitis in infants and children. Ann Otol Rhinol Laryngol 101:37–41
263. Wallache JD et al. (1972) Status epilepticus as a complication of intrathecal fluorescein. J Neurosurg 36:659
264. Wayoff M, Jankowski R (1991) Medico-legal aspects in sinus surgery. Rhinology 29:257–261
265. Weber R, Draf W (1992) Komplikationen der endonasalen mikroendoskopischen Siebbeinoperation. HNO 40: 170–175
266. Weber R, Draf W (1992) Endonasale mikro-endoskopische Pansinusoperation bei chronischer Sinusitis. II. Ergebnisse und Komplikationen. Otorhinolaryngol Nova 2:63–69
267. Wesley RE, Johnson JJ, Cate RC (1986) Spontaneous enophthalmos from chronic maxillary sinusitis. Laryngoscope 96:353–355
268. Wigand ME (1989) Endoskopische Chirurgie der Nasennebenhöhlen und der vorderen Schädelbasis. Thieme, Stuttgart New York
269. Willatts SM, Ochrane DF (1986) Paranasal sinusitis: A complictaion of nasotracheal intubation. Br Anaesth 57: 1026–1028
270. Wilmes E, Gürtler L, Wolf H (1987) Zur Übertragbarkeit von HIV-Infektionen durch allogene Transplantate. Laryngol Rhinol Otol (Stuttgart) 66:332–34
271. Wilmes E (1992) HIV-Abtötung mit Cialit? Otorhinolaryngol Nova 2:215–216
272. Wolf M, Zilinksy I, Lieberman P (1988) Acute mycotic sinusitis with bacterial sepsis in orotracheal intubation and nasogastric tubing: A case report and review of literature. ISR Otolaryngol Head Neck Surg 98/6:615–617
273. Wolfgruber H (1968) Über die Lamina cibrosa des Ethmoids. Z Laryngol Rhinol Otol 47(7):522–529
274. Wong SK, Wilhelmus KR (1986) Infantile maxillary osteomyelitis with cerebral abscess. J Pediatr Ophthal Strabismus 23/3:153–154
275. Ylikoski J, Savolainen S, Jousimies-Somer H (1989) The bacteriology of acute maxillary sinusitis. ORL J Otorhinolaryngol Relat Spec 51:175–181

276. Young WF, Rosenwasser RH (1991) Intracranial extension of a frontoethmoidal sinus mucocele. A delayed complication of chronic sinmusitis. NY State J Med 91:163–164
277. Younis RT, Gross CW, Lazar RH (1991) Toxic shock syndrome following functional endonasal sinus surgery: A case report. USA Head Neck 3:247–248
278. Yumoto E, Kitani S, Okamura H, Yanagihara N (1985) Sinoorbital aspergillosis associated with total ophthalmoplegia. Laryngoscope 95:190–192
279. Zazal GH (1991) Periorbital hematoma secondary to sinusitis in childhood. Arch Otolaryngol Head Neck Surg 117/5:557–559
280. Zeller TM, Donowitz LG (1987) Brain abscess and ethmoid sinusitis presenting as periorbital cellulitis in a two-month-old infant. Pediatr Infect Dis J 6:213–215
281. Zinreich SJ, Kennedy DW, Malat J, Curtin H, Epstein JI, Huff L, Kumar AJ, Jones ME, Rosenbaum AE (1988) Fungal sinusitis: diagnosis with CT and MR imaging. Radiology 169:439–444

Danksagung.
Die Veröffentlichung der zahlreichen Farbabbildungen wurde durch die freundliche Unterstützung der Firma Karl Storz GmbH, Tuttlingen, ermöglicht.

IV. Tumoren und Pseudotumoren (einschl. der operativen Zugänge)

European Archives of Suppl. 1993/I
Oto-Rhino-Laryngology

Tumoren und Pseudotumoren („tumorähnliche Läsionen") der frontalen Schädelbasis, ausgehend von der Nase, den Nasennebenhöhlen und dem Nasenrachenraum (einschließlich der operativen Zugänge). Rhinochirurgisches Referat

W. Draf[1] und A. Berghaus[2]

[1] Direktor der Klinik für HNO-Krankheiten, Kopf-, Hals- und Plastische Gesichtschirurgie, Pacelliallee 4, W-6400 Fulda
[2] (Ltd. Oberarzt der Universitäts-HNO-Klinik, Klinikum Steglitz der FU Berlin, Hindenburgdamm 30, W-1000 Berlin 45) Komm. Direktor der Klinik für HNO-Krankheiten, Gesichts- und Halschirurgie, Martin-Luther-Universität Halle-Wittenberg, Magdeburgerstr. 12, O-4020 Halle/Saale

Inhaltsverzeichnis

1 Einleitung und Aufgabenstellung

Die vordere Schädelbasis kann sowohl bei Tumoren der Nase, der Nasennebenhöhlen, des Nasopharynx und des übrigen Gesichtsschädels, als auch des Endokraniums mitbeteiligt sein. Diese zum Zeitpunkt der Diagnosestellung häufig schon fortgeschrittenen Neubildungen liegen in einem topographisch-anatomisch komplexen Bereich. Diagnostik und chirurgische Behandlung sind deshalb anspruchsvoll. Raumfordernde Prozesse der vorderen Schädelbasis können auch Katalysator für eine ungewöhnlich interessante, befruchtete und in besonderer Weise dem Patienten dienende interdisziplinäre Zusammenarbeit sein.

Diese Erkenntnis ist im Grundsatz nicht neu (s. auch Boenninghaus 1974), in der klinischen Praxis aber aufgrund unterschiedlicher Persönlichkeitsstrukturen und auch räumlicher Gegebenheiten nicht ohne weiteres umzusetzen. Die „neugierige Bereitschaft“ über die Insel des eigenen Fachs hinaus zu sehen, was die Nachbarn tun und leisten können, ist eine essentielle Voraussetzung, die der „Schädelbasischirurg“ mitbringen sollte.

Zusammen mit Samii konnten wir Anfang der 70er Jahre in Mainz selbst erleben, daß durch gemeinsames Operieren an der Schädelbasis weitaus mehr zum Wohle des Patienten erreicht werden kann, als wenn man durch die eigenen Fachgrenzen limitiert ist [254].

Aus dieser Erfahrung resultieren folgende *konkrete Hinweise zur Kooperation* (Draf 1991):

1. In Diagnostik und Chirurgie der vorderen Schädelbasis sind in Abhängigkeit von der individuellen Problematik des Einzelfalls einzubeziehen: der HNO-Chirurg, Neurochirurg, Neurologe, Ophthalmologe und ggfs. der Mund-, Kiefer- und Gesichtschirurg. Eine Schlüsselrolle kommt dem Neuroradiologen zu, der mit der bildlichen Darstellung die Grundlage für die gemeinsame Diskussion schafft. Darüber hinaus kann er durch interventionelle Maßnahmen einen wesentlichen Beitrag zur Therapie leisten (s.S. 135). Ähnliches gilt für den Pathologen im Hinblick auf die präoperative Biopsie – sofern dies möglich ist –, die intraoperative Schnellschnittuntersuchung und die endgültige postoperative Beurteilung des Präparates.

2. Es hängt von den unterschiedlichen örtlichen, institutionellen und persönlichen fachlichen Möglichkeiten sowie vom jeweils speziellen Problem ab, auf welche Weise diese Zusammenarbeit praktisch organisiert wird. Ideale Voraussetzung bietet die von Wullstein konzipierte und in Würzburg erstmals verwirklichte Kopfklinik (Wullstein 1972). Aus eigener Erfahrung kann festgestellt werden, daß – bei entsprechender Bereitschaft der Beteiligten – aber auch Entfernungen von mehr als 200 km kein Hinderungs-

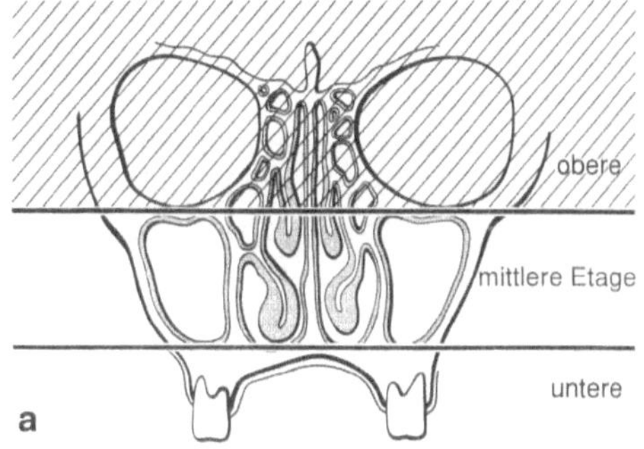

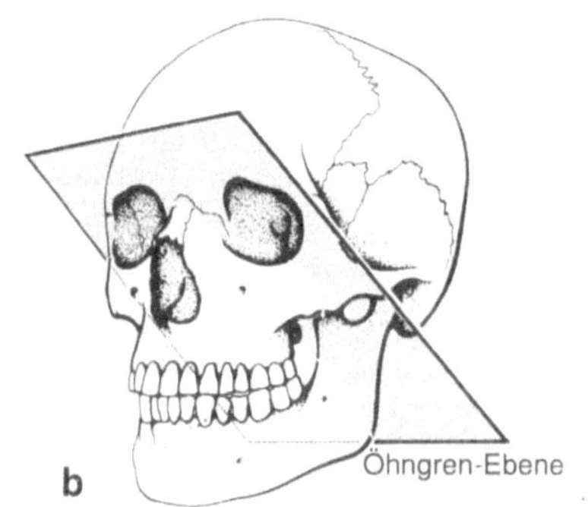

Abb. 1. a Die Etagen nach Sébileau (1906). Die hier beschriebenen Tumoren befallen die obere Etage. **b** Die von Öhngren (1953) angegebene Ebene

grund für Aufbau und Arbeit eines Schädelbasisteams sein müssen.

3. Zumindest zu Beginn einer solchen Kooperation sollten die Operateure der beteiligten Fächer sich Zeit nehmen für den *gesamten* Eingriff, sich gegenseitig assistieren und durch *positive* Diskussionen den Operateur des anderen Fachs ermutigen, chirurgisches Neuland zu betreten. Dieser wird sich bei nächster Gelegenheit durch ähnliches Verhalten bedanken. So entsteht eine kontinuierliche Stufenleiter des gemeinsamen Erfolgs und operativen Fortschritts.

Um in schwierigen Fällen das günstigste Verfahren wählen zu können, muß man Vor- und Nachteile der Methodik des Nachbarfachgebiets kennen. Dieser Referateband wird hoffentlich als weiterer Mosaikstein dazu beitragen.

Fragen wir uns bei Problemfällen immer: „Was würden wir als *Patienten* in dieser Situation wollen?" Zumindest machen wir dann die wenigsten Fehler.

4. Die ständige gemeinsame Arbeit am Operationstisch bedeutet permanente interdisziplinäre Diskussion. Sie eröffnet die besten Chancen kontinuierlicher Weiterentwicklung.

Eine andere Möglichkeit, das angrenzende Fach besser kennenzulernen, ist der Austausch von Operationsplänen, so daß man sich jederzeit einen interessierenden Eingriff des anderen Fachs ansehen kann. Dies hat sich in Fulda mit unseren Neurochirurgen (Prof. Dr. med. Th. Wallenfang) als vertrauensbildende Maßnahme bewährt. Darüber hinaus existiert eine Vereinbarung, daß Operationen, die beide Fächer beherrschen, in der Klinik durchgeführt werden, die der Patient wählt. Dies entspricht dem Leistungsprinzip.

5. Der Aufbau allzu starrer Fachgrenzen nutzt wenig, schafft Reibungsflächen und behindert den Fortschritt.

6. Die gemeinsame Nutzung eines mikrochirurgischen Übungslabors intensiviert den Kontakt der Assistenten verschiedener Kliniken in hohem Maße.

7. Die Schaffung von Austausch-Assistentenstellen ist ein weiterer wichtiger Schritt auf diesem Wege und verbreitert die personelle Basis.

Aufgabe dieses Überblicks ist es, zur gestellten Thematik die neuere Literatur zu sichten, aufgrund eigener Erfahrungen kritisch zu werten und Empfehlungen für die praktische Arbeit zu geben. Im Kapitel *„Kurzgefaßte Pathologie und spezielle Klinik"* soll eine Übersicht über Pathologie, spezielle Klinik und chirurgische Therapie der Tumoren der frontalen Schädelbasis gegeben werden, die von der Nase, den Nasennebenhöhlen und dem Nasenrachenraum ausgehen. Diesen Ausführungen werden allgemeine Anmerkungen zur Klinik sowie ein stichwortartiger Überblick über diagnostische Möglichkeiten vorangestellt.

Die große Vielzahl der hier vorkommenden Tumoren zwingt zur Beschränkung auf wesentliche Aspekte und zur Reduzierung auf die Beschreibung solcher Geschwülste, die von ihrem Ursprung und ihrer Wachstumstendenz her in der Lage sind, die Schädelbasis zu erreichen. Darunter wird hier der Bereich verstanden, der oberhalb der von Öhngren [218] angegebenen Ebene *und* im Bereich der oberen Etage nach Sébileau [273] liegt (Abb. 1, 2). Ferner

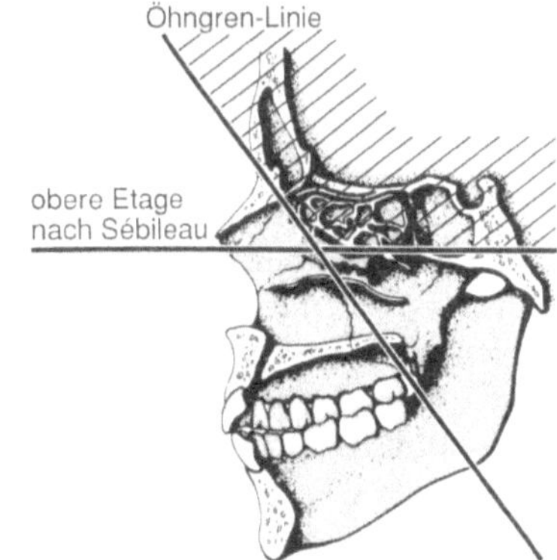

Abb. 2. Die Tumoren der frontalen Schädelbasis finden sich oberhalb der Öhngren-Ebene *und* in der oberen Etage nach Sébileau

sollen hier bevorzugt solche Tumoren zur Sprache kommen, bei denen eine chirurgische Therapie angebracht ist. Erkrankungen, die überwiegend konservativ zu therapieren sind, werden allenfalls in differentialdiagnostischem Zusammenhang erwähnt. Literatur, auf die im Text wiederholt Bezug genommen wird, findet sich bei Ganzer [104], Maran und Lund [185], und Shanmugaratnam [280]. Ferner wird auf die Arbeiten von Hommerich [129], Wustrow [338] und Zehm [341] im 2. Band der „Hals-Nasen-Ohren-Heilkunde in Praxis und Klinik" von 1977 verwiesen. Übersichten über die Möglichkeiten der Röntgendiagnostik haben Frey et al. [98] veröffentlicht. Darstellungen unter besonderer Berücksichtigung der Histopathologie findet man bei Hyams [133] sowie bei Shanmugaratnam [280]. Die odontogenen Tumoren und die Geschwülste des Knochens mit wertvollen Hinweisen auf entsprechende Röntgenbefunde haben Prein [238] zusammengestellt. Knochentumoren werden ausführlich bei Dominok und Knoch [69] abgehandelt. Ferner gibt es eine Übersicht über die Diagnostik und Therapie von Tumoren der Schädelbasis bei Sekhar und Schramm [275], womit nur die wichtigsten Darstellungen genannt sind.

Die Einteilung bei der Abhandlung der Geschwülste folgt – soweit möglich und sinnvoll – derjenigen, die die WHO vorgegeben hat [280] und die von Pathologen mit dem Ziel internationaler Vergleichbarkeit angewendet wird (Frege, pers. Mitteilung).

Der *chirurgische Teil* wurde nach eingehenden Überlegungen in folgender Weise aufgebaut: nach einem *Allgemeinen Teil* werden im *Speziellen Teil* die operativen Zugänge zur vorderen Schädelbasis im einzelnen diskutiert, geordnet von extra- nach intrakraniell, nach der Größe der Eröffnung, von vorn nach seitlich und kombiniert. Dies wurde der Besprechung der Chirurgie spezieller Tumoren vorgezogen, um Wiederholungen zu vermeiden, die Notwendigkeit einer topographisch-anatomisch orientierten chirurgischen Denkweise in den Vordergrund zu stellen und nahtlose Übergänge zur Chirurgie der Nachbarorgane zu ermöglichen. Damit wird dem Otorhinobasischirurgen bewußt ein operatives Repertoire ohne Zuordnung zu einer bestimmten Tumorform an die Hand gegeben. Er kann aufgrund der gegebenen Indikationsempfehlungen selbst entscheiden, welcher Zugang ihm im Hinblick auf die eigene Erfahrung und der individuellen Problematik des Patienten am zweckmäßigsten erscheint.

Wer an weiteren Fortschritten mitarbeiten will, muß wissen, wie sich die Tumorchirurgie an der Schädelbasis in unserem Fach kontinuierlich entwikkelt hat. Deshalb sei das Studium der umfangreichen Arbeiten von Wustrow (1965), von Ungerecht (1966) und Boenninghaus (1974) empfohlen.

An dieser Stelle ist es dem älteren Autor dieser Arbeit ein Anliegen, verschiedenen Kollegen anderer Fächer zu danken für die jahrzehntelange praktische und freundschaftliche Zusammenarbeit bei der Behandlung von Tumoren der Schädelbasis, allen voran den Neurochirurgen Samii und Schürmann (Mainz, Hannover), Richter und Wallenfang (Fulda), den Anaesthesisten Dölp et al. (Fulda) aber auch den Anatomen Lang (Würzburg) und Rabischong (Montpellier) sowie den Radiologen Lasjaunias (Paris), Haas und Kahle (Fulda) und den Pathologen Bässler et al. (Fulda), aber auch vielen anderen, die nicht alle namentlich genannt werden können. Die Autoren danken darüber hinaus Herrn Dr. J. Frege, Institut für Pathologie am Klinikum Steglitz der FU Berlin (Leiter: Prof. Dr. H. Stein) für die wertvolle Unterstützung bei der Beschreibung und Klassifizierung der Tumoren.

2 Anmerkungen zur Klinik

2.1 Epidemiologie und Klassifikation

In keiner Region des Kopf-Hals-Bereiches kommen so viele histologisch unterschiedliche Tumoren vor wie im Bereich der Schädelbasis. Dabei sind die meisten dieser Tumortypen selten. Wegen des raren Vorkommens gibt es in vielen Fällen auch keine zuverlässigen epidemiologischen Daten. Bezogen auf die bösartigen Tumoren der Nasenhaupthöhle und der Nasennebenhöhlen muß man mit einer Inzidenz von 5 auf eine Million Einwohner (USA) bis 8 auf eine Million (Großbritannien) rechnen [185]. Für Europa und die USA wird auch eine Inzidenz von im Mittel 1:100000 angegeben [203, 209]. Diese malignen Neoplasien machen etwa 1% aller bösartigen Tumoren bzw. 3–5% derer des Kopf-Hals-Bereiches aus. Aus unklaren Gründen kommen solche Malignome in Afrika und Japan etwa doppelt so häufig vor als in den USA und Europa. Beide Geschlechter scheinen gleich häufig betroffen zu sein.

Bezüglich der Klassifikation bösartiger Tumoren dieser Region gibt es unterschiedliche Vorschläge, die vielfach nicht kongruent sind und zum Teil nicht einmal für alle Nasennebenhöhlen gelten, sondern sich z.B. nur auf die Kieferhöhle beziehen [316]. Eine Übersicht und Diskussion verschiedener Klassifikationen findet sich bei Ganzer et al. [104] sowie bei Maran u. Lund [185].

Im Rahmen der hier zu besprechenden Thematik sind nach den Richtlinien der UICC [316] die Tumoren des Stadiums T_3 und vor allem T_4 (Tumorinfiltration in Lamina cribrosa, hintere Siebbeinzellen, Sinus sphenoidalis, Nasopharynx, Fossa pterygopalatina oder Fossa temporalis, Schädelbasis u.a.) von Interesse. Nach der Klassifikation von Lederman [162] betrifft dies die Tumoren des Stadiums T_{3b}, nach Harrison [122] die des Stadiums T_4, nach der AJC-Klassifikation (1970, basierend auf Sisson (1963)) ebenfalls die Tumoren des Stadiums T_4, die in die Schädelbasis eingebrochen sind [vgl. 185].

2.2 Ausbreitungsmuster der malignen Tumoren

Von der *Kieferhöhle* aus ist die obere Wandung die dünnste Stelle, so daß dem Tumorwachstum in Richtung Orbita und seitlicher Nasenwand nur wenig Widerstand entgegengesetzt wird.

In Richtung auf die *Siebbeinzellen,* die Keilbeinhöhle und den N. opticus kann eine für die Schädelbasis bedrohliche Tumorausdehnung stattfinden. Die enge Beziehung der Siebbeinzellen zur Stirnhöhle erleichtert auch den Einbruch in diese Richtung.

Von besonderer Bedeutung ist die Topographie der Lamina cribrosa. Sie liegt in Höhe der nasofrontalen Sutur. Vor der Crista galli gibt es ein Foramen für eine V. emissaria aus dem Sinus sagittalis. Ungefähr 2,5 cm hinter der posterioren Begrenzung der Lamina cribrosa liegt das Chiasma opticum; die Riechnerven, eingescheidet in Dura, ziehen durch die Perforationen in der Lamina cribrosa und schaffen auf diese Weise vorgeformte Wege für den Durchbruch eines Tumors in die vordere Schädelgrube.

Weitere Wege für die Tumorausbreitung aus dem Siebbein ergeben sich entlang der A. ethmoidalis anterior, die zwischen Orbita und Sinus ungefähr 5 cm hinter dem medialen Augenbändchen verläuft. Die A. ethmoidalis posterior liegt 2,5 cm weiter dorsal.

Die *Fossa infratemporalis* hat nach hinten unten Verbindung zum parapharyngealen Raum, nach oben zum Keilbein, zum Foramen ovale und Foramen spinosum. Hier ergeben sich für einen bösartigen Tumor mehrere Wachstumsrichtungen. Eine vollständige Tumorentfernung aus dieser Region ist vielfach nicht möglich ohne Resektion des Bodens der mittleren Schädelgrube.

Durch ihr Periost ist die *Orbita* erstaunlich widerstandsfähig gegenüber Tumorinvasion. Ist dieser Einbruch einmal erfolgt, kann das Neoplasma durch den Canalis opticus oder die Fissura orbitalis superior die Augenhöhle wieder verlassen.

Tumoren der *Nasenhaut* sind aufgrund der Dicke dieser Haut im Bereich der Nasenspitze für die Schädelbasis lange Zeit nicht bedrohlich. Gefährlich ist jedoch ein Befall des medialen Kanthus, wo schnell das mediale Augenbändchen und das Tränenbein erreicht sind.

Die *Lymphdrainage* von der Gesichtshaut und den vorderen Abschnitten der Nase erfolgt in die submandibulären und jugulodigastrischen Lymphknoten. Der übrige Teil der Nase und die Nasennebenhöhlen drainieren nach dorsal zum Nasopharynx hin. Das Lymphgefäßsystem konzentriert sich in einem Bereich unmittelbar vor dem Ostium der Tuba auditiva in der Seitenwand des Nasopharynx, ein posteriorer Hauptstrom drainiert die Lymphe zu retropharyngealen Knoten. Von hier setzt sich der Lymphweg in subdigastrische Knoten der tiefen jugulären Kette fort [185]. Tumoren, die auf Siebbein und Kieferhöhle beschränkt sind, weisen selten Lymphknotenmetastasen auf. Ist dies jedoch der Fall, dann ist die Prognose bereits deutlich verschlechtert, weil es in der Regel bedeutet, daß die Geschwulst die Weichteile des Gesichts erfaßt hat.

Fernmetastasen kommen selten vor, die Patienten sterben ganz überwiegend an nicht mehr kontrollierbarem, lokalem Tumorwachstum. Gegebenenfalls findet man Fernmetastasen meist in Lungen, Skelett und Hirn.

3 Diagnostik

3.1 Äußerliche Untersuchung

Wenn Tumoren der Schädelbasis, die von der Nase und den Nasennebenhöhlen ausgehen, Symptome hervorrufen, dann haben sie zu 80% die knöchernen Grenzen ihres Ursprungs bereits überschritten. Von den unabhängig von der Histologie des Tumors auftretenden, vielfältigen Symptomen, die in mehreren Übersichten dargestellt sind [z.B. 104, 185] sind einige mehr mit kleineren, gut beherrschbaren Tumoren verbunden, andere geben Hinweise auf ein Erreichen der Schädelbasis mit schlechter Prognose.

So ist bei der Bildung einer *polypösen Masse* in der Nase, verbunden mit *Epistaxis* und *Nasenatmungsbehinderung* damit zu rechnen, daß die seitliche Nasenwand arrodiert ist. Dies ist jedoch prognostisch nicht unbedingt ein schlechtes Zeichen, weil der Tumor damit allein chirurgisch häufig noch gut beherrschbar ist.

Symptome vonseiten der *Zähne* – wie Zahnlokkerung oder Verbreiterung des Alveolarkamms – sind insbesondere bei Tumoren, die von der Mundhöhle ausgehen, ebenfalls prognostisch eher noch nicht dramatisch zu bewerten. Bei Oberkiefertumoren bedeutet jedoch das Auftreten von Zahnsymptomen oft, daß die gesamte Kieferhöhle vom Tumor ausgefüllt ist. Viele Patienten mit solchen Symptomen werden zunächst relativ lange an den Zähnen behandelt, was einen Zeitverlust bedeutet. Wenn der gingivolabiale Sulkus verstreicht, hat der Tumor die Seiten- oder Hinterwand der Kieferhöhle durchbrochen und findet sich bereits in der Fossa infratemporalis. Damit verschlechtert sich die Prognose. Ist das Dach der Kieferhöhle oder die Lamina papyracea arrodiert, kann eine Protrusio auftreten. In einer schlechteren Situation sind solche Patienten, bei denen diese Arrosionen erfolgt sind, *ohne* daß eine Protrusio bulbi sich bemerkbar macht. Besonders heimtückisch ist im Hinblick auf die Orbita allerdings das hintere Siebbein, wo das Tumorwachstum sich nur wenige Millimeter vom Canalis opticus abspielen kann. Von hier aus sind der hintere Abschnitt der Augenhöhle und die Schädelhöhle leicht erreicht, ebenso wie das Keilbein und der Nasopharynx bzw. das Siebbein der Gegenseite. Als ausgefeilte Methoden der kraniofazialen Chirurgie noch nicht bekannt waren, galten Tumoren dieses Ausbreitungsmusters schnell als inoperabel.

Taubheit und Schwellung im Gesichtsbereich können ganz harmlose Symptome sein, die nicht unbedingt auf ein Tumorwachstum zurückzuführen sind. Sehr schnelle Entwicklung dieser Symptome kann man aber bei Lymphomen, Rhabdomyosarkomen und undifferenzierten Karzinomen beobachten. Schwellungen der Supraorbitalregion sieht man am häufigsten bei einer Mukozele der Stirnhöhle, aber dahinter kann sich auch ein Meningiom oder Chondrom verbergen. Vorwölbungen und Hautrötungen im medialen Augenwinkel bzw. Epiphora und Chemosis können auf einen Siebbeintumor hinweisen, der schon in die Orbita eingedrungen ist.

Für eine Ausbreitung im Bereich der Schädelbasis sprechen insbesondere Neuralgien, Parästhesien, Sensibilitätsstörungen im Versorgungsbereich der Hirnnerven, Diplopien und Visusverluste sowie Geruchsstörungen.

Die genannten Veränderungen sind teilweise leicht diagnostizierbar, andere bedürfen besonderer Aufmerksamkeit. So kann eine diskrete Protrusio bulbi oder asymmetrische Wangenauftreibung erst bei einem Blick von oben über das Gesicht des Patienten erkennbar werden. Das Verstreichen des Gingivolabialsulkus, besonders in den dorsalen Abschnitten, findet man nur bei gezielter Austastung, ebenso wie Erweichungen des harten Gaumens. Versteckte Symptome von dennoch großer Bedeutung können manchmal erst durch gezielte ophthalmologische, neurologische oder auch kieferchirurgische Untersuchung aufgedeckt werden.

3.2 Endoskopische Untersuchung

Die Endoskopie der Nasenhaupthöhlen und des Nasopharynx gehört heute fast schon zur Routine in der Diagnostik bei Erkrankungen dieser Region. Üblicherweise werden starre Optiken verwendet. Sie verbessern nicht nur erheblich die Inspektion, sondern ermöglichen auch gezieltere und aussagekräftigere Biopsien. Transnasal oder transoral (über die Fossa canina) kann die Endoskopie der Kieferhöhle durchgeführt werden, sofern nicht mit Miniendoskopen über das natürliche Ostium in die Nebenhöhle eingegangen wird, was unter günstigen Umständen auch einen Einblick in die Stirnhöhle ermöglicht. Die extrem kleinen flexiblen Endoskope haben allerdings keinen Arbeitskanal für eine Biopsiezange.

3.3 Morphologische Untersuchungen

Grundsätzlich muß von jedem Neoplasma eine Gewebeuntersuchung angefertigt werden. Aufgrund der Vielfalt der im Bereich der Schädelbasis vorkommenden Tumorformen sollte von vornherein die Möglichkeit immunhistologischer Untersuchungen berücksichtigt und deshalb zumindest ein Teil der gewonnenen Biopsie dem Histopathologen unfixiert zugeleitet werden.

Zytologische Untersuchungen von Abstrichen an Oberflächen, aus Flüssigkeiten oder von Feinnadelbiopsien, können diagnostische Hinweise liefern, sind aber im allgemeinen für eine eindeutige Diagnosestellung nicht sicher genug. Zuverlässiger sind bioptische Präparate oder Probeexzisate. Läßt man durch Gefrierschnitte Schnellschnittuntersuchungen durchführen, so muß man berücksichtigen, daß deren Zuverlässigkeit in der Aussage nicht so hoch ist wie die von fixierten Präparaten. Bei verkalkten oder ossifizierten Geweben, Erkrankungen des lymphoretikulären Gewebes, melanotischen Veränderungen und granulomatösen Entzündungsformen sind Schnellschnitte kontraindiziert [104].

Morphologische Tumormarker kommen bei immunhistochemischen Techniken zum Einsatz und bieten Informationen zur zellulären Differenzierung, zum Proliferations- und Funktionsstatus. Sie unterstützen die histologische Klassifikation und können dazu beitragen, die Tumorbiologie und die Prognose besser einzuschätzen [274]. Zur immunhistologischen Untersuchung sollte unfixiertes Gewebe mitübersandt werden, weil ein Teil der Antikörper nur an Kryostatschnitten anwendbar ist.

3.4 Bildgebende Verfahren

Die *Sonographie* ist für die exakte Diagnostik im Bereich der Schädelbasis nicht geeignet.

Standardröntgenaufnahmen werden immer noch am häufigsten angefertigt, gehören aber nicht mehr zu den wichtigsten bildgebenden Methoden im hier zu besprechenden Zusammenhang.

Oft bringen die betroffenen Patienten jedoch Röntgenaufnahmen mit, die – möglicherweise zunächst unter dem Verdacht einer harmlosen entzündlichen Erkrankung – vom behandelnden Arzt veranlaßt wurden und den ersten Verdacht auf ein malignes Geschehen begründen.

Die *Standardröntgenschichtuntersuchung* (Polytomographie) ist im Hinblick auf die Unterscheidung zwischen Weichteilmassen und Flüssigkeit der *Computertomographie* unterlegen. Ferner zeigt das CT einen Tumor besser in Regionen, bei denen kein Kontrast zwischen Luft und Weichgewebe besteht (z.B. Orbita, intrakranielle Räume, etc.). Zur Bestimmung von Größe und Ausbreitung eines Tumors an der Schädelbasis sollte daher die Computertomographie bevorzugt verwendet werden. Sie gibt am zuverlässigsten Hinweise, ob ein kraniofazialer Zugang erforderlich ist oder nicht.

Allerdings ist zu berücksichtigen, daß eine axiale Schicht mit dem CT leicht, eine koronale Bildgebung jedoch im Einzelfall u.U. schwierig zu erzielen ist. Koronale Schichten sind wichtig für die Erfassung einer Beteiligung der Lamina cribrosa und vorderen Schädelgrube, ferner für die Beurteilung der hinteren Siebbeinzellen und der Fissuren der Orbita. Letztere können allerdings auch auf axialen Schichten bewertet werden, die zudem zur Beurteilung der Fossa infratemporalis besser geeignet sind.

Während die Tumorausdehnung mit dem Computertomogramm relativ gut dargestellt wird – die Treffsicherheit liegt bei ca. 78–85% [178] – sind die Aussagen dieser Methode für die Differentialdiagnostik eher begrenzt. Abgesehen von Chondrosarkomen und bösartigen Knochentumoren, die sich durch Verkalkungszonen zu erkennen geben, bietet das CT nur wenige differentialdiagnostische Hinweise. Dagegen kann die *Kernspintomographie* ebenfalls die Ausdehnung des Tumors erfassen, unterscheidet ihn aber zusätzlich von Ödem und Flüssigkeit – vor allem unter Verwendung von kontrastierenden Medien – und ist damit genauer als das Computertomogramm. Die Treffsicherheit in bezug auf die Tumorausdehnung und Histologie erreicht beim NMR 94%, mit Gadolinium-DTPA sogar 98,4% [178].

Nachteilig ist beim Kernspintomogramm die fehlende Darstellung von Knochen, so daß Einzelheiten knöcherner Arrosionen der Untersuchung entgehen.

Für den schwierigen Einzelfall empfehlen sich 3dimensionale Darstellungen, wobei vor allem die Kombination sagittaler Schnittführungen des Kernspintomogramms mit hochauflösenden CT-Bildern wertvolle prätherapeutische Informationen liefert (vgl. auch [322]).

Für spezielle Fragestellungen sind *Angiogramme* erforderlich, die insbesondere bei gefäßreichen Tumoren, für die präoperative Embolisation und zur Abklärung bedrohlicher Tumorblutungen indiziert sind.

Die *Skelettszintigraphie* zeigt 2–6 Stunden nach intravenöser Injektion von ^{99m}Tc-MDP (Methylendiphosphat) eine Aktivitätsanreicherung bei Knochendestruktionen durch maligne Tumoren, Knochenmetastasen, bei systemischen malignen Erkrankungen mit Knochenbefall sowie gutartigen, knochenbildenden Tumoren, aber auch bei entzündlichen Erkrankungen der Nasennebenhöhlen aufgrund osteoplastischer Reaktionen, bei Osteomyelitis und anderen systemischen Skeletterkrankungen mit vermehrtem Knochenan- und -umbau wie M. Paget, fibröser Knochendysplasie oder Hyperparathyreoidismus [98]. Szintigraphische Befunde sollen durch andere bildgebende Verfahren wie das CT ergänzt werden [24].

4 Kurzgefaßte Pathologie und spezielle Klinik der Tumoren im Bereich der frontalen Schädelbasis

4.1 Epitheliale Tumoren

4.1.1 Gutartige Tumoren

4.1.1.1 Papillome

Definition: Sinunasale Papillome (Schneider-Papillome) stellen eine gutartige epitheliale Neubildung des sinunasalen Bereichs dar, die aus gut differenzierten Zylinderzellen oder zilientragendem respiratorischem Epithel mit unterschiedlichem Grad plattenepithelialer Differenzierung bestehen.

Die internationale histologische Klassifizierung der Tumoren des oberen Respirationstraktes nach WHO [281] unterscheidet 3 histopathologische Subtypen: exophytisches (fungiformes) Papillom, invertiertes Papillom und Zylinderzellpapillom. Ferner kann im Naseneingang ein Plattenepithelpapillom auftreten, wie man es auch sonst an der Haut findet.

Das fungiforme Papillom kommt am Septum vor und führt hier zur Obstruktion und zum Nasenbluten. Dieses Papillom neigt zum Rezidiv, wird aber nie maligne.

Das Zylinderzellpapillom kommt an der seitlichen Nasenwand und in den Nebenhöhlen vor und ähnelt darin – wie auch im klinischen Verhalten – dem invertierten Papillom.

Invertiertes Papillom

Definition: Das invertierte Papillom ist ein sinunasales Papillom der seitlichen Nasenwand und der Nasennebenhöhlen, zusammengesetzt aus invaginierten Krypten sowie dicken Bändern oder Inseln von nicht verhornendem Plattenepithel, das auch abwechseln kann mit pseudogeschichtetem Zylinder- oder zilientragendem respiratorischem Epithel. Das mehrschichtige Epithel enthält typischerweise Schleimzellen und schleimgefüllte Mikrozysten. Die Basalmembran ist intakt und kann die kontinuierliche Fortsetzung des normalen Oberflächenepithels darstellen.

Ätiopathogenese, Epidemiologie: Die Ätiologie der Erkrankung ist unklar. Man diskutiert chronische Entzündungen, Infektionen und eine virale Genese [286]. Invertierte Papillome stellen 1–4% aller nasalen Neoplasmen dar [185]. Männer sind im Verhältnis 3:1–10:1 häufiger betroffen, die Angaben in der Literatur schwanken. Der Altersgipfel liegt in der 6. Lebensdekade. Die Inzidenz liegt bei 0,6 auf 100000 [42].

Klinik: Invertierte Papillome treten ganz überwiegend einseitig auf und zeigen sich als feste, voluminöse, rötliche, gelegentlich gut vaskularisierte Massen, die Nasenpolypen nicht unähnlich sein können. Bei 25% der Patienten wird zunächst diesbezüglich eine Fehldiagnose gestellt. Deshalb ist es von Bedeutung, daß bei der Abtragung von Nasenpolypen gewonnenes Gewebe grundsätzlich zur histopathologischen Untersuchung eingesandt wird.

Die Dignität invertierter Papillome wird unterschiedlich bewertet. In der Literatur wird maligne Entartung in 1,5–56% beschrieben. Einige Autoren klassifizieren die Erkrankung als semimaligne [185]. Zu diskutieren ist, ob die maligne Transformation ein metachrones oder ein synchrones Ereignis bei invertierten Papillomen darstellt.

Diagnostik: Radiologisch findet man bei kleinen Papillomen zunächst keine besonderen Auffälligkeiten. Größere führen zu einem umschriebenen Knochendefekt der seitlichen Nasenwand, man sieht ein Eindringen des Weichteilgebildes in Kieferhöhle und Siebbein. Im Computertomogramm können Kalzifizierungen im Tumor und eine Sklerose des umgebenden Knochens beobachtet werden, die als typische Veränderungen für die Erkrankung anzusehen sind. Gegebenenfalls läßt das CT auch einen Einbruch in Orbita und Endokranium erkennen.

Der Verdacht auf Vorliegen eines Karzinoms muß bei Nachweis schwerer Atypien oder ausgeprägter Verhornung in einem invertierten Papillom geweckt werden.

Therapiekonzept: Invertierte Papillome müssen komplett exzidiert werden. Radiatio oder Chemotherapie sind nicht aussichtsreich, können hingegen Ursache sekundärer Malignisierung sein [172].

Prognose: Rezidive sind häufig, und wegen der Möglichkeit maligner Transformationen müssen operierte Patienten langfristig sorgfältig nachkontrolliert werden. Realistisch scheinen nach unserer Erfahrung bei adäquater Chirurgie Rezidivraten um 25% und Karzinomentwicklung bei bis zu 20% [vgl. 167, 210, 286].

4.1.1.2 Onkozytom

Definition: Onkozytome sind gutartige epitheliale Tumoren, die aus großen zylindrischen Zellen bestehen, deren Zytoplasma dicht eosinophil granuliert ist (Onkozyten).

Hyams et al. [133] betrachten Läsionen des oberen Respirationstraktes, die aus Onkozyten bestehen, zum überwiegenden Teil als reaktive bzw. hyperplastische Antwort auf ein Trauma oder den Altersprozeß. Solide Tumoren aus Onkozyten sind im Luftwegsbereich ausgesprochen selten [51]. Bei den wenigen publizierten Fällen handelt es sich um unregelmäßig, gekapselt wachsende Prozesse mit lokaler Invasion, jedoch ohne Metastasierung. Darstellungen maligner Onkozytome sind Raritäten [201]. Das höhere Lebensalter ist ohne Geschlechtsbevorzugung überwiegend betroffen. Für Lokalisation und Verlaufskontrolle eignet sich besonders das CT [261].

Im Sammelmaterial der AFIP-OTR (*A*rmed *F*orces *I*nstitute of *P*athology – *O*tolaryngic *T*umour *R*egistry) wurden in den Jahren 1945–1975 keine onkozytischen Neoplasmen des sinunasalen Bereichs gemeldet.

4.1.1.3 Pleomorphes Adenom

Definition: Pleomorphe Adenome sind umschriebene Tumoren von pleomorphem oder gemischtem histologischen Bild. Duktales epitheliales Gewebe ist durchmischt mit Gewebe von mukoidem, myxoidem oder chondroidem Charakter.

Im sinunasalen Bereich sind solche Tumoren überwiegend beschränkt auf die Nasenhaupthöhle vorgefunden worden [52], wo sie langsam und umschrieben wachsen und nur gelegentlich in die Nasennebenhöhlen eindringen. Nasale Obstruktion und Epistaxis sind die Hauptsymptome. Betroffen sind praktisch alle Altersgruppen, vom Kleinkind bis zum Greis, eine Geschlechtsbevorzugung besteht nicht. Nach vollständiger chirurgischer Entfernung sind Rezidive selten und beschränken sich auf solche Fälle, bei denen ein unerkannter Einbruch in die Nasennebenhöhlen stattgefunden hatte. Dies unterstreicht die Bedeutung exakter präoperativer Diagnostik zur Bestimmung der Tumorausdehnung. Gelegentlich können sehr große pleomorphe Adenome der Gl. parotis über die Fossa infratemporalis den Übergangsbereich zwischen vorderer und mittlerer Schädelgrube erreichen und dort Destruktionen der lateralen vorderen und mittleren Schädelbasis hervorrufen. Diese Prozesse müssen über laterale Zugänge (s. unten) angegangen werden.

Noch seltener sind *monomorphe Adenome* (Basalzelladenome) im sinunasalen Bereich. Therapie und Prognose sind hier ähnlich einzuschätzen wie beim pleomorphen Adenom.

4.1.1.4 Tubulozystisches und mikrozystisches papilläres Adenom

Diese Tumoren gehen von der Schleimhaut der Nase und der Nasennebenhöhlen aus und kommen in Speicheldrüsen nicht vor [104]. Man findet sie an der Schädelbasis selten. Etwa 70% trifft man in der Nasenhöhle an, im übrigen sind die Hauptlokalisationen Sinus maxillaris und ethmoidalis. Die Tumoren wachsen langsam, jedoch klinisch aggressiv und infiltrativ.

Die Therapie der Wahl ist die radikale Tumorresektion, gefolgt von einer sorgfältigen postoperativen Verlaufskontrolle. Die Prognose ist aufgrund der lokalen Destruktionen und der häufigen Früh- und Spätrezidive beinträchtigt.

4.1.2 Bösartige Tumoren

4.1.2.1 Basalzellkarzinom (Basaliom)

Definition: Basalzellkarzinome sind lokal invasive, langsam wachsende Tumoren, die von Basalzellen der Epidermis und der Haarfollikel ausgehen und diesen üblicherweise auch ähnlich sind.

Die Nase ist in der Kopf-Hals-Region der häufigste Sitz von Basalzellkarzinomen, die nach WHO [280] nicht mehr „Basaliome" genannt werden. Dieser Tumor kommt hier

30mal mehr vor als Plattenepithelkarzinome. Der Altersgipfel liegt im 6.–8. Lebensjahrzehnt, eine Geschlechtsbevorzugung besteht nicht.

Meist sitzen die Tumoren am seitlichen Nasenabhang, am Nasenrücken oder an der Nasenspitze.

Das klinische Bild schwankt von kleinen knotigen Wachstumsformen bis zu chronischen Ulzerationen bzw. ulzeronodulären Prozessen. Der Rand eines Basaliomulkus kann aufgeworfen oder flach sein. Wenngleich verschiedene histologische Subtypen bekannt sind, kann man klinisch mit den Begriffen „umschrieben" und „infiltrativ" auskommen [185]. Bei der Diagnose „sklerodermiformes Basaliom" ist besondere Vorsicht wegen des schwer erkennbaren subepidermalen Wachstums angebracht.

Obwohl keine Metastasen gebildet werden, sind diese Tumoren sehr ernst zu nehmen. Bei der Behandlung hat die komplette Tumorentfernung unter sorgfältiger histologischer Untersuchung der Schnittränder oberste Priorität, weil sonst mit heimtückischen Rezidiven zu rechnen ist. Aggressive Basalzellkarzinome können, vor allem nach mehrfach inadäquater Resektion, Kalotte, Orbita, Schädelbasis und benachbarte Dura infiltrieren [250]. Ist der Schädelknochen einmal mit beteiligt, muß der Sicherheitsabstand bei Resektion mindestens 2–3 cm betragen, weil der Tumor in der Spongiosa wegen der zahlreichen Venenkanäle (Breschet-Venen) extrem schnell fortschreitet.

4.1.2.2 Plattenepithelkarzinom

Definition: Ein Plattenepithelkarzinom ist ein maligner epithelialer Tumor mit plattenepithelialer Differenzierung, charakterisiert durch die Bildung von Keratin und/oder die Anwesenheit von Interzellularbrücken.

Ätiopathogenese, Epidemiologie, Vorkommen: Chronische Sinusitis und Nasenpolypen wurden ohne eindeutigen Nachweis als Auslöser der Karzinomentwicklung angeschuldigt. Eine Häufung findet sich bei Arbeitern in der Schuhindustrie und bei Nickelarbeitern [209].

Plattenepithelkarzinome sind mit einem Anteil von 60–80% die häufigsten Malignome des sinunasalen Traktes. Sie gehen zu etwa 80% von der Kieferhöhle aus. Deutlich seltener ist die innere Nase betroffen, dann folgen die übrigen Nasennebenhöhlen, insbesondere das Siebbein. Bei Befall der Nasenhaupthöhle sind die seitliche Nasenwand und der Nasenboden zu 85% der Ursprungsort.

Männer sind in etwa doppelt so häufig erkrankt wie Frauen. Der Altersgipfel liegt um das 7. Lebensjahrzehnt [209].

Makro- und Histopathologie: Mehrheitlich findet man graurosafarbene oder rote, brüchige, pilzförmig wachsende oder auch papillomatöse Tumoren, die bei Berührung leicht bluten. Histologisch sind 80–85% zumindest teilweise verhornende, überwiegend mittelgradig differenzierte Plattenepithelkarzinome. Nicht verhornende, „transitionale" Karzinome des sinunasalen Traktes werden vielfach als eigenständige Gruppe dargestellt, denen ein Bezug zu den Transitionalpapillomen zugesprochen wird [104, 185]. Ultrastrukturell findet man Charakteristika von Plattenepithel (Desmosomen, Tonofibrillen, Keratohyalingranula). Maran u. Lund empfehlen, die Diagnose eines undifferenzierten Karzinoms nur bei Vorliegen von monoklonalen Antikörperstudien zu akzeptieren, weil eine größere Zahl anderer Tumoren vergleichbare Befunde bieten kann, sich jedoch aus dieser Angabe Konsequenzen für die Therapie ableiten.

Klinik: Die Karzinome der Kieferhöhle wachsen tendenziell nach vorne unten und medial, die des Siebbeins tendieren nach lateral und kranial, also in Orbita und Schädelbasis. Karzinome des maxillo-ethmoidalen Winkels brechen schnell in das Siebbein ein. Die Knochenarrosion in die Nasenwand, den Gaumen und den Alveolarkamm ist prognostisch von untergeordneter Bedeutung. Bei Einbruch in die Keilbeinflügel, die Orbita, die hinteren Siebbeinzellen und die Lamina cribrosa sind dagegen die Aussichten der Behandlung deutlich schlechter.

Halslymphknotenmetastasen bilden nur 5–10% der Tumoren aus. Die Metastasierung erfolgt vom Oberkiefer aus sehr oft in die Submandibularregion, vom Siebbein aus zu den jugulodigastrischen und digastrischen Lymphknoten. Besonders problematisch ist die seltenere Metastasierung in die Fossae pterygoidea und infratemporalis. Nach beidseitiger Halslymphknotenausräumung kann es auch zur Metastasierung in retropharyngeale Lymphknoten kommen. Wegen der Vielfalt der Metastasierungsmöglichkeiten ist der Wert einer prophylaktischen Neck dissection mit ausgeprochener Skepsis zu betrachten (s. auch 5.1.2).

Nur bei primärem Tumorsitz in der Nasenhaupthöhle ist eine Früherkennung aufgrund von Nasenatmungsbehinderung, Nasenbluten und Rhinorrhoe möglich. Die routinemäßige Anwesenheit von Endoskop und Mikroskop bei der Untersuchung der Nase dürfte die Rate der Früherkennung solcher Tumoren vergrößern [71]. Karzinome der Nebenhöhlen führen zwar zu Wangenschmerz, eventuell auch Schwellung, Augenbeschwerden und Kopfschmerzen. Diese Symptome werden jedoch oft zunächst einer entzündlichen Erkrankung zugeschrieben. Erst im fortgeschrittenen Stadium kommt es zu Gesichtsdeformität, Protrusio bulbi, kompletter Verlegung der Nasenhaupthöhle mit blutiger Rhinorrhoe, so daß die Diagnose verzögert gestellt wird. Durchaus noch kleine Karzinome des unteren und mittleren Nasengangs können durch Verlegung der abführenden Tränenwege zum klinischen Bild der Dakryozystitis führen. Deshalb ist vor jeder Tränenwegsoperation eine eingehende endoskopische Untersuchung der Nasenhöhle, evtl. auch ein CT zu fordern. Die frühzeitige Indikation einer Computertomographie im Rahmen der Diagnostik chronisch-entzündlicher Erkrankungen hat die Aussichten verbessert, derartige Malignome früher zu erkennen.

Therapiekonzept und Prognose: Die erfolgversprechendste Behandlung besteht in der Kombination von chirurgischer Resektion und Strahlentherapie, je nach Einzelfall ergänzt durch kurative Neck dissection [104, 169]. Dennoch ist die Therapie dieser Karzinome nicht ganz unumstritten und hängt auch davon ab, ob der Therapeut Chirurg oder Radiologe ist. Ellingwood u. Million [87] sowie Bosch et al. [34] konnten mit alleiniger Strahlentherapie auf eine tumorfreie Fünfjahresüberlebensrate von mehr als 50% in ihrem Patientengut verweisen. Der prognostisch bedeutendste Faktor ist die Tumorausdehnung. In den Stadien II und III hat präoperative Bestrahlung offenbar den größten Nutzen [44].

4.1.2.3 Zylinderzellkarzinom (Transitionalzellkarzinom)

Definition: Zylinderzellkarzinome der sinunasalen Region sind nicht verhornende Karzinome aus Zellen vom Typ des respiratorischen Epithels.

Zylinderzellkarzinome werden – besonders in pathologisch-anatomischer Literatur – häufig als eigenständige Gruppe betrachtet [104]. Hyams et al. [133] sehen hierin jedoch lediglich eine Variante des nicht verhornenden Plattenepithelkarzinoms. Zu dieser Auffassung neigen – obwohl der dominierende Zelltyp die „Transitionalzelle" ist – neuerdings auch andere Autoren [185].

Epidemiologie, Ätiopathogenese: Etwa 7% aller Malignome an Nase und Nasennebenhöhlen sind Transitionalzellkarzinome. Diese Tumoren entwickeln sich gern nach dorsal in den Nasopharynx. Halslymphknotenmetastasen sind nicht häufig. Männer sind öfter als Frauen betroffen. Das durchschnittliche Erkrankungsalter liegt zwischen dem 58. (Männer) und 70. Lebensjahr (Frauen). Der Annahme, daß diese Karzinome häufiger aus Transitionalpapillomen entstehen [104], widersprechen Maran u. Lund, die hierin eher einen synchron zum Papillom auftretenden, eigenständigen Tumor sehen.

Es gibt jedoch zwischen Transitionalzellkarzinom und Transitionalpapillom makroskopisch und histologisch eine enge Verbindung. Die neoplastische Veränderung ist gegen das Stroma durch eine intakte Basalmembran abgetrennt. Dies wird als prognostisch günstiges Zeichen gewertet.

Therapiekonzept: Die Behandlung entspricht dem Plattenepithelkarzinom der Region.

4.1.2.4 Verruköses Plattenepithelkarzinom

Definition: Das verruköse Karzinom (Ackerman-Tumor [3]) ist ein hochdifferenziertes Karzinom mit Tendenz zur auffallenden Produktion von Oberflächenkeratin, das lokal destruierend wächst, aber nicht metastasiert.

Die insgesamt seltene Neubildung findet man in der Mundhöhle und im Larynx, sie kommt aber auch im sinunasalen Trakt und Nasopharynx vor [13, 216].

Die Strahlentherapie dieser Veränderung birgt das Risiko anaplastischer Transformierung und der Ausbildung maligner Zweittumoren, weshalb der kontrollierten chirurgischen Entfernung im Gesunden der Vorzug zu geben ist [13, 133].

4.1.2.5 Spindelzellkarzinom

Definition: Spindelzellige Plattenepithelkarzinome sind polypoide oder pilzförmig wachsende Neoplasmen, die infiltrativ wachsen und metastasieren. Histologisch sind Herde von konventionellem Plattenepithelkarzinom typisch, die mit Transformierungen in ein meist reichlich auftretendes histomorphologisches Bild pleomorpher Spindelzellen vergesellschaftet sind.

Zwischen 1939 und 1976 wurden im Material der AFIP-OTR 18 Patienten mit Spindelzellkarzinomen des sinunasalen Trakts erfaßt. Davon waren 10 im Naseninneren, 6 in der Kieferhöhle, eines in der Stirnhöhle und eines im Keilbein- und Siebbeinzellsystems manifest. Die Tumoren sind also sehr selten.

Die Therapie besteht wie bei konventionellen Plattenepithelkarzinomen in der Kombination aus radikaler Chirurgie und Bestrahlung.

4.1.2.6 Anaplastisches (undifferenziertes) Karzinom

Etwa 10% der Karzinome im sinunasalen Bereich können als anaplastisch bezeichnet werden. Sie treten im Durchschnitt um das 60. Lebensjahr auf, eine eindeutige Geschlechtsbevorzugung besteht nicht.

Histologisch findet man undifferenzierte Zellformen mit atypischen Mitosen. Es ist darauf zu achten, daß die Diagnose eines undifferenzierten Karzinoms durch die Verwendung von Tumormarkern gestützt ist, die den Nachweis bringen, daß der Tumor von Epithelzellen ausgeht, weil ähnliche histologische Bilder z.B. von Lymphomen, amelanotischen Melanomen, Olfaktoriusneuroblastomen und Rhabdomyosarkomen geboten werden [185]. Eine Unsicherheit in der Diagnose kann in solchen Fällen wichtige Konsequenzen für die Behandlungsart haben. Insbesondere bei Mitbefall des Nasopharynx ist auch an Karzinome vom lymphoepithelialen Typ zu denken, so daß die Durchführung der Epstein-Barr-Virusserologie sinnvoll ist [104].

Die Behandlung unterscheidet sich nicht von der eines Plattenepithelkarzinoms. Eine radikale chirurgische Tumorentfernung ist anzustreben und eventuell durch Bestrahlung zu ergänzen.

Prognostisch ist die Fünfjahresüberlebensrate mit 20–30% ungünstiger als bei typischen Plattenepithelkarzinomen.

4.1.2.7 Nasopharynxkarzinom

Definition: Nasopharynxkarzinome sind maligne Tumoren der epithelialen Auskleidung der Oberfläche und der Krypten des Nasopharynx.

Nach WHO [280] werden Nasopharynxkarzinome in *verhornende, nicht verhornende, differenzierte verhornende* und *undifferenzierte nicht verhornende Karzinome* eingeteilt. Das nicht verhornende Karzinom entspricht dabei dem lymphoepithelialen Karzinom.

Die Karzinome plattenepithelialer Herkunft stellen unter den malignen Tumoren des Nasenrachenraums den größten Teil. Dabei überwiegen die gering differenzierten und undifferenzierten Plattenepithelkarzinome.

Epidemiologie: 9% aller Tumoren des oberen Respirationstraktes sind Nasopharynxkarzinome [133]. Etwa 75% der Nasopharynxtumoren sind Plattenepithelkarzinome. Die Inzidenz liegt zwischen 0,6 Männern und 0,1 Frauen pro 100000 Einwohner in den Vereinigten Staaten, bis 20 Männer bzw. 10 Frauen in der Provinz Kwantung in China. Das Verhältnis Männer zu Frauen beträgt bei Weißen in den Vereinigten Staaten 5:1, bei Schwarzen 4:1 [133]. Nach Sesterhenn [276] liegt die Verteilung bei Männern und Frauen zwischen 2:1 und 3:1. Die Tumoren kommen in allen Altersgruppen vor, wobei bei Weißen eine schrittweise Zunahme vom Kindesalter bis zur 7. Dekade besteht. In Gegenden mit besonderer Häufung des Tumors beginnt der Altersgipfel schon früher, nämlich zwischen dem 4. und 6. Lebensjahrzehnt. Bei Schwarzen ist die größte Häufigkeit in den ersten 2 Lebensdekaden anzutreffen. Besonders oft findet man die Erkrankung im südchinesischen Raum.

Ätiopathogenese: Verschiedene ätiologisch bedeutsame Faktoren für die Entstehung des Nasopharynxkarzinoms sind untersucht worden. Neben Nasencremes wurde z.B. auch das Dimethylnitrosamin in gesalzenem Fisch angeschuldigt. Besonders intensiv hat man sich der Virustheorie gewidmet. Es ist nicht geklärt, ob das Epstein-Barr-Virus eine Beleiterscheinung oder der ätiologisch verantwortliche Faktor für die Erkrankung ist [133].

Für diese onkogene Bedeutung des Virus gibt es mehrere Indizien [276]. Das Epstein-Barr-Virus kann offenbar Lymphozyten durch Integration des Virusgenoms in das Zellgenom maligne transferieren. Unklar ist, wie die maligne Transformation in die Epithelzellen übertragen werden kann.

In Südchina wurde die Häufung von Nasenrachenkarzinomen bei Chinesen mit einem charakteristischen Leukozytenantigen (HLA) beobachtet [287]. Auch bei anderen HLA-Kombinationen ist das NPC signifikant häufiger [45].

Symptomatik, Diagnostik und *Histologie* dieser Tumoren sind im übrigen aktuell von Sesterhenn [276] zusammengestellt worden.

Hinsichtlich der *Therapie* sind Nasopharynxkarzinome unverändert eine Domäne der Strahlenbehandlung, u.a. weil die Topographie einer radikalen Resektion des Primärtumors sehr schnell Grenzen setzt. Die Ergebnisse der Strahlentherapie erreichen Fünfjahresrezidivfreiheit zwischen 40 und 50% [252]. Interferon oder virustatische Medikamente haben sich nicht durchsetzen können. Regionäre Lymphknotenmetastasen werden durch Neck dissection therapiert.

4.1.2.8 Adenokarzinom

Definition: Adenokarzinome sind maligne epitheliale Tumoren, für die die Anwesenheit glandulärer Strukturen charakteristisch ist. Man unterscheidet Adenokarzinome, die von den Schleimdrüsen ausgehen, und solche vom intestinalen Typ, der in den Wuchsformen papillär, breit aufsitzend (sessil) und alveolär-mukoid auftritt.

Ätiopathogenese, Epidemiologie, Histopathologie: Arbeiter, die mit der Herstellung oder Reparatur von Schuhen beschäftigt sind, haben ebenso wie Holz- und Möbelarbeiter ein erhöhtes Risiko der Entwicklung von Adenokarzinomen der sinunasalen Räume [2, 115]. MacBeth hat 1965 gefunden, daß es eine Beziehung zwischen Möbelfabrikation und der Häufigkeit sinunasaler Adenokarzinome gibt [179]. Dieser Zusammenhang ist seither wiederholt bestätigt worden. Die umfangreichste deutsche Zusammenfassung hierzu hat Wolf [334] veröffentlicht. Haben schon Arbeiter in der Holz- und Papierindustrie ein erhöhtes Krebsrisiko [39, 181, 282], so sind Möbelschreiner und Tischler nochmals deutlich stärker betroffen [319]. Besondere Gefährdung geht von den Harthölzern Eiche und Buche aus. Bei den Möbelschreinern in England beträgt die jährliche Inzidenz für ein Adenokarzinom der Nase und der Nasennebenhöhlen 60:100000 [179]. Dies entspricht etwa der Rate für Bronchuskarzinome in der gesamten männlichen Bevölkerung. In der sehr umfangreichen Studie von Hadfield, bei der Holzarbeiter in der Möbelindustrie untersucht wurden, war das Verhältnis zwischen Männern und Frauen mit Adenokarzinomen 10:1 [113]. Alle Adenokarzinome hatten ihren Ursprung im Siebbein. Keiner dieser Patienten hatte Halslymphknotenmetastasen, während hämatogene Streuung gelegentlich beobachtet wurde. Der Tod trat einheitlich durch intrakranielle Tumorausdehnung auf. Das durchschnittliche Erkrankungsalter liegt um 55 Jahre.

Kleinsasser u. Schroeder [153] fanden bei der histologischen Aufarbeitung von 79 holzstaubinduzierten Karzinomen, daß es sich vorzugsweise um Adenokarzinome vom papillär-tubulären Zylinderzelltyp handelte („Colonic-Type"). Siegelring- und Becherzellkarzinome waren seltener. Als exakter Ursprungsort der Tumoren gilt ein umschriebener Bezirk der inneren Nase am Übergang zum Siebbein [270, 271]. Die Latenzzeit bis zum Auftreten des Tumors beträgt ungefähr 30–50 Jahre. Das eigentliche, schädigende Agens ist nicht bekannt.

Makroskopischer Befund und Vorkommen: Das papilläre Adenokarzinom wächst sehr umschrieben, das sessile Karzinom weist deutlichere Oberflächenausbreitung und stärkere Invasion auf. Das alveolär-mukoide Karzinom ist seltener und zeigt die stärkste Invasionsneigung. Die Ähnlichkeit dieser Subtypen des Adenokarzinoms mit dem des Gastrointestinaltraktes betrifft auch das Auftreten von neuroendokrinen Zellen, die immunhistochemisch oder elektronenmikroskopisch nachgewiesen werden können [104].

Mittlere Muschel und Nasendach sind die bevorzugten Ursprungsorte dieser Krebse, die sich dann überwiegend in das Siebbeinzellsystem, den maxilloethmoidalen Winkel und das Nasenlumen ausbreiten. So wird auch die Schädelbasis erreicht.

Klinik: Frühe klinische Zeichen entsprechen denen gutartiger Veränderungen, wie eine katarrhalische Sinusitis und Nasenatmungsbehinderung [177]. Die Persistenz dieser Beschwerden und das Hinzutreten von Epistaxis führen meist zu einem Zeitpunkt zur Diagnosestellung, bei dem der Krebs bereits erhebliche Ausmaße erreicht hat und oft nicht mehr kontrollierbar ist. MacDonald u. Havens haben schon 1948 das Adenokarzinom des sinunasalen Bereichs verglichen mit einem „Feuer, das unbemerkt in den Wänden eines Hauses schwelt" [196]. Dies gilt insbesondere für Tumoren der High-grade-Klasse.

Im Gesamtverhalten ähnelt das Adenokarzinom des sinunasalen Traktes in gewisser Weise dem adenoidzystischen Karzinom, wenngleich Fernmetastasen sehr viel seltener vorkommen als bei diesem.

Diagnostik: Zur üblichen Diagnostik gehört auch der Ausschluß eines Primärtumors im Gastrointestinal- bzw. Urogenitaltrakt, weil Adenokarzinome aus diesem Bereich zu 6% in den sinunasalen Trakt hineinmetastasieren [25].

Therapiekonzept: Die radikale Tumorresektion ist die einzige erfolgversprechende Methode. Strahlentherapie und Chemotherapie haben keine kurative Wirkung.

Prognose: Todesursache ist überwiegend lokal unkontrolliertes Tumorwachstum. Fünfjahresüberlebensraten sind für die Gesamtbeurteilung nicht angemessen, hierfür ist die Betrachtung von 10 oder 15 postoperativen Jahren passender. Papilläre Adenokarzinome haben eine geringere Metastasierungstendenz, so daß die Überlebensrate bei diesem Typ günstiger ist als bei den anderen. Ganzer et al. geben eine Fünfjahresüberlebensrate von etwa 35% an [104].

4.1.2.9 Adenoidzystisches Karzinom

Definition: Adenoidzystische Karzinome sind infiltrativ wachsende, maligne Tumoren, gekennzeichnet durch 2 Tumorzelltypen: Gangepithelzellen und Zellen myoepithelialer Differenzierung, die als kleine gangähnliche Strukturen oder in größeren Massen um zystische Räume herum angeordnet sind und so eine Gitter- oder Netzstruktur bilden („Schweizer Käse" [185]). Man unterscheidet als 3 Subtypen die glanduläre (kribriforme), eine duktuläre (tubuläre) und eine solide Form.

Epidemiologie: Das adenoidzystische Karzinom ist das häufigste Karzinom der kleinen Speicheldrüsen. Der Altersgipfel liegt zwischen dem 4. und 7. Lebensjahrzehnt. Während – außer im Pharynx – Hyams et al. [133] eine deutliche Bevorzugung des männlichen Geschlechtes sehen, erkranken nach Ganzer et al. [104] Frauen etwas häufiger als Männer. Etwa 5% der Karzinome des sinunasalen Traktes und ca. 37% aller Schleimdrüsentumoren der Nase und der Nebenhöhlen sind adenoidzystische Karzinome [184, 224].

Vorkommen: Im sinunasalen Bereich und an der Schädelbasis findet man adenoidzystische Karzinome ausgehend von der Schleimhaut des Gaumens, der Kieferhöhle und der Nasenhaupthöhle. Typisch ist die Ausbreitung entlang von Gefäßen und Nervenscheiden. Die perineurale Invasion folgt insbesondere dem N. infraorbitalis, N. maxillaris, N. palatinus major und dem Ganglion pterygopalatinum. Über den N. olfactorius kann die intrakranielle Ausbreitung initiiert werden, über die posterioren dentalen Nerven der Einbruch in die Fossa pterygoidea.

Klinik: Außer dem langsamen Wachstum sind der frühzeitige Befall von Hirnnerven und Schmerzen typisch. Bei Invasion in die Kieferhöhle kommt es auch zur Gesichtsschwellung. Tumoren im Nasopharynx rufen außer Nasenatmungsbehinderung Tubenfunktionsstörungen und in späteren Stadien Doppelbilder hervor. Lokale Lymphknotenmetastasen sind selten, jedoch kommt es häufig zur Fernmetastasierung auf dem Blutweg, vor allem in die Lungen und das Skelett sowie in Hirn und Leber. Spiro et al. [293] fanden bei 174 Patienten nur 13,9% Lymphknotenmetastasen, Conley u. Dingman [53] geben 16% an. Mindestens 40% der Patienten entwickeln Fernmetastasen, deren Anwesenheit – insbesondere in der Lunge – jedoch nicht unbedingt eine rapide Verschlechterung des Verlaufs bedeuten muß. Nicht selten leben Patienten mit bestehender Lungenmetastasierung noch viele Jahre – ein Umstand, der für die Frage der Palliativtherapie nicht unbedeutend ist.

Therapiekonzept und Prognose: Das therapeutische Konzept sollte immer darin bestehen, die Geschwulst radikal zu entfernen. Dies gilt auch für die häufigen Rezidive, die sogar nach 10 Jahren noch auftreten können und die die Angabe von Fünfjahresüberlebensraten bei diesem Tumor trügerisch erscheinen lassen. Spiro et al. [293] ermittelten für adenoidzystische Karzinome der hier besprochenen Region eine Zehnjahresüberlebensrate von nur 7% (verglichen mit 29% für solche Tumoren der Glandula parotis, 23% für orale und 10% für submandibuläre adenoidzystischen Karzinome). Wenngleich die meisten Autoren keinen Zusammenhang zwischen histologischer Klassifizierung und Prognose erkennen konnten, teilen Perzin et al. [233] mit, daß aufgrund ihrer Studienergebnisse folgende Korrelation besteht: Tubuläre Formen haben im Mittel eine Überlebenszeit von 9 Jahren und 59% Rezidive, kribriforme Typen eine Überlebenszeit von 5 Jahren und 100% Rezidive. Grundsätzlich scheinen adenoidzystische Karzinome im Bereich von Nase und Nasennebenhöhlen eine schlechtere Prognose zu haben als solche in anderen Regionen an Kopf und Hals. Die beste Korrelation zu langer Überlebenszeit haben die Resektion im Gesunden und das Fehlen von Hirnnervenbeteiligung [202].

Bestrahlung und Chemotherapie haben nur adjuvanten Charakter.

4.1.2.10 Karzinom im pleomorphen Adenom

Die Entwicklung eines Karzinoms in einem pleomorphen Adenom im oberen Respirationstrakt ist ausgesprochen ungewöhnlich und seltener als bei solchen Tumoren in der Mundhöhle oder der großen Speicheldrüsen [133].

Diese Diagnose kann nur gestellt werden, wenn zusammen mit dem bösartigen, normalerweise karzinomatösen Anteil der Nachweis eines gutartigen Mischtumors erfolgt. Compagno u. Wong [52] konnten bei 40 Patienten mit entsprechenden Tumoren im sinunasalen Trakt diesen Nachweis nicht führen. Spiro et al. [294] nennen die Kieferhöhle als den Ort häufigster Entartung von Mischtumoren im Bereich des oberen Luftweges. Karzinome in pleomorphen Adenomen in dieser Region sind offenbar aggressiver und eher letal als adenoidzystische Karzinome und Adenokarzinome.

4.1.2.11 Mukoepidermoidkarzinom

Definition: Mukoepidermoidkarzinome sind maligne epitheliale Neoplasmen, die durch die Anwesenheit von plattenepithelialen Zellen, schleimsezernierenden Zellen und solchen vom intermediären Typ gekennzeichnet sind. Die Bezeichnung „Mukoepidermoid*tumor*“ sollte fallengelassen werden.

Ätiopathogenese, Epidemiologie, Vorkommen: Nach Hyams et al. entstehen sie eher aus der Schleimhaut als aus mukoserösen Drüsen. Diese Tumoren sind nahe der Schädelbasis ausgesprochen selten. Eine Geschlechtsbevorzugung scheint nicht zu bestehen. Der Häufigkeitsgipfel liegt im Alter von 40 Jahren. Die Hälfte der Tumoren findet man in der Nasenhaupthöhle, sowohl von den Seitenwänden, als auch vom Septum ausgehend. Im übrigen können sie insbesondere von der Kieferhöhle ihren Ursprung nehmen.

Histopathologie: Die Tumoren bestehen aus epidermoiden und tubulozystischen Anteilen, deren letztere von Becherzellen und solchen mit intrazellulärer Schleimbildung umgeben sind. Gelegentlich beobachtet man in den epidermoiden Anteilen Hornbildung. Sofern tubulozystische Differenzierungen überwiegen und der epidermoide Anteil geringer ist, spricht man den Karzinomen einen niedrigeren Malignitätsgrad zu, bei umgekehrtem Verhältnis einen hohen Malignitätsgrad. Dabei ist etwa ¼ dem High-grade-, ¾ sind dem Low-grade-Type zuzuordnen. Die Low-grade-Typen werden auch als gut differenziert, High-grade-Typen als schlecht differenziert bezeichnet.

Klinik: Vor allem die High-grade-Karzinome infiltrieren schnell die Umgebung, bilden regionale Lymphknoten- und hämatogene Fernmetastasen.

Therapiekonzept: Zur radikalen chirurgischen Entfernung gehört insbesondere bei hohem Malignitätsgrad auch die Neck dissection. Es sind allerdings Einzelfälle beschrieben, bei denen die alleinige Strahlentherapie zur Ausheilung geführt hat.

Prognose: Niedriger Malignitätsgrad wird mit einer Fünfjahresüberlebensrate von 80–90% verbunden, bei High-grade-Tumoren ist die Prognose schlecht. In Einzelfällen können aber nach unserer Erfahrung auch Low-grade-Mukoepidermoidkarzinome explosionsartig hämatogen metastasieren.

4.1.2.12 Azinuszellkarzinom

Definition: Azinuszellkarzinome sind Tumoren der Parotis, die in den kleinen Speicheldrüsen selten, noch seltener aber in der Schleimhaut von Nase und Nasennebenhöhlen vorkommen. Sie gehen von mukoserösen Drüsen aus und sind charakterisiert durch Azini, die von runden bis polygonalen Zellen mit granulärem Zytoplasma gebildet werden. Man findet in dem Zytoplasma der Tumorzellen PAS-positive Granula. Beweisend für den Tumor ist der histochemische Nachweis von Amylase [104]. Die Bezeichnung „Azinuszell-*Tumor*“ kann diese Neoplasie in einem harmlosen Licht erscheinen lassen und wird der Biologie der Erkrankung nicht gerecht.

Vorkommen und Klinik: Im hier zu besprechenden Zusammenhang findet man die Tumoren vor allem ausgehend von der Schleimhaut der unteren Muschel und den Siebbeinzellen. Sie wachsen lokal infiltrativ, bilden regionale Lymphknotenmetastasen und Fernmetastasen. Das biologische Verhalten dieser Karzinome ähnelt bezüglich der Rezidivneigung adenoidzystischen Karzinomen. Deshalb sind bei der Resektion möglichst weite Sicherheitsabstände anzustreben.

Therapiekonzept: Die Therapie muß in der radikalen chirurgischen Entfernung bestehen, eventuell kombiniert mit postoperativer Bestrahlung.

4.1.2.13 Metastasen von Karzinomen

Wird die Diagnose eines (Adeno)-Karzinoms des oberen Respirationstraktes gestellt, muß grundsätzlich auch an die

Möglichkeit gedacht werden, daß es sich um eine Metastase handelt. Im sinunasalen Bereich kommen Metastasen von Primärtumoren unterhalb der Klavikel selten vor. Am häufigsten metastasieren Tumoren aus der Lunge, der Brust, der Prostata und der Niere [111]. Das Durchschnittsalter der betroffenen Patienten liegt bei renalen Adenokarzinomen oberhalb 65 Jahre. Auch Jahre nach der Resektion eines Adenokarzinoms im *Darm* kann es zur Metastasenbildung im Schädelbasisbereich kommen. Deshalb ist sorgfältige Anamneseerhebung nötig.

Die klinischen Zeichen sind nicht spezifisch, wenn auch Metastasen von Nierenkarzinomen auffallend häufig zu Epistaxis führen. Ist die Absiedelung im sinunasalen Bereich die einzige Metastase, dann kann ihre Resektion zusammen mit der Behandlung des Primärtumors durchaus noch zur Heilung führen.

4.2 Weichteiltumoren

4.2.1 Gutartige Tumoren des Bindegewebes

4.2.1.1 Fibrom

Definition: Fibrome sind gutartige, meist rundliche oder kugelige Geschwülste, die ausschließlich aus reifen Fibroblasten und Kollagen bestehen.

In der Nasenhaupthöhle und anderen Lokalisationen des oberen Respirationstraktes kommen Fibrome meist als polypoide Gebilde vor, die aus reifem, fibrösem Gewebe bestehen und wahrscheinlich eher einen reaktiven Prozeß als eine echte Fibroblastenneoplasie darstellen [133].

4.2.1.2 Fibromatose

Definition. Eine Fibromatose ist eine infiltrierend wachsende fibroblastische Gewebsproliferation, die histologisch nicht die Kennzeichen einer Entzündung, aber auch nicht eindeutig den Charakter eines Neoplasma aufweist.

Als synonyme Begriffe wurden „nicht metastasierendes Fibrosarkom" und „Fibrosarkom I. Grades" verwendet, was jedoch abzulehnen ist, weil der Begriff „Sarkom" Tumoren vorbehalten sein sollte, die – im Gegensatz zur Fibromatose – Metastasen produzieren. Ferner sind „Desmoid" und „aggressive Fibromatose" synonym verwendet worden, wobei vor allem letzterer Begriff eher mit dem biologischen Verhalten der Erkrankung übereinstimmt.

Ätiopathogenese, Epidemiologie, Vorkommen: Die Veränderungen können am ganzen Körper in unterschiedlicher Ausprägung auftreten, sie können harmlos oder auch tödlich sein. Jede Altersgruppe vom Ungeborenen bis zum Greis kann betroffen sein. Die Erkrankung ist zwischen reparativen Prozessen und den Neoplasien anzusiedeln. Muskeln und fibroadipöses Gewebe werden ersetzt oder infiltriert durch fibröses Gewebe. Im Material des *AFIP-OTR* (*A*rmed *F*orces *I*nstitute of *P*athology-*O*tolaryngic *T*umor *R*egistry) sind 378 Patienten mit Fibromatose des sinunasalen Bereichs aufgeführt, die zwischen 5 und 76 Jahre alt waren (1940–1980).

Fu u. Perzin [102] haben über multiple kongenitale Fibromatosen bei Neugeborenen berichtet. Im 3. und 4. Lebensjahrzehnt war die Krankheit jedoch am häufigsten. Eine Geschlechtsbevorzugung besteht nicht. Bei 13 Patienten war nur die Kieferhöhle betroffen, bei 11 nur die Nasenhaupthöhle, bei 13 Nasenhaupt- und Kieferhöhle. Ferner kommt die Erkrankung in der mittleren Muschel, im Sieb- und Keilbein, am Gaumen, der Orbita, dem Schläfen- und Jochbein vor.

Makro- und Histopathologie: Die Veränderung ist gegen die Umgebung unscharf begrenzt, besitzt keine Kapsel und wächst langsam infiltrierend. Makroskopisch handelt es sich um feste, weiße, fibröse Massen, die in das Nachbargewebe infiltrieren.

Histologisch sieht man Bündel oder Wirbel eines hochdifferenzierten, kollagenfaserreichen Bindegewebes, vorwiegend aus Spindelzellen bestehend, ohne auffallende mitotische Aktivität.

Klinik: Die Fibromatose kann singulär, diffus oder multifokal vorkommen. Lange Zeit besteht Symptomfreiheit. Häufig wird der Prozeß mit einer harmlosen proliferierenden Entzündung verwechselt. Deshalb müssen bis zur Diagnosestellung eventuell mehrfach Biopsien gewonnen werden [40]. Rezidive sind häufig. Gelingt es nicht, das Geschehen lokal zu kontrollieren, kann die Erkrankung letal enden.

Diagnose und Differentialdiagnose: Mit hochauflösender Computertomographie kann die Infiltration der Umgebung eventuell erkennbar gemacht werden.

Histologisch sind differentialdiagnostisch ein hochdifferenziertes Fibrosarkom, ein Fibrom oder Narbengwebe u.U. nur schwierig abgrenzbar. Ferner kann es zu Verwechslungen mit einem ossifizierenden Fibrom, einem Myxom oder Neurofibrom kommen. Bei nennenswerter Vaskularisierung der Fibromatose kann auch die Abgrenzung gegen ein Angiofibrom schwierig sein (vgl. hierzu [133]).

Therapie: Soweit dies im sinunasalen Bereich und an der Schädelbasis möglich ist, sollten die Veränderungen weit im Gesunden chirurgisch entfernt worden, gefolgt von einer sorgfältigen, langfristigen Verlaufskontrolle [99].

Prognose: Nur die vollständige Exzision schützt vor einer hohen Rezidivquote und eventuell dem Tod durch Infiltration der Schädelbasis.

4.2.1.3 Osteoidfibrom

Definition: Osteoidfibrome sind gutartige Geschwülste, die aus Fibromgewebe mit Osteoidkörperchen bestehen. Nach Hommerich [129] können Osteoidfibrome nicht als ossifizierende Fibrome klassifiziert werden. Ihr Hauptmerkmal stellt mikromorphologisch die Tatsache dar, daß kein reifer Knochen gebildet wird, sondern zell- und faserreiches Fibromgewebe, das mit einzelnen Osteoidkörperchen mehr oder weniger intensiv durchsetzt ist.

Nach Gögl [109] werden 3 verschiedene Typen unterschieden, je nachdem, ob Osteoidkörperchen, Psammomkörper oder das Auftreten beider Erscheinungen gemeinsam vorherrschen. Im 2. Fall ist die Verwechselung mit psammösen Meningiomen möglich, wenn der Tumor an der Schädelbasis lokalisiert ist und Destruktionen aufgetreten sind, die die Rekonstruktion seines Ursprungs erschweren. Solche Beobachtungen sind u.a. von Kleinsasser [151] mitgeteilt worden, der die Geschwulst als sinunasale periostale Neubildung ansieht, die überwiegend bei Jugendlichen vorkommt.

In manchen Fällen sind mehrere Operationen erforderlich, bis der immer wieder rezidivierende Tumor beherrscht wird. Zur Problematik des Osteoidfibroms siehe auch bei Dominok u. Knoch [69].

4.2.2 Bösartige Tumoren des Bindegewebes

4.2.2.1 Malignes fibröses Histiozytom (Fibroxanthom)

Definition: Histiozytome sind zellreiche Tumoren, die aus Fibroblasten und histiozytenartigen Zellen bestehen. Sie können Einschlüsse von Hämosiderin, Fetten und Lipoiden aufweisen. Öfter findet man Schaumzellen, die dann den Begriff des Xanthoms begründen. Es kommen gutartige und – zu etwa einem Fünftel – bösartige Formen vor.

Ätiopathogenese, Epidemiologie: Die Tumoren gehen bevorzugt von Regionen vorangegangener Knochenläsionen aus, wie z.B. M. Paget oder fibröser Dysplasie [185].

Im Kopf-Hals-Bereich sind maligne, fibröse Histiozytome selten. Das Durchschnittsalter der betroffenen Patienten liegt bei 40 Jahren, Männer sind im Verhältnis 3:1 bevorzugt.

Vorkommen und Klinik: In der Nähe der Schädelbasis sind Siebbeinzellen und Kieferhöhle, im übrigen der Naseneingang und die benachbarte Haut überwiegend betroffen [133]. Auch das Perikranium des Stirnbeins wurde als Ursprung beschrieben [85]. Klinisch kommen bei etwa 20% dieser Tumoren im Kopf-Hals-Bereich Metastasen vor, insbesondere als Halslymphknotenabsiedelungen. Etwa die Hälfte weist nach Behandlung Lokalrezidive auf.

Histopathologie: Histopathologisch besteht ein großer Formenreichtum. Herdförmig können Entzündungszellen und Schaumzellen überwiegen [133]. Histologische Kriterien zur Erkennung eines malignen Geschehens wurden vorgeschlagen, jedoch fehlt eine strenge Korrelation zum biologischen Verhalten der Tumoren. O'Brien u. Stout [217] ermittelten „infiltrativ wachsende Tumorränder" und „Tumorgröße über 6cm" als die beiden am ehesten mit aggressiver Charakteristik verbundenen Kriterien.

Differentialdiagnose: Große anaplastische Riesentumorzellen können gelegentlich den Verdacht auf ein Rhabdomyosarkom lenken. Dann muß eine immunhistologische Differenzierung erfolgen. Als Differentialdiagnose sind ferner das Fibrosarkom und das osteogene Sarkom zu nennen [185].

Therapie und Prognose: Die komplette Exzision ermöglicht bei gutartigen Tumorformen eine günstige Prognose. Bei den malignen muß jedoch mit einer Letalität bis 42% gerechnet werden [16]. Bestrahlung und Chemotherapie werden einerseits als unsicher angesehen [104], von anderen aber in Kombination mit radikaler Chirurgie empfohlen [208].

4.2.2.2 Fibrosarkom

Definition: Fibrosarkome sind bösartige, umschriebene oder infiltrierende Tumoren, die hauptsächlich aus Spindelzellen bestehen, die Retikulin und Kollagen produzieren und keine andersartige zelluläre Differenzierung aufweisen.

Nach Fu u. Perzin [102] wird „die Diagnose eines Fibrosarkoms histologisch gestellt, wenn andere Tumoren, die fibröses Gewebe und Kollagen aufweisen, ausgeschlossen werden konnten, und ... nur nach Überprüfung mehrerer Schnitte und spezieller Färbungen kann der Pathologe solche anderen Tumoren zuverlässig genug ausschließen".

Ätiopathogenese, Epidemiologie: 8–16% der Tumoren kommen im Gesichtsskelett vor, wobei der Unterkiefer häufiger als der Oberkiefer betroffen ist [238]. Man unterscheidet medulläre und periostale Formen. Die Malignome sollen vielfach aus gutartigen Veränderungen – wie fibröse Dysplasie, ossifizierendes Fibrom, Riesenzellgranulom – besonders nach Bestrahlung hervorgehen. Fibrosarkome sind im gesamten Kopf-Hals-Bereich selten.

Während Ganzer et al. den Häufigkeitsgipfel zwischen dem 20. und 40. Lebensjahr angeben und keine Geschlechtsprädisposition erkennen, lag nach Hyams et al. [133] unter den 70 Fällen des AFIP-OTR das Maximum der Häufigkeit im 6. und 7. Jahrzehnt, Frauen waren etwas häufiger betroffen.

Morphologie, Histopathologie: Die Tumoren wachsen polypoid oder breitbasig, sie sind nicht gekapselt. Die Schnittfläche ist homogen derb und weiß.

Es handelt sich histologisch um zellreiche Tumoren, die aus fischzugartig bzw. im Fischgrätmuster angeordneten Spindelzellen angeordnet sind. Seltener sind myxomatöse Bestandteile nachweisbar (Fibromyxosarkom; [144]).

Vorkommen: Die dem AFIP-OTR gemeldeten 70 Fälle gingen überwiegend von der Nasenhaupthöhle aus. Die Tumoren finden sich darüber hinaus auch in den Nebenhöhlen und im Nasopharynx [102, 223, 289].

Klinik: Fibrosarkome wachsen langsam. Metastasen treten selten und spät auf, insbesondere bei dem nicht häufig vorkommenden, schlecht differenzierten Fibrosarkom.

Diagnostik und Differentialdiagnose: Radiologisch gibt es keine pathognomonischen Zeichen, so daß die Abgrenzung gegen andere Malignome – wie Osteo- oder Chondrosarkom, Ewing-Sarkom und Plasmozytom – nicht möglich ist. Histologisch kann die Unterscheidung gegenüber einem malignen fibrösen Histiozytom schwierig sein. Ferner sind auszuschließen: die Fibromatosen, osteogene Sarkome und Rhabdomyosarkome, Leiomyosarkome, Hämangioperizytome, neurogene Tumoren, Spindelzellkarzinome und reaktive fibröse Prozesse. Histopathologisch ist vor allem die Unterscheidung von einem Osteosarkom problematisch. Wichtigstes Kriterium ist die Knochenbildung. Histochemisch ist in den Tumorzellen des Fibrosarkoms der Nachweis alkalischer Phosphatase negativ, im Osteosarkom aber positiv [238].

Therapiekonzept: Die radikale Resektion im Gesunden ist die Behandlung der Wahl. Sie kann durch Nachbestrahlung und Chemotherapie ergänzt werden [248]. Gelegentlich ist Heilung durch alleinige Strahlentherapie beschrieben worden [4].

Prognose: Die Fünfjahresüberlebensraten liegen unter 60% [104], was auch an den u.U. nach vielen Jahren noch auftretenden Lokalrezidiven und Spätmetastasen liegt. Aus diesem Grund wird eine lebenslange Tumornachsorge empfohlen.

4.2.3 Gutartige Tumoren des Muskels

4.2.3.1 Leiomyom

Definition: Leiomyome sind gutartige, knotige oder knollige, oft gekapselte Geschwülste aus glatter Muskulatur.

Solche Tumoren sind im Bereich der Schädelbasis ausgesprochen selten. Vielfach wird angenommen, daß sie vaskulärer Genese sind, so daß sie auch als „Angioleiomyome" zu bezeichnen wären [133, 345]. Die Sarkome (s. unten) sind häufiger als Leiomyome. Hyams et al. [133] unterscheiden hiervon ein ausgesprochen seltenes „bizarres" epitheliales Leiomyom, das in der Sammlung der AFIP-OTR 3mal beschrieben wurde, davon 2mal in der Nasenhaupthöhle und einmal in der Fossa pterygopalatina.

Epidemiologie: Alle Altersgruppen beim Erwachsenen können betroffen sein. Männliche Patienten überwiegen im Verhältnis 2:1.

Makroskopischer Befund: Meist handelt es sich um solitäre, submuköse Tumormassen, die langsam wachsen, breitbasig aufsitzen und von grau-violetter bis rötlicher Farbe sind. Nekrosen und Schleimhautulzeration der Oberfläche sind ausgesprochen selten.

Klinik: Die Symptomatik unterscheidet sich nicht wesentlich von der einer Polyposis nasi. Der Probebiopsie können die Tumoren entgehen, sofern nicht tief genug unter der Schleimhaut das Material entnommen wird.

Histologie: Leiomyome bestehen aus Bündeln spindelförmiger Zellen mit Vakuolen an einem Pol des Kerns. Tumorzellen mit Myofibrillen sind unterschiedlich häufig. Bei stark vaskularisiertem Tumorstroma mit dickwandigen Gefäßen kann von „Angioleiomyomen" gesprochen werden.

Therapiekonzept und Prognose: Leiomyome werden chirurgisch entfernt. Geschieht dies vollständig, neigen sie nicht zur Rezidivbildung.

4.2.4 Bösartige Tumoren des Muskels

4.2.4.1 Leiomyosarkom

Definition: Leiomyosarkome sind bösartige Tumoren vom Typ der glatten Muskulatur, oft nur mit geringer Zell- und Kernpolymorphie.

Epidemiologie, Vorkommen: Bezüglich des Tumorsitzes sowie der Alters- und Geschlechtsverteilung unterscheiden sich Leiomyosarkome nicht nennenswert von Leiomyomen (s. oben).

Makro- und Histopathologie: Diese Tumoren sind zum Zeitpunkt der Diagnose immer größer als Leiomyome, z.B. 5 oder 6 cm im Durchmesser. Sie sind graurot, hämorrhagisch und nekrotisierend, und wachsen infiltrierend in das benachbarte Gewebe. Im Gegensatz zu Leiomyomen ulzerieren sie häufig. Die Tumoren sind zellreicher und weisen immer anaplastische Zellen auf, Myofibrillen sind nicht ohne weiteres nachweisbar. Eine sichere Diagnose ist immunhistochemisch mit Antikörpern gegen Desmin und Myoglobin bzw. Antigene glatter Muskulatur möglich [104, 161]. Kriterien für Bösartigkeit sind Kernpleomorphie und gesteigerte Mitoserate.

Klinik: Leiomyosarkome haben eine ausgeprägte Rezidivneigung. Rezidive an der Schädelbasis, ausgehend vom sinunasalen Bereich und Nasopharynx, sind wegen der ausgedehnten lokalen Infiltrationen häufig nicht mehr kontrollierbar. Die seltenen Metastasen werden überwiegend hämatogen in die Lungen gestreut. Nur etwa 10% der Patienten haben Lymphknotenmetastasen.

Therapiekonzept: Die radikale chirurgische Entfernung bietet zur Zeit die günstigsten Erfolgsaussichten. Radio- und Chemotherapie sind nicht wirksam [161].

4.2.4.2 Rhabdomyosarkom

Definition: Rhabdomyosarkome sind hochgradig maligne Tumoren der quergestreiften Muskulatur, deren wesentlicher Bestandteil, die Rhabdomyoblasten, in unterschiedlichem Differenzierungsgrad mit oder ohne intrazelluäre Myofibrillen oder Querstreifungen vorliegen.

Mesenchymale Tumoren, die Skelettmuskulatur nachbilden, haben eine Bevorzugung für die Kopf-Hals-Region. Die große Mehrheit dieser Neoplasmen sind bösartige Rhabdomyosarkome. Von den extrakardialen, adulten Rhabdomyomen – also der *gutartigen* Form – findet sich (wie bei den fetalen Varianten) eine Bevorzugung der Kopf-Hals-Region, jedoch ist im hier zu besprechenden Zusammenhang allenfalls der Nasopharynx als Region größerer Häufigkeit erwähnenswert. Die meisten Patienten sind älter als 35 Jahre.

Ätiopathogenese, Epidemiologie: Man unterscheidet als 3 Haupttypen das embryonale, das pleomorphe und das alveoläre Rhabdomyosarkom. In der Altersgruppe unter 15 Jahren ist das Rhabdomyosarkom das häufigste Weichteilmalignom, ferner stellt es das häufigste Sarkom der Kopf-Hals-Region dar. Der Tumor ist eine Erkrankung der ersten 1½ Lebensjahrzehnte. In 80% der Fälle wird die Diagnose bei Kindern unter 12 Jahren gestellt. Bei Weißen kommt der Tumor häufiger vor als bei Schwarzen. Das männliche Geschlecht soll vermehrt betroffen sein.

Makroskopischer Befund, Vorkommen und Klinik: Die Orbita und die Augenlider sind eine bevorzugte Lokalisation, gefolgt vom Aerodigestivtrakt, den Weichgeweben von Gesicht und Hals, den lufthaltigen Räumen von Mittelohr, Mastoid, Nasennebenhöhlen und Larynx sowie schließlich den Logen der Speicheldrüsen. Bei Befall von Nasenhaupt- und -nebenhöhlen sowie Nasopharynx geht das Rhabdomyosarkom mit Epistaxis, Nasenatmungsbehinderung, Ohrenschmerzen, Sehminderung und gelegentlich Protrusio bulbi einher.

Bei Befall des Naseneingangs und der Nasenflügel sind die Tumoren meist klein, während sie in der Nasenhaupthöhle und dem Nasopharynx zum Zeitpunkt der Entdeckung oft bereits recht groß sind. Makroskopisch findet man traubenartige bzw. polypoide, leicht durchscheinende Konglomerate, nicht unähnlich den Nasenpolypen. Sie wachsen nicht nur infiltrativ, sondern auch verdrängend.

Hämatogene Fernmetastasen sind besonders häufig und kommen in 20% der Fälle vor [220]. Das Auftreten der eher seltenen Lymphknotenmetastasen hängt vom Ausgangsort des Sarkoms ab [166].

Histopathologie: Rhabdomyosarkome stellen die Embryogenese der Skelettmuskulatur nach, wenn auch in wenig organisierter Form. Die kleinen runden, mesenchymalen, tubulären oder spindelförmigen Zellen enthalten durchaus nicht alle Querstreifungen, deren Fehlen die Diagnose aber nicht ausschließt. Die Diagnostik erfolgt immunhistochemisch mit Antikörpern gegen Desmin, Keratin oder Myosin.

Das pleomorphe Rhabdomyosarkom ist in der Kopf-Hals-Region selten. Es wird gelegentlich als adultes Rhabdomyosarkom bezeichnet, während die embryonale und alveoläre Form als juveniler Typ klassifiziert werden. Die embryonale Form tritt in der Kopf-Hals-Region am häufigsten auf.

Therapie und Verlauf: Durch eine Kombination von Operation, Kleinfeldbestrahlung und Chemotherapie sind in der Behandlung von Rhabdomyosarkomen spürbare Fortschritte erzielt worden. Parameningeale Lokalisationen – wie die Schädelbasis und der Nasopharynx – sind allerdings bezüglich der Langzeitresultate immer noch problematisch [19]. Bei Halslymphknotenmetastasen wird eine Neck dissection ergänzt. Gelingt es im ersten Anlauf mit der Dreifachtherapie nicht, den Tumor vollständig zu beherrschen, und treten Metastasen oder lokale Rezidive auf, dann sind die Überlebenschancen des Patienten nach wie vor schlecht. Im Einzelfall ist abzuwägen, ob die durch radikale Chirurgie entstehende Verstümmelung dem jungen Patienten im Hinblick auf seine spätere Entwicklung zumutbar ist.

4.2.5 Gutartige Tumoren peripherer Nerven

4.2.5.1 Neurilemmom (Schwannom, Neurinom)

Definition: Als Schwannom wird ein Tumor bezeichnet, der von den Schwannschen Zellen peripherer und einiger Hirnnerven ausgeht. Gelegentlich werden zu den Schwannomen die Neurilemmome, Neurofibrome und auch neurogenen Sarkome gezählt [133]. Neurilemmome und Neurofibrome unterscheiden sich jedoch nicht nur histologisch, so daß es vorzuziehen ist, die beiden Tumortypen zu trennen. Das Schwannom ist dabei dem Neurilemmom gleichzusetzen.

Makro- und Histopathologie: Neurilemmome sind solitäre, sehr oft gekapselte Tumoren, die von der Oberfläche von Nervenfasern ausgehen und nahezu nie maligne entarten. Diese Tumorform findet man nur ausnahmsweise bei der Neurofibromatose v. Recklinghausen. Selten durchziehen Nervenfasern den Tumor, üblicherweise findet man regressive Veränderungen wie Zystenbildungen oder hämorrhagische Nekrosen.

Mikroskopisch sind Neurilemmome durch das Vorhandensein eines kompakten Anteils mit spindelförmigen Zellen, deren Kerne pallisadenförmig angeordnet sind („Verocay Körper", Antoni A), sowie die Präsenz eines lockeren, pleomorphen, spindelzellhaltigen Gewebes mit Schaumzellen (Antoni B) gekennzeichnet. Für die Diagnostik sind ferner ultrastrukturelle und immunhistochemische Methoden von Bedeutung [125].

Epidemiologie, Vorkommen: Das Alter der Patienten schwankt zwischen 19 und 60 Jahren. Schwannome (Neurilemmome) kommen im Mittelgesichtsskelett vor, wobei meist die Nasenhaupthöhle, seltener der Sinus ethmoidalis, der Sinus maxillaris oder die Fossa pterygopalatina betroffen ist [303].

In der Nasenhaupthöhle erscheinen die Tumoren fest, gelatinös oder zystisch. Sie ähneln Nasenpolypen und werden deshalb erst bei mikroskopischer Untersuchung exakt diagnostiziert. Aufgrund verdrängenden Wachstums kann es zur Druckatrophie benachbarter Knochenstrukturen kommen.

Die Schwannome der paranasalen Sinus gehen von den langen Ästen des N. trigeminus aus bzw. von Fasern des autonomen Nervensystems. Schädelbasisnah wurden solche Tumoren auch intrakraniell, extradural in der vorderen Schädelgrube gefunden [192].

Klinik: Ethmoidale und nasale Tumoren gehen mit Epistaxis, nasaler Obstruktion und eventuell Exophthalmus einher, während bei Befall des Sinus maxillaris Schmerzen angegeben werden.

Therapiekonzept: Neurilemmome werden mit der Kapsel lokal exzidiert. Die Rezidivneigung ist gering.

4.2.5.2 Neurofibrom

Definition: Neurofibrome sind nicht gekapselte, häufig multipel auftretende, gutartige, mäßig zellreiche Tumoren aus Schwann-Zellen, Neuriten und Elementen des perineuralen Bindegewebes in kollagener oder mukoider Matrix.

Sie sind die charakteristischen, neurogenen Neubildungen der Neurofibromatose v. Recklinghausen.

Histopathologie: Neurofibrome gehen von den Fibroblasten des Perineuriums aus und enthalten keine Verocay-Körperchen (vgl. „Neurilemmom").

Klinik und Vorkommen: Im Zusammenhang mit dem Morbus Recklinghausen kommt es im Kopf-Hals-Bereich zur Arrosion und Vergrößerung der Hirnnervenforamina. Ein Neurofibrom des N. trigeminus manifestiert sich im allgemeinen durch die radiologisch gut darstellbare Vergrößerung des Foramen ovale oder – wenn das Ganglion Gasseri betroffen ist – durch Arrosion und Vergrößerung der Fissura orbitalis superior.

In 5–15% der Fälle soll es zur sarkomatösen Entartung kommen, insbesondere beim klassischen Krankheitsbild nach v. Recklingshausen.

Therapiekonzept: Neurofibrome werden wie Neurilemmome chirurgisch reseziert, was jedoch wegen der fehlenden Kapsel mit größerem Sicherheitsabstand erfolgen sollte [300].

4.2.5.3 Neurom (traumatisches)

Definition: Hierbei handelt es sich um nicht neoplastische Gebilde, die das Resultat einer Amputation oder Traumatisierung eines Nerven darstellen. Sie sind die Folge des frustranen Versuchs des Organismus, den Nerv durch Nachwachsen und Regeneration wiederherzustellen.

Häufigkeit und Vorkommen: Gemessen an der Anzahl traumatisierter und durchtrennter Nerven sind traumatische Neurome ausgesprochen selten [221]. Wahrscheinlich kommen sie in größerer Zahl vor, werden jedoch klinisch nicht relevant. Hier sind insbesondere die traumatischen Neurome des N. supraorbitalis von Interesse. Meist findet sich das Gebilde am Ort der Amputation bzw. des Traumas, es kann aber auch einige Zentimeter oberhalb dieser Stelle entstehen.

Makroskopischer Befund: Neurome sind längsoval, grauweiß, fest, gut umschrieben und nicht gekapselt. Sie sind selten größer als 2 Zentimeter und sind an der Schnittfläche von dichter, fibröser Erscheinung mit nur geringem Gefäßgehalt. Der Anteil enthaltener Nervenfasern ist gering.

Histopathologie: Die Neubildungen bestehen aus untereinander verschlungenen Proliferationen von endoneuralen und perineuralen Bindegewebszellen, Schwannschen Zellen und regenerierenden neuralen Axonen. Mit zunehmendem Alter vernarben Neurome und kontrahieren sich.

Therapiekonzept: Sofern sich die Gebilde störend bemerkbar machen, werden sie exzidiert, was sich nach vorangegangener Tumorchirurgie auch zum Ausschluß eines Rezidivs empfiehlt. Als Versuch einer Rezidivprophylaxe kann das Vernähen der Stumpffaszikel untereinander gelten.

4.2.6 Bösartige Tumoren peripherer Nerven

4.2.6.1 Neurogenes Sarkom (maligner Nervenscheidentumor, malignes Schwannom)

Definition: Neurogene Sarkome sind bösartige, destruierende, hämatogen metastasierende, mesodermale Geschwülste des zentralen Nervensystems.

Ätiopathogenese: Die seltenen neurogenen Sarkome im Kopf-Hals-Bereich sind überwiegend Entartungen von Neurofibromen und können mit dem Morbus Recklinghausen verbunden sein [234].

Histopathologie: Die Unterscheidung von einem Fibrosarkom ist schwierig. Die Pluripotenz der Schwannschen Zelle, von der sich die Tumoren ableiten, kann zu rhabdomyomatöser, osteogener, liposarkomatöser oder anderen Differenzierungen führen. Als Kriterium der Malignität gelten Zellreichtum und erhöhte Mitoserate [104]. Als beweisendes Kriterium für die Diagnose wird der immunhistologische Nachweis des S-100-Proteins angesehen [191; vgl. auch 123; 125].

Klinik: Neurogene Sarkome wachsen schnell infiltrierend und bilden früh Metastasen, insbesondere in der Lunge. Die im Kopf-Halsbereich von den Hirnnerven oder sympathischen Nervenfasern ausgehenden Tumoren infiltrieren schnell die Schädelbasis. Ein frühes Symptom sind gelegentlich neuralgiforme Schmerzen an Kopf und Gesicht. Zur Diagnostik gehören die Kernspin- und Computertomographie des Endokraniums und der Schädelbasis sowie der Ausschluß von Lungenmetastasen.

Therapiekonzept und Prognose: Nur bei früh erkannten Tumoren kann die radikale chirurgische Entfernung zur Heilung führen. Insgesamt ist die Prognose angesichts der frühen Invasion der Schädelbasis und der Entwicklung von Metastasen ausgesprochen schlecht. Vereinzelt wurden erste Erfolge mit zusätzlicher Strahlentherapie mitgeteilt [123, 339].

4.2.7 *Tumoren der Gefäße*

4.2.7.1 Hämangiom

Definition: Hämangiome sind nicht gekapselte, gutartige, kapilläre bis kavernöse Geschwülste durch Wucherung von Blutgefäßen, die oft angeboren sind und wechselnde Wachstumstendenz aufweisen.

Ätiopathogenese, Epidemiologie, Vorkommen: Im Bereich von Nase, Nasennebenhöhlen und Nasopharynx ist das Hämangiom die häufigste vaskuläre Geschwulst. Man unterscheidet kapilläre, kavernöse und venöse Formen [100].

Von einigen [104] werden Hämangiome als hamartöse Fehlbildungen eingestuft, die von pyogenen Granulomen zu unterscheiden seien, während andere [133] es als eine akademische Frage ansehen, ob man den Prozeß als echtes Neoplasma („Hämangiom") oder als reaktiven Prozeß ansieht und dann als „Pyogenes Granulom" bezeichnet.

Im hier zu besprechenden Zusammenhang interessieren besonders die Hämangiome des Knochens, die – im Vergleich zu den Schleimhauthämangiomen des Nasenseptums – ausgesprochen selten im Mittelgesicht vorkommen. Sie wurden im Stirnbein [126], in den Nasenknochen, im Keilbein, im Oberkiefer und der Orbita beschrieben [130, 253, 288, 306]. Die bevorzugte Altersgruppe liegt offenbar zwischen 20 und 50 Jahren, Frauen sind häufiger betroffen als Männer.

Klinik: Hämangiome des Gesichtsskeletts können sehr entstellend sein, Nasenatmungsbehinderung und lokale Destruktion hervorrufen. Ossäre Hämangiome entwickeln sich insbesondere auch im Unterkiefer, können nach unserer Erfahrung aber auch in Kalotte und Schädelbasis vorkommen.

Diagnostik: Neben der üblichen radiologischen Diagnostik ist eine Angiographie besonders wertvoll [306, 344]. Die Diagnostik der extrem seltenen *Hämangiosarkome* ist schwierig und erfordert den Einsatz immunhistochemischer Methoden [285, 292].

Therapiekonzept: Bei Schleimhauthämangiomen im Säuglingsalter wird zunächst abgewartet, ob eine spontane Regression eintritt. Diese Haltung kann bei ossären Hämangiomen nur bedingt vertreten werden. Bei funktioneller oder auch kosmetischer Beeinträchtigung ist die chirurgische Entfernung – eventuell nach Embolisation – die geeignetste Behandlung. Sie kann wegen der starken und schwer stillbaren Blutung ausgesprochen problematisch sein. Der Einsatz des „Cell-saver" hat sich hier besonders bewährt. Strahlentherapie wird als obsolet angesehen [95].

Prognose: Die Prognose ist gut, sofern die komplette Entfernung gelingt. Es ist am vorteilhaftesten, wenn man auf eine therapeutische Beeinflussung der Prozesse gänzlich verzichten kann, solange weder funktionelle Beeinträchtigung noch Wachstumstendenz erkennbar sind.

4.2.7.2 Angiofibrom

Definition: Ein Angiofibrom ist ein lokal destruierender Tumor, bestehend aus fibrovaskulärem Gewebe unterschiedlichen Reifungsgrades, der im Bereich der Wand der hinteren Nasenhaupthöhle oder des Nasopharynx entsteht.

Ätiopathogenese: Von welchem Gewebe die Tumoren ausgehen, ist noch umstritten. Wahrscheinlich handelt es sich um fibrovaskuläres Stroma, das normalerweise im Nasopharynx und der Nasenhaupthöhle vorhanden ist. Ausgangsort ist die posterolaterale Nasenhaupthöhlenwand, wo der Proc. sphenoidalis des Gaumens den horizontalen Vomerflügel und den Proc. pterygoideus trifft. Hier liegen der Oberrand des Foramen sphenopalatinum und das hintere Ende der mittleren Muschel. Angiofibrome breiten sich von hier aus in Richtung auf das Keilbein, den Nasopharynx und die pterygomaxilläre Region aus. Es bilden sich sekundäre Verbindungen mit der Umgebung, die die Blutversorgung vermehren. Die Tumoren entstehen nicht immer im Nasopharynx und sind auch nicht auf diese Region beschränkt.

Epidemiologie: Das mittlere Alter der betroffenen Patienten liegt bei 14 Jahren (7–21 Jahre). Oberhalb 25 Jahre kommt der Tumor selten vor. Angiofibrome sind nahezu ausschließlich bei männlichen Patienten beschrieben, wenngleich Einzelbeobachtungen bei Mädchen sogar bei elektronenmikroskopischer Untersuchung vergleichbare ultrastrukturelle Befunde ergaben [307]. Im mittleren Osten und Indien sollen diese Tumoren häufiger beobachtet werden als in Europa und in USA [185]. Im Royal National Throat, Nose and Ear-Hospital in London betrug die Inzidenzrate 1 : 150000 HNO-Überweisungen [121]. Nach Patterson [232] liegt die Inzidenz in den Vereinigten Staaten zwischen 1 : 6000 und 1 : 16000 HNO-Patienten.

Wachstumsverhalten: Der Tumor wächst zunächst unterhalb der Schleimhaut innerhalb der hinteren Choanalränder am seitlichen Dach. Er wächst dann submukös zum Hinterrand des Septum und bildet eine Masse im Bereich des Daches der hinteren Nasenhaupthöhle. Danach füllt sich die Nasenhaupthöhle, das Septum wird zur Gegenseite vorgewölbt, die Muscheln werden komprimiert. Das Angiofibrom bricht nicht durch die seitliche Nasenwand in die Kieferhöhle ein, sondern erreicht über die Choane den Nasopharynx, den es ausfüllt; es verdrängt den weichen Gaumen und kann an dessen Unterrand sichtbar werden. Das Wachstum nach seitlich erfolgt durch das Foramen sphenopalatinum unter Verdrängung des hinteren Endes der mittleren Muschel. Ist der Prozeß in die Fossa pterygopalatina eingedrungen, übt er Druck auf die umgebenden Knochenwände aus und zerstört die Wurzel des Proc. pterygoideus. Die vom Tumorwachstum häufig begleitete Vorwölbung der Wange ist Folge einer Ausdehnung in die Fossa infratemporalis und Aufweitung der Fissura pterygomaxillaris.

Ist der Tumor groß genug, kann er eine Schwellung oberhalb des Jochbogens produzieren. Danach dringt er meist in die Fissura orbitalis inferior ein und zerstört schließlich den großen Keilbeinflügel. Dies führt zur Protrusio bulbi und gelegentlich zur Optikuskompression. Die Zerstörung des Proc. pterygoideus führt das Angiofibrom in Richtung auf die Dura der mittleren Schädelgrube, anterior des Foramen lacerum und lateral des Sinus cavernosus. Gleichzeitig kann sich der Tumor durch den Boden der Keilbeinhöhle entwickeln, den Sinus ausfüllen und eventuell auch die Sella turcica. So kann das Angiofibrom die Schädelhöhle in der mittleren Grube anterior des Foramen lacerum und lateral des Sinus cavernosus und der A. carotis oder durch die Sella medial von der A. carotis und lateral der Hypophyse, eventuell auch auf beiden Wegen invadieren.

Klinik: Nasenatmungsbehinderung und rezidivierende Epistaxis, später auch Protrusio bulbi und Doppelbilder sind typische Zeichen. Die immer wieder in den Vordergrund gestellte Epistaxis ist allerdings wesentlich weniger häufig, als vielfach dargestellt und erwartet wird. Dehnt sich der Tumor bis zum posterolateralen Rand des Oberkiefers aus, kann eine Gesichtsschwellung auftreten. Obwohl diese Zeichen vergleichsweise deutlich und auffällig sind, bestehen sie bei mehr als der Hälfte der Patienten über ein Jahr lang, bis die Diagnose gestellt wird [133].

Nach Fisch [92] werden Angiofibrome in 4 Klassen unterteilt:

- Klasse I: Der Tumor beschänkt sich auf Nasopharynx und Nasenhaupthöhle;
- Klasse II: der Tumor infiltriert die Nasennebenhöhlen unter Destruktion von Knochen;
- Klasse III: der Tumor wächst in die Fossa pterygopalatina und infratemporalis, die Orbita bzw. den parasellären Raum. Er bleibt lateral vom Sinus cavernosus;
- Klasse IV: der Tumor infiltriert Sinus cavernosus, Chiasma opticum oder Hypophyse.

Die Einteilung von Fisch erleichtert die Entwicklung des therapeutischen Konzepts und ermöglicht Vergleiche der Behandlungsergebnisse verschiedener Arbeitsgruppen.

Klinische Zeichen, betroffene Patientengruppen und radiologische Befunde sollten verhindern, daß eine gefährliche Probebiopsie überhaupt erst durchgeführt wird.

Bildgebende Diagnostik: Eines der ersten Zeichen für diesen Tumor ist im koronalen Computertomogramm neben dem ausgeprägten Kontrastmittelenhancement die Arrosion des Daches der Lamina medialis des Proc. pterygoideus, die als pathognomonisch für diese Tumoren gilt. Es folgt eine Eindellung des posterosuperioren Randes der Kieferhöhle, die als klassisches „Antrumzeichen" auf seitlichen Standardröntgenaufnahmen gesehen werden kann. Dieses Phänomen wird jedoch auch durch andere langsam wachsende Prozesse der Region hervorgerufen. Nach kontinuierlichem Tumorwachstum resultiert eine aus 2 Komponenten bestehende, hantelförmige Masse zwischen Nase und Nasopharynx als medialem und der Fossa infratemporalis als lateralem Bereich, die im axialen CT und NMR gut zu sehen ist. Das Kernspintomogramm zeigt die zahlreichen Gefäße im Tumor als signalleere Räume.

Die beidseitige Angiographie der A. carotis ergibt ein typisches Bild. Sie gibt Auskunft über die exakte Ausdehnung des Tumors, die ernährenden Gefäße und die Frage, ob eine Versorgung von beiden Seiten stattfindet. Letzteres ist vor allem dann zu erwarten, wenn die A. carotis externa einseitig ligiert wurde. Die Gefäßversorgung erfolgt meist über eine vergrößerte A. maxillaris, darüber hinaus aber auch von Ästen der A. carotis interna (vor allem Ophthalmica-Äste), ferner von der A. vertebralis, dem Truncus thyreocervicalis und der A. pharyngea ascendens.

Makroskopischer Befund: Man findet den Tumor ein- oder beidseitig im Bereich der hinteren Nasenöffnungen, er kann den Nasopharynx völlig ausfüllen. Bei der Erstuntersuchung haben die meisten Tumoren sich schon in paranasale Regionen ausgedehnt, namentlich in Keilbein, Siebbein, retromaxillären Raum, Orbita und intrakranielle Räume. Meist zeigt sich der Prozeß graurosa oder violett, gelappt und von ziemlich derber Konsistenz. Ulzerationen der bedeckenden Schleimhaut sind ungewöhnlich. Vielfach sitzt der Tumor breitbasig auf und ist nicht gekapselt, selten ist er gestielt.

Histopathologie: Angiofibrome bestehen aus angiomatösem Gewebe und fibrösem Stroma. Die Gefäße im Tumor sind von flachem Endothel ausgekleidet, elastische Fasern fehlen. Weitere Merkmale ergeben sich bei elektronenmikroskopischer Untersuchung [133].

Therapiekonzept und Prognose: Die früher häufig geäußerte Annahme, daß diese Tumoren zur spontanen Regression tendieren, ist bisher ohne Beleg geblieben und wird heute stark bezweifelt. So lange eine chirurgische Therapie ohne exzessives operatives Risiko durchführbar ist, ist dies die Behandlungsmethode der Wahl. Folgende Faktoren haben nach unserer Erfahrung in den vergangenen Jahren zu einer drastischen Reduktion sogenannter „inoperabler" Tumoren geführt:

1. Frühe Diagnosestellung durch den Einsatz von Endoskopen und CT schon in frühen Phasen der Routinediagnostik;
2. Präoperative Embolisierung und Ballonokklusion zuführender Gefäße;
3. Einsatz des Operationsmikroskops;
4. Einsatz des „Cell-saver";
5. Extra-intrakranielle Kombinationseingriffe:

Die Bestrahlung ist zwar eventuell in der Lage, den Gefäßreichtum des Tumors zu reduzieren, auch sind schon Heilungen durch Radiotherapie beschrieben worden, jedoch sollte sie nicht operablen, rezidivierenden Tumoren vorbehalten bleiben, weil die im allgemeinen jungen Patienten unter solcher Therapie mit einer Störung des Gesichtswachstums oder – schlimmer noch – der Tumorinduktion im späteren Leben rechnen müssen.

Rezidive kommen in bis zu 50% der Fälle nach chirurgischer Therapie vor, sie sollten – wenn möglich – dann erneut chirurgisch angegangen werden [185]. Die sorgfältige postoperative Verlaufskontrolle über einige Jahre, auch unterstützt durch wiederholte Schichtuntersuchungen, ist erforderlich, um aggressive Verlaufsformen zu erkennen.

Chemotherapie ist in Einzelfällen versucht worden, jedoch liegen keine ausreichenden Langzeitergebnisse vor. Die Gabe von Östrogenen kann histologisch den Kollagenanteil im Stroma erhöhen, die Anzahl der Blutgefäße verringern und zur Zunahme der Wanddicke der Gefäße führen [133].

4.2.7.3 Hämangioperizytom

Definition: Hämangioperizytom und malignes Hämangioperizytom sind Tumoren, die durch die Proliferation von ovalen oder spindelförmigen Zellen charakterisiert sind, die eingefaßt werden von Retikulinfasern, und die um Gefäßkanäle arrangiert sind, die von einer singulären Schicht von Endothelzellen ausgekleidet werden.

Ätiopathogenese, Epidemiologie: Der Tumor geht von Perizyten aus, einem Zelltyp, der Kapillaren angelagert ist. Meist findet man die Tumoren im 6. und 7. Lebensjahrzehnt.

Vorkommen: Hämangioperizytome entstehen zu etwa 80% im Siebbein, können aber auch in der Nase oder anderen Nebenhöhlen vorkommen [1]. Sie imponieren als feste, schmerzlose Polypen von roter Farbe.

Histopathologie: Die Tumoren bestehen aus mehr oder weniger weiten Gefäßräumen, die von Endothelzellen ausgekleidet werden. Die Tumorzellen sind spindelförmig und polygonal und um die Gefäßstrukturen geordnet, ihre Kerne zeigen Variationen in Form und Größe mit vereinzelten Mitosen. Sehr hilfreich ist die Retikulinfaserdarstellung durch Silberfärbung nach Laidlaw [185]. Zeichen für maligne Entartung eines Hämangioperizytoms sind gesteigerte Mitoseaktivität, verstärkter Zellreichtum, Auftreten von unreifen bzw. pleomorphen Zellen und herdförmige Nekrosen und Hämorrhagien, ferner eine auffallende Tumorgröße.

Klinik: Die Tumoren wachsen langsam und weisen mäßige, lokale Infiltration auf. Sie sind schmerzlos und führen zur zunehmenden Nasenatmungsbehinderung. Beim älteren Patienten sollen die Tumoren aggressiver sein und auch nur dann Metastasen bilden [185].

Diagnostik, Differentialdiagnose: Nur histologisch kann die Diagnose gestellt und die differentialdiagnostische Abgrenzung gegen ein Hämangioendotheliom, ein vaskuläres Leiomyom, ein Kaposi-Sarkom, ein Leiomyosarkom oder ein vaskuläres Meningiom geklärt werden. Auch ein Paragangliom (Glomustumor) kann zur Verwechslung führen, wenngleich Paragangliome im Bereich der frontalen Schädelbasis bisher nur 2mal beschrieben wurden [36]. Im Unterschied zum Hämangioperizytom werden hierbei die von Endothel begrenzten Gefäßlichtungen von zytoplasmareichen polygonalen Tumorzellen (Epitheloidzellen) umgeben [104; vgl. auch 280]. Paragangliome der sinunasalen Region weisen ausgesprochen malignes Verhalten auf [36].

Therapiekonzept: Dauerhafte Heilung ist nur durch radikale chirurgische Resektion möglich. Der Wert einer Strahlentherapie bei diesen Tumoren ist umstritten.

Prognose: Wegen der starken Rezidivneigung der Tumoren sind sie schwer endgültig beherrschbar, jedoch ist die Prognose quoad vitam gut, sofern keine maligne Transformation vorliegt.

4.3 Tumoren des Knochens und des Knorpels

4.3.1 Gutartige Tumoren des Knochens und des Knorpels

4.3.1.1 Chondrom

Definition: Chondrome sind benigne Tumoren, die reifen Knorpel bilden, ohne histologische Charakteristika des Chondrosarkoms (Zellreichtum, Pleomorphie der Zellen und Anwesenheit von großen Zellen mit Doppelkernen und Mitosen).

Die meisten Tumoren knorpeligen Ursprungs im Kopf-Hals-Bereich sind maligne oder zumindest lokal destruierend [20]. Insbesondere am Nasenseptum kommen gutartige Chondrome oder Osteochondrome vor, die auch als „Exostosen“ angesehen werden können. Solitäre Osteochondrome bzw. „Exostosen“ sind selten Präkanzerosen, bei multiplen Osteochondromen sieht man jedoch deutlich häufiger das Auftreten von Chondrosarkomen [318].

Epidemiologie: Insgesamt sind Knorpeltumoren an Nase und Nebenhöhlen ausgesprochen selten. Der Häufigkeitsgipfel liegt zwischen dem 3. und 5. Lebensjahrzehnt, eine Geschlechtsbevorzugung scheint nicht zu bestehen. Kastenbauer [146] fand in 15 Jahren 7 Patienten mit Chondromen der Nasennebenhöhlen, jedoch keines der Nase. In der japanischen Literatur sind innerhalb von 70 Jahren nur 23 Chondromfälle veröffentlicht worden [145].

Vorkommen: Die Tumoren gehen von den Nasenknorpeln, den Siebbeinzellen, dem Oberkiefer und der Kieferhöhle bevorzugt aus und können auch die Schädelbasis erreichen.

Histopathologie: Chondrome bestehen aus gelapptem, gut differenziertem hyalinem Knorpel mit nur geringer Kernatypie. Die histopathologische Unterscheidung zwischen einem Chondrom und einem histologisch als „Low grade“ zu klassifizierenden Chondrosarkom ist ausgesprochen schwierig, zumal viele Kennzeichen der Zellen eines Low grade-Chondrosarkoms auch in den Zellen normalen hyalinen Knorpels vorkommen.

Klinik, Diagnostik: Bei der klinischen Untersuchung findet man gesunde Schleimhaut über dem sich vorwölbenden Prozeß, der bei Palpation meist fest ist. Der vordere Teil des Oberkiefers ist am häufigsten betroffen. Im allgemeinen sind die Tumoren nicht schattengebend im Übersichtsröntgenbild, während sie im CT gut zur Darstellung kommen. In den von Kastenbauer [146] mitgeteilten Fällen bestanden schon 1 bis 2 Jahre vor der Diagnosesicherung diskrete Symptome.

Therapie und Prognose: Echte Chondrome können ohne Rezidivgefahr lokal entfernt werden. Jedoch ist darauf hinzuweisen, daß vom Knorpel ausgehende Tumoren des Gesichts sehr viel häufiger bösartig als gutartig in ihrem klinischen und biologischen Verhalten sind. Insofern ist – auch im Hinblick auf die Schwierigkeiten bei der histologischen Differentialdiagnostik – die komplette chirurgische Entfernung möglichst mit einem Streifen gesunden Gewebes anzustreben [133, 185]. Dann ergibt sich eine günstige Prognose.

4.3.1.2 Osteochondrom; Chondromyxoidfibrom; Chondroblastom

Die Rezidivrate dieser Tumoren ist relativ hoch. Chondroblastome kommen am Schädel überwiegend temporal und an der Mandibula vor [5]. Die differentialdiagnostische Abgrenzung gegen ein Chondrosarkom ist sowohl röntgenologisch, als auch histomorphologisch sehr schwierig oder unmöglich. Da diese Neoplasien weder strahlenempfindlich sind, noch auf Chemotherapie ansprechen, sollten sie radikal chirurgisch angegangen werden [238].

4.3.1.3 Osteom

Definition: Ein Osteom ist eine langsam wachsende Geschwulst aus reifem Knochen mit überwiegend lamellärer Struktur. Schulz [273] unterscheidet weiter in dichte, sogenannte Elfenbeinosteome und spongiöse Osteome, die aus trabekulärem Knochen bestehen. Hommerich [129] differenziert eburnisierte von spongiösen und medullären Osteomen.

Ätiopathogenese, Epidemiologie: Osteome bilden sich vorwiegend an oder in bindegewebig präformiertem Knochen [69].

Diese Tumoren sind im Kopf-Hals-Bereich der Häufigkeit nach vor allem in der Stirnhöhle, dem Siebbein und dann erst – selten – in den Kieferknochen zu finden, extrem selten in der Keilbeinhöhle [11]. Die Diagnose wird überwiegend im Alter zwischen 15 und 40 Jahren gestellt [185]. Männer sind im Verhältnis 2:1 häufiger betroffen als Frauen [133].

Beim Gardner- bzw. Fitzgerald-Gerald-Syndrom [133] treten multiple Osteome an Schädel und Gesichtsskelett zusammen mit kolorektaler Polyposis und zystischen oder nodulären Weichteiltumoren auf. Die Kolonpolypen können maligne entarten. Das Syndrom wird autosomal dominant vererbt, etwa 50% der Nachkommen tragen das Merkmal. Das Gardner-Syndrom kommt in weniger als einem Fall pro 1 Million in der Bevölkerung vor. Bei Arabern kommen Osteome in früheren Lebensaltern vor und wachsen in dieser Bevölkerungsgruppe auch schneller [185].

Histopathologie: Osteome bestehen überwiegend aus kompaktem, lamellärem Knochen mit Haversschen Kanälen bzw. trabekulärem Knochen mit etwas Fettgewebe und Kapillaren.

Klinik: Stirnhöhlenosteome werden oft als Nebenbefund zufällig auf einer Röntgenaufnahme der Nasennebenhöhlen diagnostiziert. Wenn sie die Belüftung einer Stirnhöhle blockieren, entstehen schmerzhafte Schleimhautreaktionen oder eine Mukozele. Osteome des Siebbeins fallen oft durch Bulbusverlagerungen auf, wenn sie in die Orbita eingedrungen sind.

Der Kopf- und Halschirurg muß bei multiplen Osteomen an die Möglichkeit des Gardner-Syndroms denken, weil beim Vorliegen von Darmpolypen mit gastrointestinalen Symptomen eine maligne Entartung in bis zu 40% der Fälle erwartet werden muß. Daher ist in solchen Fällen eine gastrointestinale Untersuchung und Verlaufskontrolle angezeigt [309]. Sehr große Osteome können Duradefekte hervorrufen, Erstsymptom kann dann – selten – eine Meningitis sein.

Diagnostik: Das radiologische Erscheinungsbild des Osteoms ist – im Gegensatz zu den meisten Knochentumoren – charakteristisch. Man erkennt scharf abgegrenzte, meist rundliche, gleichmäßig strahlendichte Bezirke. Die Größenbestimmung von Osteomen an der Schädelbasis ist eine Domäne des Computertomogramms.

Differentialdiagnose: An der Schädelbasis ist radiologisch die Verwechslung mit einem sklerosierten Meningiom möglich, im Kiefer mit einem stark sklerosierten ossifizierenden Fibrom. Histologisch ergeben sich jedoch kaum differentialdiagnostische Probleme. Den ungewöhnlichen Fall eines kongenitalen *Osteolipoms* der frontalen Schädelknochen beschreiben Shuangshoti et al. [284].

Therapiekonzept: Kleine asymptomatische Osteome ohne Größenwachstum müssen nicht therapiert werden [133], erfordern aber die Verlaufsbeobachtung. Im übrigen ist die komplette chirurgische Entfernung die Behandlung der Wahl. Stirnhöhlenosteome können breitbasig aufsitzen oder gestielt sein. Gestielte lassen sich naturgemäß leichter entfernen. Das Ziel der Operation ist immer die Abtragung auch des Ursprungsbereiches eventuell bis auf die Dura. Als Operationsindikation bei Osteomen von Stirnhöhle und Siebbein gelten: Tumoren, die sich über die Grenzen der Stirnhöhle hinaus ausdehnen; solche mit Größenzunahme; Lokalisation in der Nähe des Ductus nasofrontalis; gleichzeitige Anwesenheit chronischer Sinusitis; Befall der Siebbeinzellen ohne Rücksicht auf die Tumorgröße; Kopfschmerzen ohne Nachweis anderer Ursache [261].

Extrem große Riesenosteome können zu teilresezierenden Eingriffen zwingen, bei denen die Verhinderung tumorbedingter neurologischer Störungen im Vordergrund steht [9]. Unter Einsatz kraniofazialer Operationstechniken können jedoch auch ausgedehnte Prozesse vollständig entfernt werden [30].

4.3.1.4 Osteoidosteom; Osteoblastom

Definition: Osteoidosteome sind kleine, gutartige, umschriebene knochenbildende Tumoren mit Grundgewebe aus unreifem Knochen mit Osteoblasten und Osteoid, umgeben von einer sklerotischen Zone reifen, trabekulären Knochens.

Ein Osteoblastom ist ein gutartiger Knochentumor, der aus irregulären Trabekeln aus Osteoid und Knochengewebe besteht, das von Osteoblasten umgeben ist und durch hochgradig vaskuläres Stroma separiert wird.

Osteoidosteom und Osteoblastom werden seit 1970 unter dem Oberbegriff Osteoblastom in 3 Gruppen unterteilt [238]:

- kortikales Osteoblastom (Osteoidosteom),
- Spongiosa-Osteoblastom (Osteoblastom),
- periostales Osteoblastom.

Uehlinger (zit. nach [238]) unterscheidet 3 Phasen der Entwicklung:

1. umschriebene Hohlraumbildung in Kortikalis oder Spongiosa;
2. Auffüllung der Hohlräume mit spindelzelligem Mesenchym und Bildung von Osteoid;
3. Wachstumsstillstand.

Kleinsasser u. Nigresoli [152] interpretierten die Erkrankung mehr im Sinne einer chronischen Entzündung mit Spontanheilung.

Epidemiologie: Osteoidosteome kommen bei Kindern und jungen Erwachsenen vor. Eine Geschlechtsbevorzugung ist nicht bekannt. Auffallend sind neben uncharakteristischen Schwellungen intermittierende, insbesondere auch nächtliche Schmerzattacken, die durch Salizylate kupiert werden können und auf Nervenkompression zurückgeführt werden. Osteoidosteome und Osteoblastome treten häufiger an den unteren Extremitäten auf als am Schädel und Gesichtsskelett. Osteoblastome sind noch seltener als Osteoidosteome, Männer sind bevorzugt betroffen. Am Kopf kommen 14% der Osteoblastome vor [314]. An der Schädelbasis wurden nur Einzelfälle mitgeteilt [50]. Der jüngste Patient scheint ein 4½ Monate alter Knabe mit frontalem Osteoblastom nach leichtem Trauma zu sein [35]. Bei einer 78jährigen wurde postmortal ein ausgedehntes Osteoblastom der vorderen Schädelgrube gefunden, das schon im Alter von 15 Jahren zu Erblindung und Exophthalmus geführt hatte und später zerebrale Anfälle begründete [21].

Diagnostik: Radiologisch sind diese Tumoren meist scharf gegen den umgebenden Knochen abgegrenzt. Zentral weisen sie einen Nidus auf, der sich – je nach Mineralisationsgrad – vermehrt strahlendurchlässig oder unregelmäßig knochendicht darstellt. Beim Osteoblastom ist er meist von einem schmalen, strahlendurchlässigen Saum gegen den übrigen Knochen abgegrenzt [238]. Der Nidus ist manchmal radiologisch nicht erkennbar. Der umgebende Knochen ist meist gering und unregelmäßig sklerosiert. Der Tumor ist immer durch eine Knochenlamelle nach außen begrenzt.

Differentialdiagnose: Die zementbildenden Tumoren und tumorähnlichen Veränderungen im Kiefer einschließlich des ossifizierenden Fibroms und vor allem das Osteosarkom müssen differentialdiagnostisch in Betracht gezogen werden. Wichtige diagnostische Hilfen sind außer dem Röntgenbild die Angaben über den Operationssitus und histologische Kriterien (s. bei [238]).

Therapiekonzept: Die Behandlung besteht in der kompletten Tumorentfernung. Als Operationsvorbereitung wird bei Osteoblastomen die Embolisation vorgeschlagen [225].

Prognose: Die Prognose ist bei vollständiger Entfernung gut.

4.3.1.5 Ossifizierendes Fibrom

Definition: Das ossifizierende Fibrom ist ein gutartiger, aber lokal aggressiver Tumor, der aus spindelförmigen Fibroblasten besteht, die in einem gewundenen Muster angeordnet sind. Er enthält kleine Trabekel von Knochen oder mineralisierte Bestandteile.

Geschickter u. Copeland [105] diskutierten das ossifizierende Fibrom als eine undifferenzierte Form des Osteoms, mit diesem durch alle Übergänge verbunden. Maran u. Lund zählen diesen Tumor in eine Gruppe von Mittelgesichtsgeschwülsten, zu denen auch das Zementfibrom, das gutartige Zementoblastom, die periapikale und die monostotische fibröse Dysplasie gehören.

Epidemiologie, Vorkommen: Ossifizierende und zementierende Fibrome kommen in der Mandibula häufiger vor als in der Maxilla. Es liegen auch Berichte über Befall von Stirnbein und Stirnhöhle, Siebbein und Nasenhaupthöhle vor. Die Lokalisation in der Keilbeinhöhle ist seltener [119]. Das dritte und das vierte Lebensjahrzehnt sind bevorzugt [69, 238]. Margo et al. (1985) berichten über 21 psammomatöse (juvenile) ossifizierende Fibrome, die die Orbita befielen.

Klinik: Die Auftreibung der Gesichtsweichteile ist oft das erste klinische Anzeichen nach bereits länger bestehendem Tumorwachstum. Die Verwechslung mit der monostotischen Form der fibrösen Knochendysplasie ist möglich. Rein unilokuläres Auftreten des Prozesses spricht eher für ein ossifizierendes Fibrom [129].

Diagnostik, Differentialdiagnose: Das radiologische Bild eines mehr oder weniger schattendichten Tumors mit sklerotischem Rand, der sich von den knöchernen Nebenhöhlenstrukturen abgrenzen läßt, ist ein diagnostischer Hinweis. Im Frühstadium erscheint der Tumor radiologisch als lytische, zystenartige Veränderung. Später wird der Prozeß strahlendichter. Eine sichere Abgrenzung gegen knöcherne Läsionen wie Osteoblastom, fibröse Dysplasie, odontogene Zysten und Tumoren ist mit Hilfe des Röntgenbildes allein nicht möglich. Die Kernspintomographie ermöglicht ggf. eine klarere Unterscheidung von den Hirnstrukturen und hilft, die Größenausdehnung besser zu erfassen [249]. Ein klar umschriebener, in sich multilokulärer Befund von expansivem Charakter mit dickem, knochendichtem Rand, einem Inhalt variabler Dichte im CT und deutlichem Enhancement der dicken Schale im Kernspintomogramm mit Kontrastmittel spricht für ein ossifizierendes Fibrom [119]. Aneurysmatische Knochenzysten des Siebbeins sind sehr selten beschrieben [142]. Zur Differentialdiagnose zwischen ossifizierendem Fibrom und fibröser Dysplasie vgl. auch Hyams et al. [133] sowie Morris et al. [205].

Therapie: Die Geschwülste sind gut umschrieben und müssen vollständig exzidiert werden.

Prognose: Im allgemeinen ist die Prognose gut, wenn auch Rezidive beobachtet wurden. Gelegentlich kommt es – besonders bei sehr jungen Patienten und Befall der Maxilla – zu einem aggressiven Wachstum mit erheblichen lokalen Destruktionen und starker Rezidivneigung [185, 205, 238]. Echte maligne Entartung ist bisher nicht sicher beobachtet worden.

4.3.2 Bösartige Tumoren des Knochens und des Knorpels

4.3.2.1 Chondrosarkom

Definition: Chondrosarkome sind maligne Tumoren, deren Zellen Knorpel, aber keinen Knochen bilden. Sie unterscheiden sich vom Chondrom durch infiltrierendes Wachstum, stärkeren Zellreichtum und Pleomorphie sowie durch das Vorkommen von plumpen Zellen mit großen Kernen und/oder deutlicher Doppelkernzahl; Mitosen sind selten.

Dieser Tumor ist in der Vergangenheit häufig fehldiagnostiziert worden. Erst seit kurzem hat sich die Erkenntnis durchgesetzt, daß chondrogene Neoplasmen der Kopf-Hals-Region viel häufiger bösartig als gutartig sind. Irreführend war zum Teil das Fehlen von Fernmetastasen bei Chondrosarkomen. Ferner ist die histologische Unterscheidung zu weniger aggressiven Tumortypen schwierig.

Epidemiologie, Vorkommen: Chondrosarkome des sinunasalen Bereichs sind selten. In der MAYO-Klinik wurden in einem 50-Jahreszeitraum nur 10 solcher Tumoren diagnostiziert (zit. nach [133]). Nach Schätzungen findet man nur 1,25% aller Chondrosarkome des Körpers in der Kopf-Hals-Region. Dort sind der sinunasale Bereich und die Schädelbasis häufiger befallen als die Mandibula. Am Oberkiefer ist die vordere Region und der Gaumen bevorzugt. Extrem selten ist ein mesenchymales Chondrosarkom des Siebbeins, das hauptsächlich aus undifferenzierten Zellen besteht [308]. Auch das Keilbein kann der Ursprung der Läsion sein [18]. Der Altersgipfel liegt im 3.–5. Lebensjahrzehnt, beide Geschlechter sind gleichermaßen betroffen. Der Tumor wurde auch schon bei 4jährigen beschrieben [199].

Klinik: Diese Tumoren wachsen langsam und führen schließlich durch unkontrolliertes, lokal destruierendes Wachstum mit Einbruch in die Schädelbasis und die Schädelhöhle zum Tode. Fernmetastasen kommen selten vor. Die Tumoren können als feste, höckerige Masse nicht selten erhebliche Größe erreichen, insbesondere im septoethmoidalen Bereich [170, 323]. Die Mukosa darüber ist oft intakt, kann jedoch auch ulzeriert sein.

Diagnose: Radiologisch sind Chondrosarkome destruierende Läsionen mit singulärer oder multipler Manifestation als schattengebende Prozesse mit vereinzelter Verkalkung. Zur genauen Größenbestimmung sollten CT *und* NMR eingesetzt werden [170].

Differentialdiagnose: Die High-grade-Tumoren ähneln Spindelzellsarkomen vom fibrosarkomatösen Typ. Im Bereich des Keilbeins kann die Unterscheidung zwischen einem Chondrom, einem Chordom und einem Chondrosarkom sehr schwierig sein. Ferner sind Verwechslungen mit einem pleomorphen Adenom des oberen Respirationstraktes mit einem nennenswerten pseudokartilaginären Anteil möglich [133].

Prognose: Die Prognose hängt in erster Linie von der Lokalisation und von der Ausdehnung der chirurgischen Therapie ab. Fünfjahresüberlebensraten werden der Beschreibung der Krankheitsverläufe nicht gerecht, weil noch nach dieser Zeit der Tod durch das Tumorwachstum eintreten kann. Die Daten für 5 Jahre liegen zwischen 40 und 62% [101, 159].

Therapie: Die Therapie der Wahl ist die radikale chirurgische Entfernung. Nur solche Tumoren zeigen eine Rezidivneigung, die bei der primären Resektion bis an den Schnittrand reichten [101, 199].

4.3.2.2 Osteosarkom

Definition: Ein osteogenes Sarkom (Osteosarkom) ist ein maligner Tumor, der vom Knochen oder auch Weichgewebe ausgeht und dessen Tumorzellen Knochen oder Osteoid produzieren.

Ätiopathogenese: Sieht man von den aus unbekannter Ursache spontan entstehenden Osteosarkomen ab, sind als Auslöser ein Morbus Paget oder eine Betrahlung insbesondere zur Behandlung eines Retinoblastoms bzw. einer fibrösen Dysplasie bekannt.

Epidemiologie: Nur 5% der Osteosarkome kommen im Kopf-Halsbereich vor. Im Gesichtsschädel treten sie überwiegend in der 3. und 4. Lebensdekade auf, am übrigen Skelett hingegen vorwiegend in der 2. Dekade. Im Kindesalter sind osteogene Sarkome die häufigste primäre maligne Läsion an Maxilla und Mandibula [20]. Männer sind etwas häufiger betroffen als Frauen.

Histopathologie: Man unterscheidet osteoblastische, chondroblastische, fibroblastische, zelluär differenzierte und teleangiektaktische Subtypen. Für die histologische Diagnose entscheidend ist der Nachweis tumoreigenen Osteoids. Bezüglich der Histologie von Osteosarkomen wird im übrigen auch die Lektüre der Darstellung von Spjut et al. [295] empfohlen.

Vorkommen: Oberkiefer und Siebbeinzellen sowie die angrenzende Schädelbasis sind im Gesichtsschädel am häufigsten befallen, im übrigen jedoch mehr der Unterkiefer. Patienten mit Befall des Oberkiefers sind im Mittel 49 Jahre alt, beim Unterkiefer sind sie 31 Jahre alt [238].

Klinik: Schmerzhafte Schwellung im Bereich des Oberkiefers, Taubheit im Versorgungsbereich des N. infraorbitalis, Zahnlösungen, Trismus und nasale Obstruktion mit entsprechenden Folgeerscheinungen gehören zu den häufigsten Symptomen.

Metastasen bilden diese Tumoren im allgemeinen erst spät, meist hämatogen in die Lungen. Klinisch bedeutsam ist die Bestimmung der alkalischen Phosphatase, die bei 50% der Patienten erhöht ist [238].

Diagnostik, Differentialdiagnose: Die radiologische Bildgebung zeigt Veränderungen von vollkommener Lysis bis zur Sklerose des betroffenen Gewebes. Meist sieht man ein Mischbild. Der früher als pathognomonisch angesehene „Sonnenstrahleffekt" (Spiculaebildung) ist nicht spezifisch und kam nur bei 3 von 35 Osteosarkomen des DÖSAK-Registers vor. Das im Kieferbereich besonders häufig vorkommende chondroblastisch ausdifferenzierte Osteosarkom sollte wegen der Bedeutung für Therapie und Prognose nicht mit einem Chondrosarkom verwechselt werden [238].

Therapie und Prognose: Nur vollständige chirurgische Entfernung eröffnet nach unserer Erfahrung Heilungsaussichten (vgl. auch [321]). Auch multimodale Therapie hat die Prognose dieser Tumoren nicht eindeutig bessern können, wird aber von einigen Autoren empfohlen [187]. Bei Osteosarkomen des Oberkiefers muß mit 80% Rezidiven gerechnet werden [133]. Fernmetastasen treten meist innerhalb von 2 Jahren vor allem in Lunge und Gehirn auf. Einbruch in die Nasenhaupt- und -nebenhöhlen reduziert die Prognose drastisch.

Die Fünfjahresüberlebensrate liegt bei etwa 15–20% (Maran u. Lund 1990). Nach Prein et al. [238] ist sie jedoch aufgrund von Daten aus dem DÖSAK-Register mit 35–53% bei Kieferbefall besser als im übrigen Sekelett (5–30%), was sich zur Zeit noch nicht klären läßt. Bei Lokalisation im Unterkiefer sei die Prognose nochmals deutlich günstiger als im Oberkiefer, was andere aber nicht bestätigen [321].

4.4 Tumoren des Knochenmarks

4.4.1 Ewing-Sarkom

Definition: Das Ewing-Sarkom ist ein primitiver, mesenchymaler Tumor oder ein undifferenziertes Rundzellsarkom des Knochens, dessen Stammgewebe nicht genau bekannt ist, und der aus einförmigen, kleinen undifferenzierten Zellen besteht.

Ätiopathogenese, Epidemiologie, Vorkommen: Dieser Tumor ist in der Kopf-Hals-Region ausgesprochen selten. Die hochgradig aggressiven Neoplasmen kommen in einer skelettalen und einer extraskelettalen Form vor. Am Gesichtsschädel ist vor allem der horizontale Unterkieferast betroffen, seltener der Oberkiefer, noch weniger die übrigen Gesichts- und Schädelknochen. 1–2% aller Ewing-Sarkome sind im Gesichtsskelett lokalisiert. Das Ewing-Sarkom befällt überwiegend Kinder und jugendliche Erwachsene um das 10.–25. Lebensjahr, männliche Patienten sind häufiger als weibliche. Der Fall eines angeborenen Ewing-Sarkoms des Stirnbeins scheint eine Einzelbeobachtung zu sein [212].

Makro- und Histopathologie: Die Tumoren sind weich, bröckelig, an der Schnittfläche grauweiß mit Nekrosen, Zysten und Einblutungen. Sie bestehen aus zahlreichen kleinen, runden bis ovalen Zellen mit wenig stützendem, fibrovaskulärem Bindegewebe, das die Tumorzellen in Gruppen von Nestern unterteilen kann. Ein für die Diagnose wichtiger Hinweis ist der Nachweis von Glykogen in den Tumorzellen bei fehlenden Retikulinfasern. Die Elektronenmikroskopie kann weitere differentialdiagnostische Merkmale zur Abgrenzung z.B. gegen Rhabdomyosarkome liefern (vgl. [133]).

Klinik: Ewing-Sarkome führen zu nasaler Obstruktion, Schmerzen und Schwellung. Frühzeitig kommt es zur lymphogenen und hämatogenen Metastasierung in Lunge, Leber, Hirn und Skelett.

Diagnostik, Differentialdiagnose: Radiologisch sieht man unspezifische, unscharf begrenzte Osteolysezonen. Fehldiagnosen – wie Osteomyelitis – werden häufig gestellt. Trotz klinischer Symptomatik kann das Standardröntgenbild unauffällig sein. Dies macht eine Computertomographie erforderlich, ferner zum Ausschluß von Knochenmetastasen ein Skelettszintigramm [238]. Die Diagnose muß histologisch gestellt werden, wobei der Primärtumor u.U. sehr schwer von einer Metastase zu unterscheiden ist.

Differentialdiagnostisch kommen Neuroblastom, primitiver peripherer neuroektodermaler Tumor, malignes Lymphom, Olfaktoriusneuroblastom, Retinoblastom, Rhabdomyosarkom, undifferenzierte Karzinome und weitere kleinzellige maligne Neoplasmen in Betracht.

Therapiekonzept: Zum gegenwärtigen Zeitpunkt ist die Kombination aus Bestrahlung und zyklischer Chemotherapie die am häufigsten empfohlene Behandlungsmethode. Nur im Einzelfall ohne nachgewiesene Metastasen kommt die chirurgische Entfernung in Betracht.

Prognose: Mitgeteilte Dreijahresüberlebensraten liegen zwischen 40 und 80% [104], Fünfjahresüberlebensraten bei nur 5% [173].

4.4.2 Plasmozytom

Definition: Plasmozytome sind lymphoproliferative Erkrankungen mit ausschließlicher Bildung von Plasmazellen unterschiedlichen Differenzierungsgrades und monoklonaler Gammopathie.

Gewöhnlich ist der Tumor mit dem Auftreten monoklonaler Immunglobuline verbunden, vorwiegend IgG, IgA oder Leichtkettenproteinen. Plasmozytome werden heute als B-Zellymphome mit plasmazellulärer Differenzierung aufgefaßt. Vorwiegend tritt die Erkrankung multipel auf; die wesentlich seltenere solitäre Form wird als Frühform des multiplen Plasmozytoms angesehen [238].

Epidemiologie: Das Plasmozytom ist mit einem Anteil von 50% an allen bösartigen Knochentumoren der häufigste Tumor dieser Art beim Erwachsenen. Im Kopf-Hals-Bereich findet man 90% des selteneren extramedullären Plasmozytoms, das vorwiegend Tonsillen, Mundboden, Zunge und Kieferschleimhaut befällt [263, 331]. Im übrigen ist der Unterkiefer häufiger als der Oberkiefer befallen. Männer sind häufiger betroffen als Frauen. In der sinunasalen Region wird nahezu ausschließlich das solitäre extramedulläre Plasmozytom beobachtet [104].

Makro- und Histopathologie: Die Tumoren können polypoid oder breitbasig ausgebildet sein. Breit aufsitzende wachsen aggressiv und neigen zur Infiltration des Knochens.

Histopathologisch findet man dicht gepackte Zellen, die durch Retikulinfasern in Gruppen unterteilt werden. Mit abnehmendem Differenzierungsgrad nimmt die Polymorphie der Zellen zu. Der Kern liegt charakteristischerweise exzentrisch in einem perinukleären hellen Hof. Man kann Doppel- oder Mehrkernigkeit beobachten.

Lokalisation, Klinik: Etwa 22% der Plasmozytome gehen von der Kieferhöhle aus, ca. 20% von der Nase und dem Siebbeinzellsystem [104]. Das Stirnbein ist selten betroffen [333]. In bis zu 13% der Fälle kommen Halslymphome vor. Bei jedem solitären extramedullären Plasmozytom muß damit gerechnet werden, daß noch andere Herde gefunden werden. Bei ausgedehntem Befall des blutbildenden Markraums können Anämie, Thrombozytopenie und Blutungsneigung auftreten.

Neben einer Schwellung ist Schmerzhaftigkeit das Hauptsymptom. Ferner kann es im Zusammenhang mit einer Auftreibung des Kiefers zu Zahnlockerungen kommen.

Diagnostik, Differentialdiagnose: Röntgenologisch sieht man oft kreisrunde, scharf begrenzte, wie ausgestanzte Osteolysen. Außer der Computertomographie sollten Sonographie und Ganzkörperszintigraphie zum Ausschluß weiterer Herde eingesetzt werden. Knochenmarkspunktion und der Nachweis von Paraproteinen in der Immunelektrophorese bzw. Bence-Jones-Eiweißkörpern im Urin ergänzen die Diagnostik.

Histopathologisch müssen rundzellige Sarkome, Ewing-Sarkom, Retikulumzellsarkom und anaplastisches Karzinom ausgeschlossen werden. Bei der differentialdiagnostischen Abgrenzung hochdifferenzierter Plasmozytome von plasmazellreichen Entzündungen sieht man bei letzteren außer Plasmazellen auch andere Entzündungszellen. Bei der immunhistologischen Untersuchung auf Leichtkettenimunglobuline zeichnen sich Entzündungen durch polyklonale, Plasmozytome durch monoklonale Reaktionen aus. Eine positive Reaktion spricht auch gegen das Vorliegen eines anaplastischen Karzinoms oder eines malignen Lymphoms [104].

Therapiekonzept: Nachgewiesenermaßen solitäre Tumoren werden durch Resektion im Gesunden therapiert. Die Tumoren sind nur mäßig strahlensensibel, jedoch ist bei Rezidiven oder auch bei nicht operablen Prozessen die Radiatio die Behandlung der Wahl. Durch bestimmte Chemotherapieprotokolle sind Remissionen erzielt worden.

Prognose: Bei Befall der sinunasalen Region und des Kiefers wurden Fünfjahresüberlebenszeiten von 53–75% angegeben [103]. Derartig günstige Ergebnisse können aber nur bei solitären Tumoren mit Überlebenszeiten bis zu 8 Jahren erwartet werden. Im übrigen beträgt die Überlebenszeit durchschnittlich 2 Jahre [173]. Da auch bei den solitären Tumoren eine Entwicklung zum multiplen Myelom eintreten kann, und auch nach Jahren noch Rezidive vorkommen, ist die Prognose insgesamt vorsichtig zu beurteilen.

4.4.3 Eosinophiles Granulom

Definition: Die *Histiozytose X* ist eine solitär oder multifokal vorkommende Proliferation von Histiozyten. Unter dem Eosinophilen Granulom versteht man in diesem Zusammenhang eine schmerzlose Knochenläsion, meist beschränkt auf einen Knochen. Weitere Formen der Histiozytose X sind das Hand-Schüller-Christian-Syndrom und das Abt-Letterer-Siwe-Syndrom.

Ätiopathogenese, Epidemiologie, Vorkommen: Die Ätiologie der Erkrankung ist nicht bekannt. Hauptlokalisationen des Eosinophilen Granuloms sind Schädel und Femur. Der Unterkiefer ist 3mal häufiger betroffen als der Oberkiefer, das männliche Geschlecht erkrankt öfter als das weibliche. Das Eosinophile Granulom ist eine Erkrankung der ersten 3 Lebensjahrzehnte.

Makro- und Histopathologie: Die Veränderung ist grau, graurot oder graugelb und weich. Histopathologisch überwiegen zunächst Knochenmarkhistiozyten, später (2. Phase) findet man ein Granulom aus locker liegenden Histiozyten [238]. Hieraus bilden sich in typischer Weise abgerundete Riesenzellen. Dabei treten auch polymorphkernige Leukozyten, Lymphozyten und Plasmazellen mit dichtem Kapillarnetz auf. In einer 3. Phase bilden sich durch Umwandlung von Histiozyten Schaumzellen. Die 4. Phase entspricht einer Abheilungsphase, in der vermehrt Kollagenfasern gebildet werden.

Klinik: Die Erkrankung ist ausgesprochen symptomarm. Schwellung und Schmerzen sind die ersten Anzeichen. Im Bereich der Nase und der Nebenhöhlen sind vorwiegend die Frontal- und Ethmoidalregion betroffen.

Diagnostik, Differentialdiagnose: Radiologisch sieht man typische lytische Läsionen mit scharfem, wie ausgestanzt wirkendem Rand. Im Bereich von Oberkiefer und Siebbein ist die Abgrenzung weniger deutlich. Weitere Herde müssen durch

Ganzkörperszintigraphie, Röntgenuntersuchung des Thorax und radiologische Diagnostik am Schädel ausgeschlossen werden.

Das Röntgenbild allein ermöglicht nicht die Diagnose, die histologisch gestellt werden muß. Radiologisch und histologisch ist die Verwechslung mit einer Osteomyelitis möglich. Je nach histologischem Bild kann auch ein reparatives Riesenzellgranulom, ein sog. „brauner Tumor", ein malignes Lymphom oder ein Plasmozytom differentialdiagnostisch infrage kommen. Das charakteristische Bild mit eosinophilen Zellen und Riesenzellen kann in der Probebiopsie fehlen.

Therapie: Einige Autoren empfehlen die alleinige Bestrahlung aufgrund guter Strahlenempfindlichkeit der Tumoren [185], wogegen andere [238] wegen des häufig jugendlichen Alters der Patienten vor der Strahlentherapie warnen, die mit der Gefahr der Induktion eines bösartigen Knochentumors einhergeht. Dann kommt bei einzelnen Herden die chirurgische Ausräumung, eventuell Defektfüllung mit Spongiosa in Betracht. Für wiederholte Rezidive oder Tumorpersistenz ist außer der Bestrahlung eine Therapie mit Kortison oder Zytostatika angebracht. Spontanheilungen wurden beoachtet [238].

Prognose: Besteht nur ein Herd oder zumindest eine kleine Zahl von Herden, ist die Prognose gut. Andernfalls oder bei Übergang in die Hand-Schüller-Christian- oder Abt-Letterer-Siwe-Krankheit verschlechtert sich die Prognose deutlich. Entwickelt sich aus einer solitären Form nicht innerhalb eines Jahres die disseminierte Erkrankung, dann ist der Patient wahrscheinlich geheilt [185].

4.5 Verschiedene andere Tumoren

4.5.1 Gutartige Tumoren

4.5.1.1 Meningiom

Definition: Meningiome sind primär intrakranielle, seltener auch intraspinale Geschwülste mit Ursprung in Deckzellnestern der Arachnoidea.

Ätiopathogenese, Epidemiologie: Meningiome gehen von multipotenten meningothelialen Arachnoidalzellen aus und werden als Abkömmlinge der Paccionini-Granulationen der Arachnoidea angesehen. Im Bereich von Nase und Nasennebenhöhlen vorkommende Meningiome werden auf eine Heterotopie oder Wanderung bzw. Verschleppung entsprechender Zellen nach peripher zurückgeführt. Während 12–16% aller intrakraniellen Tumoren Meningiome sind, ist deren primär extrakranielles Auftreten extrem selten beobachtet worden. Nach Maran u. Lund gibt es eine Verbindung zur multiplen Neurofibromatose. Extrakranielle Meningiome sind bei Männern häufiger als bei Frauen; der Erkrankungsgipfel liegt um das 3. Lebensjahrzehnt.

Klinik, Vorkommen: Meningiome haben mäßig derbe Konsistenz und können mit Nasenpolypen verwechselt werden. Die extrakraniellen findet man im Sinus frontalis, der Nasenhaupthöhle, im Sinus ethmoidalis, Sinus maxillaris und im Nasopharynx. Sie können sich ferner in die Orbita ausdehnen und wurden auch im Mittel- und Innenohr beschrieben [7]. Die Tumoren wachsen sehr langsam über Jahrzehnte. Die klinische Symptomatik ist wenig charakteristisch, so daß die Gebilde zum Zeitpunkt der Diagnose nicht selten einen Durchmesser von 10cm haben.

Eine diagnostische Schwierigkeit liegt darin, zu entscheiden, ob der Tumor von der Stirnhöhle bzw. dem Ethmoidalzellsystem ausgeht, oder ob es sich um eine Ausbreitung eines duralen Meningioms handelt. Rein intraossäre Meningiome sind selten [347].

Histopathologie: Die Geschwulst besteht aus polygonalen und spindelförmigen Zellen, die häufig in Wirbeln angeordnet sind und im Zentrum verkalkte Psammomkörper aufweisen. Histologisch können synzytiale, transitionale, fibroblastische und angioblastische Subtypen unterschieden werden.

Diagnostik: Die Computertomographie mit Kontrastmittel zeigt Ausdehnung und Ursprung der Gebilde. Man erkennt eine Weichteilmasse mit deutlichem Enhancement nach Kontrastmittelgabe. 2 weitere Charakteristika kennzeichnen diese Tumoren: Einerseits gehen sie mit einer Hyperostose des benachbarten Knochens und Kalzifizierung innerhalb der Tumormasse einher, die auch histologisch nachweisbar ist. Zum anderen tritt das Phänomen des „Pneumosinus dilatans" auf. Dies bedeutet, daß ein benachbarter Sinus sich ausdehnt, im übrigen aber klinisch und röntgenologisch völlig normal erscheint. Diese Veränderung ist nur im Zusammenhang mit Meningiomen und fibroossären Läsionen beschrieben worden.

Therapiekonzept: Die radikale chirurgische Entfernung – oft als kombinierter rhinoneurochirurgischer Eingriff – ist die Behandlung der Wahl. Die vollständige Exzision aus dem Bereich der Stirnhöhlen hinterläßt eine ausgeprägte Deformität, die in gleicher Sitzung rekonstruktiv korrigiert werden sollte [222].

Prognose: Die Prognose der extrakraniellen Meningiome ist meist gut. Lokalrezidive kommen nach vollständiger Entfernung nicht vor, Metastasen sind nicht beschrieben. Da jedoch bis zum Zeitpunkt der Diagnosestellung die Tumoren topographisch ungünstige Ausdehnung erreicht haben, kann die Radikalität schwer erreichbar sein. Es empfiehlt sich, diese Neubildungen anzugehen, bevor durch Tumordruck irreversible Funktionsausfälle wichtiger Nerven aufgetreten sind (z.B. Nn. I, II, V).

4.5.1.2 Reifes Teratom

Definition und Ätiopathogenese: Reife Teratome sind Tumoren oder tumorähnliche Fehlbildungen, die aus verschiedenen reifen Geweben zusammengesetzt sind, die für den Tumorsitz fremd sind und typischerweise von mehr als einer Keimschicht abstammen. Das typische Teratom (im Gegensatz zur Dermoidzyste oder zum Haarpolypen) besteht aus Gewebetypen, die von mindestens 2 oder 3 Keimschichten abstammen. Der Begriff „Epignathus" wurde für eine bizarre Gewebemasse verwendet, die aus einem parasitären Fetus mit andeutungsweise ausgebildeten Organen oder Strukturen besteht. Diese seltene kongenitale Läsion findet man im Keilbein, Nasopharynx oder Gaumen.

Maligne Teratome („Teratokarzinosarkome") sind im Bereich der Schädelbasis extrem selten und ausgesprochen bösartig [248].

Epidemiologie: Etwa 5% dieser Keimzelltumoren entwickeln sich im Kopf-Hals-Bereich. Betroffen sind vor allem männliche Patienten um das 60. Lebensjahr. Ca. 5% der Teratome sollen maligne Anteile enthalten [299].

Makro- und Histopathologie: Die Gebilde können gestielt sein oder breitbasig aufsitzen. Histopathologisch sieht man die unterschiedlichen beteiligten Gewebetypen, wie Fett, Bindegewebe, Muskulatur, Knorpel, Knochen, Haut und Hautanhangsgebilde etc.

Diagnose: Bei genauer radiologischer Diagnostik erkennt man in den Neoplasmen Anteile von Zähnen oder Knochen als strahlendichte Bestandteile. Bei der histologischen Aufarbeitung muß sorgfältig nach malignen Anteilen gesucht werden.

Therapiekonzept: Die Veränderung sollte vollständig chirurgisch entfernt werden. Postoperativ wird Polychemotherapie oder Bestrahlung empfohlen [104].
Prognose: Die überwiegend gutartigen reifen Teratome haben eine gute Prognose. Teratome mit maligner Transformation und sogenannte „Teratokarzinosarkome" [280] haben nur geringe Heilungsaussicht.

4.5.1.3 Odontogene Tumoren

Odontogene Tumoren sind Abkömmlinge der epithelialen und mesenchymalen Anteile der Zahnanlage, die mit oder ohne Bildung von Hartsubstanz (Dentin, Schmelz, Zement) wachsen [104]. Sie können außer dem Tumorcharakter auch die Natur von Fehlbildungen aufweisen. Nur ausnahmsweise findet man z.B. ein zementierendes Fibrom im Stirnbein [27]. Vereinzelt wurde das Zusammentreffen unterschiedlicher odontogener Tumoren mit enzephalokraniokutaner Lipomatose beschrieben [259]. Eine kurzgefaßte Übersicht über diese Tumoren findet sich bei Ganzer et al. [104]. Ausführlicher sind sie bei Prein et al. [238] beschrieben. Der häufigste odontogene Tumor ist das *Ameloblastom,* das beide Geschlechter gleich häufig befällt und in jedem Alter vorkommen kann. Das Ameloblastom kann trotz der Beziehung zu den Zähnen auch mit größerer Ausdehnung im Oberkiefer vorkommen, Nasenatmungsbehinderung und Nasenbluten hervorrufen. Therapeutisch muß eine Resektion weit im Gesunden gefordert werden, weil der Tumor hartnäckig rezidiviert und infiltrativ wachsen kann, wenngleich er nicht metastasiert. Hat ein Ameloblastom die Grenzen des Oberkiefers überschritten, verschlechtert sich die Prognose drastisch [158]. Im übrigen finden sich die ondotogenen Tumoren vorwiegend im Unterkiefer, oder aber mit deutlichem Bezug zum Zahnapparat im Oberkiefer. Als häufiger dentogen erscheinender Tumor wird hier das Myxofibrom (Myxom) ausführlicher dargestellt.

Myxofibrom; Myxom

Definition: Myxome sind seltene, gutartige, meist gefäßreiche, mesenchymale, knollige oder polypöse Geschwülste des embryonalen Schleimgewebes, die aus kleinen spindelförmigen oder sternförmigen Zellen bestehen, die in myxoide Matrix eingebettet sind.

Man unterscheidet ein Weichteilmyxom, das in der Nähe der Schädelbasis bisher nicht beschrieben ist [104], von einem „odontogenen Myxom", das häufiger im Unterkiefer als im Oberkiefer auftritt. Die Tumoren sind im Kopf-Hals-Bereich ausgesprochen selten. Die dentogene Herkunft „odontogener" Myxome ist noch umstritten [238].

Epidemiologie, Vorkommen: Der Tumor tritt vorwiegend im 2.–3. Lebensjahrzehnt auf [238]. Eine Geschlechtsbevorzugung ist nicht bekannt. Als Lokalisation kommt neben dem Befall von Unterkiefer und Kieferhöhle die Siebbein- und die gesamte Nebenhöhlenregion vor. Relativ häufig ist die Beteiligung der vorderen Nasenabschnitte, insbesondere in der Oberlippenumschlagsfalte, mit Beziehung zu den Zähnen mitgeteilt worden. Es wurde auch über Durchwanderung der Schädelbasis und pterionale Lokalisation berichtet [180]. Das Weichteilmyxom kommt in den perioralen Weichteilen sowie in Pharynx und Larynx vor [133].

Histopathologie: Die Geschwulst besteht aus mukoidem Stroma, ist reich an sauren Mukopolysacchariden und enthält spindelförmige, verzweigte Stromazellen, bindegewebige Septen und Kapillaren.

Klinik: Myxofibrome gehen überwiegend mit schmerzlosen Schwellungen einher, wobei auch Entstellungen des Gesichts und Zahnkippungen vorkommen. Im Oberkiefer kann die gesamte Kieferhöhle ausgefüllt sein, u.U. verbunden mit Bulbushochstand und Funktionsstörungen des N. infraorbitalis. Myxofibrome wachsen nur in Verbindung mit vermehrter Schleimproduktion schnell [238]. Der Tumor wächst meist langsam lokal invasiv und destruierend. Metastasen kommen nicht vor. Lokalrezidive sind häufig. Das Myxom des Gesichtsschädels führt aber nur zur lokalen Destruktion [133]. Maligne Entartungen wurden nicht beschrieben.

Diagnostik, Differentialdiagnose: Radiologisch sieht man ein-, häufiger mehrkammerige Osteolysen mit scharfer Abgrenzung gegen den gesunden Knochen, manchmal auch Zahnwurzelresorptionen. Im Röntgenbild ist eine sichere Unterscheidung vom Ameloblastom, von einer fibrösen Dysplasie, dem reparativen Riesenzellgranulom oder von einer Zyste nicht möglich. Die histologische Abgrenzung bereitet jedoch keine Schwierigkeiten.

Therapie: Da nach Kürettagen eine Rezidivquote von 25% angegeben wurde [396], ist die vollständige, möglichst mikroskopisch kontrollierte chirurgische Resektion die Therapie der Wahl. Mit Hinweis auf die mögliche Entartung, die strittig ist, wird aber auch von Einzelnen eine zusätzliche Bestrahlung bzw. bei Sitz im Oberkiefer die komplette Maxillektomie empfohlen.

4.5.2 Bösartige Tumoren

4.5.2.1 Malignes Melanom

Definition: Ein malignes Melanom ist eine bösartige Geschwulst neuroektodermalen Ursprungs.

Epidemiologie: Maligne Melanome stellen 1–4% aller Malignome des Naseninneren [185, 247]. Ungefähr 15% aller malignen Melanome des Körpers treten in der Kopf-Hals-Region auf, etwa ⅕ von ihnen entsteht in der Schleimhaut [133]. Weniger als 1% der Gesamtzahl solcher Tumoren kommt in der Nase und den Nasennebenhöhlen vor [49].

Das 6. und 7. Lebensjahrzehnt sind am häufigsten betroffen, allerdings wird auch der Gipfel im 4.–6. Jahrzehnt angegeben [185]. Nach Hyams et al. haben Schleimhautmelanome eine Bevorzugung des männlichen Geschlechts, eine Auffassung, die von anderen Autoren nicht geteilt wird [104]. Das Erkrankungsrisiko ist bei Weißen 6mal höher als bei der schwarzen Rasse.

Vorkommen: Da im gesamten oberen Luftwegsbereich Melanozyten vorkommen, kann auch das maligne Melanom dort ubiquitär auftreten. Im sinunasalen Trakt gehen die Tumoren am häufigsten vom Septum, der seitlichen Nasenwand sowie der mittleren und unteren Muschel aus. Die Kieferhöhle ist im Verhältnis 6:1 häufiger betroffen als andere Sinus [49]. Auch der Befall des Nasopharynx mit Halslymphknotenmetastasierung ist beschrieben [240].

Klinik: Maligne Melanome findet man als polypoide, u.U. ulzerierte Prozesse, die nicht immer pigmentiert sind. Sie können fleischfarben sein und Nasenpolypen vortäuschen. Erst bei fortgeschrittenem Tumorwachstum kommt es zu Blutungen und Nasenatmungsbehinderung: Noch später treten Schmerzen und Weichteilschwellung des Gesichts auf. Oft bestehen regionale Satelliten. Zwischen 20 und 40% der Patienten bekommen eine Halslymphknotenmetastase [26], etwa 20% entwickeln Fernmetastasen.

Histopathologie: Zytologisch können 3 Untergruppen unterschieden werden: eine mit polygonalen oder runden Zellen; eine mit Spindelzellen und eine gemischtzellige Variante. Die Spindelzellform ist die am stärksten pigmentierte, die polygonalzellige Form ist am häufigsten, die gemischte am seltensten. Auch bei makroskopisch blassen Tumoren kann bei genauem Nachforschen Melanin gefunden werden, das bei über 90% dieser Tumoren vorhanden ist. Wird kein Pigment nachgewiesen, kann die Differentialdiagnose zum anaplastischen Karzinom oder Sarkom schwierig sein.

Diagnostik: Schon vor histologischem Nachweis können z.B. anhand der Darstellung von Einblutungen in den Tumor im NMR differentialdiagnostische Hinweise auf ein malignes Melanom erkennbar sein [118, 206, 240].

Therapiekonzept und Prognose: Nur die vollständige operative Entfernung des Melanoms in einem möglichst frühen Stadium eröffnet die Aussicht auf Heilung. Der Sicherheitsabstand im Gesunden sollte nicht weniger als 2cm betragen, jedoch muß im Einzelfall abgewogen werden, ob einem Patienten mit schlechter Prognose ein entstellender Eingriff zumutbar ist. Der Wert einer Neck dissection hängt vom Stadium (II und III) des Tumors ab [104]. Strahlen- und Chemotherapie haben adjuvanten Charakter und sind in ihrem Nutzen nicht gesichert. Der Verlaufskontrolle dient neben den üblichen bildgebenden Verfahren auch die Überprüfung des Immunstatus. Die Beeinflussung immunologischer Reaktionen des tumortragenden Organismus bietet vielleicht in Zukunft bessere Therapiemöglichkeiten [49].

Nach Maran u. Lund [185] ist die Überlebensrate von Patienten mit malignem Melanom der Nasennebenhöhlen derzeit praktisch Null, während bei Befall des Septums und der seitlichen Nasenwand durchaus Heilungsaussichten bestehen.

Nach Holdcraft u. Gallagher [127] liegt die Überlebensrate für maligne Melanome der Nase und der Nasennebenhöhlen nach 5 Jahren bei 11%, nach Freedman et al. [96] nach 3 Jahren bei 46% und nach 5 Jahren bei 31%. Da jedoch viele Patienten noch in einem Zehnjahreszeitraum sterben, ist die Angabe einer Fünfjahresüberlebensquote wenig aussagekräftig [185]. Für den einzelnen Tumor ist der Verlauf vollkommen unvorhersehbar. Es gibt solche, die nach der Resektion nicht wiederkehren; andere schreiten rasant fort, reagieren nicht auf Therapie und führen innerhalb weniger Monate durch lokale Destruktion und disseminierte Metastasierung zum Tode. Eine weitere Gruppe reagiert zunächst auf eine Therapie, bleibt über lange Zeit ruhend und rezidiviert nach einigen Jahren. So stellt ein malignes Melanom eine permanente Lebensbedrohung dar, unabhängig davon, wie lange bei dem jeweiligen Patienten die Behandlung des Tumors zurückliegt [88, 96]. Die palliative Therapie von Rezidiven oder spät auftretenden Lymphknotenmetastasen kann die Lebensqualität der Patienten verbessern und die Überlebenszeit verlängern, so daß es für eine derartige Behandlung durchaus Indikationen gibt.

4.5.2.2 Olfaktoriusneuroblastom (Ästhesioneuroblastom)

Definition: Olfaktoriusneuroblastome sind seltene, bösartige, aggressive Neoplasmen, die aus Neuroblasten der olfaktorischen Membran bestehen und metastasieren können.

Der Tumor ist charakterisiert durch organoide Massen von primitiven Neurozytoblasten mit Nervenfasern, jedoch ohne Ganglienzellen.

Ätiopathogenese, Vorkommen: Die Tumoren gehen vom Nasendach aus. Obwohl es unterschiedliche Theorien über den eigentlichen Ursprung der Olfaktoriusneuroblastome gegeben hat [59, 262], wird heute überwiegend die Auffassung vertreten, daß die olfaktorische Membran der oberen Nasenhaupthöhle der Ausgangspunkt ist [278]. Hin und wieder beobachtetes Vorkommen in den vorderen unteren Nasenabschnitten bzw. der Kieferhöhle erklärt sich durch das gelegentliche ektopische Vorhandensein olfaktorischer Membrananteile in diesen Regionen [48].

Epidemiologie: Zwischen 3 und 4,8% aller Nasengeschwülste sollen Olfaktoriusneuroblastome sein. Im Material der AFIP-OTR fanden sich in einem 40-Jahreszeitraum ungefähr 200 Fälle. Danach sind Frauen geringfügig häufiger betroffen. Man findet keine rassische Bevorzugung, jedoch eine 2gipfelige Häufigkeitsverteilung bezüglich des Lebensalters, nämlich jeweils im 2. und 6. Lebensjahrzehnt.

Tumoren, die um das 20. Lebensjahr auftreten, haben eine geringere Häufigkeit von Lokalrezidiven, neigen aber stärker zur Metastasenbildung, während die um das 50. Lebensjahr vorkommenden Tumoren öfter lokal rezidivieren und eine geringere Metastasenrate aufweisen. Insgesamt treten in etwa 20% der Fälle regionale Lymphknotenmetastasen, sowie in etwa 30% Fernmetastasen in Lunge, Skelett und Gehirn auf.

Makroskopischer Befund: Diese Tumoren zeigen sich als glänzende, mit Schleimhaut überzogene, weiche, von grau bis violett oder braun gefärbte, polypoide Massen, die leicht verletzlich sind und bei Berührung zur Blutung neigen. Von ihrem Ursprungsbereich im Nasendach wachsen sie infiltrativ zum Siebbein, zur Orbita und in das Endokranium; sie können dabei sehr groß werden.

Histopathologie: Bis vor wenigen Jahren war zur eindeutigen Sicherung der Diagnose eine elektronenmikroskopische Untersuchung erforderlich. Dies setzte voraus, daß bereits klinisch dieser Tumortyp differentialdiagnostisch in Erwägung gezogen wurde. Mit Einführung der Immunhistochemie ist die Diagnosestellung einfacher. Deshalb dürfte die Häufigkeit der früheren Erkennung dieses Tumortypes erheblich ansteigen.

Die Tumorzellen mit runden Kernen und gleichmäßiger Heterochromatinverteilung bilden Rosetten und Pseudorosetten sowie fokale Verkalkungen. Durch fibrovaskuläre Septen werden die Zellen zu Knoten zusammengefaßt.

Nach Ganzer et al. werden 3 histologische Subtypen unterschieden, die in keiner Korrelation zur Prognose stehen sollen (Neuroblastom, Neuroepitheliom, Neurozytom), während Hyams et al. eine histologische Unterteilung nach 4 Graden vorschlagen, die nach eigenen Untersuchungen dieser Autoren am Material der AFIP-OTR durchaus prognostische Bedeutung haben:

Grad I stellt den am meisten differenzierten Tumortyp dar,
Grad II entspricht dem Olfaktoriusästhesioneurozytom,
Grad III dem Olfaktoriusästhesioneuroepitheliom und
Grad IV ist der am wenigsten differenzierte Typ, der dem Olfaktoriusästhesioneuroblastom nach Gerard-Marchant und Micheau [104a] entspricht.

Neurale histochemische Verfahren sind von entscheidender diagnostischer Bedeutung [133].

Diagnostik und Differentialdiagnose: Das undifferenzierte oder wenig differenzierte Karzinom hat differentialdiagnostisch die größte Bedeutung. Die besser differenzierten Olfaktoriusneuroblastome dürften in dieser Hinsicht keine Schwierigkeiten aufwerfen, während die geringer differenzierten Veranlassung geben sollten, ultrastrukturelle oder z.B. Immunoperoxydasetests durchzuführen. Bei nur geringer intranasaler Ausdehnung im CT kann es zur Verwechslung mit primär intrakraniellen Tumoren kommen. In Ergänzung zu den klassischen bildgebenden Verfahren, vor allem dem CT [132], kann die Angiographie das Ausmaß der Vaskularisierung des Tumors zeigen. Sie wird insbesondere dann empfohlen, wenn die intrakranielle Ausdehnung detailliert analysiert werden soll. Ausnahmsweise werden auch Hyperostosen in Olfaktoriusneuroblastomen beobachtet, die die Abgrenzung gegen andere Tumoren mit osteoblastischer Aktivität erfordern [243].

Klinik: Die meisten Tumoren gehen mit Nasenatmungsbehinderung und/oder Epistaxis einher. Seltener kommt es zur Anosmie [59], zu Kopfschmerzen oder Sehstörungen. Je geringer differenziert der Tumor ist, um so kürzer ist die Zeit zwischen Auftreten der Symptome und der Diagnosestellung. In Einzelfällen kann es auch zu Gesichtsdeformitäten und Protrusio bulbi kommen. In etwa 20% der Fälle werden neurologische Komplikationen beobachtet [110]. Selten ist eine zervikale Lymphknotenmetastase das erste klinisch auffällige Zeichen [174].

Kadish et al. [143] sowie Elkon et al. [86] haben ein klinisches Staging vorgeschlagen: Tumoren der Gruppe A sind auf die Nasenhaupthöhle beschränkt; bei Gruppe B sind die Nasennebenhöhlen mit betroffen, bei Gruppe C reicht der Tumor über diese Regionen hinaus.

Therapiekonzept: Die Therapie der Wahl ist die radikale chirurgische Entfernung [28], in der Regel in Kombination mit einer Bestrahlung [90]. Auch unter Chemotherapie wurden Tumorremissionen erzielt [59, 324].

Prognose: Die Fünfjahresüberlebensraten schwanken um 50%. Spätrezidive nach dieser Zeit sind nicht selten, deshalb ist die Langzeitprognose vorsichtig zu stellen.

4.5.2.3 Chordom

Definition: Ein Chordom ist ein maligner Tumor, der charakterisiert wird durch eine Mischung aus hochgradig vakuolisierten Zellen und mukoider Interzellularsubstanz. Es handelt sich um ungewöhnliche dysontogenetische Neoplasmen, die von Resten des Notochord ausgehen.

Ätiopathogenese: Fast 90% der Chordome treten am oberen bzw. unteren Ende der Wirbelsäule auf. Die Geschwulst geht aus intraossär persistierenden, großen, glykogenreichen, vakuolenhaltigen Zellen der Chorda dorsalis aus. Einzelheiten zur Histogenese siehe bei Hyams et al. [133].

Epidemiologie: Chordome können sich in nahezu jedem Lebensalter klinisch bemerkbar machen. Das männliche Geschlecht ist im Verhältnis 3:1 auffallend bevorzugt. Sphenookzipitale Chordome wurden im Mittel im Alter von 38 Jahren, sakrokokzygeale im Alter von 58 Jahren diagnostiziert [57]. Die Chordome der Schädelbasis machen ca. 35% der Gesamtzahl aus [304].

Makro- und Histopathologie: Ein Chordom ist eine gelatinöse, lobulierte, semitransparente, graue Geschwulst. Teilweise ist der Tumor gekapselt.

Histopathologisch ist das typische Chordom mit einer Pseudokapsel aus Bindegewebe versehen, die auch für die Unterteilung in Läppchen sorgt. In den Läppchen findet man Zellreichtum oder eine Muzinansammlung. Vakuolenhaltige, sternförmige und intermediäre Zellen in unterschiedlicher Variabilität sind typisch. Die Vakuolenbildung ist ein kontinuierlicher Prozeß im Leben dieser Zellen, an denen ihr Alter abgelesen werden kann. Eine histologische Variante des kraniozervikalen Chordoms ist das Chondroidchordom, das Merkmale von Chordom und Chondrom oder Chondrosarkom in variabler Ausprägung vermischt. Wegen seiner günstigeren Prognose im Vergleich zu nicht chondroiden Chordomen ist es wesentlich, diese Variante zu erkennen.

Klinik: Die klinischen Zeichen und Symptome hängen vom Sitz und der Ausbreitungsrichtung des Tumors ab. Bei Ausbreitung vom Dorsum sellae aus können die Tumoren nach intrasellär, intrakraniell, intraorbital oder nasopharyngeal wachsen, vom Clivus aus nach intrakraniell oder in den Nasopharynx, von retropharyngealen Buchten in den Pharynx, vom Dens nach intrakraniell und in den Nasopharynx. In über 90% der Fälle sind jedoch Sehstörungen die ersten Symptome, insbesondere Doppelbilder oder Sehfeldausfälle. Nicht selten tritt eine Nasenatmungsbehinderung und Rhinorrhoe auf, häufiger als Symptome vonseiten der Hypophyse. Schmerzen sind nicht ungewöhnlich. Nach einer Untersuchung von Richter et al. [245] zeigten über 90% der kraniozervikalen Chordome eine Geschwulstbildung im Nasopharynx oder der Nase.

Diagnostik: Klassisches radiologisches Bild eines Chordoms ist eine expansive osteolytische Läsion, verbunden mit einer Weichteilmasse. Überwiegender Befund auf nativen Röntgenaufnahmen ist eine Destruktion im Bereich des Clivus und seiner Nachbarschaft, zusammen mit Verkalkungszeichen, die entweder auf Kalziumablagerungen innerhalb des Tumors oder auf Knochensequestrierungen als Folge der Destruktion zurückgeführt werden. Im Angiogramm der A. vertebralis sieht man eine avaskuläre Masse in der Mittellinie mit Bezug zum Clivus. Die A. basilaris ist charakteristischerweise nach superior und posterior verlagert und weist eine deutliche posteriore Konvexität auf.

Therapie und Prognose: Die vollständige chirurgische Entfernung eröffnet die besten Heilungsaussichten und ist deshalb anzustreben, wird aber im kraniozervikalen Bereich selten erzielt [10]. Aufgrund der Schwierigkeiten bei der kompletten Resektion kommt es häufig zu Rezidiven. Insofern ist wegen des langsamen Wachstums des Tumors eher eine Lebensverlängerung, nicht aber Heilung erzielbar, insbesondere mit einer Kombinationstherapie aus Operation und postoperativer Bestrahlung [311].

Das nicht-chondroide Chordom der kraniozervikalen Region hat demnach keine gute Prognose. Der Tod kann schnell oder sehr protrahiert über einen Zeitraum von 10–20 Jahren folgen. Innerhalb der ersten 5 Jahre sterben etwa 80% der Patienten. In der Literatur findet sich kein Fall mit einer Überlebenszeit von mehr als 20 Jahren [133]. Nach anderen Erhebungen liegt die tumorfreie Fünfjahresüberlebensrate bei 30–50% [304]. Sehr selten sind auch Metastasen beschrieben worden.

Bei gleichem Behandlungskonzept haben Chondroidchordome eine deutlich bessere Prognose.

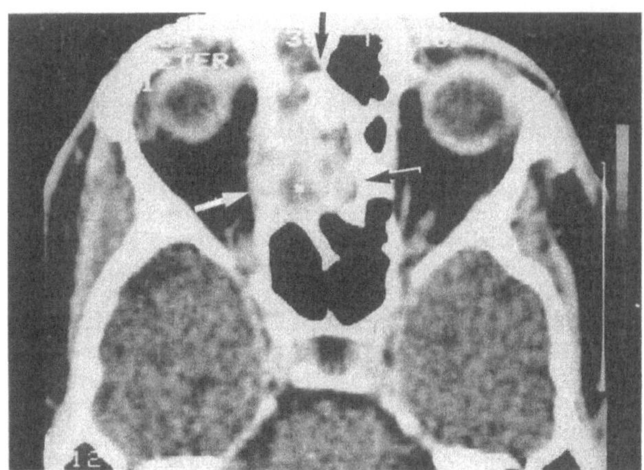

Abb. 3. Pat. R. D., männl., 46 J., Verdacht auf Tumorrezidiv im Siebbein-Orbitabereich links, 7 Jahre nach Bestrahlung eines Nasopharynxkarzinoms und 3 Jahre nach Entfernung einer Metastase frontobasal links mit Duraplastik unter Verwendung von Histoacryl. Histologisch kein Tumor, sondern Fremdkörpergranulom („Histoacrylom“) um Histoacryl

4.6 Tumorähnliche Erkrankungen

4.6.1 Inflammatorischer sinunasaler Polyp

Nasenpolypen entstehen am häufigsten in der Ethmoidalregion und im oberen Teil der Nasenhöhle. Es handelt sich um polypoide Produkte der sinunasalen Schleimhaut mit variablen entzündlichen Veränderungen. Die meisten nasalen Polypen entstehen auf allergischer Basis, manche sind ätiologisch auf chronische Entzündung, chemische oder metabolische Reize zurückzuführen. Bei Mukoviszidose enthalten nasale Polypen zystische Drüsen, die mit einem mukoiden Material gefüllt sind.

Einzelheiten zur sinunasalen Polyposis werden von Stammberger dargestellt. Im hier zu besprechenden Zusammenhang ist erwähnenswert, daß entzündliche Polypen makroskopisch gelegentlich von echten Tumoren nicht unterschieden werden können, so daß außer radiologischer auch histologische Diagnostik erforderlich ist (vgl. hierzu [133]).

4.6.2 Mukozele

Mukozelen der Nasennebenhöhlen kommen gehäuft in der Stirnhöhle vor, aber auch im Siebbein und in der Keilbeinhöhle [298, 313]. Sie entstehen infolge einer Blockierung des Ostiums vor allem nach Trauma oder nach Operation. Die Erhöhung des Druckes innerhalb der Zele kann eine Hernienbildung durch einen Defekt in der Nebenhöhlenwandung z.B. nach intrakraniell oder intraorbital zur Folge haben.

Radiologische Zeichen von Mukozelen sind Verschattungen der Nasennebenhöhlen, Ausdünnung, Unterbrechungen und Vorwölbung der Knochenwände, sowie Entkalkungen [98]. Die konvexbogigen Vorwölbungen der Zelen können vor allem auch im Computertomogramm als glatt begrenzte Veränderung gut dargestellt werden. Sehr hilfreich ist bei der differentialdiagnostischen Abgrenzung der Einsatz der Kernspintomographie mit Gadolinium-Enhancement.

4.6.3 Fremdkörpergranulom, „Histoacrylom“

In seltenen Fällen kann die Anwendung des Gewebeklebers Butyl-2-Cyanoakrylat (Histoacryl; Firma Braun, Melsungen) z.B. zur Duraplastik [176] neben Nekrosen an der Hirnoberfläche Anlaß zu ausgedehnten Granulationsgewebebildungen auch noch Jahre nach der Anwendung sein. Dieses Granulationsgewebe täuscht u.U. im Anschluß an eine Duraklebung nach Tumorentfernung ein Tumorrezidiv vor (Abb. 3). Dies kann schwerwiegende Folgen für den Patienten haben, wenn aufgrund dieses Befundes eine nochmalige „Tumoroperation“ geplant wird.

Aus diesem Grunde ist vor der Anwendung des noch im Handel erhältlichen Gewebeklebers Histoacryl zur Duraplastik zu warnen.

4.6.4 Meningozele, Meningoenzephalozele

Definition: Hierbei handelt es sich um nicht neoplastisches, extrakraniell gelegenes, neurales Gewebe bzw. dessen mesodermale Hülle.

Ätiopathogenese: Großenteils sind diese Zelen Entwicklungsfehlbildungen, seltener sind sie Folgen von Traumen. Sie entstehen aufgrund einer Hernienbildung durch einen Defekt in der Schädelbasis bzw. Kalotte. Man unterscheidet zwischen *Meningozele* (Hernienbildung von Hirnhäuten), *Meningoenzephalozele* (enthält Hirnhäute und Hirn) und *Meningoenzephalozele* (enthält Hirnhäute, Hirn und Anteile des Ventrikelsystems). Soweit Hirn enthalten ist, ist es funktionslos und atypisch strukturiert, so daß seine Abtragung an der Schädelbasis folgenlos bleibt.

Epidemiologie: Insgesamt sind diese Veränderungen im Kopfbereich seltener als in der Lumbosakralregion. An der Schädelbasis betrifft etwa ein Viertel den Bereich der Nase, der Nasennebenhöhlen und der Orbita. Die Veränderungen sind oft mit anderen kraniofazialen Anomalien vergesellschaftet und dann leicht zu erkennen. Die Häufigkeit liegt bei etwa einer auf 4000 Geburten, meist werden sie zwischen dem 5. und 10. Lebensjahr entdeckt. Die Geschlechtsverteilung ist gleichmäßig, eine familiäre Prädisposition besteht nicht.

Vorkommen: Die Zelen lassen sich in 3 Kategorien einteilen. 75% der Fälle liegen okzipital, 15% im Vorderschädel und dort oberhalb des Dorsum nasi im Bereich der Orbita und der Stirn. 10% liegen basal und entwickeln sich als Hernien in den oberen Nasengang, den Nasopharynx bzw. die Fossa pterygopalatina. Okzipitale Enzephalozelen sind die häufigste Form in Westeuropa, während die anterioren in den östlichen Ländern gehäuft angetroffen werden [239]. Hyams et al. [133] geben eine genauere Übersicht über Unterschiede zwischen basalen Zelen und solchen des Vorderschädels.

Klinik: Basale Meningoenzephalozelen zeigen sich in der Nasenhaupthöhle oder dem Nasopharynx, evtl. sogar durch die Mundhöhle im Bereich des Gaumens, oder sie treten im hinteren Abschnitt der Orbita bzw. der Fossa pterygopalatina auf. Häufig verursachen basale Enzephalozelen eine Nasenatmungsbehinderung. Sie stellen eine ständige Gefahr bezüglich der Ausbildung einer Rhinoliquorrhoe oder Meningitis dar, wenngleich Liquorrhoe und Meningitis oft erst nach chirurgischer Intervention bzw. Probeexzision oder irrtümlicher „Polypektomie“ auftreten [185]. Vorderschädelhernien können eine äußerlich erkennbare Vorwölbung in der Mittellinie am Nasendach oder am Übergang zwischen knöchernem und knorpeligem Nasenrücken bzw. nahe dem inneren Kanthus hervorrufen. Nasendach und -rücken können aufgeweitet sein, verbunden mit einem leichten Auseinanderweichen der Augen. Diese extranasalen Gebilde sind glatt, fest, elastisch und nicht komprimierbar. Sie erscheinen leicht rot oder bläulich, bei Kompression der V. jugularis auf beiden Seiten kann es zur Vergrößerung kommen.

Intranasale Befunde können mit Nasenpolypen verwechselt werden, obwohl sie weniger transparent als diese erscheinen. Septum und Nasenknorpel und -knochen können verdrängt sein. Die Gebilde gehen von einem Stiel aus, der hoch im Nasengewölbe sitzt. Intranasale und extranasale Komponenten können auch gemeinsam vorkommen (nach Hyams et al. [139] in 10% der Fälle), dann stehen beide Anteile in Verbindung durch einen Defekt im Nasenbein. Die Zelen werden üblicherweise mit dem Wachstum des Patienten langsam größer.

Diagnostik: Zunächst ist es wichtig, an diese Veränderung bei der Untersuchung zu denken, damit nicht unglücklicherweise eine Probebiopsie entnommen wird. Ferner muß geklärt werden, ob eine Verbindung nach intrakraniell besteht, oder ob es sich um eine rein extrakranielle Veränderung im Sinne eines Glioms handelt (s. unten). Hierfür ist ein Kernspintomogramm, ein Computertomogramm, eventuell auch eine Hirnszintigraphie erforderlich.

Histopathologie: Man findet histologisch die Befunde des geweblichen Aufbaus von Hirnhäuten bzw. atypischem Gehirn oder Ventrikelsystem.

Therapiekonzept: Die Behandlung der Wahl ist die chirurgische Entfernung möglichst bald im Anschluß an die Diagnosestellung. Die Entscheidung zwischen einem intra- oder extrakraniellen Zugang hängt von der Verbindung des Gebildes nach intrakraniell ab.

4.6.5 Heterogenes Hirngewebe, Gliom

Definition: Gliome stellen isoliertes, heterotopes Hirngewebe dar.

Sie haben einen den Meningoenzephalozelen vergleichbaren Ursprung, jedoch ist der Knochendefekt, durch den die Hernienbildung stattgefunden hat, verschlossen.

Ätiopathogenese, Vorkommen: 60% der Gliome finden sich extranasal, 30% intranasal und 10% kombiniert. Ein bindegewebiger Kontakt nach intrakraniell besteht in einigen Fällen weiter.

Da der Begriff „Gliom" das Vorhandensein eines echten Tumors suggeriert, wird er von einigen Autoren abgelehnt [133].

Histopathologie: Histologisch findet man reifes Gliagewebe mit Astrozyten und Gliafasern, unterteilt durch fibröse, vaskularisierte Septen. Selten sieht man einzelne Nervenzellen und Axone.

Klinik: Extranasale Gliome findet man in der Region von Stirn und Nasenwurzel in der Mittellinie oder paramedian [254]. Intranasale Gliome gehen vom Septum, häufiger aber von der mittleren Muschel aus. Gliome sind derb, können aber mit Nasenpolypen verwechselt werden.

Therapiekonzept: Die Gebilde werden operativ entfernt. Gelegentlich wird dabei die Dura eröffnet, so daß eine Duraplastik erforderlich ist.

4.6.6 Tumorähnliche Erkrankungen des Knochens

4.6.6.1 Fibröse Dysplasie

Definition: Die fibröse Dysplasie ist eine sich selbst begrenzende, nicht gekapselte Erkrankung, charakterisiert durch den Ersatz des normalen Knochens durch zelluläres fibröses Bindegewebe, das unregelmäßige Trabekel von unreifem, nicht lamellärem, metaplastischem Knochen enthält.

Ätiopathogenese, Epidemiologie: Die Ätiologie der Erkrankung ist nicht geklärt. Sie kann schon im frühen Lebensalter auftreten, entwickelt sich während der Kindheit aktiv weiter und stabilisiert sich im Erwachsenenalter [185]. Die meisten Fälle fibröser Knochendysplasie werden vor dem 20. Lebensjahr diagnostiziert, nach der 5. Lebensdekade wird die Diagnose nur noch selten gestellt. Die weiße Rasse ist erheblich stärker betroffen als die schwarze [133]; zumindest bei der monostotischen Form scheint das weibliche Geschlecht häufiger befallen.

Klinisches Bild: Man unterscheidet 3 Formen der fibrösen Knochendysplasie:
- die monostotische Form,
- die polyostotische Form,
- und das McCune-Albright-Syndrom, das eine Kombination der polyostotischen fibrösen Dysplasie mit Hyperpigmentation der Haut und endokrinen Hyperfunktionszuständen wie (Pseudo-)Pubertas praecox bzw. Hyperthyreose darstellt [171]. Das Albright-Syndrom kommt schätzungsweise in einem von 30–40 Fällen fibröser Dysplasie vor [133].

Der Schädel ist bei ca. 15% der Fälle beteiligt. Die monostotische Form überwiegt und findet sich zu etwa ⅓ im Kieferbereich [69]. Am häufigsten manifestiert sich die Erkrankung an der Maxilla, gefolgt von der Mandibula. Sinus frontalis und sphenoidalis sind durch den Prozeß nicht selten obliteriert. Das Siebbein ist als Ursprungsregion nur in Einzelfällen bekannt [236].

In ¾ der Fälle führt eine Schwellung im betroffenen Knochenbereich die Patienten zum Arzt. Schmerzen treten nicht häufig auf. Die Deformierung und eventuelle funktionelle Folgezustände – z.B. durch Kompression von Hirnnerven (Optikusatrophie) – sind die einzigen Beschwerden. Die monostotische Form soll nach Abschluß der Pubertät nicht mehr im Wachstum fortschreiten; jedoch sind Wachstumsschübe bis ins 4. Lebensjahrzehnt beschrieben worden [238].

Makro- und Histopathologie: Das makroskopische Erscheinungsbild hängt vom Grad der Ossifizierung, der Vaskularisierung und eventuell begleitender Blutung ab. Die Farbe reicht von weiß über grau bis hellgelb. Die Schale des Prozesses ist oft dünn. Im Zentrum findet sich fibröses Gewebe, das weich und ödematös, aber auch fest und gummiartig sein kann. Die Ränder der Läsion sind meist diffus und unscharf. Eine Kapsel gibt es nicht. Im Gegensatz zum ossifizierenden Fibrom ist eine eindeutige Abgrenzung zum gesunden Knochen in der Regel nicht möglich.

Histologisch sind 3 Typen beschrieben [185]. Den ersten sieht man bei jüngeren Patienten, mit reichlich zellulärem Bindegewebe und zahlreichen Mitosen. Knocheninseln sind dünn gesät. Beim älteren Kind oder Jugendlichen sieht man die ruhende bzw. potentiell aktive Form mit reiferem Bindegewebe, weniger Mitosen und deutlicher knöcherner Komponente. Die 3. Form ist der inaktive Zustand, der durch die Degeneration von Bindegewebe und Matrix, lamellären Knochen und einen Osteoblastenrand gekennzeichnet ist.

Diagnostik und Differentialdiagnose: Das radiologische Bild ist nicht unbedingt eindeutig. Es kann von einer diffusen, einheitlichen Sklerose, die der Knochenkontur folgt, bis zu einer Oberkieferveränderung reichen, die mit Obliterierung der Kieferhöhle und Einbeziehung des Infraorbitalrandes und der Wangenknochen einhergeht. Meist sieht man scharf begrenzte osteolytische Herde. Radiologisch ist eine sichere Abgrenzung gegenüber Riesenzellgranulomen, Zysten, Hyperparathyreoidismus, ossifizierendem Fibrom oder Ameloblastom nicht möglich. Hat eine nennenswerte Ossifizierung stattgefunden, kann im Röntgenbild ein milchglasartiger Befund („Ground glass") nachweisbar sein. Radiologisch können ferner multi- oder unilokuläre septierte Knochenaufhellungen mit vorgebuckelter Kompakta demonstriert werden.

Im Stadium erhöhter Aktivität soll ein signifikanter Anstieg der Hydroxyprolinwerte nachweisbar sein [129].

Letztlich wird die Diagnose der fibrösen Knochendysplasie durch das Zusammenfassen aller Befunde und den Verlauf einer Nachbeobachtungsperiode gestellt. Bezüglich der wichtigsten Differentialdiagnose gegenüber dem ossifizierenden Fibrom ist herauszustellen, daß die Knochentrabekel bei fibröser Dysplasie ausschließlich aus Faserknochen bzw. Faserosteoid bestehen. Beim ossifizierenden Fibrom findet man *teilweise* Lamellenknochen mit Osteoblastensäumen [69].

Therapiekonzept und Prognose: Im wesentlichen beschränkt sich die Behandlung auf modellierende Chirurgie, sofern Schmerzen, Frakturen bzw. funktionell oder ästhetisch störende Folgen auftreten. Hierzu gehört auch die Entlastung von Hirnnerven durch Dekompression, eventuell auch prophylaktisch, besonders wenn der N. opticus im Keilbein betroffen ist. Sind Hirnnervenausfälle erst manifestiert, sind sie irreversibel. Bestrahlung ist zu vermeiden, weil sie therapeutisch wertlos ist und die sehr selten beschriebenen Fälle maligner Entartung durchweg nach einer Radiatio auftraten [185]. Wegen der prinzipiellen Möglichkeit von späten Wachstumsschüben und Malignisierung wird aber eine sorgfältige klinische und radiologische Nachkontrolle empfohlen [238].

4.6.6.2 Reparatives Riesenzellgranulom

Definition: Ein reparatives Riesenzellgranulom ist eine reaktive Läsion, die aus zellulärem Bindegewebe besteht, das Blutungsherde und Ansammlungen von vielkernigen, osteoklastenähnlichen Riesenzellen enthält. Ein von Riesenzellen beherrschtes Gewebsbild weist eine ganze Reihe von Neubildungen auf, die aber nicht alle echten Geschwulstcharakter besitzen. So werden die eigentlichen, zentralen Riesenzelltumoren („intraossäre Epulis") von reparativen Riesenzellgranulomen unterschieden, die ihrerseits histologisch ähnlich sind dem braunen Tumor bei Hyperparathyreoidismus, also der Osteodystrophia fibrosa cystica generalisata Recklinghausen. Einige Autoren [133, 238] heben hervor, daß die meisten Riesenzelläsionen am Gesichtsschädel nicht tumoröser Natur sind und bezweifeln sogar, daß echte Riesenzelltumoren außerhalb der langen Röhrchenknochen überhaupt vorkommen.

Epidemiologie: Etwa die Hälfte der Patienten mit reparativen Riesenzellgranulomen ist zum Zeitpunkt der Diagnose jünger als 20 Jahre, wenige sind älter als 30 Jahre. Im Gegensatz dazu werden echte Riesenzelltumoren nur selten bei Patienten im Alter unter 20 Jahren beobachtet [238]. Frauen sollen häufiger als Männer betroffen sein.

Vorkommen: Riesenzelläsionen findet man vor allem im Ober- und Unterkiefer, aber auch an Schädelknochen, dem Keilbein und Schläfenbein (bei diesem Befall können sensorineurale Schwerhörigkeit, Schwindel und Tinnitus auftreten). Auch an der mittleren Muschel, dem äußeren Nasenskelett und dem harten Gaumen wurden solche Granulome beschrieben.

Klinik: Wochenlang anhaltende Schwellungen und gelegentlich Schmerzen sind die ersten Symptome. In der Schwangerschaft wird manchmal auffälliges Größenwachstum der Prozesse beobachtet. Bei Befall des Keilbeins kommt es zu Stirnkopfschmerzen und Doppelbildern.

Diagnose: Radiologisch sieht man Auflösungszonen mit Knochendurchbrüchen nach innen und außen. Der Prozeß ist meist gut abgrenzbar, eventuell multilokulär.

Histopathologie: Man erkennt ein Fibroblastennetzwerk mit multiplen Blutungsherden, ovalen Fibroblasten und zahlreichen vielkernigen Riesenzellen vom reaktiven Typ neben einigen chronischen Entzündungszellen. Gelegentlich können Bälkchen von neuem Knochen oder Osteoid präsent sein.

Differentialdiagnose: Echte Riesenzelltumoren, der „braune Tumor" bei Hyperparathyreoidismus, aneurysmatische Knochenzysten, reaktive Riesenzellprozesse unbekannter Genese, einige Formen der Histiozytose, das osteogene Sarkom und auch die fibröse Dysplasie können mit Riesenzellgranulomen verwechselt werden (vgl. [133] sowie [129]). Besonders schwierig ist histomorphologisch die Abgrenzung gegen den Riesenzelltumor. Hier hilft die Tatsache weiter, daß echte Riesenzelltumoren – wenn überhaupt – nur sehr selten im Gesichtsschädel vorkommen. Im Gegensatz zum Riesenzelltumor finden sich im Riesenzellgranulom weder Kernpolymorphien noch -hyperchromasien und nur vereinzelte Mitosen. Während beim Riesenzelltumor die Riesenzellen ziemlich gleichmäßig verteilt sind und auch ihre Größe und Zellkernzahl nur wenig variiert, sind die Riesenzellen im Riesenzellgranulom unregelmäßig verteilt und von unterschiedlicher Größe, mit einer stark wechselnden Zahl von Zellkernen, die jedoch meist deutlich unter derjenigen bei Riesenzelltumoren liegt [238]. Der „braune Tumor" beim Hyperparathyreoidismus ist histologisch identisch mit dem Bild eines Riesenzellgranuloms. Jedes Riesenzellgranulom muß Veranlassung geben, einen Hyperparathyreoidismus auszuschließen.

Therapie und Prognose: Der Ort der Läsion heilt nach Ausschälung des Prozesses in der Regel durch neues Knochenwachstum folgenlos aus. Die Rezidivrate liegt allerdings mindestens bei 10–15%. Malignisierung soll in 10% der Fälle vorkommen [173], dann liegen aber wohl echte Riesenzelltumoren vor. Diese Tatsache hat dazu geführt, daß eine umfassendere Resektion bei solchen Prozessen vorgeschlagen worden ist. Sogar die zusätzliche Strahlentherapie wird nicht ausgeschlossen. Jedoch sehen manche Autoren [91] hierin die Gefahr der Induktion einer sarkomatösen Entartung.

Maligne Riesenzelltumoren der Schädelbasis werden als nicht kurabel angesehen, während solche, die als Rarität an der Kalotte vorkommen, noch heilbar sind [124].

Auf die Gefährlichkeit von Riesenzelltumoren der Schädelbasis haben schon Kleinsasser u. Albrecht [151] hingewiesen.

Zur Differentialdiagnose zwischen reparativem Riesenzellgranulom und Riesenzelltumor des Knochens vgl. Hyams et al. [133].

4.6.6.3 Hyperparathyreoidismus (Osteodystrophia fibrosa cystica generalisata (v. Recklinghausen); Osteitis fibrosa cystica)

Definition, Ätiopathogenese: Bei der Erkrankung handelt es sich um eine endokrine Störung, ausgehend von den Nebenschilddrüsen. Deren Überfunktion führt zu erhöhter Phosphorausscheidung und Mobilisierung von Kalzium aus dem Knochen. Der Knochen wird abgebaut, in den Defektbezirken bildet sich fibröses Mark mit Blutungen, Riesenzellen und Zysten. Dies kennzeichnet die „braunen Tumoren“ dieser Erkrankung.

Vorkommen: Im Kopf-Hals-Bereich finden sich diese Veränderungen im Oberkiefer mit Beteiligung der Nebenhöhlen bzw. der Schädelbasis und Kalotte. Insgesamt ist die Läsion selten.

Diagnose: Ergibt eine Probeexzision diesen Verdacht, muß durch entsprechende internistische Untersuchung und Kontrolle der Laborparameter ein Hyperparathyreoidismus nachgewiesen werden. Gelingt dies nicht, ist differentialdiagnostisch am ehesten an eine Variante der zentralen Riesenzellgranulome bzw. -tumoren zu denken [129].

Therapie, Prognose: Im Falle des Hyperparathyreoidismus heilen die Knochenläsionen nach Entfernung des oder der Nebenschilddrüsenadenome weitgehend aus; nur sehr große Defekte können als zystische Befunde radiologisch nachweisbar bleiben.

Zu den tumorähnlichen Erkrankungen des Knochens wären ferner u.a. die *solitäre* und die *aneurysmatische Knochenzyste* zu zählen, die aber ganz überwiegend im Unterkiefer vorgefunden werden und selbst bei Befall des Oberkiefers die Schädelbasis praktisch nie erreichen [vgl. 238].

5 Chirurgie der Tumoren und Pseudotumoren („tumorähnlichen Läsionen“ der frontalen Schädelbasis

Allgemeiner Teil

5.1 Vorbemerkungen

5.1.1 Allgemeines

Tumoren der vorderen Schädelbasis können extrakraniell von den Nasennebenhöhlen – nämlich der Stirnhöhle, dem Siebbeinzellsystem, der Keilbeinhöhle, aber auch von der Kieferhöhle – dann sowohl über das Siebbeinzellsystem wie über die Orbita, Richtung Endokranium vordringen. Von *intrakraniell* her gesehen kann es sich um Tumoren handeln, die ihren Ausgang – von vorne nach hinten – von der Stirnhöhlenhinterwand bzw. dem Stirnhöhlenboden, dem Siebbeindach, der Lamina cribrosa, dem Planum sphenoidale und dem Tuberculum sellae nehmen [254]. Die Beurteilung des Tumorwachstums an der Schädelbasis spielt für die chirurgische Planung eine große Rolle. Der intraoperativen Schnellschnittuntersuchung kommt eine wesentliche Bedeutung zu. Bei der Tumorresektion muß man sich dem jeweiligen Befund anpassen. Dies bedeutet, daß *keine Standardoperationen für die Tumorresektion* beschrieben werden können [62], vielmehr muß der Operateur das gesamte Repertoire der verschiedenen Zugangswege seines Fachs beherrschen. Nur dann kann er sich flexibel dem Einzelfall anpassen. Darüber hinaus wird durch die interdisziplinäre Autorenschaft dieses Referatebandes deutlich, daß die Schädelbasis – lange Zeit ein chirurgisches Niemandsland – seit Ende der 60er Jahre aufbauend auf Pionieren der verschiedenen Fachgebiete, zunehmend Gegenstand interdisziplinärer Diskussion und Zusammenarbeit ist [94, 117, 134, 254, 255, 258, 264, 281]. Die Lösung zahlreicher Probleme, die sich dem Operateur *eines* Fachgebietes stellen, wenn er in Regionen der benachbarten Disziplin kommt, ist gerade in der Tumorchirurgie der vorderen Schädelbasis durch fachübergreifendes Verständnis und die gemeinsame Erarbeitung des chirurgischen Konzepts möglich. Dies wurde bereits in Kapitel 1 angesprochen. Die Integration von Operationstechniken mehrerer Fachgebiete sowie die mikrochirurgische Präparationsweise erlauben gewebeschonendes Arbeiten, so daß sowohl Mortalität als auch Morbidität nach solchen Eingriffen deutlich gesenkt werden konnten. Dies hat zur Konsequenz, daß der in der Otorhinolaryngologie beheimatete Schädelbasischirurg, den man in Anlehnung an die Definition von Wullstein (1972) treffend *Otorhinobasischirurg* nennen könnte, den jeweiligen operativen Standard der benachbarten Fachdisziplinen wie Neurochirurgie, Mund-, Kiefer- und Gesichtschirurgie und Ophthalmochirurgie einschließlich der Vor- und Nachteile der dort geübten operativen Verfahren kennen sollte. Nur dann kann er entscheiden, wann er im individuellen Fall die Hilfe der Nachbardisziplinen braucht, um eine *optimale* Versorgung zu gewährleisten. Weiterhin sollte er fundierte Erfahrungen in allen makro- und mikrochirurgischen Operationstechniken einschließlich des mikrovaskulären Gewebetransfers haben. Schließlich ist die Beherrschung der plastisch-rekonstruktiven Maßnahmen im Kopf-Halsbereich unverzichtbare Voraussetzung für erfolgreiche Arbeit auf diesem schwierigen Gebiet.

5.1.2 Unterstützende Maßnahmen bei stark vaskularisierten Tumoren

Interventionelle Neuroradiologie. Bei einer Reihe von hochvaskularisierten Neubildungen kann die interventionelle Neuroradiologie dem Operateur eine wirksame Hilfestellung zur Verringerung des intraoperativen Blutverlusts geben. Dies betrifft den Rhinochirurgen an der vorderen Schädelbasis vor allem bei Angiofibromen. Je nach Vaskularisation können aber auch andere gut- und bösartige vaskuläre Tumoren, wie angiomatöse Polypen, extranasopharyngeale Angiofibrome, nasale, paranasale und nasopharyngeale Paragangliome, Meningeome, Hämangiome, Hämangioperizytome und Ästhesionneuroblastome nach präoperativer Embolisierung leichter entfernt werden [78, 165]. Darüber hinaus ist damit die Rate der Rezidive aufgrund inkompletter Operation zu senken. Lasjaunias [164] wies allerdings erst jüngst darauf hin, daß die kombinierte neuroradiologische und chirurgische Behandlung nur dann als optimal anzusehen ist, wenn Morbidität und Mortalität nach der Embolisierung auf nahezu Null gesenkt sind. Dies hängt nicht nur von der technischen Erfahrung, sondern auch von einem profunden anatomischen Wissen des *interventionellen Neuroradiologen* ab. Vaskuläre Anastomosen des tumorversorgenden Gefäßnetzes mit der A. ophthalmica, dem Sinus cavernosus und der A. vertebralis stellen Gefahrenquellen für die Embolisierung dar, welche der Erfahrene ohne Schwierigkeiten umgehen kann. Es gibt allerdings auch Arbeitsgruppen, welche die präoperative Embolisierung von Angiofibromen für nicht sinnvoll erachten. Phelps et al. [235] beispielsweise begründen dies damit, daß sie in 3 Fällen Tumorrezidive trotz erfolgreicher Embolisierung und nachfolgender Operation sahen. Unsere eigenen Erfahrungen entsprechen dem Gegenteil. Bei 13 embolisierten Angiofibromen (Prof. Dr. J. P. Haas, Frau Dr. Kahle, Radiologisches Institut, Klinikum Fulda), davon 12 Tumoren der Klassen III und IV nach Fisch, sahen wir in der Nachbeobachtungszeit zwischen 1 und 10 Jahren kein Rezidiv [80, 81].

Die Embolisierung von *malignen* Tumoren der Schädelbasis kann aus folgenden Gründen sinnvoll sein [165]:

1. Verbesserung der Voraussetzungen für die Durchführung einer intraarteriellen Chemotherapie durch den Verschluß von Kollateralen
2. Palliative Verkleinerung von inoperablen Tumoren.
3. Kontrolle von akuten oder chronischen Tumorblutungen, die durch Maßnahmen von außen an der Blutungsstelle selbst oft schwer beherrschbar sind.

Von großer praktischer Bedeutung ist auch die histologisch abgesicherte Beobachtung von Valavanis und Fisch [320]: Lassen sich angiographisch im horizontalen Verlauf der A. carotis interna in der Felsenbeinspitze bei Glomustumoren Einengungen nachweisen, ist stets von einer Tumorinfiltration der Gefäßwand auszugehen und die A. carotis interna nicht zu erhalten.

Cell Saver. Wir selbst haben 1991 [78] erstmals für die Chirurgie an der Schädelbasis darauf hingewiesen, daß der Einsatz des sogenannten *Cell Savers* die sofortige Autotransfusion des Patientenblutes nach Filtration und Reinigung erlaubt. Damit wird es möglich, die Präparation von stark vaskularisierten Tumoren trotz erheblicher Blutungen z.B. aus dem Sinus cavernosus fortzuführen und eine vollständige Tumorentfernung zu erreichen. Der Cell Saver, zuerst in der Herzchirurgie im Einsatz, wird auch von den Unfallchirurgen und Urologen routinemäßig eingesetzt. Er eignet sich damit hervorragend zur interdisziplinären Nutzung [78].

5.1.3 Strahlentherapie

Die Frage des Für und Wider einer prä- oder postoperativen beziehungsweise alleinigen *Strahlentherapie* wird für die verschiedenen benignen und malignen Tumoren außerordentlich *kontrovers* diskutiert. Im Rahmen eines chirurgischen Referats kann darauf deshalb nur kursorisch eingegangen werden. Neuere Übersichten mit speziellem Blick auf die Radiotherapie der Schädelbasis liegen von Wannenmacher et al. [1986] sowie von Deutsch (1987) vor. Wannenmacher et al. haben in übersichtlichen Tabellen Behandlungsempfehlung, Radiosensitivität, Radiokurabilität und Dosis für Primärtumoren der Schädelbasis (Tabelle 1), sekundär die Schädelbasis infil-

Tabelle 1. Strahlentherapie bei primären Schädelbasistumoren (Wannenmacher et al. 1986 [326])

	Therapie Operation	Rad.	Radio-sensitivität	Radio-kurabilität	Dosis (Gy)
Ästhesioneuroblastom	+	+	+	+	50
Chondrom	+	–	–	–	–
Chordom	+	+	–/+	–/+	60–70
Juveniles Angiofibrom nur bei Mehrfachrezidiven	+	+	+	+	35–40
Plasmozytom	–	+	+	+	50
Ewing-Sarkom	+	+	+	–/+	50–60
Haemangiom	+	+	+	+	30–40
Paragangliom	+	+	+	–/+	45–50

trierende Tumoren (Tabelle 2) sowie bestimmte histologische Tumortypen (Tabelle 3) zusammengestellt. Bei Deutsch findet sich eine gute Literaturübersicht zum Für und Wider der Strahlentherapie. Wir selbst sind zur Zeit der Meinung, daß die rezidivfreien Intervalle nach Entfernung von Chordomen durch eine postoperative Strahlentherapie verlängert werden können. Auf die Schädelbasis übergreifende Karzinome der Nase und der Nasennebenhöhlen behandeln wir bisher kombiniert durch Operation und postoperative Nachbestrahlung mit einer Dosis von 60 Gy. Dies steht in Übereinstimmung mit Wang (1988) vom großen Strahlentherapiezentrum der Harvard-Universität in Boston. *Nasopharynxkarzinome* können im Frühstadium (T_1) exzidiert und nachbestrahlt werden. Größere Tumoren bestrahlt man ausschließlich. In Ausnahmefällen versuchen wir die operative Behandlung von Rezidiven.

Eine Strahlentherapie des *juvenilen Angiofibroms* halten wir nicht für empfehlenswert, einmal wegen der negativen Wirkung auf das Wachstum der jugendlichen Gesichtsweichteile und -knochen, zum anderen wegen der potentiellen Gefahr eines radiogenen Malignoms. In nahezu allen Fällen sollte unter Zuhilfenahme der präoperativen Tumorembolisation und intraoperativer Anwendung des Cell Savers eine vollständige Entfernung möglich sein [81, 84].

Tabelle 2. Strahlentherapie bei Tumoren mit sekundärer Schädelbasisinfiltration. (Nach Wannenmacher et al. 1986 [326])

	Therapie Operation	Radiotherapie
Orbitale Tumoren	+	+
Maxilloethmoidale Tumoren	+	+
Nasopharyngeale Tumoren	(+)	+
Pterygo-palatine Tumoren	+	+
Basale Meningeome	+	(+)
Kraniopharyngeome	+	+
Hypophysentumoren	+	(+)
Hirnnerventumoren	+	(+)

Da unserer Erfahrung nach die Rezidivhäufigkeit der *Ästhesionneuroblastome* auch nach histologisch kontrollierter vollständiger Tumorentfernung groß ist, führen wir bei diesen Tumoren stets – auch bei nicht gesicherter intrakranieller Invasion – eine postoperative Radiotherapie mit voller Tumordosis durch.

5.1.4 Chemotherapie

Die Beurteilung der Effektivität der *Chemotherapie* für die Behandlung von Tumoren der Schädelbasis steht noch in den Anfängen. Diese Tumoren sind vergleichsweise selten und histologisch sehr unterschiedlich. Größere Serien oder prospektive randomisierte Studien zum Entwurf von brauchbaren chemotherapeutischen Behandlungschemata existieren noch nicht ([296], dort gute Übersicht). Trotz dieser offensichtlichen Probleme gibt es ermutigende Publikationen objektivierbarer und länger anhaltender Tumorregressionen nach Chemotherapie beim fortgeschrittenen rezidivierenden oder metastatischen Nasopharynxkarzinom [58, 213], beim juvenilen Angiofibrom [108], dem Rhabdomyosarkom [190, 241], bei Lymphomen [296] und beim Plattenepithelkarzinom. Alle aus den neueren Arbeiten erhältlichen Daten müssen als vorläufig bezeichnet werden. Zunehmend verstärkt sich jedoch der Eindruck, daß sich die Chemotherapie im Rahmen einer Kombinationstherapie zusammen mit Operation und Bestrahlung auch bei Tumoren der Schädelbasis, zumindest bei einigen speziellen Formen, etablieren könnte [204, 291, 296].

5.2 Konzept und Indikation der chirurgischen Therapie

In der chirurgischen Konzeption besteht ein *grundsätzlicher Unterschied* zwischen der *Behandlung gutartiger und bösartiger Tumoren.*

Tabelle 3. Strahlentherapie bei Tumoren mit sekundärer Schädelbasisbeteiligung entsprechend histol. Typ. (Nach Wannenmacher et al. [326])

	Radiosensitivität	Radiokurabilität	Dosis (Gy)
Retinoblastom	+	+	40–50
Lymphome	++	++	40–50
Gliome	(+)	(+)	50–60
Neurinome	(+)	(+)	60
Weichteiltumoren	(+)	(+)	60
Plattenepithelkarzinom	+	+	60
Adenokarzinom	(+)	(+)	60
Adenoidzystisches Karzinom	(+)	(+)	60
Lymphoepitheliom	++	++	60–65
Anaplastisches Karzinom	+	+	65–75

5.2.1 Gutartige Tumoren

Sie werden vollständig entfernt unter weitestgehender Funktionserhaltung der umgebenden Strukturen. Der Operateur muß einen Zugang wählen, der eine sichere Tumorentfernung ermöglicht, aber auch Ästhetik und Funktion des Patienten möglichst wenig beeinträchtigt (s. 5.4). Für die Entfernung gutartiger Tumoren empfiehlt es sich häufig, die von den Neurochirurgen geübte Technik der *intrakapsulären Tumorverkleinerung (Enukleation)* mit anschließender Entfernung der kollabierten Tumorkapsel vorzunehmen. Damit kann man sich im Sinne der z.Z. höchst aktuellen *Minimal Invasiven Chirurgie* nicht selten unter Zuhilfenahme von Mikroskop und/oder Endoskop auf kleinere, den Patienten wenig belastende Maßnahmen beschränken [82].

Dies schließt nicht aus, daß bei großen gutartigen Tumoren auch breite Freilegungen mit umfassenden temporären Knochenentnahmen notwendig werden, um bei der Tumorentfernung lebenswichtige Strukturen mit ausreichender Sicherheit kontrollieren zu können.

5.2.2 Bösartige Tumoren

Bei *bösartigen Tumoren* ist Ziel der Behandlung die radikale, intraoperativ mikroskopisch kontrollierte Entfernung einschließlich eines ausreichenden Randsaums von gesundem Gewebe, soweit machbar im Block. Dazu gehört auch die möglichst gute Wiederherstellung wichtiger Funktionen wie Atmen, Sprechen, Kauen und Schlucken. Die prä- und postoperative Zusammenarbeit mit einem versierten Zahnprothetiker ist für die spätere Lebensqualität des Patienten von großer Wichtigkeit, wenn Resektionen im Bereich des harten und weichen Gaumens unter Einbeziehung des Alveolarfortsatzes erforderlich sind. Die Möglichkeiten der späteren prothetischen Versorgung sind *präoperativ* zu diskutieren, um chirurgisch das für die Prothese vorgesehen Lager in optimaler Weise vorbereiten zu können.

Die *Indikation zur operativen Behandlung mit dem Ziel der Sanierung* ist bis auf wenige Ausnahmen (z.B. adenoidzystisches Karzinom, Melanom) bei *malignen Prozessen* nur dann gegeben, wenn eine vollständige Exstirpation der Geschwulst und eventueller Metastasen möglich ist. Dabei muß u.U. die einseitige Opferung des Augenlichts bzw. nach präoperativer Überprüfung eines ausreichenden Kollateralkreislaufs über den Circulus arteriosus cerebri (Wilisii) die einseitige Opferung der A. carotis interna in Kauf genommen werden. Für Letzteres ist der präoperative Verschluß der großen Kopfschlagader distal der geplanten Resektionsstelle mit Hilfe der Detachable-Balloon-Technik oder die schädelbasisnahe Ligatur zu Beginn des Eingriffs sinnvoll. Der Patient ist beim versuchsweisen Ballonverschluß der A. carotis wach, so daß seine Reaktion auf den reversiblen Verschluß des Gefäßes gut beurteilt werden kann. Ist der Tumor in den Sinus cavernosus vorgewachsen und gleichzeitig die Flügelgaumengrube infiltriert, kann man unserer Meinung nach den Versuch der radikalen Entfernung eines bösartigen Tumors aufgrund der ausgesprochenen schlechten Prognose – weniger wegen der technischen Problematik – nicht mehr rechtfertigen. Dies gilt auch für Fälle, bei denen die Einhaltung der gebotenen Radikalität nur unter Opferung des beidseitigen Augenlichts möglich wäre. Der verantwortungsbewußte Operateur sollte im offenen Gespräch mit dem Patienten, möglichst im Beisein der nächsten Angehörigen, sich nicht ausschließlich nach dem Kriterium des technisch Machbaren, sondern vor allem auch danach richten, ob das Verhältnis zwischen dem Ausmaß der operationsbedingten Verstümmelung, der Prognose und der postoperativen Lebensqualität ausgewogen erscheint. Dafür gibt es allerdings keine Absolutwerte. Die Meinung des Patienten muß wesentlich in die Entscheidung einfließen, will man nicht spätere Vorwürfe riskieren.

Beispiele für Kontrainidikation zur operativen Behandlung.

Kasuistik 1: H. P., männl., 40 J. (Abb. 4): Hochdifferenziertes Plattenepithelkarzinom des Nasopharynx mit erheblicher intrakranieller-intraduraler Ausdehnung in vordere und mittlere Schädelgrube. Klinisch lediglich mäßig ausgeprägter diffuser Kopfschmerz. Vorstellung bei uns zur Frage einer Operation. Technisch Tumorentfernung durch kombinierten extra-intraduralen Zugang möglich, allerdings unter Mitnahme von Anteilen des Frontalhirns und des Temporallappens mit Gefahr von Wesensveränderungen und Aphasie. Lebensverlängerung in adäquater Lebensqualität nicht zu erwarten. Deshalb operative Behandlung kontraindiziert. Unseres Erachtens auch keine Indikation zur Strahlen- oder Chemotherapie, da zu erwartende Nebenwirkungen in keinem vernünftigen Verhältnis zu dem höchstwahrscheinlich geringen Therapieerfolg stehen.

Kasuistik 2: W. E., weiblich, 53 J. (Abb. 5): Zustand nach Ablatio mammae vor 6 Jahren wegen eines Mammakarzinoms. Jetzt Schwellung im Stirnbereich, konjunktivale Gefäßinjektion links sowie Abduzensparese links. Im CT Destruktion der Stirnhöhle vorwiegend links, Metastasen in Lunge und Wirbelkörpern. Zur Zeit keine Schmerzen. Diagnose: hochgradiger Verdacht auf Stirnhöhlenmetastase mit Orbitabeteiligung nach Entfernung eines Brustkarzinoms. Radikale Tumorentfernung nicht möglich, palliative operative Therapie nicht sinnvoll. Weiterführung der schon eingeleiteten zytostatischen Behandlung.

Die Frage der *Kontrolle der regionalen Halslymphknoten* ist insbesondere bei auf die Schädelbasis übergreifenden Karzinomen der Nase und der Na-

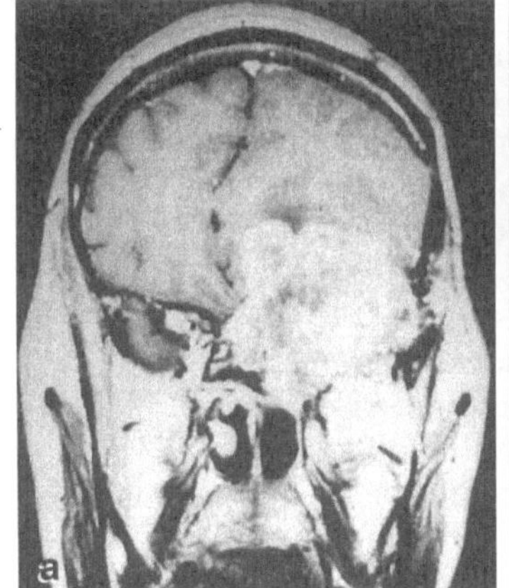
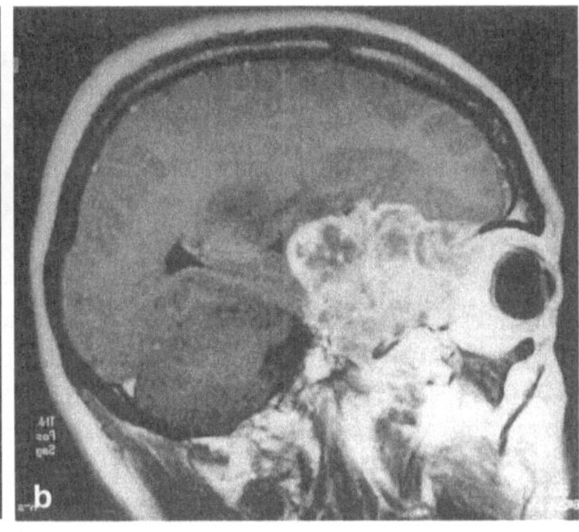

Abb. 4a, b. Pat. A. P., männl., 40 J., hochdifferenziertes Plattenepithelkarzinom des Nasopharynx mit erheblicher intrakranieller-intraduraler Ausdehnung in vordere und mittlere Schädelgrube. **a** Kernspintomographie in koronaler Schnittführung, **b** Kernspintomographie in sagittaler Schnittführung. Deutliche Mittellinienverschiebung. Keine Operationsindikation

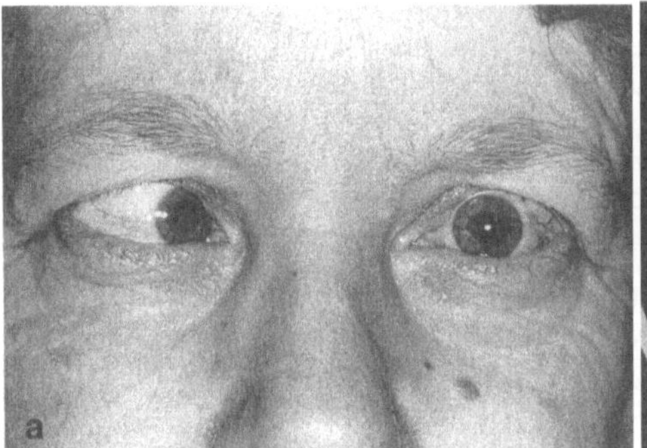
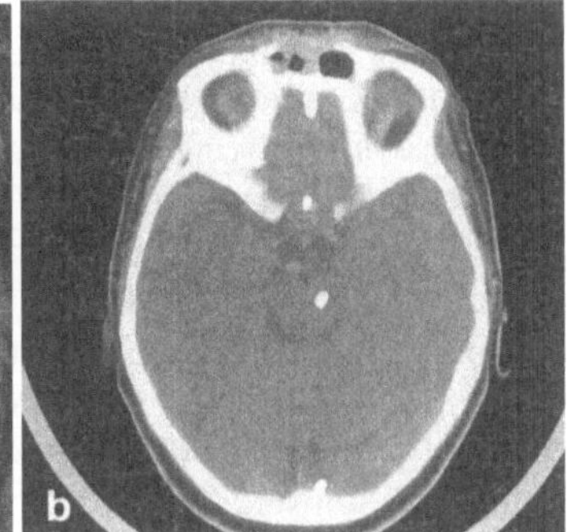

Abb. 5a, b. Pat. W. E., weibl., 53 J., Zustand nach Ablatio mammae vor 6 Jahren wegen eines Mammakarzinoms, Schwellung im Stirnbereich. **a** Abduzensparese links und konjunktivale Gefäßinjektion. **b** Axiales CT. Destruktion der Stirnhöhle vorwiegend links. Keine Operationsindikation

sennebenhöhlen zu diskutieren. Die verbesserten Möglichkeiten der Lymphknotenbeurteilung durch B-Scan-Sonographie, Computertomographie und Kernspintomographie einerseits, sowie die Gefahr der Metastasierung in operativ nur schwer erreichbare Regionen nach großzügig indizierter prophylaktischer Lymphknotenausräumung andererseits haben die Diskussion um den Wert der *vorsorglichen* Lymphknotendissektion im Kopf-Hals-Bereich erneut belebt [183, 197].

Bei Nasen- und Nasennebenhöhlentumoren führen wir derzeit eine Ausräumung der regionalen Lymphknoten im Parotisbereich, der Fossae infratemporalis und pterygopalatina, des Mundbodens und des Halses sowie der retropharyngealen Lymphknoten nur durch, wenn die Wahrscheinlichkeit von Metastasen aufgrund eingehender präoperativer Untersuchungen groß ist. Damit wird einerseits eine unnötige Ausdehnung des Tumoreingriffs vermieden und andererseits eine Metastasierung in operativ nur schwer erreichbare Regionen nach Blockade der Halslymphbahnen eher unwahrscheinlich.

5.2.3 Palliativchirurgie

Bei langsam wachsenden bösartigen und extrem ausgedehnten gutartigen Prozessen ist in speziellen Fällen – manchmal auf dringlichen Wunsch des Patienten – ein Palliativeingriff mit teilweiser Tumorentfernung zur Verlängerung des Lebens bzw. temporären Verbesserung der Lebensqualität (z.B. Schmerzbeseitigung) gerechtfertigt.

5.2.4 „Pseudotumoren" („tumorähnliche Läsionen")

Pseudotumoren sind Prozesse, die in ihrer klinischen Symptomatik Tumoren gleich sind oder ähneln, nach pathologisch-anatomischer Definition jedoch nicht zu diesen gezählt werden. Im Bereich der vorderen Schädelbasis sind vor allem die verhältnismäßig häufigen Mukozelen und die außerordentlich seltenen Meningo- bzw. Meningoenzephalozelen zu nennen (s. 4.6). Auch eine extreme Polyposis nasi (Woakes-Syndrom) oder ausgeprägte Fremdkörperreaktionen auf Kunststoffmaterial wie z.B. auf Histoacryl (Methyl-2-Cyanoacrylat) können zu einem tumorähnlichen Erscheinungsbild führen (s. 4.6.3). Die operative Behandlung der beiden letzteren Krankheiten entspricht dem für entzündliche Veränderungen allgemein Bekannten. Auf Indikation und Konzept der chirurgischen Therapie von Muko- oder Pyozelen und Meningo- oder Meningoencephalozelen an der vorderen Schädelbasis muß etwas ausführlicher eingegangen werden:

Muko-Pyozelen. Bei diesen schleim- oder eitergefüllten Raumforderungen kommt es darauf an, sie entweder zu Nebenbuchten der Nase mit breiter Drainage im Sinne der Marsupialisation zu machen oder – falls dies bei lateral gelegenen Mukozelen der Stirnhöhle nicht möglich ist – die Schleimhaut vollständig zu entfernen und die Stirnhöhle zu obliterieren. Hinsichtlich der speziellen Technik muß auf die einschlägigen Operationslehren verwiesen werden, zusätzliche Einzelheiten und Literatur sind bei Draf (1982) und Denecke et al. (1992) zu finden.

Muko- und Pyozelen der Keilbeinhöhle mit Hirnnervenausfällen werden meist als tumorverdächtiger Notfall zunächst in einer neurochirurgischen Klinik aufgenommen [31, 60]. Unter dem Verdacht auf einen intrakraniellen Tumor wird der Planum sphenoidale-, Hypophysen- und Keilbeinhöhlenbereich nicht selten transfrontal intradural exploriert. Hier kann in besonderer Weise zum Wohle des Patienten eine harmonische neurochirurgisch-rhinochirurgische Zusammenarbeit zum Tragen kommen:

Kasuistik 3: A. St., 10 Jh., männl. (Abb. 6): 10 Jahre alter Junge mit plötzlicher Erblindung auf dem linken Auge. Anamnestisch keine Nasennebenhöhlenentzündungen, kein Unfall, kein Kopfschmerz. Kernspintomographisch komplette Verschattung der Keilbeinhöhle mit Ballonierung der Wände. Überweisung von außerhalb in die neurochirurgische Klinik des Klinikums Fulda (damaliger Direktor: Prof. Dr. med. H.-P. Richter). Unsere Neurochirurgen hielten die radiologische Veränderung nicht für tumortypisch. Deshalb Vorstellung bei uns. Wie legten uns fest auf eine Muko- oder Pyozele der Keilbeinhöhle. In einem 15minütigen Eingriff wurde die Keilbeinhöhle mikrochirurgisch transnasal eröffnet und ihre Vorderwand auf beiden Seiten vollständig reseziert. Unter hohem Druck entleerte sich Eiter. Die zuvor bereits bestehende Erblindung bildete sich innerhalb weniger Tage nahezu komplett zurück.

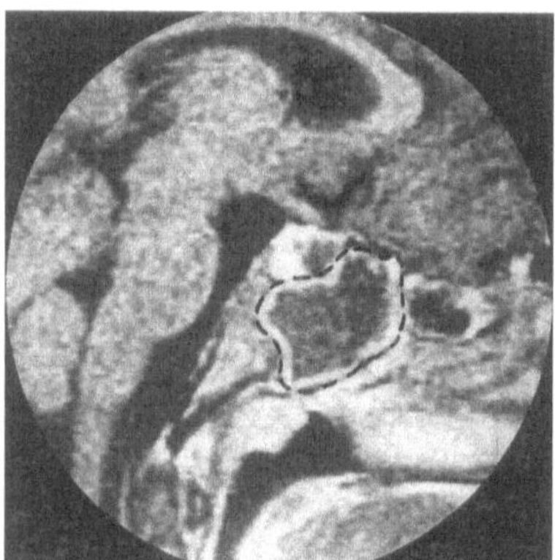

Abb. 6. Pat. A. St., männl., 10 J., plötzliche Erblindung auf dem linken Auge. Sagittales Kernspintomogramm. Flüssigkeitsansammlung in der Keilbeinhöhle mit Ballonierung der Wände. Diagnose: Keilbeinhöhlenpyocele mit Nachbarschaftssymptomatik

Tabelle 4. Okkulte Schädelbasisfehlbildungen. (Nach Draf 1989 [75])

- Äußerlich nicht sichbar
- Klinisch primär durch Komplikationen auffällig (häufig Meningitis)
- Diagnosestellung durch systematische CT- und Kernspintomographie
- Für Patient Operationsnotwendigkeit nicht ohne weiteres einsehbar

Tabelle 5. Manifeste Schädelbasisfehlbildungen. (Nach Draf 1989 [75])

- Äußerlich sichtbar
- Häufig entstellend
- Gelegentlich Funktionsstörung
- Komplikationen möglich
  1. entzündlich
  2. nachbarschaftsbedingt
- Patient will vor allem
  1. ästhetische Korrektur
  2. Vermeidung von Funktionsstörungen

Diese Kasuistik verdeutlicht, wie eine entzündliche Raumforderung der vorderen Schädelbasis mit Hirnnervenbeteiligung durch einen wenig belastenden rhinochirurgischen Eingriff einschließlich der neurologischen Ausfälle beseitigt werden kann.

Meningo-, Meningoenzephalozelen. Bei den Schädelbasisfehlbildungen unterscheiden wir klinisch okkulte von manifesten Malformationen ([75], Tabelle 4, 5). Meningoenzephalozelen können der Gruppe der okkulten Schädelbasisfehlbildungen zugeordnet werden. Dann sind sie äußerlich nicht sichtbar und werden klinisch primär durch Komplikationen wie Rhinoliquorrhoe oder rezidivierende Meningitis auffällig. Meist handelt es sich dann um kleinere Hirnhaut- bzw. Hirngewebeausstülpungen im Bereich des Siebbeindaches und der Keilbeinhöhle. Nasale und nasoorbitale Meningozelen rechnen wir dagegen zu den manifesten Schädelbasisfehlbildungen, da sie äußerlich sichtbar und häufig entstellend sind. Das Operationsprinzip besteht in der übersichtlichen, oft mikrochirurigschen Darstellung des Zelensacks und des Defekts in der Schädelbasis. Bei dem eingelagerten Hirngewebe handelt es sich meist um nicht funktionsrelevantes gliomatöses Material, so daß der Sack in der Regel abgetragen und der Dura- sowie Schädelbasisdefekt stabil verschlossen wird.

5.3 Grundsätzliches zu Materialien und Techniken der Rekonstruktion

Die Wiederherstellung der verschiedenen Gewebeanteile der Schädelbasis nach Entfernung der Läsion ist ein essentieller, abschließender Teil der chirurgischen Behandlung. Wenn immer möglich, wird man körpereigenes Material bevorzugen. Für bestimmte Situationen haben jedoch auch andere Ersatzmaterialien ihre Vorzüge. Wir beschränken uns hier auf die speziellen Aspekte im Zusammenhang mit der Tumorchirurgie. Auf die Referate II (Höltje), III (Stammberger) und V.2 (Stoll) sei verwiesen.

5.3.1 Dura

Der wasserdichte Verschluß eines Duradefektes nach Entfernung eines Tumors der vorderen Schädelbasis gelingt nur in seltenen Fällen durch direkte Nahtvereinigung. Lediglich in der Mittellinie der Stirnhöhlenhinterwand und im vordersten Anteil der Basis kann durch Wegnahme der Crista galli etwas Dura zur direkten Adaptation mobilisiert werden. Im Bereich der Falx cerebri ist allerdings darauf zu achten, den Sinus sagittalis superior nicht zu verletzen.

Verwendet man der Einfachheit halber konservierte Leichendura [43, 54, 329] lyophilisiert oder lösungsmittelgetrocknet, so ist dies bei kleineren Defekten bis etwa 4 × 2 cm Größe problemlos möglich, sofern das Transplantat zwischen Knochen und gesunder Dura ausreichend weit eingeschoben und mit Fibrinkleber gesichert wird. Nach großen Resektionen, z.B. im Anschluß an eine Exenteratio orbitae, ist dafür zu sorgen, daß das konservierte Duratransplantat nach außen hin durch gut vaskularisiertes Gewebe gesichert wird, wie einen Skalp- oder Galeaperiostlappen (in der angelsächsischen Literatur auch galeal-pericranial-flap genannt, [131, 315] und viele andere), einen gestielten Temporalismuskellappen [14, 128] oder durch mikrovaskuläre Transplantation von großen Weichteilgewebelappen [15, 17, 37, 38, 244]. Große mikrovaskuläre Gewebetransfers z.B. mit dem M. rectus abdominis oder latissimus dorsi erfolgen jedoch nur dann, wenn das Auffüllen tiefer, höhlenartiger Operationsdefekte zur Vermeidung postoperativer Komplikationen und zum Erzielen eines günstigen ästhetischen Effekts erforderlich sind.

In der angloamerikanischen Literatur wird, fußend auf Ketcham und Mitarbeiter [148, 149], der mit Fascia lata verschlossene Duradefekt mit Spalthaut abgedeckt [97]. Das Epithel ist Richtung Nasenhöhle gerichtet. Es wird aber auch über Einheilungsstörungen von freien Hauttransplantaten auf Duraplastiken mit Fascia lata berichtet und die zusätzliche Anwendung von gestieltem, gut vaskularisiertem Gewebe wie Galealappen empfohlen [141, 148, 269]. Wir scheuen diese Form der Epithelisierung der rekonstruierten Dura, da es zumindest für längere Zeit zu Fötor und Verkrustungen kommen kann. Stattdessen legen wir [254] die Operationshöhle mit Silikonfolie aus und belassen sie, gestützt von einer antibiotikahaltigen Salbentamponade (Terramycinsalbe) unter zusätzlichem antibiotischen Schutz für 14 Tage. Danach ist der Schädelbasisdefekt und die Dura von den Rändern her mit Schleimhaut in physiologischer Weise epithelisiert.

Die routinemäßige Lumbaldrainage im Rahmen einer Duraplastik halten wir für nicht erforderlich. Sie kann jedoch in speziellen Fällen bei mehr als 6 Tagen andauernder postoperativer Liquorrhoe den spontanen Verschluß der Duraplastik erleichtern. Nach jeder Duraplastik sollte eine kernspin- oder computertomographische Kontrolle des Endokraniums zur Beurteilung des Intraduralraums im Hinblick auf eventuelle Luftansammlungen oder Blutungen am ersten postoperativen Tag erfolgen. 6 Wochen später führen wir sicherheitshalber die Fluoresceinprobe nach Messerklinger (1972) durch. Nach intrathekaler Gabe von am Operationstag frisch angesetzter Fluoresceinlösung in mehr als 200 Fällen haben wir nie Komplikationen gesehen.

5.3.2 Knochen

Die *Indikation zur Rekonstruktion von Knochen* im Rahmen der Tumorchirurgie an der vorderen Schädelbasis steht zur Diskusion für 1.) das Mittelgesicht, 2.) die mediale, kraniale und laterale Orbitabegrenzung, 3.) Stirnregion, 4.) Schläfenbereich, 5.) Siebbein-, Keilbeinhöhlendach und Lamina cribrosa.

Die Notwendigkeit des Knochenersatzes kann sich ergeben *an der Schädelbasis* zur Vermeidung von endokraniellen Komplikationen, bei freiliegender Dura im Kalottenbereich zur Verhinderung von narbenbedingten Kopfschmerzen, am Austritt des N. infraorbitalis zur Prophylaxe von Neuralgien und zur Aufrechterhaltung oder Wiederherstellung von adäquater Ästhetik des Mittelgesichts und der Kalotte [107, 189].

An der *Stirnhöhlenhinterwand* sollte bei Defekten von nur wenigen Millimetern Breite bereits eine

Tabelle 6. Möglichkeiten der Knochenrekonstruktion an Schädelbasis und Kalotte

Implantat (alloplastisch)
- Methylmetacrylat
- Glasionomer-Knochenzement

Transplantat
- Xenogener Knorpel
- Allogener Knorpel
- *Autogenes Material*
  - *Knochen*
    - frei: Tabula externa
      - Tabula interna
      - Rippe
      - Crista iliaca
    - gestielt: Tabula externa an M. temporalis (temporoparietaler Lappen)
  - *Knorpel*
    - Septum
    - Cavum conchae
    - Rippe
  - *Muskel*
    - gestielt
      - M. temporalis
    - mikrovaskulär anastomosiert
      - M. latissimus dorsi
      - M. rectus abdominis
      - M. tensor fasciae latae
  - *Omentum majus* (mikrovaskulär anastomosiert)

Fixation mit Fibrinkleber (meist allogen)

Stabilisierung durch Knorpel oder Knochen erfolgen. Sonst kann es durch die starken Pulsationen des vorderen Frontalhirnpols zu einem Duraprolaps mit Blockade des Infundibulum kommen. Eine Alternative ist die Resektion von Stirnhöhlenboden und Hinterwand im Sinne der Kranialisation und gegebenenfalls Rekonstruktion der Kalotte, wie dies von Donald und Bernstein (1978) für ausgedehnte Stirnhöhlentraumen angegeben wurde.

Knochenlücken der vorderen Schädelbasis, die nicht über Lamina cribrosa, Siebbein- und Keilbeinhöhlendach beiderseits hinausgehen, bedürfen im allgemeinen nicht der Knochenrekonstruktion, sofern die Dura durch ein freies oder noch besser durch ein gestieltes Transplantat gut abgestützt ist. Bei darüber hinausgehenden Resektionen stabilisieren wir die knöcherne Schädelbasis vorzugsweise mit Knorpel oder Knochentransplantaten, aber auch mit Implantaten, sofern sie mit gut vaskularisiertem Gewebe zur Nasenhöhle hin abgedeckt werden können (s. auch Referat IV 6 *Implantatmaterialien*).

Im Mittelgesichts- und Kalottenbereich rekonstruieren wir schon aus ästhetischen Gründen immer. Im einfachsten Fall geschieht dies durch das Wiedereinsetzen osteoplastisch entnommener Autotransplantate bzw. mit autogener, freier oder am M. temporalis gestielter Tabula externa oder autogenem Rippenknorpel. Die Kalottenrekonstruktion verhindert ferner das Verwachsen von Dura mit bedeckenden Weichteilen, was nicht selten Ursache erheblicher Narbenkopfschmerzen ist. Defekte der lateralen Orbitawand sollten, wenn ohne großen Aufwand möglich, stabilisiert werden. Unbedingt erforderlich ist dies nicht, solange die Periorbita intakt bleibt. Stoll et al. haben mit Recht darauf hingewiesen, daß bei der seitlichen Eröffnung der Augenhöhle möglichst osteoplastisch vorgegangen werden sollte. Am Schluß des Eingriffs wird die laterale Orbitawand wieder eingesetzt (s. auch IV.5).

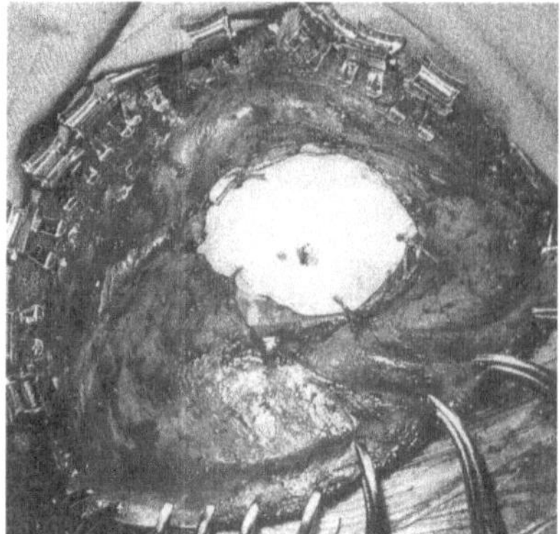

Abb. 7. Pat. S. R., männl., 6 J., nach Entfernung eines großen eosinophilen Granuloms rechts frontal einschließlich des Orbitadaches wird das Orbitaldach und die Kalotte mit intraoperativ polymerysiertem PMMA rekonstruiert

Die Materialien zur Rekonstruktion von Knochen sind vielseitig. Die Auswahl hängt von folgenden Faktoren ab:

1. Lokalisation des Empfängerbetts (Basis oder Kalotte)
2. Güte der Weichteilummantelung
3. Infektion?
4. Größe des Defekts
5. Zeitaufwand

Tabelle 6 zeigt eine Zusammenstellung der z.Z. aktuellen Möglichkeiten der Knochenrekonstruktion an Schädelbasis und Kalotte ohne Anspruch auf Vollständigkeit.

Grundsätzlich ist zu unterscheiden zwischen den Implantaten aus nicht-biologischem Fremdmaterial und Transplantaten vom Patienten selbst oder humanen bzw. tierischen Spendern. Bei Bruhner (Kap. IV 6) sind für die Schädelbasischirurgie relevante *Implantatmaterialien* ausführlich abgehandelt. In Ergänzung hierzu seien an dieser Stelle kurz eigene Erfahrungen mitgeteilt. Von uns benützte Biomaterialien sind vor allem *Polymethylmetacrylat* (PMMA [154, 156, 254]) sowie neuerdings auch Glasionomer-

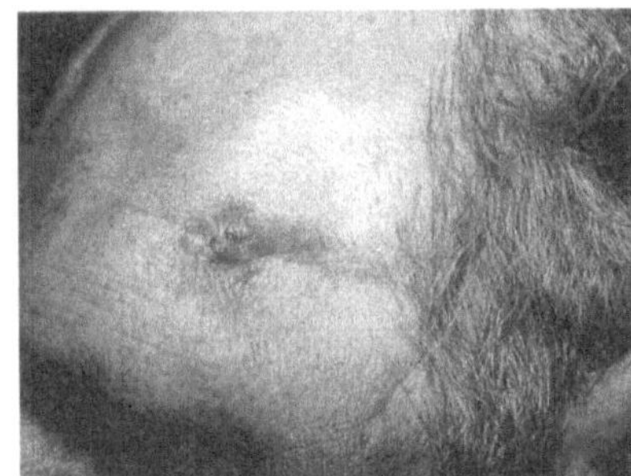

Abb. 8. Pat. R. H., männl., 54 J., nach Versorgung einer frontobasalen Verletzung mit Rekonstruktion durch Methylmetacrylat 10 Jahre Abszeßbildung und Fistelung links frontotemporal. Nach 2 erfolglosen Voroperationen kann Fistel erst durch Beseitigung des letzten mit der Stirnhöhle in Verbindung stehenden Pallacosrestes erreicht werden

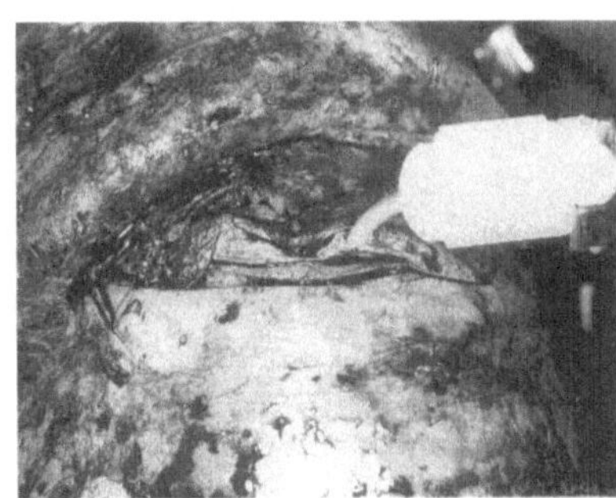

Abb. 9. Pat. B. V., männl., 15 J., Rekonstruktion der Stirn nach Osteomentfernung mit Glasionomer-Zement (Ionocem R)

knochenzement [41, 84, 140, 266, 312]. Nach Berghaus (1992, dort auch ausführliche Zusammenstellung anderer Kunststoffimplantate) sind Nachteile des soliden, gehärteten PMMA: schwierige Handhabung; Probleme mit der Leitung von Wärme und Elektrizität und die Notwendigkeit exakter präoperativer Vorbereitung. Dagegen läßt sich das aus 2 Komponenten zusammengesetzte, intraoperativ polymerisierte PMMA (Knochenzement), wie wir es anwenden, bis zum Aushärten noch an einen Defekt anpassen. Man hat 6 bis 7 min Zeit, um dem Implantat die endgültige Form zu geben. Die exotherme Reaktion ist stark. Es können dabei Temperaturen durchaus bis 60 oder gar 70 °C auftreten. Sie sind durch Spülung mit kaltem Aqua dest. oder physiologischer Kochsalzlösung zu senken (Abb. 7). Störend ist manchmal auch, daß ein ausgehärtetes Polymethylmetacrylatimplantat (z.B. Refobacin/Palacos) wohl verkleinert, aber nicht mehr durch Hinzufügen weiteren Materials augmentiert werden kann. Die Fixation an den umgebenden Knochen erfolgt nach Anlegen von Bohrlöchern in der Regel mit Vicrylnähten. Im Bereich der vorderen Schädelbasis kann es z.B. mit einem Galeaperiostlappen ummantelt oder zwischen Dura und Galeaperiost eingelegt werden. Keinesfalls sollte Palacos in direkten Kontakt mit der keimbesiedelten Nasennebenhöhlenschleimhaut kommen. Langwierige lokale Infektionen, zum Teil mit Fistelbildungen, sind die Folge und kommen solange nicht zum Stillstand, bis das PMMA vollständig aus dem Wundgebiet entfernt wurde ([76], Abb. 8).

Glasionomerzement ist inzwischen vorgeformt als Gehörknöchelersatz im Handel (Geyer 1992). Für die Anwendung an der Schädelbasis und Kalotte wird er derzeit klinisch erprobt.

Polymaleinat-Glasionomerzement entsteht durch die Neutralisationsreaktion eines alkalischen Glaspulvers mit einer Polyalkensäure. Glaspulver und Polykarboxylsäure werden als Zwei-Komponenten-Kapsel geliefert, nach Zusammenbringen beider Komponenten mit einer speziellen Zange maschinell gemischt und dann als visköse Masse in den möglichst trockenen Defekt eingebracht (Abb. 9). In wäßrigem Milieu – und dies ist ein gewisser Nachteil – kann das Material nicht zur Aushärtung kommen. Innerhalb von 5 min wird der Knochenzement hart und geht eine feste, wasserdichte Verbindung mit Knochen ein. Dies und die Tatsache, daß bei der Abbindereaktion keine über Körpertemperatur liegende Wärmeentwicklung stattfindet, sind entscheidende Vorteile. Der ausgehärtete Knochenzement läßt sich mit einer Diamantfräse sehr gut verarbeiten. Falls erforderlich, kann auch weiteres Material aufgebracht werden. Dieses verbindet sich zuverlässig mit dem bereits ausgehärteten Glasionomerzement. Wo immer möglich, empfiehlt es sich nach unserer Erfahrung, vorgefertigte Glasionomerimplantate[1], die wir erst kürzlich entwickelt haben [312], zu benutzen und mit frischem Knochenzement zu fixieren. Damit wird die Problematik reduziert, das Wundbett ausreichend lange trockenzuhalten.

Frischer Glasionomerzement eignet sich besonders zur Fixation von osteoplastisch entnommenen Knochenstücken, z.B. des Gesichtsschädels oder der Kalotte. Einzelteile können außerhalb des Operationsgebietes zusammengefügt und dann als Ganzes wiederum mit Knochenzement in den Defekt eingepaßt werden. In einer Reihe von Fällen kann damit auf Mini- oder Mikroplatten verzichtet und ein eventuell notwendiger Zweiteingriff zu deren Entfernung vermieden werden [84]. Für funktionsstabile Osteosynthesen bevorzugen wir allerdings nach wie vor die Mini- oder Mikroplatten.

Als *Transplantat* kommt xenogener Knorpel von Scapula, Nase, Septum und Sternum junger Rinder in Betracht, der nach einem speziellen Verfahren konserviert und in verschiedenen Größen geliefert

[1] Fa. Jonos, Seefeld/Obb.

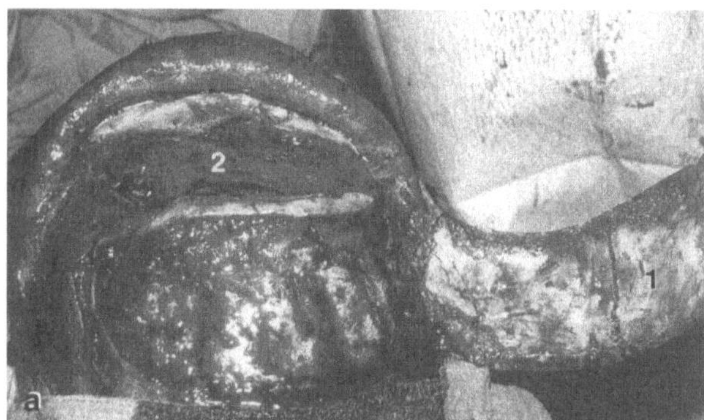

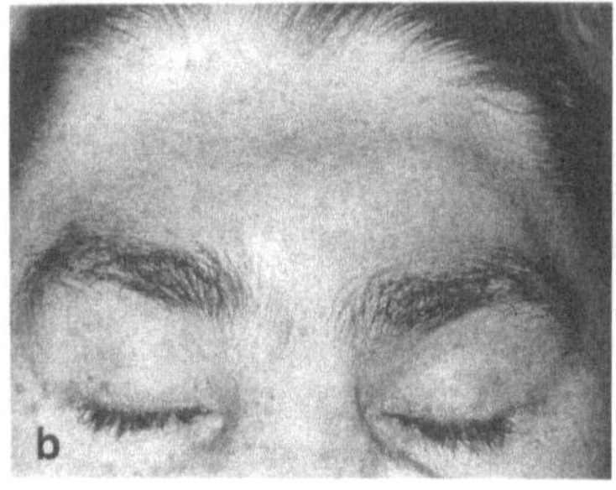

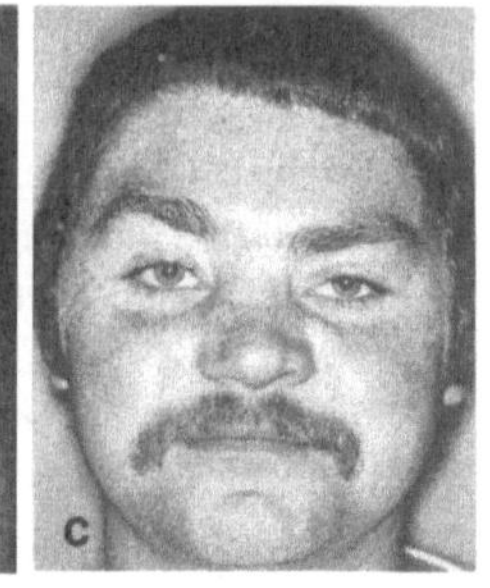

Abb. 10a–c. Pat. B. B., männl., 28 J., Zustand nach schwerer frontobasaler Verletzung. Stirnrekonstruktion mit Hilfe eines am M. temporalis gestielten Tabula-externa-Transplants. **a** Tabula-externa-Transplantat *(1)* aus der Scheitelgegend entsprechend der Stirngröße *(2)* am M. temporalis gestielt entwickelt. **b** Patient vor der Operation mit großem Defekt in der Regio frontalis. **c** Patient 6 Monate postoperativ

wird (Chondroplast). Die Möglichkeit der mehr oder weniger ausgeprägten Resorption mit gleichzeitigem Ersatz durch Bindegewebe muß einkalkuliert werden. Vor allem an ästhetisch weniger relevanten Stellen, wie an der Schädelbasis, hat es sich uns in mehreren Fällen gut bewährt. Endgültige Aussagen sind jedoch erst nach Langzeitnachbeobachtung möglich (Einzelheiten bei [22]). Die *allogene* Knorpeltransplantation konservierter Humanknorpel ist wegen der komplizierten medicolegalen Situation und des großen Aufwands im Hinblick auf die Vermeidung von HIV-Infektionen sehr in den Hintergrund getreten [242].

Von der biologischen Wertigkeit her gesehen, ist *autogenes Material* zur Rekonstruktion am zuverlässigsten (Tabelle 6). Da seine Gewinnung nicht selten aufwendig ist, haben sich die Implantate durchaus auch in der Schädelbasischirurgie fest etabliert. Zweifelsfrei ist körpereigenes Gewebe zu bevorzugen, wenn es sich um ein infektionsgefährdetes oder bereits infiziertes Empfängerbett handelt.

Soweit möglich, sollte man schon bei der Freilegung des Tumors osteoplastisch vorgehen. Man gewinnt so mit geringem Aufwand das qualitativ beste Material.

Tabula externa und interna lassen sich bei Anwendung adäquater Schnittführung – Bügelschnitt oder Inzision in einer Stirnhautfalte – in ausreichender Menge mit den modernen oszillierenden Sägen gewinnen [277]. Bei Cutting et al. (1990) sowie Hall und Goodrich (1991) finden sich dazu detaillierte und gut bebilderte Zusammenstellungen. Den Niveauunterschied des Entnahmedefekts gleichen wir mit Glasionomerzement aus. Tabulaknochen ist an der sichtbaren Kalotte wegen der besseren Ästhetik zu bevorzugen. Knochen von der Crista iliaca eignet sich zur Rekonstruktion des Mittelgesichts, erfordert aber einen Zweiteingriff zur Entnahme und verursacht postoperativ für einige Zeit Schmerzen (Einzelheiten der Technik bei [56]).

Zur Rekonstruktion der gesamten frontalen *Kalotte* hat sich uns der vaskularisierte temporoparietale Lappen [194] als zuverlässig erwiesen (Abb. 10). Es handelt sich dabei um Tabula externa, die am M. temporalis gestielt ist. Diese Technik ermöglicht auch eine Rekonstruktion und Augmentation des Mittelgesichts. Boenninghaus (1974) hat in seinem Referat „Rhinochirurgische Aufgaben bei der Chirurgie des an die Schädelbasis angrenzenden Gesichtsschädels“ auf Stricker et al. (1972) hingewiesen, welche auf diese Weise die mißgebildete Stirn augmentieren.

Knöcherne Rippe gibt für die Kalottenrekonstruktion im sichtbaren Bereich keine ästhetisch befriedigenden Ergebnisse, jedoch ausreichende Stabilität in behaarten Kopfarealen (Entnahmetechnik und Implantationstechnik bei [74]).

Umschriebene Stirndefekte können mit autogenen Knorpelchips von Cavum conchae, Septum oder Rippe ausgeglichen werden (Einzelheiten der Technik bei [74]).

Für Fälle, bei denen es nach Kunststoffimplantationen Komplikationen gab oder wo der Vorteil der hohen Einheilungssicherheit von autogenem Material von vornherein genutzt werden soll, kommt die Technik des vorgefertigten Knorpelspans nach Nagel (1974) in Betracht. Dies gilt vor allem, für die Rekonstruktion der frontalen Kalotte am Übergang zur Nase. Durch die individuelle Formgebung wird so meist ein optimales ästhetisches Ergebnis erzielt, wie es durch die sonst üblichen Rippenspan- und Beckenknochentransplantation kaum zu erreichen ist (Einzelheiten der Technik bei [74]).

Zur Stabilisierung der *Schädelbasis* nach ausgedehnten Resektionen am Übergang zwischen hinterer, vorderer und mittlerer Schädelbasis ist der M. temporalis mit oder ohne anhängende Tabula externa als gestielter Lappen ideal. Er läßt sich ein- und doppelseitig präparieren und sowohl intra- wie auch extradural anwenden (Abb. 11 aus [254]).

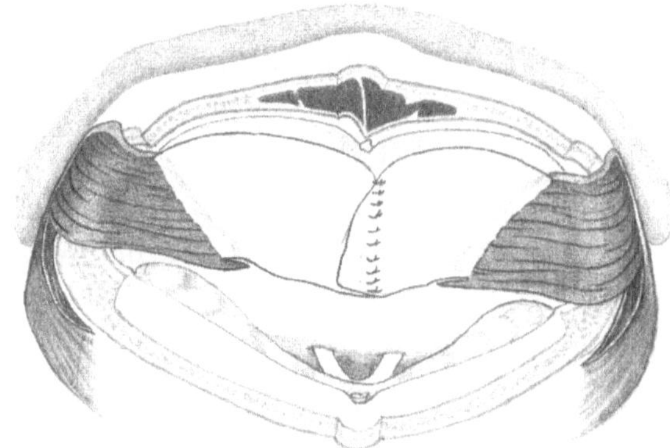

Abb. 11. Nach großen Resektionen der vorderen Schädelbasis kann der M. temporalis ein- oder doppelseitig zum Abdecken benützt werden. (Aus Samii/Draf 1989 [254])

Zur Rekonstruktion *komplexer,* großer *Knochen-Weichteildefekte,* insbesondere nach Vorbestrahlung oder Infektion, kann es sinnvoll sein, den Knochen selbst nicht zu rekonstruieren, sondern Knochen- und Weichteildefekt mit fülligem mikrovaskulär anastomosierten Material zu versorgen (s. 5.3.4 Weichteile).

5.3.3 Nerven

An der vorderen Schädelbasis spielt die Nervenrekonstruktion eine untergeordnete Rolle. Wichtige motorische Nerven sind nicht vorhanden. Der fortgeschrittene Schädelbasisoperateur sollte sich aber bemühen, den *N. trigeminus,* insbesondere V_1 und V_2, wenn immer möglich, atraumatisch, ggfs. mikrochirurgisch zu präparieren und zu erhalten. Von der klassischen Nasennebenhöhlenchirurgie her ist bekannt, daß die Verletzung dieser Nerven zu jahrelangen Hypästhesien und neuralgiformen Beschwerden führen kann.

Der Verlust des *N. infraorbitalis* mit Sensibilitätsstörung der Oberlippe bedeutet eine deutliche Einschränkung der Lebensqualität. Deshalb bemühen wir uns – soweit onkologisch vertretbar – ihn auch bei Resektion von großen Tumoren, z.B. Angiofibromen, zu erhalten. Da er von lateral dorsal nach medial ventral verläuft, läßt er sich beim Midfacial degloving (s.S. 151) und beim transfazialen Zugang nach osteoplastischer Entnahme der Kieferhöhlenvorderwand unter Aussparung des Foramen infraorbitale, nach Abfräsen der seitlichen und unteren knöchernen Begrenzungen des Infraorbitalkanals mobilisieren und mit den Wangenweichteilen nach lateral verlagern. Kommt es im Verlauf des Eingriffs doch zu einer Kontinuititätsunterbrechung, versuchen wir eine End-zu-End-Anastomose oder die Interposition eines N. auricularis-Transplantats. Damit ist nach eigener Erfahrung und in Übereinstimmung mit Richter (1992) die Wiederherstellung einer guten Sensibilität möglich.

Ähnliches gilt für den *N. supraorbitalis,* der bei der Entwicklung eines Skalplappens zu schonen und im Rahmen eines extraduralen subfrontalen Zugangs bei osteoplastischer Entnahme der Supraorbitalspange mit dem Orbitainhalt nach kaudal verlagert werden kann. Schnittführungen unmittelbar *über* der Augenbraue beinhalten immer die Durchtrennung des supraorbitalen Gefäßnervenbündels. Sie sind deshalb möglichst zu vermeiden.

Hinsichtlich des *N. opticus* ist festzustellen, daß auch lang anhaltende, druckbedingte Sehstörungen durch gutartige Tumoren oder Pyozelen, vor allem der Keilbeinhöhle, nach vorsichtiger mikrochirurgischer Entlastung eine erstaunliche Rückbildungstendenz zeigen.

Bei der Präparation an der Lamina cribrosa gelingt es sowohl von extra-, als auch von intradural, mikrochirurgisch präparierend oft, zumindest einen Teil der Fila olfactoria zu erhalten.

5.3.4 Weichteile

Weichteilrekonstruktionen sind in der Tumorchirurgie der vorderen Schädelbasis erforderlich nach ausgedehnten En bloc-Operationen von Stirn, Siebbein, Orbita und lateral am Übergang von vorderer zu mittlerer Schädelbasis.

Bei mehr *anterioren Blockresektionen* ist die Entscheidung zu treffen, ob ein Orbitawangendefekt mit dem Ziel einer Orbitarekonstruktion aufgefüllt werden soll, oder eine epithetische Versorgung mit knochenverankerten Schrauben [6] vorgezogen wird.

Vielfach ist eine massige Defektauffüllung zur ausreichenden Abstützung des Endokraniums nach Malignomentfernung erforderlich, vor allem nach Strahlentherapie mit erhöhter Gefährdung der Wundheilung. Manchmal wünscht dies auch der Patient, da er den Einblick in die große Operationshöhle scheut.

Vom ästhetischen Aspekt ist eine epithetische *knochenverankerte Camouflage* des Defekts gegenüber großen Weichteilrekonstruktionen eher überlegen. Sie bietet darüber hinaus die Möglichkeit, ein Tumorrezidiv frühzeitig zu erkennen.

An der *lateralen Schädelbasis* am Übergang von vorderer zu mittlerer Schädelgrube ist die große Weichteilauffüllung zur Abstützung des Endokraniums und Vermeidung von Toträumen mit Komplikationen bei großen Defekten meist indiziert und auch ästhetisch günstig.

Tabelle 7. Möglichkeiten der Weichteilrekonstruktion an der vorderen Schädelbasis

Lokale Lappen
– M. temporalis + Spalthaut
– Skalplappen
Regionale myokutane Lappen
– M. pectoralis major
– Verlängerter unterer M. Trapeziuslappen
– M. latissimus dorsi
Mikrochirurgischer freier Gewebetransfer
– Skalplappen (fasziokutan)
– Unterarm (fasziokutan)
– M. latissimus dorsi
– M. tensor fasciae latae muskulokutan
– M. rectus abdominis
– Omentum majus
Epithese (knochenverankert)

Einige bewährte Möglichkeiten der Weichteilrekonstruktion an der vorderen Schädelbasis sind in Tabelle 7 zusammengestellt. Gewisse Überschneidungen ergeben sich mit Tabelle 6. Jedoch ist bei den in Tabelle 7 aufgeführten rekonstruktiven Techniken jeweils ein Hautareal mit eingeschlossen.

Von der Defektdicke hängt es ab, ob dünne *lokale* Lappen, die *mikrovaskuläre Verpflanzung* von Gewebeanteilen, wie Scapula- und Unterarmlappen sowie Omentum majus, oder Gewebeersatz durch gestielte bzw. mikrochirurgisch anastomosierte myokutane Lappen zweckmäßig sind.

Der M. temporalis muß mit Spalthaut epithelisiert werden. Wegen des dadurch größeren Aufwands ist seine Anwendung in diesem Zusammenhang eingeschränkt.

Skalprotationslappen [254, 277] sind nach Exenteratio orbitae zur Abdeckung des Übergangsbereichs Stirn/Orbitadach geeignet, sofern eine zusätzliche epithetische Versorgung geplant ist.

Von den *gestielten myokutanen Lappen* (Details bei [8, 141, 188, 231]) ist der des M. pectoralis major am zeitsparendsten zu präparieren, da der Patient nicht umgelagert werden muß. Bei gedrungen gebauten Patienten kann der Lappen für die Rekonstruktion an der Schädelbasis etwas kurz sein. Um sicher die supraorbitale Region zu erreichen, muß die äußere Halshaut gelegentlich am Lappenstiel bleiben. Dieser wird ca. 3 Wochen später durchtrennt und eingearbeitet.

Der *untere, verlängerte myokutane Trapeziuslappen* [195] benötigt die A. transversa colli als Gefäßstiel. Er kann 10 bis 15 cm kaudal der Scapulaspitze reichen und läßt sich bei vollständiger Mobilisierung des M. trapezius bis in den Nacken nach Untertunnelung der Halshaut sehr gut in das supraorbitale Areal, ggfs. auch bis auf die Gegenseite verlagern. Nachteile sind der größere Zeitaufwand durch Umlagerung und eine Einschränkung der Trapeziusfunktion. Rosen (1985) hat über 4 Patienten berichtet, bei denen er damit die basale Dura rekonstruiert und das Endokranium gegenüber Nasopharynx sowie Nasennebenhöhlen sicher verschlossen hat.

Der gestielte, myokutane *M. latissimus-dorsi-Lappen* ist zwar großflächig, kann aber – subkutan verlagert – die Schädelbasis oberhalb der Orbita eher schlecht erreichen. Für diese Indikation wird er besser als freier, mikrovaskulär anastomosierter Lappen angewandt.

Ein gemeinsamer Nachteil aller gestielten myokutanen Lappen ist, daß sie wegen des in einer bestimmten Richtung gelegenen Lappenstiels nur eine begrenzte Mobilität bei der Einarbeitung haben. Weiterhin wirkt der dicke Lappenstiel oft ästhetisch ungünstig. Deshalb ist nicht selten eine zweite Operation zur Modellierung des Muskelbauchs erforderlich.

Nachdem die *Techniken des mikrovaskulären Gewebetransfers* ausgefeilt sind und von erfahrenen Operateuren Einheilungsquoten über 90% erreicht werden, sollte in entsprechenden Fällen dieser Rekonstruktionstyp zur Routine auch für den Tumoroperateur an der Schädelbasis gehören. Gegebenenfalls ist interdisziplinär zusammenzuarbeiten. Auf diese Weise kann das eingebrachte Füll- und Abdeckgewebe dreidimensional positioniert werden [141]. Im Gefäßstiel darf dabei kein Knick entstehen.

Für die *Hautrekonstruktion an der Kalotte* sind dünne fasziokutane Lappen, wie Scapular-, Parascapular- oder Unterarmlappen in gleicher Weise geeignet. Die Lappen am Rücken sind allerdings wegen der notwendigen Umlagerung zeitaufwendiger. Bei der Gewinnung des *Unterarmlappens* können 2 Operationsteams synchron arbeiten. Operative Details zu diesen verschiedenen Arten von mikrovaskulärem Gewebetransfer finden sich bei [33, 120, 182, 228].

Vorteile des *fasziokutanen Unterarmlappens* sind weiterhin die relativ großen Gefäßdurchmesser, ein langer Gefäßstiel, die separate Lage von Arterien und Venen und somit eine leichtere Plazierbarkeit. Das Hautareal kann immerhin bis zu 100 cm^2 groß sein.

Nachteile sind eine gewisse Form- und Funktionsbeeinträchtigung am Unterarm und die Notwendigkeit, das Empfängerbett mit Spalthaut zu schließen.

Bei der Entwicklung des *fasziokutanen Scapulalappens* und des *Parascapularlappens* liegt der Patient in Bauch- oder Seitenlage. Damit ist ihre Anwendung wegen der Umlagerung zeitaufwendiger. Der Gefäßstiel kann bis zu 8 cm lang entwickelt werden. Der Parascapularlappen ist meist etwas dicker als der Scapulalappen. Der Entnahmedefekt dieser beiden Lappen kann wenig auffällig und funktionsbeeinträchtigend primär verschlossen werden.

Von den dickeren *muskulokutanen Lappen* sind der M. latissimus dorsi- und der M. tensor fasciae latae-Lappen flacher, der des M. rectus abdominis ausgesprochen bauchig. Je nach Defektgröße hat man eine gute Auswahlmöglichkeit.

Der Gefäßstiel des *M. latissimus dorsi-Lappens* kann je nach Bedarf in seiner Länge variiert werden. Seine Entnahmestelle läßt sich ebenfalls primär verschließen. Es besteht die Möglichkeit, den M. latissimus dorsi-Lappen zum Auskleiden von Höhlen (z.B. Mundhöhle) und gleichzeitiger Außenepithelisierung mit dem Parascapularlappen zu kombinieren [193].

Zum Ausgleich extrem großer Defekte des seitlichen Gesichtsssschädels und der seitlichen Schädelbasis eignet sich vorzüglich der an der tiefen unteren A. epigastrica gestielte *M. rectus abdominis* in variabler Größe als reiner Muskel oder myokutaner Lappen. Ist eine Bauchoperation (z.B. Hernie) vorausgegangen, muß angiographisch geklärt werden, ob die A. epigastrica inferior profunda durchgängig ist. Um einen möglichst langen Gefäßstiel zu haben, kann die Achse des Hautareals in Höhe des Nabels in einem Winkel von 45° zur Medianlinie schräg nach oben lateral gelegt werden ([182], dort weitere Einzelheiten).

Resultiert nach Tumorresektion oder bei Osteoradionekrose ein ausgedehnter Skalp-, Kalotten- und eventuell auch Duradefekt, stellt der mikrovaskuläre Transfer von *Omentum majus* eine ideale Rekonstruktionsmöglichkeit dar. 2 Operationsteams können simultan am Bauch bzw. Kopf arbeiten. Omentum majus ist extrem gut durchblutet, heilt auf Dura sehr gut an und wird auch von der Umgebung her schnell vaskularisiert. Es läßt sich ausgesprochen gut falten und modellieren. Die Epithelisierung erfolgt mit einem Mesh-Graft. Die Einheilungstendenz in einem infizierten oder schlecht durchbluteten Wundbett ist ausgesprochen gut. Deshalb eignet sich dieses Gewebe besonders für Problemfälle. Omentum majus ist nicht zu gewinnen bei ausgedehnten abdominalen Adhäsionen. Weiterhin ist zu berücksichtigen, daß es innerhalb von 6 Wochen bis 3 Monate nach der Operation um 20–50% schrumpft. Dies ist besonders ins Kalkül zu ziehen, wenn es auch um eine Augmentation geht (Einzelheiten bei [228]).

Spezieller Teil

Im folgenden werden Operationstechniken abgehandelt, die der aus unserem Fach kommende, erfahrene Schädelbasischirurg („Otorhinobasischirurg" s.S. 135 Kap. 5.1.1) selbständig und im Normalfall *ohne* neurochirurgische Hilfe durchführen kann (s. Tabelle 8). Empfehlenswert ist aber trotzdem, jeden Tumorcasus an der Schädelbasis präoperativ zusammen mit dem Neuroradiologen und dem Neurochirurgen zu besprechen. Bei dieser Gelegenheit kann vereinbart werden, daß der Neurochirurg für den Fall unerwarteter, intraoperativer Probleme im intraduralen Bereich in Operationsbereitschaft steht.

Nicht besprochen werden rein intradurale und ausgedehnte kombinierte extra-intradurale Umfassungsoperationen und Eingriffe, bei denen eine spezielle, simultane Ophthalmo-Rhinochirurgie erforderlich ist. Beiden Komplexen sind in diesem Band gesonderte Referate IV.4 und IV.5 gewidmet.

5.4 Kriterien bei der Auswahl des Zugangsweges

Die Benennung von operativen Techniken nach Fachdisziplinen, z.B. „neurochirurgischer" oder „rhinochirurgischer" Zugang mag aus didaktischen Gründen eine gewisse Berechtigung haben. Für weitaus zweckmäßiger halten wir Zugangsbezeichnungen nach topographisch-anatomischen Gesichtspunkten. Dies erzieht alle an der Schädelbasis beteiligten Operateure dazu, bei der Auswahl des oder der Zugänge von vornherein auf die bestmögliche Entfernung des Tumors abzielende und weniger fachbezogene Kriterien anzulegen. Die Schädelbasischirurgie ist immer noch ein in Entwicklung befindliches Neuland. Die allzu frühzeitige Zuordnung bestimmter Eingriffe zu einem bestimmten Fachgebiet dürfte eher eine hemmende als stimulierende Wirkung auf den weiteren Fortschritt haben. Die Festlegung, wer welchen Operationsteil übernimmt, sollte ausschließlich nach qualitätsbezogenen Maßstäben ausgerichtet sein. Dies gilt vor allem für die großen, kombinierten Eingriffe.

Wir werden, soweit möglich, eine topographisch-anatomisch ausgerichtete Nomenklatur bevorzugen [254]. Darüber hinaus gibt es im internationalen Schrifttum mit prägnanten angloamerikanischen Benennungen gekennzeichnete Operationen, die inzwischen auch in der deutschsprachigen Literatur fest verankert sind, z.B. „Midfacial degloving" [23]. Diese Benennungen behalten wir bei, einerseits weil sie griffig sind und zum anderen, um nicht Verwirrung zu stiften. In allerjüngster Zeit ist eine Fülle von „neuen" Operationen hinzugekommen, die bei näherer Betrachtung oft nur eine Modifikation bekannter Techniken darstellen.

Wir konzentrieren uns im folgenden auf die Darstellung von Operationsprinzipien, gehen nur teil-

Tabelle 8. Tumoren und Pseudotumoren der vorderen Schädelbasis. Operative Zugangswege des Otorhinobasischirurgen

Extrakraniell-extradural
1. Endonasal mikro-endoskopisch
2. Midfacial degloving
3. Le Fort I-Osteotomie
4. Transfazial
   4.1 Mit Erhaltung des Orbitainhalts und der Tränenwege
   4.2 Mit einseitiger Exenteratio orbitae
5. Midfacial Split
6. Transoral-transpalatinal
   6.1 Ohne Unterkieferspaltung
   6.2 Mit Unterkieferspaltung
7. Lateral
8. Posteroinferior (infratemporal)

Intrakraniell-extradural
1. Transfrontal
2. Frontotemporal

Kombiniert extra-intrakraniell extradural
1. Transfazial-transkraniell
2. Facial translocation (facial disassembling)

weise auf weniger bekannte operative Details ein und müssen auf eine vollständige Aufzählung aller Modifikationen verzichten. Chirurgische Einzelheiten sind in den entsprechenden Publikationen zu finden.

Wichtigstes *Kriterium für die Auswahl des Zugangsweges* zur Entfernung einer raumfordernden Läsion der vorderen Schädelbasis ist es, mit geringer Belastung und wenig Nebenwirkungen für den Patienten die Pathologie vollständig zu beseitigen, die Gefahr eines Rezidivs auf ein Minimum zu reduzieren, sowie Form und Funktion in bestmöglicher Weise zu erhalten oder wiederherzustellen. Dieses Ziel kann im Falle gutartiger und frühzeitig diagnostizierter bösartiger Tumoren in Abhängigkeit von der Tumorgröße oft über erstaunlich kleine Eröffnungen und unter Anwendung mikro-endoskopischer Techniken erreicht werden. Teilweise sind jedoch auch große Freilegungen wie extraintrakranielle Kombinationseingriffe, sei es extra- oder intradural, notwendig (Tabelle 8).

Letztlich muß der „Otorhinobasischirurg" in der Lage sein, aus einer breiten Palette von Operationstechniken sich für die individuell passendste zu entscheiden, ggf. zu modifizieren und atraumatisch durchzuführen.

Schnittführungen sind so zu wählen, und so zu verschließen, daß dadurch möglichst wenig funktionelle und vor allem auch ästhetische Beeinträchtigungen resultieren.

Bei *Operationen an Kindern* gilt dies in besonderer Weise. Die osteoplastischen Maßnahmen sind bei diesen, noch im Wachstum befindlichen Patienten von überragender Bedeutung. Die Erfahrung zeigt, daß es für das weitere Wachstum vielfach günstiger ist, großzügig osteoplastisch freizulegen und minutiös zu rekonstruieren, als zwar kleinere, aber osteoklastische Eröffnungen vorzunehmen.

5.5 Extrakranielle-extradurale Zugänge (Tabelle 8)

Darunter verstehen wir Vorgehensweisen, im Rahmen derer die Schädelbasis von *kaudal,* also vom Gesichtsschädel her, zugänglich gemacht und das Endokranium allenfalls durch Wegnahme der tumorbefallenen knöchernen Schädelbasis eröffnet wird. Die extrakraniellen-extraduralen Zugänge können aber, falls überraschenderweise erforderlich, in Abhängigkeit von der individuellen Erfahrung des Operateurs ohne oder mit neurochirurgischer Unterstützung in extrakranielle-intradurale umgewandelt werden. Der Duraverschluß erfolgt nach den aus der Traumatologie bekannten Gesichtspunkten, die von jedem Rhinobasisoperateur beherrscht werden sollten (s. Referat Stoll, [79, 155, 254]).

Die *Indikation für die extrakraniellen-extraduralen Zugänge* ergibt sich *allgemein,* wenn aufgrund der präoperativen Diagnostik davon auszugehen ist, daß ein *bösartiger Tumor* der Nase oder Nasennebenhöhlen keine oder eine Knochendestruktion der Schädelbasis mit gut überschaubaren Grenzen hervorgerufen hat.

Gutartige, durchaus relativ ausgedehnte *Prozesse* können auf diesem Wege angegangen werden, wenn wahrscheinlich ist, daß sie die Barriere der Dura nicht durchwachsen haben. Dabei wird meist keine Blockoperation vorgenommen, sondern die schrittweise Verkleinerungstechnik angewandt. Hat ein Tumor die Dura überschritten, erhält er nicht nur häufig einen Teil der Blutversorgung von endokraniell her, sondern steht auch in direkter Berührung mit lebenswichtigen Zentren. Dann ist eine kombinierte extra-intrakranielle, intradurale Freilegung erforderlich (s. IV.4). Es ist allerdings zu berücksichtigen, daß auch eine ausgedehnte Resektion der vorderen Schädelbasis einschließlich Dura von extrakraniell her bei guter Sicht auf die basisnahen intraduralen Strukturen dann möglich ist, wenn aus onkologischen Gründen eine Exenteratio orbitae indiziert ist.

Dies bedeutet umgekehrt, daß man sich bei exzessiven gutartigen Tumoren, die überwiegend intrakraniell gewachsen sind und bei deren Resektion der Orbitainhalt beiderseits erhalten wird, eher zu einem primär intrakraniellen Vorgehen entschließt. Liegen wesentliche Anteile der Neoplasie auch extrakraniell, wird die Entscheidung zu Gunsten eines kombiniert extra-intrakraniellen Vorgehens fallen. Auf diese Weise kann die Schädelbasis einschließlich Dura unter bestmöglicher Sicht reseziert werden.

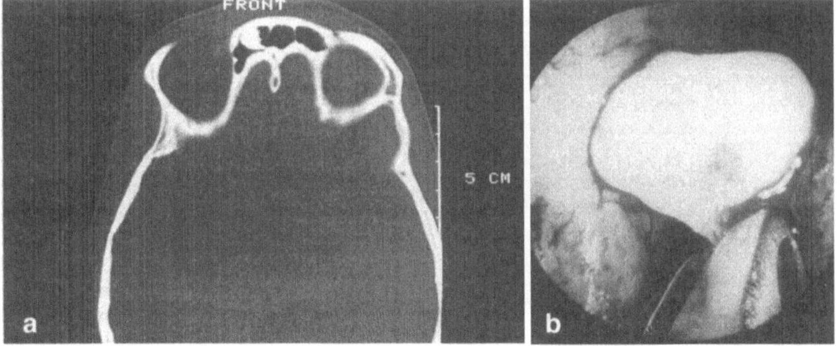

Abb. 12a, b. Pat. J. A., weibl., 25 J., Entfernung eines infundibulumnahen Stirnhöhlenosteoms über den endonasalen mikro-endoskopischen Zugang. **a** Hochauflösungs-CT axial mit Osteom in der linken Stirnhöhle. **b** Das freigelegte Stirnhöhlenosteom wird mit der Nasenzange entfernt

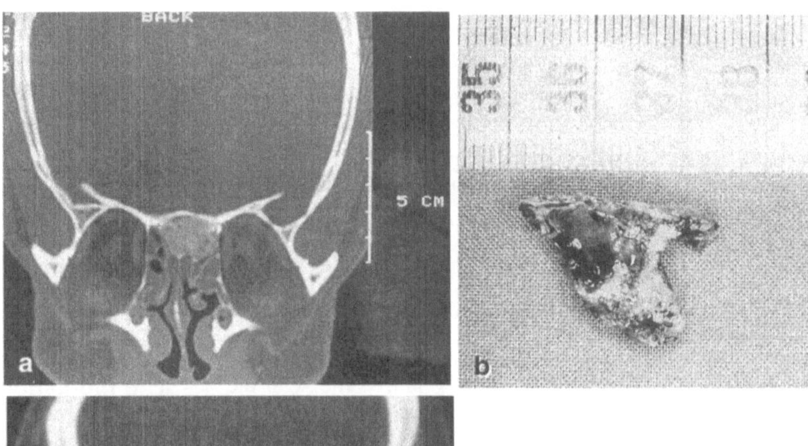

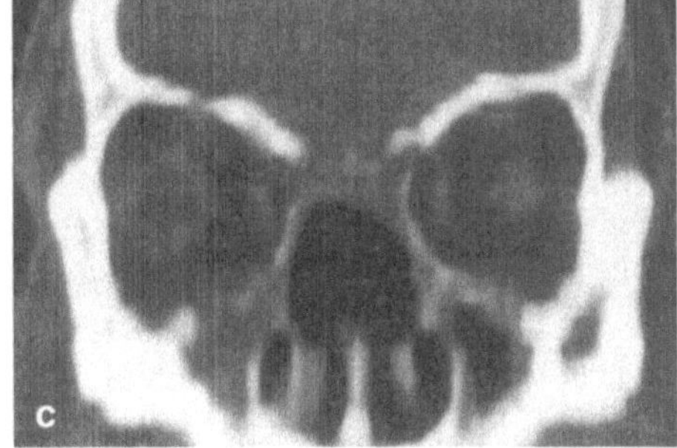

Abb. 13a–c. Pat W. Th., männl., 31 J., endonasale mikroendoskopische Resektion eines Osteoidfibroms der Rhinobasis mit Duraplastik. **a** Hochauflösungs-CT koronal mit dem Tumor am Siebbeindach. **b** Tumorblockpräparat einschließlich benachbarter Schädelbasis. **c** CT-Rekonstruktion koronal, Zustand nach Tumorentfernung und Rekonstruktion der Dura mit lösungsmittelgetrockneter Hirnhaut

5.5.1 Endonasaler mikro-endoskopischer Zugang

Definition: Zugang zur vorderen Schädelbasis ausschließlich durch die Nasenöffnungen ohne äußere Inzision unter Zuhilfenahme der optischen Hilfsmittel Mikroskop und Endoskop.

Indikation: Aufbauend auf den Erkenntnisen der modernen endonasalen mikro-endoskopischen Chirurgie der Nasennebenhöhlen bei entzündlichen Erkrankungen wurde über die erfolgreiche Entfernung umschriebener Tumoren und Pseudotumoren des Siebbeins, der Stirnhöhle und der Keilbeinhöhle berichtet (ausführliche Zusammenstellungen bei [72, 73, 83, 297, 330]). So können nach unserer eigenen Erfahrung schonend alle Mukozelen des Siebbeins und der Keilbeinhöhle behandelt werden, indem sie durch Resektion der zur Nasenhöhle gerichteten Wandung zu deren Nebenbucht gemacht werden. In gleicher Weise gelingt es vielfach, medial gelegene Stirnhöhlenmukozelen zu sanieren. Die lateralen müssen von außen operiert werden.

Genügend Erfahrung vorausgesetzt, lassen sich auch infundibulumnahe Stirnhöhlenosteome (Abb. 12), kleinere benigne Siebbeindachtumoren (Abb. 13) sowie an die Schädelbasis reichende invertierte Papillome zuverlässig entfernen. In 3 Fällen haben wir (Draf) auch *bösartige Tumoren* ausschließlich *endonasal* entfernt:

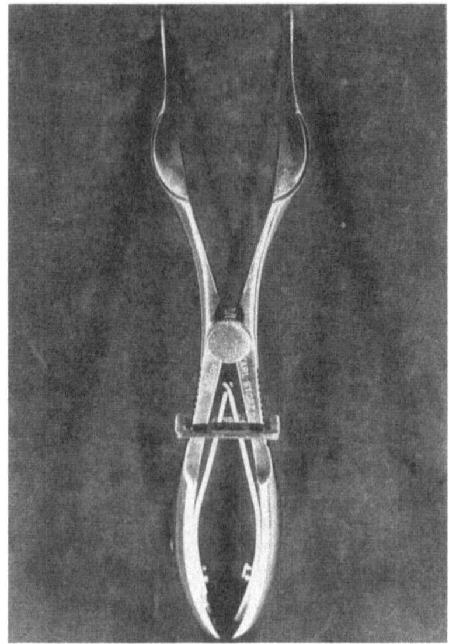

Abb. 14. Einfaches, selbsthaltendes Spekulum für die endonasale mikro-endoskopische Chirurgie nach Cholewa, modifiziert nach Draf

Bei einer 78jährigen Patientin wurde eine osteoplastische Metastase eines Mammakarzinoms reseziert, welche zur Erblindung eines Auges und dramatischer Verschlechterung des Sehvermögens auf dem 2. Auge geführt hatte. Um die Patientin bei diesem Palliativeingriff möglichst wenig zu belasten, entschlossen wir uns in Absprache mit dem Sohn (einem renommierten Kardiologen) zu dem endonasalen mikrochirurgischen Vorgehen. Es gelang, die Metastase vollständig zu entfernen. Durch die Druckentlastung beider Nn. optici kam es zu einer geringen Sehverbesserung auf dem seit längerem erblindeten und zu einem zufriedenstellenden Sehvermögen auf dem anderen Auge. Die Patientin verstarb knapp 2 Jahre danach an Herzversagen. Ein Rezidiv der entfernten Metastase war nicht aufgetreten.

In einem weiteren Fall wurde bei Zustand nach Basaliomentfernung der äußeren Nase mit komplizierter Nasenrekonstruktion bei einer 54jährigen Frau ein auf das vordere Siebbein beschränktes Plattenepithelkarzinom ebenfalls endonasal entfernt, um nicht die Durchblutung der rekonstruierten Nase durch Inzision von außen zu gefährden.

Der dritte Kasus war eine 48jährige Frau mit einem am Hinterrand des Septums gestielten Ästhesioneuroblastom, welches in den Nasenrachen hineinreichte. Dieses wurde einschließlich der hinteren Septumhälfte, der Keilbeinhöhlenvorderwand und des Keilbeinhöhlenbodens mikroskopisch kontrolliert im Block entfernt. Fall 2 und 3 sind nach mehr als 1½ Jahren postoperativ rezidivfrei.

Bei keinem der von uns endonasal entfernten gutartigen Tumoren sahen wir ein Rezidiv, auch nicht nach mehrjähriger Nachbeobachtung.

Unter den gutartigen Tumoren war auch ein kleines juveniles Angiofibrom.

Operative Technik: Wir operieren in Allgemeinnarkose und zwar in Neuroleptanalgesie. Zusätzlich empfiehlt sich die Infiltration eines Lokalanästhetikums mit Adrenalinzusatz. Weiterhin legen wir mit 10%iger Kokainlösung getränkte, 1 cm breite Mullstreifen ein (maximale Einzeldosis 2 ml). Damit erreicht man ein blutarmes Wundgebiet.

Bei im Siebbein gelegenen Tumoren identifiziert man den Saccus lacrimalis durch Abfräsen des Os lacrimale als vordere Begrenzung des Operationsgebietes. Um einen weiten Zugang zum Infundibulum der Stirnhöhle und der Schädelbasis zu bekommen, wird neben dem Os lacrimale auch ein Teil des Processus frontalis maxillae mit der Diamantfräse abgeschliffen. Nach Wegnahme der Siebbeinzellen legt man die Lamina papyracea als seitliche Begrenzung des Operationsfeldes frei. Von Anfang an wird mikrochirurgisch präpariert. Nun kann der Tumor unter dem Operationsmikroskop und bzw. mit dem Spül-Saug-Endoskop von vorne nach hinten präparierend gegebenenfalls unter Mitnahme der angrenzenden knöchernen Schädelbasis umfaßt werden. Wir benutzen dazu lange Mikroinstrumente und phasenweise ein einfaches selbsthaltendes Spekulum, welches ursprünglich von Cholewa angegeben worden war und von uns (Draf) modifiziert wurde (Fa. Storz, Abb. 14). Das Präparat wird dem Pathologen wegen der schwierigen Orientierung, auf Karton aufgesteckt, persönlich übergeben und im Schnellschnitt auf tumorfreie Ränder untersucht. Wurde die Dura eröffnet, wird sie durch ein Faszienläppchen, welches zwischen Knochen und Dura eingelegt und mit Fibrinkleber fixiert werden kann, verschlossen. Bei intakter Dura genügt die Tamponade mit schaumstoffgefüllten Gummifingerlingen[2], nach Duraplastik bevorzugen wir eine Xeroform-Salbentamponade für 7 Tage [226].

Fehler, Gefahren, Komplikationen: Der entscheidende Fehler ist in diesem Zusammenhang die falsche Indikationsstellung. Es versteht sich von selbst, daß Hochauflösungscomputer- und Kernspintomographie unverzichtbar sind. Die endonasale Entfernung von Tumoren sollte nur von Operateuren durchgeführt werden, die über ausreichende Erfahrung in den endonasalen mikro-endoskopischen Operationstechniken zur Behandlung entzündlicher Nasennebenhöhlenerkrankungen verfügen. Die endonasale Arbeit mit der Diamantfräse ist ein nicht unbedeutendes technisches Detail. Damit kann weichteilschonend und risikoarm Knochen weggenommen werden. Wir versuchen nach der Tumorentfernung knöcherne Begrenzungen zu glätten. So wird die computertomographische Verlaufsbeobachtung erleichtert.

An Gefahren sind an erster Stelle die anatomische Fehlorientierung zu nennen, so daß der Operateur in die Orbita oder unkontrolliert in das Endokranium gelangt, oder auch bei der Arbeit an der seitlichen Keilbeinhöhlenwand die A. carotis interna verletzt.

Wir sind der Ansicht, daß gerade für die endonasale Tumorentfernung die Arbeit mit dem Operationsmikroskop einfacher und damit weniger riskant ist, als mit dem Endoskop. Man hat damit einen binokularen, dreidimensionalen Einblick. Die außerhalb

[2] Firma VOSTRA, Aachen

des Operationsfeldes gelegene Optik verschmutzt nicht. Bei der Anwendung eines selbsthaltenden Spekulums hat man beide Hände frei. An Stellen, die mit dem Mikroskop nicht übersehen werden können, benutzen wir zusätzlich das Spül-Saugendoskop von Wigand [330].

5.5.2 *Midfacial degloving*

Definition: Das „Midfacial degloving" ist eine erweiterte sublabiale Rhinotomie. Es erlaubt einen übersichtlichen beidseitigen Zugang zur Tiefe des Mittelgesichts mit Nasenhaupthöhlen, Nasennebenhöhlen, Nasopharynx, retromaxillärem Raum, Schädelbasis und Clivus. Die Schnittführung hinterläßt keine äußerlich sichtbaren Narben. Die Nn. infraorbitales bleiben, soweit onkologisch verantwortbar, erhalten. Berghaus (1990) hat diesen Zugang im deutschen Sprachraum bekanntgemacht und auch die historische Entwicklung aufgezeigt.

Indikation: Das Midfacial degloving erlaubt ein- oder doppelseitig einen übersichtlichen Zugang zu den tieferen Regionen des Mittelgesichts, insbesondere Nasenhöhle, Nasennebenhöhlen und die vordere Schädelbasis ab Beginn der Lamina cribrosa. Es ist damit für eine Vielzahl von *gutartigen Tumoren* dieser Region anwendbar, sofern diese nicht eine größere intrakranielle Ausdehnung aufweisen oder zu weit nach vorne bis an die Glabella reichen. Bei *gutartigen* Tumoren mit Zentrum im Mittelgesicht ist die Ausdehnung nach hinten in Fossa pterygopalatina, Fossa pterygoidea und seitlich in die Fossa infratemporalis keine Kontraindikation.

Auf diesem Wege können auch *Malignome* angegangen werden, sofern sie die Schädelbasis nicht anterior des Foramen caecum infiltriert haben. Einschränkungen zu dieser Technik ergeben sich auch bei Tumoreinbruch in die Orbita. Nach dorsal sollten bösartige Tumoren nicht die Fossa pterygoidea überschreiten oder in die Fossa infratemporalis eingewachsen sein. Dann wäre eventuell die Kombination des Midfacial degloving mit einem der Zugänge von lateral sinnvoll.

Bei über das Foramen caecum nach vorne reichender Infiltration der Schädelbasis und unklarer Situation an der Orbita bevorzugen wir ein transfaziales Vorgehen. Damit können wir entlang der Lamina papyracea bzw. Periorbita und der Schädelbasis günstiger präparieren als mit dem schrägen Aufblick von unten wie beim Midfacial degloving.

Das Midfacial degloving kann sehr gut als Teil eines extra-intrakraniellen Kombinationseingriffes vorgenommen werden.

Operative Technik (Abb. 15a–f): 4 Schnittführungen werden miteinander kombiniert (Abb. 15a).

1. Der Transfixionsschnitt
2. Beidseits interkartilaginäre Schnitte
3. Eine beidseitige „circumvestibuläre" Schnittführung entlang der Apertura piriformis
4. Ein sublabialer Schnitt in der Umschlagfalte des Mundvorhofs, der beidseits bis zum Tuber maxillare reicht.

Ausgehend vom interkartilaginären Schnitt zwischen Flügel- und Dreiecksknorpel erfolgt ein Decollement der Nase wie bei der Rhinoplastik. An der Kante des Nasenbeins wird das Periost inzidiert und unterfahren. Der zirkumvestibuläre Schnitt verläuft auf der Kante der Apertura piriformis im Boden des Naseneingangs und verbindet den seitlichen, interkartilaginären Schnitt mit dem unteren Ende des Transfixionsschnitts. Der Transfixionsschnitt verlängert den interkartilaginären Schnitt vor der Septumvorderkante und hinter den medialen Flügelknorpelschenkeln und separiert den Nasensteg vom Septum. Mit diesen Inzisionen hat man die Nasenvorhöfe mit der Spitze und den Flügelknorpeln vom übrigen Nasengerüst getrennt.

Die Mobilisierung der Wangenweichteile wird von endonasal und vom Mundvorhofschnitt aus subperiostal durchgeführt. Erreicht man bei der Präparation von oral die Kante der Apertura piriformis, so trifft man auf den bereits angelegten Nasenvorhofschnitt und kann die Oberlippe mit den Naseneingängen abheben. Die Wangenweichteilmobilisierung wird fortgesetzt, bis die Verbindung zum Areal des Nasendecollements hergestellt ist (Abb. 15b). Die Ansätze der seitlichen Nasenmuskeln werden dabei vom Oberkiefer abgetrennt.

Sind alle Inzisionen miteinander verbunden, können die Mittelgesichtsweichteile der Oberlippe, der Wangen und der Nase einschließlich der Flügelknorpel zusammenhängend von der knöchernen Unterlage abgehoben werden (Abb. 15c). Im allgemeinen genügt – unter Schonung der Nn. infraorbitales – die Mobilisation bis zum Orbitaunterrand, von wo aus bei Bedarf aber auch die Exploration des Orbitabodens und der medialen Orbitawand möglich wird. Nach Auslösung des Tränensacks kann der mediale Canthus freigelegt werden. Paavolainen und Malmberg (1986) beschrieben eine Variation, bei der durch laterale Osteotomien und Durchtrennung des Septums das Nasengerüst mit abgehoben wird, so daß der Zugang zur Nasenhaupthöhle noch besser gelingt. Unserer eigenen Erfahrung nach besteht mit dieser Erweiterung jedoch die Gefahr einer postoperativen Nasen- und Septumdeformierung, die durch Mini- und Mikroplattenosteosynthesen reduziert werden kann.

Die mobilisierten Nasen- und Wangenweichteile werden mit durch die Nasenöffnungen um die Oberlippe geschlungenen breiten Tamponadenstreifen, Langenbeckhaken oder selbsthaltenden Sperrern nach kranial gehalten.

Dadurch, daß die Nasenweichteile bis zum nasofrontalen Winkel abgehoben sind, ergibt sich ein wesentlich breiterer Zugang als bei der einseitigen transfazialen lateralen Rhinotomie.

Je nach Einzelfall können nun durch osteoplastische, temporäre Resektionen unterschiedliche Regionen in der Tiefe des Mittelgesichts erreicht werden.

Durch Umschneidung der medialen und fazialen Kieferhöhlenwand und des Processus frontalis maxillae mit kranialer und kaudaler Osteotomie der Apertura piriformis wird eine mediale Maxillektomie mit breitem Zugang zu Septum, Siebbein und Keilbein bewirkt (Fig. 15d). Zuvor kann die Auskleidung der seitlichen Nasenwand mit den Muscheln abpräpariert und nach medial gedrängt werden. Für den Zugang zum Clivus ist die Resektion der mediodorsalen Kieferhöhlenwand und

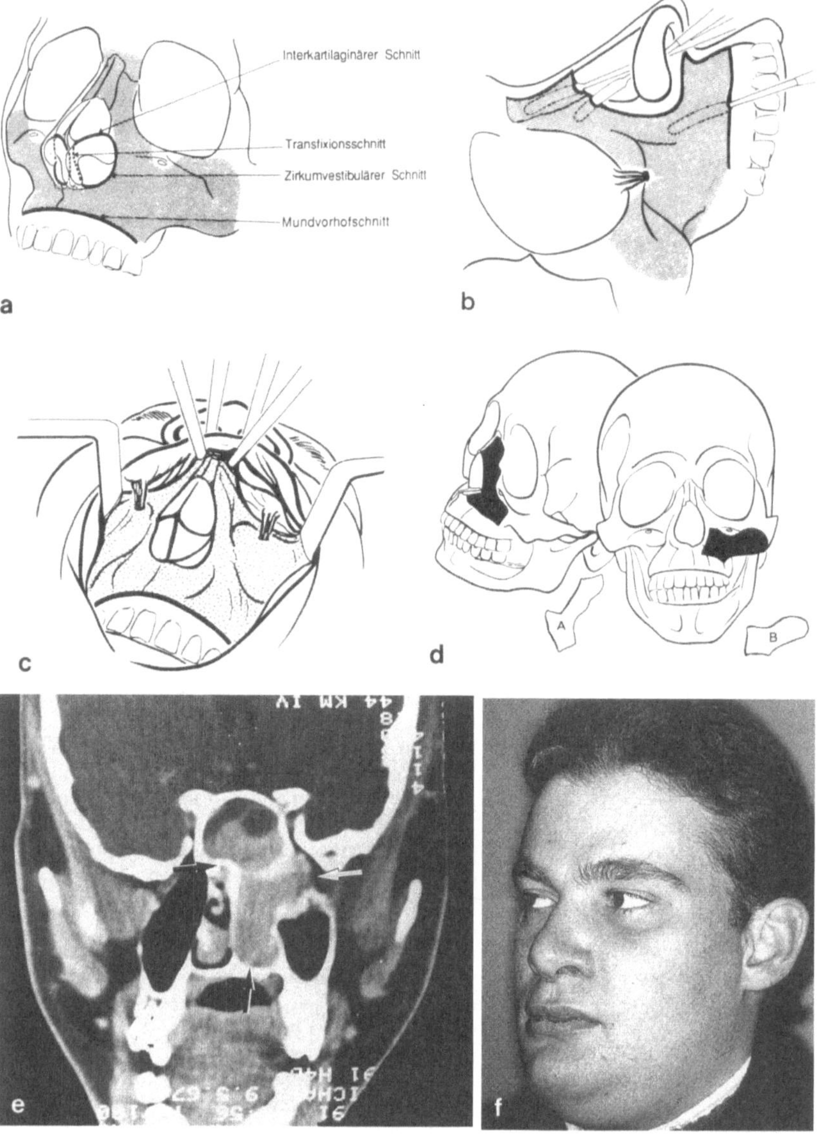

Abb. 15a–f. Grundprinzipien des Midfacial degloving. (Schemata aus Berghaus 1990 [23]). **a** Inzisionen zur Freilegung des knöchernen Mittelgesichts im schraffierten Bereich. **b** Durch kombiniertes transnasales und sublabiales Vorgehen kann das Periost des Mittelgesichtsschädels breitflächig abgehoben werden. **c** Das Mittelgesichtsskelett mit Septum- und Dreiecksknorpeln ist freigelegt, die Weichteile einschließlich Flügelknorpel nach kranial abgehoben. Die Nn. infraorbitales sind geschont. **d** Schwarz eingezeichnet die Knochenanteile *(a, b)*, die temporär entfernt und später wieder eingesetzt werden können. **e–f** Pat. W. R., männl., 24 J., juveniles Angiofibrom links **e.** CT koronal. **f** Patient 4 Wochen nach Entfernung des Angiofibroms über Midfacial degloving

des Processus pyramidalis des harten Gaumens erforderlich. Eine Blutung bei Eröffnung des Foramen palatinum majus aus der entsprechenden Arterie sollte möglichst vermieden werden.

Durch Umschneidung eines lateralen Knochensegmentes mit fazialer und laterodorsaler Kieferhöhlenwand und Jochbogenansatz gelangt man in den retromaxillären Raum (Abb. 15d).

Die operativ erreichbare Region wird lateral vom Processus coronoideus der Mandibula, dorsal von der sphenoidalen A. carotis interna begrenzt. Die untere Begrenzung ist im allgemeinen der Gaumen. Eine Resektion des Gaumens und auch die totale Oberkieferresektion mit Exenteratio orbitae sind über diesen Zugang möglich.

Die Blutversorgung des durch das „Degloving" gebildeten Lappens gewährleisten die Aa. facialis, infraorbitalis und supratrochlearis. Zusätzliche Inzisionen von außen sind möglich, ohne die Blutversorgung zu gefährden. Allerdings ziehen wir in solchen Fällen das primäre transfaziale Vorgehen wegen der einfacheren Präparation und der besseren Übersicht auf Orbita und Schädelbasis vor.

Die knöcherne Schädelbasis wird im Rahmen der Tumoroperation, soweit erforderlich, reseziert. Dies betrifft auch die Dura, sofern sie infiltriert ist. Hinsichtlich der Duraplastik s. 5.3.1, S. 141 [254]. Nach Entfernung der Pathologie wird die Operationshöhle mit einem großen Stück dünner Silikonfolie ausgelegt und mit antibiotikahaltiger Streifentamponade im Sinne von Mikulicz versorgt. Sie wird zur Nase herausgeleitet. Danach replantiert man die osteoplastisch entnommenen Knochenanteile und fixiert sie mit resorbierbarer Naht, Miniplatten oder IONOS-Knochenzement. Resorbierbare Nähte und vor allem der Knochenzement haben den Vorteil, daß Zweiteingriffe zur Entfernung von eingesetztem Plattenmaterial nicht notwendig sind. Nach Reposition der Gesichtsweichteile müssen die Inzisionen im Naseneingang sehr präzise mit dünnem, resorbierbarem Nahtmaterial adaptiert werden, um eine Stenosierung zu vermeiden. Als Verband wird eine Nasenschienung wie nach Rhinoplastik angelegt. Kühlende Umschläge auf die Gesichtsweichteile sowie eventuell für 3 Tage Kortikosteroidgaben als morgendliche Einer-Dosis (zwischen 100 und 200 mg per os) verhindern eine allzu starke Ödematisierung. Nach etwa 2 Wochen wird die eingelegte Tamponade entfernt. Meist ist die Operationshöhle dann bereits weitgehend durch Schleimhaut epithelisiert. Eventuelle Krusten müssen noch für einige Wochen regelmäßig entfernt werden.

Fehler und Gefahren, Komplikationen: Technisch nicht ganz einfach ist die Entnahme osteoplastischer Knochendeckel. Abgewinkelte oder gerade oszillierende Sägen sind hilfreich[3]. Das Umfahren der Knochenfragmente mit der Säge kann man sich erleichtern, indem die vorgesehene Trennlinie durch eine Reihe kleiner Bohrlöcher vormarkiert wird. Kommt es zur Frakturierung der vorderen Nebenhöhlenbegrenzung, können die Bruchstücke außerhalb des Operationsgebietes mit Knochenzement (Fa. IONOS) wieder zusammengesetzt und als Ganzes replantiert werden (s. auch 5.1.3). Der Tränennasenkanal kann im unteren Nasengang umschnitten, temporär aus dem Operationsfeld geschwenkt und dann an den Wangenweichteillappen oder den Knochenfragmenten fixiert werden (Draf 1980 in [254], s. S. 156). Eine Naseneingangsstenose wird verhindert, wenn man sich für die intranasalen Nähte genügend Zeit nimmt. Sonstige Komplikationen sind bei ausreichender Erfahrung selten. Handelt es sich um einen in dieser Region vorbestrahlten Patienten, muß man mit Osteoradionekrosen der Knochendeckel rechnen.

5.5.3 *Le Fort I-Osteotomie*

Sasaki et al. (1990) und andere haben neuerdings auf die Nützlichkeit der Le Fort I-Osteotomie als Zugang zur vorderen Schädelbasis hingewiesen. Damit ist eine bereits von Langenbeck (1859, 1861) in Deutschland und Cheever (1867) in den Vereinigten Staaten erstmals beschriebene Technik wieder aktuell. Dies liegt wahrscheinlich an den heute erheblich verbesserten Möglichkeiten der funktionsstabilen Osteosynthese. Schon Kocher (1893) kombinierte die Le Fort I-Osteotomie mit einer sagittalen Oberkieferspaltung zur Exposition der Sella turcica.

Indikation: Sasaki et al. haben damit 6 Patienten operiert: 4 Angiofibrome, 1 Plattenepithelkarzinom und 1 intrakranielle Mukozele.

[3] Firma Aesculap

Operative Technik: Die subperiostale Freilegung des Oberkiefers erfolgt von einer beiderseitigen Mundvorhofschnittführung wie bei der Caldwell-Luc-Operation. Die horizontale Schnittführung durch den Oberkiefer erfolgt etwas oberhalb des durch Ablösen der Nasenschleimhaut dargestellten Nasenbodens. Dabei ist darauf zu achten, daß die Zahnwurzeln nicht verletzt werden. Vor der weiteren Mobilisierung werden beiderseits des Knochenschnitts die Bohrlöcher für insgesamt 4 vertikale Miniplatten angelegt, nahe der Apertura piriformis 2-Lochplatten, vor dem Tuber maxillare 3-Lochplatten. Damit ist eine exakte Readaptation nach Tumorentfernung gewährleistet. Das Nasenseptum wird submukös mit einem schmalen Osteotom vom Nasenboden abgelöst, während dorsal die Maxilla mit einem über die Fläche gerümmten Meißel vom Processus pterygoideus abgetrennt wird. Anschließend läßt sich die Maxilla nach kaudal frakturieren, unter weiterem Ablösen der intakten Nasenschleimhaut. Nach Einsetzen eines Sperrers und H-förmiger Inzision der Nasenschleimhaut gewinnt man nach Angaben von Sasaki et al. eine vorne in horizontaler Ebene 8 cm und hinten 5 cm breite Öffnung. Der Arbeitswinkel reicht vom Atlas bis zum hinteren Ethmoid.

Nach Tumorentfernung wird die mobilisierte untere Maxilla zurückverlagert, und mit Miniplatten fixiert. Den Schleimhautschnitt verschließt man mit einer einfach überwendlichen resorbierbaren Naht. Eine sorgfältige Nasentamponade ist wesentlich. Für 4 Wochen soll flüssig bis breiig ernährt werden. Intensive Nasenschleimhautpflege ist erforderlich, nachdem die Nasentamponade 5 Tage postoperativ entfernt wurde.

Fehler, Gefahren und Komplikationen: Der Le Fort I-Schnitt muß so hoch liegen, daß die Zahnwurzeln unverletzt bleiben. Die Miniplatten werden nach einem halben Jahr entfernt. Kommt es trotz funktionsstabiler Fixierung zur Störung der Okklusion, muß eventuell eine elastische Schienungsfixation von Ober- und Unterkiefer mit Gummizügeln erfolgen. Es ist darauf zu achten, daß die Aa. palatinae majores erhalten werden, sonst können ischämische Nekrosen entstehen.

Bewertung: Dieser Zugang ist geeignet für Tumorentfernungen an der hinteren vorderen Schädelbasis, der Keilbeinhöhle und dem Clivus, nicht jedoch in den vorderen ⅔ der Nasenhöhle und den zugeordneten Nasennebenhöhlen.

Die Schnittführung ist unsichtbar, ähnlich wie beim Midfacial degloving. Eine Kombination von Midfacial degloving mit osteoplastischer temporärer Entfernung der Kieferhöhlenvorderwand und vorderen Siebbeinbegrenzungen erscheint denkbar. Allerdings werden die Osteosynthesen dann wesentlich komplizierter.

Diese Technik ist eine Alternative zu den verschiedenen transpalatinalen Methoden. Jedoch erscheint das Feld für operative Manipulationen etwas enger.

In jüngster Zeit wird insbesondere von japanischen Neurochirurgen [219] der Zugang zur hinteren Schädelbasis und zum Clivus noch mehr erweitert,

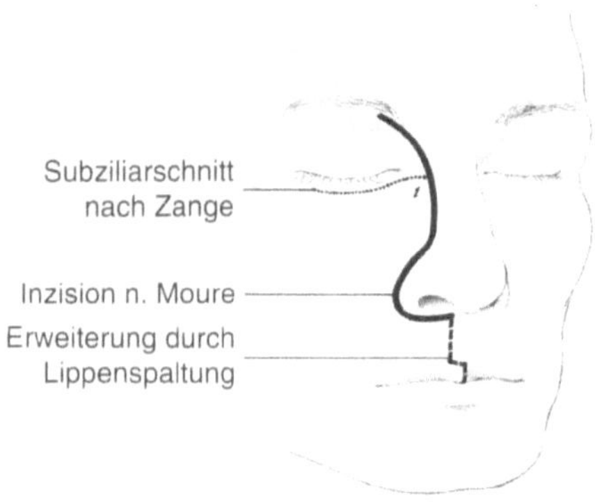

Abb. 16. Die paranasale Schnittführung nach Moure (1922) erlaubt einen übersichtlichen Zugang zum zentralen Mittelgesicht und der gesamten vorderen Schädelbasis. Je nach Notwendigkeit kann sie nach lateral durch den Subziliarschnitt nach Zange (1954) und durch die Lippenspaltung erweitert werden. (Aus [254])

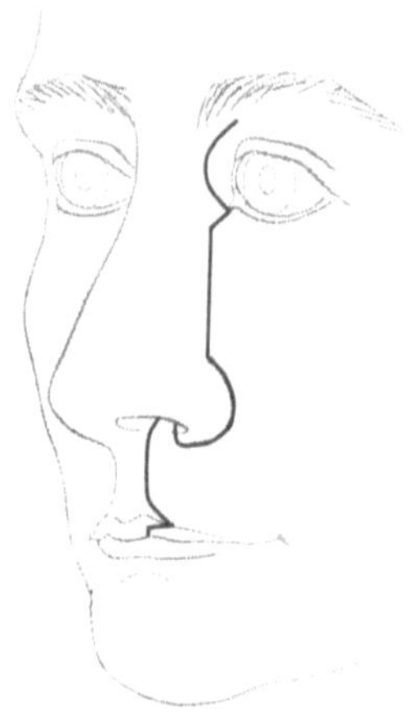

Abb. 17. Die paranasale Schnittführung in der Modifikation nach Janecka (1992) ergibt eine besonders günstige Ästhetik

indem zusätzlich der Oberkiefer sagittal gespalten und auch eine paramediane temporäre Durchtrennung des Unterkiefers vorgenommen wird. Ziel ist, dadurch den Oberkiefer noch weiter nach kaudal verlagern zu können.

Wir haben Zweifel, ob die damit erreichte breite Freilegung in einem vernünftigen Verhältnis zu den Vorteilen bei der Tumorentfernung über andere Zugänge und den zu erwartenden Komplikationen steht. Man wird Langzeitnachbeobachtungen abwarten müssen.

5.5.4 *Transfazialer Zugang*

Definition und Inzision: Der extrakranielle-extradurale transfaziale Zugang erfolgt ein- oder doppelseitig über einen Unteraugenbrauenschnitt, der nach kaudal je nach Tumorausdehnung paranasal bis zur Oberlippe geführt wird [207, 254] (Abb. 16). Janecka (1992) hat diese an sich schon günstige Inzision an den kritischen Stellen medialer Augenwinkel, Naseneingang und Oberlippe nach plastisch-chirurgischen Prinzipien verbessert (Abb. 17). Im angloamerikanischen Schrifttum ist diese Schnittführung als „Lateral Rhinotomy Incision" bekannt [267].

Über diesen Zugang können das gesamte *Mittelgesicht* mit den Nasennebenhöhlen einschließlich der Orbita, nach lateral bis in die Fossa infratemporalis, die *vordere Schädelbasis* bis zur Hypophyse sowie der *Clivus* und die obere Halswirbelsäule nach kaudal bis zum weichen Gaumen übersichtlich dargestellt werden. Von Vorteil ist, daß unter optimaler Sicht sowohl parallel zur Schädelbasis, als auch parallel zur medialen Orbitaabgrenzung präpariert werden kann. Nach unserer Erfahrung erlaubt diese Eröffnung ein besonders variables Vorgehen unter guten Sichtverhältnissen. Sie ist mit einer Reihe von anderen Zugängen – z.B. intrakraniell oder lateral – zu kombinieren. Ausführliche Darstellungen bei [62] und [254].

Wir unterscheiden je nach Ausdehnung des chirurgischen Vorgehens 3 Varianten:

1. Mit Erhaltung des Orbitainhalts
2. Mit einseitiger Exenteratio orbitae
3. Mit Le Fort I-Osteotomie und Unterkieferspaltung.

Operative Technik:
Extrakranieller transfazialer Zugang unter Erhaltung des Orbitainhalts und der Tränenwege (Abb. 18):

Die oben beschriebene paranasale Schnittführung kann durch einen Subziliarschnitt (Zange) erweitert werden, wenn eine gleichzeitige Oberkieferresektion erforderlich ist. Die Weichteile und das Periost werden einschließlich der Periorbita vom Knochen abgeschoben und der Tränensack ausgelöst. Nach Wegnahme der lateralen knöchernen Nasen- und der vorderen Siebbeinbegrenzung, des unteren Anteils der Stirnhöhlenvorderwand und des Stirnhöhlenbodens wird der Tumor schrittweise erfaßt, indem die Siebbeinzellsepten weggenommen und ggfs. auch die Keilbeinhöhle eröffnet werden. Ist der Tumor gutartig, versucht man zunächst schleimhautschonend vorzugehen. Bei *bösartigen Neoplasmen* erfolgt dies unter ausreichend weiter Schleimhautresektion nach allen Seiten hin. Des öfteren wird man zunächst einen Teil des Tumors entfernen müssen, um zur Präparation des mit der Schädelbasis in Verbindung stehenden Tumoranteils ausreichend Sicht zu bekommen. Die knöcherne Schädelbasis wird um den Tumor herum mit der Fräse, ggfs. unter Zuhilfenahme des Operationsmikroskops umschnitten und mit dem restlichen Tumor von der Dura abgelöst. Sieht man bei einem Malignom, daß die knöcherne Schädelbasis vom Tumor durchwachsen ist, wird die harte Hirnhaut mit einem ausreichenden Sicherheitsabstand mikroskopisch kontrolliert, mitreseziert. Zur Duraplastik können konservierte Dura oder Faszie bzw. Fascia lata vom Patienten selbst benutzt werden. Medial sichert man das Duraersatztransplantat durch Einschie-

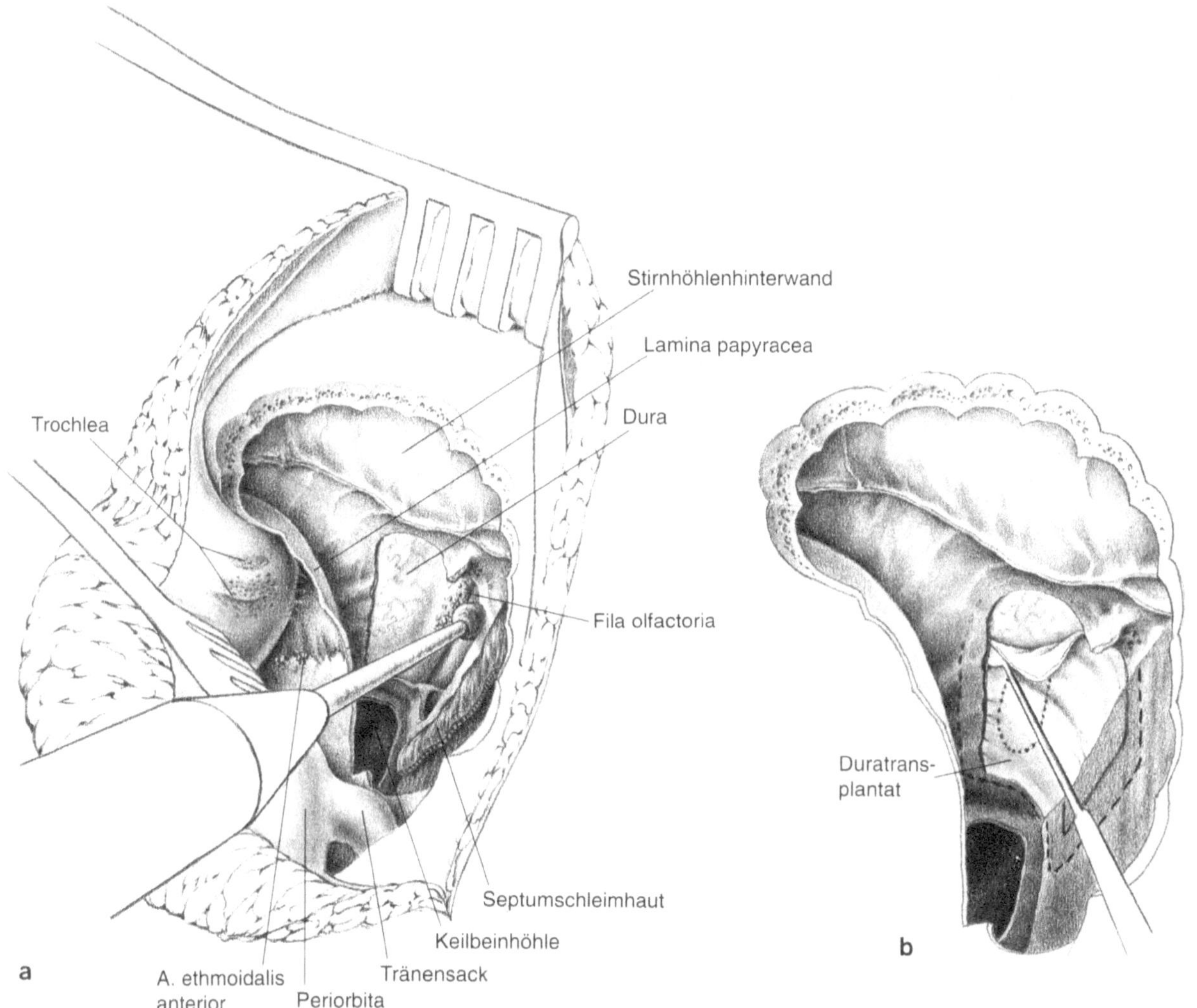

Abb. 18a, b. Extrakranieller, transfazialer Zugang zur vorderen Schädelbasis mit Erhaltung des Orbitainhalts und der abführenden Tränenwege. (Aus [254]). **a** Die Weichteile und das Periost sind von der medialen Orbitabegrenzung abpräpariert sowie der Tränensack freigelegt. Nach Entfernung der lateralen Nasenwand, der Vorderwand des Siebbeins sowie des unteren Teils der Stirnhöhlenvorderwand und des Stirnhöhlenbodens wird der Tumor durch Resektion der Siebbeinzellen exponiert. Die Keilbeinhöhle ist eröffnet. Die in unmittelbarer Nachbarschaft des Tumors liegende knöcherne Schädelbasis wird soweit erforderlich mit dem Operationsmikroskop umschnitten. Bei gutartigen Tumoren kann man versuchen, die knöcherne Schädelbasis von der Dura abzulösen. Bei bösartigen Tumoren ist es sicherer, die Dura mit in das Resektat einzubeziehen. **b** Duraplastik: Das Duratransplantat wird seitlich zwischen Dura und Schädelbasis eingeschoben, medial zwischen die Mukosa des Nasenseptums und den Septumknochen bzw. Septumknorpel. Die Lamina cribrosa ist abzudecken. Wir sichern das Duratransplantat zusätzlich mit Fibrinkleber

ben zwischen knöchern-knorpeligem Septum und Septumschleimhaut, lateral durch Plazierung zwischen Knochen und normaler Dura. Die Sicherung erfolgt durch Fibrinkleber. Die Schleimhautepithelisierung der Operationshöhle erleichtert man durch das Abdecken mit einem größeren Stück Silikonfolie. Antibiotikasalbentamponade zur Abstützung der Silikonfolie und der Duraplastik wird für 2 Wochen eingelegt und durch die Nase herausgeführt. Wurde auch die Lamina papyracea in die Tumorresektion mit einbezogen, ist darauf zu achten, daß durch die Tamponade kein allzu großer Druck auf den Bulbus oculi ausgeübt wird. Bei Erhaltung der Stirnhöhlenschleimhaut sollte man durch ein Silikonrohr *und* Gummifingerlingtamponade für eine ausreichende Drainage nach außen sorgen. Es folgt die Naht des Periosts. Durch eine intrakutane Hautnaht ist eine wenig sichtbare Narbe zu erzielen.

Im Rahmen dieses Eingriffs kann man nicht selten die *Tränenwege* zur Vermeidung des lästigen postoperativen Tränenträufelns *erhalten:* Bei hochsitzenden gutartigen Tumoren ist die Erhaltung des Tränensacks und des Tränennasenkanals durch entsprechende Präparationen problemlos. Muß in die Tumorresektion ein größerer Anteil der Nasenschleimhaut und des Oberkiefers mit einbezogen werden, kann man den Abfluß der Tränenflüssigkeit mit folgender Technik gewährleisten (Fig. 19): Man umschneidet die Mündung des Ductus nasolacrimalis in der Nasenschleimhaut trichterförmig, so daß sie während des weiteren Eingriffs mit dem Tränensack nach Anlegen

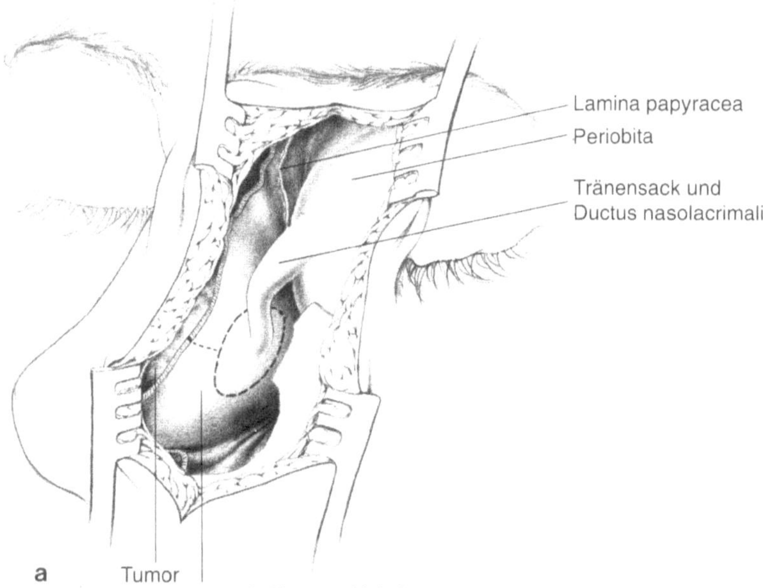

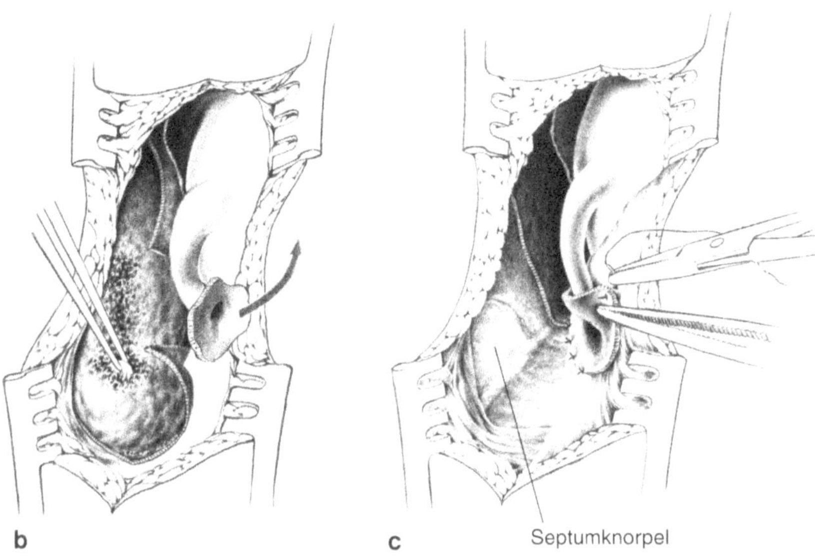

Abb. 19a–c. Erhaltung des abführenden Tränenwegssystems nach Resektion von Nasen- und Nasennebenhöhlentumoren. (Nach Draf 1980 aus [254]). **a** Die Mündung des Ductus nasolacrimalis im unteren Nasengang wird mit der umgebenden Nasenschleimhaut umschnitten, sofern bei der Tumorresektion größere Anteile der Nasen- und Kieferhöhlenschleimhaut entfernt werden müssen. **b** Der so mobilisierte Tränennasenkanal wird während der Tumorresektion aus dem Operationsfeld nach seitlich weggehalten. **c** Am Schluß des Eingriffs näht man die Mündung des Ductus nasolacrimalis zurück an den Wangenweichteillappen. Dabei ist darauf zu achten, den Tränennasenkanal nicht zu knicken

einer Haltenaht zur Seite luxiert werden kann. Am Schluß der Operation wird dieser Trichter mit einigen Nähten entfaltet und in die zurückgeklappten Wangenweichteile eingenäht oder an das replantierte Knochenskelett fixiert. Die funktionellen Ergebnisse sind unserer Erfahrung nach günstig. Kann der nasale Mündungstrichter nicht erhalten werden, reseziert man den Ductus nasolacrimalis soweit nötig schräg, so daß der Tränensack mit einer möglichst großen Öffnung unmittelbar in die Operationshöhle mündet. Es ist zweckmäßig, den Tränennasenkanal bzw. den Tränensack postoperativ einige Tage nachzuspülen.

Operative Technik: Extrakranieller, transfazialer Zugang mit einseitiger Exenteratio orbitae (Abb. 29):

Die Hautschnittführung (Moure, Dieffenbach-Weber, Fergusson, Zange) geht aus Abb. 20 hervor. Sie verläuft je nach Tumorausdehnung paranasal bis zur Oberlippe. Falls erforderlich, wird diese gespalten. Der Stufenschnitt oder die Modifikation nach Janecka (Abb. 17) geben ein günstiges ästhetisches Ergebnis. Bei Siebbeintumoren hängt es vom Ausmaß der Tumorausdehnung im medialen Lidwinkel und der Orbita ab, wie weit Ober- und Unterlidhaut mitreseziert oder nur lidkantennah geopfert werden, so daß Ober- und Unterlidhaut als Material zur Epithelisierung der verbliebenen Orbita zur Verfügung stehen.

Bei der Ablösung der Wangenweichteile hat man sich nach der Tumorausdehnung zu richten. Durch Wegnahme der unte-

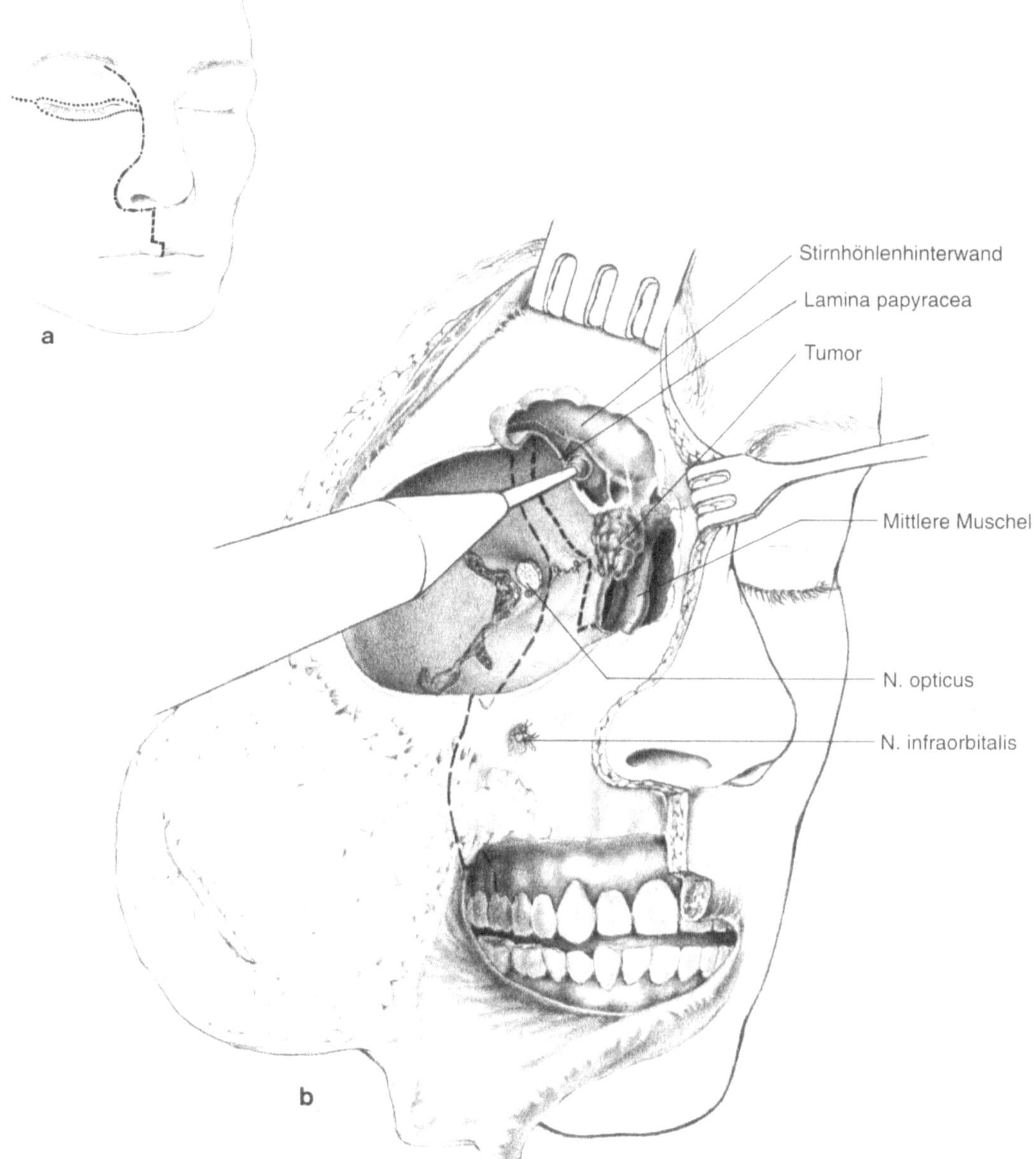

Abb. 20a–f. Extrakranieller Zugang zur vorderen Schädelbasis mit einseitiger Exenteratio orbitae. (Aus [254]). **a** Die Inzision zur Exenteratio orbitae läuft unmittelbar um die Lidkanten herum. Die paranasale Schnittführung kann zu einer Oberlippenspaltung erweitert werden, falls onkologisch erforderlich. **b** Der Tumor wird mit einem adäquaten Sicherheitsabstand mit umgebendem Knochen weit im Gesunden reseziert; die en bloc-Resektion ist vorzuziehen. Die gestrichelten Linien markieren das Ausmaß der Knochenresektion. Der Orbitainhalt ist entfernt. Die Schädelbasis um den Tumor wird in ausreichendem Sicherheitsabstand mit einer Diamantfräse weggenommen. **b** Die Dura der vorderen Schädelgrube ist auf der Tumorseite sehr weit, kontralateral umschrieben exponiert. Die Crista galli wurde nach Ablösen der Dura entfernt. Mit einem Tellermesser wird die Dura hinter den Knochenrändern mobilisiert. Die Keilbeinhöhle ist eröffnet. Die gestrichelte Linie kennzeichnet das Ausmaß der Duraresektion. **d** Vor der Durainzision wird der Situs mit Hirnwatte abgedeckt und die Inzisionslinie an der Dura mit bipolarer Koagulation gekautert. Zur Eröffnung der Dura wird diese nach kaudal gezogen und vorsichtig ohne Hirnsubstanz zu verletzen inzidiert. **e** Die plastische Versorgung des Duradefekts erfolgt mit einem lösungsmittelgetrocknetem Duratransplantat, welches zwischen Knochen und gesunden Hirnhauträndern eingeschoben wird. Medial kommt dieses zwischen Septumschleimhaut und Septumknochen zu liegen. **f** Das Duratransplantat ist in den Defekt eingenäht und mit Fibrinkleber gesichert. Es wird zusätzlich mit Schwammtamponade abgedeckt. Abschließend wird die gesamte Operationshöhle mit dünner Silikonfolie ausgelegt, um die Epithelisierung mit Mucosa zu erleichtern. Eine Salbentamponade hält die Silikonfolie in situ

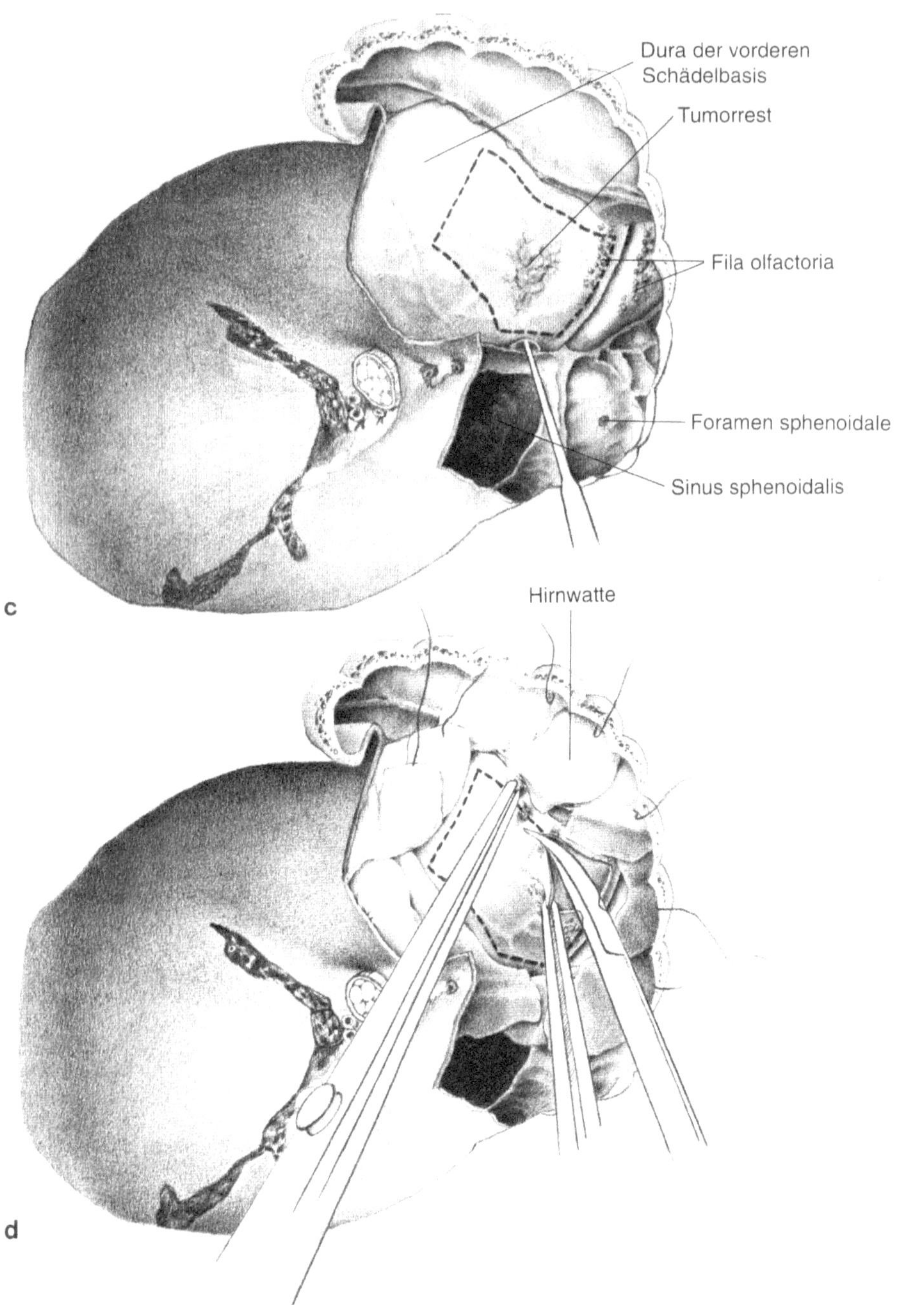

ren Stirnhöhlenvorderwand, des Stirnhöhlenbodens, der seitlichen Nasenwand, des erforderlichen Teils des Processus frontalis maxillae und der Kieferhöhlenvorderwand wird der Tumor von unten her erfaßt. Dann wird das Periost an der Orbitaoberkante umschnitten und ausgelöst. Der N. opticus und die in der Spitze des Orbitatrichters eintretenden Gefäße werden mit einer gebogenen Schere durchtrennt und anschließend bipolar koaguliert. Damit kann der Orbitainhalt in das Tumorpräparat eingeschlossen werden. Je nach Notwendigkeit erfolgt eine teilweise oder vollständige Oberkiefer-Siebbeinresektion.

Bei Oberkiefer- und Siebbeintumoren mit Einbruch in die Orbita können, auch wenn präoperativ radiologisch und klinisch kein Anhalt für eine Infiltration der Schädelbasis besteht, intraoperative Schnellschnittuntersuchungen der Siebbeindachschleimhaut positiv sein. In solchen Fällen ist es möglich, nach Durchführung der Exenteratio orbitae die Resektion der benachbarten vorderen Schädelbasis ggfs. einschließlich der Lamina cribrosa und des Siebbeindaches der Gegenseite von *kaudal* her vorzunehmen (Abb. 20b–e). Nach Entfernung des Stirnhöhlenbodens, der knöchernen lateralen Nasenwand und im Anschluß an die Siebbeinausräumung kann die angrenzende knöcherne Schädelbasis gut beurteilt werden. Nach medial wird die laterale Nasenwand bis zur Nasenwurzel weggenommen. Es folgt die Umschneidung der Schädelbasis entsprechend der Tumorausdehnung mit einer Diamantfräse. Dabei

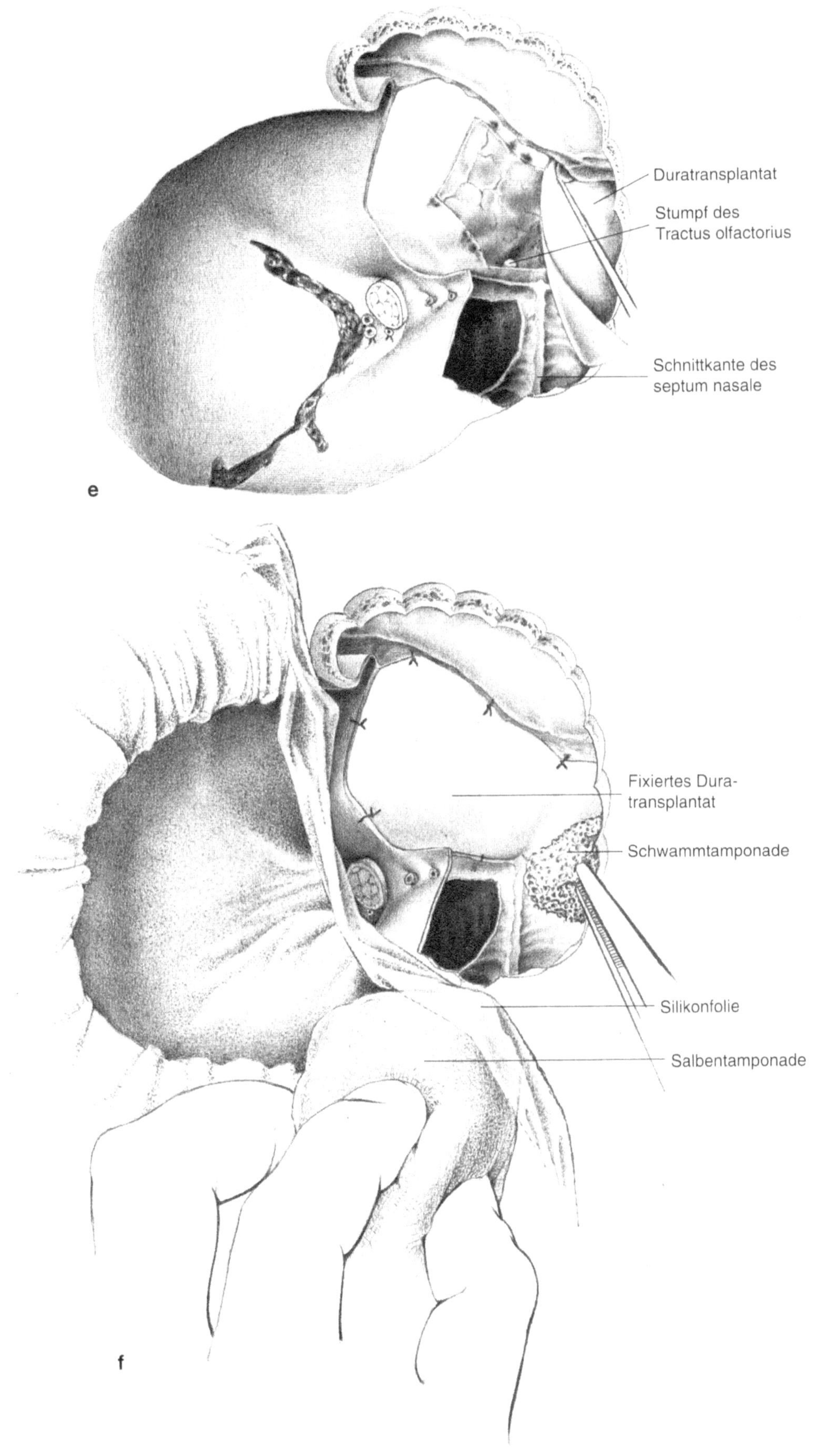
Duratransplantat
Stumpf des Tractus olfactorius
Schnittkante des septum nasale
e
Fixiertes Duratransplantat
Schwammtamponade
Silikonfolie
Salbentamponade
f

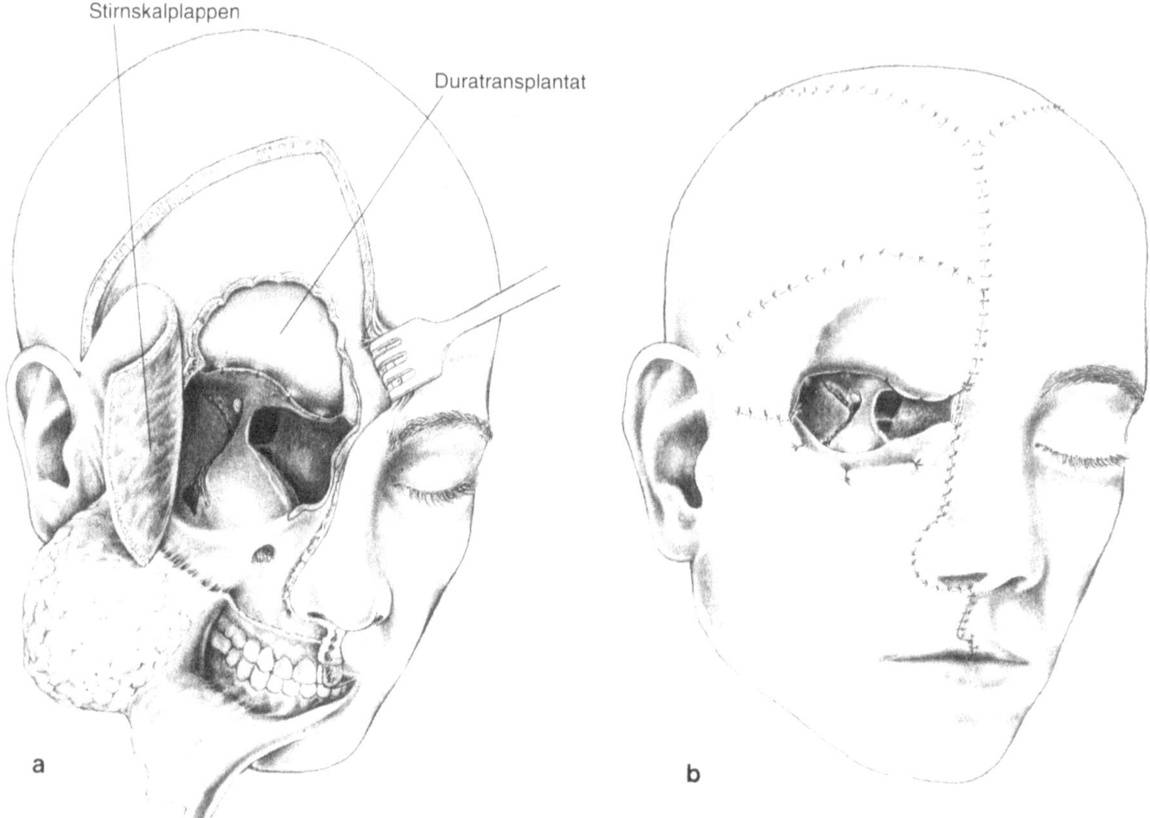

Abb. 21a, b. Epithelisierung von Schädelbasis und Orbita mit einem Stirnskalplappen. (Aus [254] in Anlehnung an [277]). **a** Situation nach Tumorentfernung und Umschneidung des Stirnskalplappens. **b** Der die Duraplastik abdeckende Skalplappen ist eingenäht. Die Entnahmestelle ist durch weitere Skalprotationslappen gedeckt

kann die maximale anterior-posteriore Ausdehnung der Resektion von der vorderen Begrenzung der Crista galli bis etwa zur Mitte des Keilbeinhöhlendachs reichen. Nach lateral wird das Orbitadach je nach Notwendigkeit mit einbezogen.

Nach dem Umfräsen der vorderen Schädelbasis folgt die ausreichende Mobilisierung der Dura im Bereich des Knochenschnitts durch Abschieben mit dem Tellermesser. Die mikrochirurgische Präparation hat sich dabei bewährt. Zur Verringerung der Infektionsgefahr wird vor Eröffnung der Dura das übrige Wundgebiet mit Hirnwatte abgedeckt. Vor allem an der Crista galli muß die harte Hirnhaut beiderseits vorher ausreichend nach oben abgelöst werden. Reicht die Schädelbasisresektion weit nach vorne, wird der Sinus sagittalis superior doppelt umstochen. Anschließend reseziert man die Dura schrittweise, wobei sie mit einem Einzinkerhaken oder einer feinen Pinzette nach kaudal gezogen wird, um Hirnstrukturen nicht zu verletzen. Jeweils vor der Inzision eines bestimmten Durabezirks wird sie durch bipolare Koagulation mit den in ihr gelegenen Gefäßen verschorft. Dadurch verringert sich die Blutung. Man beginnt mit der Inzision an der vorderen Begrenzung des Resektionsbereiches, so daß die Dura mater unter guter Sicht auf die Stirnhirnbasis auf einer oder beiden Seiten weggenommen werden kann. Blutende Hirnrindengefäße werden bipolar koaguliert. Der resezierte Anteil der Hirnhaut wird markiert und zur histologischen Stufenschnittuntersuchung gegeben. Den entstandenen Duradefekt deckt man durch Einpassen eines entsprechend zurechtgeschnittenen Stücks konservierter Hirnhaut oder Fascia lata, welche zwischen Knochen und Duraränder eingeschoben wird. Eine zusätzliche Sicherung erfolgt mit Fibrinkleber und einigen durchgreifenden Nähten, ggfs. nach Anlegen von Bohrlöchern. Nach Abdecken des Transplantats mit Schwammtamponade und der Gesamthöhle mit Silikonfolie stützt eine Oberkiefer-Salbentamponade die Duraplastik nach Möglichkeit für 14 Tage bis zur Stabilisierung ab.

Die Epithelisierung des plastisch verschlossenen Schädelbasisdefekts erfolgt von den noch vorhandenen Schleimhauträndern aus in der durch die Silikonfolie gebildeten feuchten Kammer relativ schnell. Im Verlauf einiger Wochen bildet sich aus der zunächst bei einem großen Defekt durchhängenden Duraplastik eine immer flacher werdende straffe Narbenplatte. Geht die Resektion der vorderen Schädelbasis über Siebbeindach und Lamina cribrosa hinaus, sollte die stabile Abdeckung der Duraplastik und Epithelisierung des restlichen Orbita- und Siebbeindaches durch Einschlagen eines der Defektgröße angepaßten horizontalen Stirn- oder Skalplappens erfolgen. Die Entnahmestelle des Skalplappens kann durch Spalthaut versorgt oder durch Verschiebung weiterer Skalplappen gedeckt werden (Abb. 21).

„Midfacial Split" als Zugang zur „zentralen Schädelbasis" (Janecka et al. 1991).
Das zentrale Compartment der Schädelbasis – Clivus, Keilbeinhöhle, Nasopharynx –, der kraniozervikale Übergang und die untere Fossa infratemporalis sind nur schwer über einen einzelnen Zugang zu erreichen. Deshalb ist eine Vielzahl von verschiedenen Operationswegen beschrieben oder kombiniert worden – transphenoidal, transmaxillär, transoral, transpalatinal, transmandibulär, direkt lateral, infratemporal. Sie sind großenteils an anderer Stelle dieses Referats beschrieben.

Die sogenannte „Mittelgesichtsspaltung" mit bilateralen Gesichtsosteotomien und ausgedehnter Weichteilmobilisation ermöglicht die Schaffung eines einheitlichen ausgedehnten Operationsfeldes. Dieses erstreckt sich in der Sagittalebene vom Boden der vorderen Schädelgrube einschließlich Keilbeinhöhle nach kaudal bis zum 4. Halswirbel. Im axialen Schnitt kann das Operationsgebiet nach hinten bis zur Fossa jugularis und dem Canalis hypoglossalis beiderseits (!) erweitert werden.

Wesentliche operative Schritte (Abb. 22): Die Hautinzisionen erfolgen in Form einer medianen Rhinotomie mit Verlängerung nach kranial in den Unteraugenbrauenbereich beiderseits und nach unten in eine paramediane Lippenspaltung mit Inzision in den gingivolabialen Sulcus beiderseits. Durch Ablösen der Septumschleimhaut auf der nicht tumortragenden Seite wird es möglich, Seiten- und Flügelknorpel nach lateral zu verlagern. Durch Vertikalinzisionen kann das knorpelige vom knöchernen Septum, dann vom Nasenboden, der Unterfläche des knöchernen Nasengerüsts gelöst und nach lateral verlagert werden. Der Septumknorpel wird an einem Schleimhautblatt adhärent belassen. Es folgt das Abschieben der Weichteile und des Periosts im Bereich der Orbita und der äußeren Siebbeinbegrenzung. Die A. ethmoidalis anterior wird bipolar koaguliert. Den Ductus nasolacrimalis legt man bis möglichst weit kaudal frei und trennt ihn distal mit einem schrägen Schnitt von der Mündung ab. Damit wird eine spätere Stenosierung vermieden. Anschließend erfolgt die subperiostale, weitere Mobilisierung der Gesichtsweichteile bis zum Foramen infraorbitale beiderseits. Die nun folgenden Knochenschnitte sind auf Abbildung 22b dargestellt. Sie werden durch eine Spaltung der knöchernen Nase in der Mittellinie ergänzt. Damit können die beiderseitigen Knochensegmente – bestehend aus der vorderen Maxilla, der inferomedialen Orbitaspange und dem Orbitaboden sowie dem knöchernen Nasenabhang – herausgenommen und in steriler Kochsalzlösung für die spätere Replantation aufbewahrt werden. So wird ein breiter Zugang zum Nasopharynx, der Keilbeinhöhle und dem Clivus erreicht. Um den oberen Teil der Halswirbelsäule (C1–C2) darzustellen, kann zusätzlich der Oberkiefer in der Mittellinie gespalten und an den Weichteilen sowie den ernährenden Gefäßen gestielt zur Seite retrahiert werden. Spaltet man den Unterkiefer, läßt sich auf diesem Wege auch C3 + C4 sowie die Fossa jugularis beiderseits erreichen. Nach der Tumorentfernung schließt sich eine präzise Readaptation der Knochen- und Weichteilstrukturen mit Miniplatten und durch subtile Nähte an.

Wertung: Es handelt sich hier um einen ausgesprochen breiten und übersichtlichen, vorwiegend makrochirurgischen Zugang zur sogenannten „zentralen" Schädelbasis. Eingehende Kenntnisse des Operateurs in der plastischen Chirurgie des Gesichts und des Gesichtsschädels sind essentielle Voraussetzungen für seine Durchführung. Dieses Vorgehen erscheint gerechtfertigt für maligne Tumoren im hinteren Mittelgesicht, die Nasopharynx, Clivus und kraniozervikalen Übergang erreicht haben. Die Chance der Mitnahme eines ausreichenden tumorfreien Geweberandsaums wird durch die großzügige Eröffnung vergrößert. Für gutartige Tumoren bevorzugen wir die bereits beschriebenen weniger dramatischen, großenteils mikrochirurgischen Techniken.

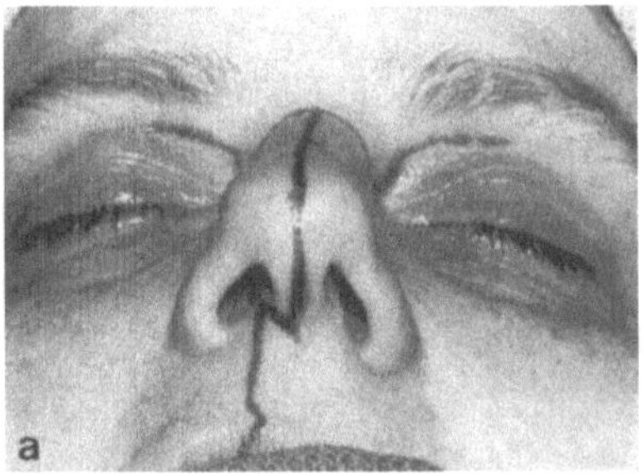

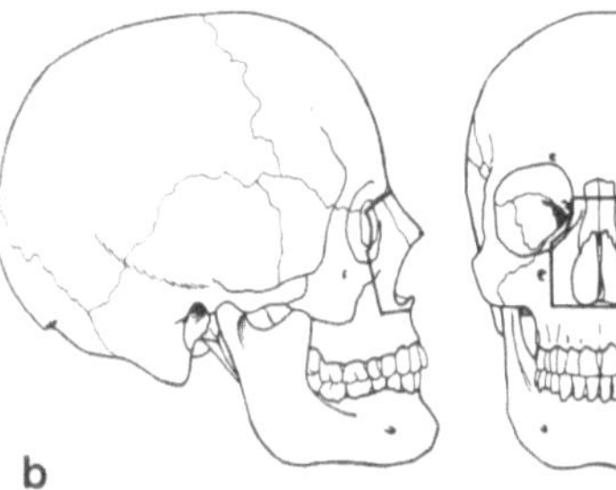

Abb. 22a, b. Midfacial Split als Zugang zur „zentralen" Schädelbasis. (Aus Janecka 1991). **a** Die Schnittführung zur „Mittelgesichtsspaltung". **b** Darstellung der nasomaxillaren Osteotomien. Die Mittelgesichtsknochenanteile werden temporär herausgenommen. Damit entsteht ein breiter Zugang zu Keilbeinhöhle, Clivus und kraniozervikalem Übergang. Nach der Tumorentfernung erfolgt die Replantation der Knochensegmente und Fixierung mit Miniplatten

5.5.5 *Transoraler-transpalatinaler Zugang*

Definition: Beim transpalatinalen Zugang [67, 68, 113, 175, 214] wird unter Inzision des weichen Gaumens sowie osteoklastischer oder osteoplastischer Resektion des harten Gaumens ein Zugang zu Choane, *Nasenrachen,* Clivus und oberer HWS geschaffen. Die Benutzung des Operationsmikroskops bedeutet einen erheblichen Fortschritt [63]. Die parallaxefreie Ausleuchtung des Operationsgebietes in der Tiefe erhöht die Operationssicherheit. Bei Nessel und Mündnich (1974) sowie Denecke und Ey (1984) finden sich neuere Darstellungen dieser nicht sehr häufig geübten Technik. Eine gute historische Übersicht stammt von Wilson (1957), der die transpalatinale Technik für die Tumorchirurgie im Nasopharynx propagiert hat. Der Zugang durch den Gaumen erlaubt übersichtliches Operieren im Nasopharynx und nach Wegnahme des Rostrums und der Vorderwand der Keilbeinhöhle auch in diesem hintersten Anteil der vorderen Schädelbasis.

Die transorale-transpalatinale Chirurgie zum Nasopharynx, Clivus und kraniozervikalen Übergang kann ein fruchtbares Betätigungsfeld interdisziplinärer Zusammenarbeit sein [256]. In Fulda kooperieren wir auf diesem Gebiet eng mit unseren Neurochirurgen (Prof. Wallenfang) und Unfallchirurgen (Prof. Wörsdörfer).

Indikation: Dieser Operationsweg ist geeignet für die benignen Tumoren des Nasopharynx und sicher ideal, wenn sie weiter nach kaudal Clivus und obere HWS, also den kraniozervikalen Übergang mitbeteiligt haben. Es ist darüber hinaus möglich, auch auf das Nasopharynxdach begrenzte, bösartige Tumoren mit dem nötigen Sicherheitsabstand mikrochirurgisch zu exzidieren. Schnellschnittdiagnostik ist hier unerläßlich. Die modernen bildgebenden Verfahren sind zur Ausdehnungsbestimmung und Indikationsstellung erforderlich.

Als eine Weiterentwicklung mit Vergrößerung des Operationsfeldes ist die temporäre Wegnahme des harten Gaumens mit anschließender Replantation zu nennen [265].

Eine Extremform der Freilegung der sogenannten zentralen Schädelbasis mit Nasopharynx und kraniozervikalem Übergang stellt der transmandibuläre Zugang dar ([160] dort auch weitere Literatur). Darauf wird noch näher eingegangen (s.S. 163).

Operative Technik: Spaltung des weichen Gaumens mit osteoklastischer Teilresektion des harten Gaumens. Für die optimale praktische Durchführung des transoralen-transpalatinalen Zugangs sollten ein spezieller Sperrer sowie ausreichend lange, verschieden große Elevatorien mit unterschiedlicher Krümmung, Tellermesser und Scherchen, schneidende Zangen und eine Diamantfräse mit langem Bohrerhandstück (Fa. Aesculap) zur Verfügung sein. Uns hat sich als Sperrer für den bezahnten Oberkiefer der nach Crockard (Fa. Codman, Hamburg), für den unbezahnten Oberkiefer der nach Harms und Schmelzle (Fa. Fehling, 8757 Karlstein 1) bewährt. Aus den beiden Sets stellt man sich das weitere Instrumentarium entsprechend den speziellen Anforderungen zusammen. Weiterhin lassen wir für noch bezahnte Patienten präoperativ eine Acrylgaumenplatte anfertigen. Diese verhindert, daß der Patient bewußt oder unbewußt mit der Zunge an den Schleimhautnähten des Gaumens agiert, so daß es zu ausgesprochen unangenehmen Wunddehiszenzen kommen kann. Bei zahnlosem Oberkiefer bildet die Prothese, die unmittelbar postoperativ wieder eingesetzt wird, ohnehin genügend Schutz.

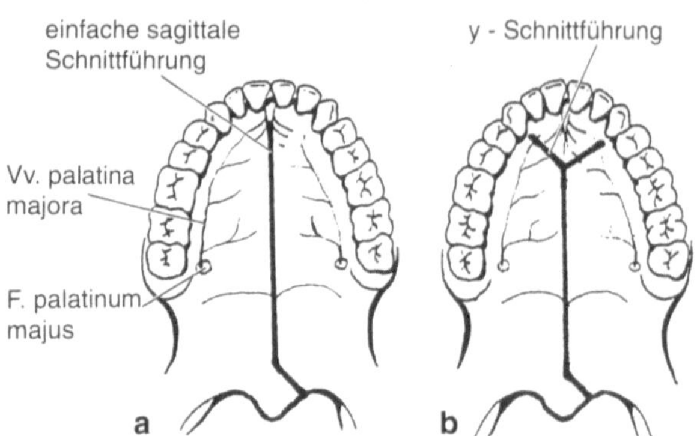

Abb. 23a, b. Schnittführungen am harten und weichen Gaumen zum transoralen-transpalatinalen Zugang. (Aus [265]). **a** Inzision zur Spaltung des harten und weichen Gaumens mit osteoklastischer Teilresektion des harten Gaumens. **b** Schnittführung zur Spaltung des harten und weichen Gaumens mit osteoplastischer Wegnahme und Replantation des harten Gaumens

Es wird in Allgemeinnarkose operiert. Die zusätzliche Infiltration eines Lokalanästhetikums mit Adrenalinzusatz in harten und weichen Gaumen mit Rachenhinterwand sowie Nasopharynx [114] verringert die Blutung und erscheint uns für eine erfolgreiche Tumorentfernung von großer Wichtigkeit.

Die Zahl der angegebenen Schnittführungen im weichen Gaumen ist groß (s. bei [215]). Wir bevorzugen für die breite Freilegung des Nasenrachens nach dieser Technik die einfache sagittale Schnittführung in der Mitte des harten und weichen Gaumens, die leicht bogenförmig neben der Uvula endet (Abb. 23a). Dazu wird bereits einer der genannten Mundsperrer eingesetzt.

Die semilunare, quere Inzision nach Precechtel und auch Wilson (s. bei [63]) ist eher für die Operation einer Choanalatresie geeignet, wenn man sie überhaupt auf diesem Weg und nicht transnasal angeht.

Entscheidend ist bei jeglicher Schnittführung die Schonung der Aa. palatinae majores. Die hintere Begrenzung des Foramen palatinum majus läßt sich als erhabene Knochenkante gut tasten. Nach Durchtrennung des weichen Gaumens schiebt man entsprechend der erforderlichen Knochenwegnahme am harten Gaumen von diesem das Mukoperiost nach lateral hin ab. Nun werden mit den ergänzenden speziellen Weichteilsperren die Gaumenweichteile lateral fixiert.

Es folgt die Resektion des harten Gaumens soweit erforderlich mit Fräse und Stanze. Mit dem abgewinkelten Tellermesser läßt sich dabei die Nasenschleimhaut schrittweise lösen.

Knapp ⅓ des harten Gaumens läßt sich, selbstverständlich unter Aussparung der Foramina palatina majora, resezieren, ohne daß Nachteile für den Patienten zu erwarten sind. Nach Inzision der Nasenschleimhaut entsteht eine gute Übersicht für die Tumorentfernung im Nasenrachen. Sie sollte nach Möglichkeit in einem Stück durchgeführt werden, damit eine sichere Schnellschnittbeurteilung der Ränder möglich ist. Der Wundverschluß des weichen Gaumens erfolgt äußerst präzise (!) mit Vicryl und zwar dreischichtig, d.h. zunächst nasale Schleimhaut, dann Gaumenmuskulatur und zuletzt die orale Schleimhaut. Nach dem Aufwachen aus der Narkose wird die Gaumenplatte eingesetzt. Eine Nährsonde ist nicht erforderlich.

Fehler, Gefahren, Komplikationen: Schleimhautblutungen können sehr hinderlich sein, wenn die präoperative Infiltration mit einem Vasokonstringens unterlassen wird.

Zur Versorgung des weichen Gaumens muß man genügend Zeit haben, um ausreichend sorgfältig arbeiten zu können. Entstehen Wunddehiszenzen, sind diese nur schwer durch eine Sekundärnaht zu verschließen. Gegebenenfalls sind lokale Lappenplastiken erforderlich.

Spaltung des weichen Gaumens mit osteoplastischer Wegnahme und Replantation des harten Gaumens (Schmelzle und Harms 1987). Mit dieser Technik gewinnt man auch Einblick auf die hinteren Anteile der Nasenhöhle. Der Zugang läßt sich darüber hinaus nach Schleimhautinzision auch auf Nasenrachen und Clivus besonders übersichtlich gestalten. Der Spielraum für instrumentelle Manipulationen ist vergleichsweise groß.

Die Inzision am weichen Gaumen ist ähnlich wie beim vorherigen Verfahren, allerdings teilt sie sich median in etwa 1,5 cm Abstand von den Schneidezähnen y-förmig nach lateral hin auf (Abb. 23b). Damit kann der harte Gaumen auch zahnnah breiter freigelegt werden.

Er wird U-förmig ummeißelt, vorsichtig gekippt, die Schleimhaut von unterem Nasenseptum und Nasenboden schrittweise abgelöst, so daß das Septum nasale mit einem schmalen Meißel abgetrennt und der harte Gaumen in einem Stück entnommen werden kann (Abb. 24). Statt Meißel kann teilweise auch mit einer oszillierenden Knochensäge gearbeitet werden.

Am Schluß der Operation wird der knöcherne Gaumen wieder eingesetzt und durch Vicryl-Nähte und Fibrinkleber oder auch mit Knochenzement fixiert.

Fehler, Gefahren, Komplikationen: Bei der Knochenummeißelung oder beim Arbeiten mit der Säge sollte die Nasenschleimhaut möglichst geschont und der harte Gaumen in einem Stück entnommen werden.

Bei Zustand nach Vorbestrahlung muß an die Möglichkeit einer Osteoradionekrose gedacht werden.

Transmandibulärer Zugang. Offensichtlich mit der Einführung der funktionsstabilen Miniplattenosteosynthese und damit der Verringerung von Pseudoarthrosen wuchs die Tendenz zu breiten Aufklappungen des Gaumens und des Unterkiefers. Biller et al. beschrieben 1981 erstmals die breite Exposition der hinteren Schädelbasis durch den sogenannten transmandibulären Zugang.

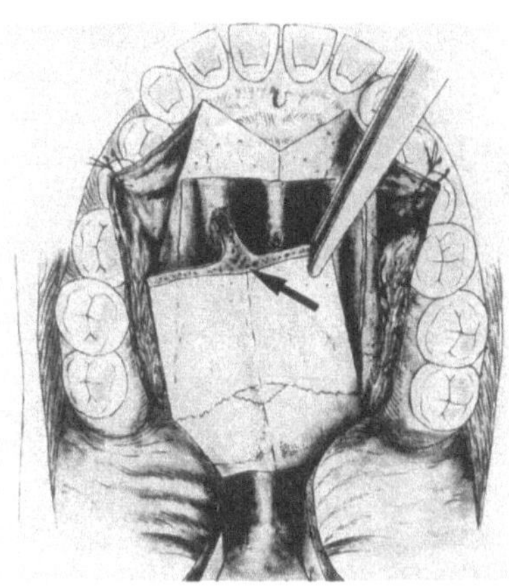

Abb. 24. Moblisierung und temporäre Resektion großer Anteile des harten Gaumens und des Vomers unter Erhaltung der Nasenschleimhaut. (Aus [265])

In der *Definition* der Verfasser [28] beinhaltet diese Methode eine Spaltung des Unterkiefers in der Mittellinie, eine breite Eröffnung des Oro- und Hypopharynx sowie des Nasopharynx durch Bildung eines kontralateral gestielten Mukoperiostgaumenlappens und Teilresektion des harten Gaumens.

Diese Technik ermöglicht nach Angaben der Beschreiber die Exposition der „zentralen Schädelbasis" vom Nasopharynx nach kaudal bis zum 7. Halswirbelkörper. Sie eignet sich damit zur Entfernung ausgedehnter Tumoren des Naso-, Oro- und Hypopharynx. Es ergibt sich vor allem auch ein guter Einblick auf die jeweils kontralaterale seitliche Pharynxwand. Nach Resektion von Teilen der vorderen, medialen und hinteren Kieferhöhlenwand kann man neben dem Nasopharynx auch die Fossae pterygopalatina und infratemporalis darstellen.

Operatives Vorgehen (Abb. 25): Präliminäre Tracheotomie: Intubation über das Tracheostoma. Transversale Halsinzision 2 Querfinger unterhalb der Mandibula in einer Hautfalte, nach vorne reichend bis in die submentale Region und von dort später nach oben bis zur Lippe. Durchtrennung des Platysmas, Darstellung der Glandula submandibularis. Ablösen der Sehne des M. digastricus und des M. stylohyoideus vom Zungenbein und Retraktion nach kranial einschließlich des Inhalts des Trigonum mandibulare. Darstellung der Gefäßscheide unter Retraktion des M. sternocleidomastoideus. Die großen Halsgefäße werden bis in Höhe des hinteren Biventerbauchs nach kranial verfolgt, die Hirnnerven X, XI, XII bis zur Schädelbasis.

Dann Spaltung der Unterlippe und Darstellung des mittleren Unterkiefers durch Inzision der gingivalen und labialen Mukosa. Abschieben des Periosts bis zum Foramen mentale beiderseits. Temporäres Anpassen der Osteosyntheseplatte mit Anlegen der Bohrlöcher. Bei einem gut bezahnten Patien-

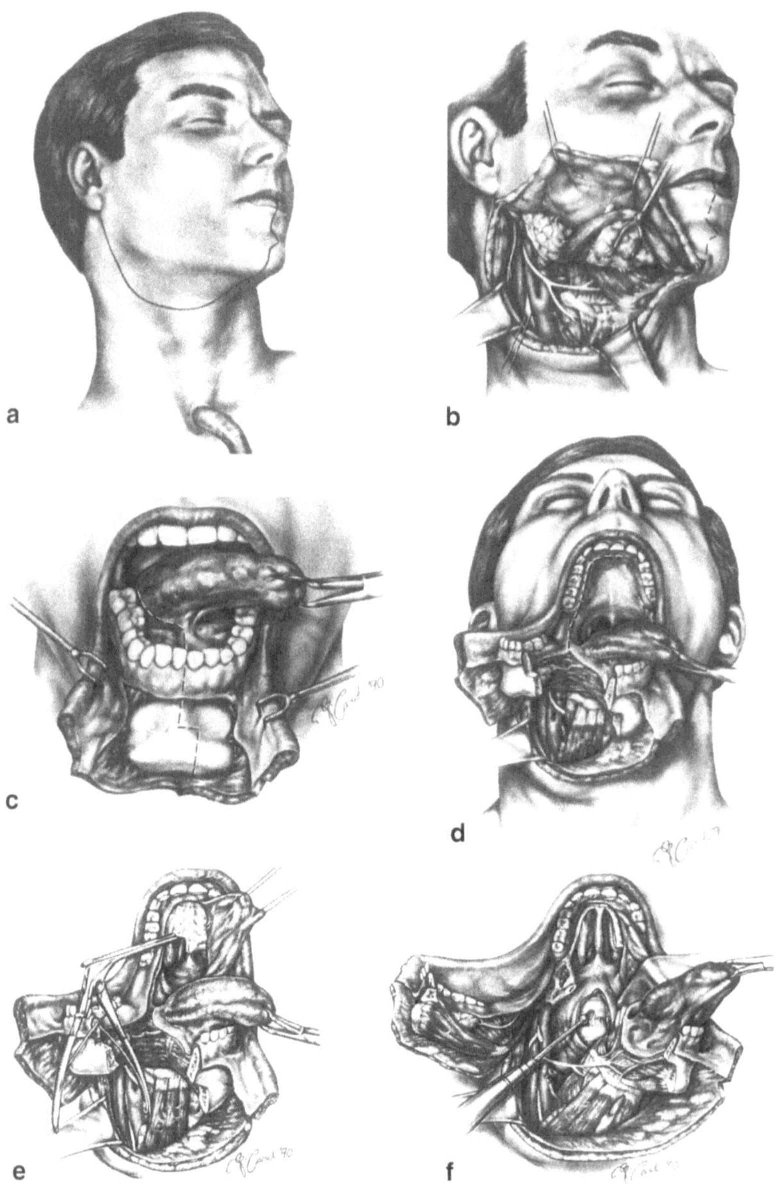

Abb. 25a–f. Transmandibulärer Zugang zur „zentralen" Schädelbasis. (Nach [160]). **a** Schnittführung. **b** Freilegen der Gefäßscheide und Hirnnerven sowie des Mundbodens. **c** Schnittführung zur Mandibuladurchtrennung in der Mittellinie. Spaltung der Mundbodenschleimhaut. **d** Die intraorale Inzision wird nach kranial in den harten Gaumen weitergeführt, um die Schädelbasis in der Mittellinie darstellen zu können. **e** Nach Entwickeln eines Gaumenschleimhautlappens werden Teile des harten Gaumens soweit erforderlich reseziert. **f** Maßnahmen am kraniozervikalen Übergang und der oberen Halswirbelsäule sind nach Spaltung der Weichteile der Rachenhinterwand möglich

ten stufenförmige Mandibulotomie zwischen den beiden medialen Schneidezähnen mit oszillierender Säge. Bei schlechtem Zahnstatus Extraktion eines medialen Schneidezahnes und Unterkieferspaltung in der Alveole. Dabei ist darauf zu achten, daß Zahnwurzeln nicht verletzt werden. Retraktion der Zunge zur Gegenseite und Durchtrennung der Mundbodenschleimhaut und der darunter liegenden Muskulatur medial des Wharton'schen Ganges unmittelbar entlang des Zungenkörpers. Die postganglionären Fasern des N. lingualis müssen geopfert werden. Identifizierung des N. lingualis, der nach Möglichkeit erhalten wird. Retraktion des ipsilateralen Unterkiefersegments nach Spaltung des Mundbodens. Damit wird der parapharyngeale Bereich mit seinen Strukturen freigelegt. Erweiterung dieser Exposition durch Vertiefung der Halsinzision oberhalb des Zungenbeins, bis sie in einer Ebene mit der Mundhöhleninzision liegt. Weiteres Retrahieren der Mandibula. Falls erforderlich, jetzt weiteres Freipräparieren des parapharyngealen Raumes und der Fossa infratemporalis, in dem der M. pterygoideus lateralis durchtrennt wird. Ist dies nicht nötig, wird weiter nach kranial Richtung Schädelbasis, Nasopharynx und Clivus präpariert. Verlängerung der intraoralen Inzision nach oben in den weichen und harten Gaumen. Die mukoperiostale Inzision am harten Gaumen liegt 1 cm medial der Zähne. Bildung eines kontralateral gestielten Gaumenlappens unter Durchtrennung der A. palatina major und der entsprechenden Nerven auf der Seite der Dissektion. Jetzt nach Notwendigkeit osteoklastische Resektion des harten Gaumens mit Stanze und Bohrer unter Darstellung der hinteren Nasenhöhle und des Nasopharynx. Durch stumpfe Präparation Eingehen hinter den Mm. constrictor pharyngis superior und medialis oberhalb des N. hypoglossus. Nach kranial wird diese Präparation weitergeführt zwischen prävertebraler Faszie und der Pharynxmuskulatur. Die Mm. styloglossus und stylopharyngeus und auch der N. glossopharyngeus werden durchtrennt. Damit Möglichkeit der Retraktion des Oropharynx zur Gegenseite mit Erweiterung der retropharyngealen Präparation. Dann Absetzen der

Tubenmündung und Durchtrennung der Mm. tensor und levator veli palatini, so daß der Nasopharynx ohne Verletzung seiner Mukosa und Muskulatur vom Pharynxdach abgelöst und über die Mittellinie zur gegenüberliegenden Seite mobilisiert werden kann. So Freilegung der oberen Halswirbelsäule, des Clivus und der gesamten, in der Medianebene gelegenen Schädelbasis, beiderseits begrenzt durch die A. carotis interna. Nasopharynx, Oropharynx und Larynx können soweit retrahiert werden, daß eine Exposition vom Clivus bis C_6/C_7 entsteht. Der intakte N. hypoglossus teilt das Operationsgebiet in 2 Areale. Auf diese Weise sind seitliche und mittlere Anteile der Schädelbasis mit Kontrolle der wesentlichen neurovaskulären Strukturen dargestellt.

Im Anschluß daran Inzision der prävertebralen Faszie, Retraktion der prävertebralen Muskulatur mit Exposition des Clivus, des Rachendachs und der oberen HWS. Soweit nötig, können nun knöcherne Schädelbasisanteile mit dem Bohrer weggenommen und die Pathologie beseitigt werden.

Wundverschluß: Adaptation der Pharynxkonstriktoren an die präspinalen Muskeln der Schädelbasis. Einlegen einer Nährsonde. Unbedingt Myotomie des M. cricopharyngeus vor dem Pharynxverschluß. Zurückverlagern des Gaumenlappens und Fixation mit Einzelknopfnähten. Einsetzen einer Gaumenplatte. Verschluß der Mundbodeninzision einschichtig. Der vordere Mundboden wird erst nach Wiedervereinigung der Unterkieferanteile mit einer Kompressionsplatte verschlossen. Die Schleimhautnaht des Mundbodens wird verstärkt durch Adaptation mit den Mm. mylohyoideus und digastricus. Einlage einer Saugdrainage in den Hals (Jackson-Pratt) bis zur Schädelbasis. Dreischichtiger Lippenverschluß. Besondere Sorgfalt bei der Adaptation des Lippenrots. Mehrschichtiger Wundverschluß des Halses.

Fehler, Gefahren, Komplikationen: Die Hauptgefahr ist eine Dehiszenz im Gaumenbereich. Eine sorgfältige Naht ist erforderlich. Die Einlage eines Gaumenobturators ist sehr wichtig. Postoperativ kann der Patient für einige Tage intravenös ernährt werden und dann langsam von flüssiger auf breiige Kost umgestellt werden. Zweifelsfrei hat der transmandibuläre Zugang ein höheres Risiko als der transpalatinale. Die schwersten Komplikationen basieren auf einer Läsion der A. carotis interna mit Blutung oder Thrombose, so daß neurologische Ausfälle entstehen können. Deshalb ist präoperativ eine eingehende angiographische Untersuchung erforderlich. Bei Patienten, die vorbestrahlt sind, sollte die A. carotis mit einem Muskellappen oder auch einem Dermallappen protegiert werden. Durch intra- und postoperative Antibiotikagaben kann eine Meningitis in der Regel verhindert werden. Gelegentlich kommt es zur Pseudoarthrose im Unterkiefer. Dann muß revidiert und erneut eine Osteosynthese durchgeführt werden. Große Resektionen im Bereich der Pharynxwand sind durch einen myokutanen Lappen zu rekonstruieren. Mußte der N. vagus durchtrennt werden, kann es zu erheblichen Schluckstörungen kommen, die konservativ bzw. durch weitere operative Maßnahmen [254] zu behandeln sind.

5.5.6 „Maxillary Swing Approach"

Definition: Dieser erst kürzlich von Wei et al. (1991) vorgestellte Zugang zum Nasopharynx kann als Kombination von transfazialem und transpalatinalem Vorgehen aufgefaßt werden. Er wurde in Hongkong entwickelt, wo die Frequenz von Nasopharynxkarzinomen besonders hoch ist. Der Oberkiefer einer Seite wird aus seinen knöchernen Verbindungen gelöst und, an den Gesichtsweichteilen hängend, zur Seite luxiert. Damit entsteht ein weiter Einblick in den Nasopharynx und den paranasopharyngealen Raum auf der Seite der Operation. Zusätzlich können die Plastikhohlrohre für eine Afterloading-Strahlentherapie eingelegt werden. Die Stielung des Oberkiefers an den Wangenweichteilen garantiert seine ausreichende Durchblutung, auch wenn eine Strahlentherapie vorangegangen ist.

Indikation: Hauptindikation ist die kurative Resektion kleiner Residualtumoren oder Rezidive von Nasopharynxkarzinomen nach Strahlentherapie. Eine radikale Tumorresektion ist auch noch möglich bei Ausdehnung in den paranasopharyngealen Bereich an der Schädelbasis sowie in die dorsale und laterale Pharynxwand. Sind die Resektionsränder nur knapp im Gesunden, kann eine Afterloading-Brachytherapie vorgenommen werden. Die Autoren empfehlen diese Operationstechnik auch zur Behandlung von knöchernen Mißbildungen des kraniozervikalen Übergangs in der Mittellinie oder größeren Hämangiomen des Nasopharynx, einmal zur Tumorentfernung, zum anderen zur sicheren Kontrolle der A. carotis interna. Narben eines vorangegangenen, transfazialen oder transpalatinalen Zugangs sind ohne Probleme in die Inzision für diese Exposition mit einzubeziehen.

Operative Technik (Abb. 26): Durchführung am oral intubierten Patienten in Rückenlage in Allgemeinnarkose. Der Bereich der Schnittführung wird zur Verringerung des Blutverlusts mit einem Lokalanästhetikum unter Suprareninzusatz infiltriert. Das gesamte Gesicht mit Ausnahme des kontralateralen Auges bleibt frei. Verlängerung der Weber-Fergusson-Inzision horizontal bis zum Jochbeinkörper, vertikal durch die Oberlippe, den Processus alveolaris zwischen den beiden medialen Schneidezähnen auf den harten Gaumen. Am Übergang vom harten zum weichen Gaumen biegt die Mukoperiostinzision in einem Winkel von etwa 100° nach lateral bis hinter den letzten Molaren zur Tuberositas maxillae um. Die transfaziale Inzision wird bis auf das Periost geführt. Abschieben des Periosts vom darunterliegenden Knochen nur soweit, als dies für die Knochenschnitte mit der oszillierenden Säge erforderlich ist. Der Gesichtsweichteillappen bleibt während der ganzen Operation einschließlich des Periosts an der vorderen Maxilla fixiert. Mit der oszillierenden Säge wird zunächst der Jochbogen von der Maxilla abgesetzt (Vertikalschnitt). Weiterführung des Knochenschnitts horizontal nach medial durch die Vorderwand des Oberkiefers unmittelbar kaudal der Infraorbitalspange. Durchtrennung des Processus frontalis maxillae und der media-

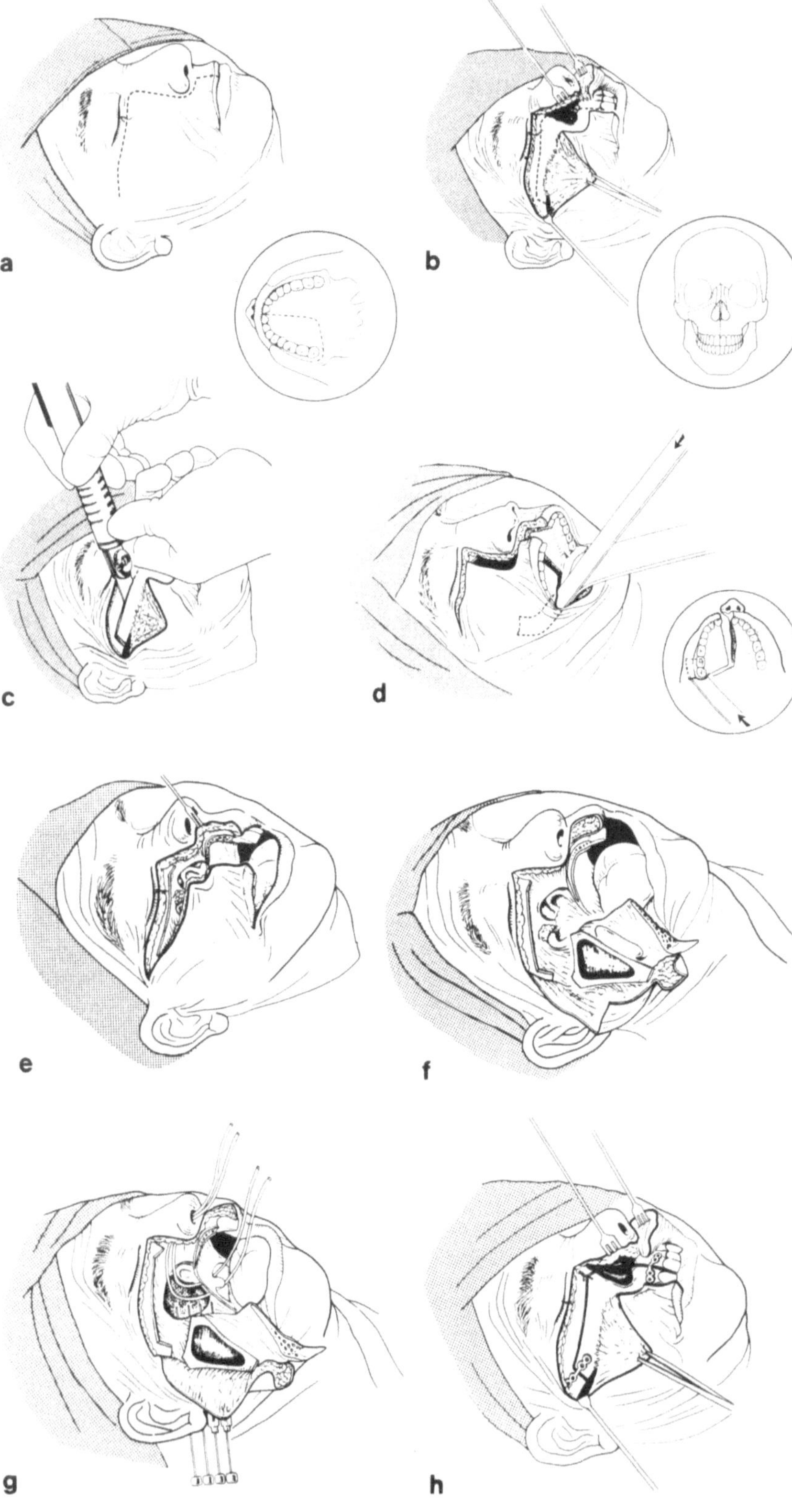

Abb. 26a–h. Maxillary Swing-Zugang. (Aus [328]). **a** Weber-Fergusson-Inzision, die in den harten Gaumen weitergeführt wird und in Höhe der Tuberositas maxillae nach lateral umbiegt. **b** Das Weichteilgewebe über der Maxilla wird soweit abgehoben, daß ein schmaler Knochenstreifen zur Vornahme der Osteotomie freiliegt. **c** Die oszillierende Säge wird durch den Osteotomieschnitt an der Vorderwand der Kieferhöhle eingeführt, um auch die Hinterwand zu spalten. Dieses Manöver erfordert viel Fingerspitzengefühl. **d** Die Tuberositas maxillae wird vom Processus pterygoideus mit einem über die Fläche gebogenen Osteotom abgetrennt. **e** Die Maxilla ist von allen knöchernen Verbindungen gelöst und nur noch am Wangenweichteillappen anhängend. **f** Wangenlappen und anhängende Maxilla werden nach lateral „geschwungen". Damit entsteht eine gute Übersicht auf die Rosenmüllersche Grube beiderseits und den Nasenrachen. **g** Entsprechende Nadeln und Plastikkatheter für die Afterloading-Brachytherapie können präzis eingesetzt und sicher im Nasenrachen fixiert werden, nachdem die Maxilla nach lateral „geschwungen" wurde. **h** Am Schluß des Eingriffs wird der Oberkiefer durch Mini-Druckplattenosteosynthese am Jochbeinkörper und am Alveolarfortsatz des Oberkiefers der Gegenseite refixiert

nen Kieferhöhlenwandung in der gleichen Höhe nach dorsal bis in den Nasenrachen. Durch die infraorbitale Osteotomie der Vorderwand wird eine ausreichend lange oszillierende Säge unterhalb und parallel des Orbitabodens zur Durchtrennung der Kieferhöhlenhinterwand eingesetzt. Diese Osteotomie ist schwierig. Sie erfolgt nicht unter direkter Sicht. A. und N. infraorbitalis können im Gegensatz zum Orbitaboden gewöhnlich nicht erhalten werden. Anschließend umschriebenes Ablösen des Mukoperiosts vom harten Gaumen und Durchtrennen desselben in der Mittellinie mit der Säge. Zuletzt wird der Oberkiefer hinter der Tuberositas maxillae vom Processus pterygoideus mit einem durch den Mund eingeführten gekrümmten Osteotom abgetrennt. Die Vasa palatina majora werden nicht erhalten. Jetzt kann die ganze, von ihren knöchernen Verbindungen gelöste Maxilla am M. masseter und dem Wangenlappen anhängend nach lateral „geschwungen" werden. Damit ist die gesamte Schleimhautoberfläche des Nasopharynx einschließlich Dach, Hinterwand und Seitenwänden mit den Mündungen und den Vorwölbungen der knorpeligen Tube exponiert. Ein bösartiger Tumor in der Rosenmüllerschen Grube kann unter guter Übersicht mit der knorpeligen Tube und dem paranasopharyngealen Gewebe mit größtmöglichem Sicherheitsabstand reseziert werden. Dabei ist die A. carotis interna posterolateral der Tuba Eustachii durch Palpation zu lokalisieren. Durch die Seitwärtsverlagerung des Oberkiefers ist genügend Platz für die sichere Resektion um die A. carotis interna entstanden.

Kann der Sicherheitsabstand bei bestimmten Patienten nur sehr knapp sein, werden sofort die Vorbereitungen für eine After-Loading-Brachytherapie getroffen. Dorsal des aufsteigenden Unterkieferasts sticht man von außen unter Sichtkontrolle Lumbalpunktionsnadeln in Richtung Nasopharynx ein und positioniert möglichst tumornahe Plastikhohlrohre. Postoperativ kann dann in diese Nadeln und Plastikrohre das radioaktive Material per Sonde eingegeben werden.

Nach Beendigung der Tumorresektion wird die untere Nasenmuschel auf der Seite der Oberkieferlateralverlagerung reseziert und das Os turbinale entfernt. Damit entsteht ein freies Schleimhauttransplantat, welches auf den im Nasopharynx entblößten Knochen zur Erleichterung der Wundheilung aufgelegt wird. Die Fixierung kann mit einer dünnen Schicht Fibrinkleber erfolgen (Draf). Nun wird die Maxilla zurückverlagert. Ihre Fixation erfolgt am Jochbogen und in der Oberkiefermittellinie mit jeweils einer 4-Loch-Platte. Zur weiteren Sicherung des freien Transplantats im Nasenrachen wird ein Ballon, wie er zu Stillung von Blutungen aus dem Nasopharynx im Handel ist (z.B. Haemostat, Fa. Xomed) durch die Nase eingesetzt und aufgeblasen. Die Schleimhautinzisionen werden durch Einzelknopfnähte, die Schnittführung im Gesicht mit feinem Nahtmaterial schichtweise adaptiert. Wegen der Resektion der knorpeligen Tube ist zur Verhinderung einer postoperativen Otitis media eine Paukendrainage erforderlich.

Auch hier muß, wie bei den transpalatinalen Zugängen, am Schluß der Operation bei bezahntem Oberkiefer eine präoperativ vorbereitete Gaumenplatte und ansonsten die Zahnprothese eingesetzt werden. Sie stabilisiert die Maxilla zusätzlich. Die Ernährung mit breiiger Kost kann am 3. postoperativen Tag beginnen, normale Kost ist etwa nach 14 Tagen möglich. Der Nasenrachenballon wird nach 1, die Gaumenplatte nach 6 Wochen entfernt, sobald die Wundheilung abgeschlossen ist.

Fehler, Gefahren, Komplikationen: Nach Angaben von Wei et al. tritt bei allen Patienten mehr oder weniger stark ein Trismus auf. Alle 3 Patienten der Autoren waren vorbestrahlt! Erfreulicherweise hat sich in allen Fällen die Kieferklemme ganz durch passive und konservative Dehnungsbehandlung zurückgebildet. Zu Wundheilungsstörungen kam es nicht. Es versteht sich von selbst, bei der Präparation in der Nähe der A. carotis interna besonders vorsichtig vorzugehen.

Wertung: Dieser Zugang könnte eine echte Bereicherung in der operativen Behandlung des Nasopharynxkarzinoms, insbesondere bei Rezidiven nach Bestrahlung werden. Die zusätzliche, von den Autoren nicht erwähnte Benutzung des Operationsmikroskops im Sinne der kombinierten Makro- und Mikrochirurgie erhöht die Wahrscheinlichkeit der vollständigen Resektion. Die postoperative Morbidität ist im Hinblick auf maligne Prozesse vergleichsweise akzeptabel. Somit muß das „maxillary swing" als echte Alternative zu dem von Fisch empfohlenen infratemporalen Zugang bei gleicher Indikation diskutiert werden [92, 93, 335].

5.5.7 Direkter lateraler Zugang (Fossa temporalis, infratemporalis, Nasopharynx)

Definition und Indikation: Der seitliche Zugang zum lateralen Übergangsbereich von vorderer zu mittlerer Schädelbasis, insbesondere auch zu Orbita, Fossae pterygopalatina, pterygoidea, temporalis, infratemporalis, Nasopharynx und Clivus mit nicht sichtbarer Schnittführung im behaarten Kopfbereich eignet sich vorzüglich zur Exposition der Augenhöhle und zur Entfernung von Tumoren in der Region des lateralen kleinen Keilbeinflügels und der mittleren Schädelbasis [254].

Als Weg zum Nasenrachen und Clivus hat er unseres Erachtens in Übereinstimmung mit Denecke und Ey (1984) nur dann seine Berechtigung, wenn die Hauptmasse des Tumors in der Fossa temporalis und infratemporalis gelegen ist und bis zum Nasopharynx reicht, nicht jedoch, wenn der Tumor unterhalb der „zentralen" Schädelbasis gelegen ist. Eine Reihe funktionell wichtiger Strukturen, wie Unterkiefer, Kaumuskulatur, N. mandibularis und A. maxillaris kreuzen den Weg und werden mehr oder weniger irritiert.

Die historisch interessante, lange Geschichte der seitlichen Zugangswege zum Nasopharynx kann hier nicht im einzelnen aufgerollt werden. Dazu finden sich bei Denecke und Ey ausführliche Hinweise. In diesem Zusammenhang hat Denecke (1970) erstmals den Begriff „infratemporaler Zugang" über eine präaurikuläre Inzision geprägt, während seit Mitte der 70er Jahre Fisch mit der gleichen Bezeichnung die systematische mikrochirurgische Exploration der mittleren und hinteren Schädelbasis bis in den Nasopharynx in 3 verschiedenen Ausdehnungsgraden A–C in aller Welt populär gemacht hat (Einzelheiten bei [93], s. auch 5.5.8). Eine sehr lesenswerte Monographie zu diesem Thema hat ebenfalls bereits 1970 Zehm vorgelegt [343]. Wir selbst haben vom Konzept her differenziert zwischen dem extraduralen (direkten) lateralen Zugang zur seitlichen Schädelbasis und zum Nasopharynx und dem mehr von hinten unten kommenden posteroinferioren Weg, der den infratemporalen Zugang (Fisch) miteinschließt [254]. Beide Zugänge sind sehr variabel entsprechend den Erfordernissen der Pathologie und primär extradural. Sie können bei Bedarf jedoch zu einem intraduralen umgewandelt werden. Inzwischen ist eine große Zahl von Publikationen erschienen mit einer Vielfalt von Bezeichnungen, die letztlich unter dem Begriff „lateraler Zugang" zu subsummieren sind. Es können hier nur einige wenige Arbeiten, teilweise mit größeren Literaturzusammenstellungen genannt werden: Transzygomatischer Zugang [256a], präaurikuläre Fossa infratemporalis-Technik [268], kombinierter frontotemporaler und lateral infratemporaler Zugang [200], laterale präaurikuläre transparotische Zugänge [230]. Attenborough (1980) hat über den temporalen Zugang die Oberkieferresektion vorgenommen. Eine besonders gute Beschreibung stammt unter dem Beriff „temporaler Zugang" von Obwegeser (1985) für die Exploration von Kiefergelenk, Orbita und die retromaxilläre-infrakranielle Region.

Operative Technik (Abb. 27): Die Hautschnittführung ist Abb. 27b zu entnehmen. Entlang der Stirn-Haar-Grenze wird ein koronarer Schnitt über die Mittellinie hinausgehend zunächst horizontal und dann im Bereich der Schläfe hinter der Stirn-Haargrenze nach kaudal umbiegend entlang der präaurikulären Region, ähnlich wie bei der Parotidektomie, bogenförmig um das Ohrläppchen und dann an der Vorderkante des M. sternocleidomastoideus nach unten geführt.

Danach entwickelt man den Hautlappen, wobei der Temporalmuskel am Hautlappen belassen werden kann, sofern dieser nicht vom Tumor infiltriert ist. Damit wird der Stirnast des N. facialis nicht berührt. Andernfalls muß der M. temporalis in den Tumorblock miteinbezogen werden. Nach Auslösen des Jochbogens am ohrnahen Ansatz und am Jochbogenkörper wird er am M. masseter hängend nach unten rotiert. Dabei löst man den M. masseter von der lateralen Begrenzung des aufsteigenden Unterkieferastes ab. Nachdem der aufsteigende Unterkieferast ausreichend exponiert ist, kann er entweder tangential hinter dem Processus muscularis teilreseziert, oder nur das Kieferköpfchen weggenommen werden oder es kann eine temporäre Mandibuladurchtrennung erfolgen (Abb. 27a). Die Gl. parotis mit den Fazialisästen wird dabei entweder nach hinten abgedrängt, am Lappen belassen, oder falls erforderlich, unter Erhaltung der Fazialisäste, vollständig entfernt. Danach sind die Lamina lateralis processus pterygoidei, die A. maxillaris und die laterale Kieferhöhlenbegrenzung sowie die seitliche Schädelbasis bis zur seitlichen Nasopharynxwand, nötigenfalls

Abb. 27a, b. Der direkte laterale Zugang (Fossa temporalis, infratemporalis, Nasopharynx). (Aus [254]). **a** Möglichkeiten der Knochenresektion der Osteotomie des aufsteigenden Unterkieferastes: Resektion des mandibulären Gelenkköpfchens *(dunkel),* ausgedehnte randständige Resektion des aufsteigenden Unterkieferastes *(dunkel- und hellgrau),* „Fensterung" der hinteren Grenze des aufsteigenden Unterkieferastes *(gepunktet)* und temporäre transversale Osteotomie *(gestrichelt).* **b** Skalp- und Gesichtsweichteile sind präpariert und nach vorne unten geklappt, der M. temporalis temporär abgelöst. Die marginale Unterkieferteilresektion wurde einschließlich des Condylus durchgeführt. Die Glandula parotis ist entfernt, im unteren Wundbereich der N. facialis exponiert. Der Jochbogen ist anhängend am M. masseter nach unten geschlagen. Damit besteht ein freier Zugang zur Fossa infratemporalis und Fossa pterygoidea. Wichtige Landmarken sind der N. mandibularis und die Lamina lateralis des Processus pterygoideus. Knochen wird von der vorderen Begrenzung des Clivus mit einer Diamantfräse entfernt. Die Dura der mediolateralen Schädelbasis (temporale Dura) wurde freigelegt. Vor dem Clivus ist die seitliche Pharynxwand sichtbar. Am Schluß der Operation kann der Arcus zygomaticus reponiert und mit Draht oder Miniplattenosteosynthesen fixiert werden. Ebenso werden die Gesichtsweichteile zurückverlagert

auch darüber hinaus einschließlich des Clivus darstellbar und der pathologische Prozeß übersichtlich freizulegen.

Die Tumorresektion an der knöchernen Schädelbasis kann jetzt, wenn nötig, auch unter Mitnahme der Dura mit nachfolgender Duraplastik vorgenommen werden. Der Wundverschluß mit Rekonstruktion erfolgt von innen nach außen, der Unterkiefer muß bei temporärer Durchtrennung durch Druckplattenosteosynthesen wiedervereinigt werden. Vor dem Zurückklappen des Hautlappens wird gegebenenfalls auch der Jochbogen aus ästhetischen Gründen durch Plattenosteosynthesen wiederhergestellt. Nach Einlage einer Redondrainage erfolgt der schichtweise Hautverschluß, wobei im Skalpbereich durchgreifende Nähte, im Gesichtsbereich der mehrschichtige Wundverschluß zu bevorzugen sind.

Fehler, Gefahren, Komplikationen: Es ist von besonderer Bedeutung, diesen Zugang, der hier nur knapp skizziert ist, den individuellen Erfordernissen anzupassen. Resektionen am Unterkiefer oder dessen temporäre Durchtrennung werden vor allem bei malignen Prozessen vorgenommen, sind im Falle einer gutartigen Geschwulst jedoch selten erforderlich. Gleiches gilt für den Jochbogen. Die Blutstillung im Bereich von Fossa pterygopalatina und ptyerygoidea kann aufgrund der dort im Wege gelegenen Kaumuskulatur, des venösen Plexus pterygoideus und der A. maxillaris schwierig sein. Gefäßklips verschiedener Größe sollten zur Verfügung stehen. Sind größere Resektionen am Unterkiefer erforderlich, sollten schon präoperativ Schienen und gegebenenfalls eine Gummizügelung zum Oberkiefer veranlaßt werden. Auf den Erhalt des N. mandibularis, aber auch des N. maxillaris nach seinem Austritt aus dem Foramen

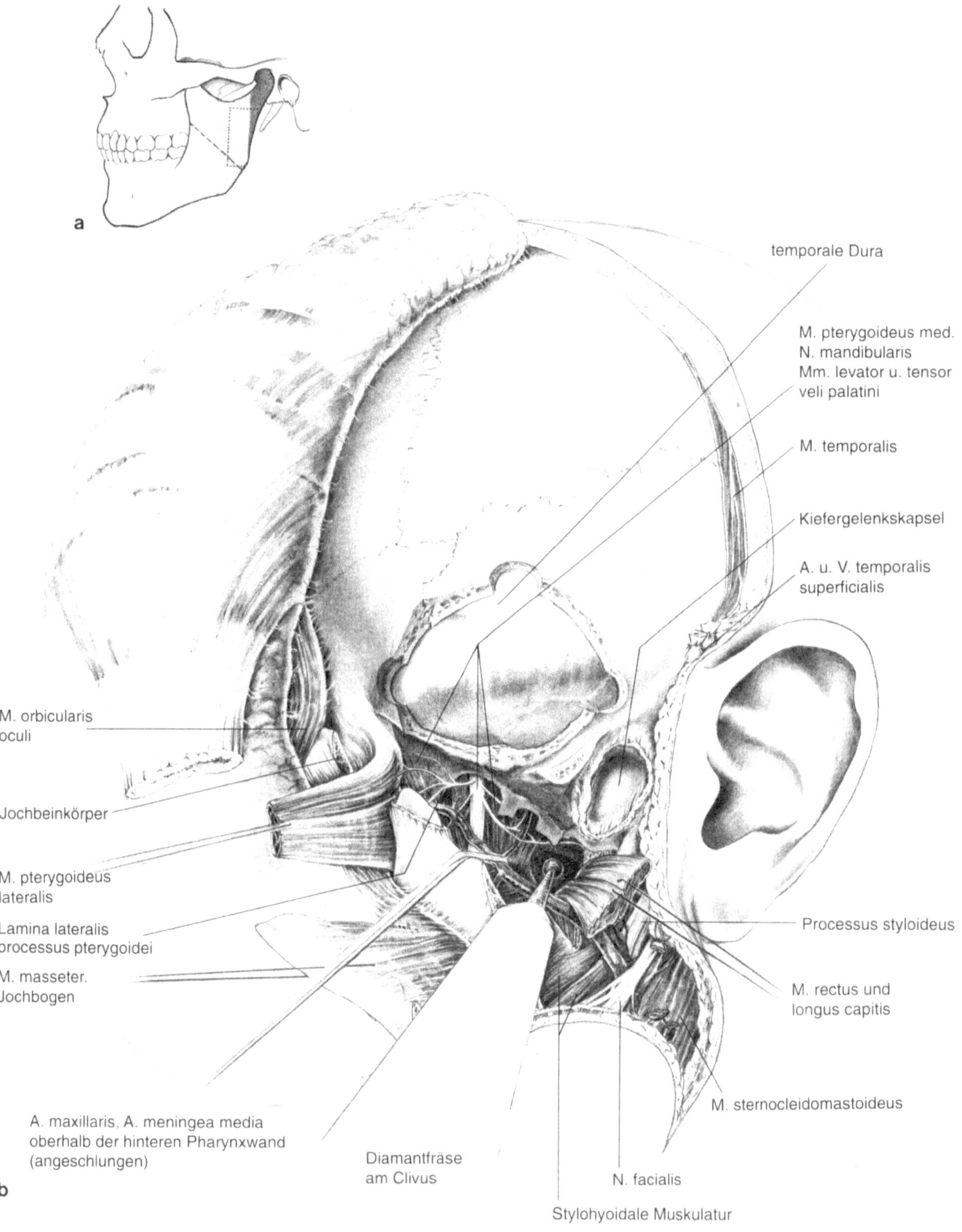
a
temporale Dura
M. pterygoideus med.
N. mandibularis
Mm. levator u. tensor
veli palatini
M. temporalis
Kiefergelenkskapsel
A. u. V. temporalis
superficialis
M. orbicularis
oculi
Jochbeinkörper
M. pterygoideus
lateralis
Lamina lateralis
processus pterygoidei
M. masseter.
Jochbogen
Processus styloideus
M. rectus und
longus capitis
M. sternocleidomastoideus
A. maxillaris, A. meningea media
oberhalb der hinteren Pharynxwand
(angeschlungen)
Diamantfräse
am Clivus
N. facialis
Stylohyoidale Muskulatur
b

rotundum ist zu achten, soweit onkologisch vertretbar. Muß der Eingriff in einen intrakraniellen-intraduralen umgewandelt werden, ist je nach Erfahrung des Operateurs und dem Ausmaß der Resektion ein Neurochirurg mit hinzuzuziehen. Für bestimmte Abschnitte dieses Eingriffs lohnt sich die mikrochirurgische Präparation um so mehr, je weiter man in die Tiefe gelangt.

5.5.8 Extrakranieller posteroinferiorer Zugang (infratemporaler Zugang nach Fisch) (Nasopharynx, Canalis caroticus, Foramen jugulare)

Die verschiedenen Möglichkeiten des extrakraniellen Zugangs zum posterioren Anteil der mittleren Schädelbasis bis in den Nasenrachen wurden vielfach beschrieben (Literatur bei [254]). Fisch [92, 93] hat diesen Zugang systematisiert und in seinen verschiedenen Indikationen klar herausgearbeitet, so daß er inzwischen weite Verbreitung gefunden hat.

Beim posteroinferioren Zugang handelt es sich um die Freilegung der mittleren Schädelbasis von dorsal her zwischen Processus mastoideus, Jochbogenwurzel und Processus condylaris mandibulae, gegebenenfalls unter Aufdeckung der Mittelohrräume, sowie Resektion des Mastoids und des Processus styloideus. Nach Wegnahme des Kieferköpfchens bzw. tangentialer Resektion des Unterkiefers können auf diesem Wege die Fossa pterygoidea, der Nasopharynx und der Clivus erreicht werden. Dieser Zugang ist indiziert, wenn Tumoren im Bereich des Foramen jugulare und des Canalis caroticus liegen. Sie können nicht selten ohne Resektionen am Unterkiefer und unter optimaler Kontrolle der A. carotis interna sowie der Hirnnerven entfernt werden, sofern man mikrochirurgisch arbeitet. Dies gilt auch für Tumoren, die von der Fossa pterygoidea und dem Clivus ausgehen, sowie den Gehörgang und den Warzenfortsatz miteinbezogen haben. Ein Vorteil dieses Weges ist, daß er jederzeit eine Ausweitung der Schädelbasisresektion nach ventral zur vorderen Schädelgrube bei Tumoren in der Übergangsregion zur mittleren Schädelgrube erlaubt.

Obwohl dieser Zugang in der Schädelbasischirurgie häufig und äußerst vielseitig verwandt wird, hat er im Zusammenhang mit der Themenstellung zu diesem Referat nur eine untergeordnete Bedeutung. Deshalb darf hier auf die detaillierten Beschreibungen bei Fisch und Mattox 1988 sowie Samii und Draf 1989 verwiesen werden.

5.6 Intrakranielle-extradurale Zugänge

Definition und Indikation: Wir verstehen darunter die extradurale Eröffnung des Endokraniums primär oberhalb der knöchernen Schädelbasis bei gutartigen Tumoren, die von der vorderen knöchernen Schädelbasis selbst ausgehen und Nase bzw. Nasennebenhöhlensystem nicht oder nur marginal berühren. Als Indikationen für die direkte Freilegung der vorderen Schädelbasis von vorne oder seitlich meist ohne Eröffnung des pneumatischen Systems seien beispielsweise genannt: Eosinophiles Granulom, Osteom, fibröse Dysplasie und ähnliche. Maligne Tumoren kommen nicht in Betracht, da die Dura in solchen Fällen mitreseziert werden muß. Dann ist von einem intrakraniellen-intraduralen Vorgehen zu sprechen.

Der *intrakranielle-extradurale Zugangsweg* zur vorderen Schädelbasis von vorne wird als *transfrontale Eröffnung* bezeichnet. Kommt es darauf an, den Übergangsbereich zwischen vorderer und mittlerer Schädelbasis von der Seite her zu erreichen, wird die *frontotemporale Kraniotomie* bevorzugt. In neuerer Zeit bemüht man sich, die Knochenwegnahme möglichst schädelbasisnah durchzuführen, um subfrontal präparieren zu können. Damit muß die frontale Dura nur minimal angehoben, aber kaum retrahiert werden, so daß sich das frontale Durchgangssyndrom als Folge eines längeren Drucks auf das Gehirn weitgehend vermeiden läßt. Derome (1982) bezeichnet dies als transbasalen Zugang. Kawakami et al. (1991) führen eine doppelseitige osteoplastische en-bloc-Osteotomie der Supraorbitalspange einschließlich der Stirnhöhle zusätzlich zu einer klassischen bifrontalen Kraniotomie durch (Abb. 28).

Transfrontales extradurales Vorgehen: operative Technik:
Bei der Bildung des bitemporalen Skalplappens präpariert man direkt auf den Knochen zu und beläßt das Galeaperiost am Skalplappen. In Höhe der Supraorbitalspange wird das supraorbitale Gefäßnervenbündel gegebenenfalls nach Abschleifen der kaudalen Knochenspange des Foramen supraorbitale mit dem Orbitainhalt vom Orbitadach abgelöst und erhalten.

Von der Ausdehnung des Prozesses hängt es ab, ob ein- oder doppelseitig frontal kraniotomiert wird. Dies geschieht nach Anlegen kleiner Bohrlöcher mit dem Kraniotomiebohrer und Ablösen der Dura zwischen den Bohrlöchern entweder mit der Gigli-Säge oder mit einem Kraniotom. Bei ausgedehntem beidseitigem Prozeß wird dabei natürlich die Stirnhöhle eröffnet. Die Größe des Tumors bestimmt, wie hoch die Kraniotomie sein muß. In Abhängigkeit davon benötigt man auf einer Seite 3 bis 4 Bohrlöcher. Bei doppelseitiger Kraniotomie liegen die medianen Bohrlöcher kranial jeweils beiderseits neben dem Sinus sagittalis superior.

Ein ähnliches Vorgehen wurde kürzlich von Kawakami et al. (1991) in Modifikation des transbasalen Zugangs von Derome und Guiot (1979, 1982) als „ausgedehnter transbasaler

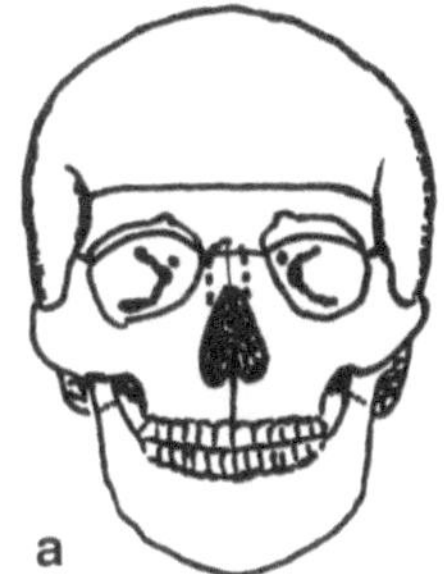
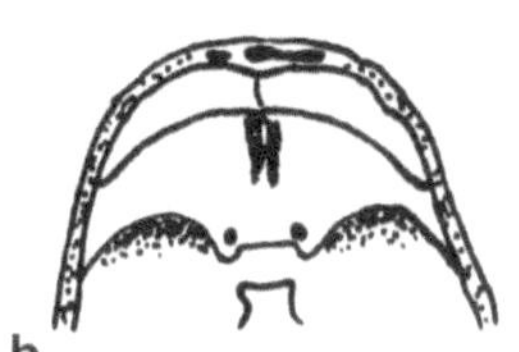
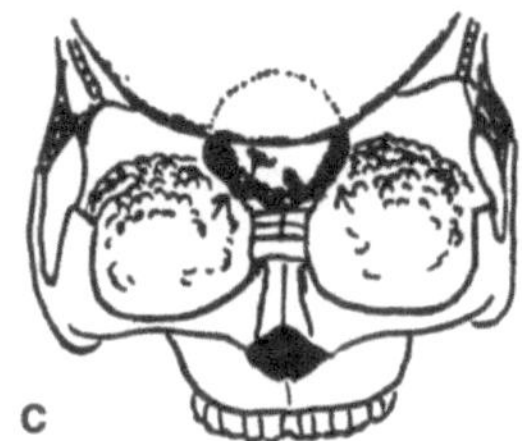

Abb. 28a–c. Temporäre Supraorbitalspangenentnahme im Rahmen des sogenannten ausgedehnten transbasalen Zugangs. (Aus [147]). **a** Lage der Osteotomien zur Entnahme der Supraorbitalspange von vorne. **b** Osteotomie beim Blick auf die vordere Schädelbasis. **c** Subfrontale Expositionsmöglichkeit eines Tumors der vorderen Schädelbasis nach Entnahme der Supraorbitalspange

Weg" („Extensive transbasal approach") zu Tumoren der vorderen Schädelbasis bezeichnet. Damit wird auch von neurochirurgischer Seite die zunehmende Tendenz deutlich, „subfrontal" zu operieren und die Retraktion des Frontalhirns zu vermeiden. Liegt der Tumor in der Schädelbasis, kann durchaus die Supraorbitalspange mit der oszillierenden Säge umschnitten und in einem Stück ein- oder doppelseitig temporär entfernt werden. Nach temporärer Entfernung der Supraorbitalspange ist die Tumorentnahme unter vorsichtigem Anheben der frontalen Dura und Retraktion des Orbitainhalts durchzuführen (Abb. 28). Reicht der Tumor bis nahe an die Riechspalte, wird man mikrochirurgisch versuchen, die Fila olfactoria zu erhalten, soweit sie nicht bereits durch die Neubildung zerstört sind. Die knöcherne Schädelbasis kann, sofern größere Anteile des Orbitadachs entfernt werden mußten, mit Knorpel vom cavum conchae oder mit einem Tabula externa-Transplantat rekonstruiert werden. Bei Tumoren, die in der Kalotte gelegen sind, erfolgt die Rekonstruktion wie in Kapitel 5.3 dargestellt, entweder mit einem Implantat (Polymethylmetacrylat, IONOS-Glasionomer) oder Tabula externa. Wenn die Stirnhöhle eröffnet wurde, ist zu entscheiden, ob bei geringer Traumatisierung der Hinter- und Vorderwand und offenem Infundibulum frontale der osteoplastisch entnommene Knochendeckel mit belassener Schleimhaut wieder eingesetzt werden kann. Mußten bereits größere Teile der Stirnhöhlenvorder- oder -hinterwand reseziert werden, ist es besser, die Stirnhöhlenschleimhaut mikrochirurgisch vollständig zu entfernen und die Stirnhöhle entweder durch komplette Wegnahme der Hinterwand zu kranialisieren [70] oder sie mit einem frisch entnommenen freien Fettransplantat zu obliterieren. Wurden größere Duraareale im Kalottenbereich freigelegt, so sind vor der Knochenreplantation nach Anlegen von Bohrlöchern an den Knochenrändern sogenannte Durahochnähte durchzuführen, um ein postoperatives epidurales Hämatom zu verhindern. Kommt es im Rahmen der Tumorentfernung zu einer Eröffnung der harten Hirnhaut, ist diese plastisch zu verschließen, wie in Kapitel 5.3 geschildert. Neben konservierten oder autogenen freien Transplantaten kommt auch ein gestielter Galeaperiostlappen in Betracht.

Frontotemporales extradurales Vorgehen (Abb. 29): Operative Technik:
Die Kraniotomie wird so orientiert, daß der Tumor in ihrem Zentrum liegt. Technisch wird dabei prinzipiell wie bereits geschildert vorgegangen. Die Dura der vorderen und mittleren Schädelgrube schiebt man von der Kante des kleinen Keilbeinflügels ab. Nach vorsichtiger Retraktion von Frontalhirn und Temporallappen kann die Ala minor des Keilbeins bis zum Clinoidfortsatz und bis zur Arteria carotis interna entfernt werden. Auf diese Weise sind auch von lateral und oben her der knöcherne Optikuskanal sowie die seitliche Orbitaabgrenzung darzustellen.

Im vorderen Anteil der mittleren Schädelgrube wird der Ablösung der Dura von ventral nach dorsal durch die Fissura orbitalis superior, das Foramen rotundum, das Foramen ovale sowie das Foramen spinosum eine Grenze gesetzt, wenn die durch diese Öffnungen ziehenen Strukturen erhalten werden sollen. Nur im Notfall wird man sich zu einer weiteren Anhebung der Dura bis zur A. carotis interna nach Durchtrennung des N. maxillaris, des N. mandibularis und Koagulation der A. meningea media entschließen. Bei der Präparation entlang der vorderen Pyramidenfläche ist daran zu denken, daß der N. petrosus superficialis major sowie das Ganglion geniculi ohne Knochenschutz unmittelbar unter der Dura liegen können. Das Ganglion Gasseri ist vollständig von Dura ummantelt. Die extradurale Freilegung geht in der Regel nicht über den Sinus petrosus superior hinaus. Nach Entfernung des pathologischen Prozesses wird der Knochendeckel wieder eingesetzt. Ein osteoklastischer Defekt wird, wie im Kapitel 5.3 geschildert, verschlossen. In Abb. 29d ist der Verschluß mit Methylmetacrylat dargestellt. Auch bei diesem Zugang dürfen nach breiter Durafreilegung die Durahochnähte nicht vernachlässigt werden.

Derartige Präparationen sollte nur der neurochirurgisch vorgebildete Otorhinobasis-Chirurg ohne neurochirurgische Hilfe durchführen!

5.7 Kombinierte Zugänge

Vorbemerkungen: Unter den kombinierten Zugängen zur vorderen Schädelbasis sind 2 Gruppen zu unterscheiden, kombinierte *extradurale* Vorgehensweisen und kombinierte *extra-intradurale* Operationstechniken. Nicht immer ist präoperativ mit Sicherheit zu entscheiden, ob eine primär als extradural geplante Operation tatsächlich so durchgeführt werden kann oder letztlich nicht doch die Resektion eines tumorinfiltrierten Duraanteils erforderlich ist.

Deshalb empfiehlt es sich für den Rhinochirurgen, sich in Grenzfällen der Unterstützung des neurochirurgischen Nachbarn rückzuversichern, indem die Problematik gemeinsam *präoperativ* diskutiert wird. In einer Reihe von Fällen wird a priori die Planung eines kombinierten extra-intraduralen Vorgehens in 1 oder in 2 Sitzungen erforderlich sein. Die diesbezüglichen Möglichkeiten sind im Referat von Gilsbach und Mann aufgezeigt.

Hier soll auf die kombinierten primär *extraduralen* Vorgehensweisen und die Lösungsmöglichkeiten

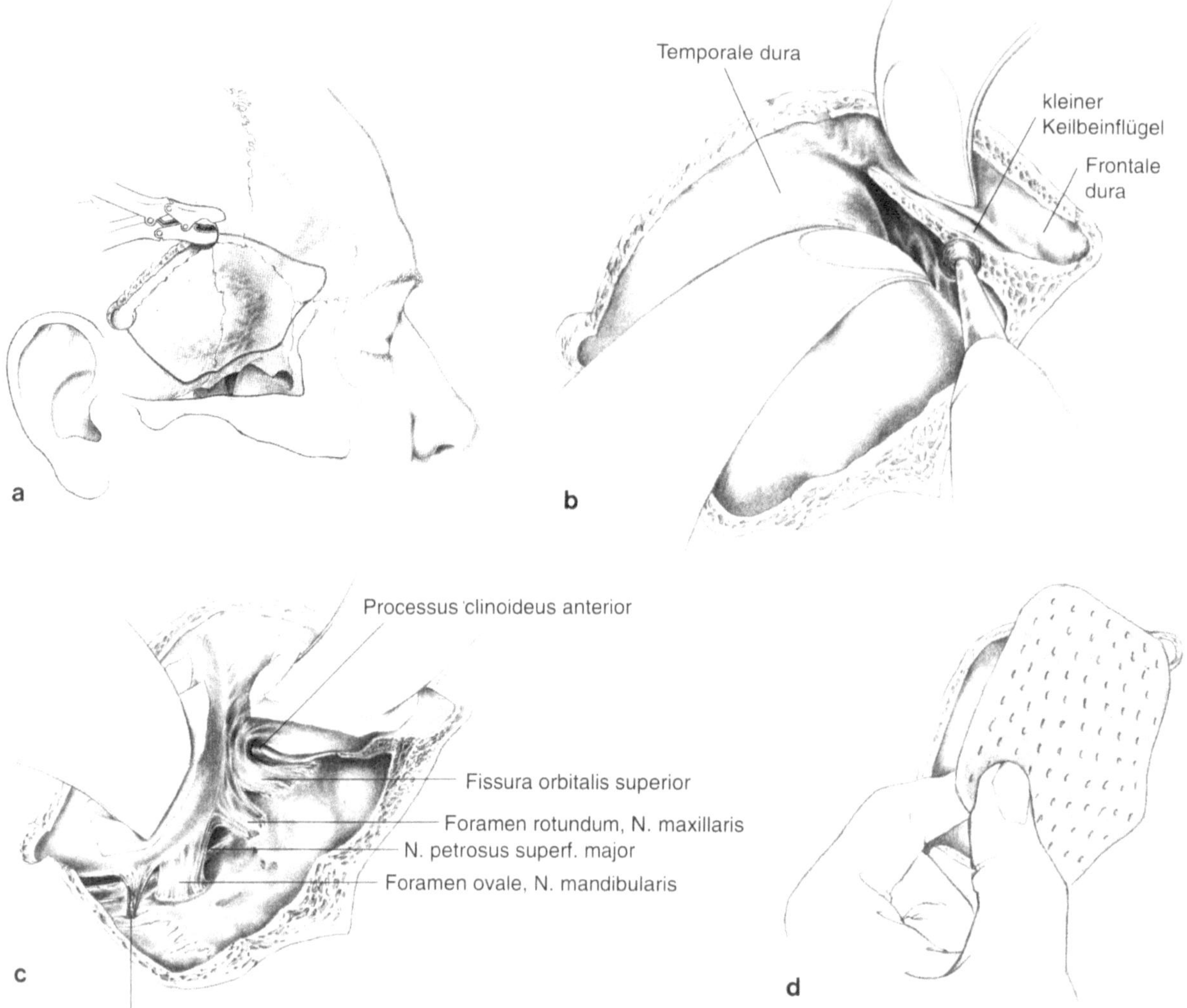

Abb. 29a–d. Frontotemporaler extraduraler Zugang zur seitlichen vorderen und mittleren Schädelbasis. (Aus [254]). **a** Das Ausmaß der Kraniotomie ist eingezeichnet und diese nach Anlegen von Bohrlöchern begonnen. In Abhängigkeit von der Tumordignität kann die Kraniotomie osteoplastisch oder osteoklastisch vorgenommen werden. Die Sutura sphenosquamosa läuft schräg von kranial nach kaudal durch das Kraniotomieareal. **b** Der Frontallappen mit der ihn bedeckenden Dura ist etwas nach vorne oben retrahiert, der Temporallappen nach hinten. Die Dura wird schrittweise von der Basis der vorderen bzw. mittleren Schädelgrube abgelöst, so daß der kleine Keilbeinflügel mit der Fräse abgetragen werden kann. **c** Die Fissura orbitalis superior, die Foramina rotundum, ovale und spinosum mit den sie durchziehenden Strukturen bleiben beim extraduralen Zugang nach Möglichkeit intakt. **d** Ein osteoklastischer Kraniotomiedefekt kann mit Methylmetacrylat oder mit ionomerem Knochenzement (Ionocem R) verschlossen werden. Ansonsten wird der osteoplastische Knochendeckel replantiert und mit Miniplatten oder mit Knochenzement fixiert

von „Grenzfällen“ eingegangen werden, welche der entsprechend geschulte HNO-Schädelbasischirurg in Form einer umschriebenen Duraresektion und Duraplastik bewältigen kann, so wie er es von der Versorgung von Traumen her gewohnt ist.

Diese Zugangsmöglichkeiten repräsentieren den Übergang zu den kombinierten rhino-neurochirurgischen Verfahren.

5.7.1 Transfaziales-transkranielles Vorgehen (Kraniofaziale Chirurgie)

Die Entwicklung kraniofazialer, extraduraler Operationstechniken hat ihren Ursprung in der Chirurgie großer Mißbildungssyndrome des Schädels ([310] u.a.). Sie haben sich auch bewährt zur Entfernung großer gutartiger Tumoren [254]. Bei bösartigen Neubildungen ist meist eine Duraresektion zusätzlich erforderlich. Grundsätzlich sind zu differenzieren: 1. Techniken, bei denen die klassische, seitliche Rhinotomie nach der Mooureschen (1922) oder einer modifizierten Hautinzision mit der bifrontalen Kraniotomie kombiniert wird (Abb. 30; [148, 254, 279, 290]). 2. Techniken, die den transfazialen Weg mit einer „Minikraniotomie" kombinieren, ausgehend von einer einzigen Inzision (Abb. 31; 46). Gemeinsam ist nach Panje (1989) und auch nach unseren eigenen Erfahrungen beiden Gruppen, daß jeweils durch die Rückverlagerung osteoplastischer Knochendeckel freie Knochentransplantate unterschiedlicher Größe zur Einheilung gebracht werden müssen. Dies kann vor allem nach einer eventuell notwendigen Strahlentherapie zu Wundheilungsstörungen bis zur kompletten Sequestrierung des Knochendeckels führen. Aus diesen Fakten ergab sich die Tendenz zur Minikraniotomie [149]. Ein weiterer Vorteil der Minikraniotomie ist die Anlage des Bohrlochs im Medianbereich nur knapp oberhalb des Nasions, so daß die frontale Dura mit dem dahinter gelegenen Gehirn nur wenig angehoben, nicht jedoch retrahiert werden muß. Es wird *„subfrontal"* präpariert. Dadurch bleibt dem Patienten und dem Pflegepersonal das teilweise sehr belastende „frontale Durchgangssyndrom" erspart. Allerdings muß bei Eröffnung der Stirnhöhle darauf geachtet werden, daß diese sachgemäß versorgt wird, entweder durch Gewährleistung einer zuverlässigen Drainage zur Nase oder durch vollständige mikrochirurgische (!) Entfernung der Schleimhaut und Obliteration [62, 74].

Panje et al. (1989) haben einen transfazialen-intrakraniellen Zugang über die Entwicklung eines sogenannten „Swinging nasofrontal bone flap" beschrieben (Abb. 32). Ziel dieser operativen Modifikation ist es, den kombinierten kraniofazialen Zugang weiter zu verbessern, ohne die günstige 5-Jahresüberlebensquote durch die en bloc-Tumorresektion zu schmälern. Folgende Vorteile sind nach Ansicht der Autoren zu sehen: 1. Intrakranielle Darstellung der vorderen Schädelbasis ohne Retraktion des Frontalhirns. 2. Verringerung der Infektionsgefahr durch Bildung eines vaskularisierten Knochenlappens, bestehend aus dem knöchernen Nasengerüst und dem mittleren Stirnbereich. 3. Verbesserung der transfazialen Tumorexposition und en bloc-Resektion über eine Inzision unabhängig von der Ausdehnung. 4. Vermeidung einer Verstümmelung im Mund-Gesichtsbereich. Einzelheiten der Technik müssen in der Originalarbeit nachgelesen werden.

Wertung: Dieser transfaziale Zugang zur kombinierten kraniofazialen Tumorresektion mit Hilfe eines gestielten, türflügelartigen nasofrontalen Knochenlappens stellt unseres Erachtens eine interessante Alternative zur klassischen lateralen Rhinotomie sowie zum „midfacial degloving" dar, insbesondere bei malignen Tumoren, die im vorderen Bereich des Nasennebenhöhlensystems lokalisiert sind. Die Schnittführung besteht in einer Kombination typischer rhinochirurgischer Inzisionen und mag in nicht wenigen Fällen auffälligere Narben verursachen als die Kombination von paranasaler- und Skalpinzision oder der Mundvorhofschnitt beim „midfacial degloving". Die Quote unschöner Narben kann sicher durch Anwendung subtiler plastisch-chirurgischer Nahttechniken reduziert werden. Auf eine fachgerechte Versorgung des Stirnhöhle ist auch hier zu achten. Die Abdekkung des Endokraniums gegen die Nasenhöhle mit einem Spalthautlappen ruft, wie von den Autoren eingeräumt wird, eine lästige Verkrustung in der Nase hervor. Ein gestielter Galeaperiostlappen erscheint zweckmäßiger. Bei Rückverlagerung des gestielten Hautknochenlappens von Nase und Os frontale ist eine äußerst präzise Stabilisierung mit Miniplatten vorzunehmen, da sonst die postoperative Narbenbildung das unmittelbar postoperativ gute Resultat gefährdet.

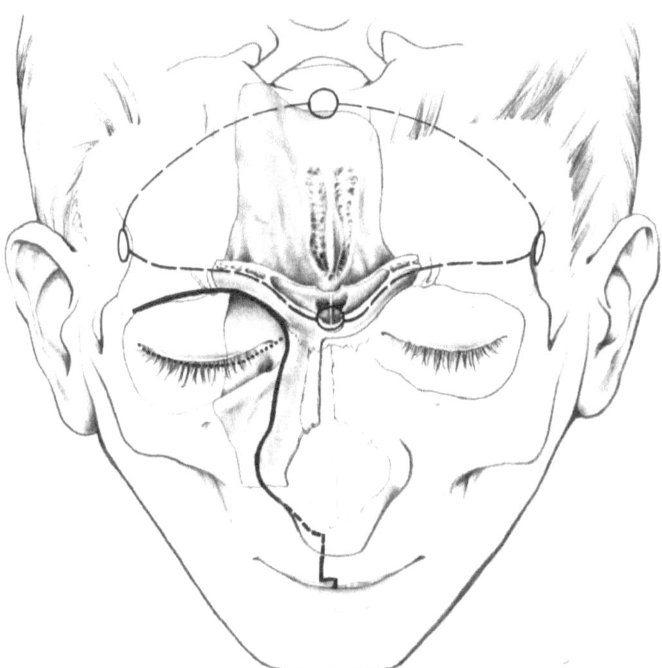

Abb. 30. Transfaziales-transkranielles Vorgehen (kraniofaziale Chirurgie). Die gestrichelte Linie markiert das mögliche Ausmaß der bifrontalen Kraniotomie entweder osteoplastisch oder osteoklastisch. Die Lokalisation der Bohrlöcher ist ebenfalls eingezeichnet. Die durchgehende schwarze Linie demonstriert die Inzision im Gesichtsbereich, die um die Lippenspaltung (fett gestrichelt) erweitert werden kann. Die gepunktete Linie markiert die subziliare Schnittführung, sofern eine Exenteratio orbitae erforderlich ist. (Aus [254])

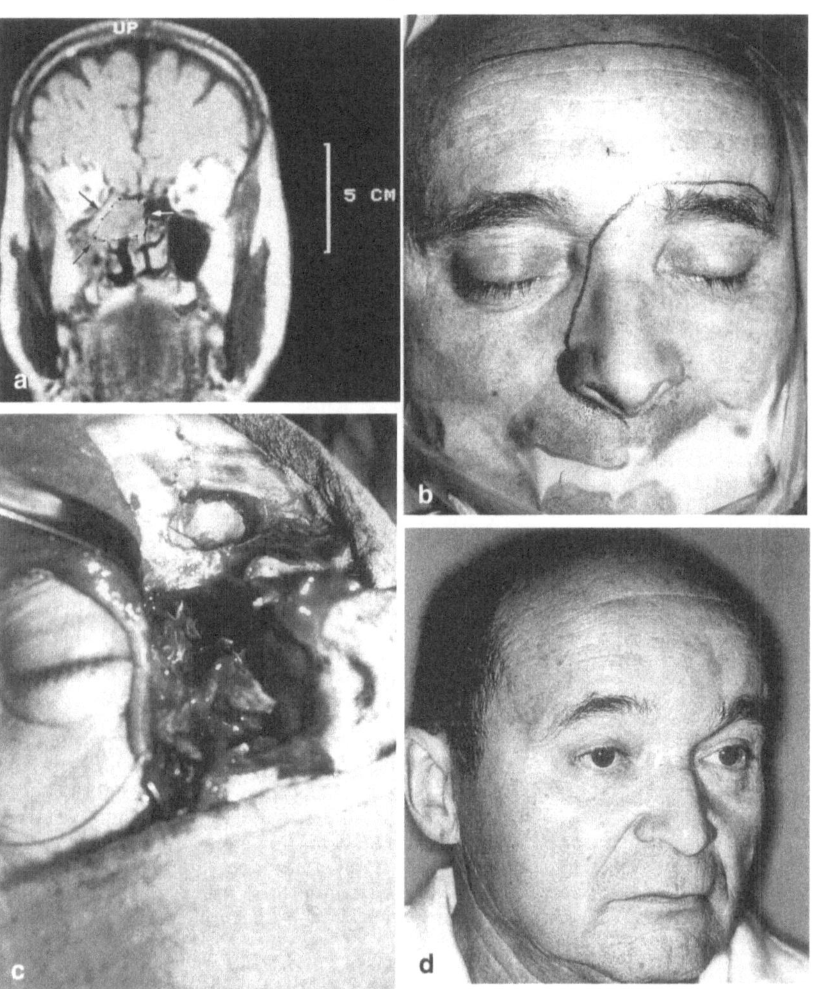

Abb. 31a–d. Pat., K. E., männl., 60 J., transfaziale-transkranielle Entfernung eines Adenokarzinoms der Nasennebenhöhlen rechts und der vorderen Schädelbasis (Holzarbeiter!) mit einer „Minikraniotomie". **a** Das koronale Kernspintomogramm zeigt, daß der Tumor noch nicht in das Endokranium, jedoch bis zur Dura vorgedrungen ist *(Pfeile)*. **b** Schnittführung im Stirnbereich bei fehlender Behaarung in einer Stirnhautfalte unter Bildung eines rechts seitlich gestielten Skalplappens. Die Schnittführung geht über die Glabella direkt in die laterale Rhinotomie über. **c** Operationssitus nach Eröffnung sowohl des Gesichtsschädels wie auch des Endokraniums über eine kleine Kraniotomie. **d** Relativ unauffällige Narben ein halbes Jahr postop.

5.7.2 Facial translocation (Janecka et al. 1990, 1991)

Vorbemerkungen: Der Erfolg der Tumorchirurgie am Übergangsbereich oder auch zentralen Verknüpfungspunkt von vorderer, mittlerer und hinterer Schädelbasis, der unter anderem durch Nasopharynx, Clivus und Sinus cavernosus repräsentiert wird, steht in direktem Zusammenhang zu den technischen Möglichkeiten, tumorfreie Resektionsränder zu erreichen. Je übersichtlicher der Zugang, desto leichter gelingt dies.

Janecka et al. [135, 136, 138] haben in interdisziplinärer HNO-neurochirurgischer Zusammenarbeit eine Operationstechnik entwickelt, welche durch temporäre Verlagerung (Translocation) der Gesichtsweichteile und großflächige kraniofaziale Osteotomien ein übersichtliches Operationsfeld im Bereich der anterolateralen Schädelbasis von der kontralateralen Tubenmündung bis zum ipsilateralen Ganglion geniculi schafft, unter Einbeziehung von Nasopharynx, Clivus, Keilbeinhöhle und Sinus cavernosus ebenso wie der gesamten Fossa infratemporalis und Fissura orbitalis superior.

Der Facial translocation-Zugang kombiniert eine Reihe von bekannten vorderen und seitlichen Zugängen zu bestimmten Anteilen der anterolateralen Schädelbasis und ist als übergeordnetes Konzept für die Beseitigung von Tumoren der zentralen Schädelbasis zu verstehen. Zwischen November 1988 und Dezember 1989 kam dieses Vorgehen bei 20 Patienten mit Tumoren in diesem Bereich zur Anwendung. Bei allen war die Wundheilung primär. 2 Patienten mußten 4 und 6 Monate nach der ersten Operation revidiert werden: einer, da es zur Infektion eines Knochenautotransplantats kam, ein weiterer wegen eines Tumorrezidivs.

Operative Technik (Abb. 33): Zunächst wird ein kaudal an den Vasa facialia und labialia inferiora gestielter Wangenweichteillappen gebildet. Er beinhaltet das laterale Drittel der Ober-

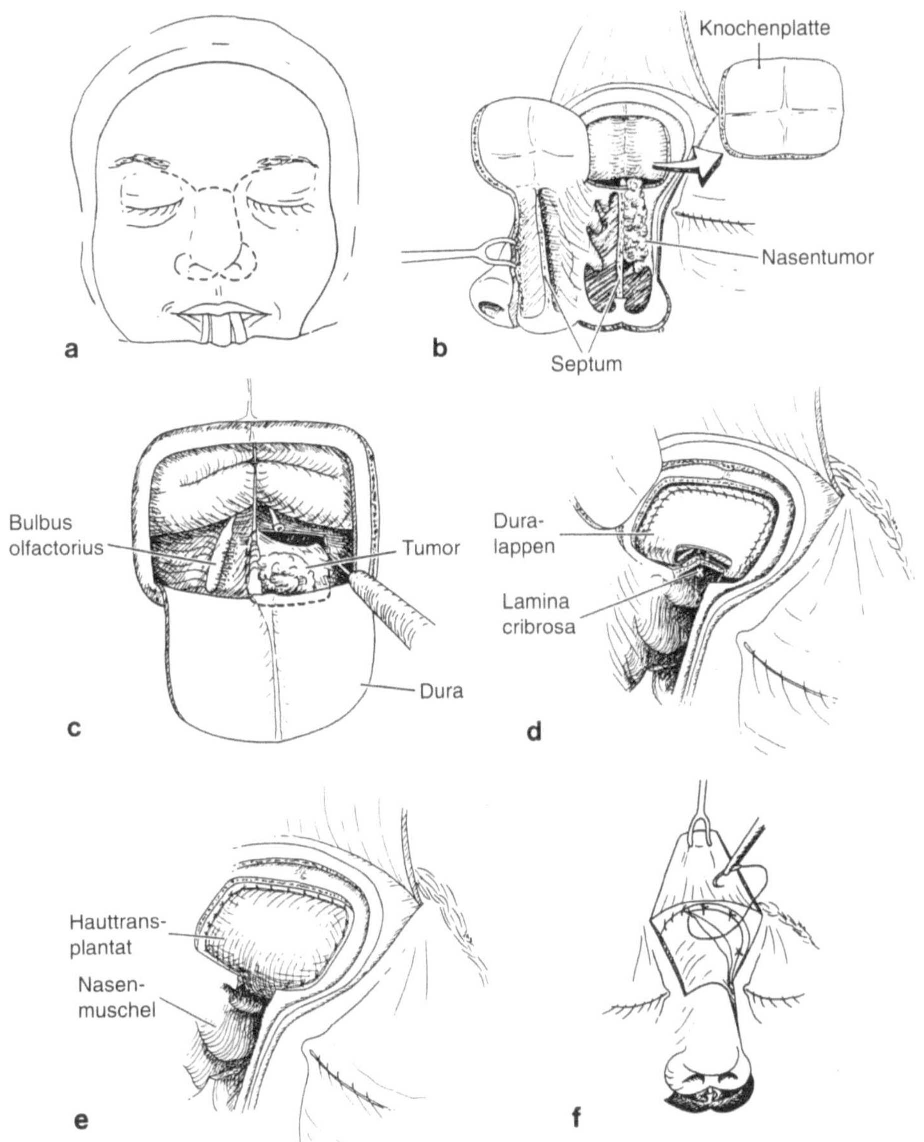

Abb. 32a–f. Transfazialer Zugang zur kombinierten intra-extrakraniellen vorderen kraniofazialen Tumorentfernung. (Aus [229]). **a** Gestrichelt, Standardhautinzision. **b** Der nasofrontale Knochenlappen ist gebildet. Er ist an den dem Tumor gegenüberliegenden Nasen- und Wangenweichteilen gestielt und von Stirn- bzw. Nasenhöhle abgeklappt. **c** Die frontale Dura ist mit dem Tumor nach unten gezogen, um die Crista galli und die Lamina cribrosa darzustellen. Der Bulbus olfactorius kann subfrontal ohne Hirnretraktion sichtbar gemacht werden. **d** Nach der Tumorentfernung ist die Dura wieder zurückgeklappt und eingenäht. **e** Der verbleibende Duradefekt wird am besten mit Fascia lata wasserdicht verschlossen (das von den Autoren empfohlene Spalthauttransplantat ist wegen der Krustenbildung nicht empfehlenswert). **f** Der nasofrontale Knochenlappen ist zurückgeklappt. Das Periost wird wieder adaptiert. Das Septum wird an der Spina nasalis anterior fixiert und die Stirnhaut zurückgeklappt. Gegebenenfalls empfiehlt sich die zusätzliche Anwendung von Miniplatten

lippe, die gesamten subperiostal ausgelösten Wangenweichteile, das Unterlid, den N. facialis und die Glandula parotis. Die Inzision beginnt am Lippenrot und wird um den Nasenflügel herum wie bei der lateralen Rhinotomie nach kranial fortgeführt. Der innere Canthus wird bei Umbiegen der Inzision in einer horizontalen Verlaufsrichtung durchtrennt und die Schnittführung in der Tiefe des Konjunktivalsacks bis zum lateralen Canthus weitergeführt, wo sie auf die vertikale bikoronale bzw. präaurikuläre Inzision trifft. Der Wangenlappen wird bis auf die Höhe des harten Gaumens nach unten gezogen, nachdem das maxilläre Periost und die Fascia masseterica nach unten geschlagen wurden.

Der zweite große Gesichtsweichteilkomplex, nämlich der frontotemporale Lappen, wird Richtung Gesichtsmittellinie umgeschlagen, nachdem die bikoronale und die transtemporale Inzision vervollständigt wurden sowie eine ausreichende

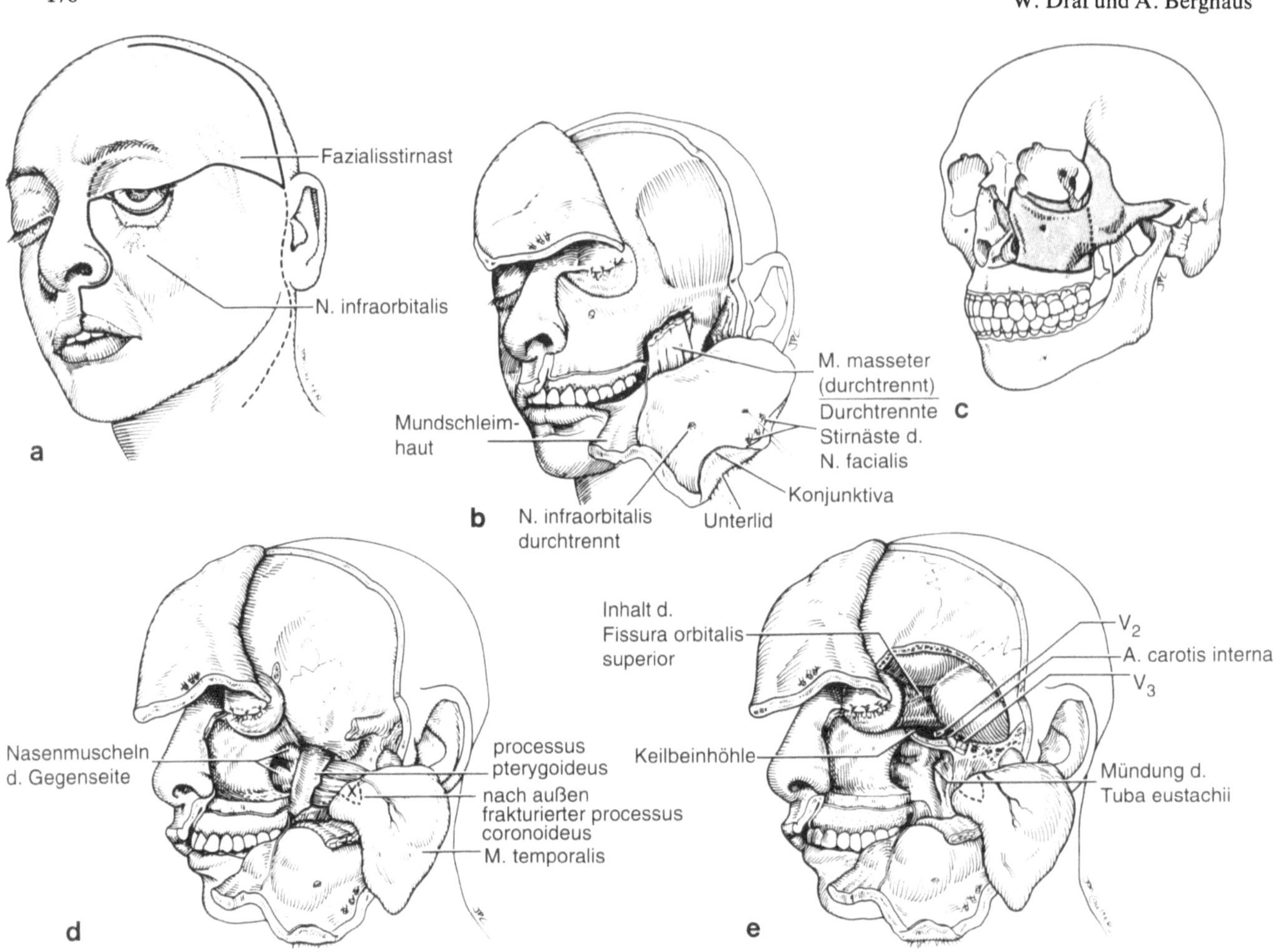

Abb. 33a–e. „Facial translocation-Zugang". (Aus [135, 136]). **a** Darstellung der Hautinzisionen. Am Lippenrot wird ein dreieckiges Hautläppchen gebildet, am Unterlid transkonjunktival vorgegangen. Je nach Notwendigkeit kann noch eine Erweiterung um den Augenbrauenschnitt und auch präaurikulär sowie in der Halsregion erfolgen. **b** Der Wangen- und der frontotemporale Weichteillappen sind gebildet. **c** Darstellung der kraniofazialen Osteotomien zur temporären Entfernung des orbitomaxillären Knochenkomplexes. **d** Nach Transposition des Musculus temporalis können die Strukturen der Fossae infratemporalis und pterygoidea freigelegt werden. **e** Die frontotemporale Kraniotomie komplettiert die Exposition des gesamten Nasopharynxbereich und der Nachbarregionen. Frontale und temporale Dura sind breit freigelegt

Weichteilunterminierung erfolgte. Das kraniofaziale Schädelskelett wird von der Mitte zur Seite hin freigelegt (Stirn, Nase und Processus frontalis maxillae; obere, seitliche und untere Orbitabegrenzung, Oberkiefer und Arcus zygomaticus). Die orbitomaxillären Osteotomien werden so durchgeführt (Abb. 33b), daß in das temporär zu entnehmende, freie Autoknochentransplantat, die Kieferhöhlenvorderwand, der Jochbogenkörper, der Jochbogen, untere und seitliche Orbitaspange sowie der Orbitaboden miteinbezogen sind. Dies erlaubt eine Kaudalverlagerung des Musculus temporalis nach schräger, *sub*periostaler Osteotomie an der Basis des Processus coronoideus. Nun wird der Blick frei bis zum hinteren Ende des Nasenseptums, Richtung kontralateralem Nasopharynx, die Hinterwand der Kieferhöhle, Processus pterygoideus und die dort ansetzende Muskulatur, sowie die Fossa infratemporalis (Abb. 33c). Es folgt die frontotemporale Kraniotomie, falls erforderlich mit Identifizierung der Foramina spinosum, ovale, rotundum und auch der Fissura orbitalis superior. Der petröse Verlaufsanteil der A. carotis interna wird dann freigelegt, sofern die Tumorausdehnung eine Kontrolle dieses Gefäßes erfordert (Abb. 33d). Damit sind die Voraussetzungen geschaffen für die 3dimensionale Tumorresektion unter optimaler Sicht. Sie wird vom Tumordurchmesser und Tumortyp wesentlich bestimmt. Das Tumorpräparat übergibt der Operateur am besten selbst dem Pathologen zur Schnellschnittuntersuchung auf tumorfreie Resektionsränder.

Nach Tumorexposition und Tumorresektion kommt als dritte Phase der Operation die Rekonstruktion von innen nach außen: Je nach Situation werden eine Duraöffnung oder ein -resektionsdefekt durch primäre Naht oder Einsetzen eines Transplantats verschlossen. Falls eine Exenteratio orbitae in Verbindung mit der oberen Orbitaresektion erforderlich war, rotiert man einen Galeaperiostlappen zur Durarekonstruktion in den Defekt. Der gut bewegliche Musculus temporalis kann über den Galeaperiostlappen plaziert werden. Damit deckt er die anterolaterale Schädelbasis, Keilbeinhöhle, Nasopharynx, Orbita (falls exenteriert), die vormalige Kieferhöhlenregion sowie die Region der frühen Fossae pterygoidea und infratemporalis ab.

Man kann die Anteile des Musculus temporalis, welche Nasenhöhle und Nasopharynx begrenzen, mit freien Mucosatransplantaten versorgen oder der sekundären Schleimhautepithelisierung überlassen.

Das orbitomaxilläre Knochentransplantat, welches in der „Eröffnungsphase" temporär entnommen worden war, kann nun wieder eingesetzt und mit 2 × 0 nicht resorbierbaren Nähten oder Miniplatten fixiert werden. Falls erforderlich, wird der Orbitaboden mit einem Kalottentransplantat verstärkt. In die beiden vom Tränennasenkanal abgetrennten Canaliculi lacrimales und in den Ductus nasolacrimalis wird im Sinne einer zur Nase hin offenen Schlinge ein Silikontubus eingelegt und möglichst 3 Monate belassen. Das mediale und laterale kaudale Ligament werden wieder an den vor der Ablösung markierten Stellen des Os lacrimale bzw. der lateralen Orbitaspange readaptiert. Auch der Conjunktivalsack und das untere Lidsegment sind zu rekonstruieren. Der ebenfalls in der ersten Operationsphase identifizierte und markierte Stirnast des N. facialis sollte nach Möglichkeit mikrochirurgisch reanastomosiert werden. In gleicher Weise, eventuell auch mit Hilfe eines Nerventransplantats, kann die Kontinuität des N. infraorbitalis wiederhergestellt werden, soweit er nicht weiter zentral aus onkologischen Gründen reseziert werden mußte. Entsprechend den präoperativ angelegten Markierungen readaptiert man die Gesichtsweichteile. 2 horizontale Matratzennähte werden durch die oberen und unteren Lidränder plaziert und über kleine Mull- oder Schaumgummistückchen von 5 mm Stärke geknüpft. Sie dienen als Hilfe für die anatomisch präzise Heilung der Unterlidinzisionen und werden 10–12 Tage postoperativ entfernt.

In das ipsilaterale Nasenloch wird ein Tubus eingelegt und fixiert, der nicht nur die Nasenatmung während der Heilungsphase garantiert, sondern auch eine zu weite Medialverlagerung des Musculus temporalis verhindert. Er kann nach 7–10 Tagen gezogen werden.

Wertung: Dieser Zugang mit seinen Erweiterungsmöglichkeiten nach kranial durch frontotemporale Knochenwegnahme und darüber hinaus in den intraduralen Raum der vorderen und mittleren Schädelgrube, aber auch nach kaudal durch sagittale Spaltung des weichen Gaumens bzw. der Mandibula, erlaubt En-bloc-Resektionen von malignen Tumoren des Naso-, Oro- und Hypopharynx mit guter Übersicht von vorne. Die Sicht im Detail kann durch Lupe und Operationsmikroskop noch verbessert werden. Wir ziehen dieses Vorgehen für spezielle Fälle dem Zugang über die Fossa infratemporalis vor.

Im Bereich des medialen Canthus folgen wir nicht der Originalschnittführung, sondern durchtrennen die Unterlidkante lateral des Punctum lacrimale inferius, so daß die ableitenden Tränenwege mit der umgebenden Muskulatur erhalten werden können. Dies bedeutet eine weitere Verringerung der Morbidität.

5.8 Zusammenfassung, Ergebnisse und Ausblick

In der vorliegenden Zusammenstellung wurde ein Überblick versucht über Pathologie und die derzeitigen rhinochirurgischen Möglichkeiten in der Chirurgie von Tumoren der vorderen Schädelbasis (Rhinobasis nach Wullstein 1972). Bei der Auswahl aus einer Vielzahl von operativen Verfahren, von denen sich nicht wenige mehr durch die Namensgebung als das chirurgische Prinzip unterscheiden, gaben die historische Entwicklung, praktische Anwendbarkeit und persönliche Erfahrungen den Ausschlag.

Einer systematischen Übersicht von ausgewählten Verfahren zur Lösung der meisten Probleme an der vorderen Schädelbasis wurde der Vorzug gegeben vor einer Schilderung zuvieler operativer Einzeldetails. Das beigegebene ausführliche Literaturverzeichnis erlaubt den Einstieg in spezielle Probleme.

Die wichtige Frage der Behandlungsergebnisse wurde bewußt nur punktuell gestreift und zwar aus 2 Gründen:

1. Die dazu vorliegenden Arbeiten [46, 149, 229, 279, 305 u.a.] sind zu unterschiedlich strukturiert, als daß man sie zu einer größeren Statistik zusammenfassen könnte.
2. Eine ausführliche Einzelwürdigung entsprechender Publikationen hätte den vorgegebenen Rahmen dieses Referats gesprengt.

Es darf jedoch festgestellt werden, daß bei Anwendung adäquater Operationstechniken und entsprechender Erfahrung die komplikationsarme vollständige Entfernung von gutartigen Tumoren der vorderen Schädelbasis in ca. 90% möglich ist. Bei etwa 10% benigner Läsionen ist die Ausdehnung so groß, daß lediglich die *subtotale* Resektion mit einem noch vertretbaren Maß an operativ bedingter Morbidität verbunden ist.

Wir selbst haben von 36 *gutartigen* Tumoren der vorderen Schädelbasis (Tabelle 9), die an unserer Klinik zwischen 1. 2. 1979 und 31. 7. 1992 operiert wurden, 33 primär vollständig entfernen können. Ein Angiofibromrezidiv wurde 2 Jahre nach der Erstoperation nachoperiert. Der Patient ist jetzt 10 Jahre rezidivfrei. Ähnliches gilt für 2 Rückfälle eines invertierten Papilloms.

Bei den *bösartigen* Tumoren sieht die Bilanz naturgemäß ungünstiger aus: von 38 mikroskopisch kontrolliert in sano operierten Patienten sind 6 an einem Rezidiv verstorben (4× Plattenepithelkarzinom, davon 2 bereits außerhalb voroperiert; 1 Adenokarzinom; 1 Ästhesioneuroblastom). Für 7 Patienten liegen keine Angaben vor. Von den verbleibenden 25 Patienten konnte 2× ein Rezidiv nach eigener Voroperation (1× Ästhesioneuroblastom, 1× Adenokarzinom) durch eine Zweiteingriff vollständig entfernt werden. Beide Patienten sind seit 2 Jahren rezidivfrei. Dies bedeutet in der Gruppe der bösartigen Tumoren der vorderen Schädelbasis derzeit eine Überlebensquote der nachuntersuchten Patienten

Tabelle 9. Tumoren der vorderen Schädelbasis (Klinik Fulda). 1. 2. 1979–31. 7. 1992; G = 74

Benigne		*Maligne*	
Adamantinom	1	Adenokarzinom	2
Angiofibrom	14	adenoidzystisches Karzinom	2
Dermoidzyste	1	Ästhesioneuroblastom	4
Fibrom ossifizierendes	5	Basaliom	2
Gliom	1	Chondrosarkom	1
Hämangiom	1	Karzinom	2
Hämangioperizytom	1	Lymphoepitheliom	1
Knochengranulom eosinophiles	1	Lymphosarkom	1
Meningeom	2	Melanom, spindelzelliges	1
Neurofibromatose	2	Plasmozytom	1
Osteom	2	Plattenepithelkarzinom	18
Papillom invertiert	4	Spindelzelltumor	1
Teratom	1	Transitionalzellkarzinom	2
Gesamt	36	Gesamt	38

von 65,8%. Durchgeführt worden war jeweils ein kraniofazialer Umfassungseingriff mit intraoperativ mikroskopisch kontrollierter Exzision bei allerdings sehr unterschiedlichen Tumortypen (Tabelle 9). Dies ist auch im internationalen Vergleich ein akzeptables Ergebnis.

Das Ziel weiterer Arbeit betreffend Tumoren an der Schädelbasis muß sein, alle Neubildungen prä- und postoperativ auf einheitlichen Computerbögen zu erfassen und damit die Ergebnisse verschiedener Arbeitsgruppen vergleichbar zu machen. Als sicher darf gelten, daß der übersichtliche Umfassungseingriff, falls erforderlich in interdisziplinärer Zusammenarbeit, bei malignen Tumoren die besten Ergebnisse bringt.

Es ist jedoch offen, welche Zugänge bei der Resektion benigner Tumoren eine optimale Tumorresektion bei minimaler Morbidität ermöglichen. Hier könnten neuere mikro-endoskopische Operationstechniken z.B. transnasal und auch transoral zunehmend an Bedeutung gewinnen.

Literatur

1. Abdel-Fattah HM, Adams GL, Wick MR (1990) Hemangiopericytoma of the maxillary sinus and skull base. Head & Neck 12:77–83
2. Acheson ED, Cowdell RH, Rang E (1972) Adenocarcinoma of the nasal cavity and sinuses in England and Wales. Br J Ind Med 29:21–30
3. Ackerman LV (1948) Verrucous carcinoma of the oral cavity. Surgery 23:670–678
4. Agarwal MK, Gupta S, Gupta OP, Samant HC (1980) Fibrosarcoma of the nose and paranasal sinuses. J Surg Oncol 15:53–57
5. Al-Dewachi HS, Al-Naib N, Sangal BC (1980) Benign chondroblastoma of the maxilla: A case report and review of chondroblastomas in cranial bone. Brit J Oral Surg 18:150–156
6. Albrektsson T, Branemark PI, Jacobsson M, Tjellström A (1987) Present clinical applications of osseointegrated percutaneous implants. Plast Reconstr Surg 79:721–730
7. Ammirati M, Mirzai Sh, Samii M (1990) Primary intraosseous meningiomas of the skull base. Acta Neurochir (Wien) 107:56–60
8. Ariyan St (1984) Myocutaneous reconstruction of surgical defects following skull base surgery. In: Sasaki CT, McCabe BF, Kirchner JA (Hrsg) Surgery of the skull base
9. Arnhold-Schneider M (1988) Differentialdiagnostische und therapeutische Überlegungen bei der Behandlung von Riesenosteomen der Schädelknochen. HNO 36:409–411
10. Arnold P, Herrmann HD (1986) Skull base chordoma with cavernous sinus involvement. Partial or radical tumour-removal? Acta Neurochir (Wien) 83:31–37
11. Atallah N, Jay MM (1981) Osteomas of the paranasal sinuses. J Laryngol Otol 95:291–304
12. Attenborough NR (1980) Maxillectomy via a temporal approach. J Laryngol Otol 94:149–162
13. Bacon MP, Chevretton EB, Slack RWT, MacLeod TIF, Path MRC (1989) Verrucous carcinoma of the maxillary antrum. J Laryngol Otol 103:415–416
14. Bakamjian UV, Souther SG (1975) Use of temporal muscle flap for reconstruction after orbito-maxillary resections for cancer. Plast Reconstr Surg 56:171–177
15. Baker SR (1984) Closure of large orbito-maxillary defects with free latissimus dorsi myocutaneous flaps. Head Neck Surg 6:828–835
16. Barnes L, Kanbour A (1988) Malignant fibrous histiocytoma of the head and neck. A report of 12 cases. Arch Otolaryngol 114:1149–1156
17. Barrow DL, Nahai F, Fleischer AS (1983) Use of free latissimus dorsi musculocutaneous flaps in various neurosurgical disorders. J Neurosurg 58:252–258
18. Bates GJEM, Herdman RCD (1988) Chondrosarcoma of the sphenoid – A case report and review. J Laryngol Otol 102:727–729
19. Batsakis JG, Rice DH, Solomon AR (1980a) The pathology of head and neck tumors; Squamous and mucous-gland carcinomas of the nasal cavity, paranasal sinuses and larynx. Part 6 Head Neck Surg 2:497–508
20. Batsakis JG, Solomon AR, Rice DH (1980b) The pathology of head and neck tumors: Neoplasm of cartilage, bone, and the notochord. Part 7 Head Neck Surg 3:43–57

21. Berciano J, Pérez-López JL, Fernández F, Val F, Leno C (1983) Voluminous benign osteoblastoma of the skull. Surg Neurol 20:383–386
22. Berghaus A (1992) Alloplastische Implantate in der Kopf- und Halschirurgie. Arch Oto Rhino Laryngol Suppl 1992/I Springer, Heidelberg S 53–89
23. Berghaus A (1990) Midfacial degloving. HNO 38:7–11
24. Bergstedt HF, Lind MG (1981) Facial bone scintigraphy. Acta Radiologica Diagnosis 22,5:609–619
25. Bernstein JM, Montgomery WW (1966) Metastatic tumors of the maxilla, nose, and paranasal sinuses. Laryngoscope 76:621
26. Berthelsen A, Andersen AP, Jensen TS, Hansen HS (1984) Melanomas of the mucosa in the oral cavity and the upper respiratory passages. Cancer 54:907–912
27. Bhatia PL, Varughese R, Binitte OP, Helczynski BM (1987) Cementifying fibroma of the frontal bone. J Laryngol Otol 101:191–194
28. Biller HF, Lawson W, Sachdev VP, Som P (1990) Esthesioneuroblastoma: Surgical Treatment without Radiation. Laryngoscope 100:1199–1201
29. Biller HF, Shugar JM, Krespi YP (1981) A new technique for wide-field exposure of the base of the skull. Arch Otolaryngol 107:698
30. Blitzer A, Post KD, Conley J (1989) Craniofacial resection of ossifying fibromas and osteomas of the sinuses. Arch Otolaryngol Head Neck Surg 115:1112–1115
31. Blum EMM, Larson A (1973) Mucocele of the sphenoid sinus with sudden blindness. Laryngoscope 83:2042
32. Boenninghaus HG (1974) Rhinochirurgische Aufgaben bei der Chirurgie des an die Schädelbasis angrenzenden Gesichtsschädels. Arch Oto-Rhino-Laryng 207:1–228
33. Bootz F, Müller GH (1992) Mikrovaskuläre Gewebetransplantation im Kopf-Halsbereich. Thieme, Stuttgart New York
34. Bosch A, Vallecillo L, Frias Z (1976) Cancer of the nasal cavity. Cancer 37:1458–1463
35. Braendli AF, Bulfamante GP (1986) Unusual osteoblastoma of the skull. Helv paediat Acta 41:505–508
36. Branham GH, Gnepp DR, McMenomey S, Friedman WH (1989) Malignant paraganglioma – A case report and literature review. Otolaryngol Head and Neck Surg 101,1:99–103
37. Bridger GP, Baldwin M (1989) Anterior craniofacial resection for ethmoid and nasal cancer with free flap reconstruction. Arch Otolarygol – HN Surg 115:308–312
38. Bridger GP, Baldwin M, Gonski A (1986): Craniofacial resection for paranasal sinus cancer with free flap repair. Aust NZ J Surg 56:843–847
39. Brinton LA, Blot WJ, Becker JA, Winn DM, Browder JP, Farmer jr JC, Fraumeni jr JF (1984) A case-control study of cancers of the nasal cavity and paranasal sinuses. Amer J Epidemiol 119:896–906
40. Broniatowski M, Chandria H (1981) Fibrosarcomas of the nose and paranasal sinuses. Ear Nose Throat J 60:12–18
41. Brunner FX, Geyer G (1989) Primäre und sekundäre Rekonstruktionsmöglichkeiten von Gesichtsschädel- und Schädelbasisdefekten. In: Samii M, Rudolph H, Kongreßband 27. Jahrestag Dtsch Gesellschaft Plast und Wiederherstellungschirurgie 1989 Hannover, Verlag Karl Sasse, Rotenburg
42. Buchwald C, Nielsen LH, Nielsen L, Ahlgren P, Tos M (1989) Inverted Papilloma: A follow-up study including primarily unacknowledged cases. Am J Otolaryngol 10: 273–281
43. Burmeister H (1962) Erfahrungen mit lyophilisierter Dura mater. Zbl Neurochir 22:209
44. Cano ER, Flickinger JC, Deutsch M (1990) Radiotherapy of maxillary sinus carcinoma. Reg Cancer Treat 3:31–35
45. Chan SH, Day NE, Khor TH, Kunaratnam N, Chia KB (1981) HLA markers in the development and prognosis of NPC in chinese. In: Grundmann E, Krueger GRF, Ablashi DV (Hrsg) Nasopharyngeal carcinoma. Cancer campaign 5:205–211
46. Cheesman AD, Lund VJ, Howard DJ (1986) Craniofacial resection for tumors of the nasal cavity and paranasal sinususes. Head Neck Surg 8:429–435
47. Cheever DW (1867) Naso-pharyngeal polyp. Successfully removed by section, displacement and subsequent replacement and reunion of the superior maxillary bone. Boston Med Surg J 8:162
48. Church LE, Uhler IV (1959) Olfactory neuroblastoma. Oral surg 12:1040–1047
49. Clark DB, Priddy RW, Kaburda M (1989) Primary malignant melanoma of the maxillary sinus: Case report and literature review. J Oral Maxillofac Surg 47:754–759
50. Clutter DJ, Leopold DA, Gould LV (1984) Benign osteoblastoma. Arch Otolaryngol 110:334–336
51. Cohen MA, Batsakis JG (1968) Oncocytic tumors (oncocytomas) of minor salivery glands. Arch Otolaryngol 88:71–73
52. Compagno J, Wong RT (1977) Intranasal mixed tumors (pleomorphic adenomas). Am J Clin Pathol 68:213–218
53. Conley J, Dingman DL (1974) Adenoid cystic carcinoma in the head and neck (cylindroma). Arch Otolaryngol 100:81–90
54. Crawford H (1957) Dura replacement. An experimental study of derma autografts and preserved dura homografts. Plast reconstr Surg 19:299
55. Crockard HA, Bradford R (1985) Transoral, transclival removal of a schwannoma anterior th the cranio-cervical junction. J Neurosurg 62:293–295
56. Cutting CB, McCarthy IG, Knize DM (1990) Repair and grafting of bone. In: McCarthy IG (Hrsg) Plastic Surgery Vol 1 WB Saunders Company, Philadelphia London S 583–629
57. Dahlin DC, MacCarty CS (1952) Chordoma. Cancer 5:1170–1178
58. Decker DA, Drelichman A, Al-Sarraf M et al. (1983) Chemotherapy for naso-pharyngeal carcinoma: A ten year experience. Cancer 52:602–605
59. Delank KW (1990) Das Olfaktoriusneuroblastom – Tumorentität oder klinischer Formenkreis? Laryngol Rhinol Otol 69:426–432
60. Delfini R (1992) Cranio-facial approaches for tumors involving the anterior half of the skull-base. In: First International Skull Base Congress, Hannover, Germany June 14th–20th 1992 Abstracts L-16 Karger, Basel München Paris S 8
61. Denecke HJ (1970) Der infratemporale Zugangsweg zur Orbita und zur Fossa pterygoidea. Fortschr Kiefer Gesichtschir XIV:241–242
62. Denecke HJ, Denecke U, Draf W, Ey W (1992) Die Operationen an den Nasennebenhöhlen und der angrenzenden Schädelbasis. Allgemeine und spezielle Operationslehre, 3. Aufl. Bd. V 2, S 327ff Springer, Berlin Heidelberg New York
63. Denecke HJ, Ey W (1984) Die Operationen an der Nase und im Nasopharynx. Springer, Berlin Heidelberg New York Tokyo S 255, S 272
64. Derome PJ (1979) Surgical approaches to the sphenoidal and clival areas. Adv Tech Stand Neurosurg 6:101–136
65. Derome PJ (1982) The transbasal approach to tumors invading the base of the skull. In: Schmidek HH, Sweet

WH (Hrsg) Operative neurosurgical techniques. Grune & Stratton, New York Vol I S 357–379

66. Deutsch M (1987) Radiation therapy in the treatment of tumors of the cranial base. In: Sekhar LN, Schramm VL (Hrsg) Tumors of the cranial base. Futura Publishing Company Inc, Mount Kisco New York
67. Dieffenbach JF (1845) Die operative Chirurgie. Brockhaus Leipzig
68. Dieffenbach JF (1848) Die Resektion des Oberkiefers und Unterkiefers. In: Operative Chirurgie Bd 2 Brockhaus, Leipzig S 33
69. Dominok GW, Knoch HG (1982) Knochengeschwülste und geschwulstähnliche Knochenerkrankungen. 3. Aufl VEB Gustav Fischer, Jena
70. Donald PJ, Bernstein L (1978) Compound frontal sinus injuries with intracranial penetration. Laryngoscope 88:225–232
71. Draf W (1975) Die Endoskopie der Nasennebenhöhlen. Diagnostische und therapeutische Möglichkeiten. Z Laryngol Rhinol 54:209–214
72. Draf W (1978) Endoskopie der Nasennebenhöhlen. Springer, Berlin Heidelberg New York
73. Draf W (1982) Die chirurgische Behandlung entzündlicher Erkrankungen der Nasennebenhöhlen. Arch Oto-Rhino-Laryngol 235:133–305
74. Draf W (1982) Die chirurgische Behandlung entzündlicher Erkrankungen der Nasennebenhöhlen: Indikation, Operationsverfahren, Gefahren, Fehler und Komplikationen, Revisionschirurgie. Arch Otorhinolaryngol 235:133–305, 367–377
75. Draf W (1989) Fehlbildungen im Bereich der Schädelbasis. In: Keßler L (Hrsg) Fehlbildungen in der Otorhinolaryngologie JA Barth VEB Leipzig S 74–79
76. Draf W (1991) Endonasal micro-endoscopic frontal sinus surgery: The Fulda Concept. Operative Techniques in Otolaryngology, Head and Neck Surgery 2:234–240
77. Draf W (1991) Rede des Präsidenten zur Eröffnung der 29. Jahrestagung der Deutschen Gesellschaft für Plastische und Wiederherstellungschirurgie 17. 10. 1991. In: Draf W, Rudolph H, Kongreßband Thieme, Stuttgart (im Druck)
78. Draf W, Haas JP, Richter HP (1991) Juvenile nasopharyngeal angiofibroma: The update concept of diagnosis and therapy. In: Samii M (Hrsg) Surgery of the sellar region and paranasal sinuses. Springer, Berlin Heidelberg New York S 104–108
79. Draf W (1992) Aktueller Stand der Versorgung von rhinobasalen Duraverletzungen – Extradurale Techniken. In: Freigang B, Weerda H (Hrsg) Fibrinverklebung in der Otorhinoloaryngologie. Springer, Berlin Heidelberg
80. Draf W (1992) Das juvenile Angiofibrom – Aktuelle Aspekte zur Diagnostik und chirurgischen Behandlung. Vortrag 63 Jahresvers Dtsch Ges HNO Heilk, Kopf und Halschirurgie 30. 5.–3. 6. 1992 Garmisch-Partenkirchen
81. Draf W (1992) Das juvenile Angiofibrom – Aktuelle Aspekte zur Diagnostik und chirurgischen Behandlung. Arch Oto-Rhino-Laryngol Suppl 1992/II
82. Draf W (1992) Endoskopische Operationen im Hals-Nasen-Ohren-Bereich. In: Ollenschläger G, Verheiggen-Buschhaus H, Stetter HR, Fortschritt und Fortbildung in der Medizin (1992/93) Interdisziplinäres Forum der Bundesärztekammer. Deutscher Ärzte-Verlag, Köln
83. Draf W, Weber R (1992) Endonasale Chirurgie der Nasennebenhöhlen – das Fuldaer mikro-endoskopische Konzept. In: Ganz H, Schätzle W (Hrsg) HNO Praxis Heute 12:59–80
84. Draf W (1993) Juvenile angiofibroma. In: Sekhar LN, Janecka IP (Hrsg) Surgery of cranial base tumors. Raven Press Ltd., New York
85. Dyck P (1987) Malignant fibrous histiocytoma of the pericranium: Case Report. Acta Neurochir (Wien) 86:61–64
86. Elkon D, Hightower SI, Lim ML, Cantrell RW, Constable WC (1979) Esthesioneuroblastoma. Cancer 44:1087–1094
87. Ellingwood KE, Million RR (1979) Cancer of the nasal cavity and ethmoid/sphenoid sinuses. Cancer 43:1517–1526
88. Eneroth CM, Lundberg C (1975) Mucosal malignant melanomas of the head and neck. Acta Otolaryngol 80: 452–458
89. Fergusson (1857) Practical surgery 4th Ed. London S 668
90. Feyerabend T (1990) Die Stellung der Radiotherapie in der Behandlung des Ästhesioneuroblastoms. HNO 38: 20–23
91. Fieves C (1971) Lésions à cellules géantes des maxillaires. Acta stomat belg 68:231
92. Fisch U (1983) The infratemporal fossa approach to nasopharyngeal tumors. Laryngoscope 93:36–44
93. Fisch U, Mattox D (1988) Microsurgery of the Skull Base. Thieme, Stuttgart New York S 347–413
94. Fisch U, Valavanis A, Yasargil MG (1989) Neurological surgery of the ear and skull base. Kugler & Ghedini, Amsterdam
95. Fredrickson JM, Haight JSJ, Noyek AM (1979) Radiationinduced carcinoma in a hemangioma. Otolaryngol Head Neck Surg 87:584–586
96. Freedman HM, DeSanto LW, Devine KD, Weiland LH (1973) Malignant melanoma of the nasal cavity and paranasal sinuses. Arch Otolaryngol 97:325–329
97. Freije JE, Gluckman JL, van Loveren H (1992) Reconstruction of anterior skull base after craniofacial resection. Skull Base Surgery 2:17–21
98. Frey KW, Mees K, Vogl T (1989) Bildgebende Verfahren in der HNO-Heilkunde. Enke, Stuttgart
99. Fritzmeier F, Kronsbein H, Draf W (1981) Zur Diagnostik und Therapie der Fibromatosen im Kopf-Halsbereich. HNO 29:105–111
100. Fu YS, Perzin KH (1974a) Non-epithelial tumors of the nasal cavity, paranasal sinuses, and nasopharynx: A clinico-pathologic study. III. Cartilaginous tumors (chondroma, chondrosarcoma). Cancer 34:453–463
101. Fu YS, Perzin KH (1974b) Non-epithelial tumors of the nasal cavity, paranasal sinuses, and nasopharynx: A clinicopathologic study. I. General features and vascular tumors. Cancer 33:1275–1288
102. Fu YS, Perzin KH (1976) Nonepithelial tumors of the nasal cavity, paranasal sinuses, and nasopharynx. A clinicopathologic study. VI. Fibrous tissue tumors (fibroma, fibromatosis, fibrosarcoma). Cancer 37:2912–2928
103. Fu YS, Perzin KH (1978) Nonepithelial tumors of the nasal cavity, paranasal sinuses and nasopharynx: A clinicopathologic study. IX: Plasmocytomas. Cancer 42: 2399–2406
104. Ganzer U, Donath K, Schmelzle R (1992) Geschwülste der inneren Nase, der Nasennebenhöhlen, des Ober- und Unterkiefers. In: Naumann HH, Helms J, Herberhold C, Kastenbauer E (Hrsg) Oto-Rhino-Laryngologie in Klinik und Praxis. Band 2: Nase, Nasennebenhöhlen, Gesicht, Mundhöhle, Pharynx und Kopfspeicheldrüsen. Thieme, Stuttgart New York

104a. Gerard-Marchant R, Micheau C (1965) Microscopical diagnosis of olfactory esthesioneuromas. J Natl Cancer Inst 35:75–82

105. Geschickter GF, Copeland MM (1949) Tumors of the bone. 3. Aufl Lippincott, Philadelphia
106. Geyer G (1992) Implante in der Mittelohrchirurgie. Arch Oto-Rhino-Laryngol Suppl 1992/II Springer, Heidelberg S 185–212
107. Glanz H (1980) Osteoplastische Zugänge zur Stirnhöhle, innere Nase und Orbita. Arch Otorhinolaryngol 227: 641–643
108. Goepfert H, Cangir A, Lee Y (1985) Chemotherapy for aggressive juvenile nasopharyngeal angiofibroma. Arch Otolaryngol 111:285–289
109. Gögl H (1949) Das Psammo-Osteoid-Fibrom der Nase und ihrer Nebenhöhlen. Mschr Ohrenheilk 83:1
110. Goldhammer Y, Sadeh M, Tadmor R, Leventon G (1980) Intracranial esthesioneuroblastoma associated with unilateral visual loss. J Neurosurg 53:836–840
111. Greenberg HS, Deck MDF, Vikram B, Chu FCH, Posner JB (1981) Metastasis to the base of the skull: Clinical findings in 43 patients. Neurology (NY) 31:530–537
112. Gulotta U, v Denffer H (1980) Dacryocystography. Thieme, Stuttgart New York
113. Gussenbauer C (1927) Zit bei Brüning F: Die Chirurgie der Mundhöhle und des Rachens. In: Kirschner M, Nordmann O (Hrsg) Die Chirurgie Bd. IV/1 Urban und Schwarzenberg, Berlin Wien
114. Gyergyai v A (1938) Die vollkommenme örtliche Betäubung des Nasenrachenraumes. Verh Ges dtsch Hals-Nas- und Ohrenärzte, Bonn 1938, Springer, Heidelberg
115. Hadfield EH (1970) A study of adenosarcoma of the paranasal sinuses in woodworkers in the funiture industry. Ann R Coll Surg Engl 46:300–319
116. Hall CD, Goodrich JT (1991) Repair of calvarial bone defects: Cranioplasty and bone-harvesting techniques. In: Goodrich JT, Past KD, Argamasso RV (Hrsg) Plastic techniques in neurosurgery. S 37–53. Thieme, Stuttgart New York
117. Hamberger CA, Wersäll J (Hrsg) (1969) Disorders of the skull base region. Almquist & Wilsell, Stockholm
118. Hammersmith SM, Terk MR, Jeffrey PB, Connolly SG, Coletti PM (1990) Magnetic resonance imaging of nasopharyngeal and paranasal sinus melanoma. Magnetic Resonance Imaging 8:245–25
119. Han MH, Chang KH, Lee CH, Seo JW, Han MC, Kim CW (1991) Sinonasal psammomatoid ossifying fibromas: CT and MR Manifestations. Amer J Neurorad 12:25–30
120. Harii K (1983) Microvasular tissue transfer. Igaku-Shoin, Tokyo New York
121. Harrison DFN (1964) Familial haemorrhagic teleangiectasia. C J Med 33:25–38
122. Harrison DFN (1978) Critical look of the classification of maxillary sinus carcinomata. Ann Otol Rhinol Laryngol 87:1–7
123. Hellquist HB, Lundgren J (1991) Neurogenic sarcoma of the sinonasal tract. J Laryngol Otol 105:186–190
124. Herize M, Fein JM (1984) Malignant giant cell tumor of the frontal bone. New York SJM 4:201–202
125. Hillstrom RP, Zarbo RJ, Jacobs JR (1990) Nerve sheath tumors of the paranasal sinuses: Electron microscopy and histopathologic diagnosis. Otolaryngol Head Neck Surg 102,3:254–263
126. Hoffmann DF, Israel J (1990) Intraosseous frontal hemangioma. Head & Neck 12:160–163
127. Holdcraft J, Gallagher JC (1969) Malignant melanomas of the nasal and paranasal sinus muccosa. Ann Otol Rhinol Laryngol 78:5–21
128. Holms AD, Marshall KA (1979) Uses of the temporalis muscle flap in blanking out orbits. Plast Reconstr Surg 63:336–343
129. Hommerich KW (1977) Gutartige Geschwülste der Nase und der Nasennebenhöhlen. In: Berendes J, Link R, Zöllner F (Hrsg) Hals-Nasen-Ohrenheilkunde in Praxis und Klinik Bd 2, II Thieme, Stuttgart
130. Hook SR, Font RL, McCrary JA, Harper RL (1987) Intraosseous capillary hemangioma of the frontal bone. Am J Ophthalmol 103:824–827
131. Horowitz JH, Persing JA, Nichter LS (1984) Galeal-pericranial flaps in head and neck reconstruction. Am J Surg 148:489–497
132. Hurst RW, Erickson S, Cail WS, Newman SA, Levine PA, Burke J, Cantrell RW (1989) Computed tomographic features of esthesioneuroblastoma. Neuroradiol 31:253–257
133. Hyams VJ, Batsakis JG, Michaelis L (1988) Tumors of the upper respiratory tract and ear. Atlas of tumor pathology, second series, Fascicle 25, Armed Forces Institute of Pathology, Washington DC
134. Jackson CG (Hrsg) (1991) Surgery of the Skull Base Tumors. Churchill Livingstone, New York Edinbourgh London Melbourne Tokyo
135. Janecka IP, Sen ChN, Sekhar LN, Arriaga M (1990) Facial translocation: A new approach to the cranial base. Otolaryngol Head Neck Surg 103:413–419
136. Janecka IP, Sen ChN, Sekhar LN, Nuss DW (1991) Facial translocation for cranial base surgery. Keio J Med 40: 215–220
137. Janecka IP, Ness DW, Sen ChN (1991) Midfacial split for access to the central base. Acta Neurochir Suppl 53:199–203
138. Janecka IP (1992) Facial translocation approach to cranial base in children. Abstracts First International Skull Base Congress Hannover Germany L-247 S 56, Karger, Basel München
139. Janecka JP (1992) Persönliche Mitteilung
140. Jonck LM, Grobbelaar CJ, Strating H (1989) Biologic Evaluation of Glass-Ionomer Cement (Ketac-O) as an interface material in total joint replacement. A Screening Test. Clinical Materials 4:201–224
141. Jones NF (1987) Methods of cranial base reconstruction. In: Sekhar LN, Schramm VL (Hrsg) Tumors of the cranial base. Future Publishing Company Inc, Mount Kisco New York S 233–243
142. Jordan RC, Osguthorpe D, Saunders RA (1983) Aneurysmal bone cyst of the ethmoid sinus. Otolaryngol Head Neck Surg 5:555–565
143. Kadish S, Goodman M, Wang CC (1976) Olfactory neuroblastoma. Cancer 37:1571–1578
144. Kadri Z, Pratt LL (1981) Fibromyxosarcoma of maxillary sinus: Report of a case. Otolaryngol Head Neck Surg 89:257–259
145. Kamino T, Sugawara M (1969) Ein Chondrom der Nase und ihrer Nasenhöhlen mit dem hohen Wachstum und der Abänderung zu Chondorsarkom während 7 Jahren. Otolaryng Jap 72:40
146. Kastenbauer E (1969) Zur Klinik der Nasennebenhöhlenchondrome. HNO 17:242–246
147. Kawakami K, Yamanouchi Y, Kubota Ch, Kawamura Y, Matsumura H (1991) An extensive transbasal approach to frontal skull-base tumors. J Neurosurg 74:1011–1013
148. Ketcham AS, Wilkins RH, van Buren JM (1963) A combined intracranial facial approach to the paranasal sinuses. Am J Surg 106:698–703
149. Ketcham AS, Chretien PB, van Buren JM (1973) The ethmoid sinuses: A re-evaluation of surgical resection. Am J Surg 126:469–476
150. Kleinsasser O (1958): Das Osteoidfibrom der Nasennebenhöhlen. Eine psammösen Meningiomen ähnliche,

vorwiegend bei Jugendlichen auftretende eigene Form gutartiger Knochengeschwülste. Arch Ohr Nas Kehlk Heilk 174:76–85
151. Kleinsasser O, Albrecht H (1958) Die Riesenzelltumoren der Schädelbasis. Arch Ohr Nas Kehlk Heilk 172:246–256
152. Kleinsasser O, Nigrisoli P (1957) Das sog. Osteoid-Osteom und seine Entwicklungsstadien. Frankf Z Path 68:1–10
153. Kleinsasser O, Schröder HG (1988) Adenocarcinomas of the inner nose after exposure to wood dust. Morphological findings and relationship between histopathology and clinical behaviour of 79 cases. Arch Oto Rhino Laryngol 245:1–15
154. Kleinschmidt O (1941) Plexiglas zur Deckung von Schädellücken. Chirurg 13:273–276
155. Kley W (1968) Die Unfallchirurgie der Schädelbasis und der pneumatischen Räume. Arch Oto-Rhino-Laryngol 191:1–216
156. Knöringer P (1979) Langzeitergebnisse der Schädelplastik mit Acrylharz. Zbl Neurochir 40:197–202
157. Kocher T (1909) Ein Fall von Hypophysis-Tumor mit operativer Heilung. In: Bier, Garre, Trendelenburg, Wilms (Hrsg) Dtsch Z Chir Leipzig 1909
158. Komisar A (1984) Plexiform ameloblastoma of the maxilla with extension to the skull base. Head Neck Surg 7:172–175
159. Kragh LV, Dahlin DC, Erich JB (1960) Cartilaginous tumors of the jaws and facial regions. Am J Surg 99:852–856
160. Krespi YP, Cusumano R (1991) Transpalatal and transmandibular approaches to the skull base. In: Jackson GC (Hrsg) Surgery of skull base tumors. Churchill Livingstone, New York Edinburgh S 85–93
161. Kuruvilla A, Wenig BM, Humpfrey DM, Heffner DK (1990) Leiomyosarcoma of the sinonasal tract. Arch Otolaryngol Head Neck Surg 116:1278–1286
162. Langenbeck v B (1859) Beiträge zur Osteoplastik: die osteoplastische Resektion des Oberkiefers. In: Goschen A (Hrsg) Deutsche Klinik, Reimer, Berlin
163. Langenbeck v B (1861) Die Uranoplastik. Arch Klin Chir 2:252
164. Lasjaunias P (1992) Angiography and interventional treatment of skull base lesions. In: First International Skull Base Congress, Hannover, Germany, June 14th–20th 1992 Abstracts L-735 Karger, Basel München Paris S 165
165. Lasjaunias P, Berenstein A (1987) Surgical neuroangiography. Chap 2 Dural and bony Tumors, Chap 3 Nasopharyngeal Tumors. Springer, Berlin Heidelberg New York
166. Lawrence W Jr, Hayes DM, Moon TE (1977) Lymphatic metastasis with childhood rhabdomyosarcoma. Cancer 39:556–559
167. Lawson W, Le Benger J, Som P, Bernard PJ, Biller HF (1989) Inverted Papilloma: An analysis of 87 cases. Larnygoscope 99:1117–1124
168. Lederman M (1970) Tumours of the upper jaw: natural history and treatment. J Laryngol Otol 84:369–401
169. Lee F, Ogura JH (1981) Maxillary sinus carcinoma. Laryngoscope 91:133–139
170. Lee YY, Tassel van PV (1989) Craniofacial chondrosarcomas: Imaging findings in 15 untreated cases. AJNR 10:165–169
171. Leiber B (1990) Die klinischen Symptome. Urban & Schwarzenberg, München Wien Baltimore 7. Aufl
172. Leipzig B, Kenna MA (1984) Nasal papilloma and squamous carcinoma. AFP 30:171–175
173. Lichtenstein L (1972) Bone tumors. Mosby, St Louis
174. Link J, Borgis KJ, Brückmann H, Ahrens KH (1992) Zervikale Lymphknotenmetastasierung als Prämanifestation eines Ästhesioneuroblastoms. HNO 40:492–494
175. Loeb HW (1917) Operative surgery of the nose, throat and ears for laryngologists, rhinologists, otologists and surgeons. Mosby, St. Louis
176. Loew F, Herrmann HD, Palleske H (1967) Experimentelle und klinische Erfahrungen mit lyophilisierter Dura und Histocoll T 100 B in der Neurochirurgie. Melsunger Med Mitt 4:49
177. Lopez JI, Nevado M, Eizaguirre B, Pérez A (1980) Intestinal-type adenocarcinoma of the nasal cavity and paranasal sinuses. A clinicopathologic study of 6 cases. Tumor 76:250–254
178. Lund VJ, Howard DJ, Lloyd GAS, Cheesman AD (1989) Magnetic resonance imaging of paranasel sinus tumors for craniofacial resection. Head & Neck 11:279–283
179. MacBeth R (1965) Malignant disease of the paranasal sinuses. J Laryngol Otol 79:593–612
180. Maiuri F, Corriero G, Galicchio B, Angrisani P, Bonavolonta G (1988) Myxoma of the skull and orbit. Neurochir 31:136–138
181. Malker HSR, McLaughin JK, Blott WJ, Weiner JA, Malker BK, Erickson JLE, Stone BJ (1968) Nasal cancer and occupation in Sweden. 1961–1979. Amer J Indust Med 9:477–485
182. Manktelow RT (1986) Microvascular reconstruction. Springer, Berlin Heidelberg New York
183. Mann W (1989) Ultraschalldiagnostik. Arch Oto-Rhino-Laryngol Suppl. 1989/I:71–98
184. Mann WC, Schuler-Voith C (1983) Tumors of the paranasal sinuses and the nose – A retrospective study in 136 patients. Rhinology 21:173–177
185. Maran ASD, Lund VJ (1990) Clinical Rhinology. Thieme, Stuttgart New York
186. Margo CE, Ragsdale BD, Perman KI, Zimmerman LE, Sweet DE (1985) Psammomatoid (juvenile) ossifying fibroma of the orbit. Ophthalmol 92,1:150–159
187. Mark RJ, Sercarz JA, Tran L, Dodd LG, Selch M, Calcaterra ThC (1991) Osteogenic sarcoma of the head and neck. Arch Otolaryngol Head Neck Surg 117:761–766
188. Mathes StJ, Nahai F (1982) (Hrsg) Clinical applications for muscle and musculocutaneous flaps. Mosby, St. Louis Toronto London
189. Matzker J (1961) Beitrag zur kosmetisch befriedigenden operativen Versorgung von schweren Zertrümmerungsfrakturen der Stirnhöhlenvorderwand. Mschr Ohrenheilk 95:242
190. Maurer HM, Foulkes M, Gehan EA et al.: Intergroup rhabdomyosarcoma study (IRS): Preliminary report. Proc Am Soc Clin Oncol 2:70
191. Maurer J, Mann W (1989) Maligne Schwannome im HNO-Bereich. Laryngol Rhinol Otol 68:433–436
192. Mauro A, Sciolla R, Sicuro L, Ponzio R (1983) Solitary neurinoma of the anterior cranial fossa. J Neurosurg Sci 27:45–49
193. Mayer B, Steffen R, Draf W, Nassif TM (1991) Systematische Indikation verschiedener freier Transferlappen im Kopf- u. Halsbereich. HNO 39:129–133
194. McCarthy IG, Cutting CB, Shaw WW (1987) Vascularized calvarial flaps. Clin Plast Surg 14:46
195. McCraw JB, Magee WP, Kalwaic H (1979) Uses of the trapezius and sternomastoid myocutaneous flaps in head and neck reconstruction. Plast Reconstr Surg 63:49–57

196. McDonald JR, Havens FZ (1948) A study of malignant tumors of glandular nature found in the nose, throat and mouth. Surg Clin Nort Am 28:1087–1106
197. Mees K, Vogl Th (1989) Computertomographie und Kernspintomographie des Gesichtsschädels und des Halses. Arch of Oto-Rhino-Laryngol Suppl 1989/I:1–40
198. Messerklinger W (1972) Nasenendoskopie, Nachweis, Lokalisation und Differentialdiagnose der nasalen Liquorrhoe. HNO (Berl) 20:268–270
199. Meyer C, Hauck KW, Gonzales C (1989) Chondrosarcoma of the facial skeleton in a child. Otolaryngol Head Neck Surg 101,5:591–594
200. Mickey B, Close L, Schäfer St, Samson D (1988) A combined frontotemporal and lateral infratemporal fossa approach to the skull base. J Neurosurg 68:678–683
201. Mikhail RA, Reed ND, Bybee DB, Okoye MI, Dodds ME (1988) Malignant oncocytoma of the maxillary sinus – An ultrastructural study. Head Neck Surg 10:427–431
202. Miller RH, Calcaterra ThC (1989) Adenoid cystic carcinoma of the nose paranasal sinuses and palate. Arch Otolaryngol 15:424–426
203. Million RR, Cassisi NJ, Witter RE (1985) Cancer of the head and neck – nasal vestibule, nasal cavity, and paranasal sinuses. In: DeVita VT, Hellmann S, Rosenberg StA (Hrsg) Cancer – Principles and practise of oncology. Lippincott, Philadelphia S 477–487
204. Miyata M, Nishino H, Sugawara K, Igarashi M, Morita M (1992) A method of skull base dissection for T4 cases of carcinoma of the maxillary sinus. First International Skull Base Congress Hannover, German, June 14th–20th Abstracts. Karger, Basel München Paris
205. Morris MM, Blakeslee DB, Zajtchuk JT (1989) Aggressive paranasal sinus ossifying fibroma. Ear Nose Throat J 68, 3:260–264
206. Morrison MC, Weiss KL, Moskos MM (1988) CT and MR appearance of a primary intraosseous meningioma. J Comput Assist Tomogr 12,1:168–171
207. Moure EJ (1922) Technique chirurgicale oto-rhino-laryngologique. Premier fascicule, l'oreille et ses annexes. Libraire Octave Dein, Paris
208. Mugliston TAH, Shaw HJ (1984) Malignant fibrous histiocytoma of the maxillary sinus. J Laryngol Otol 98:153–157
209. Muir CS, Nectoux J (1980) Descriptive epidemiology of malignant neoplasms of nose, nasal cavity, middle ear and accessory sinus. Clin Otolaryngol 5:195–211
210. Myers EN, Fernau JL, Johnson JT, Tabet JC, Barnes EL (1990) Management of inverted papilloma. Laryngoscope 100:481–490
211. Nagel F (1974) Der vorgefertigte Knorpelspan zum Ausgleich von Defekten der Gesichtskontur. Arch Ohr Nas Kehlk Heilk 207:454
212. Naidu MRC (1989) Primary Ewing's Tumor of the skull birth. Indian J Pediatr 56,4:541–543
213. Necl HB (1985) Nasopharyngeal carcinoma: Clinical presentation, diagnosis, treatment and prognosis. Otolaryngol Clin North Am 18:3–12
214. Nelaton C (1927) Zit bei Brüning F: Die Chirurgie der Mundhöhle, der Speicheldrüsen und des Rachens. In: Kirschner M, Nordman O (Hrsg) Die Chirurgie Bd IV/1 Urban und Schwarzenberg, Berlin Wien
215. Nessel E, Mündnich K (1974) Chirurgie des Epipharynx. In: Naumann HH (Hrsg) Kopf- u. Hals-Chirurgie Bd. 2 Thieme, Stuttgart S 653–681
216. Newman AN, Colman M, Jayich StA (1983) Verrucous carcinoma of the frontal sinus: A case report and review of the literatur. J Surg Oncol 24:298–303
217. O'Brien JE, Stout AP (1964) Malignant fibrous xanthomas. Cancer 17:1446–1455
217a. Obwegeser HL (1985) Temporal approach to the TMJ, the orbit and the retromaxillary-infracranial region. Head Neck Surg 7:185–199
218. Öhngren LU (1933) Malignant tumors of the maxillo-ethmoidal region. Acta oto laryng (Stockholm) Suppl 19:1–18
219. Ohata K, Khosla VR, Hakuba A (1992) Mid-facial approach to the skull base. First International Skull Base Congress Hannover, Germany Abstract 5, V-540 S 119 Karger, Basel München Paris
220. Okamura J, Sutow WW, Moon TE (1977) Prognosis in children with metastatic rhabdomyosarcoma. Med Pediatr Oncol 3:243–251
221. Okubo K, Asai T, Sera Y, Okada S (1987) A case of amputation neuroma presenting proptosis. Ophthalmol Basel 194:5–8
222. Onishi T, Mori S, Arita N (1987) Primary meningioma of paranasal sinuses treated by the transbasal approach. Surg Neurol 27:195–199
223. Oppenheimer RW, Friedmann M (1988) Fibrosarcoma of the maxillary sinus. Ear Nose Throat J 67:193–198
224. Osborn DA (1977) Morphology and the natural history of cribriform adenocarcinoma (adenoid cystic carcinoma). J Clin Pathol 30:195–205
225. Osguthorpe JD, Hungerford GD (1983) Benign osteoblastoma of the maxillary sinus. Head Neck Surg 6:605–609
226. Osterwald L (1977) Persönliche Mitteilung
227. Paavolainen M, Malmberg H (1986) Sublabial approach to the nasal and paranasal cavities using nasal pyramid osteotomy and septal transsection. Laryngoscope 96: 106–108
228. Panje WR, Moran WJ (1989) Free flap reconstruction of the Head and Neck. Thieme, Stuttgart New York
229. Panje WR, Dohrmann WJ, Pitcock JK, Scher N, Weichselbaum RR, Sutton HG, Vokes E, Moss J (1989) The transfacial approach for combined anterior craniofacial tumor ablation. Arch Otolaryngol Head Neck Surg 115: 301–307
230. Panje WR, Pitcock JK (1991) Lateral, preauricular (transparotid) approaches to the skull base. In: Jackson CG (Hrsg) Surgery of skull base tumors. Churchill Livingstone, New York Edinburgh S 95–120
231. Panje WR, Schuller DE, Shagets FW (1989) Musculocutaneous flap reconstruction of the head and neck. Raven Press, New York
232. Patterson CN (1973) Juvenile nasopharyngeal angiofibroma. Otolaryngol Clin North Am 6:839–861
233. Perzin KH, Cantor JO, Johannessen JV (1981) Acinic cell carcinoma arising in nasal cavity. Cancer 47:1818–1822
234. Perzin KH, Panyn H, Wechter S (1982) Nonepithelial tumors of the nasal cavity, paranasal sinuses and nasopharynx. A clinicopathologic study. XIII: Schwann cell tumors (neurilemoma, neurofibroma, malignan schwannoma). Cancer 50:2193–2202
235. Phelps PD, Lloyd GAS, Cheesman AD (1992) Juvenile angiofibroma: natural history and imaging assessment. In: First International skull base congress Hannover, Germany June 14th–20th Abstracts L-137 S 32, Karger, Basel München Paris
236. Powell JP, Liu WY, Rabuzzi DD (1980) Fibrous dysplasia of the ethmoid sinus. Otolaryngol Head Neck Surg 88: 22–24
237. Precechtel L (1938) Transpalatine operation of choanal atresia. Ann Oto-Laryng (Paris) 101:187

238. Prein J, Remagen W, Spiessl B, Uehlinger E (1985) Tumoren des Gesichtsschädels. Zentrales Referenzregister des DÖSAK Springer, Berlin Heidelberg New York Tokyo
239. Ramachandra CRS, Phelps PD (1977) Nasal encephaloceles associated with unilateral absence of the cochlea. J Laryngol Otol 91:813–817
240. Ramos R, Som PM, Solodnik P (1990) Nasopharyngeal Melanotic Melanoma: MR Characteristics. J Comput Assist 46:997–999
241. Raney RB, Crist WM, Maurer HM (1983) Prognosis of children with soft tissue sarcoma who relapse after achieving a complete response. Cancer 52:44–50
242. Rettinger G (1992) Autogene and allogene Knorpeltransplantate in der Kopf- und Halschirurgie. Arch Oto-Rhino-Laryngol Suppl 1992/1 Springer, Heidelberg S 127–162
243. Regenbogen VS, Zinreich SJ, Kim KS, Kuhajda FP, Applebaum BI, Price JC, Rosenbaum AE (1988) Hyperostotic esthesioneuroblastoma: CT and MR findings. J Comput Assist Tom 12,1:52–56 Raven Press Ltd, NY
244. Richards MA (1987) Free composite reconstruction of a complex cranio-facial defect. Aust NZ J Surg 57:129–132
245. Richter HJ Jr, Batsakis JG, Boles R (1975) Chordomas: Nasopharyngeal presentation and atypical long survival. Ann Otol 84:327–332
246. Richter HP (1992) Transplantation von Nerven. Arch Oto-Rhino-Laryngol Suppl 1992/I:179–182
247. Robin PE, Powell DJ, Stansbic JM (1979) Carcinoma of the nasal cavity and paranasal sinuses: incidence and presentation of different histological types. Clin Oncol 4:431–456
248. Rockley TJ, Liu KC (1986) Fibrosarcoma of the nose and paranasal sinuses. J Laryngol Otol 100:1417–1420
249. Römer T, Berger Th, Berghaus A, Loeffler M (1987) Juveniles ossifizierendes Fibrom des Gesichtsschädels. Radiologe 27:479–482
250. Rosen HM (1987) Periorbital basal cell carcinoma requiring ablative craniofacial surgery. Arch Dermatol 123: 376–378
251. Rosen HN (1985) The extended trapezius musculocutaneous flap for cranioorbital facial reconstruction. Plast Reconstr Surg 75:318–324
252. Roth SL, Sack H, Bertram G (1989) Strahlentherapeutische Technik und Ergebnisse beim Nasopharynxkarzinom an den Kölner Unversitätskliniken von 1974–1985. Strahlenther Oncol 165:633–640
253. Rothstein J, Maisel RH, Miller R, Tubman D (1985) Mixed cavernous and capillary hemangioma of the frontal bone. Ear Nose Throat 64:43–49
254. Samii M, Draf W (1989) Surgery of the skull base. Springer, Berlin Heidelberg New York
255. Samii M, Jannetta PJ (Hrsg) (1981) The cranial nerves. Springer, Berlin Heidelberg New York
256. Samii M, Knosp E (1992) Approaches to the clivus. Springer, Berlin Heidelberg New York
256a. Samy LL, Girgis JH (1965) Transzygomatic approach for nasopharyngeal fibromata with extrapharyngeal extension. J Laryngol 79:782
257. Sasaki CT, Lowlicht RA, Astrachan DI, Friedman CD, Goodwin WY, Morales M (1990) Laryngoscope 100: 1073–1076
258. Sasali CT, McCabe BF, Kirchner JA (Hrsg) (1984) Surgery of the Skull Base. JB Lippincott Company, Philadelphia
259. Savage MG, Heldt J, Dann JJ, Bump RL (1985) Encephalocraniocutaneous lipomatosis and mixed odontogenic tumors. J Oral Maxillofac Surg 43:617–620
260. Savic D, Djeric D (1990) Indications for the surgical treatment of osteomas of the frontal and ethmoid sinuses. Clin Otolaryngol 15:397–404
261. Savic D, Djeric D, Jasovic A (1989) Oncocytome du nez et de sinus ethmoidaux et sphénoidaux. Oncocytoma of the nose and ethmoidal and sphenoidal sinuses. Rev Laryngol 110:481–483
262. Schall LA, Lineback M (1951) Primary intranasal neuroblastoma. Ann Otol Rhinol Laryngol 60:221–229
263. Schettler D, Tuffers H (1970) Klinik und Therapie der Myelome der Kiefer. Fortschr Kiefer Gesichtschir 14: 195–200
264. Scheunemann H, Schürmann K, Helms J (Hrsg) (1986) Tumors of the skull base. Walter de Gruyter, Berlin New York
265. Schmelzle R, Harms J (1987) Kraniozervikaler Übergang – Erkrankungen, diagnostischer Einsatz bildgebender Verfahren, chirurgisches Vorgehen. In: Schwenzer N, Pfeifer G (Hrsg) Fortsch Kiefer Gesichts Chir Bd XXXII Thieme, Stuttgart New York
266. Schmitz HJ, Tolxdorff T, Honsbrok J, Harders A, La Borde G, Gilsbach J (1990) Computer-assisted 3-D reconstruction and interactive manufacturing of alloplastic cranial and maxillofacial implants. In: SCAR 90 computer applications to assist radiology 43–47
267. Schramm VL Jr (1987) Anterior craniofacial resection. In: Sekhar LN, Schramm VL Jr (Hrsg) Tumors of the cranial base: Diagnosis and treatment. Futura Publishing Mount Kisco, New York
268. Schramm VL Jr (1987) Infratemporal fossa surgery. In: Sekhar LN, Schramm VL Jr (Hrsg) Tumors of the cranial base. Futura Publishing Mount Kisco, New York S 421–437
269. Schramm VL, Myers EN, Maroon IC (1979) Anterior skull base surgery for benign and malignant disease. Laryngoscope 89:1077–1091
270. Schröder H-G (1989) Adenokarzinome der inneren Nase und Holzstaubexposition. In: Forschungsbericht Holzstaub, Schriftenreihe des Hauptverbandes der gewerbl. Berufsgenossenschaften e.V. (Hrsg) Sutter, Essen
271. Schröder H-G, Kleinsasser O, Wolf J (1989) Adenokarzinome der Nasenhaupt- u. Nasennebenhöhlen durch Stäube von Eichen- und Buchenholz. Dtsch Ärztebl 86, 36 A:2462–2470, B:1758–1763, C:1551–1555
272. Schulz A (1987) Primary bone tumors and tumorlike lesions of the jaws. Kap 5 in: Arnold J, Laissue JA, Friedman I, Naumann HH (Hrsg) Diseases of the head and neck. Thieme, Stuttgart New York
273. Sébileau P (1906) Les formes cliniques du carcinoma du sinus maxillaire. Ann Mal Oreill Larynx 32:517–609
274. Seifert G, Henke RP, Caselitz J (1989) New trends in the application of morphological tumor markers. J Tumor Marker Oncol 4:239–244
275. Sekhar LN, Schramm VL Jr (Hrsg) (1987) Tumors of the cranial base. Futura Publishing Company, Inc, Mount Kisco, New York
276. Sesterhenn K (1992) Bösartige Tumoren des Nasopharynx. In: Naumann HH, Helms J, Herberhold C, Kastenbauer E (Hrsg) Oto-Rhino-Laryngologie in Klinik und Praxis Bd 2: Nase, Nasennebenhöhlen, Gesicht, Mundhöhle, Pharynx und Kopfspeicheldrüsen. Thieme, Stuttgart

277. Shah JP, Galicich JH (1977) Craniofacial resection for malignant tumors of ethmoid and anterior skull base. Arch Otolaryngol 103:514–517
278. Shah JP, Feghali J (1981) Esthesioneuroblastoma. Am J Surg 142:456–458
279. Shah JP, Kraus DH, Arbeit E, Galiciek JH, Strong EW (1992) Craniofacial resection for tumors involving the anterior skull base. Otolaryngol Head Neck Surg 106: 387–393
280. Shanmugaratnam K (1991) Histological typing of tumours of the upper respiratory tract and ear. Springer, Berlin Heidelberg New York
281. Shekhar LN, Schramm VL (Hrsg) (1987) Tumors of the cranial base. Diagnosis and Treatment. Futura Publishing Company Inc, Mount Kisco, New York
282. Shimizu H, Hozawa J, Saito H, Murai K, Hirara H, Takasaka T, Togawa K, Konno A, Kimura Y, Kikuchi A, Ohkouchi Y, Ohtani J, Hismiche S (1989) Chronic sinusitis and woodworking as risk factors for cancer of the maxillary sinus in Northeast Japan. Laryngoscope 99: 58–61
283. Shindo ML, Stanley RB, Klyabu MT (1990) Carcinosarcoma of the nasal cavity and paranasal sinuses. Head Neck 12:516–519
284. Shuangshoti S, Suwanwela C, Suwanwela N (1982) Congenital osteolipoma of the skull. Arch Otolaryngol 108: 454–457
285. Shuangshoti S, Chayapum P, Suwanwela N, Suwanwela C (1988) Unilateral proptosis as a clinical presentation in primary angiosarcoma of skull. Brit J Ophthalmol 72: 713–719
286. Siivonen L, Virolainen E (1989) Transitional papilloma of the nasal cavity and paranasal sinuses. ORL 51:262–267
287. Simons MJ, Wee GB, Goh EH, Chan SH, Shanmugaratnam K, Day NE, Théde (1976) Immunogenetic aspects of nasopharyngeal carcinoma. IV increased risk in Chinese of nasopharyngeal carcinoma associated with Chinese-related HLA-profile (A2. Singapore 2). J nat Cancer Inst 57:977–980
288. Sinnreich Z, Kremer S, Sade J, Bernheim J (1990) Cavernous hemangioma of the frontal bone. ORL 52:269–272
289. Smith MCF, Soames JV (1988) Fibrosarcoma of the ethmoid. J Laryngol Otol 103:686–689
290. Smith RR, Klapp CT, Williams IM (1954) Surgical treatment of cancer of the frontal sinus and adjacent areas. Cancer 7:991–994
291. Snow GB, Vermorken JB, Pinedov HM (1986) Present role of chemotherapy in the treatment of head and neck cancer. In: Scheunemann H, Schürmann K, Helms J (Hrsg) Tumors of the skull base. De Gruyter Berlin, New York S 87–96
292. Solomons NB, Stearns MP (1990) View from beneath-pathology in focus-hemangiosarcoma of the maxillary antrum. J Laryngol Otol 104:831–834
293. Spiro RH, Huvos AG, Strong EW (1979) Adenoid cystic carcinoma: Factors influencing survival. Am J Surg 138: 579–583
294. Spiro RH, Koss LG, Hajdu SI, Strong EW (1973) Tumors of minor salivary origin. Cancer 31:117–129
295. Spjut HJ, Dorfman HD, Rechner RE, Ackerman LV (1971) Tumors of bone and cartilage. Fascicle 5, Second Series. Atlas of Tumor Pathology, Washington: Armed Forces Institute of Pathology (Hrsg) Washington
296. Srodes ChH, Mayernick DG (1987) The role of chemotherapy in management of tumors of the crainal base. In: Sekhar LN, Schramm VL Jr (Hrsg) Tumors of the cranial base. Futura Publishing, Mount Kisco, New York
297. Stammberger H (1991) Functional endoscopic sinus surgery. BC Decker, Philadelphia
298. Stankiewicz JA (1989) Sphenoid sinus mucocele. Arch Otolaryngol Head Neck Surg 115:735–740
299. Stephenson JA, Maryland DM, Kum LE, Ectubanas E, Thompson EJ, Gross ChW (1989) Malignant germ cell tumors of the head and neck in childhood. Laryngoscope 99:732–735
300. Stevens DJ, Kirkham N (1988) Neurofibromas of the paranasal sinuses. J Laryngol Otol 102:256–259
301. Stoll W, Busse H, Kroll P (1991) Management of benign orbital tumors via medial and osteoplastic lateral orbitotomy. In: Samii M (1991) Surgery of the sellar region and paranasal sinuses S 130–133 Springer, Berlin Heidelberg New York
302. Stricker M, Montaut I, Hepner H, Flot F (1972) Les osteotomies du crane et de la face. Ann Chir Plast 17:233
303. Suenaga T, Satoh M, Fukuda S, Tanaka K (1986) Benign Schwannoma of the pterygo-palatine fossa with intracranial extension: A case report. Auris Nasus Larynx (Tokyo) 14:115–119
304. Sundaresan N (1986) Chordomas. Clin Orthop Relat Res 204:135–142
305. Sundaresan N, Shah IP (1988) Craniofacial resection for anterior skull base tumors. Head Neck Surg 10:219–224
306. Suss RA, Kumar AJ, Dorfman HD, Miller NR, Rosenbaum AE (1984) Capillary hemangioma of the sphenoid bone. Skeletal Radiol 11:102–107
307. Svoboda DJ, Kirchner F (1966) Ultrastructure of nasopharyngeal angiofibromas. Cancer 19:1949–1962
308. Takimoto T, Kato H, Yamashima T, Yamashita J, Umeda R (1989) Mesenchymal chondrosarcoma of the ethmoid sinus. ORL 51:369–374
309. Tandon TA, Ghoshi P, Tickoo SK, Bhargava DK (1988) Gardner's syndrome presenting with proptosis. J Laryngol Otol 102:1036–1038
310. Tessier P (1967) Osteotomies totales de la face: Syndrome de crouzon syndrome d'anert. Oxycephalis, Scaphacephalis, Turricephalis. Ann Chir Plast 12:273
311. Tewfik HH, McGinnis WL, Nordstrom DG, Latouretta HB (1977) Chordoma: Evaluation of clinical behavior and treatment modalities. Int J Radiat Oncol 2:959–962
312. Thallemer J, Bachor E, Draf W (1992) Unsere Erfahrungen mit Jonos-Glasionomer-Zement in der Kopf- u. Hals-Chirurgie. Arch Oto-Rhino-Laryngol, Suppl 1992/II
313. Timon CI, Dwyer TP (1989) Ethmoidal mucoceles in children. J Laryngol Otol 103:284–286
314. Tom LWC, Lowry LD, Quinn-Bogard A (1980) Benign osteoblastoma of the maxillary sinus. Otolaryngol Head Neck Surg 88:397–402
315. Tönnis W, Frowein RA (1952) Liquorfisteln und Pneumatozelen nach Verletzung der vorderen Schädelbasis. Zbl. Neurochir 12:323–347
316. UICC (1987) TNM-Klassifikation maligner Tumoren. Hermanek P, Scheibe O, Spiessl B, Wagner G (Hrsg) Springer, Berlin
317. Ungerecht K (1957) Klinik und Therapie der Tumoren des Gesichtsschädels. Arch klin exp Ohr Nas Kehlk Heilk 187:1
318. Unni KK, Dahlin DC (1979) Premalignant tumors and conditions of bone. Am J Surg Pathol 3:47–60
319. Vader JP, Minder CE (1987) Die Sterblichkeit an Krebsen der Nasen- und Nasennebenhöhlen bei Schweizer Schreinern. Schweiz med Wschr 117:481–486
320. Valavanis A (1992) Preoperative embolization of skull base tumors. In: First International Skull Base Congress, Hannover, Germany June 14th–20th 1992 Abstract L-735 und persönl. Mitteil. Ausf. Arbeit in Vorbereitung

321. Vege DS, Borges AM, Aggrawal K, Balasurbramamiam G, Parikh DM, Bhaser B (1990) Osteosarcoma of the craniofacial bones. J Cranio Max Fac Surg 19:90–93
322. Vogl TJ, Grevers G, Lissner J (1992) Die Magnetresonanzverfahren für die Tumordiagnostik in der Kopf-Hals-Region. Dtsch-Ärztebl 89,47:2238–2244
323. Waga S, Tochio H, Yamagiwa M, Nishioka H (1981) Chondrosarcoma of the ethmoid sinus extending to the anterior fossa. Surg Neurol 16:324–328
324. Walters TR, Pushpuraj N, Ghander AZ (1980) Olfactory neuroblastoma. Arch Otolaryngol 106:242–243
325. Wang CC (1988) Cancer of the head and neck. In: Wang CC (Hrsg) Clinical radiation oncology. PSG Publishing Company Lettleton, Massachusetts S 155–158
326. Wannenmacher M, Hinkelbein W, Knüfermann H (1986) Radiotherapy of the skull base. In: Scheunemann H, Schürmann K, Helms J (Hrsg) Tumors of the skull base. De Gruyter, Berlin New York, S 79ff
327. Weber O (1859) Chirurgische Erfahrungen Berlin
328. Wei WI, Lam KH, Sham JST (1991) New approach to the nasopharynx: The maxillary swing approach. Head and Neck 13:200–207
329. Weickmann F, Steinle HJ (1960) Duraplastik mit Gewebskonserven. Med Bild Dienst Roche Nr. 9:10
330. Wigand ME (1989) Endoskopische Chirurgie der Nasennebenhöhlen und der vorderen Schädelbasis. Thieme, Stuttgart New York
331. Williamson JJ (1979) Blood dyscrasies. Kap 21 in: Thoma's oral pathology. Mosby, St. Louis
332. Wilson CP (1957) Observations on the surgery of the nasopharynx. Ann Otol (St. Louis) 66:5
333. Wilson P, Chumas P, Walt van der JD (1990) Case report: Solitary plasmacytoma of the frontal bone. Clin Radiol 42:289–290
334. Wolf J (1988) Untersuchung über bösartige Tumoren der Nase und ihre Beziehungen zur Holzstaubexposition in der Bundesrepublik Deutschland. Sicherheitswissenschaftlich-arbeitsmedizinische Systemanalyse mit Auswertung von 233 Erkrankungsmeldungen. Sicherheitswissenschaftliche Monographien Bd 13. Gesellschaft für Sicherheitswissenschaft (Hrsg) Wirtschaftsverlag NW GmbH Verlag für neue Wissenschaft
335. Wolfensberger M, Fisch U (1984) Der infratemporale Zugang: Neue chirurgische Möglichkeiten beim Nasopharynxkarzinom. Verh Dtsch Krebs Ges 5:301–303
336. Wullstein HL (1972) Hat Terminologie zur Definition unseres Faches eine praktische Bedeutung. HNO 20: 259–261
337. Wustrow F (1965) Die Tumoren des Gesichtsschädels. Urban und Schwarzenberg, München Berlin
338. Wustrow F (1977) Bösartige Tumoren der Nase und ihrer Nebenhöhlen. In: Berendes J, Link R, Zöllner F (Hrsg) Hals-Nasen-Ohrenheilkunde in Praxis und Klinik Bd 2, II Thieme, Stuttgart
339. Younis RT, Gross CW, Lazar RH (1991) Schwannomas of the paranasal sinuses. Arch Otolaryngol Head Neck Surg 117:677–680
340. Zange I (1959) Operationen im Bereich der Nase und ihrer Nebenhöhlen. In: Thiel R (Hrsg) Ophthalmologische Operationslehre. Thieme, Leipzig S 1321
341. Zehm S (1977) Geschwülste des Nasenrachens. In: Berendes J, Link R, Zöllner F (Hrsg) Hals-Nasen-Ohrenheilkunde in Praxis und Klinik Bd 2, II Thieme, Stuttgart
342. Zehm S (1970) Der retromaxilläre Raum. Thieme, Stuttgart
343. Zehm S (1980) Der laterale Operationszugang zur Schädelbasis. Darstellung des transmandibulären Zugangs zur Schädelbasis bei Prozessen der lateralen Schädelbasis und des retromaxillären Weges. Laryngol Rhinol Otol (Stuttg) 59:418–420
344. Zhao-Ju Z, Yun-tang W, Guanj-xi S, Yuang-peng Z, Xian-zhong M, Zhong-qi H (1983) Clinical application of angiography of oral and maxillofacial hemangiomas. Oral Surg 55,5:437–447
345. Zijlker TD, Visser R (1989) A vascular leiomyoma of the ethmoid. Report of case. Rhinol 27:129–135
346. Zimmermann DC, Dahlin DC, Stafne EC (1958) Fibrous dysplasia of the maxilla and mandible. Oral Surg 11: 55–68
347. Zink PM, Trappe AE (1989) Intraossäre Meningeome. Nervenarzt 60:52–54

European Archives of Oto-Rhino-Laryngology Suppl. 1993/I

Tumoren und Pseudotumoren der frontalen Schädelbasis

N. Klug[1] und R. Firsching[2]

[1] Neurochirurgische Universitätsklinik Köln (Direktor: Prof. Dr. N. Klug), Joseph-Stelzmann Str. 9, W-5000 Köln 41
[2] Knappschaftskrankenhaus, Neurochirurgische Universitätsklinik, In der Schornau 29, W-4630 Bochum-Langendreer

Inhaltsverzeichnis

1 Einleitung

Die zunehmend differenzierte Diagnostik von Prozessen der Schädelbasis einerseits und die Entwicklung moderner Operationstechniken und neue Zugangswege zur Schädelbasis andererseits haben die Behandlungsmöglichkeiten bei primären und sekundären Prozessen der Schädelbasis wesentlich erweitert. Entscheidend für einen guten Behandlungserfolg ist dabei die enge Zusammenarbeit zwischen Radiologen, Neuroradiologen, Otorhinolaryngologen, Ophthalmologen, Kieferchirurgen, Neurochirurgen und plastischen Chirurgen.

1.1 Einführung

Obwohl bereits Frazier (1913), Cushing (1927), Ray und McLean (1943) und Dandy (1945) über Operationen an schädelbasiszerstörenden Prozessen der vorderen Schädelbasis berichteten, galten diese Tumoren bis nach dem 2. Weltkrieg überwiegend als inoperabel. Die ersten Versuche, intra/extrakranielle Tumoren zu operieren, waren von einer hohen Komplikationsrate begleitet [136], wobei eine postoperative Liquorfistel und die postoperative Meningitis eine besondere Rolle spielten [77]. Mit der Einführung des Operationsmikroskops kam es zu einer Zunahme der Fallberichte und einer Abnahme von Morbidität und Letalität. Es folgten ein- oder mehrzeitige interdisziplinäre kombinierte extra/intrakranielle Operationen, wobei im Einzelfall die Art des operativen Vorgehens, die Indikation zu einer vorhergehenden Probebiopsie und die Frage einer postoperativen Strahlen- und/oder Chemotherapie kontrovers diskutiert wird.

Nachfolgend wird über grundsätzliche Überlegungen zur operativen Behandlung, Besonderheiten einzelner histologischer Entitäten sowie über eigene Erfahrungen an mikrochirurgisch operierten Prozessen der vorderen Schädelbasis berichtet.

1.2 Definitionen

Da im deutschen und im englischen Sprachgebrauch die Begriffe *Tumor* und *Pseudotumor* unterschiedlich gebraucht werden, erscheint eine Begriffsbestimmung wichtig: Unter Tumor wird nach deutschem Sprachgebrauch jede Schwellung, z.B. auch entzündlicher Genese, verstanden. Im englischen Wortgebrauch ist jede Gewebsneubildung gemeint, also jedes Neoplasma. Ein Pseudotumor ist nach deutschem Wortgebrauch eine „falsche Geschwulst, eine Scheingeschwulst"; hingegen steht Pseudotumor im englischen Wortgebrauch für eine „vorübergehende, meist entzündliche Schwellung" [14, 110]. In der Neurologie wurde der Begriff „Pseudotumor cerebri" synonym für Stauungspapille unbekannter Ursache verwendet [121]. Je nach Wortgebrauch können auch Mukozelen als Pseudotumor aufgefaßt werden. Das vorliegende Referat handelt überwiegend von Gewebsneubildungen. Kraniofaziale Fehlbildungen und Mißbildungen werden ausgespart, gleichermaßen auch entzündliche Raumforderungen wie Empyeme und Abszesse.

2 Chirurgische Anatomie

Die vordere Schädelbasis wird gebildet von Stirnhöhle, Siebbein – Lamina cribrosa und Crista galli – und den kleinen Keilbeinflügeln. Die vorliegende Arbeit behandelt Prozesse, die diese Strukturen zerstören, und die in die angrenzenden Nebenhöhlen – Stirnhöhle, Keilbeinhöhle, Siebbeinzellen – einbrechen oder von diesen ausgehen können und gleichermaßen auch Augen-, Kiefer- und Nasenhöhle sowie den oberen Clivusbereich betreffen können. (Zur detaillierten Beschreibung der chirurgischen bzw. topographischen Anatomie der vorderen Schädelbasis siehe Beitrag Lang.)

3 Symptomatologie

Die wichtigsten klinischen Symptome eines auch nach intrakraniell wachsenden raumfordernden Tumors der vorderen Schädelbasis ist die häufig langsame, seltener auch rasche Progredienz eines hirnorganischen Psychosyndroms mit Wesensänderung, Antriebsarmut und zunehmender Interesselosigkeit. Initiale Symptome können sein Kopfschmerzen, gestörte Konzentrationsfähigkeit, Hyp- bis Anosmie, Epistaxis, neuroophthalmologische und andere neurologische Symptome.

4 Diagnostik

Neben einer exakten Anamneseerhebung ist eine klinische sowie klinisch-neurologische Untersuchung von entscheidender Bedeutung für die weitere Diagnostik. Konventionelle Röntgen-Nativaufnahmen und Röntgenaufnahmen der Schädelbasis sowie der Nasennebenhöhlen ergeben erste wichtige Hinweise auf knöcherne Veränderungen; bei fortgeschrittenen Prozessen können indirekte Zeichen auf einen gesteigerten intrakraniellen Druck hinweisen (sekundäre Drucksella, Wolkenschädel).

Das *Computertomogramm* hat vor anderen bildgebenden Verfahren den Vorzug, knöcherne Strukturen besonders kontrastreich darzustellen [1, 148]. Die perspektivische, „dreidimensionale" Darstellung der Schädelbasis erleichtert die Planung des operativen Zugangs und die Beurteilung des Operationsergebnisses. Für Abgrenzungen vom Weichteilgewebe des Tumors gegenüber Hirngewebe und Gefäßen einerseits sowie extrakraniellem Weichteilgewebe andererseits ist das *Kernspintomogramm* (MR) unverzichtbar, da es eine besonders konstrastreiche Darstellung ermöglicht und seine Auflösung unter 1 mm liegt [96]. Gegebenenfalls fördert die Gabe von Kontrastmitteln die Darstellung sowohl im CT als auch MR [86, 109]. Die Darstellung der Hirngefäße im MR (Kernspintomographie mit Angiosequenz) ist nur für arterielle Gefäße größer als 1 mm ausreichend genau, so daß für die Gefäßdarstellung auf die konventionelle Angiographie bzw. auf die digitale Subtraktionsangiographie zur Zeit noch nicht verzichtet werden kann.

Bei der Abklärung einer spontanen frontobasalen Liquorfistel (z.B. in der Folge eines frontobasalen Meningioms oder eines invasiven Hypophysenadenoms) hat sich die Computertomographie gegenüber der herkömmlichen Röntgentomographie durchgesetzt. Die Seitenlokalisation gelingt gelegentlich mit dem Isotopentest, die CT-Cysternographie ermöglicht im Einzelfall eine genaue Lokalisierung der Durchtrittsstelle des Liquors durch die Schädelbasis [47]. Als invasive Methode wird die Angiographie in der Regel erst nach CT und MR durchgeführt. Für die Planung des operativen Vorgehens ist die Darstellung der Gefäße des Tumors, der Verdrängung der Gefäße in der Umgebung und die Do-

Tabelle 1. Histologische Diagnosen bei 68 Schädelbasisprozessen

Maligne	Tumoren	Benigne (?)	Tumoren
Karzinom-Metastase	10	Chondrom	9
Nasopharyngealkarzinom	9	Chordom	5
Neuroblastom	4	Mukozele	4
Multiples Myelom	3	Choleasteatom	2
Sarkom	3	Teratom	2
Hypernephrom-Metastase	2	Dermoid	2
Melanom-Metastease	2	Zylindrom	2
Ameloblastom	1	Angioblastom	2
		Fibrom	1
		Osteom	1
		Osteoblastom	1
		Osteoklastom	1
		Adenom	1
		Glomus Tumor	1
Summe 68	34		34

kumentation der Durchgängigkeit bzw. des Verschlusses oder einer Einengung sowie der Ausschluß begleitender Hirngefäßmißbildungen unverzichtbar. Von besonderer Bedeutung ist auch die Darstellung der extrakraniellen Gefäßversorgung eines Basistumors und die präoperative Abschätzung des eventuellen intraoperativen Blutverlustes. Im Einzelfall wird die präoperative Embolisation gefäßreicher Tumoren sinnvoll sein.

Wenn die präoperative Diagnostik eine Ummauerung größerer Hirngefäße durch den Tumor ergibt und intraoperativ ein vorübergehender oder dauerhafter Verschluß größerer Gefäße in Betracht gezogen werden muß, dann sollte präoperativ die A. carotis interna komprimiert und dabei der klinische (Halbseitensymptome: Aphasie, Halbseitenparese) sowie der elektrophysiologische (Spontan-EEG, Medianus-SEP) Zustand des Patienten überwacht werden. Üblicherweise werden drei verschiedene Methoden angewendet: Entweder wird die A. carotis am Hals manuell komprimiert oder es wird mit Hilfe einer Schraube (Silverstone-Klemme) die A. carotis interna schrittweise am Hals komprimiert [55]; schließlich setzt sich zunehmend ein intravasaler Ballonverschluß durch [129]: Dabei wird mit Hilfe eines Katheters ein Ballon in das zu untersuchende Gefäß vorgeschoben und nach vorheriger Heparinisierung die intravasale Gefäßokklusion vorgenommen. Eine distal des Ballonverschlusses durchgeführte Druckmessung läßt auf eine eventuelle Kollateralversorgung schließen. Weitere Hinweise können sich durch die Ableitung des Spontan-EEG, durch die somatosensiblen evozierten Potentiale und durch Hirndurchblutungsmessungen – Xenon-CT [130] – ergeben.

Einige Autoren empfehlen präoperative Schleimhautabstriche zur Bestimmung der spezifischen Nasen-Rachen-Flora und eine entsprechende präoperative prophylaktische Gabe von Antibiotika [122]. Die präoperative Probebiopsie (Nasennebenhöhlen-Endoskpie mit PE) wird als wünschenswert angesehen [150]. Wenn die radiologischen Untersuchungen den Verdacht auf ein Karzinom oder auf eine Karzinommetastase nahelegen, dann sollte vor Durchführung einer eingreifenden Schädelbasisoperation nach dem Primärtumor bzw. nach weiteren Metastasen gesucht werden. Bei malignen Tumoren mit multiplen Metastasen muß sorgfältig erwogen werden, ob das Risiko einer geplanten Tumorresektion im Einzelfall in einem vernünftigen Verhältnis zur erwarteten postoperativen Lebenserwartung und Lebensqualität steht; auch unter diesem Aspekt ist die vorherige Probebiopsie wünschenswert [81, 150]. Die Radionuklid-Knochenszintigraphie schließlich soll hilfreich sein bei der Differenzierung einer reaktiven Mukosaschwellung gegenüber einem Neoplasma [50, 51].

5 Operationsvorbereitung und neurochirurgische Techniken

5.1 Allgemeine Überlegungen

Nach Abschluß der Diagnostik wird bei der Indikationsstellung zur Operation nicht nur das eigentliche Operationsrisiko zu berücksichtigen sein, sondern gleichermaßen auch der körperliche und seelische Zustand des Patienten und die Prognose der Grunderkrankung. Auch das Risiko einer Verzögerung der Operation mit Zunahme des Operationsrisikos mit Größenzunahme des Tumors muß bedacht werden [65]. Insgesamt wird in der Schädelbasischirurgie eine Komplikationsrate um 10% angegeben [68, 89].

5.2 Operationsvorbereitung

Bei nachgewiesenem Tumorödem ist erfahrungsgemäß eine bereits präoperativ eingeleitete Steroidgabe hilfreich (z.B. 4×4 bis 4×8mg Dexamethason). Prä- oder intraoperativ sollte eine antibiotische Infektionsprophylaxe vorgenommen werden. Ausreichende Reserven an Blut- und Blutersatzstoffen müssen vorhanden sein. Die Anlage einer lumbalen Liquordrainage präoperativ ermöglicht einen Platzgewinn, der während der Operation von entscheidender Bedeutung sein kann; bei offensichtlich erhöhtem intrakraniellen Druck muß auf die lumbale

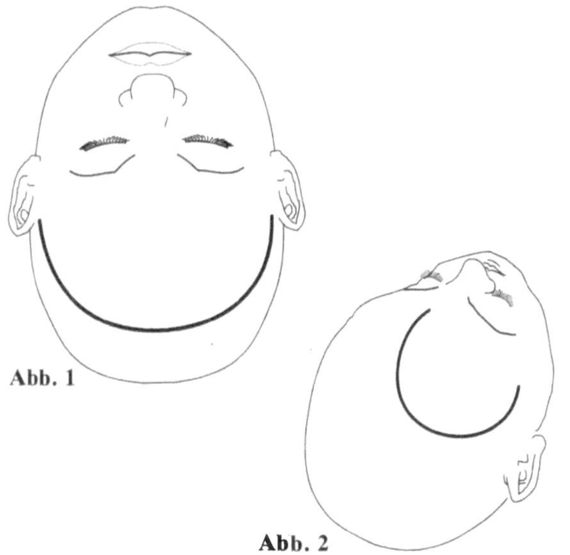

Abb. 1. Bifrontal gestielter Hautlappen (nach Souttar) zur beiderseitigen transfronalen Freilegung

Abb. 2. Hautschnitt nach Dandy zur einseitigen transfrontalen Freilegung

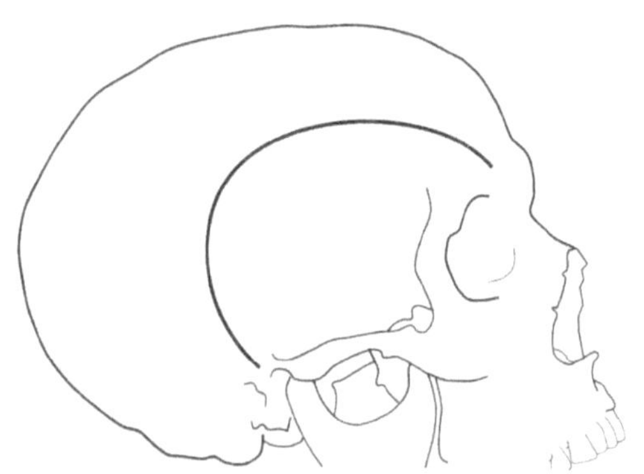

Abb. 3. Frontotemporaler Hautschnitt zur Freilegung der frontotemporalen Schädelbasis

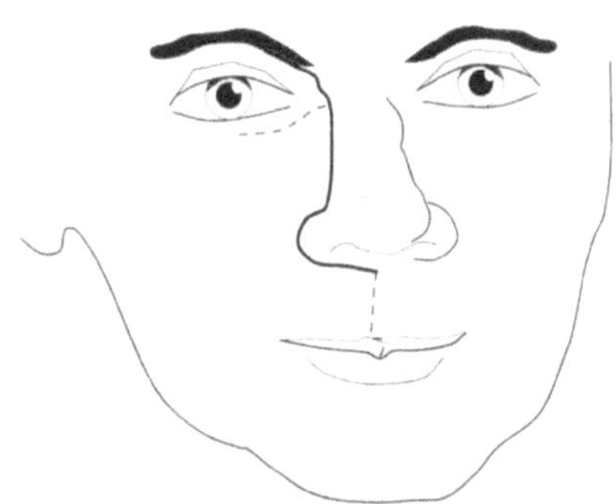

Abb. 4. Schnittführung für den extrakraniellen transfazialen Zugang zur vorderen Schädelbasis mit Schonung des Orbitainhalts einschließlich des Tränengangs

Liquordrainage als Erstmaßnahme wegen der Gefahr einer Hinterhauptslocheinklemmung verzichtet werden. Bei problematischer Deckung eines Duradefektes kann es sinnvoll sein, die Liquordrainage postoperativ für einige Tage zu belassen. Auch die Anlage einer permanenten prophylaktischen Liquordrainage wurde empfohlen [57].

5.3 Anästhesie

Da zahlreiche Inhalations- und intravenöse Anästhetika zur Verfügung stehen [40] gibt es viele Verfahren, die den gewünschten Effekt haben. Halothan und Lachgas können die Registrierung evozierter Potentiale, die für das intraoperative elektrophysiologische Monitoring erforderlich sind, unmöglich machen.

5.4 Spezielle Techniken

5.4.1 Zugangswege zur Frontobasis

Hautinzision. Die Schnittführung muß sorgfältig unter den beteiligten Disziplinen geplant werden, sie muß mehreren Ansprüchen genügen:
1. Der Zugang für die knöcherne Freilegung muß ausreichend groß sein,
2. es muß ein ausreichend großer Galeaperiostlappen zur Verfügung stehen [38],
3. der Fazialisstirnast ist zu schonen und
4. es muß ein kosmetisch befriedigendes Ergebnis erzielt werden.

Aus diesen Forderungen ergibt sich je nach knöchernem Zugang in der Regel ein bikoronarer Hautschnitt vom Tragus der einen zum Tragus der anderen Seite (Abb. 1), ein einseitig frontaler (Abb. 2) oder ein frontotemporaler Hautschnitt (Abb. 3). Der Schnitt sollte innerhalb der Stirnhaargrenze liegen. Vor der Hautinzision hat sich das Einspritzen eines Vasokonstriktivums bewährt. Die Schnittführung beim transfazialen Zugang zur vorderen Schädelbasis zeigt Abb. 4.

Knöcherne Zugänge. Die knöcherne Freilegung richtet sich nach der Größenausdehnung des Tumors, einen standardisierten Zugang für alle Tumoren der Frontobasis gibt es nicht [66]. Die Freilegung sollte bei tiefgelegenen Tumoren so angelegt werden, daß die Hirnretraktion minimiert wird. Unterschieden werden im wesentlichen laterale Zugänge und mediale Zugänge, weitere Einteilungen werden beschrieben [84, 116]. Eine Übersicht über verschiedene Zugangswege zeigt Abb. 5.

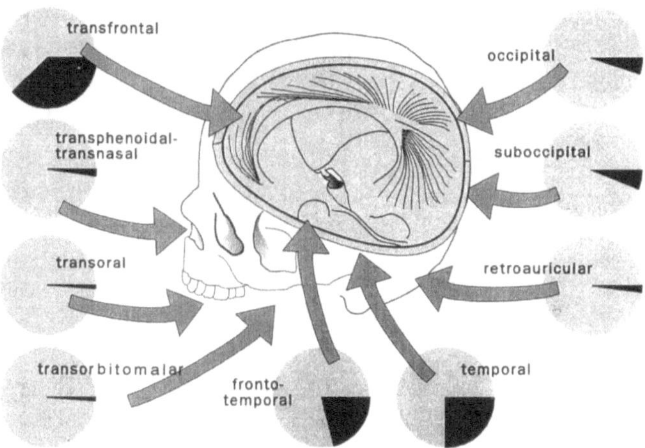

Abb. 5. Zugangswege zur Schädelbasis: Die häufigsten Zugangswege waren transfrontal und frontotemporal

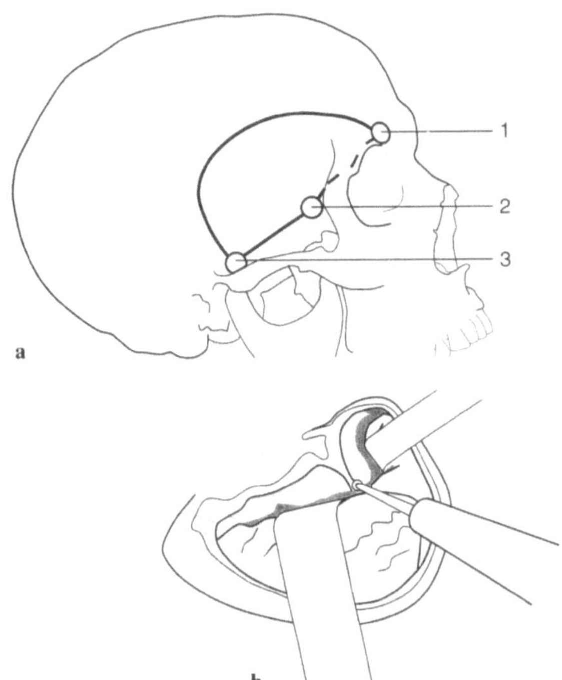

Abb. 6. Supraorbital-pterionaler Zugang zur Schädelbasis. (Nach Al-Mefty, 1987) a) Anlegen von drei Bohrlöchern: Oberhalb des Nasion (1), temporal an der Sutura sphenofrontalis, unmittelbar hinter dem Processus zygomaticus (2) und temperobasal, dorsal (3). Der entfernte Knochendeckel schließt Teile des oberen und des lateralen Orbitawulstes, vordere Anteile des Orbitadaches und angrenzende Teile des Os frontale und Os temporale ein. b) Abtragen des freien Keilbeinflügels mit dem Diamentbohrer bis zum vorderen Klinoidfortsatz

5.4.1.1 Laterale Zugänge

Eine einseitige supraorbitale-pterionale oteoplastische Freilegung ohne oder mit Resektion des Jochbogens unter Einschluß des Supraorbitalwulstes (Abb. 6a, b) ergibt eine Übersicht über die gesamte Laterofrontobasis, Orbita, Keilbeinhöhle, Ethmoidalzellen, laterale Stirnhöhle bis an die Flügelgaumengrube und Vorderseite des Felsenbeins. Damit ergibt sich ebenfalls eine Übersicht über die mittlere Schädelgrube [2, 3]. Dieser laterale Zugang erscheint auch bei retrochiasmalen und bei bis retrosellär reichenden Tumoren hilfreich, er ermöglicht die gleichzeitige Übersicht über intra- und extradurale Läsionen dieser Region [97, 107]. Extensive Rekonstruktionen sind hierbei außer dem Wiedereinsetzen des Knochendeckels nicht erforderlich.

5.4.1.2 Mediale Zugänge

Nach der bikoronaren Hautinzision (Abb. 1) wird eine mediale frontale osteoplastische Trepanation durchgeführt, je nach Ausdehnung der Stirnhöhle und des Tumors entweder nur im Bereich der Stirnhöhle oder auch darüber hinaus (Abb. 7). Eine oszillierende Säge wird zur Vermeidung eines später sichtbaren Bohrloches empfohlen [122]. Teile der Stirnhöhlenhinterwand können zur späteren Dekkung des Schädelbasisdefektes benutzt werden. Extensive gleichzeitige Resektionen des Orbitadaches und der Frontobasis bis zum Processus clinoideus anterior superior und zwischen den Nervi optici (Abb. 8) bei tiefgelegenen intrakraniellen Tumoren werden empfohlen [5, 23, 35, 73, 105]. Hierdurch ergibt sich über die Mittellinie ein Zugang bis zum oberen Klivusbereich. Auf die Gefahr einer postoperativen Anosmie muß hingewiesen werden [73].

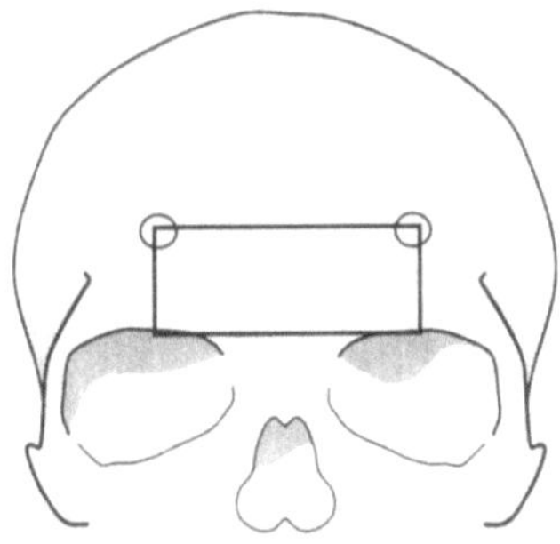

Abb. 7. Bifrontobasale osteoplastische Trepanation ohne oder mit Eröffnung der Stirnhöhlen. Es werden aus kosmetischen Gründen nur soviele Bohrlöcher angelegt, wie eben notwendig sind

5.4.1.3 Medialer Zugang mit fazialer Freilegung

Eine Kombination der frontobasalen Mittellinienfreilegung mit ausgedehnten fazialen Freilegungen

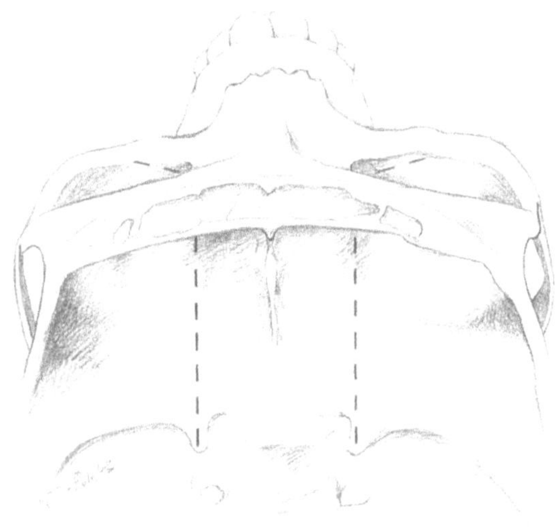

Abb. 8. Die bifrontobasale osteoplastische Trepanation erlaubt Resektionen des Orbitadaches und der Frontobasis bis zum Processus clinoideus anterior superior und zwischen den Nervi optici

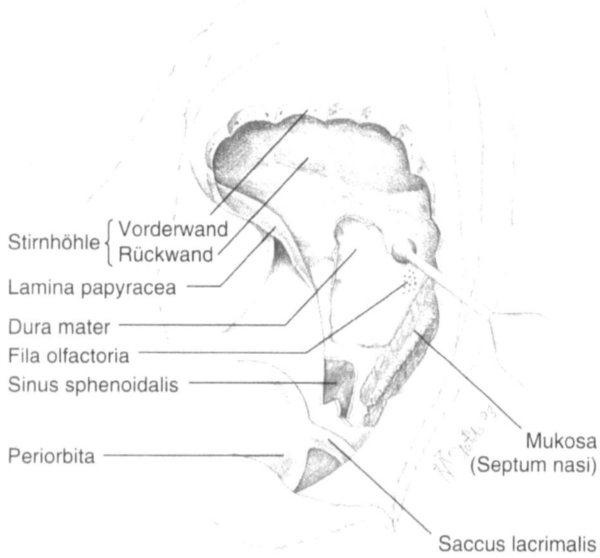

Abb. 9. Extrakranieller Zugang zur vorderen Schädelbasis (Hautschnitt siehe Abb. 4). Weichteilgewebe, Periost, Periorbita und Tränengang werden freipräpariert und Sinus frontalis und ethmoidalis nach Entfernung der lateralen knöchernen Nasenbegrenzung dargestellt. Über diesen Zugang wird auch die Keilbeinhöhle erreicht

(Schnittführung s. Abb. 4) ist je nach Ausdehnung des Tumors in Nasenhöhle und Nasennebenhöhle empfohlen worden [103, 105, 120, 122]. Da durch diese bifrontale „en plaque"-Freilegung ein sehr breiter Zugang geschaffen wird, ist der transbasale Zugang zu der Lamina cribrosa, den Ethmoidalzellen, der Orbita und der Keilbeinhöhle ausreichend, so daß sich in vielen Fällen der transfaziale Zugang erübrigt [106]. Weitere knöcherne osteoplastische Resektionen müssen genau auf Tumorlokalisation und -größe ausgerichtet sein. Eventuell ist eine Resektion der Ethmoidalzellen oder die ein- oder beiderseitige Maxillotomie [15, 33, 34, 36, 49, 54, 119, 138, 145, 154] hilfreich. Ebenfalls empfohlen wurden ein transnasaler [22, 24, 93], ein transoraler [25, 26] oder ein transpalataler Zugang [76].

5.4.1.4 Extrakranieller Zugang

Bösartige Tumoren der frontalen Schädelbasis, die in die Nasennebenhöhlen eingebrochen oder von diesen in die Schädelbasis vorgedrungen sind, können über den frontoorbitalen Zugang erreicht werden. Bei Infiltration der Dura kann diese von extrakraniell her plastisch gedeckt werden. Auf demselben Weg können gutartige Tumoren, die die Dura mater respektieren, erreicht werden.

5.4.1.4.1 Zugang mit Schonung des Orbitainhalts. Über eine paranasale Schnittführung, die durch eine subziliäre Inzision [155] und nach unten durch die Oberlippe verlängert werden kann (Abb. 4), werden Weichteilgewebe und Periost mitsamt Periorbita und Tränengang freipräpariert. Über laterale Anteile des Nasenbeins, die vordere Begrenzung des Os ethmoidale, untere Anteile der Vorderwand des Sinus frontalis und den Boden des Sinsus frontalis sowie Resektion der Ethmoidalzellen (Abb. 9) wird der Tumor dargestellt. Gegebenenfalls kann auf diesem Weg in die Keilbeinhöhle vorgegangen werden. Muß die Dura reseziert werden, so ist eine Duraplastik anzuschließen, die mit Situationsnähten und Fibrinkleber gesichert wird.

5.4.1.4.2 Zugang mit Exenteratio orbitae (Abb. 10). Die Schnittführung entspricht weitgehend der unter 5.4.1.4.1 beschriebenen. Der Tumor wird nach Möglichkeit en plaque reseziert, wobei die Ethmoidektomie und Maxillektomie vorgenommen werden können. Die frontobasale Dura wird dargestellt und großzügig reseziert. Die Deckung des Duradefekts erfolgt mittels Galeaperiost oder Fascia lata.

5.4.1.5 Intrakranieller Zugang

Je nach Tumorart und -ausdehnung ergibt sich die Möglickeit, rein extradural oder kombiniert extra/intradural zu operieren [108]. In der Regel ist jedoch nach Ablassen des Liquors aus den basalen Zisternen oder aus der Lumbaldrainage vermehrt Platz zu gewinnen und in der Nähe wichtiger Strukturen –

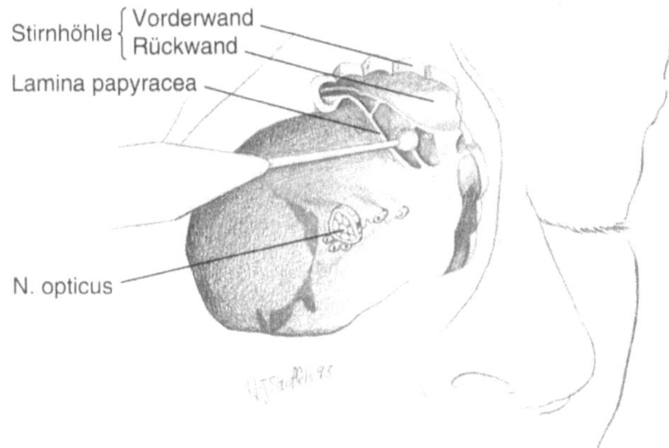

Abb. 10. Extrakranieller Zugang zur vorderen Schädelbasis mit Exenteratio orbitae. Schnittführung entsprechend Abb. 4 mit Erweiterung um die Lidspalte herum. Nach Entfernung des Orbitainhalts können die Ethmoidektomie und/oder die Maxillektomie angeschlossen werden

Hirnstamm, A. carotis interna – das intradurale Vorgehen ungefährlicher. Müssen zweifellos größere Gefäße bzw. die A. carotis ausgeschaltet werden und läßt der präoperative Carotisverschlußtest neurologische Ausfälle befürchten, so sollte eine präoperative Extra- intrakranielle Bybass-Operation erwogen werden [129]. Werden Hirnnerven verletzt, so kann bei myelinisierten Nerven eine Anostomose versucht werden. Hierzu sind zwei Nähte 10×0 hinreichend [130]. Zur Überbrückung größerer Defekte können Suralistransplantate versucht werden.

5.4.1.5.1 Extraduraler Zugang. Es wird eine typische frontale bzw. bifrontale, bis an die Basis reichende osteoplastische Trepanation durchgeführt. Die Dura wird bis zur hinteren Grenze des canalis N. optici mobilisiert. Anschließend werden die mittleren Anteile der frontalen Schädelbasis einschließlich Ethmoidalzellen entfernt und die Keilbeinhöhle eröffnet (Abb. 11); auf diesem Weg kann der Clivus gleichermaßen dargestellt werden.

5.4.1.5.2 Intraduraler Zugang. Nach einer einseitigen oder bifrontalen, bis an die Basis reichenden osteoplastischen Trepanation wird die Dura parallel zur Schädelbasis eröffnet (Abb. 12) und – falls erforderlich – der Sinus sagitalis superior doppelt unterbunden. Nach vorsichtiger Retraktion des Frontalhirns wird Liquor über die basalen Zisternen abgelassen, wodurch ausreichend Platz für das weitere Vorgehen geschaffen wird. Zunächst wird der intradurale Anteil des Tumors entfernt, die Dura anschließend reseziert und der extradurale Tumoranteil ausgeräumt einschließlich eventueller Tumoranteile in den Nebenhöhlen. Der plastische Duraersatz erfolgt entweder mittels eines gestielten Galeaperiost-Transplantats oder aber mit Hilfe eines Streifens Faszia lata.

5.4.1.6 Kombinierter intra-/extrakranieller Zugang

Der kombinierte intra-extrakranielle Zugang zur frontalen Schädelbasis kann ein- oder zweizeitig er-

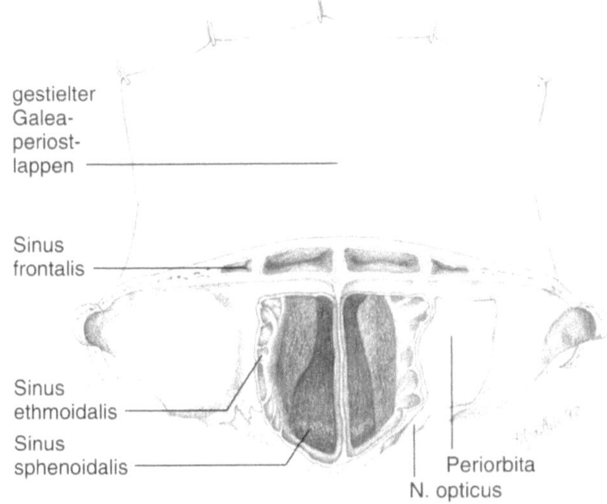

Abb. 11. Transfrontaler extraduraler Zugang zur vorderen Schädelbasis. Nach der bifrontobasalen Kraniotomie wird die frontale Schädelbasis extradural dargestellt, die Siebbeinzellen beiderseits entfernt und die Keilbeinhöhle eröffnet. Prozesse mit Beteiligung des Orbitadaches und Einwachsen in die Orbitahöhle können über diesen Zugang gut erreicht werden

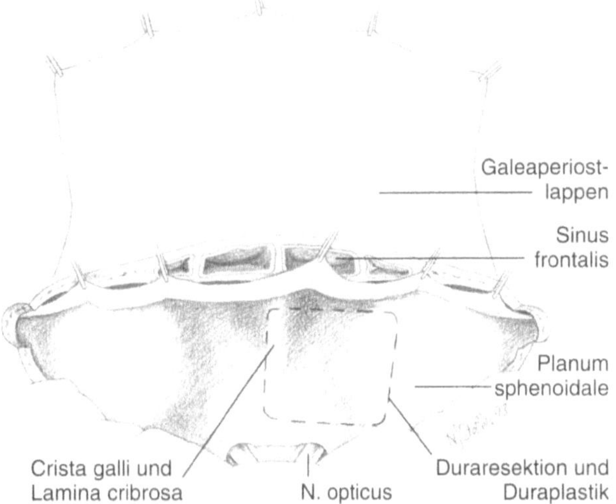

Abb. 12. Transfrontaler intraduraler Zugang zur vorderen Schädelbasis. Nach der bifrontobasalen osteoplatischen Trepanation wird die Dura parallel zur Schädelbasis eröffnet, der Sinus sagitalis superior doppelt unterbunden und durchtrennt. Duradefekte werden mit gestieltem Galeaperiost-Transplantat gedeckt

folgen, wobei der Vorteil darin liegt, daß gleichermaßen intra- und extradurale Tumoranteile entfernt werden können.

5.5 Rekonstruktive Maßnahmen

Rekonstruktive Maßnahmen [116] sind erforderlich, wenn nach der Tumorentfernung entweder eine freie Verbindung zwischen dem Subarachnoidalraum und dem Nasenrachenraum oder den Nasennebenhöhlen besteht oder aber, wenn eine Meningozele mit Hirnprolaps zu befürchten ist. Eine Übereinkunft über eine optimale Methode gibt es nicht [66]. Der Zeitpunkt der rekonstruktiven Maßnahmen wird unterschiedlich beurteilt. Während mehrere Autoren das einzeitige Vorgehen empfehlen [66, 113], weisen andere Autoren darauf hin [37, 93], daß bei ausgedehnten Zerstörungen der Schädelbasis ein mehrzeitiges Vorgehen die Chancen erhöht, eine Liquorfistel zu vermeiden. Dabei wird bei einer 1. intrakraniellen Operation der Tumor bis zur Basis entfernt und die Dura durch ein Transplantat rekonstruiert. In einer 2. Operation wird diese Duraplastik belassen und der extrakranielle Teil des Tumors entfernt. Während die Wiederherstellung der Mukosa nur von einigen Autoren empfohlen wird [37], besteht Einigkeit darüber, daß zur Vermeidung einer Liquorfistel der wasserdichte Verschluß der Dura zwingend erforderlich ist. Die Wahrscheinlichkeit einer Meningitis wird bei sistierender Liquorfistel auf 30% geschätzt [70]. Wenn die Dura nicht ohne eine Plastik bereits wieder verschlossen werden kann, dann gibt es unterschiedliche Techniken: Als besonders effektiv hat sich der frontobasal gestielte Galeaperiost-Lappen erwiesen [38], der wasserdicht mit der Dura verschlossen wird und am hinteren Rand des Duradefektes fixiert werden muß. Die Nähte können zur Sicherheit mit Fibrinkleber und Gelatineschwämmchen abgedichtet werden. Der Vorteil eines gestielten Lappens liegt im Erhalt der Blutversorgung der eingenähten Plastik. Die Größe des benötigten Lappens kann leicht unterschätzt werden und sollte bei der Planung der Hautinzision bereits mitberücksichtigt werden. Wenn ein gestielter Galeaperiost-Lappen nicht möglich ist oder ein lateraler Zugang gewählt wurde, dann kann auch eine freie Plastik verwendet werden. Die Faszie des M. temporalis oder Fascia lata sind einer lyophilisierten Dura oder lyophilisierter Fascia lata vorzuziehen. Die adäquate Versorgung der extrakraniellen Tumorhöhle ist grundsätzlich empfehlenswert zur Vorbeugung eines Hämatoms, einer Entzündung und eines Hirnprolaps [37]. Einige Autoren empfehlen auf jeden Fall die knöcherne Abdeckung [94], andere halten sie nicht für zwingend erforderlich [123]. Empfohlen wird z.B. ein Beckenkammtransplantat [37], bei Kindern auch ein Spaltrippentransplantat zur Rekonstruktion der knöchernen Basis.

Grundsätzlich kommen für den Verschluß bzw. das Ausfüllen der Tumorhöhle und ggf. der angrenzenden Nasennebenhöhlen 4 Methoden in Betracht [69]:

1. Anlage eines Spalthautlappens,
2. Lokal- bzw. Schwenklappen, am häufigsten im Fall der vorderen Schädelgrube ein Galeaperiostlappen und/oder ein Teil des M. temporalis
3. entferntere gestielte Hautmuskellappen, z.B. aus dem M. pectoralis major [9, 118] oder M. trapezius, über deren Stiel die arterielle und venöse Versorgung sicherzustellen ist. Ist eine Untertunnelung des Stiels wegen der Entfernung zum Supraorbitalwulst nicht möglich, so wird der Stiel 2 Wochen extern belassen und nach Angehen des Transplantates sekundär abgetrennt [70],
4. ein freies Hautmuskeltransplantat, z.B. ein Rectus abdominis- oder M. latissimus dorsi-Transplantat [9, 70]. Die versorgenden Gefäße werden mikrochirurgisch am Ort der Transplantation anostomisiert. Diese Möglichkeit setzt mikrochirurgische Erfahrung voraus; sie bietet den Vorteil, daß bei ausgedehnten Defekten große Gewebsmengen zur Verfügung stehen.

5.6 Technische Hilfsmittel

Einen operationstechnischen Fortschritt stellt die Ultraschallaspiration (CUSA: Cavitron Ultrasonic Surgical Aspirator) dar, die sich insbesondere bei Tumoren von geringer bis mittlerer Konsistenz als außerordentlich hilfreich erwiesen hat. Der Tumor kann ohne Zug oder Druck auf die Umgebung abgetragen werden, während gleichzeitig gespült und gesaugt wird und die Gefäße geschont werden. Für die histologische Untersuchung muß vorher ausreichend Gewebe entnommen werden.

Seit vielen Jahren kann inzwischen auf Erfahrungen mit der Laserchirurgie zurückgeblickt werden; seit mehr als 10 Jahren sind hauptsächlich der CO_2-, Nd-Yag- und der Argon-Laser in Gebrauch. Der am häufigsten benutzte CO_2-Laser hat eine geringe Eindringtiefe und kann Gefäße unter 1 mm Durchmesser koagulieren, während das umgebende Gewebe vaporisiert wird. Dies ist insbesondere an der Ansatzstelle von Meningiomen wertvoll. Die Eindringtiefe des Nd-Yag-Laser ist wesentlich tiefer, er eignet sich besonders für große gefäßreiche Tumoren; durch Koagulation kommt es zur Tumorschrumpfung, während das Gewebe allerdings nicht vaporisiert wird. Die Eigenschaften des Argon-Laser liegen zwischen CO_2- und Nd-Yag-Laser [142].

Die intraoperative Registrierung evozierter Potentiale zur Überwachung zerebraler Funktionen hat sich bei einer Vielzahl neurochirurgischer Eingriffe bewährt [98]. Bei Läsionen der vorderen Schädelgrube, die an das Chiasma heranreichen, könnte die Ableitung visuell evozierter Potentiale aufschlußreich sein; nach eigenen Erfahrungen ist die Registrierung der visuell evozierten Potentiale intraoperativ eher unsicher, was einerseits auf die unterschiedlichen volatilen und nichtvolatilen Anästhetika zurückzuführen ist, andererseits auch auf biologische und technische Probleme zurückgeführt werden kann [78]. Gegenüber den visuellen hat sich die Ableitung der somatosensorisch evozierten Potentiale nach Stimulation des N. tibialis zur Überwachung des Stromgebietes der Arteria cerebri anterior als praktikabel erwiesen; dabei sind nach der eigenen Erfahrung reproduzierbare Antwortpotentiale häufig erst nach beiderseitiger Stimulation des Nervus tibialis erhältlich. Die Überwachung einzelner Hirnnerven kann bei knochenzerstörenden Prozessen der vorderen Schädelbasis von Bedeutung sein. Die Hirnnerven III, IV und VI werden durch Ableitung von den entsprechenden Augenmuskeln überwacht [98]. Für die Zeit der Ableitung sollte eine Muskelrelaxation vermieden bzw. eine bestehende Relaxation aufgehoben werden.

6 Läsionen der vorderen Schädelbasis

6.1 Primär knochenverändernde Läsionen der vorderen Schädelbasis

6.1.1 Benigne Prozesse

6.1.1.1 Osteome

Osteome gehören zu den häufigsten knochenverändernden Tumoren des Schädels [87]. Innerhalb des Schädels sind sie am häufigsten in den Nasennebenhöhlen [102] und im Mastoid. Röntgenologisch sind sie scharf abgegrenzt, die Dichte variiert mit dem Grad der Verkalkung. Im Gegensatz zu den hyperostotischen Meningiomen ist die Diploe in der Regel erhalten. Makroskopisch findet sich ein Nidus aus osteoidem Gewebe mit umgebender osteoblastischer Bindegewebsreaktion. Die Unterscheidung von fibröser Dysplasie ist nicht immer einfach, die Lokalisation ergibt jedoch Hinweise [39]. Bei größeren postoperativen Defekten muß eine plastische Deckung in Betracht gezogen werden. Gelegentlich ist ein rein extradurales Vorgehen erfolgreich [108]. Die Prognose ist gut [18].

6.1.1.2 Chondrome

Chondrome können in allen Knochen beobachtet werden, in denen Knorpel vorkommt, also auch extrakraniell [60]. Im Schädelknochen sind sie selten, sie treten an den Synchondrosen auf und kommen am häufigsten in den Nasennebenhöhlen und sphenookzipital vor. Hirnnervenausfälle sind das häufigste klinische Zeichen. Eine maligne Entartung ist selten [45]. Präoperativ können die Chondrome von den Chordomen und Meningiomen an ihrer besonders ausgeprägten Tendenz zur Verkalkung radiologisch gelegentlich abgegrenzt werden [4]. Eine verspätete Kontrastmittelanreicherung im CT wurde als typisch beschrieben [141]. Die maligne Entartung in ein Chondrosarkom kündigt sich durch rasches Wachstum an und wird in 2–3% beobachtet [87]. Die histologische Beurteilung kann schwierig sein [150]. Die Behandlung besteht in der möglichst weitgehenden operativen Entfernung, allerdings ist dies an der Schädelbasis in der gewünschten Radikalität nicht immer möglich. Die Dekompression erbringt häufig eine klinische Besserung.

6.1.1.3 Chordome

Chordome entstehen aus notochordalen Resten, häufig im Bereich des Clivus. Männer sind doppelt so häufig betroffen wie Frauen [56]. Nicht selten erreichen Chordome eine Größe, die zur Zerstörung der Frontbasis führt. Sie treten gewöhnlich in der 3. und 4. Lebensdekade auf und wachsen langsam, kommen allerdings auch im Kindesalter vor [80]. Differentialdiagnostisch müssen Chondrome, Chondrosarkome, Meningiome und Karzinommetastasen berücksichtigt werden. Im Computertomogramm stellen sie sich meistens hypo- bis isodens dar [16, 147]. Es handelt sich zwar um langsam wachsende, nicht metastasierende Neoplasmen, die daher als gutartig aufgefaßt werden, sie infiltrieren jedoch den Knochen und führen zu einer progredienten Zerstörung der Schädelbasis; Jones zählte sie deshalb zu den malignen Neoplasien. Der Zugang richtet sich nach der Lokalisation [35]. Eine präoperative Probeexzision ist wünschenswert [149]. Gelingt eine radikale Ausräumung auch der angrenzenden knöchernen Strukturen, so ist mit einem längeren rezidivfreien Intervall zu rechnen [6, 132], ansonsten ist mit rasch auftretenden Rezidiven zu rechnen [74]. Die Fünf-Jahresüberlebensrate bei Radiotherapie nach möglichst radikaler Entfernung reicht von 10–76% [75, 112]. Die postoperative Bestrahlung wird zwar empfohlen [8, 12, 53, 56, 79, 81, 104], sie erschwert jedoch wegen der reaktiven Fibrosierung eine Rezidivoperation. Die Wirkung einer kombinierten Strahlen- und Chemotherapie bleibt vorerst offen [139].

6.1.1.4 Riesenzelltumoren

Riesenzelltumoren der Schädelbasis sind sehr selten, sie kommen häufiger in langen Röhrenknochen oder am Unterkiefer vor. Das Prädilektionsalter liegt zwischen 20 und 40 Jahren. Das Entartungsrisiko ist nicht unbeträchtlich, besonders nach Strahlentherapie [87]. Die Behandlung der Wahl ist eine möglichst vollständige Entfernung des Tumors.

6.1.1.5 Epidermoide, Dermoide, Teratome

Diese Mißbildungstumoren kommen überall am Schädelknochen vor, gelegentlich auch an der Schädelbasis. Sie machen bis zu 2% aller kraniellen/intrakraniellen Tumoren aus [52]. Da sie im Computertomogramm meist hypodens erscheinen, ist die differentialdiagnostische Abgrenzung gegenüber Arachnoidalzysten und anderen Zysten auch mit Hilfe des MR oft schwierig [91, 126, 143, 152]. Bei der intraoperativen Präparation muß ein Auslaufen des Zysteninhalts vermieden werden, da dessen cholesterinhaltige Bestandteile zu meningitischen Reizerscheinungen führen können [137]. Die Behandlung der Wahl ist die operative Entfernung. Wenn die Zystenanteile vollständig entfernt werden können, dann ist ein Rezidiv unwahrscheinlich [115]. Die Operationsletalität kann über 10% liegen [14]. Eine Bestrahlung ist nicht erforderlich. Andere dysontogenetische Tumoren wie intrakranielle Ameloblastome sind selten, gelegentlich rasch wachsend und können entarten.

6.1.1.6 Fibröse Dysplasie

Eine fibröse Dysplasie der Schädelbasis stellt sich histologisch dar mit multiplen Herden fibrösen Gewebes oberhalb von Knocheninseln mit ausgeprägter osteoklastischer und osteoblastischer Aktivität. Eine klinische Progredienz der bereits auf den Röntgennativ-Aufnahmen auffälligen Veränderungen, die hauptsächlich bis zum vierten Lebensjahrzehnt auftreten und symmetrisch ausgeprägt sind, wird nicht regelmäßig beobachtet. Ob die fibröse Dysplasie als Tumor oder als Pseudotumor aufzufassen ist, hängt vom Sprachgebrauch ab. Klinisch relevant ist diese Erkrankung, wenn die Foramina der Schädelbasis eingeengt werden. Bei zunehmenden Sehstörungen kann die Dekompression des Canalis opticus erforderlich werden [59]. Eine Bestrahlung hilft nicht. Die Unterscheidung von einem hyperostotischen Meningiom ist oft nur histologisch möglich. Eine sklerosierende wird von einer zystischen und einer gemischten Form unterschieden. Bei der Operation kann der Gefäßreichtum Schwierigkeiten bereiten [87].

6.1.2 Maligne Prozesse

6.1.2.1 Sarkome

Primär knochenzerstörende bösartige Prozesse stellen die Sarkome dar. Chondrosarkome sind mit 0,16% aller intrakraniellen Neoplasmen extrem selten [11, 35, 58], sie metastasieren gelegentlich [87]. 14% der Chondrosarkome kommen an der Basis der vorderen Schädelgrube vor [85]. Osteogene Sarkome fallen durch ein rasches Wachstum [62] und intraoperativ durch ihren Gefäßreichtum auf; sie werden gelegentlich im Zusammenhang mit Morbus Paget gefunden. Bei radikaler Entfernung und nachfolgender Bestrahlung wird je nach Malignitätsgrad eine Letalität zwischen 30 und 90% [42] angegeben, die Fünf-Jahresüberlebensrate liegt zwischen 57 und 62% [63]. Fibrosarkome zeigen ebenfalls ein rasches Wachstum, die präoperative Unterscheidung von Karzinomen ist oft schwierig. Die Langzeitprognose scheint besser als bei osteogenen Sarkomen, von denen jedoch auch Langzeitverläufe beschrieben wurden [87, 92]. Eine Bestrahlung bei Chondrosarkomen scheint gerechtfertigt [21, 79], auch eine Chemotherapie wird empfohlen [82].

6.2 Sekundär knochenverändernde Prozesse

6.2.1 Benigne Prozesse

Die in diesem Abschnitt beschriebenen Meningiome und Hämangioperizytome werden zwar unter den gutartigen Läsionen aufgeführt, beide aber können auch rasch wachsen und maligne entarten und – gelegentlich – metastasieren.

6.2.1.1 Meningiome

Ursprung und Einteilung der Meningiome wird seit ihrer Erstbeschreibung kontrovers diskutiert [88]. Die Eigenart, den anliegenden Knochen zu verändern, kann sowohl zu einer Auftreibung der Schädelbasisknochen – dann klinisch gelegentlich schwer von der fibrösen Dysplasie zu unterscheiden – als auch zu einem Durchtritt des Tumors in Orbita und Nasennebenhöhlen führen. Meningiome kommen zwar auch im Kindesalter vor, treten jedoch bevorzugt erst nach dem 40. Lebensjahr auf. Das Verhältnis männlich/weiblich beträgt 1:2. 20% der Meningiome wachsen an der Basis der vorderen/mittleren Schädelgrube. Meningiome der vorderen Schädelbasis heißen im vorderen Mittellinienbereich Olfaktoriusmeningiome, im hinteren Bereich des Tuberculum sellae oder des Planum sphenoidale Tuberculum sellae- oder supraselläre Meningiome. Seitlich können sie selten vom Orbitadach ausgehen und gelegentlich lateral durch die Fissura orbitalis superior oder den Canalis opticus in die Orbita einwachsen [59, 100]. Meningiome des Keilbeinflügels können die vordere Schädelbasis betreffen; je nach Sitz unterscheidet man mediale und laterale Keilbeinflügelmeningiome. Die Symptomatik der Meningiome ist in Anbetracht ihrer Größe oft erstaunlich gering; eine progrediente Antriebsarmut über Jahre wird nicht selten mit einer Altersdemenz verwechselt. Sehstörungen führen am häufigsten zur Diagnostik, während eine Anosmie nur selten als Erstsymptom bemerkt wird [100]. Eine präoperative Angiographie wird bei Verdacht auf Meningiom als besonders wichtig angesehen, um das Ausmaß der Vaskularisation und die an der Vaskularisation beteiligten extra- und/oder intrakraniellen Gefäße sowie die Verdrängung der Aa. cerebri anteriores beurteilen zu können. Meningiome mit einer hyperostotischen Begleitreaktion neigen im besonderen Maße zum Gefäßreichtum [87].

Die operativen Zugangswege zum Olfaktoriusmeningiom sind vielfältig: Subfrontale, laterale, bilaterale und extrem laterale Zugänge über den kleinen Keilbeinflügel sind beschrieben worden [100]. Sowohl die meist eröffneten Stirnhöhlen als auch die Tumoransatzstelle müssen wasserdicht versorgt werden; da in jedem Fall eine Liquorfistel im Bereich der Lamina cribrosa befürchtet werden muß, ist hier eine plastische Deckung der Basis, gegebenenfalls mit Fibrinkleber, erforderlich. Die Schonung der Aa. cerebri anteriores ist von entscheidender Bedeutung; diesbezüglich scheint das elektrophysiologische Monotoring mit Ableitung des Tibilais evozierten somatosensiblen kortikalen Potentials (Stimulation beider Nn. tibiales!) sinnvoll zu sein. Die Operationsmortalität liegt unter 1% [100]. In der Regel sollte ein N. olfactorius erhalten bleiben, wenn er präoperativ funktionsfähig war [100]. Rezidive sind vergleichsweise selten. Für die suprasellären Meningiome ist meist ein rechts subfrontaler Zugang praktikabel [100]. Die Ummauerung bzw. Anhebung von A. carotis interna und den Aa. cerebri anteriores sowie Verwachsungen mit dem Chiasma und dem Hypophysenstiel bestimmen die operative Problematik. Erst nach Aushöhlung und Verkleinerung des Tumors sollte die Präparation der Kapsel erfolgen. Die Rückbildung von Sehstörungen hängt von der Dauer der präoperativen Symptomatik ab [140]. Eine postoperative Bestrahlung kann bei histologischen Hinweisen auf Malignität angezeigt sein. Bei symptomfreien, zufällig entdeckten Tumoren ist eine CT- oder eine MR-Verlaufsbeobachtung zu erwägen, bevor eine Operationsindikation gestellt wird, da das Wachstum der Meningiome sehr unterschiedlich ist [46].

6.2.1.2 Hämangioperizytome

Die Herkunft der Hämangioperizytome wird kontrovers diskutiert, vermutlich stammen sie von Perizyten ab. Makroskopisch findet sich meist eine Infiltration der Dura, nicht ganz selten kann auch der Knochen infiltriert werden, und die Beziehung zur Gefäßadventitia ist eng. Die Diagnostik und Behandlung der Hämangioperizytome unterscheidet sich nicht nennenswert von derjenigen bei Meningiomen. Eine Bestrahlung der Hämangioperzytome des zentralen Nervensystems wird empfohlen [41]. Metastasen kommen vor auch außerhalb des Zentralnervensystems, weshalb die Hämangioperizytome eine Zwischenstellung zwischen maligne und benigne einnehmen [124].

6.2.1.3 Mukozelen

Mukozelen sind von einer Kapsel umgebene mukoide Flüssigkeitsansammlungen der Nasennebenhöhlen, die durch eine Verlegung der Abflußwege entstehen. Sie können daher als Pseudotumoren aufgefaßt werden. Die angrenzenden knöchernen Strukturen werden ausgedünnt und es kann eine lokal raumfordernde Wirkung entstehen. Ist der Inhalt infiziert, so handelt es sich um eine Pyozele. Das Fehlen jeglicher Anreicherung im CT und im MR erleichtert im Zusammenhang mit der Lokalisation und den typischen knöchernen Veränderungen die Diagnose. Am häufigsten sind die Siebbeinzellen betroffen, gelegentlich auch noch Keilbein- oder Stirnhöhle. Eine Mukozele kann auch Ursache für einen einseitigen Exophthalmus sein. Die operative Ausräumung ist in der Regel kurativ. Ein Auslaufen des Zysteninhalts sollte wegen der Gefahr einer meningitischen Reizreaktion vermieden werden [87].

6.2.2. Maligne Prozesse

6.2.2.1 Ästhesioneuroblastome

Dieser seltene Tumor entsteht in der oberen Nasenhöhle aus Stammzellen des Riechepithels [44]. Je nach Ausdehnung in die Nasennebenhöhe, Orbita und nach intrakraniell werden die drei Stufen A, B und C unterschieden [95]. Auch entfernte Metastasen kommen vor. Das Ästhesioneuroblastom scheint jedes Lebensalter zu betreffen. Nasenbluten und Kopfschmerzen sowie nasale Obstruktion gehören zu den Frühsymptomen. Als Zugang wurde eine laterale Rhinotomie vorgeschlagen, auch die bifrontale Freilegung und die transbasale Ausräumung in einem einzeitigen Eingriff wird durchgeführt [43]. Die langjährige Überlebenszeit – 1,5 bis 5 Jahre – beträgt 50%. Eine postoperative Nachbestrahlung wird empfohlen [43, 127].

6.2.2.2 Karzinome

Die häufigsten Karzinome, die, von den Nasennebenhöhlen ausgehend, die vordere Schädelbasis zerstören, sind Adenokarzinome, Plattenepithelkarzinome und adenoidzystische Karzinome, auch Zylindrome genannt [20, 24, 146]. Je nach Ausdehnung und Lage wird der Zugang gewählt. Ob eine alleinige transfaziale, transnasale oder transfrontale transbasale Ausräumung ausreicht, oder ob einzeitig oder zweizeitig mit kombinierten Zugängen vorgegangen wird, kann nicht allgemein verbindlich festgelegt werden. Eine Fünf-Jahresüberlebensrate von bis zu 80% wird angegeben [10]. Jahrzehntelanges Überleben wird für den Einzelfall berichtet [17]. Eine postoperative Bestrahlung ist empfehlenswert [104]. Die Bestrahlung und Chemotherapie kann zur Radionekrose und zu nachfolgenden Infektionen führen [61]. Das wichtigste prognostische Kriterium sind präoperativ bestehende Hirnnervenausfälle [134]. Bei schädelbasiszerstörenden Karzinommetastasen und bekannter multipler Metastasierung sollte die Indikation zur Operation unter Berücksichtigung der Grunderkrankung und der Gesamtprognose erfolgen.

6.2.2.3 Multiple Myelome

Multiple Myelome sind nicht selten, bevorzugt betroffen ist das 4. bis 6. Lebensjahrzehnt. Präoperative Hinweise ergeben sich aus multiplem Befall, Anämie, Proteinurie, maximaler Blutsenkungsbeschleunigung, Schädelübersichtsaufnahmen und der Knochenszintigraphie. Da multiple Myelome auf Radiotherapie und Chemotherapie in der Regel gut ansprechen, ist bei Verdacht auf das Vorliegen eines multiplen Myeloms der Schädelbasis eine Probeexzision angezeigt [87].

6.2.2.4 Neuroblastome

Neuroblastome gehören zu den häufigeren Tumoren des Kindesalters. Multiple knochenzerstörende Herde werden gefunden. Wird der Schädelknochen betroffen, dann ist die Prognose in der Regel schlecht. Die Behandlung der Wahl ist die lokale Bestrahlung [153].

7 Eigenes Material

Zwischen 1968 und 1991 wurden an der neurochirurgischen Universitätsklinik Köln 68 Patienten mit schädelbasisverändernden Läsionen mikrochirurgisch operiert. Ausgeschlossen von dieser Zusammenstellung basiszerstörender Prozesse wurden Meningiome, Neurinome, Kraniopharyngiome und Hypophysentumoren, da diese spezifische Krankheitsbilder darstellen, die einer gesonderten Bearbeitung bedürfen.

Patienten und Methoden. Das Alter der Patienten lag zwischen 2 und 77 Jahren, median 43 Jahre. Das Verhältnis männlich/weiblich betrug 34:34. Die Diagnosen sind in Tabelle 1 aufgeführt.

Grob eingeteilt, betrafen 62 Tumoren die vordere und mittlere Schädelgrube, 6 Tumoren die hintere Schädelgrube bzw. den Clivus. Die unterschiedlichen Zugänge sind in Abb. 5 aufgeführt. Bei 14 Patienten wurde der Eingriff in Zusammenarbeit mit der HNO-Klinik, bei 4 Patienten mit der Augenklinik und bei einem Patienten mit der Kieferchirurgischen Klinik durchgeführt.

Eine Bestrahlung wurde bei 28 Patienten vorgenommen. Von den histologisch eher gutartigen Tumoren wurde ein Chondrom, ein Osteoklastom und ein Glomustumor bestrahlt. Bei 8 Patienten mit bösartigen Tumoren (je 2 Plasmozytome, Neuroblastome, Sarkome und Karzinome) wurde zusätzlich zur Bestrahlung eine Chemotherapie durchgeführt. Bei 19 Patienten erfolgte wenigstens eine Rezidivoperation, darunter bei 5 Patienten zwei Rezidivoperationen, bei 3 Patienten 3 und bei einem Patienten 4 Rezidivoperationen.

Ergebnisse. Die Überlebenszeit nach dem Kaplan-Meier-Schema ist in Abb. 13 aufgeführt. Nach 5 Jah-

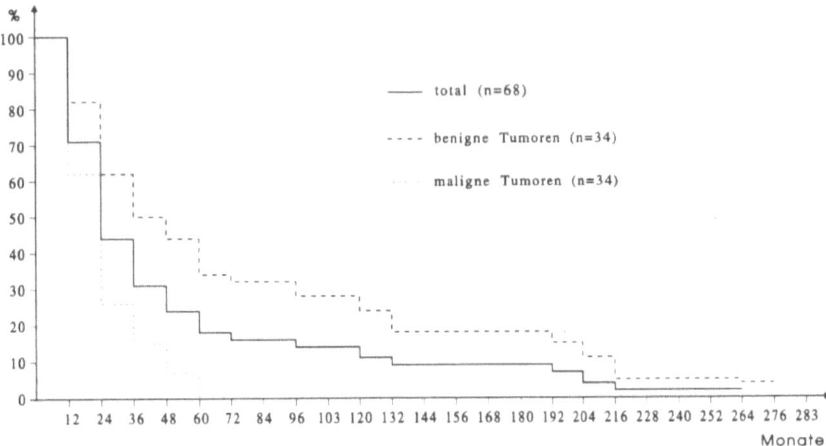

Abb. 13. Überlebenswahrscheinlichkeit bei schädelbasiszerstörenden Tumoren

ren lebte kein Patient mit maligner Läsion mehr; von den Patienten mit eher benignen Läsionen lebten noch über 40% nach 5 Jahren. Nach 10 Jahren betrug die Überlebenswahrscheinlichkeit 28%. Ebenfalls bei den benignen Tumoren betrug die minimale Lebenszeit 3 Monate, die maximale Überlebenszeit 273 Monate, die mittlere Überlebenszeit 78,4 Monate. Bei den malignen Läsionen betrug die minimale Überlebenszeit 2 Monate, die mittlere Überlebenszeit 19,8 Monate und die maximale Überlebenszeit 56 Monate. Die postoperative Letalität wurde definiert als die Sterblichkeitsrate innerhalb der ersten 30 Tage nach der Operation. Insgesamt verstarben 3 Patienten (4%) innerhalb von einem, 4 und 7 Tagen nach der Operation, davon einer an einer Nachblutung und 2 weitere an einer autoptisch gesicherten Lungenembolie.

Die Auswertung zur Lebensqualität bezog sich auf den unmittelbar präoperativen und den besten postoperativen Karnofsky-Grad. Eine wesentliche Verschlechterung um 30 Punkte auf der Karnofsky-Skala wurde bei einem Patienten mit ausgedehntem Nasopharynxkarzinom beobachtet. Nach einem Chordom und einer Karzinommetastase kam es zu einer Verschlechterung um 20 Punkte. Nach Operation eines frontalen Ameloblastoms wurde eine Verbesserung um 30 Punkte auf der Karnofky-Skala beobachtet. Die Ergebnisse sind im einzelnen in Abb. 14 und 15 aufgeführt. Bei 8 benignen Läsionen lag das Intervall bis zur Rezidivoperation bzw. zur Operation des Resttumors zwischen einem und 160 Monaten, die mittlere Dauer betrug 30,6 Monate. Bei den malignen Tumoren lag sie zwischen einem Monat und 48 Monaten, das mittlere Rezidivintervall betrug 10,4 Monate.

Diskussion. Die grundlegende Unterteilung der schädelbasiszerstörenden Läsionen in gutartige und

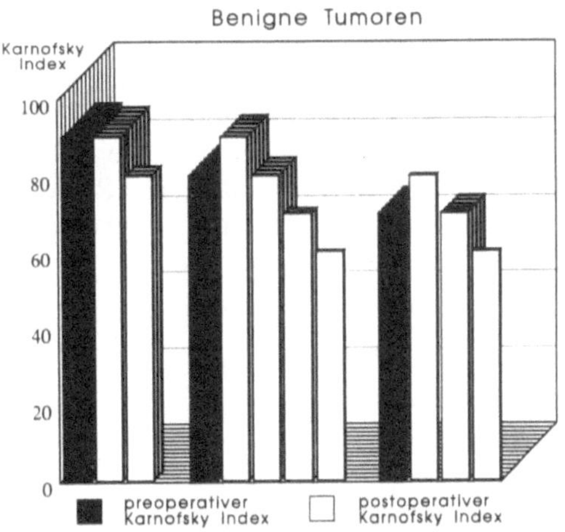

Abb. 14. Vergleich der präoperativen und postoperativen Befunde bei benignen schädelbasiszerstörenden Tumoren. Aufgeführt ist der unmittelbare präoperative Zustand und postoperativ der beste Zustand, der erreicht wurde

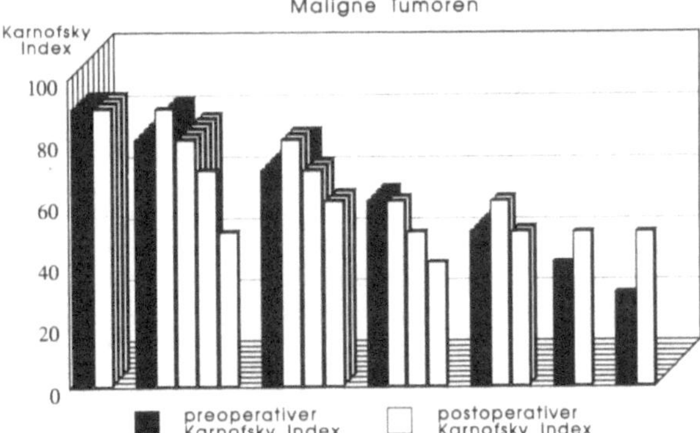

Abb. 15. Vergleich der präoperativen und postoperativen Befunde bei malignen schädelbasiszerstörenden Tumoren. Aufgeführt ist der unmittelbare präoperative Zustand und postoperativ der beste Zustand, der erreicht wurde

bösartige Prozesse wurde willkürlich gewählt und ist sicher nicht unproblematisch. Die eigenen Ergebnisse scheinen die getroffene Unterscheidung zu bestätigen, da die Fünf-Jahresüberlebensrate für die bösartigen Läsionen bei 0% und die bei den gutartigen bei 40% lag. Besonders bei den Chordomen wird die Problematik deutlich, da diese Tumoren histologisch eher benigne sind, eine wünschenswerte radikale Ausräumung in den angrenzenden knöchernen Strukturen jedoch nicht immer möglich ist und eine weitergehende Zerstörung der Schädelbasis oft nicht aufgehalten werden kann. Es ergeben sich aber auch bei den malignen, die Schädelbasis zerstörenden Prozessen dieser Untersuchung Überlebenszeiten bis zu 5 Jahren. Daher kann selbst nach Vorliegen eines probebioptischen Ergebnisses ein postoperativer Verlauf nicht sicher vorhergesagt werden. Durch die Fortschritte der Mikrochirurgie und die zunehmende Zusammenarbeit unterschiedlicher Fachdisziplinen an der Schädelbasis werden einerseits zunehmend Tumoren operiert, die lange als inoperabel galten; andererseits gelingt durch die Kooperation eine größere Radikalität, die sich in einer längeren Rezidivfreiheit bzw. Überlebenszeit bei gleichzeitig besserer Lebensqualität äußert.

Literatur

1. Ahn H, Sexton C, Zinreich J, Rosenbaum A (1986) Neuroradiologic techniques in the evaluation of lesions of the skull base. ENT 65:53–83
2. Al-Mefty O (1987) Supraorbital-pterional approach to skull base lesions. Neurosurgery 21:474–477
3. Al-Mefty O, Anand VK (1990) Zygomatic approach to skull-base lesions. J. Neurosurgery 73:668–673
4. Angiari P, Torcia E, Botticelli R, Villani M, Merli G, Crisi (1987) Ossifying parasellar chondroma. J Neurosurgery Sci 31:59–63
5. Arita N, Mori S, Sano M, Hayakawa T, Nakao K, Kanai N, Mogani H (1989) Surgical treatment of tumors in the anterior skull base using the transbasal approach. Neurosurgery 24:379–384
6. Arnold H, Herrmann WD (1986) Skull base chondroma with canvernous sinus involvement. Partial or radical removal. Acta Neurochir 83:31–37
7. Austin M, Mills S (1986) Neoplasma and Neoplasm-like lesions involving the skull base. ENT 65:25–52
8. Austin-Seymour M, Munzenrider J, Linggood R, Goitein M, Verhey L, Krie M, Gentry T, Birnbaum S, Ruotolo D, Crowell C, McManus P, Skates S, Koehler A, Suit H (1990) Fraktionates proton radiation therapy of cranial and intracranial tumors. Am J Clin Oncol 13 (4):327–330
9. Barrow D, Nahal F, Fleischer A (1983) Use of free latissimus dorsi musculo-cutaneous flaps in various neurosurgical disorders. J Neurosurg 58:252–258
10. Bebear J, Stoll D, Darrouzet V (1990) Total ethmoidectomy for malignant tumors of the anterior skull base – 14 years experience – 62 cases. Rev Laryng 111:203–206
11. Berkmen Y, Blatt E (1968) Cranial and intracranial cartilagenous tumors. Clin Radiol 19:327–333
12. Bernstein M, Gutin P (1985) Interstitial irradiation of skull base tumors. Can J Neurol Sci 12:366–370
13. Berson A, Castro J, Petti P, Phillips T, Gauger G, Gutin P, Collier M, Henderson S, Baken K (1988) Charged particle irradiation of chordoma and chondro-sarcoma of the base of skull and cervical spine. The Laurence Berkeley laboratory experience Int J Rad Oncol Biol Phyc 15:559–565
14. Blakiston's Gould Medical Dicitionary (1979) 4th edition. McGraw Hill Book Company, New York
15. Brown D (1989) The Le Fort I maxillary osteotomy approach to surgery of the skull base. J Otolaryngol 18:289–292
16. Brown R, Sage M, Brophy B (1990) CT and MR findings in patients with chondromas of the petrous apex. AJNR 11:121–124
17. Carroll W, Niparko J, Zappia J, M Clatchey K (1991) Primary adenocarcinoma of the temporal bone. Arch Otolaryngol Head Neck Surg 117:439–441
18. Ciapetta P, Salvati M, Raco A, Artico J, Gagliardi F (1991) Benign osteoblastoma of the sphenoid bone. Neurochirurgia 34:97–100
19. Cocke E, Roberton JH, Robertson JT, Crook J (1990) The extended maxillotomy and subtotal maxillectomy for excision of skull base tumors. Arch Otolaryng Head Neck Surg 116:92–104
20. Colmenero C, Alvarez M, Alonso A (1991) Adenoid cystic carcinoma of the infrasphenotemporal fossa. J Cranio-Mac-Fac Surg 19:212–216
21. Coltera M, Googe P, Harrist T, Hyams V, Schiller A, Goodman M (1986) Chondrosarcoma of the temporal bone. Cancer 58:2689–2696
22. Conley J, Price JC (1979) Sublabial approach to the nasal and naso-pharyngial caities. Am J Surg 138:615–618
23. Cophignon J, George B, Marchac D, Roux F (1983) Voie transbasale élargie par mobilisation du bandeau fronto-orbitaire median. Neurochirurgie 29:407–410
24. Corkill G, Donald P (1980) Neurosurgical aspects of craniofacial neoplasia. From Youman's J ed: Neurological Surgery, Saunders, Philadelphia London Toronto Mexico-City Rio de Janeiro Sydney Tokyo
25. Crockard A (1985) The transoral approach to the base of the brain and upper cervical cord. Ann Royal Coll Surg Engl 67:321–325
26. Crumley R, Gutin P (1989) Surgical access for clivus chordoma. Arch Otolarygnol Head Neck Surg 115:295–300
27. Cushing H (1913) Operative experiences with lesions of the pituitary body. Tr Am SA 31
28. Cushing H (1919) Surgical experiences with pituitary disorders. JAMA 63:1515–1525
29. Cushing H (1927) Experiences with orbito-ethmoidal osteomata having intracranial complications. Surg Gynec Obstet 44:721–742
30. Cushing H, Eisenhardt L (1938) Meningeomas. Their classification, regional behaviour, life history, and surgical end results. Springfield, Illinois, C. C. Thomas
31. Dandy WE (1941) Orbital tumore-results following the transcranial operation attack. New York, Oskar Piest
32. Dandy WE (1945) Surgery of the brain In: Lewis Practice of Surgery, Vol XII, Prior C. Hagerstown
33. David D, Simpson D, Henrikkson T, Moore M (1988) Technical aspects of the cranio-facial approach to tomours of the orbit and skull base. Aust NZ J Surg 58:315–320
34. Davini V, Capuzzo T (1985) Skull base tumors: Introductory remarks. J Neurosurg Sci 29:65–71

35. Derome PJ (1982) The transbasal approach in tumours invading the base of thet skull. In: Schmidek H, Sweet WH (Eds) Operative neurosurgical techniques. Indications, methods and results. New York, Grune and Stratton, Vol 1:357–379
36. Derome PJ (1985) Surgical management of tumorus invading the skull base. Can J Neurol Sci 12:345–347
37. Derome PJ (1988) The transbasal approach to tumours invading the base of the skull. In: Schmidek H, Sweet WH (Eds) Current techniques in operative neurosurgery. Grune and Stratton, New York San Francisco London, 619–633
38. Dietz H (1970) Die frontobasale Schädelhirnverletzung Monographien aus dem Gesamtgebiet der Neurologie und Psychiatrie, Heft 130, Springer, Berlin Heidelberg New York
39. Di Lorenzo N, Palatinsky E, Bardella L, Maleci A (1987) Benign osteoblastoma of the clivus removed by a transoral approach case report. Neurosurgery 20,1:52–55
40. Domino K (1987) Anesthesia for cranial base tumor operations. From: Tumors of the cranial base. Eds: Sekhar L, Schramm V. Mount Kisco, New York, Futura Publ Co
41. Enzinger F, Smith B (1976) Hemangiopericytoma: An analysis of 106 cases. Hum Path 7:61–82
42. Evans H, Ayala A, Romsdahl M (1977) Prognostic factors in chondrosarcoma of bone. Cancer 40:818–831
43. Fahlbusch R, Neubauer U, Wigand M, Weidenbecker M, Röckelein G, Thierauf P, Sauer R (1989) Neuro-Rhino-surgical treatment of aesthesioneuroblastoma. Acta Neurochir 100:93–100
44. Faiss J, Schroth G, Schabet M, Heiss E (1991) Ästhesioneuroblastome: Angiographisches, computer-tomographisches und kernspintomographisches Erscheinungsbild. Klin Neurodiol 1:43–48
45. Figarella-Branger D, Perez-Castillo M, Garbe L, Grisoli F, Gambarelli D, Hassoun J (1991) Malignant transformation of an osteoblastoma of the skull: an exceptional occurence. J Neurosurg 75:138–142
46. Firsching R, Fischer A, Peters R, Thun F, Klug N (1990) Growth rate of incidental meningiomas. J Neurosurg 73: 545–547
47. Firsching R, Steinbrich W, Thun F, Frowein RA (1987) CT-Zisternogramm zur Diagnose nasaler Liquorfisteln. Aktuel Traumatol 17:187–192
48. Frazier C (1913) An approach to the hypophysics through the antertior cranial fossa. Ann Surg 57:145–150
49. Freitag V, Jaksche H (1990) Über die operative Therapie fronto-maxillärer Tumoren. Dtsch Z Mund Kiefer Gesichts Chir 14:132–140
50. Frey KW, Theopold HW, v Lieven H, Schober M (1981) Scintigraphy in diagnosis and observations of maligmant tumors in head and neck. Laryng Rhino Otol (Stuttgart) 60:294–298
51. Frey KW, Theopold HW, Rohloff R, Rauscher J (1981) Scintigraphy and tomography in inflammations and non-malignant tumors in head and neck. Laryng Rhino Otol (Stuttgart) 60:294–298
52. Fukuta K, Jackson JT (1990) Epidermoid cyst and cholesterol granuloma of the orbit. Brit J Plast Surg 43:521–527
53. Fuller D, Bloom J (1988) Radiotherapy for chordoma. Int J Radiation Oncology Biol Phys, Vol 15:331–339
54. Goffin J, Fossion E, Plets C, Mommaerts M, Vrielinck L (1991) Craniofacial resection for anterior sull base tumors. Acta Neurochir 110:33–37
55. Graham M, Sataloff R, Kamink J, McGillicuddy J (1984) Total en bloc resection of the temporal bone and carotid artery for malignant tumours of the ear and temporal bone. Laryngoscope 94:528
56. Grover AK, Mansharami GG, Jena A, Dewan R, Mehta D, Mahtur NN, Malhotra V, Kumar S (1991) Cranial chordoma. JAPJ 39, 2:218–220
57. Gulya A, Glasscock M, Jackson G, Pensack M, Harris P, Bond A (1986) Skull-base surgery. Operative refinements. Otolaryngol Head Neck Surg 94:315–321
58. Hassounah M, Al-Mefty O, Akhter M, Jinkins J, Fox J (1985) Primary cranial and intracranial chondrosarcome. As survey. Acta Neurochir 78:123–132
59. Housepian E, Trokel S, Jakobiec O, Hilal S (1982) Tumors of the orbit. From: Youmans (ed) Neurological Surgery 5, Saunders, Philadelphia London Toronto Mexico City Rio de Janeiro Sydney Tokyo, 3024–3064
60. Ikeda K, Kikuta N, Sasaki Y, Kusakari JK, Hozawa K, Kawase T (1987) Extracranial chondroma of the skull base. Arch Otorhinolaryngol 243:424–428
61. Inokuchi T, Sano K, Kaminogo M (1990) Osteoradionecrosis of sphenoid and temporal bones in a patient with maxillary sinus carcinoma: A case report. Oral Surg Oral Med Oral Pathol 79:278–281
62. Ishida M, Ashida K, Matsnaga T, Wakasa K, Sakurai M (1986) Chondrosarcoma of the ethmoidal and sphenoidal sinuses. ORL 48:174–179
63. Ishikawa K, Hanazawa S, Yamada M, Ito E, Itani O, Konno A, Togawa K (1986) Chondrosarcoma arising in the sasal septum: A case report. Auris, Nasus, Larynx Tokyo 13:35–41
64. Jackson C (1976) Skull base surgery. Am J Otology J 7:1,76–81
65. Jackson G, Cueva R, Thedinger B, Glasscock M (1990) Conservation surgery for glomus jugulare tumors: The value of early diagnosis. Laryngoscope 100:1031–1036
66. Jackson C, Glasscock M, McKennan K, Koopmann C, Levine S, Hays J, Smith H (1987) The surgical treatment of skull-base tumors with intra-cranial extension. Otolaryngol – Head Neck Surg 96,2:175–185
67. Jane J, Park T, Poberseskim L, Winn H, Butler A (1982) The supraorbital approach. Tehnical note. Neurosurgery 11:537–542
68. Janecka I, Sekhar L (1989) Surgical management of cranial base tumors: A report on 91 patients. Oncology 3:69–74
69. Jones H (1987) Methods of cranial base reconstruction From: Sekhar L, Schramm V (eds) Tumors of the cranial base. Mount Kisco, New York, Futura publ Co Inc
70. Jones N, Schramm V, Sekhar L (1987) Reconstruction of the cranial base following tumor resection. Brit J Plast Surg 40:155–162
71. Kadish S, Goodman M, Wang C (1976) Olfactory neuroblastoma. Cancer 37:1571–1576
72. Kawakami K, Yamanouchi Y, Kawamura Y, Matsumura H (1991) Operative approach to the frontal skull base. Extensive transbasal approach. Neurosurgery 28,5:720–724
73. Kawakami K, Yamanouchi Y, Kubota C, Kawamura Y, Matsumura H (1991) An extensive transbasal approach to frontal skull-base tumors. J Neurosurg 74:1011–1013
74. Keisch M, Garcia D, Shibuya R (1991) Retrospective long-term follow up analysis in 21 patients with chordomas of various sites treated at a single institution. J Neurosurg 75:374–377
75. Kendal B, Lee B (1977) Cranial chordomas. Br J Radiol 50:687–698
76. Kennedy D, Papel J, Holliday M (1986) Transpalatal approach to the skull base. Ear, Nose Throat 65:48–60

77. Ketcham A, Hoye R, Van Burn J, Johnson R, Smith R (1966) Complications of intracranial facial resection for tumours of the paranasal sinuses. Am J Surg 112:591–596
78. Klug N, Christophis P, Csécsei G (1988) Intraoperatives Monitoring mit visuellen und akustisch evozierten Potentialen. Klin Wochenschr 66 (Suppl XIV):41–47
79. Kondziolka D, Lunsford D, Flickinger J (1991) The role of radiosurgery in the management of chordoma and chondrosarcoma of the cranial base Neurosurgery 29,1: 38–46
80. Kozlowski K, Campbell J, McAlister W, Babyn P, Cama A, Masel J, Pelizza A, Taccone A (1991) Rare primary cranial vault and base of the skull tumors in children. Radiol Med 81:213–224
81. Krespi Y, Levine T, Oppenheimer R (1986) Skull base chordomas. Otolaryngol. Clin N America 19,4:797–804
82. Kretzschmar H, Eggert H (1990) Mesenchymal chondrosarcoma of the craniocervical junction. Clin Neurol Neurosurg 92:343–347
83. Kumar P, Good R, Skultety M, Leibrock L (1988) Local control of recurrent clival and sacral chordoma after interstitial irradiation with iodine – 125: New techniques for treatment of recurrent or unresectable chordomas. Neurosurgery 22:479–483
84. Kumar A, Valvassori G, Jafar J, Maffee M (1986) Skull base lesions. A classification and surgical approaches. Laryngoscope 96:252–263
85. Kveton J, Brackmann D, Glasscock M, House W, Hitselberger W (1986) Chondrosarcoma of the skull base. Otolaryngol Head Neck Surg 94:23–32
86. Laine F, Nadel L, Braun J (1990) CT and MR imaging of the central skull base. Radiographics 10:797–821
87. Long D, Kieffer S, Chou S (1982) Tumors of the skull. From: Youmans J (ed) Neurological surgery 5. Saunders, Philadelphia London Toronto Mexico City Rio de Janeiro Sydney Tokyo 3227–3268
88. McCarty C, Piepgras D, Ebersold M (1982) Meningeal tumors of the brain. From: Youmans J (ed) Neurological surgery. Saunders Comp, Philadelphia London Toronto Mexico City Rio de Janeiro Sydney Tokyo 2936–2966
89. Mailath G, Rasse M, Hollmann K, Schuster H (1989) Experience with radical-surgical treatment of maxillo facial tumours invading the base of the skull. Long term results. Brit J Oral Maxillofac Surg 27:400–405
90. Makielski K (1990) Comparison of surgical approaches to the skull base. J Otolaryngol 19,4:242–248
91. Malorny M, Wickboldt J (1987) Epidermoid tumour of unusual expansion. Neurosurg Rev 10:229–303
92. Mandel M, Stewart W (1985) Periorbital osteosarcoma: An unusual case report and review of the clinical and histopathological features. Ophthalmic Plast Reconstr Surg 1:129–136
93. Mariel P, Barthelmo A, Czorny A, Perrin C, Simon C (1986) Les cancers de l'ethmoide étendus á l'étage anterieur cérébral. Rev Laryngol 107:27–29
94. McDermott M, Durity F, Rootman J, Woodhurst W (1990) Combined frontotemporal-orbitozygomatic approach for tumors of the sphenoid wing and orbit. Neurosurgery 26:107–116
95. Mendeloff J (1957) The olfactory neuroepithelial tumours. Cancer 20:944–956
96. Meyerhoff W, Mickey B, Roland P, Drummond J (1989) Magnetic resonance imaging in the diagnosis of temporal bone and skull base lesions. Am J Otology 10:131–137
97. Mickey B, Close L, Schaffer S, Samson D (1988) A combined frontotemporal and lateral infratemporal fossa approach to the skull base. J Neurosurg 68:678–683
98. Møller A (1987) Electrophysiological monitoring of cranial nerves in operations in the skull base. From: Sekhar L, Schramm V (eds) Tumors of the cranial base, Mount Kisco, New York, Futura Publ Co, 123–132
99. Nagil M, Wisiol E, Simonton S, Levinson R (1990) Transoral labiomandibular approach to basiociput chordomas in childhood. Child's Nerv Syst 6:126–130
100. Ojemann R, Swann K (1987) Meningiomas of the anterior cranial base. From: Sekhar L, Schramm V (eds) Tumours of the cranial base. Mount Kisco, New York, Futura Publ Co
101. Oka K, Fukui M, Yamashita M, Takeshita J, Fujii K, Kitamura K, Nakamura S, Tashiro H, Masuda S (1986) Mandibular ameloblastoma with intra cranial extension and distand metastasis. Clin Neurol Neurosurg 88,4:303–309
102. Ouba K, Diop E, Diouf R, Diop L (1989) Les ostéomes ethmoido-frontaux. Dakar Médical 34:88–92
103. Panje W, Dohrmann G, Pitcock J, Scher N, Weichselbaum R, Sutton H, Vokes E, Moss J (1989) The transfacial approach for combined anterior cranio-facial tumour ablation. Arch Otolaryngol Head Neck Surg 115:301–307
104. PayneD (1985) Radiation therapy of tumours involving the skull base. Can J Neurol Sci 12:363–365
105. Pellerin P, Lesoin F, Antricque A, Jomin M (1987) Exérése monobloc des tumeurs ethmoidales par voie mixte: Sous – frontale et transmaxillaire. Ann Chir 41:625–628
106. Pinsolle J, San-Galli F, Siberchicot F, Caix P, Emparanza A, Michelet F (1991) Modified approach for ethmoid and anterior skull base surgery. Arch Otolaryngol Head Neck Surg 117:779–782
107. Poe D, Jackson C, Glasscock M, Johnson G (1991) Long-term results after lateral cranial base surgery. Laryngoscope 101:372–378
108. Pompili A, Caroli F, Jandolo B, Mazzitelli M, Riccio A (1985) Giant osteoma of the sphenoid sinus reached by an extradural transbasal approach. Case report Neurosurgery 17,5:818–821
109. Potts D, Zimmermann R (1986) Nuclear magnetic resonance imaging of skull base lesions. Can J Neurol Sci 12:327–331
110. Pschyrembel W (1972) Klinisches Wörterbuch, 251. Auflage, W. de Gruyter, Berlin New York
111. Ray B, McLean J (1943) Combined intracranial and orbital operation for retinoblastoma. Arch Ophthalmol 30: 437–445
112. Rich T, Schiller A, Suit H, Mankin H (1985) Clinical and pathologic review of 48 cases of chordoma. Cancer 56: 182–187
113. Rosen H, Simeone F, Bruce D (1986) Single stage resection and reconstruction of malignant anterior skull base tumors. Neurosurgery 18:7–11
114. Rubin G, Scienza R, Pasqualin A, Rosta L, Da Pian R (1989) Craniocerebral epidermoids and dermoids. Acta Neurochir 97:1–16
115. Sabin H, Bordi L, Symon L (1987) Epidermoid cysts and cholesterol granulomas centered on the posterior fossa: Twenty years of diagnosis and management. Neurosurgery 21:798–805
116. Samii M, Draf W (1989) Surgery of the skull base. An Interdisciplinary Approach. Springer, Berlin Heidelberg New York London Paris Tokyo Hong Kong
117. Samii M, Knosp E (1992) Appraoches to the clivus. Springer, Berlin Heidelberg

118. Sasaki C, Ariyan S, Spencer D, Buckwalter J (1985) Pectoralis major myocutaneous reconstruction of the anterior skull base. Laryngoscope 95:162–166
119. Sasaki C, Lowlicht R, Astrachan D, Friedman C, Goodwin J, Morales M (1990) Le Fort I osteotomy approach to the skull base. Laryngoscope 100:1075–1076
120. Sataloff R, Bowman C, Baker S, Osterholm J (1988) Transfacial resection of intracranial tumor. Am J Otology 9:222–228
121. Scheid W (1980) Lehrbuch der Neurologie. 4. Aufl, Thieme, Stuttgart New York, 381
122. Schramm V (1987) Anterior craniofacial resection. From: Tumors of the cranial base. Eds: Sekhar L, Schramm V. Futura publ Comp, Mount Kisco, New York, 265–278
123. Schramm V, Myers E, Maroon J (1979) Anterior skull base surgery for benign and malignant desease. Laryngoscope 89:1077–1091
124. Schröder R, Firsching R, Kochanek S (1986) Hemangioperizytoma of meninges II. General and clinical data. Zent Bl Neurochir 47:191–199
125. Schuller D, Hart M, Goodman J (1989) The surgery of benign and malignant neoplasm adjacent to or involving the skull base. Am J Otolaryngol 10:305–313
126. Schultze J, Rautenberg M (1990) Großes Epidermoid in der hinteren Schädelgrube. Roentgen Bl 43:50–53
127. Schulz-Wendtland R, Wilhelm K-R, Bauer M, Mende U, Dreyer M (1990) Ästhesioneuroblastom – Rezidivbehandlung mit Hilfe der ferngesteuerten Afterloading-Technik. Strahlenenther Onkol 166:147–150
128. Seidman M, Nichols R, Raju U, Mehta B, Levy B (1989) Extra cranial skull base chondrosarcoma. Ear Nose Throat J 68:626–632
129. Sekhar L (1987) The exposure, preservation and reconstruction of cerebral arteries and veins during the resection of cranial base tumors. From: Tumors of the cranial base. Eds: Sekhar L, Schramm V: Futura publ Comp, Mount Kisco New York, 213–225
130. Sekhar L (1987) Preservation and reconstruction of cranial nerves during the removal of cranial base tumors. From: Sekhar L, Schramm V (eds) Tumors of the cranial base. Mount Kisco New York, Futura publ Co, 227–232
131. Sen C, Sekhar L (1990) The subtemporal and preauricular infratemporal approach to intradural structures ventral to the brain stem. J Neurosurg 73:345–354
132. Sen C, Sekhar L, Schramm V, Janecka I (1989) Chordoma and chondrosarcoma of the cranial base. An 8 year experience. Neurosurgery 25:931–941
133. Shah J, Sundaresan N, Galicich J, Strong E (1987) Craniofacial resection for tumors involving the base of the skull. Am J Surg 154:352–358
134. Sham J, Cheung Y, Choy D, Chan F, Leong L (1991) Cranial nerve involvement and base of the skull erosion in nasopharyngeal cecinoma. Cancer 58:422–426
135. Sindou M, Daher A, Vighetto A, Goutelle A (1989) Chondrosarkome parasellaire: Rapport d'un cas opéré par voie ptérione-temporale et revue de la litérature. Neurochirurgie 35:186–190
136. Smith R, Klopp C, Williams J (1954) Surgical treatment of cancer of the frontal sinus and adjacent areas. Cancer 7:991–994
137. Smith A, Benson J, Blaser S, Mizushima A, Tarr R, Bellon E (1991) Diagnosis of ruptured infracranial dermoid cyst. Value of MR over CT, AJNR 12:175–180
138. Sundaresan N (1986) Chordomas. Clin Orthop Rel Research 204:135–142
139. Sundaresan N, Shah J (1988) Craniofacial resection for anterior skull base tumors. Head Neck Surg 10:219–224
140. Symon L (1977) Olfactory groove and suprasellar meningiomas. In: Krayenbühl H (ed) Advances and technical standards in Neurosurgery, Vol 4, Springer, Wien, 67–91
141. Tanohata K, Maehara T, Aida N, Unimo S, Matsui K, Mochimatsu Y, Fujitsu K (1987) Computed tomography of intracranial chondroma with emphasis on delayed contrast enhancement. J Comp Ass Tomog 11,5:820–823
142. Tew J, Tobler W, Pensak M, Jacobson G (1987) Use of the laser for resection of cranial base tumors. From: Sekhar L, Schramm V (eds) Tumors of the cranial base. Mount Kisco, New York, Futura publ Co, 135–150
143. Uglietta J, Boyko O, Rippe D, Fuller G, Schiff S, Heinz E (1989) Intracerebral extension of nasal dermoid cyst: CT appearance. J comp Ass Tomog 13,6:1061–1064
144. Unterberger S (1958) Zur Versorgung frontobasaler Verletzungen. Arch Ohr Nas Kehlk Heilk 172:463
145. Uttley D, Moore A, Archer D (1989) Surgical management of midline skull-base tumors: a new approach. J Neurosurg 71:705–710
146. Vincentelli F, Grisoli F, Leclercq T, Ardaud B, Diaz-Vasquez P, Hassam J (1986) Cylindromas of the base of the skull. J Neurosurg 65:856–859
147. Vogelsang H, Scharek G, Stolke D, Becker H (1985) CT-Befunde bei Chordomen der Schädelbasis. Fortschr Röntgenstr 142:369–373
148. Volle E, Treisch J, Claussen C, Kaufmann H (1989) Lesions of skull base observed on high resolution computed tomography. Acta Radiologica 30:129–134
149. Walaas L, Kindblom L (1991) Fine needle aspiration biopsy in the preoperative diagnosis of chordoma. Hum Pathol 22:22–28
150. Watson D, Smith D (1991) Chondroid chordoma: Case report and literature review. Ind Ned, 18–21
151. Weber O (1859) Chirurgische Erfahrungen. Berlin
152. Weill A, Tampieri D, Melancon D, Ethier R (1990) Kyste épidermoide sus-calleux. J Radio 71:373–376
153. Woerner S, La-zerson J, Munn R, Turner E (1986) Olfactory neuroblastoma in a 2 year-old boy. Ped Hematol, Oncol 3:167–174
154. Wood G, Stell P (1989) Osteotomy at the Le Fort I Level. A versatile procedure. Brit J oral Maxillofac Surg 27:33–38
155. Zange I (1959) Operationen im Bereich der Nase und ihrer Nebenhöhlen. In: Thiel R (ed) Ophthalmologische Operationslehre Thieme, Leipzig, 1321

European Archives of Oto-Rhino-Laryngology Suppl. 1993/I

Operative Therapie von Tumoren im Bereich von Sella, Clivus und Sinus cavernosus

R. Fahlbusch, J. Honegger und M. Buchfelder

Neurochirurgische Klinik der Universität Erlangen-Nürnberg (Direktor: Prof. Dr. R. Fahlbusch), Schwabachanlage 6 (Kopfklinikum), W-8520 Erlangen

Inhaltsverzeichnis

1 Einleitung

Tumoren mit Ausdehnung im Bereich von Sella turcica und Clivus betreffen sowohl das neurochirurgische als auch HNO-ärztliche Fachgebiet. Tumoren dieser Region können sich nach intrakraniell als auch in Richtung Nasen-Rachen-Raum ausdehnen. Klassisches Beispiel hierfür sind die Clivuschordome. Sie können sowohl als weitgehend intrakranielle Tumoren in Erscheinung treten, bei ventraler Ausdehnung dagegen auch einen nasopharyngealen Tumor imitieren. Frontobasale Karzinome oder die von der Mukosa der Nn. olfactorii ausgehenden Ästhesioneuroblastome können Keilbeinhöhle, Sella oder Clivus erreichen. Andererseits weisen auch intrakranielle Tumoren gelegentlich ein invasives Wachstum in die Schädelbasis und bis in den Bereich der Nasen-Nebenhöhlen auf. Als Beispiel hierfür seien die Meningeome der Schädelbasis genannt. Abbildung 1 zeigt ein Hypophysenadenom, welches einen primären Tumor der Keilbeinhöhle und des Clivus vortäuscht. Die Sellaloge erscheint neuroradiologisch nicht betroffen, der Hypophysenkörper ist hier deutlich vom Tumor abzugrenzen. Genauso können sich raumfordernde Prozesse und vor allem Malignome des Nasopharynx und der Nebenhöhlen nach intrakraniell ausdehnen. So bestehen bei Tumoren der Schädelbasis vielschichtige Überschneidungen der Fachrichtungen. Der HNO-Arzt Hirsch [23] schrieb 1957 über „Hypophysentumoren – ein Grenzgebiet". Noch 1982 hat der Neurochirurg Derome [8] deswegen die Tumoren der Schädelbasis als „Niemandsland der verschiedenen Fachrichtungen" bezeichnet. Heute basiert das Management von Tumoren der Schädelbasis vielmehr auf der Kooperation und dem Erfahrungsaustausch der beteiligten Fachrichtungen.

Historische Entwicklung [39] und lokale Gegebenheiten in der Pflege operativer Zugänge hat vielen HNO-Ärzten eine wichtige Funktion und Position in der transsphenoidalen Chirurgie eingebracht. Traditionsgemäß werden in Europa auch die transethmoidalen Operationen von der Skandinavischen Schule gepflegt. Die besondere Stellung der Neurochirurgen bei Prozessen der Hypophysenregion ergibt sich aus ihren Kenntnissen bei Geschwülsten, die gegen den intrakraniellen Raum vorwachsen und ihre Erfahrung mit der Endokrinologie des hypothalamo-hypophysären Systems. Wir möchten hier über unsere Erfahrungen mit Tumoren im Bereich von

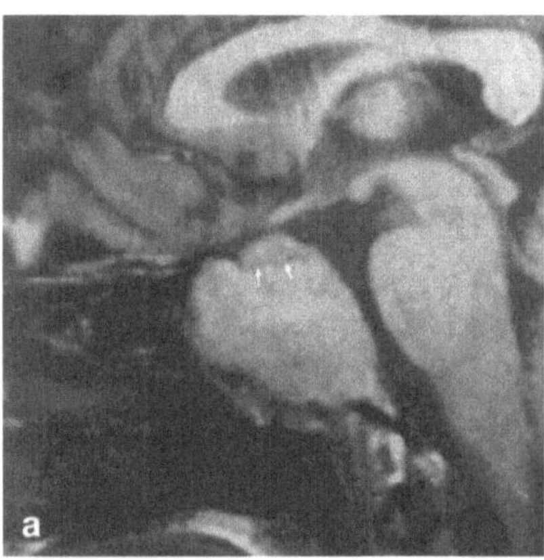
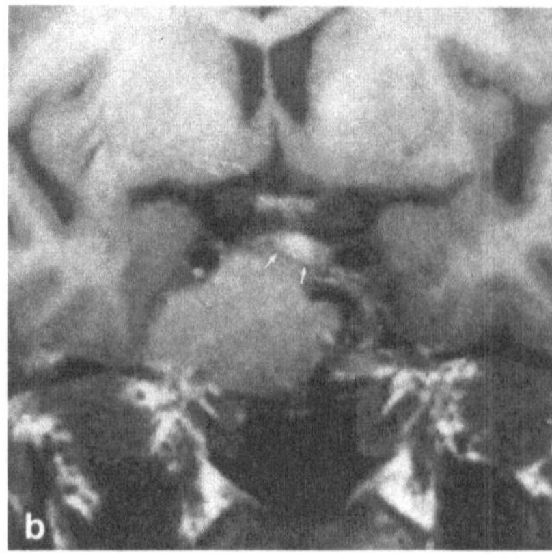

Abb. 1a, b. Dieses Hypophysenadenom imitiert einen Clivustumor. Der Tumor ist in die Keilbeinhöhle und in den Clivus hinein entwickelt. Der Hypophysenkörper läßt sich abgrenzen *(Pfeile)*, die Hypophysenloge erscheint nicht betroffen. **a** sagittale Schichtung, **b** koronare Schichtung

Tabelle 1. Transsphenoidale Operationen von Tumoren im Sella- und Clivusbereich (von Dezember 1982 bis Juni 1992)

	Gesamt	davon: Clivus-beteiligung
Hypophysenadenome	1206	56
Kraniopharyngiome	33	0
Meningeome	8	3
Karzinommetastasen	8	7
Chordome	7	7
Epidermoide	3	0
Chondrome	2	2
Ästhesioneuroblastome	2	1
Adenoidzystisches Karzinom	1	1
Plasmozytom	1	1
Hämangioendotheliom	1	1
Paragangliom	1	0

Sella, Sinus cavernosus, und Clivus berichten, wobei die transsphenoidale Operation als Schwerpunkt beleuchtet werden soll. In Tabelle 1 sind die von Dezember 1982 bis Juni 1992 an unserer Klinik transsphenoidal operierten Tumoren zusammengestellt (transsphenoidale Operationen von entzündlichen Prozessen [5] und symptomatischen Zysten sind nicht aufgeführt). Daneben werden jedoch auch die weiteren heute gängigen operativen Zugangswege zum sellären und parasellären Bereich sowie zum Clivus dargestellt.

2 Diagnostik

2.1 Neuroradiologische Diagnostik

Die Beziehungen von Tumoren zu den knöchernen Strukturen wie Clivus, Sellaboden und Keilbein werden nach wie vor vorteilhaft im Dünnschicht-Computertomogramm dargestellt. Heute dominiert allerdings die Kernspintomographie in der Diagnostik von Tumoren im Sellabereich [12, 35, 36] (Abb. 2), da sie präzise Information über Größe und Konfiguration des Tumors liefert, sowie über seine Lagebeziehungen zu den umliegenden anatomischen Strukturen der Sellaregion wie der Sehbahn (Nervi optici, Chiasma opticum, Tracti optici), dem Gehirn (Hirnstamm, Mittelhirn, Hypothalamus, Frontal- Temporallappen), und den Blutgefäßen (Circulus Willisi, A. carotis, A. basilaris). Vor allem bei parasellären Tumorentwicklungen kann durch die Kernspintomographie exakt differenziert werden, ob der Tumor den Sinus cavernosus verlagert hat oder in den Sinus cavernosus im Sinne einer echten Invasion eingewachsen ist. Die Kernspintomographie zeigt auch die genaue Lokalisation der A. carotis interna im Sinus cavernosus sowie deren anatomische Varianten (z.B. Einschwingen der A. carotis in die Sella turcica) [25]. Diese Lageverhältnisse lassen sich mit der nicht invasiven Kernspin-Angiographie befriedigend genau abklären. Außerdem kann zwischen tumorösen Prozessen und vaskulären Prozessen [46], bei denen ein transsphenoidales Vorgehen zu fatalen Blutungen führen könnte, differenziert werden. Somit ist das operative Risiko von Gefäßläsionen [30, 40] aufgrund der heute entscheidend verbesserten bildgebenden Verfahren deutlich verringert.

Nur bei Reoperationen oder sehr ausgedehnten Tumoren sehen wir heute noch die Indikation zu einer digitalen Subtraktionsangiographie, um die Gefäßverläufe und die Tumorvaskularisation abzuklären.

Schädelübersichtsaufnahmen, welche keinen nennenswerten Kostenfaktor darstellen, haben auch heute noch einen wichtigen Stellenwert in der Diagnostik. Sie zeigen knöcherne Destruktion und Tumorverkalkungen. Die Größe der Sella turcica ist entscheidend für die Wahl des operativen Zugangs-

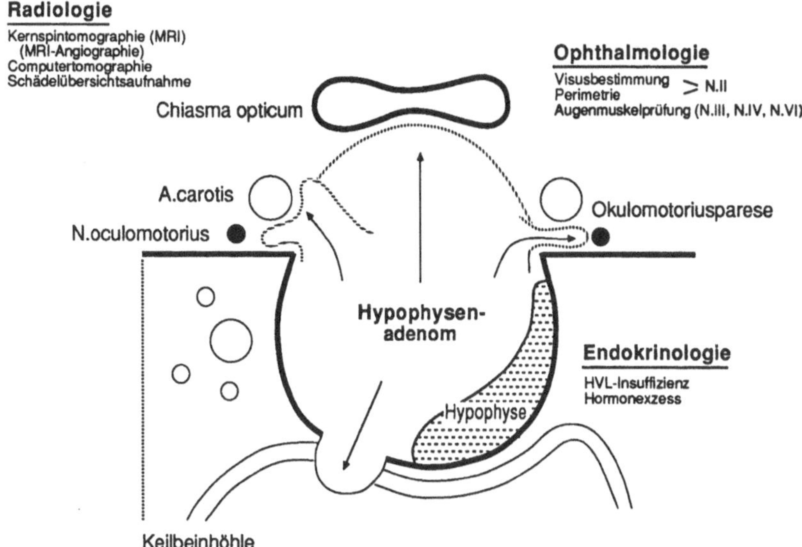

Abb. 2. Diagnostik bei Tumoren im Sellabereich

weges. Die konventionelle Übersichtsaufnahme gibt Rückschlüsse über anatomische Besonderheiten wie Pneumatisation der Keilbeinhöhle und Septumdeviation und ist somit für die Operationsplanung hilfreich. Die Kenntnis über die Pneumatisation der Stirnhöhle ist wichtig für die Dimensionierung der Trepanation, da eine Eröffnung der Nasennebenhöhlen außer bei frontobasalen Zugängen vermieden werden soll.

2.2 Neuroophthalmologische Diagnostik

Die spezifische ophthalmologische Abklärung bei Prozessen im Sellabereich umfaßt die Untersuchung von Visus, Gesichtsfeld (Goldmann-Perimetrie oder Computerperimetrie) und die Untersuchung der Optomotorik. Wichtig ist jedoch auch die allgemeine ophthalmologische Anamnese sowie die Fundoskopie und Untersuchung an der Spaltlampe, um vom Tumor unabhängige ophthalmologische Erkrankungen erfassen und differenzieren zu können.

Als typisch für Hypophysenadenome gilt ein Chiasmasyndrom mit bitemporalen Gesichtsfeldausfällen, Visusabfall, und späterer Optikus-Atrophie. Geringe Gesichtsfeldausfälle bei großer Tumorausdehnung lassen an einen invasiven Tumor denken, der das Diaphragma sellae durchbrochen hat.

2.3 Endokrinologische Diagnostik

Die endokrinologische Diagnostik dient der Erfassung von:

- Hormondefiziten
- hormonellen Überfunktionen

Hormondefizite: Die präoperative und postoperative Untersuchung hypophysärer Hormonachsen ist in Hinblick auf eine adäquate Hormonsubstitution von großer Bedeutung. So ist der Patient bei ausgeprägter sekundärer Nebennierenrindeninsuffizienz ohne adäquate perioperative Substitution durch den operativen Eingriff vital gefährdet. Auch bei sekundärer Hypothyreose wird man bei elektiven Eingriffen wegen des erhöhten Operationsrisikos versuchen, bereits präoperativ durch Substitution eine euthyreote Stoffwechsellage herbeizuführen. Andererseits gibt die Konstellation der endokrinologischen Ausfälle oft Hinweise auf die Artdiagnose des Tumors. So wird z.B. bei Hypophysenadenomen praktisch nie ein Diabetes insipidus beobachtet, dagegen ist ein Diabetes insipidus bei einem Viertel der Kraniopharyngiome Erstsymptom und ist auch charakteristisch für Metastasen oder entzündliche Prozesse im Sellabereich.

Einen orientierenden Überblick über die Hypophysenvorderlappenfunktion gibt der einfach durchzuführende, standardisierte, kombinierte Stimulationstest, bei dem vor und 30 Minuten nach Injektion von ACTH (250 μg), TRH (200 μg) und LRH (100 μg) die hypophysären Hormone Prolaktin, Wachstumshormon, Thyroidea-stimulierendes Hormon (TSH), Follikel-stimulierendes Hormon (FSH) und Luteinisierungshormon (LH), außerdem Kortisol, T3, T4, Östradiol, und Testosteron bestimmt werden. Die hypophysäre Sekretion von ACTH und Wachstumshormon kann durch Stimulation mit Corticotropin-

Releasing Hormon (CRH) und Wachstumshormon-Releasing Hormon (GRH) eingehender untersucht werden.

Die „Streßfähigkeit“, d.h. die Intaktheit des gesamten hypothalamo-hypophysären-adrenokortikalen Systems und adäquate Kortisolsekretion wie sie z.B. während des Operationsstresses erforderlich ist, wird am besten mit dem Insulin-Hypoglykämie-Test (IHT) überprüft: Nach Injektion von 0,15 IE Altinsulin pro kg KG als zentraler Stimulus zeigt sich bei intakter Hormonachse ein ausreichender Kortisolanstieg im Serum.

Hormonelle Überfunktionen: Hormonaktive Hypophysenadenome führen zu charakteristischen klinischen Syndromen: ACTH-sezernierende Adenome rufen ein zentrales Cushing-Syndrom (M. Cushing) hervor, Wachstumshormon-sezernierende Adenome führen zur Akromegalie und im Kindes- und Adoleszentenalter zum Gigantismus, Prolaktin-sezernierende Adenome (Prolaktinome) bewirken bei der Frau ein Amenorrhoe-Galaktorrhoe-Syndrom.

Bei diesen Krankheitsbildern werden spezielle Funktionstests benötigt, um die Diagnose zu sichern, die Hormonaktivität zu erfassen, und den Therapieerfolg zu beurteilen.

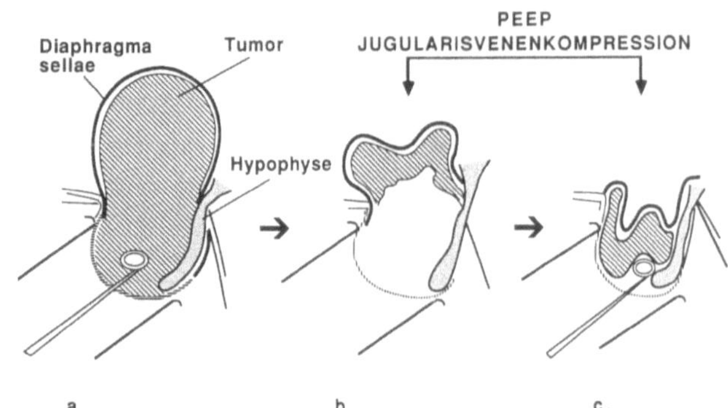

Abb. 3a–c. Prinzip der transsphenoidalen Entfernung eines Adenoms mit supraselIärer Ausdehnung. *a* Kürettage des intrasellären Anteils. **b** Erhöhen des intrakraniellen Druckes, Tiefertreten des suprasellären Anteils. **c** Entfernen des suprasellären Adenomanteils, der jetzt in die Sella turcica eingetreten ist

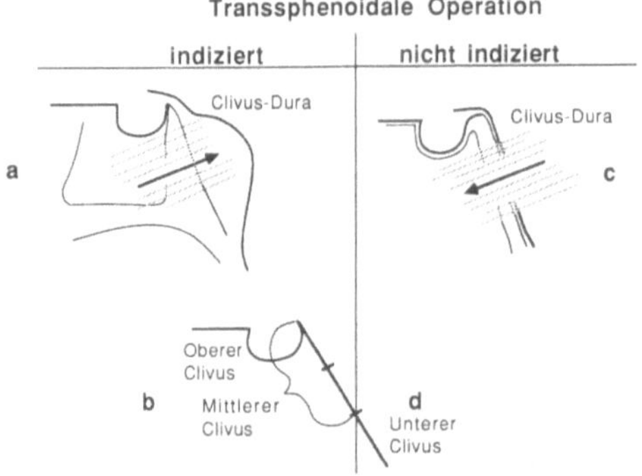

Abb. 4a–d. Einschluß- und Ausschlußkriterien des transsphenoidalen Zugangsweges bei Clivustumoren. Transsphenoidale Operatoini indiziert: **a** Clivusdura von extraduralem Tumor nach dorsal verlagert, **b** Clivustumor im oberen und mittleren Clivusdrittel. Transsphenoidale Operation nicht indiziert: **c** Clivusdura von intraduralem Tumor durchbrochen, **d** Clivustumor im unteren Clivusdrittel

3 Operativer Zugang

3.1 Transsphenoidale Operation

Indikationen zur transsphenoidalen Operation: Bei *intrasellären Hypophysenadenomen* sehen wir stets die Indikation für einen transsphenoidalen Zugangsweg.

Bei *suprasellären Adenomen* spricht ein symmetrischer, glatt begrenzter, mittelständiger suprasellärer Anteil für eine Tumorausdehnung unter dem Diaphragma sellae und ermöglicht eine transsphenoidale Entfernung (Abb. 3). Liegt jedoch eine deutliche Diskrepanz einer kleinen Sella turcica bei großer suprasellärer Tumorkomponente vor, so ist eine transkranielle Operation indiziert, da bei transsphenoidalem Vorgehen nicht mit einem Tiefertreten der suprasellären Tumoranteile zu rechnen ist. Eine asymmetrische, unregelmäßige suprasellare Konfiguration läßt eine Perforation des Diaphragma sellae vermuten und macht ein transkranielles Vorgehen erforderlich.

Hat ein *parasellläres Adenom* den Sinus cavernosus nach lateral verlagert oder ist das Adenom über die mediale Begrenzung in den Sinus cavernosus eingebrochen, ist ein transsphenoidales Vorgehen indiziert. Ein transkranieller Eingriff kommt in Frage, wenn das Adenom über den Sinus cavernosus hinweg nach parasellär entwickelt ist oder wenn eine vollständige Perforation des Sinus cavernosus vorliegt und das Adenom durch den Sinus cavernosus hindurch weit nach temporal entwickelt ist.

Bei *Tumoren im Clivusbereich* kommt die transsphenoidale Operation bei extraduralen Tumoren in Frage, welche die Clivusdura nach dorsal verlagern, Clivustumoren können im oberen und mittleren Clivusdrittel auf transsphenoidalem Wege erreicht werden (Abb. 4).

Bei Tumoren im unteren Clivusdrittel sowie bei intraduralen Tumoren, welche invasiv in Clivusdura und Clivus eingewachsen sind, kommt ein transsphenoidales Vorgehen nicht oder nur ausnahmsweise in Frage (Abb. 4). Abbildung 5 zeigt an einer Schädelübersichtsaufnahme den Bereich der Schädelbasis, der auf transsphenoidalem Wege zu erreichen ist (durchgezogene Linien). Eine Freilegung bis zur gestrichelten Linie wäre möglich, wenn die Kontinuität der Nasenschleimhaut nicht respektiert wird und der Zugang durch die Choane bis zum Epipharynx erweitert wird.

Operationstechnik: Die Operation wird in Allgemeinanästhesie mit orotrachealer Intubation durchgeführt. Im Gegensatz zu der von Guiot und Hardy [21] propagierten halbsitzenden Lagerung, lagern wir den Patienten auf dem Rücken und senken den Kopf etwa 15° ab, ohne daß der Kopf hierbei unter Herzniveau gerät. Damit folgen wir der klassischen Lagerung, die bereits Harvey Cushing für den transsphenoidalen Zugang benutzte und die uns einfacher und rascher zu handhaben erscheint. Sie erleichtert darüber hinaus die Orientierung in der Mittellinie. Nach Retraktion der Oberlippe wird im Vestibulum oris ein kleiner Schleimhautschnitt angebracht und die Weichteile werden von der Spina nasalis anterior und dem knorpeligen Nasenseptum abgeschoben. Die Mucosa wird nun unilateral vom knorpeligen Nasenseptum abpräpariert, so daß ein Schleimhauttunnel entsteht. Ein selbsthaltendes Spekulum, welches das knorpelige Nasenseptum zur Gegenseite abdrängt, wird eingeführt und hält den Schleimhauttunnel offen (Abb. 6). Nach Einsetzen des Spekulums erfolgt die weitere Präparation unter dem Operationsmikroskop. Die knöchernen Septumanteile und Vomer werden im Bereich des Zugangs reseziert. Der Boden der Keilbeinhöhle wird mit Diamantbohrer und Stanze eröffnet. Danach wird die Schleimhaut der Keilbeinhöhle ausgeräumt. Auch Septen im Bereich der Keilbeinhöhle werden entfernt, um einen möglichst vollständigen Überblick über den Bereich der Sella turica zu gewinnen. So muß auch bei ungenügend pneumatisiertem Keilbein die Freilegung der Sella mit dem Diamantbohrer vervollständigt werden. Vor allem im dorsalen Anteil wird hierfür das knöcherne Keilbein bis nahe an die Clivusdura abgefräst. Der Sellaboden wird mit dem Diamantbohrer und der Stanze eröffnet. Das Endost wird kreuzförmig eröffnet und bei Adenomen (Invasivität) später möglichst komplett reseziert.

Wir wollen im folgenden am Beispiel von Hypophysenadenomen die transsphenoidale Operationstechnik näher erläutern. Die spezifischen operativen Besonderheiten werden dann unter der Beschreibung der neben den Adenomen ebenfalls häufigeren Tumorarten im Sellabereich abgehandelt.

Intraselläre Adenome: Ein Mikroadenom (<10 mm), das bereits durch die neuroradiologische Diagnostik

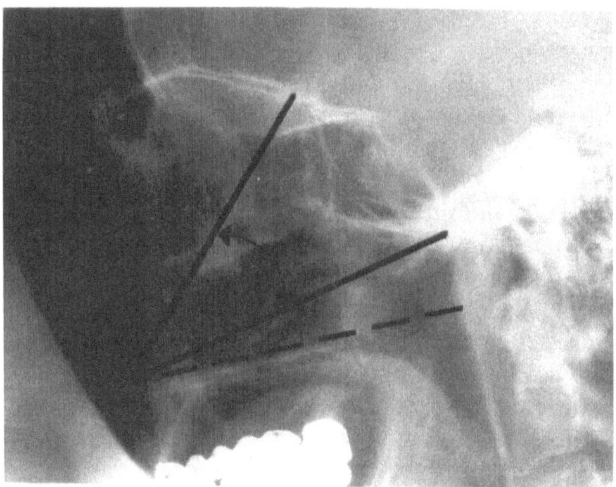

Abb. 5. Die Abbildung zeigt, welcher Bereich der Schädelbasis auf transsphenoidalem Wege erreicht werden kann *(durchgezogene Linien)*. Eine Freilegung bis zur gestrichelten Linie wäre möglich, wenn die Kontinuität der Nasenschleimhaut nicht respektiert wird und der Zugang durch die Choane bis zum Epipharynx erweitert wird

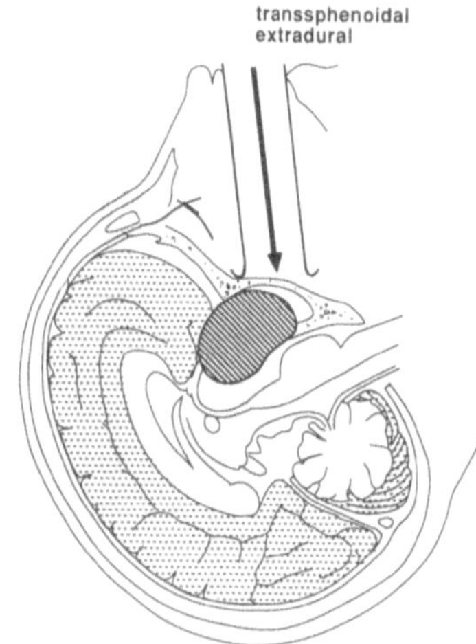

Abb. 6. Schematische Darstellung des transsphenoidalen Zugangsweges

nachgewiesen wurde, ist in der Regel intraoperativ leicht zu identifizieren. Entweder entleert sich Hypophysenadenomgewebe bereits beim Eröffnen des Sellabodens unter Druck, oder es wird der verdünnte Hypophysenkörper an der Stelle indiziert, an der das Adenom erwartet wird. Die Entfernung der meist weichen Adenome erfolgt mit Kürette und Mikrofaßzange. Eine Abgrenzung gegenüber dem Hypophysenkörper gelingt in der Regel aufgrund unterschiedlicher Konsistenz und Farbe. Die selektive Adenomektomie mit Entfernung des Adenoms unter Erhaltung des Hypophysenkörpers ist bei Mikroadenomen auch funktionell die Regel. Im Falle schlechter Abgrenzbarkeit können wir heute die Mikrozirkulation durch Laserdoppler-Flowmetrie intraoperativ bestimmen und damit zwischen Hypophysenhinterlappen, Hypophysenvorderlappen, und Adenom differenzieren [43]. Für intraselläre Makroadenome (>10 mm) gelten ähnliche Erfahrungen.

Adenome mit suprasellärer Ausdehnung: Bei Adenomen mit suprasellärer Ausdehnung wird zunächst der intraselläre und paraselläre Anteil in Richtung medialer Wand des Sinus cavernosus entfernt. Die suprasellären Anteile können dann in den intrasellären Raum eintreten und entfernt werden. Das Diaphragma sellae tritt mit dem suprasellären Tumor tiefer (Abb. 3). Sinkt der supraselläre Tumor nicht spontan tiefer, so kann dies in der Regel durch vorübergehende Steigerung des intrakraniellen Druckes mit Überdruckbeatmung oder mit Kompression der Jugularisvenen erreicht werden. Andere Autoren vertrauen der intrakraniellen Drucksteigerung durch lumbale Eingabe von Luft oder physiologischer Kochsalzlösung.

Paraselläre Adenome: Eine paraselläre Ausdehnung wurde in einem Viertel der transsphenoidal operierten Hypophysenadenome gefunden [11].

Eine großzügige Freilegung mit weiter Eröffnung der Keilbeinhöhle als auch des Sellabodens ist Voraussetzung für ein sicheres operatives Vorgehen und für die Tumorentfernung im parasellären Bereich. Bei geringer lateraler Verlagerung des Sinus cavernosus kann die mediale Wand des Sinus cavernosus eingesehen werden. Ist ein Adenom in den Sinus cavernosus eingebrochen, so kann das Adenom mit dem Sauger und mit Mikroküretten zwischen den Septen des Sinus cavernosus verfolgt und im Falle lokaler Invasion auch total entfernt werden. Die Präparation muß hier vorsichtig erfolgen, um eine Läsion der A. carotis zu vermeiden, die Kontakt zur medialen Begrenzung des Sinus cavernosus haben kann. Die Pulsationen der Arterie können oft palpiert oder unter dem Mikroskop wahrgenommen werden. Die venöse Blutung aus dem Sinus cavernosus kann durch Fibrinkleber oder Aufbringen von Hämostyptika wie Tabotamp oder Gelitta in der Regel problemlos gestillt werden.

Ist der Sinus cavernosus nach lateral verlagert, so kann die laterale Kürrettage bis 2–3 cm außerhalb der Mittellinie erfolgen. Die mediale Wand des Sinus cavernosus wird mit der Kürette abgetastet, eine glatte Oberfläche spricht für eine erhaltene Kontinuität des Sinus cavernosus. Oft tritt der Sinus cavernosus nach Tumordekompression nach medial und ins Blickfeld des Operateurs. Optomotorische Nerven, sowie der N. trigeminus verlaufen lateral der A. carotis, können aber ausnahmsweise erreicht werden. Dies gilt insbesondere für den dorso-lateral der Sella am Winkel zum Clivus nach medial einschwingenden N. abducens.

Invasive Adenome im Clivusbereich: Bei 56 von 1206 Hypophysenadenomen, die in unserer Klinik von Dezember 1982 bis Juni 1992 transsphenoidal operiert wurden, fand sich intraoperativ invasives Tumorwachstum im Clivusbereich (Tabelle 1). Das heißt, diese Adenome hatten die die Sella turcica ausgleitende Dura durchbrochen und waren in die knöchernen Strukturen des Clivus vorentwickelt.

Hierbei sind 3 Typen der Invasion zu unterscheiden:

a: Invasion lediglich im Bereich des Dorsum sellae: Der Tumor hat dort das Endost durchbrochen.
b: Invasion des Clivus im dorsalen Anteil der Keilbeinhöhle: Der Tumor hat den Sellaboden durchbrochen und ist invasiv in die Keilbeinhöhle vorgewachsen. Die Clivusinvasion erfolgte im Bereich der Keilbeinhöhle.
c: Generell invasive Adenomausdehnung im Clivus

Die Entfernung der weichen Adenomanteile erfolgt hier mit Faßzangen und Küretten. Der invadierte Knochen wird mit Diamantbohrer abgefräst, bis man auf unauffällige knöcherne Beschaffenheit des Clivus bzw. die Clivusdura trifft. Abbildung 7 zeigt die Kernspintomogramme eines im Clivusbereich generell invasiven Hypophysenadenoms (7A + B) vor und (7C + D) nach transsphenoidaler Entfernung.

Abdecken des Freilegungsbereiches: Bei kleineren Hypophysenadenomen genügt es oft, den Freilegungsbereich mit Gelitta abzudecken. Bei größeren Tumoren, vor allem aber bei intraoperativem Liquorfluß, wird der Freilegungsbereich mit Faszia lata unter Anwendung von Humanfibrinkleber abgedeckt. Damit kann das Risiko einer postoperativen Liquorfistel oder einer Meningitis auf ein Minimum gesenkt werden. Bei erheblichem intraoperativem Liquorfluß und Freilegung des Sella- und Clivusbereiches kann eine Fett- oder Muskelplombe in die Keilbeinhöhle eingebracht werden, um eine besseres Widerlager für Faszie und Dura zu schaffen (Abb. 8).

3.2 Alternative Zugänge

Neben der transsphenoidalen Operation ist die *transethmoidale Operation* ein etablierter Zugangsweg zur Sellaregion [28]. Die transsphenoidale Operation ist jedoch bei paraselllärer Tumorausdehnung deutlich überlegen und ermöglicht außerdem im Mittellinienbereich eine Freilegung der gesamten Keilbeinhöhle und des oberen und mittleren Clivus. Das untere Cli-

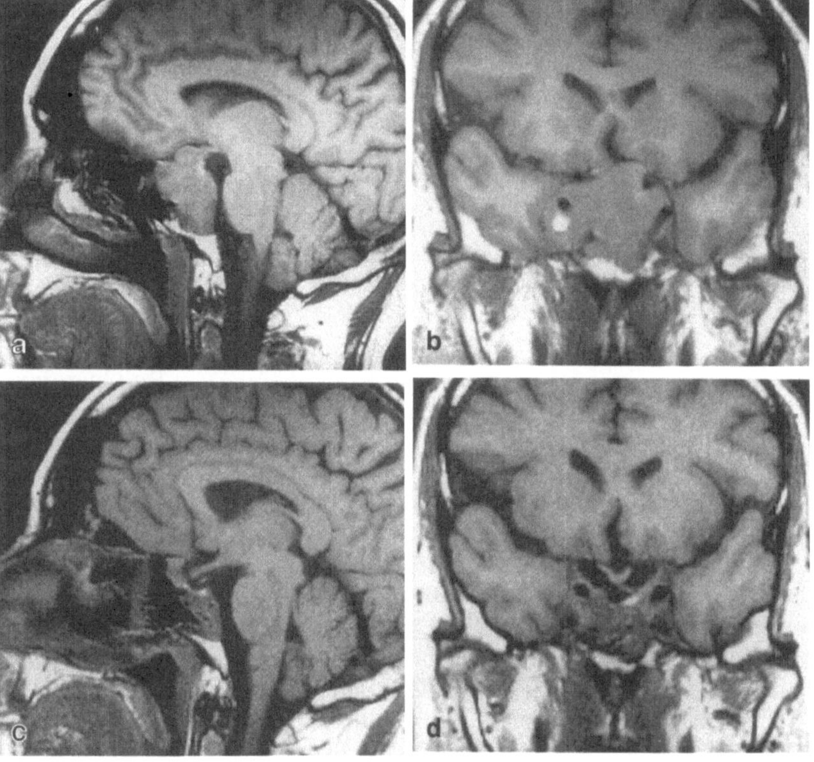

Abb. 7a–d. Präoperatives Kernspintomogramm eines intra- supra- parasellären, sowie sphenoidal und clival entwickelten Hypophysenadenoms. **a** sagittale Schichtung, **b** koronare Schichtung. Postoperatives Kernspintomogramm nach transsphenoidaler Exstirpation des Adenoms. **c** sagittale Schichtung, **d** koronare Schichtung

vusdrittel kann durch einen *transoralen Zugang* erreicht werden [6, 32]. Hier werden verschiedene Varianten vorgeschlagen: Die Darstellung des Tumors nach kranial bis zum mittleren Clivusdrittel kann durch Entfernung des hinteren Anteils des harten Gaumens erzielt werden [1], andererseits kann die Freilegung nach kaudal bis in den Bereich der oberen Halswirbelsäule durch Spalten der Mandibula und der Zunge erweitert werden [7]. Ein transnasaler, transpharyngealer Zugang zu Clivustumoren, bei dem der Epipharynx durch Maxillotomie und Absenken der Maxilla freigelegt wird, wurde ebenfalls vorgeschlagen [2], hat aber keine weite Verbreitung gefunden. In manchen Situationen können auch laterale extradurale Zugänge, die den mittleren Clivus erreichen, indiziert sein [20, 26, 38]. Auf *transzervikalem Wege* wird der kaudale Clivus erreicht [44].

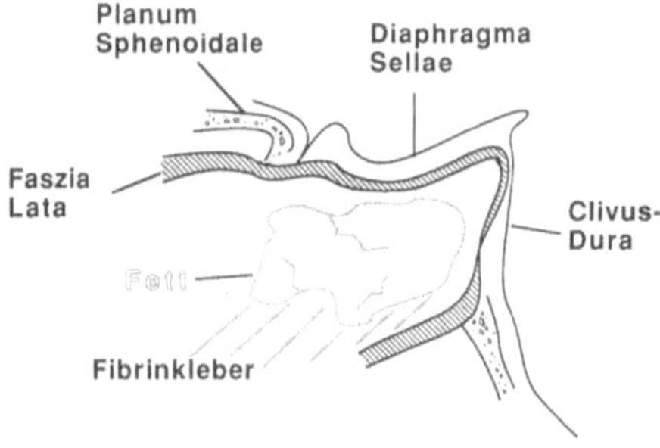

Abb. 8. Die schematische Darstellung zeigt, wie der Freilegungsbereich nach Entfernung eines Sella- und Clivustumors abgedeckt wird

3.3 Transkranielle Operation

Die transkranielle Operation erfordert eine Eröffnung des Schädeldaches, die heute osteoplastisch durchgeführt wird. Es wird in der Regel auf pterionalem Wege (fronto-temporal) zur Sellaregion vorgegangen (Abb. 9). Man benutzt hierzu den nach Absaugen von Liquor cerebro-spinalis aus den basalen Zisternen entstehenden Spalt zwischen Schädelbasis sowie Frontal- und Temporallappen. Bei diesem Zugangsweg können vor allem Tumoren mit bevorzugt suprasellärer Ausdehnung entfernt werden.

Abhängig von der intrakraniellen Ausdehnungsrichtung der Schädelbasistumoren kommen auch alternative transkranielle Zugänge in Frage. Eine Tumorausdehnung in Richtung Hypothalamus und 3. Ventrikel kann einen Mittellinienzugang mit Inzision des Corpus callosum (transkallosaler Zugang) oder einen transventrikulären Zugang über den Seitenventrikel und das Foramen monroi in den 3. Ven-

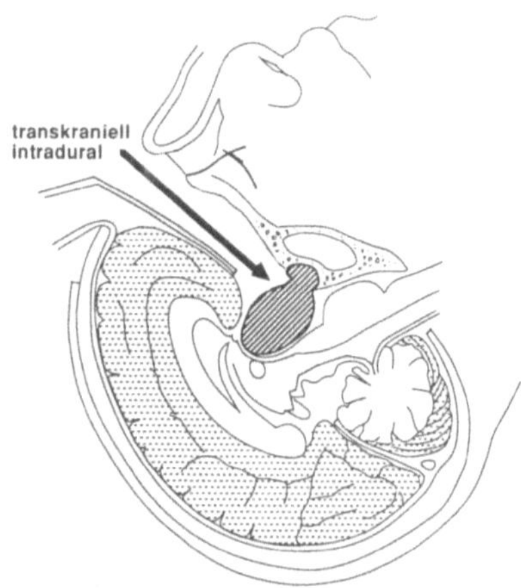

Abb. 9. Schematische Darstellung des transkraniellen Zugangsweges

trikel erforderlich machen. Bei retrosellärer Ausdehnung kann ein fronto-basaler Zugang unter Erhaltung der Nn. olfactorii vorteilhaft sein. Beim pterionalen und fronto-basalen Zugang ist es möglich, durch Spalten der Lamina terminalis in den 3. Ventrikel einzugehen. Ist dagegen ein Tumor der Sellaregion durch den Sinus cavernosus nach temporal durchgebrochen, bietet sich ein temporaler Zugangsweg über den Spalt zwischen temporaler Schädelbasis und Temporallappen an.

Die radikale Operation von Tumoren, die auch den lateralen Sinus cavernosus betreffen, sowie Operationen von Clivustumoren können neben den lateralen extraduralen Zugängen ebenfalls auf transkraniellem intraduralem Wege durchgeführt werden. Die Wahl des Zugangs hängt von der genauen Tumorausdehnung im Sinus cavernosus oder Clivus, sowie vom Befall der benachbarten anatomischen Strukturen ab [38, 41, 42].

Der *transbasale Zugang,* bei dem über eine frontale Trepanation durch die frontale Schädelbasis vorgegangen wird, wird vor allem bei Tumoren der vorderen Schädelbasis und der angrenzenden Nasennebenhöhlen angewandt [9, 18]. Tumoren können jedoch auch bei diesem Zugang bis in den Bereich der Keilbeinhöhle und des Clivus verfolgt werden [8], während die Sella selbst nicht erreicht wird.

Tabelle 2. Komplikationen bei transsphenoidalen Operationen von Clivustumoren

	Hypophysen-Adenome n = 56	Andere Tumoren n = 23
Mortalität	1	0
Rhinoliquorrhoe	1	0
Meningitis	0	0
Epistaxis	1	0
Subarachnoidalblutung	1	0
Optomotorisches Defizit		
transitorisch	0	0
permanent	0	0
Hirnstammschädigung	0	1

3.4 Komplikationen

Das Risiko einer Meningitis durch Kontamination mit oronasalen Bakterien liegt bei der *transsphenoidalen Operation* in größeren Serien bei 0,5%. Eine Re-Operation wegen Rhinoliquorrö war in unserer Serie in 1,2% erforderlich [3]. Mit Defiziten von Hypophysenvorderlappenfunktionen nach der transsphenoidalen Operation ist selbst bei größeren Tumoren selten zu rechnen. Ein transitorischer Diabetes insipidus wird in etwa 5–10% beobachtet, das Risiko eines permanenten Diabetes insipidus liegt dagegen unter 1%. Das Risiko bedrohlicher Komplikationen wie z.B. einer Carotisverletzung ist heute, zumindest bei primären Eingriffen, sehr gering. Die Mortalität der transsphenoidalen Operation liegt in der Erlanger Serie seit Dezember 1982 bei 0,3%. Auch postoperative neu aufgetretene Sehstörungen sind praktisch immer spontan reversibel. Permanente Augenmuskelparesen wurden in unserer Serie nicht beobachtet. Die in unserer Serie beobachteten Komplikation bei transsphenoidalen Operationen von Tumoren im Clivusbereich sind in Tabelle 2 zusammengestellt. Die *transkranielle Operation* ist im Vergleich zur transsphenoidalen Operation mit einem wesentlich höheren Risiko verbunden. Die Mortalität liegt hier bei etwa 3% [3]. Die Ursache liegt in hypothalamischer Dysfunktion bzw. Obliteration der sogenannten perforierenden Gefäße begründet. Auch das Risiko einer Sehverschlechterung oder einer Hypophysenvorder- oder -hinterlappeninsuffizienz ist deutlich höher. Dies ist sicher zum Teil auch durch die Selektion der Patienten zu erklären, da große und invasive Adenome oft ein transkranielles Vorgehen erforderlich machen.

4 Tumoren

4.1 Hyophysenadenome

4.1.1 Prolaktinome

Prolaktin-sezernierende Hypophysenadenome sind die häufigsten hormonaktiven Adenome. Sie treten klinisch bei Frauen durch ein Amenorrhoe-Galaktorrhoe-Syndrom, beim Mann durch Libido- und Potenzverlust in Erscheinung. Mit Dopaminagonisten stehen heute für Prolaktinome hochwirksame Medikamente zur Verfügung, mit denen der Prolaktinspiegel gesenkt werden kann und außerdem eine Tumorschrumpfung erzielt wird. Bei *Mikroprolaktinomen* sehen wir deswegen eine Operationsindikation nur bei Unverträglichkeit von Dopaminagonisten sowie bei den seltenen Fällen einer Tumorprogression trotz dopaminagonistischer Therapie. Da Prolaktinome während der Schwangerschaft an Größe zunehmen und ein Chiasmasyndrom verursachen können, empfehlen wir im Falle eines Kinderwunsches auch bei Mikroadenomen mit einem Durchmesser von 7–10 mm die transsphenoidale Exstirpation.

Bei *Makroadenomen* führen wir die transsphenoidale Adenomektomie nach einer 1–3monatigen Vorbehandlung mit Dopaminagonisten durch [14]. Durch die Vorbehandlung kann in ⅔ der Fälle eine über 25%ige Tumorschrumpfung erzielt werden. Durch die Vorbehandlung soll vor allem bewirkt werden, daß supraselläre und paraselläre Tumoranteile in die Sella turcica eintreten und somit einer Exstirpation zugänglich gemacht werden.

Die Indikation zur transkraniellen Operation wird man wegen des deutlich höheren Operationsrisikos nur in Ausnahmefällen stellen. Erlaubt die Tumorkonfiguration und Tumorinvasion keine transsphenoidale Exstirpation, wird man zunächst versuchen, das Prolaktinom ausschließlich medikamentös zu therapieren.

4.1.2 Akromegalie

Bei florider Akromegalie ist die Lebenserwartung aufgrund der internistischen Folgeerkrankungen wie Diabetes mellitus, arterielle Hypertonie und Kardiomyopathie erheblich reduziert. Ziel der Behandlung ist deswegen eine rasche Normalisierung des Wachstumshormonexzesses. Hierbei ist die operative Therapie die Methode der Wahl [15, 28B]. Die Operation kann in der Regel auf transsphenoidalem Wege erfolgen. An unserer Klinik wurden zwischen Dezember 1982 und Juli 1991 225 Erstoperationen bei Akromegalie durchgeführt, hiervon erfolgten 224 Eingriffe transsphenoidal, nur bei einem Patienten wurde transkraniell vorgegangen. Jedoch wurde bei acht dieser Patienten ein kombiniertes Vorgehen mit initialer transsphenoidaler Operation und nachfolgender transkranieller Operation nach einer Erholungsphase von wenigen Wochen durchgeführt. Aufgrund von Makroglossie, retrosternaler Struma, und Kyphose können sich bei der Akromegalie Intubationsprobleme ergeben, die eine endoskopische Intubation oder gar Tracheotomie erforderlich machen können [33]. Aufgrund der vergrößerten Nase kann in der Regel ein direkter pernasaler Zugang mit Inzision an der medialen Haut-Schleimhautgrenze über dem knorpeligen Septum durchgeführt werden. Die intraoperative Bestimmung von Wachstumshormon zur Beurteilung der Vollständigkeit der Tumorresektion wird von manchen Chirurgen propagiert [31].

Bei der Akromegalie wird in 71% alleine durch den operativen Eingriff eine Normalisierung des basalen Wachstumshormonspiegels (Norm <5 ng/ml) erzielt, bei Mikroadenomen liegt die Normalisierungsquote bei 81% [15]. Fordert man neben einem normalen basalen Wachstumshormonspiegel auch eine adäquate Sekretionsdynamik von Wachstumshormon mit Suppression im oralen Glukosetoleranztest unter 2 ng/ml, so beträgt die Remissionsrate noch 56%. Wird dieses Normalisierungskriterium erfüllt, so ist nur in extremen Ausnahmefällen mit einem Rezidiv zu rechnen. Wird durch den operativen Eingriff keine vollständige Remission erzielt, sehen wir die Indikation zur zusätzlichen externen Radiotherapie. Die Bestrahlung führt zwar erst verzögert zu einer Senkung des Wachstumshormonexzesses [10], kann jedoch den Hormonüberschuß langfristig effektiv senken. Medikamentös sind Somatostatin-Analoga (z.B. Octreotide) und Dopaminagonisten (z.B. Bromocriptin) wirksam [27, 45]. Sie ergänzen als Therapie der 2. Wahl die operative Behandlung und Radiotherapie. Somatostatin-Analoga werden von uns außerdem zur 2–3monatigen präoperativen Vorbehandlung eingesetzt. Zwar zeigt sich meist keine signifikante Tumorschrumpfung, jedoch wird die Tumorkonsistenz weicher, wodurch die selektive Exstirpation des Adenoms erleichtert wird.

4.1.3 Hormoninaktive Hypophysenadenome

Als hormonaktive Hypophysenadenome bezeichnen wir Adenome, bei denen kein Überschuß hypophysärer Hormone im Serum nachgewiesen wird. Dies schließt jedoch nicht aus, daß Hormone im Adenom synthetisiert und gespeichert werden, die sich dann immunohistochemisch nachweisen lassen. Da diese Adenome nicht frühzeitig durch einen Hormonexzeß klinisch in Erscheinung treten, werden sie in der Regel erst diagnostiziert, wenn durch die supraselläre Entwicklung ein Chiasmasyndrom entsteht. Ein Chiasmasyndrom liegt in 77% zum Zeitpunkt der Diagnosestellung vor [19]. Mit einer Besserung des Sehvermögens ist bei 80% aller transsphenoidal operierten Patienten zu rechnen [17], eine Sehverschlechterung durch den Eingriff wird praktisch nie beobachtet. Andererseits können hormoninaktive

Adenome durch eine Hypophysenvorderlappeninsuffizienz symptomatisch werden, die vor allem im fortgeschrittenen Stadium durch Kompression des Hypophysenkörpers entsteht. Eine Rückbildung von Hormonausfällen ist nach der Operation nur bei wenigen Patienten zu beobachten. Aufgrund der späten Diagnosestellung und der fehlenden Möglichkeiten einer medikamentösen Tumorschrumpfung muß bei inaktiven Adenomen häufiger primär transkraniell operiert werden als bei hormonaktiven Adenomen.

4.1.4 M. Cushing

Beim Cushing-Syndrom besteht vor allem eine endokrinologische Indikation zur Operation, da der Patient durch den Hypercortisolismus und dessen weitreichende metabolische Folgeerscheinung gefährdet ist. Bei den ACTH-sezernierenden Hypophysenadenomen, die zum Cushing-Syndrom führen, handelt es sich meist um Mikroadenome, die sich oft dem neuroradiologischen Nachweis entziehen.

Die klinische Verdachtsdiagnose eines Cushing-Syndroms wird endokrinologisch gesichert:

1. Die Cortisoltagesrhythmik ist aufgehoben.
2. Die Cortisolspiegel und die Ausscheidung von Cortisol und dessen Metabolite im Urin sind erhöht.
3. Im 2-mg-Dexamethasonsuppressionstest findet sich eine unzureichende Suppression des Serumcortisolspiegels (normale Suppression <2 mg/dl).

Die zentrale Genese des Cushing-Syndroms läßt sich endokrinologisch vom ektopen und vom peripheradrenalen Cushing-Syndrom abgrenzen:

1. Es findet sich eine Stimulierbarkeit von ACTH durch Corticotropin-Releasing-Hormon (CRH).
2. Beim zentralen Cushing-Syndrom zeigt sich im 8-mg-Dexamethasonsuppressionstest eine Suppression des Serumcortisolspiegels um mehr als 50% des Ausgangswertes.

Die simultane bilaterale Sinus petrosus-Blutentnahme gibt einen Seitenhinweis der Adenomlokalisation. Das Adenom wird auf der Seite mit höheren ACTH-Spiegeln im Sinus petrosus vermutet.

Bei fehlendem neuroradiologischem Adenomnachweis wird der Hypophsenkörper systematisch sektioniert und der extraglanduläre Raum wird inspiziert. In ca. 5%–10% kann intraoperativ kein Adenom nachgewiesen werden. In dieser Situation führen wir eine Hemihypophysektomie auf der Seite durch, auf der die höheren ACTH-Werte der Sinus petrosus-Blutabnahme ein Adenom vermuten lassen. Nach Tumorentfernung muß mit Hydrocortison substituiert werden, da eine akute Nebennierenrinden-Insuffizienz zu erwarten ist. Aufgrund des erhöhten Thrombose- und Infektionsrisikos führen wir postoperativ eine low-dose-Heparinisierung und eine prophylaktische Antibiotikagabe durch.

Durch die transsphenoidale Operation kann in mehr als 75% eine Remission des Cushing-Syndroms erzielt werden [13]. Die Rezidivraten werden in der Literatur zwischen 6% und 21% angegeben [4, 28A].

4.2 Kraniopharyngiome

Kraniopharyngiome werden klassischerweise als Mißbildungstumoren betrachtet, die sich aus Epithelzellen der Rathkeschen Tasche entwickeln. Aus unserer Gesamtserie von 115 Kraniopharyngiomen haben wir 33 vorwiegend intraselläre Kraniopharyngiome auf transsphenoidalem Wege operiert. Hiervon konnten mehr als 70% komplett entfernt werden. Bei intrasellären Kraniopharyngiomen ist der Hypophysenkörper häufig nach ventral verlagert. Um Zugang zum Tumor zu gewinnen, muß bei transsphenoidalem Vorgehen der Hypophysenkörper gespalten werden. Trotzdem kann in der Regel die Hypophysenvorderlappenfunktion erhalten werden [24]. Eine weitere Besondereheit der intrasellären bzw. subdiaphragmalen Kraniopharyngiome ist eine Adhärenz am Diaphragma sellae. Dies kann eine Teilexzision des Diaphragma erforderlich machen, wenn man eine Totalexstirpation erzielen will. Die Kraniopharyngiome gehen in der Regel vom Bereich des Hypophysenstiels aus und müssen hier scharf abgesetzt werden. Ein Diabetes insipidus wird deswegen postoperativ häufig beobachtet. Einmal vorhandene präoperative Hormondefizite müssen auch postoperativ in der Regel weiter subsituiert werden.

4.3 Meningeome

Meningeome, die im intrasellären Raum unter dem Diaphragma sellae entwickelt sind, wurden nur als Einzelfälle in der Literatur beschrieben. Sie können klinisch und neuroradiologisch Hypophysenadenome vortäuschen. Hardy [22] beschrieb das erste subdiaphragmale Meningeom, das auf transsphenoidalem Wege exstirpiert wurde. Wir haben zwei intra- und supraselläre, subdiaphragmale Meningeome transsphenoidal entfernt, in beiden Fällen hat sich ein Chiasmasyndrom postoperativ zurückgebildet. Davon abzugrenzen sind Meningeome im Bereich des Sinus cavernosus, die meist durch Augenmuskelparesen klinisch in Erscheinung treten. Versucht man bei solchen Meningeomen eine radikale Operation auf transkraniellem Wege, so besteht die Gefahr erheblicher Augenmuskellähmungen durch die Operation im Sinus cavernosus. Wir haben deswegen bei sechs Patienten mit Sinus cavernosus Meningeomen, die nur diskrete Augenmuskelparesen aufwiesen, auf transsphenoidalem Wege den nach intrasellär reichenden Tumoranteil entfernt. Dadurch konnte ohne neues neurologisches Defizit die Diagnose gesichert werden. Außerdem wurde in allen Fällen eine Teilentfernung mit Dekompression des Hypophysenkörpers erreicht und dadurch eine Normalisierung einer Hyperprolaktinämie erzielt. Die Operationen verliefen bei allen Patienten ohne Komplikationen. Eine Besserung der Augenmuskelparese wurde bei zwei Patienten beobachtet. Diese Meningeome bleiben oft über viele Jahre unverändert. Im Falle progressiver klinischer Symptomatik besteht dann immer noch die Option einer radikalen Exstirpation.

Bei suprasellären Meningeomen über dem Diaphragma ist die transsphenoidale Operation kontraindiziert. Eine normal große Sella turcica, eine subfrontale Tumorausdehnung und das Fehlen endokrinologischer Ausfälle selbst bei großer Tumorausdehnung lassen an ein rein supraselläres Meningeom denken.

Auch Meningeome des Clivus müssen auf transkraniellem Wege angegangen werden [41], da sie intradural entstehen und sich erst sekundär nach extradural (z.B. in den Clivus oder Sinus sphenoidalis) entwickeln.

4.4 Metastasen

In der Sellaregion sind Metastasen des Mammakarzinoms bei Frauen sowie des Lungen- und Prostatakarzinoms bei Männern am häufigsten. Die Metastasierung erfolgt häufiger in die Neurohypophyse als in die Adenohypophyse [29]. Eine autoptische Studie konnte nachweisen, daß bei Vorliegen von Metastasen im Hypophysenkörper immer Metastasen in der knöchernen Sella vorlagen [37]. Diese Beobachtung legt nahe, daß sich Hypophysenmetastasen aus Knochenmetastasen der Sella ableiten. Klinische Leitsymptome sind ein Diabetes insipidus und Augenmuskelparesen [34]. Neuroradiologisch sind Destruktionen der knöchernen Sella typisch. Bei Solitärmetastasen und potentiell kurablem Primärtumor ist die operative Therapie indiziert. Aufgrund des invasiven Charakters ist eine vollständige Entfernung nicht möglich. In der Regel wird anschließend eine externe Radiotherapie durchgeführt.

4.5 Chordome

Chordome gehen von Resten der embryonalen Chorda dorsalis aus und können an jeder Stelle entlang der Spinalachse auftreten. Die kranialen Chordome gehen meist vom Körper des Clivus aus. Chordome im mittleren und oberen Drittel des Clivus dehnen sich nach ventral aus und können dort den Bereich der Keilbeinhöhle einnehmen, aber auch als nasopharyngeale Tumoren mit Obstruktion des Nasopharynx imponieren. Das dorsale Wachstum führt zu der typischen konvexen Vorwölbung der Tumormasse in Richtung auf die hintere Schädelgrube mit Kompression des Hirnstammes, vor allem der Pons cerebri. Das Chordom respektiert hierbei als dorsale Begrenzung die Clivusdura, die meist nur nach dorsal verlagert wird. Typisch ist die oft beidseitige Abducensparese durch Kompression dieser nahe der hinter Sella in die Clivusdura eintretenden Nerven. Chordome am rostralen Ende des Clivus können sich nach suprasellär entwickeln und zum Chiasmasyndrom führen. Die Sellaloge selbst wird in diesen Fällen meist durch den Tumor verlagert, wird aber aufgrund der basalen Durabegrenzung nicht von Tumor durchwachsen. Da Chordome invasiv im Knochen der Schädelbasis entwickelt sind, ist eine kurative Entfernung praktisch nicht möglich. Selbst bei radikaler Exstirpation ist die Rezidivrate hoch [16]. Für Chordome im Bereich des oberen und mittleren Clivus bietet sich die transsphenoidale Operation an. Die Tumormasse kann mit Faßzangen und Küretten entfernt werden. Die retrosellären Tumoranteile können bis zur Clivusdura verfolgt und reseziert werden. Da Chordome zu Rezidiven neigen, kommen wiederholte operative Eingriffe in Frage. Hierbei sehen wir eine Indikation zur Re-Operation bei neuer klinischer Symptomatik.

Supraselläre Chordomanteile werden über eine fronto-laterale (pterionale) Trepanation entfernt.

Eine Indikation zum transoralen Zugang besteht bei Chordomen des unteren Clivus [7]. Bei 7 von 8 Patienten haben wir einen transsphenoidalen Zugang gewählt, wobei 4 Patienten mehrfach transsphenoidal operiert wurden. 3 unserer Patienten wurden in kombiniertem transsphenoidalem und transkraniellem Vorgehen operiert. Bei einem Patienten erfolgte die transorale Operation.

Literatur

1. Alonso WA, Black P, Connor GH, Uematsu S (1971) Transoral transpalatal approach for resection of clival chordoma. Laryngoscope 81:1626–1631
2. Archer DJ, Young S, Uttley D (1987) Basilar aneurysms: a new transclival approach via maxillotomy. J Neurosurg 67:54–58
3. Buchfelder M, Fahlbusch R (1992) Risiken und Komplikationen bei Operationen von Prozessen im Sellabereich. Nervenheilkunde 11:105–111
4. Buchfelder M, Fahlbusch R, Schott W, Honegger J (1991) Long-term follow-up results in hormonally active pituitary adenomas after primary successful transsphenoidal surgery. Acta Neurochir 53 (Suppl):72–76
5. Buchfelder M, Honegger J, Fahlbusch R, Thierauf P (1989) Seltene intraselläre und supraselläre Prozesse. Teil 2: Entzündliche Prozesse. Nervenarzt 60:679–684
6. Crockard HA (1985) The transoral approach to the base of the brain and upper cervical cord. Ann R Coll Surg Engl 67:321–325
7. Delgado TE, Garrido E, Harwick RD (1981) Labiomandibular, transoral approach to chordomas in the clivus and upper cervical spine. Neurosurgery 8:675–679
8. Derome PJ (1982) The transbasal appraoch to tumors invading the base of the skull. In: Schmidek HH, Sweet WH (Hrsg) Operative Neurosurgical Techniques: Indications, Methods, and Results (Vol 1). Grune & Stratton, New York, S 357–379
9. Derome P, Akerman M, Anquez L, Bamberger-Bozo C, Bouche J, Brion S, Frèche C, Guiot G, Hertzog E, Jédynak C, Kéravel Y, Ozun G, Rivierez R, Rougerie J, Tessier P, Vourc'h G (1972) Les tumeurs sphéno-ethmoidales. Possibilités d'exérèse et de réparation chirurgicales. Neurochirurgie 18 (Suppl):1–164
10. Eastman RC, Gorden P, Roth J (1979) Conventional supervoltage irradiation is an effective treatment for acromegaly. J Clin Endocrinol Metab 48:931–940
11. Fahlbusch R, Buchfelder M (1988) Transsphenoidal surgery of parasellar pituitary adenomas. Acta Neurochir (Wien) 92:93–99
12. Fahlbusch R, Buchfelder M, Huk WJ, Nistor R, Steinmeier R, Zrinzo A (1991) Correlation between MRI and intraoperative findings in pituitary adenomas. In: Faglia G, Beck-Peccoz P, Ambrosi B, Travaglini P, Spada A (Hrsg) Pituitary Adenomas: New Trends in Basic and Clinical Research. Elsevier Science Publishers, S 245–253
13. Fahlbusch R, Buchfelder M, Müller OA (1986) Transsphenoidal surgery for Cushing's disease. J Roy Soc Med 79:262–269
14. Fahlbusch R, Buchfelder M, Schrell U (1987) Short-term preoperative treatment of macroprolactinomas by dopamine agonists. J Neurosurg 67:807–815
15. Fahlbusch R, Honegger J, Buchfelder M (1992) Surgical management of acromegaly. In: Melmed S (Hrsg) Endocrinology and Metabolism Clinics of North America: Acromegaly. WB Sauders Company, Philadelphia London Toronto Montreal Sydney Tokyo, S 669–692
16. Fahlbusch R, Honegger J, Buchfelder M, Huk W, Thierauf P (1989) Seltene intraselläre und supraselläre Prozesse. Teil 1: Tumoren. Nervenarzt 60:670–678
17. Fahlbusch R, Marguth F (1981) Optic nerve compression by pituitary adenomas. In: Samii M, Jannetta PJ (Hrsg) The Cranial Nerves. Springer, Berlin Heidelberg New York, S 140–147
18. Fahlbusch R, Neubauer U, Wigand M, Weidenbecher M, Röckelein G, Thierauf P, Sauer R (1989) Neuro-rhinosurgical treatment of aesthesioneuroblastoma. Acta Neurochir (Wien) 100:93–100
19. Fahlbusch R, Schrell U, Buchfelder M (1985) Neurochirurgische Behandlung von Adenomen der Hypophyse. Nervenheilkunde 4:7–16
20. Fisch U, Pillsbury HC (1979) Infratemporal fossa approach to lesions in the temporal bone and base of the skull. Arch Otolaryngol 105:99–107
21. Hardy J (1991) Atlas of transsphenoidal microsurgery in pituitary tumors. Igaku-Shoin, New York Tokyo
22. Hardy J, Robert F (1969) Un méningiome de la selle turcique, variété sous-diaphragmatique. Exérèse par voie transsphénoidale. Neurochirurgie 15:535–543
23. Hirsch O (1957) Hypophysentumoren – ein Grenzgebiet. Acta Neurochir (Wien) 5:1–10
24. Honegger J, Buchfelder M, Fahlbusch R, Däubler B, Dörr HG (1992) Transsphenoidal microsurgery for craniopharyngioma. Surg Neurol 37:189–196
25. Honegger J, Fahlbusch R, Buchfelder M, Schuierer G (1989) Seltene intraselläre und supraselläre Prozesse. Teil 3: Vaskuläre Prozesse. Nervenarzt 60:685–692
26. House WF, Hitselberger WE (1976) The transcochlear approach to the skull base. Arch Otolaryngol 102:334–342
27. Jaffe CA, Barkan AL (1992) Treatment of acromegaly with dopamine agonists. In: Melmed S (Hrsg) Endocrinology and Metabolism Clinics of North America: Acromegaly. WB Sauders Company, Philadelphia London Toronto Montrel Sydney Tokyo, S 713–735
28. Kirchner JA, VanGilder JC (1975) Transethmoidal hypophysectomy: some surgical landmarks. Trans Am Acad Ophthalmol Otolaryngol 80:391

28A. Knappe G, Gerhardt HJ, Gerl H, Werbs M, Meyer ED, Stahl F, Rohde W, Ventz M, Genschorek C, Rückert Y, Rückert RJ (1990) Therapie des zentralen Cushing-Syndroms durch transsphenoidale Adenomektomie. Z Klin Med 45:1411–1414

28B. Knappe G, Gerl H, Ventz M, Rohde W, Gerhardt HJ, Mennig H, Jahreis G (1992) Long-term results of acromegaly therapy with transsphenoidal adenomectomy. Acta Endocrinol 126 (Suppl 4):48

29. Kovacs K (1973) Metastatic cancer of the pituitary gland. Oncology 27:533–542
30. Laws ER (1982) Complications of trans-sphenoidal microsurgery for pituitary adenoma. In: Brock M (Hrsg) Modern Neurosurgery (Vol. 1). Springer, Berlin Heidelberg New York, S 181–186
31. Lüdecke DK, Herrmann HD, Müchler HC (1987) Intraoperative GH measurement in acromegaly. In: Lüdecke DK, Tolis G (Hrsg) Growth Hormone, Growth Factors, and Acromegaly. Raven Press, New York, S 245
32. Menezes AH, VanGilder JC (1988) Transoral-transpharyngeal approach to the anterior craniocervical junction. Ten-year experience with 72 patients. J Neurosurg 69: 895–903
33. Müchler HC, Renz D, Lüdecke DK (1987) Anesthetic managment of acromegaly. In. Lüdecke DK, Tolis G (Hrsg) Growth Hormone, Growth Factors, and Acromegaly. Raven Press, New York, S 267–271
34. Nelson PB, Robinson AG, Martinez AJ (1987) Metastatic tumor of the pituitary gland. Neurosurgery 21:941–944
35. Nistor R, Huk W, Fahlbusch R (1990) Kernspintomographie von Hypophysenadenomen: Bedeutung für Diagnose und Therapie. Quintessenz, München

36. Oot RF, Melville GE, New PFJ, Austin-Seymour M, Munzenrider J, Pile-Spellman J, Spagnoli M, Shoukimas GM, Momose KJ, Carroll R, Davis KR (1988) The role of MR and CT in evaluating clival chordomas and chondrosarcomas. AJR 151:567–575
37. Saeger W, Riedel M, Schröder H (1985) Metastasen in der Hypophyse und der Sella. Pathologe 6:308–312
38. Samii M, Knosp E (1992) Approaches to the clivus. Springer, Berlin Heidelberg New York
39. Schloffer H (1907) Erfolgreiche Operation eines Hypophysentumors auf nasalem Wege. Wien klin Wschr 20:621
40. Schürmann K, Reulen HJ, Beyer T (1978) A dramatic bleeding during transsphenoidal operation on an apparent pituitary adenoma caused by an intrasellar aneurysm. In: Fahlbusch R, Von Werder K (Hrsg) Treatment of Pituitary Adenomas. Thieme, Stuttgart, S 316–323
41. Sekhar LN, Jannetta PJ, Burkhart LE, Janosky JE (1990) Meningiomas involving the clivus: a six-year experience with 41 patients. Neurosurgery 27:764–781
42. Sekhar LN, Sen CN, Jho HD, Janecka IP (1989) Surgical treatment of intracavernous neoplasms: a four-year experience. Neurosurgery 24:18–30
43. Steinmeier R, Fahlbusch R, Powers AD, Dötterl A, Buchfelder M (1991) Pituitary microcirculation: physiological aspects and clinical implications. A laser-doppler flow study during transsphenoidal adenomectomy. Neurosurgery 29:47–54
44. Stevenson GC, Stoney RJ, Perkins RK, Adams JE (1966) A transcervical, transclival approach to the ventral surface of the brainstem for removal of a clivus chordoma. J Neurosurg 24:544–551
45. Vance ML, Harris AG (1991) Long-term treatment of 189 acromegalic patients with the somatostatin analog octreotide. Arch Intern Med 151:1573–1578
46. White JC, Ballantine HT (1961) Intrasellar aneurysms simulating hypophyseal tumours. J Neurosurg 18:34–50

European Archives of Oto-Rhino-Laryngology Suppl. 1993/I

Indikationen und Praxis der simultanen Neuro-Rhinochirurgie

J. M. Gilsbach[1] und W. Mann[2]

[1] Neurochirurgische Klinik, Pauwelsstr. 30, W-5100 Aachen
[2] HNO-Klinik, Langenbeckstr. 1, W-6500 Mainz

Einleitung

Der selten benutzte Begriff simultane „Neuro-Rhinochirurgie" besagt, daß die multidisziplinäre, neurochirurgisch-Hals-Nasen-Ohren-ärztliche operative Behandlung von bestimmten, fachüberschreitenden Erkrankungen nicht zweizeitig und getrennt nach Fachgebieten, sondern gleichzeitig in einer Narkose gemeinsam erfolgt. Damit ist weniger gemeint, daß die Vertreter beider Fachdisziplinen gleichzeitig arbeiten, vielmehr, daß beide abwechselnd aktiv werden und der jeweils andere assistiert und berät. Ob die Grenzgebiete der einzelnen Fächer dabei überschritten werden, spielt keine Rolle, da es sich im Prinzip um einen gemeinsamen Eingriff handelt, für den aber mehr als das Fachwissen einer Disziplin notwendig ist.

Diese Auffassung und dieses Vorgehen sind relativ neu. Zum Teil möglicherweise aus Abgrenzungsgesichtspunkten, zum Teil wegen der früher mangelnden präoperativen Informationen. Es war zwar klar, daß die Krankheiten sich nicht an die Fachgrenzen halten, aber erst mit der Einführung der bildgebenden Verfahren kennen wir die Überschreitungen genauer und können eine gemeinsame Operationsstrategie entwickeln.

Der nachfolgende Artikel analysiert die 10jährige gemeinsame Erfahrung der beiden Autoren mit der Behandlungsplanung, der operativen Durchführung und Nachbetreuung von kraniofazialen Erkrankungen am Beispiel der Tumoren der Rhinobasis (Tabelle 1) [1, 2, 5, 8, 10, 13, 14].

Tabelle 1. Multidisziplinäre[a], simultane Neuro-Rhinochirurgie bei invasiven Tumoren der Rhinobasis

Lokalisation	Nr.	Zugang
sphenoidal/ethmoidal extradural	29	endonasal
(retro)maxillär	40	„midface degloving"
	28	transfazial
	21	pterional, extradural
orbital	21	pterional, extradural
parasellär	9	(erweitert) pterional
frontobasal, intra-	12	(bi)frontal/transbasal
und extradural	9	pterional/transbasal

[a] Bis 1989 Universitätsklinik Freiburg. J. M. Gilsbach: Neurochirurgie, W. Mann: HNO, U. Joos: ZMK

Methode

Das Ziel einer möglichst einzeitigen, kurz dauernden, möglichst radikalen und gleichzeitig risikoarmen und atraumatischen operativen Behandlung kraniofazialer Erkrankungen ist nur im multidisziplinären Team zu erreichen, wenn fachspezifische anatomische, diagnostische, operativ strategische und technische Einschränkungen und mehrzeitige, inkomplette Operationen in teilweise unbekannten Regionen mit zusätzlichen Risiken vermieden werden sollen.

Die *Indikation* zum simultanen Vorgehen bei Erkrankungen der Rhinobasis ist speziell gegeben, wenn die Dura breitflächig infiltriert oder offen ist bzw. geöffnet oder reseziert wird (z.B. bei einem nach intradural durchgebrochenen Siebbeinkarzinom) und allgemein spätestens dann, wenn sich der Vertreter der jeweiligen Fachrichtung nicht mehr auskennt. Dieser Moment kann je nach Ausbildung und Erfahrung aber sehr unterschiedlich eintreffen.

Voraussetzung für ein erfolgreiches gemeinsames Arbeiten ist, daß die Operateure vertraut sind mit den jeweils vom anderen Fach für die Operation genutzten bildgebenden Verfahren (CT, MR, Angiographie), den Geräten (z.B. Operationsmikroskop, Bipolarsystemen), den assistierenden ärztlichen und

Tabelle 2. Operative Prinzipien

- multidisziplinär
- mikrochirurgisch
- individueller Zugang
- minimale/keine kosmetische Beeinträchtigung
- Benutzung des Tumors als Zugang
- einzeitige Operation
- möglichst ein einziger Zugang
- vernünftige Relation: Prognose/Ausdehnung der Operation

nichtärztlichen Mitarbeitern und den anästhesistischen Bedingungen (z.B. hirndrucksenkenden Maßnahmen bei intraduralen Eingriffen). Nicht zu unterschätzen ist das persönliche Vertrauen der Operateure untereinander, da Mißerfolge auch gemeinsam zu tragen sind. Nur eine langjährige gemeinsame Praxis mit ähnlich gelagerten Fällen, anatomischen und operationsstrategischen Kenntnissen erlaubt ein nahtloses Ineinanderübergehen der aktiven operativen Tätigkeiten mit sofortiger Übernahme und Weiterführung des Eingriffs.

Unabhängig vom *Ort des Eingriffs* – Neurochirurgie oder Hals-Nasen-Ohren-Klinik –, an dem der Patient letztendlich operiert wird, ist es wichtig, daß das Op-Team die Stärken und Schwächen der Mitarbeiter abschätzen kann und weiß, daß in kritischen Situationen jeder einzelne Operateur in der Lage ist, möglicherweise auftretende Komplikationen im jeweils anderen Fachgebiet mit Übersicht zu beherrschen. Finden entsprechende Operationen wechselweise in beiden Kliniken statt, sollten das Instrumentarium, die Lagerungsvorrichtungen, das Monitoring, die Bohrsysteme und die Mikroskopie gleich oder zumindest ähnlich sein. Da dies kostenintensiv ist, empfiehlt es sich, unabhängig vom Fach, einen bestimmten Operationssaal mit einer speziellen Ausrüstung für diese Eingriffe vorzusehen. Ein Wechsel von Mikroskop, Bohr- und Saugeinrichtung, Instrumenten und eventuell sogar Instrumentierschwestern während der Operation ist nicht sinnvoll, da es zu einer unökonomischen Zeitverzögerung führt und den Patienten unnötig belastet. Jeder Operateur muß die Instrumente und die Instrumentenbezeichnung der Nachbardisziplin kennen und mit der Handhabung der Instrumente vertraut sein. Das ganze Team, bestehend aus Anästhesist, Operateur, Schwester und Springer sowie dem Assistenzpersonal, das das Neuromonitoring überwacht, muß aufeinander eingespielt sein.

Multidisziplinäre Eingriffe beginnen nicht im Operationssaal, in den der Kollege des jeweils anderen Fachs hilfesuchend gerufen wird, sondern mit einer *gemeinsamen Besprechung* spätestens am Vortage der Operation. Anhand der Informationen aus den bildgebenden Verfahren werden die Indikation überprüft, die einzelnen Operationsschritte – und wer sie wann durchführt – geplant und zwar vom Zugang bis zur Hautnaht. Nützlich ist bei solchen Besprechungen die Zuhilfenahme eines Schädels, von 3D-Rekonstruktionen aus CT/MR und eines formolfixierten Gehirns. Nach Abschluß der Planung sollte auch die Aufklärung des Patienten gemeinsam erfolgen.

Die *Operationsprinzipien* (Tabelle 2) sind relativ konstant und haben folgende Ziele:

- Einzeitiges Vorgehen: damit werden unnötige Risiken durch einen veränderten Situs und für den Patienten belastende längere Behandlungszeiten, abgesehen von einem erhöhten Operationsrisiko, vermieden
- Zugang mit der geringsten kosmetischen Beeinträchtigung: damit erhalten wir besser die Lebensqualität vor allem bei Patienten mit palliativen Eingriffen bei ohnehin eingeschränkter Lebenserwartung (z.B. facial degloving anstatt transfaziales Vorgehen)
- Individueller, minimal invasiver Zugang: damit wirklich dem Patienten nur die geringste Traumatisierung zugemutet wird, wählen wir auf der Basis der bildgebenden Verfahren den kleinstmöglichen, noch mikrochirurgisch machbaren Zugang (z.B. endonasaler Zugang über ein Spekulum bei einem infiltrierenden Tumor der Keilbeinhöhle, anstatt transfaziales oder transethmoidales „offenes“ makrochirurgisches Vorgehen) [1, 2, 9, 10]
- Erhaltung der Gesichtsstruktur: dem Tumor vorgelagerte, knöcherne Strukturen werden, soweit sie zur Gesichtsstruktur bzw. Gesichtskonfiguration wichtig sind, erhalten oder nur temporär entfernt und wieder eingesetzt, damit keine unnötigen Deformitäten, die die Radikalität nicht bessern, in Kauf genommen werden müssen
- „Mono“-Zugang: damit das Operationstrauma reduziert wird (z.B. subfrontales Vorgehen über einen Bügelschnitt mit Trepanation der Stirnhöhle bei infiltrierendem Karzinom der Frontobasis anstatt eines kombinierten transfazialen transkraniellen Vorgehens) wählen wir möglichst einen einzigen, einzeitigen Zugang
- Tumor als Zugang: durch die Anwendung mikrochirurgischer Prinzipien wird eine unnötige Exposition der Umgebungsstrukturen vermieden durch stetige Verkleinerung der Tumormasse vom Tumorinnern aus, bis die Grenze zum Gesunden erreicht ist
- Vernünftiges Verhältnis zwischen Radikalität und Prognose: damit werden unnötige, die Lebenserwartung nicht verlängernde und die Lebensqualität einschränkende Resektionen verhindert (z.B.

die Resektion eines Auges bei einem invasiven, ohnehin nur inkomplett entfernbarem Tumor) [12]
- Beachten des gesamten Therapiekonzeptes: damit die operative Therapie mit dem geringsten Behandlungsaufwand auskommt, darf das gesamte Therapiekonzept einschließlich Strahlen- und Chemotherapie nie aus den Augen gelassen werden, und es sollte möglichst auf Fremdmaterialien und Implantate verzichtet werden.

Zwei Faktoren spielen bei invasiven Tumoren der Rhinobasis eine wesentliche Rolle. Die Eröffnung der Dura erhöht die Komplikationsrate, und die Nachbarschaft zu vital und funktionell wichtigen Strukturen, wie Augen, A. carotis interna, Sinus cavernosus, Sehnerven und Stirnhirn schränkt die Radikalität ein.

Infiltrierende Tumore des Siebbeinkomplexes, der Keilbeinhöhle, der Stirnhöhle oder der Orbita haben gemeinsam, daß bei entsprechendem Größenwachstum sowohl die *Dura* infiltriert, als auch als Grenzschicht häufig überschritten wird. Im Bereich der vorderen Schädelbasis bedeutet es, daß während des operativen Eingriffs liquorführende Räume mit Regionen in Kontakt treten, die mit Schleim, Speichel oder Eiter potentiell kontaminiert sind. Nach beendeter Tumorentfernung erfolgt wieder eine Trennung des intraduralen „sterilen" und extraduralen „kontaminierten" Raumes durch einen Duraverschluß entweder direkt oder durch einen freien oder gestielten Periostlappen, der mit einer gestielten Abdeckung der eröffneten Nebenhöhlen kombiniert wird.

Seit Ketcham et al. 1963 [6] gezeigt haben, daß eine Verlängerung des Überlebens durch eine Ausdehnung der *Radikalität* bei Nasennebenhöhlentumoren möglich ist, hat sich dieses Konzept immer mehr durchgesetzt. Eine Resektion der Lamina cribrosa ist machbar, und Patienten, deren Dura im Bereich der Rhinobasis infiltriert ist und deshalb reseziert und rekonstruiert wird, können durch den radikalen Eingriff geheilt werden.

Unabhängig, ob es sich um einen malignen oder benignen Tumor handelt, sind viele dieser Tumoren unter Berücksichtigung der Tumor- und Fachgebietsgrenzen nur dann radikal zu behandeln, wenn sie mit einem gewissen histologischen Sicherheitsabstand entfernt werden. Da die intraoperativ makroskopisch gefundenen und im Schnellschnitt bestätigen Tumorgrenzen häufig nicht mit den präoperativ, aufgrund der bildgebenden Verfahren ermittelten, übereinstimmen, muß die Fachkenntnis verschiedener operativer Disziplinen zur Verfügung stehen, um folgende Fragen zu klären:
- Ist der Tumor wahrscheinlich in sano, an der anatomisch-funktionell kritischsten Stelle zu entfernen, dort wo eine Radikalität Funktion und Überleben des Patienten am ehesten zu beeinträchtigen droht?
- Wie gelingt es dem interdisziplinären Team, sich möglichst rasch Gewißheit über die mögliche Radikalität an dieser Lokalisation zu verschaffen?
- Wie gelingt es bis zur Beantwortung dieser Fragen, funktionserhaltend zu operieren, um nicht durch inkonsequente Radikalität dem Patienten Schaden zuzufügen? Das heißt, Funktionen sollten nicht irreparabel gestört werden, wenn dadurch nur eine Pseudoradikalität erreicht wird, weil an anderer Stelle die gleiche Radikalität aus anatomisch-funktionellen oder vitalen Gründen nicht erzielt werden kann.
- Wie gelingt es dem Operateur, den Tumor selbst als Zugangsweg zu seiner eigenen Entfernung zu nutzen, um möglichst kleine, kosmetisch und funktionell stumme Zugangswege zur möglichst vollständigen Tumorentfernung wählen zu können?

Der *Operationsablauf* ist relativ uniform. Am Vorabend der Operation wäscht sich der Patient gründlich die Haare (Polyvidonjod). Im Operationssaal wird der Patient zunächst gut gepolstert in Rückenlage narkotisiert. Ist eine Trepanation geplant, fixieren wir den Kopf in Operationsposition mit einer Mayfield-Klemme. Entlang der geplanten Schnittführung hinter der Haarlinie werden ein Streifen von ca. 2 cm rasiert und die davor liegenden Haare bis zum Haaransatz in Zöpfen mit sterilen Gummis geflochten. Nach Desinfektion mit Polyvidonjod wird die Kopfhaut im Bereich der Schnittführung mit Kochsalzlösung und Suprarenin in einer Verdünnung 1:100000 infiltriert. Danach wird abgedeckt, wobei gegebenenfalls das Gesicht des Patienten bis zur Unterlippe und dem Intubationstubus freigelassen wird.

Die *Zugangswahl* erfolgt immer individuell und niemals schematisch, also mit zahlreichen Variationen und Kombinationen. In Tabelle 3 und 4 sind die von uns am häufigsten verwendeten Zugänge aufgelistet. Im Prinzip versuchen wir, alle extraduralen Tumore der Rhinobasis von extradural, von einem hals-nasen-ohrenärztlichen Zugang zu erreichen, das heißt sublabial von der Nase endonasal oder der Kieferhöhle über eine Midface-degloving-Technik, aus-

Tabelle 3. Zugänge zu invasiven Tumoren der vorderen Schädelbasis

- extradurale Läsionen ohne eindeutige intradurale Ausdehnung ⟶ Primär extradurale Zugänge: endonasal, facial degloving, transfazial, pterional-extradural
- extradurale Läsionen mit ausgedehntem intraduralem Wachstum ⟶ Primär intradurales/transdurales/transbasales Vorgehen: Trepanation frontal, bifrontal, pterional

Tabelle 4. Differentialzugänge zu invasiven Tumoren der vorderen Schädelbasis

Lokalisation	Zugang
Extradural	
vordere Rhinobasis	endonasal (Rhinotomie)
mittlere Rhinobasis, Keilbeinhöhle	endonasal
Kieferhöhle, Siebbein, Keilbeinhöhle	„midface degloving"
retromaxillär	transfazial
laterale Orbitaregion	pterional, extradural
Extradural und Intradural	
vordere Rhinobasis	(bi)frontal, transbasal
hintere Rhinobasis	pterional, „midface degloving"
mediobasal und retromaxillär	pterional (erweitert), midface degloving

nahmsweise auch über transfaziale Zugänge zur Stirnhöhle, zum Siebbein oder zur Nasenhaupthöhle. Tumore, die die Dura durchbrechen, werden transdural/transbasal nach voraufgegangener Trepanation angegangen. Bei medianen Tumoren der vorderen und mittleren Rhinobasis bevorzugen wir eine möglichst kleine frontobasale Trepanation. Bei großen Stirnhöhlen genügt dabei die Stirnhöhlenvorderwand. Für Tumore im hinteren Bereich der Rhinobasis kommt auch der pterionale Zugang in Frage, bei dem man nicht die Probleme mit der Eröffnung der Stirnhöhlen hat. Bei lateralisierten, zur Orbita, zum Sinus cavernosus und nach retromaxillär reichenden Tumoren benutzen wir ausschließlich einen pterionalen Zugang, der gegebenenfalls nach extradural erweitert werden kann.

Der am häufigsten benutzte *frontale/transbasale Zugang* beginnt mit einer koronaren Schnittführung entlang der Stirnhaargrenze und dem Umschlagen des Hautgalealappens nach vorne, wobei darauf geachtet wird, nicht den N. supraorbitalis bzw. den Ramus frontalis des N. facialis zu verletzen. Je nach Größe des zu erwartenden Dura- und knöchernen Defektes der Rhinobasis wird ein individueller Periostlappen entwickelt, der am Operationsende den Basisdefekt bedecken soll. Er wird entweder basal oder (bi)lateral gestielt. Im ersten Fall können vorwiegend vordere, im letzten hintere Defekte im Siebbein durch die brückenartige Form des Lappens gedeckt werden.

Bei Tumoren, die die Rhinobasis in der Mittellinie durchsetzen, erfolgt eine bifrontale Kraniotomie, bei einseitigen Tumoren eine einseitige Kraniotomie. Das laterale Bohrloch wird unter den Ansatz des M. temporalis gelegt, damit es danach durch den fixierten Muskel gedeckt wird. Von dort aus erfolgt die Kraniotomie mit Umfahrung des Knochendeckels. Der Deckel beinhaltet dann die Vorder- und Rückwand der Stirnhöhle, gegebenenfalls das Orbitadach und den Proc. zygomaticus. Nach Entfernen des Knochendeckels erfolgt zunächst die Tumorentfernung extradural an der Rhinobasis, bis makroskopisch gesunde Duraränder dargestellt werden. Dann wird der Tumor intradural aus dem Frontallappen entfernt, bis eine Radikalität gegenüber der benachbarten Hirnsubstanz gewährleistet ist. Das Hirn wird mit feuchter Watte abgedeckt und die Dura in sano reseziert. Der Spateldruck auf das Frontalhirn wird minimal gehalten und die Hirnwatte von Zeit zu Zeit befeuchtet. Die bei einem erwarteten großen Duradefekt bereits präoperativ gelegte Lumbaldrainage erleichtert das Zurückhalten des Gehirns. Nach Duraschluß erfolgt am Ende die Tumorentfernung auch extradural mikrochirurgisch. Durch eine Blickrichtungsänderung läßt sich ein erstaunlich großes Areal der Nebenhöhlen von dem frontalen-transbasalen Zugang aus überblicken [14]. Bei einseitiger Kraniotomie und Erhalt der gegenseitigen Regio olfactoria sind z.B. das gesamte ipsilaterale Siebbeinzellsystem, die Keilbeinhöhle, der Vomer und das Septum bis zum Nasenboden und der ipsilaterale maxillo-ethmoidale Winkel einschließlich des kranial-medialen Kieferhöhlenanteils zu überblicken. Hier ist aber der Blick tangential auf die mediale Kiefernhöhlenwand gerichtet, so daß ebenso wie für die mediale Periorbitawand die Beurteilung erst nach Lateralretraktion der Periorbita möglich ist. Erstreckt sich der Tumor in die Region der vorderen Siebbeinzellen, wird vor dem endgültigen Verschluß der Dura endonasal mikrochirurgisch das Siebbein inspiziert bzw. revidiert. Besteht eine Beteiligung der Kieferhöhle, wählen wir einen erweiterten Caldwell-Luc-Zugang, wenn die Kieferhöhle von dem frontalen Zugang aus nicht ausreichend einsehbar ist.

Nach vollständiger Tumorentfernung erfolgt der Duraverschluß durch (freie) Temporalisfaszie oder Periost. Anschließend wird der knöcherne Defekt der Rhinobasis mit dem gestielten Periostlappen gedeckt und der Knochendeckel wieder eingesetzt und mit Knochennähten fixiert. Die Hinterwand der Stirnhöhle wird in der Regel entfernt und damit die Stirnhöhle kranialisiert, nachdem zuvor die Mukosa aus dem deckelseitigen Teil der Stirnhöhle sorgfältig entfernt wurde. Bei einem unilateralen Zugang werden die verbliebene gegenseitige Stirnhöhle oder die Siebbeinzellen mit Faszie oder mit Periost abgedeckt [11]. Liegt nur ein kleiner, primär verschließbarer Duradefekt im Bereich der Stirnhöhlenhinterwand vor, kranialisieren wir die Stirnhöhle nicht, vor allem wenn eine Infektionsgefahr besteht. In diesem Falle muß aber für eine ausreichende Drainage zur Nasenhaupthöhle gesorgt werden, meist in Form eines Sili-

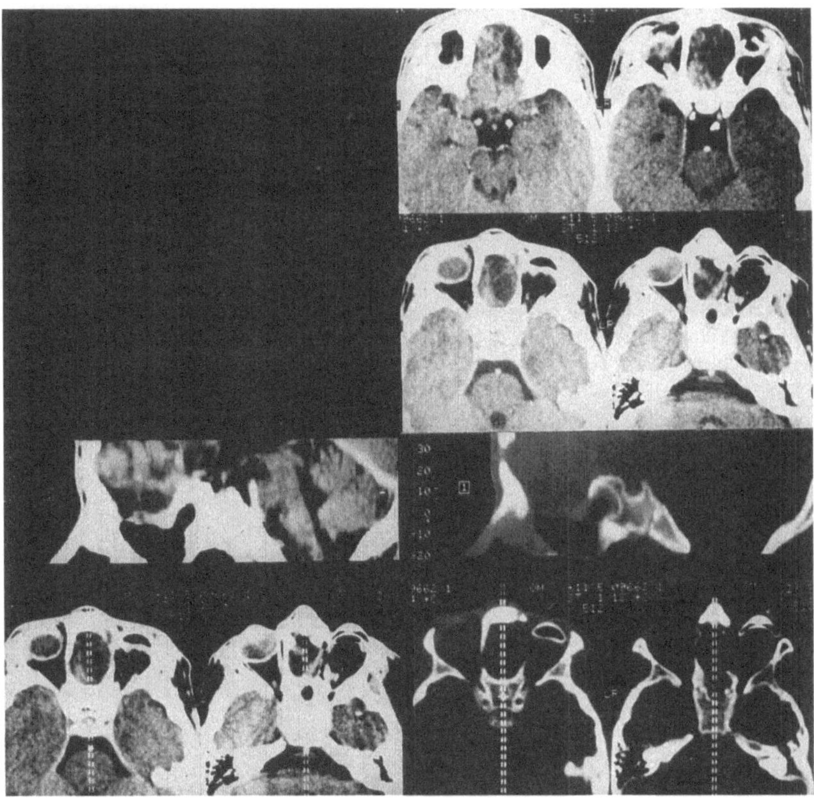

Abb. 1. Postoperatives Computertomogramm nach einzeitiger, intra- und extraduraler Entfernung eines Rhabdomyosarkoms der vorderen Basis und anschließender, knochenfreier Rekonstruktion der Rhinobasis

konröhrchens von der Stirnhöhle zur Nase. Knöcherne Defekte im Bereich der Orbitaregion oder der Stirnhöhlenvorderwand werden z.B. durch Calvariansplit graft und Titanminiplatten rekonstruiert [4]. Eine knöcherne Rekonstruktion der Basis erfolgt nicht [14].

Die bifrontale Kraniotomie erweitert und verbessert den Überblick zum gesamten Siebbeinzellsystem, beiden Keilbeinhöhlen, beiden medialen Orbitae und medialen Kieferhöhlen, dem Nasenrachen und einem Teil des Clivus. Die medialen Orbitaanteile können gut von einer gegenseitigen Blickrichtung dargestellt werden. Da auch bei diesem Zugang das vorderste Siebbein schlecht übersehen werden kann, empfiehlt sich zusätzlich, die endonasale mikrochirurgische Kontrolle mit Hilfe eines selbsthaltenden Spekulasystems bei Verdacht der Tumorbeteiligung [1, 2]. Der Zugang über eine laterale Rhinotomie ist nur angezeigt, wenn die darüberliegende Haut infiltriert ist [6, 9].

Bei Beteiligung beider Kieferhöhlen wählen wir einen beidseitigen Caldwell-Luc-Zugang oder einen „midface degloving approach" [8, 12], nachdem die Dura verschlossen ist. Nach Beendigung des Eingriffs wird der Stirnhautlappen zurückverlagert. Ein Drain ohne Sog wird eingelegt, der an einen leeren Beutel angeschlossen wird. Die Haut wird subkutan und mit Klammern verschlossen. Als Nasentamponade haben sich mit Fäden armierte Gummifingerlinge bewährt. Bei größeren, auch nach posterior in den retromaxillären Raum reichenden Nebenhöhlendefekten legen wir Adaptikgaze als Auskleidung in die Operationshöhle. Diese wird mit der Tamponade nach ca. 3 Tage entfernt. Zur Verhinderung einer Liquorfistel wird eine Lumbaldrainage für mindestens 7 Tage postoperativ belassen. Erfordert die Entfernung des Tumors die gleichzeitige Entfernung von Gesichtsweichteilen, Orbitalinhalt und/oder Gesichtshaut, wird der entstandene Defekt bei entsprechender Größe durch einen freien, mikrovaskulär anastomosierten Lappen gedeckt, den wir vorzugsweise vom Latissimus dorsi entnehmen.

Beispiel I: Das 12jährige Kind hatte einen innerhalb weniger Tage exophytisch aus dem rechten Nasenloch wachsenden Tumor. Im CT sah man einen Tumor der Nasenhaupthöhle mit Ausdehnung ins Frontalhirn. Die transnasale Probeexzision des exophytischen Tumors ergab ein Rhabdomyosarkom, das über einen transfrontalen transbasalen Zugang entfernt wurde. Anschließend erfolgten eine Chemotherapie und eine Radiatio. 7 Jahre postoperativ ist die mittlerweile 19 Jahre alte Patientin ohne Anhalt für ein Rezidiv (Abb. 1).

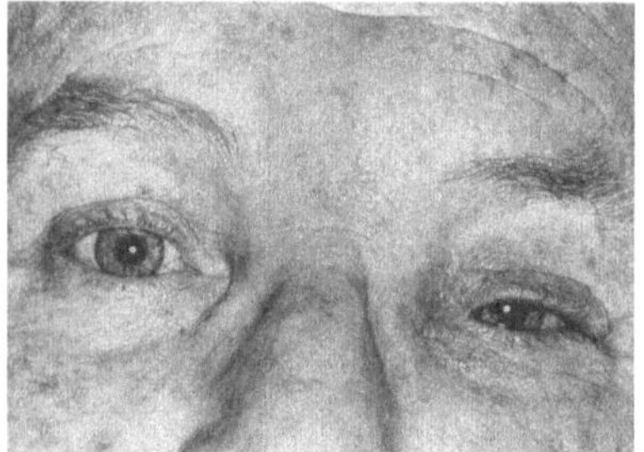

Abb. 2. 62jähriger Patient mit einer Schwellung im Bereich des linken medialen Augenwinkels

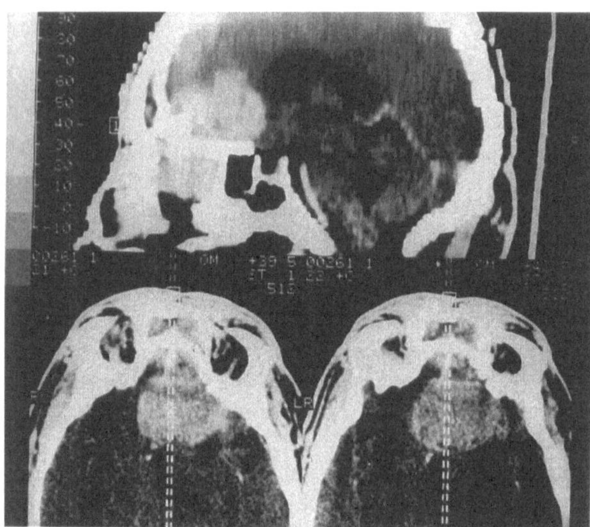

Abb. 3. Computertomogramm desselben Patienten (Abb. 2) mit einem Karzinom in der Nasenhaupthöhle, im Siebbein und intradural im Frontalhirn

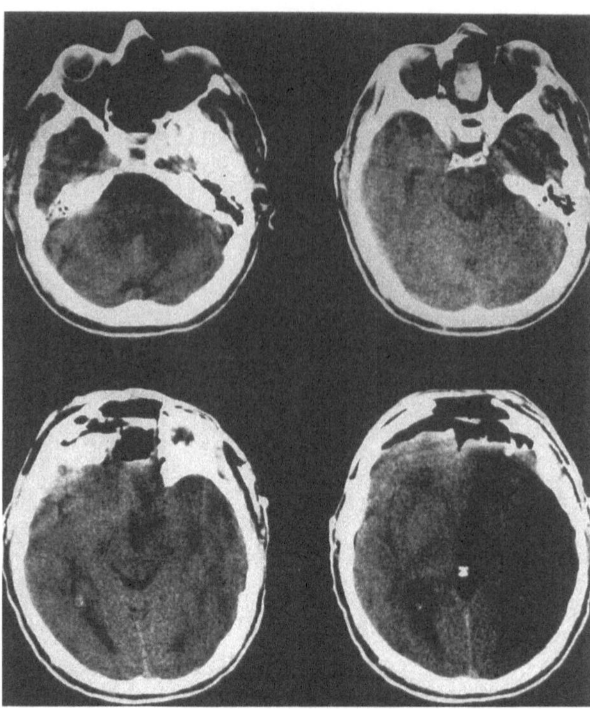

Abb. 4. Sofort postoperatives CT desselben Patienten (Abb. 2 und 3) nach kombiniertem neurochirurgisch-rhinochirurgischem Eingriff

Beispiel II: Dieser 62jährige Patient hatte eine Schwellung im medialen Augenwinkel mit einem zunehmenden Exophthalmus. Die bildgebende Diagnostik ergab ein Karzinom des Siebbeins, das in die Orbita und durch die Lamina cribrosa weit nach intradural in den Frontallappen durchgebrochen war. Eine Probeexzision aus der Nase ergab ein Plattenepithelkarzinom. In einem kombinierten neurochirurgisch-hals-nasen-ohren-ärztlichen Eingriff wurde der Tumor transbasal über eine bifrontale Kraniotomie und einen erweiterten Caldwell-Luc-Zugang entfernt (Abb. 2, 3, 4). Anschließend wurde der Patient mit einer Dosis von 60 Gy nachbestrahlt. Der posttherapeutische Verlauf war komplikationslos, bis es ca. ein Jahr postoperativ zu einer Meningeosis carcinomatosa kam, an der der Patient verstarb.

Der *pterionale Zugang* ist der typische neurochirurgische, intradurale frontotemporale Zugang zum hinteren Anteil der Frontobasis, zum sellären und parasellären Raum. Er kann nach basal-extradural problemlos erweitert werden durch eine Verlängerung des präaurikulären Hautschnitts und temporäres Entfernen des Jochbogens mit Umklappen des M. temporalis und Entfernung des großen und kleinen Keilbeinflügels. Damit hat man einen Zugang zur Fossa retromaxillaris, zur lateralen Orbita, zur lateralen Kieferhöhle und unter dem Sinus cavernosus hindurch extradural zur Keilbeinhöhle. Von transdural, intradural aus kann auch noch die Siebbeinregion erreicht werden.

Beispiel III: Diese 41jährige Patientin hatte ein extensives Meningeom der mittleren Basis mit Befall der Keilbeinhöhle, der Kieferhöhle, des retromaxillären Raumes und des Felsenbeins (Abb. 5), das über einen erweiterten pterionalen Zugang entfernt wurde. Dabei erlaubte der primär neurochirurgische Zugang auch die gleichzeitige Entfernung von Tumoranteilen in den Nasennebenhöhlen und extrakraniell (Abb. 6). Da es sich histologisch um ein Meningeom WHO-Klassifikation Typ II handelte, wurde die Patientin nachbestrahlt.

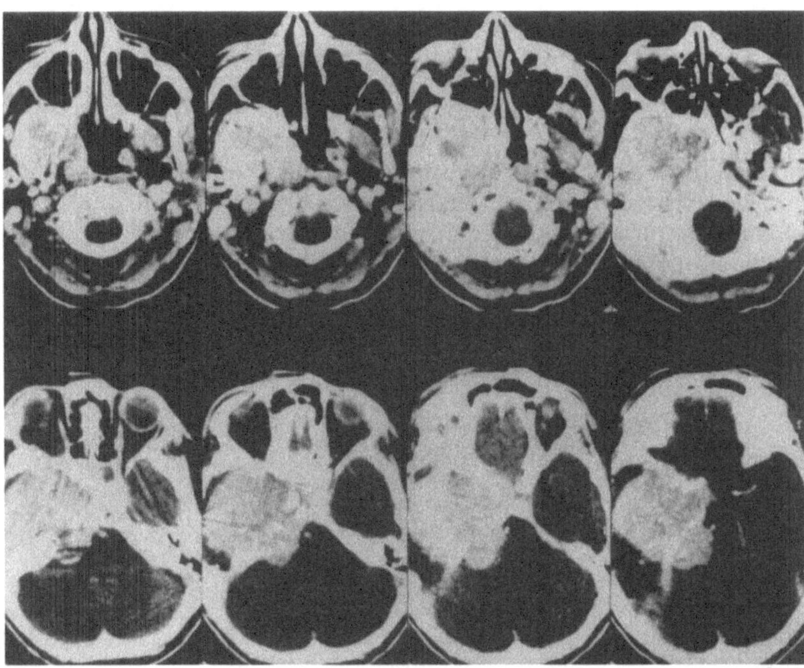

Abb. 5. Axiales Computertomogramm eines extensiven Meningeoms links der mittleren Basis links

Tabelle 5. Komplikationen bei Läsionen mit intraduraler Ausdehnung

Zugang	Nr.	Komplikation
Rhinotomie	1	letale Lungenembolie
Transfrontal/Transbasal	1	Liquorfistel
	2	Knochendeckelinfektionen
Pterional	1	Liquorfistel
	1	Liquorfistel, Abszeß und letale Karotisläsion

Komplikationen

Zu den üblichen krankheitstypischen Komplikationen kommen bei simultanen neurorhinochirurgischen Operationen noch die des intraduralen Raumes hinzu (Tabelle 5). Die intradurale Infektionsrate (Meningitis, Hirnabszeß) war sehr niedrig wie auch die Liquorfistelrate bei routinemäßig eingesetzter postoperativer lumbaler Liquordauerdrainage.

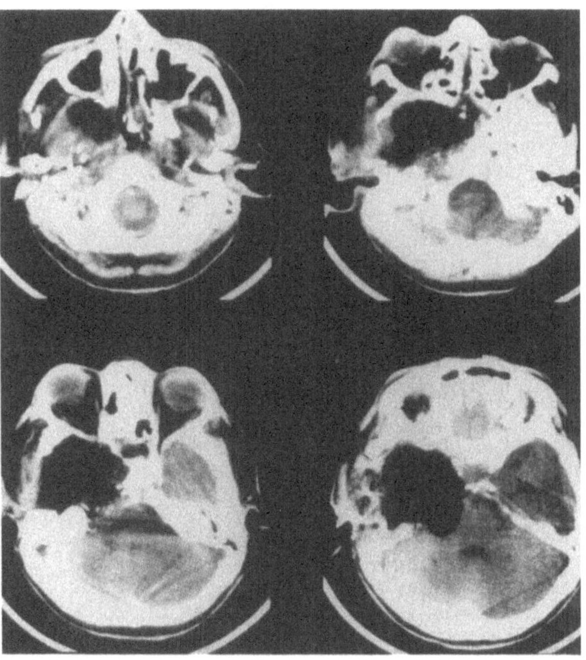

Abb. 6. Postoperatives Kontroll-CT derselben Patientin (Abb. 5) nach pterionalem Zugang mit Tumorentfernung

Diskussion

In den letzten 10 Jahren haben wir zahlreiche, benigne und maligne Erkrankungen der vorderen Schädelbasis operiert, die die Zusammenarbeit von Neurochirurgen und Hals-Nasen-Ohren-Ärzten erforderte. Von Ketchams Beschreibung (1963) bis zu Berichten in jüngerer Zeit hat sich bestätigt, daß eine erweiterte Radikalität bei malignen Tumoren eine Verbesserung der 3-Jahresüberlebensrate bis zu 70% mit sich bringt [3, 6, 12, 15]. Voraussetzung ist, daß der Tumor durch die Operation und Nachbestrahlung lokal kontrolliert werden kann. Fernmetastasen treten selten auf, sofern sich die Tumoren auf das Nebenhöhlensystem beschränken und die bedeckenden Gesichtsweichteile nicht betroffen sind [3]. Auch bei den von uns operierten Patienten wurden bei einzelnen Sarkomen und Karzinomen sowie einem Esthesio-Neuroblastom und Basalzellkarzinomen Überlebenszeiten von über 5 Jahren beobachtet. Andere Patienten verstarben innerhalb von 2 Jahren postoperativ.

Überraschenderweise war die intrakranielle Infektionsrate sehr niedrig, obwohl sicher häufig durch kontaminiertes Gebiet hindurch operiert wurde. Ob dabei die Einzeitigkeit des Eingriffs, die perioperative Antibiotikaprophylaxe, die häufige Spülung der Wunde, die möglichst radikale Entfernung des Tumors bis in vitale, gesunde Grenzregionen, der zweischichtige Duraschluß und ggfs. die postoperative Drainage der Nebenhöhlen die entscheidenden Faktoren waren, kann aus unseren Ergebnissen nicht abgeleitet werden. Wir ziehen jedoch den Schluß, daß ein geplantes Eröffnen des intraduralen Raums bei der simultanen neurorhinochirurgischen Operation keine wesentliche Erhöhung des Operationsrisikos bedeutet.

Durch die Verwendung einer präventiven lumbalen Dauerableitung spielte bei sicher häufig nicht perfektem Verschluß des Liquorraumes die Liquorfistel lange nicht mehr die krankmachende und todbringende Rolle, die sie in der Vergangenheit hatte.

Durch den operativen Eingriff wurde kein Auge entfernt oder eine Erblindung verursacht, die nicht bereits präoperativ bestand. Zum Erhalt der verbleibenden Lebensqualität trug bei, daß die Hospitalisationszeit kurz war und daß entstellende äußere Narben, die auf den stattgefundenen Eingriff schließen ließen, fast immer fehlten.

Grenzen

Ein therapeutisches Dilemma besteht dann, wenn der Tumor die Orbita erreicht. Hier hat sich die Radikalität in den letzten Jahren gewandelt, und der Versuch ist gerechtfertigt, das Auge zu erhalten, solange Funktion und Ästhetik gewahrt sind. Das Auge zu entfernen ist unserer Meinung nach nur gerechtfertigt, wenn dort der letzte verbliebene Tumorrest sitzt und der Patient durch die Entfernung des Auges geheilt werden kann. Vergleichbares gilt für den Befall des Sinus cavernosus, der die augenbewegenden Nerven und die A. carotis interna beinhaltet. Auch dort ist eine Tumorresektion mit Ausfall der Augenfunktion und ggf. Resektion der A. carotis mit einem zerebralen Ischämierisiko (mit oder ohne Umgehungsoperation) nur gerechtfertigt, wenn der Patient unter Inkaufnahme dieses zusätzlichen Morbiditätsrisikos geheilt werden kann.

Literatur

1. Amedee R, Mann W, Gilsbach J (1989) Microscopic endonasal surgery of the paranasal sinuses and the parasellar region. Arch Otolaryngol (Chicago) 115:1103–1106
2. Amedee R, Mann W, Gilsbach J (1990) Microscopic endonasal surgery. Clinical update for treatment of paranasal sinus disease. Am J Rhinol 6:203–205
3. Bridger GP, Baldwin M (1989) Anterior craniofacial resection for ethmoid and nasal cancer with free flap reconstruction. Arch Otolaryngol 115:308–312
4. Fürst G, Maurer J, Mann W (1992) Deckung von Stirnhöhlenvorderwanddefekten mittels eines durch calvarian split gewonnenen autologen Knochentransplantat. Laryng Rhinol Otol 71:128–131
5. Joos U, Mann W, Gilsbach J (1986) Die Behandlung von großen Tumoren im Bereich der Kieferhöhle: In: Watzek G, Matejka M (eds) Erkrankungen der Kieferhöhle. Springer, Wien New York, 99–104
6. Ketcham AS, Wilkins RH, Van Buren JM (1963) A combined intracranial facial approach to the paranasal sinus. Am J Surg 82:698–703
7. Mann W, Schuler-Voith C (1983) Tumors of the paranasal sinuses and the nose. Rhinology 21:173–177
8. Mann W, Gilsbach J (1984) Operative Zugangswege bei Tumoren des Nasenrachens und des retromaxillären Raumes im Kindesalter. Laryng Rhinol Otol 63:189–192
9. Mann W (1985) Total rhinotomy for midline lesions of the ethmoids and the nose. J Maxillofac Surg 13:273–276
10. Mann W, Gilsbach J, Seeger W, Flöel H (1985) Use of a malar bone graft to augment skull-base access. Arch Otorhinolaryngol (Chicago) 111:30–33
11. Mann W, Riechelmann H, Gilsbach J (1989) The state of the frontal sinus after craniotomy. Acta Neurochir 100: 101–103
12. Mann W, Rareshide E, Schildwächter A (1989) Nasennebenhöhlentumore mit orbitaler Beteiligung. Laryng Rhinol Otol 68:667–670
13. Mann W, Amedee JR, Gilsbach J, Perneczky A (1992) Pterional trephination approach to tumors of the infratemporal fossa. Skull Base Surgery 2:191–194
14. Seeger W, Mann W (1985) Differential approaches in microsurgery of the brain. Springer, Wien New York Tokio
15. Terz JJ, Young HF, Walter L Jr (1980) Combined craniofacial resection for locally advanced carcinoma of the head and neck. Am J Surg 140:618–624

European Archives of Oto-Rhino-Laryngology Suppl. 1993/I

Tumoren und Pseudotumoren der Orbita – Klinik, Diagnostik und Therapie

R. Rochels

Klinik für Ophthalmologie der Christian-Albrechts-Universität, Hegewischstraße 2, W-2300 Kiel 1

Inhaltsverzeichnis

1 Einleitung

Die Orbita macht abzüglich des Augapfels ein Kompartiment von 30ml und mithin nur 0,07% des Gesamtkörpervolumens aus. Es finden sich hier aber 16 verschiedene Gewebearten und über 170 unterschiedliche orbitale Krankheitsbilder mit jeweils fest umrissener Ätiologie, Pathogenese, Symptomatik und Therapie sind in der einschlägigen Literatur beschrieben. Diese lassen sich vereinfachend einteilen in Fehlbildungen, Verletzungen, Entzündungen, die „endokrine" Orbitopathie und die relativ kleine Gruppe der Tumoren, wobei hier primäre (vaskuläre, mesenchymale, neurogene, Tränendrüsentumore), sekundäre aus der Nachbarschaft einwachsende und schließlich metastatische Tumoren unterschieden werden müssen [7, 8, 14, 16, 17, 23, 28, 30].

Analysen zur Häufigkeit der verschiedenen Orbitaerkrankungen in Abhängigkeit vom jeweiligen Lebensalter sind von Rootman [28] publiziert worden: in der Gruppe der Kinder und Jugendlichen bis zum 20. Lebensjahr überwiegen Entzündungen und Verletzungen mit insgesamt 20%, während an

Tumoren das Rhabdomyosarkom, kapilläre Hämangiome und retroseptale Dermoide zusammen nur knapp 10% ausmachen. Bei den 20- und 60jährigen steht die „endokrine“ Orbitopathie mit 60% ganz im Vordergrund; kavernöse Hämangiome und Tränendrüsentumore stellen nur 19% der Orbitaerkrankungen dar. Im höheren Lebensalter nehmen vor allem maligne Tumore deutlich an Häufigkeit zu: die sekundären und metastatischen Neoplasien machen mit den (systemischen) lymphoproliferativen Erkrankungen ca. 35% aus.

Bezüglich der allgemeinen Pathologie der Orbitatumore können 4 verschiedene Gruppen im Hinblick auf die Pathogenese differenziert werden:

1. Primäre Orbitatumore mit sekundärer Beteiligung der Nachbarschaftsstrukturen (z.B. das adenoidzystische Karzinom der Tränendrüse mit Infiltration der vorderen Schädelgrube, der Fossa temporalis oder durch perineurale Ausbreitung der Fossa cranii media),
2. primär extraorbitale Tumore mit sekundärer Beteiligung der Orbita (z.B. Nasennebenhöhlenkarzinome oder Ästhesioneuroblastome mit Orbitaeinbruch) und Metastasen,
3. primäre Lid-, Bindehaut-, Bulbus- und Tränenwegstumore mit sekundärer Infiltration der Augenhöhle (z.B. Lidbasaliom, Bindehautkarzinom, Aderhautmelanom, Retinoblastom, Tränensackkarzinome) und
4. Erkrankungen der orbitalen Grenzflächen (z.B. benigne und maligne Knochentumore).

Diese Aufstellung impliziert, daß *Orbitatumore bezüglich Diagnostik und Therapie* praktisch nie alleinige Domäne des Ophthalmologen, sondern *ganz überwiegend Gegenstand einer intensiven interdisziplinären Zusammenarbeit* sind.

Die nachfolgende Darstellung der Tumore und Pseudotumore der Orbita versteht sich als dezidiert ophthalmologische: *Zielsetzung* war es, nach einer systematischen, histologisch-orientierten Klassifikation der Tumore auf die relativ uniformen Leitsymptome derselben und auf die umfangreichen augenärztlichen diagnostischen Möglichkeiten einzugehen, die den Kollegen anderer Disziplinen vielfach nicht (mehr) so vertraut sind. So schien es wichtiger aufzuzeigen, daß die kritische Analyse der teilweise biomikroskopisch erkennbaren (Mikro)Befunde vielfach eine „Blick“-Diagnose zulassen und auf den Stellenwert der modernen bildgebenden Verfahren unter Herausarbeitung ihrer jeweiligen Indikationen einzugehen, als im vorgegebenen Rahmen alle Orbitatumore einzeln darzustellen, was zwangsläufig dazu geführt hätte, daß weniger häufige, teilweise nur in Kasuistiken beschriebene Krankheitsbilder entweder ohne großen Informationsgehalt stichwortartig aufgelistet oder aber textlich überrepräsentiert abgehandelt worden wären. Deshalb werden im Abschnitt „Krankheitsbilder“ aus den 13 größeren Gruppen der orbitalen (Pseudo)Tumore besonders häufige und klinisch-praktisch relevante Erkrankungen – woeben geboten unter Heraushebung ihres interdisziplinären Charakters – exemplarisch dargestellt. Begründend sei betont, daß diese Darstellungsweise keinesfalls eine Überbetonung des eigenen Fachs zum Ziel hat, sondern vielmehr darauf abstellt, dem Nichtophthalmologen Leitlinien an die Hand zu geben, die bei ihm frühzeitig den Verdacht auf orbitale Mitbeteiligung einer tumorösen Erkrankung z.B. der Nasennebenhöhlen wecken und ihn so zu einer rationellen und gezielten fachübergreifenden Diagnostik und gegebenenfalls Therapie veranlassen.

2 Anatomische Grundlagen

Das Orbitadach wird knöchern von der Ala minor ossis sphenoidalis und der Pars orbitalis ossis frontalis gebildet. Am vorderen oberen Augenhöhleneingang treten lateral über das Foramen (oder eine Incisura) supraorbitale der Ramus lateralis des N. supraorbitalis sowie die Arteria und Vena supraorbitalis zur lateralen Stirngegend aus. Nasal davon verlaufen der Ramus medialis des Nervus supraorbitalis sowie die Arteria und Vena supratrochlearis.

Die mediale Orbitawand setzt sich aus dem Processus frontalis maxillae, dem Os lacrimale, der Lamina orbitalis ossis ethmoidalis, dem Processus orbitalis ossis palatini und der Ala minor ossis sphenoidalis zusammen. Klinisch wichtige Leitstrukturen sind das Foramen ethmoidale anterius et posterius mit den gleichnamigen Arterien, Venen und Nerven, die aus der Orbita in das Siebbein übertreten. Diese Kanäle und die hauchdünne knöcherne Begrenzung zwischen Nebenhöhlen und Orbita (mit zum Teil präformierten Lücken) sind prädisponierend für die vielfach frühe Invasion maligner paranasaler Tumore in die Augenhöhle.

Maxilla, Os zygomaticum und Processus orbitalis ossis palatini stellen die knöchernen Bausteine des Orbitabodens, in dem im Canalis infraorbitalis gleichnamige Gefäße und Nerven zur Wange ziehen. Parästhesien in dieser Region sind vielfach Frühsymptome des orbitalen Einbruchs z.B. eines Kieferhöhlenkarzinoms.

Der Paries lateralis orbitae wird vom Os zygomaticum, der Ala major sphenoidalis und dem Processus zygomaticus ossis frontalis gebildet. Eine wichtige Leitungsbahn ist hier der Nervus zygomaticus, der vor allem bei rasch wachsenden malignen Tumoren der Tränendrüse (z.B. adenoidzystisches Karzinom) Parästhesien im Hautgebiet über der unteren Schläfe bedingt.

Die hinteren Orbitafissuren bzw. der Canalis opticus mit ihren jeweiligen Leitungsbahnen verdienen aus topodiagnostischen und operativen Aspekten eine detaillierte Darstellung: im knöchernen Sehnervenkanal verlaufen der N. opticus und die A. ophthalmica.

Die Fissura orbitalis superior wird durch den fibrösen Ursprungsring der 4 äußeren geraden Augenmuskeln, des M. obliquus superior und M. levator palpebrae superioris in 2 Bereiche geteilt: oberhalb dieses Anulus tendineus (also weiter lateral) treten die V. ophthalmica aus und die Nn. trochlearis, frontalis und lacrimalis in die Orbita. Im Anulus tendineus nach Zinn (also weiter kaudal des Canalis opticus) verlaufen die Nn. abducens, oculomotorius und nasociliaris.

In der Fissura orbitalis inferior sind an Leitungsbahnen der N. zygomaticus, A., V. und N. infraorbitalis und Anastomosen zwischen den orbitalen Venen und dem Plexus pterygoideus zu finden.

Die topographisch-anatomisch vorgegebenen, engen Beziehungen der Augenhöhle zu Nachbarschaftsstrukturen (Tabelle 1) sind dabei nicht nur bezüglich Tumorlokalisation und -ausbreitung, sondern auch für die Wahl des geeigneten chirurgischen Zugangsweges von Bedeutung.

Tabelle 1. Nachbarschaftsbeziehungen der Orbita

Dach	Fossa cranii anterior Sinus frontalis
Laterale Wand	Fossa temporalis
Boden	Sinus maxillaris
Mediale Wand	Sinus ethmoidalis et sphenoidalis Cavum nasi
Canalis opticus	Fossa cranii media Chiasma Sella turcica
Fissura orbitalis superior	Fossa cranii media Sinus cavernosus
Fissura orbitalis inferior	Fossa pterygopalatina Fossa infratemporalis

Die Innenfläche der Augenhöhle ist von der Periorbita (= Periost) ausgekleidet, die nur an Kanälen und Suturen fester, sonst aber locker den Knochen aufliegt und sich kontinuierlich nach vorn in die Knochenhaut des Mittelgesichts und der Stirnregion bzw. nach hinten in die Dura fortsetzt.

Am vorderen Orbitaeingang grenzt das frontal gestellte Septum orbitale eine präseptale (= palpebrale) Region von einem retroseptalen Kompartiment, das der Orbita entspricht. Ihr Hauptvolumen wird von Fettgewebe gestellt, das durch ein kompliziertes Fasziensystem unterteilt ist, das seinerseits Verbindungen zum Periost und den Ansatzstrukturen der äußeren Augenmuskeln herstellt. Die kegelförmige Anordnung dieser Muskeln grenzt einen zentralen (= intrakonalen) Anteil der Orbita von einem peripheren (= extrakonalen) ab. Kavernöse Hämangiome z.B. finden sich typischerweise fast immer intrakonal, während Rhabdomyosarkome oder Mukozelen primär extrakonal gelegen sind.

Bezüglich der möglichen Tumorlokalisation bzw. der Auswahl des jeweiligen chirurgischen Zugangs werden weiterhin unterschieden: eine obere (oberhalb des Levator-Rectus-superior-Komplexes), eine mittlere (= intrakonaler Raum) und eine untere Orbitaetage (zwischen M. rectus und obliquus inferior und Orbitaboden). Unter gleichen Gesichtspunkten kann dann die Orbita noch in sagittaler Richtung in einen vorderen Anteil (Rückfläche des Septum orbitale bis zur Rückfläche des Bulbus oculi), die mittlere Orbita (retrobulbärer Raum) und die Orbitaspitze aufgeteilt werden. Die Verlaufsrichtung des N. opticus mit gedachter anteriorer Projektion durch die Pupille und Hornhautmitte separiert in der dritten Raumebene die mediale von der lateralen Orbitahälfte [1, 6, 18, 31].

3 Klassifikation und Häufigkeit

Die *Vielzahl der Orbitatumore* läßt sich *ätiopathogenetisch* in *4 große Gruppen* einteilen:

1. Primäre, in der Augenhöhle selber entstehende Tumore,
2. sekundäre, aus den angrenzenden Strukturen (Lider, Bindehaut, Bulbus, Nasennebenhöhlen, Schädelbasis) in die Orbita einwachsende Neoplasien,
3. metastatische Tumore und
4. die (systemischen) Lymphome und Leukämien.

Als *Sondergruppe* ist der *„Pseudotumor orbitae"* anzusehen, der heute als idiopathische, nicht-granulomatöse Entzündung einzelner oder aller Orbitastrukturen definiert wird.

Die in der Literatur zusammengestellten Klassifikationssysteme berücksichtigen vielfach das Manifestationsalter und die Dignität der Tumore. Aus didaktischen und formalpathologischen Aspekten erscheint allerdings eine histologisch-orientierte Klassifikation unter Berücksichtigung der jeweilgen Gewebeart, von der ein Tumor ausgeht, sinnvoller.

Die Tabelle 2 bringt die von Shields [30] erarbeitete *Klassifikation der Orbitatumore,* wobei einerseits für die vorliegende Darstellung nur die häufigeren Neoplasien aufgeführt wurden, andererseits aus klinischer Sicht geringfügige Modifikationen nötig waren.

Bezüglich der prozentualen *Häufigkeit orbitaler Raumforderungen* finden sich in der Literatur zum Teil äußerst widersprüchliche Angaben. Hierfür sind mehrere Gründe anzuführen:

1. Im neurochirurgischen Krankengut z.B. werden neurogene Tumore, Optikus- sowie Keilbeinflügelmeningiome zwangsläufig überwiegen;
2. im ophthalmologischen Schrifttum hängen die Prozentwerte ganz entscheidend davon ab, ob diese aus einer für Orbitaerkrankungen spezialisierten Klinik stammen oder nicht;
3. bei Angaben aus pathologischen Instituten ist zu unterscheiden, ob die Werte sich auf Biopsien oder auf Ganzpräparate beziehen und
4. spielt sicher auch die kontinentale Herkunft der Patienten eine nicht unerhebliche Rolle.

Die m.E. am wenigsten von diesen Faktoren beeinflußte Statistik stammt wiederum von Shields [30], der seine Angaben auf 645 histologisch gesicherte Orbitatumoren stützen kann. Hiernach machen primäre Tumore (gerundet) 60%, sekundäre Tumore 14%, Metastasen 3%, Lymphome und Leukämien zusammen 10% und die „Pseudotumore" 13% aus. Bei den primären Tumoren entfallen auf zystische Raumforderungen aufgerundet 32%, auf Gefäßtumore 7%, auf neurogene Tumore 2%, auf Sehnerventumoren 3%, auf Bindegewebs-, Knochen- und Knorpel- sowie myogene Tumore je 2%, während auf lipo-myxomatöse Tumore 4% und auf Tränendrüsentumore 6% aller orbitalen Neoplasien entfallen.

Im Abschnitt 6 werden aus jeder dieser Gruppen einzelne Tumore beispielhaft bezüglich Ätiopathogenese, Klinik, Diagnostik, Pathologie, Therapie und Prognose besprochen.

Tabelle 2. Klassifikation der Orbitatumore

1 *Primäre Tumore*
1.1 Zystische Tumore
1.1.1 Dermoid
1.1.2 Teratom
1.1.3 Kongenitales Zystenauge
1.1.4 Zysten des Sehnerven
1.1.5 Hämatozele
1.1.6 Parasitäre Zyste

1.2 Gefäßtumore
1.2.1 Kapilläres Hämangiom (benignes Hämangioendotheliom)
1.2.2 Kavernöses Hämangiom
1.2.3 Hämangioperizytom
1.2.4 Lymphangiom
1.2.5 Malignes Hämangioendotheliom

1.3 Tumore peripherer Nerven
1.3.1 Neurofibrom
1.3.2 Neurilemmom (benignes Schwannom)
1.3.3 Malignes Schwannom

1.4 Tumore des Sehnerven und der Meningen
1.4.1 Optikusgliom (juveniles pilozytisches Astrozytom)
1.4.2 Meningiom
1.4.2.1 Optikusscheidenmeningiom
1.4.2.2 Keilbeinflügelmeningiom

1.5 Bindegewebstumore
1.5.1 Fibrom
1.5.2 Fibrosarkom
1.5.3 Fibröses Histiozytom

1.6 Knochentumore
1.6.1 Osteom
1.6.2 Osteoblastom
1.6.3 Osteosarkom
1.6.4 Brown-Tumor
1.6.5 Aneurysmatische Knochenzyste
1.6.6 Fibröse Dysplasie
1.6.7 Ossifizierendes Fibrom

1.7 Lipo-myxomatöse Tumore
1.7.1 Lipom
1.7.2 Liposarkom
1.7.3 Myxom

1.8 Myogene Tumore
1.8.1 Rhabdomyosarkom
1.8.2 Leiomyom
1.8.3 Leiomyosarkom

1.9 Tränendrüsentumore
1.9.1 Epitheliale Tumore
1.9.1.1 Pleomorphes Adenom (benigner Mischtumor)
1.9.1.2 Karzinom in pleomorphem Adenom
1.9.1.3 Primäres adenoidzystisches Karzinom
1.9.1.4 Primäres Adenokarzinom
1.9.1.5 Mukoepidermoidkarzinom
1.9.1.6 Metastasen
1.9.2 Nicht-epitheliale Tumore
1.9.2.1 Lymphatisch
1.9.2.2 Myeloisch
1.9.2.3 Retikuloendothelial
1.9.2.4 „Pseudotumor orbitae"

2 *Sekundäre Orbitatumore (ausgehend von)*
2.1 Lidern
2.1.1 Basaliom
2.1.2 Melanom

2.2 Bindehaut
2.2.1 Spinaliom
2.2.2 Melanom

2.3 Bulbus
2.3.1 Aderhautmelanom
2.3.2 Retinoblastom

2.4 Nasennebenhöhlen
2.4.1 Muko(pyo)zele
2.4.2 Benigne Tumore
2.4.3 Maligne Tumore

2.5 Gehirn, Schädelbasis
2.5.1 Meningo(enzephalo)zele
2.5.2 Meningiom
2.5.3 Chordom
2.5.4 Glioblastoma multiforme
2.5.5 Ästhesioneuroblastom

3 *Metastatische Tumore (bei)*
3.1 Mammakarzinom
3.2 Prostatakarzinom
3.3 Bronchialkarzinom
3.4 Gastrointestinales Karzinom
3.5 Nierenkarzinom
3.6 Neuroblastom
3.7 Ewing-Sarkom

4 *Lymphome, Leukämien*
4.1 Non-Hodgkin-Lymphome
4.1.1 Benigne reaktive lymphoide Hyperplasie
4.1.2 Atypische lymphoide Hyperplasie
4.1.3 Malignes Lymphom
4.2 Hodgkin-Lymphom
4.3 Burkitt-Lymphom
4.4 Leukämien

5 *„Pseudotumor orbitae"*
5.1 Vordere Variante
5.2 Orbitaspitzenvariante
5.3 Myositis
5.4 Tenonitis
5.5 Dakryoadenitis
5.6 Diffuse Variante

Abb. 1. Einfacher, axialer Exophthalmus links durch intrakonal gelegenes kavernöses Hämangiom

Abb. 2. Rechtsseitiger Exophthalmus mit Dislokation nach außen-unten durch Mukozele des Sinus frontalis

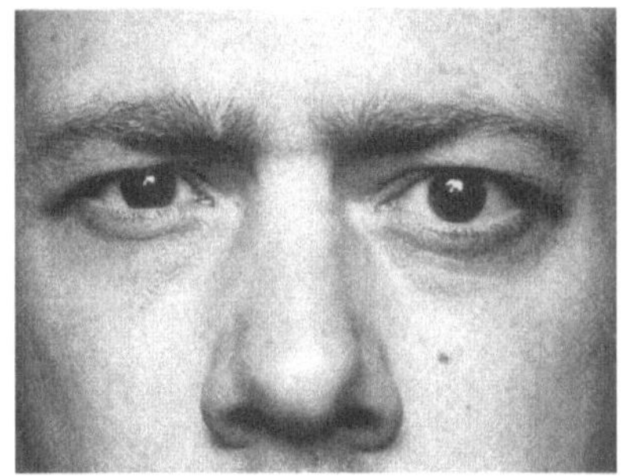

Abb. 1

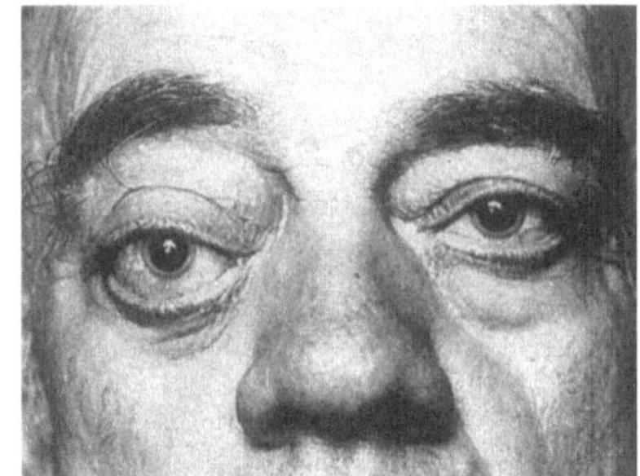

Abb. 2

Abb. 3. Linksseitiger Exophthalmus mit Dislokation nach oben durch Orbitaeinbruch eines Kieferhöhlenkarzinoms

Abb. 4. Linksseitiger Exophthalmus mit Dislokation nach außen durch Orbitaeinbruch eines Ethmoidalkarzinoms

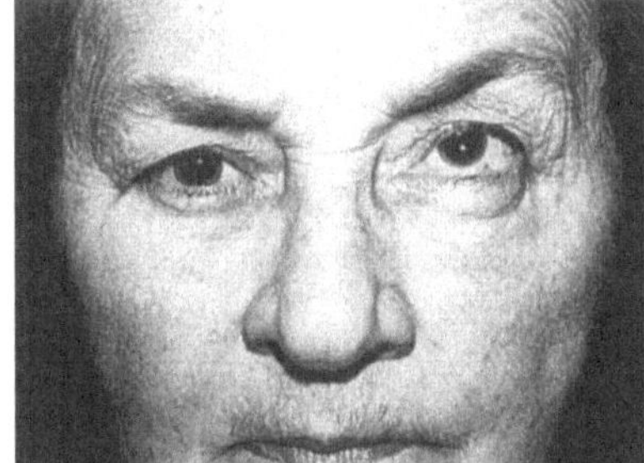

Abb. 3

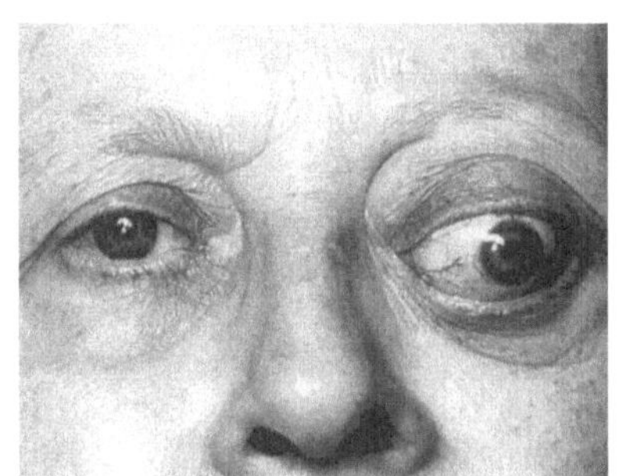

Abb. 4

4 Leitsymptome

Die Symptomatologie orbitaler Tumore (und auch der anderen Erkrankungen der Augenhöhle) ist trotz teilweise völlig unterschiedlicher Ätiologie relativ gleichförmig, unspezifisch und nur in den seltensten Fällen aufgrund einer bestimmten Befundkombination pathognomonisch. Leitsymptome sind der Exophthalmus mit oder ohne Bulbusdislokation, Bindehaut-, Lid-Schwellung bzw. -Rötung, Schmerzen und Parästhesien, Motilitätseinschränkungen mit oder ohne Diplopie, Anisokorie, Visusminderung und gegebenenfalls Gesichtsfeldausfälle, die einzeln oder in bestimmter Konstellation auftreten [7, 8, 14, 16, 17, 23, 27]. Da jedes Einzelsymptom ätiologisch sehr variabel bedingt sein kann, soll nachfolgend eine detaillierte Analyse gegeben werden.

4.1 Exophthalmus

Als Exophthalmus bzw. Protrusio bulbi wird ein abnorm starkes Hervortreten des Augapfels aus der Orbita bzw. eine Vordrängung des Orbitainhaltes selber verstanden. Differentialdiagnostisch ist stets ein Pseudoexophthalmus durch (einseitige) hohe Myopie, Parese äußerer Augenmuskeln oder Oberlidretraktion bei Morbus Basedow zu bedenken.

Der *einfache Exophthalmus* (Abb. 1) stellt die streng axiale Vorverlagerung des Augapfels durch intrakonal wachsende Tumore (z.B. kavernöses Hämangiom, Optikustumore) dar. Bei exzentrischer, extrakonaler Lokalisation wird zusätzlich zur Protrusio eine *Dislokation* beobachtet. Typische Verlagerungen des Augapfels gehen dabei nach temporal – unten (z.B. bei einer Mukozele des Sinus frontalis) (Abb. 2), nach unten bei Tumoren der oberen Orbitaetage (z.B. Rhabdomyosarkom), nach nasal – unten bei Tränendrüsentumoren, nach oben (Abb. 3) bei Tumoren der unteren Orbitaetage (z.B. Lymphangiom) bzw. bei Tumoreinbruch aus der Kieferhöhle und schließlich nach temporal (Abb. 4) bei Erkrankungen des Siebbeinzellsystems mit Orbitabeteiligung.

Beim *einseitigen Exophthalmus* kommen ursächlich primäre und sekundäre Orbitatumore, beim *beidseitigen* (Abb. 5) überwiegend Systemerkrankungen (Lymphome, Leukämien) in Betracht.

Eine *schmerzlose Protrusio* wird hauptsächlich bei sehr langsam sich entwickelnden Tumoren (z.B. Dermoide, Hämangiome), eine *schmerzhafte* hingegen bei rasch wachsenden Neoplasien (z.B. Rhabdomyosarkom, adenoidzystisches Karzinom der Tränendrüse) und beim „Pseudotumor orbitae“ beobachtet. Beim *pulsierenden Exophthalmus* wird auskultatorisch über den geschlossenen Lidern und an der Schläfe ein pulssynchrones Strömungsgeräusch

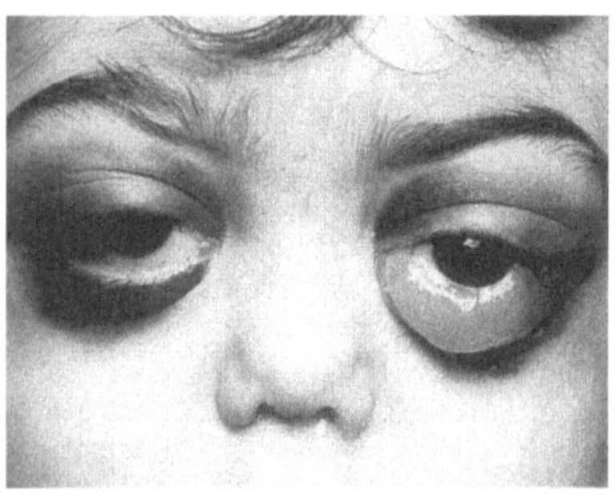

Abb. 5

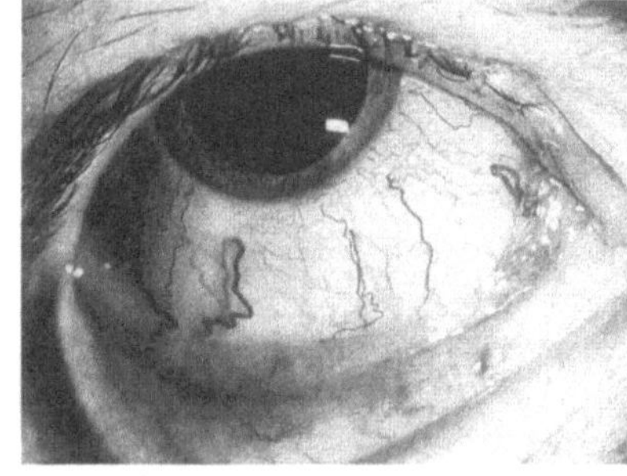

Abb. 6

Abb. 5. Bilateraler Exophthalmus mit Lidhämatom und massiver linksseitiger Bindehautchemose durch orbitale Neuroblastommetastasen

Abb. 6. Deutliche konjunktivale Stauungshyperämie und Angiektasie durch Orbitaspitzentumor

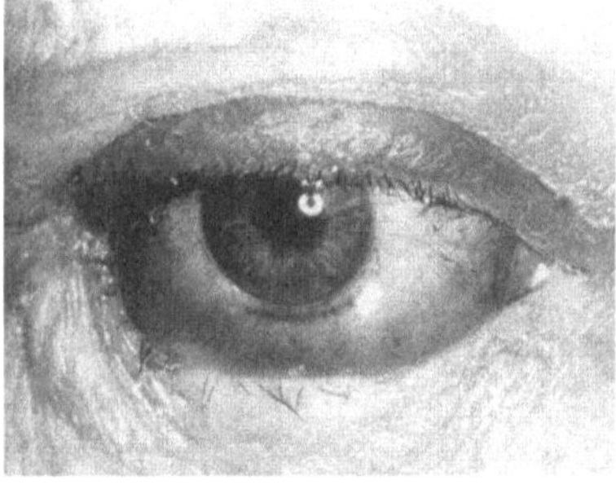

Abb. 7

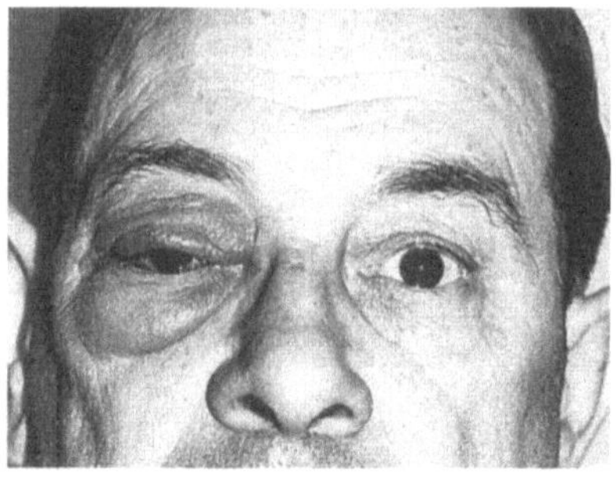

Abb. 8

Abb. 7. Massive Bindehautchemose als Leitsymptom eines Kieferhöhlenkarzinoms mit Orbitaeinbruch

Abb. 8. Lidschwellung und -rötung bei „Pseudotumor orbitae"

aus der Orbita wahrgenommen; dies ist zwar das Leitsymptom der Carotis-Sinus-cavernosus-Fistel, wird aber auch bei stark vaskularisierten Orbitatumoren und tumorbedingten Knochendefekten in den Orbitawandungen (z.B. bei Meningoenzephalozele, Neurofibrom) beobachtet, wenn die pulssynchronen Hirnbewegungen sich auf den Orbitainhalt übertragen.

Ein *rezidivierender,* in aller Regel akut einsetzender Exophthalmus mit unterschiedlich langen, symptomfreien Intervallen wird bei der Ruptur orbitaler Zysten (z.B. Dermoide), der Einblutung von Lymphangiomen („Schokoladenzyste") und den generalisierten Lymphomen und Leukämien beobachtet. Die Bezeichnung *„maligner Exophthalmus"* ist irreführend, da sie das Spätstadium der „endokrinen" Orbitopathie charakterisiert.

Bezüglich des Manifestationsalters einer Protrusio bulbi läßt sich feststellen, daß im Neugeborenenalter vor allem Teratome und kapilläres Hämangiom, im Kindesalter das Optikusgliom oder Rhabdomyosarkom und beim Erwachsenen maligne Orbitatumore, Metastasen und Lymphome in Frage kommen.

4.2 Lid-, Bindehaut-Schwellung, -Rötung

Orbitatumore können an den Lidern bzw. der Bindehaut sozusagen vorgeschobene, nach vorn projizierte Symptome bedingen, die manchmal zu differentialdiagnostischen Problemen führen. Blande Schwellungen, aber auch Gefäßektasien (Abb. 6) (Leitsymptom: „Rotes Auge") sind vielfach Folge einer Abflußbehinderung zum Sinus cavernosus durch Orbitaspitzentumore. Ein massives Unterlidödem mit Bindehautchemose (Abb. 7) kann ursächlich durch ein Kieferhöhlenmalignom mit Orbitaeinbruch bedingt sein. Frontale Muko(pyo)zelen können das Bild eines Oberlidabszesses initiieren, aber auch imitieren. Entzündliche Lid-Bindehaut-Schwellungen (Abb. 8) können weiterhin Teilsymptome des „Pseudotumor orbitae" sein. Tumoröse Infiltrationen vor allem der oberen Bindehaut werden häufig und dann zumeist bilateral bei generalisierten Lymphomen beobachtet.

4.3 Schmerzen, Sensibilitätsstörungen

Die idiopathische, nicht-granulomatöse Entzündung entweder der gesamten Orbita oder ihrer Einzelstrukturen ist stets von Schmerzen mit periorbitaler Ausstrahlung begleitet. Differentialdiagnostisch sind rasch wachsende Tumore, vor allem das Rhabdomyosarkom und das adenoidzystische Karzinom der Tränendrüse mit Knochen- und Nerveninfiltration zu bedenken. (Pseudo)Tumore der Orbitaspitze können zu einer schmerzhaften Ophthalmoplegie und periorbitalen Sensibilitätsstörungen führen; letztere können auch Frühsymptom eines Nasennebenhöhlenkarzinoms mit beginnender Orbitainfiltration sein. Schließlich – wenn auch deutlich seltener – ist ein schmerzhaftes Sekundärglaukom bei großen intraokularen Tumoren (z.B. Aderhautmelanom) mit sekundärer Orbitainfiltration zu bedenken.

4.4 Motilitätsstörungen, Diplopie

Okuläre *Bewegungsstörungen* mit oder ohne *Doppelbildwahrnehmung* (s. 5.6) können tumorbedingt mechanischer, „entzündlicher" oder paretischer Genese sein. Tumoröse Muskelinfiltrationen, intramuskuläre Metastasen und myogene Tumore sind Beispiel für mechanische Ursachen. Die Myositis als solitäres oder partielles Erscheinungsbild des „Pseudotumor orbitae" ist Folge einer idiopathischen, sterilen, nicht-granulomatösen Entzündung. Paretisch bedingte Motilitätsstörungen können Folge eines Orbitaspitzentumors mit Kompression der Nn. oculomotorius, trochlearis und abducens sein; differentialdiagnostisch sind das tumorbedingte Fissura-orbitalis-superior- und das Sinus-cavernosus-Syndrom (z.B. bei Metastasen und ausgedehnten Keilbeinflügelmeningiomen) zu bedenken.

4.5 Anisokorie

Die ungleiche Weite der Pupillen (Anisokorie) ist ein weiteres, wenn auch seltenes primäres Symptom von Orbitatumoren. Ätiopathogenetisch kommen einerseits tumoröse Infiltrationen des Ganglion ciliare bzw. der (para)sympathischen Nervenfasern in Frage, die den M. sphincter bzw. dilatator pupillae innervieren. In diesem Fall ist die direkte Lichtreaktion der gleichseitigen Pupille pathologisch, während die kontralaterale normal reagiert (konsensuelle Reaktion). Bei Beleuchtung des gesunden Auges wird dieses mit einer Miosis antworten, während die Pupille der Gegenseite unbeeinflußt bleibt.

Andererseits kann die Anisokorie Folge einer Amaurose oder deutlichen Visusminderung durch einen Optikustumor oder tumorbedingte Kompression des N. opticus in der Orbitaspitze (z.B. durch ein großes Keilbeinflügelmeningiom) sein. In diesem Fall reagiert weder die lichtstarre gleichseitige, noch indirekt die kontralaterale Pupille, während bei Beleuchtung des gesunden Auges beide Pupillen sich verengen, sofern auf der Tumorseite die parasympathischen Fasern intakt sind.

4.6 Visusminderung

Als Ursachen einer tumorbedingten Visusminderung kommen Netzhaut-Aderhaut-Falten am hinteren Augenpol bei Bulbusindentation durch einen großen, intrakonal wachsenden Tumor (z.B. kavernöses Hämangiom), eine Stauungspapille (gegebenenfalls kombiniert mit einer Zentralvenenstase) oder eine Kompression der A. ophthalmica durch Orbitaspitzentumore und schließlich eine Optikusatrophie durch Sehnerventumore (Gliom, Meningiom) oder externe Optikuskompression (z.B. Keilbeinflügelmeningiom) in Frage.

4.7 Gesichtsfeldausfälle

Gesichtsfeldausfälle durch tumorbedingte Optikuskompression oder primäre Sehnerventumore werden bei langsamem Tumorwachstum vom Patienten erst relativ spät bemerkt; diese Skotome sind selten pathognomonisch für einen bestimmten Orbitatumor (siehe 5.8).

5 Diagnostik

Aus der anatomisch-topographischen Situation der Orbita (siehe Tabelle 1) ist abzuleiten, daß die Diagnostik der hier vorkommenden Tumore ebenso wie deren Therapie das Fachgebiet des Augenarztes vielfach überschreiten und die enge Zusammenarbeit mit Hals-Nasen-Ohren-Ärzten, Neuroradiologen und -chirurgen sowie Kieferchirurgen erfordert; zunächst aber müssen die vielfältigen, teilweise sehr aussagekräftigen ophthalmologischen diagnostischen Möglichkeiten genutzt werden [7, 8, 14, 16, 17, 23, 27]. Nachfolgend werden die einzelnen Schritte der Diagnostik bei Verdacht auf Orbitatumor ausführlicher besprochen und ihr jeweiliger Stellenwert anhand der ursächlich in Frage kommenden Krankheitsbilder beispielhaft dargestellt.

5.1 Anamnese

Da die verschiedenen Orbitatumore – wie oben dargestellt – eine deutliche Alterspräferenz aufweisen, ist das Lebensalter des Patienten von Wichtigkeit. Die Verlaufsdauer und Progressionsrate der Protrusio bulbi sind nachdrücklich zu erfragen. Generalisierte internistische Erkrankungen – vor allem des blutbildenden und lymphatischen Systems – sind ebenso wie Erkrankungen und Operationen an den Nasennebenhöhlen von Interesse.

5.2 Inspektion

Durch Blick von vorne (Abb. 9), von der Seite und von hinten über die Schultern des Patienten kann man sich relativ einfach und zuverlässig über Ein- bzw. Beidseitigkeit und das Ausmaß

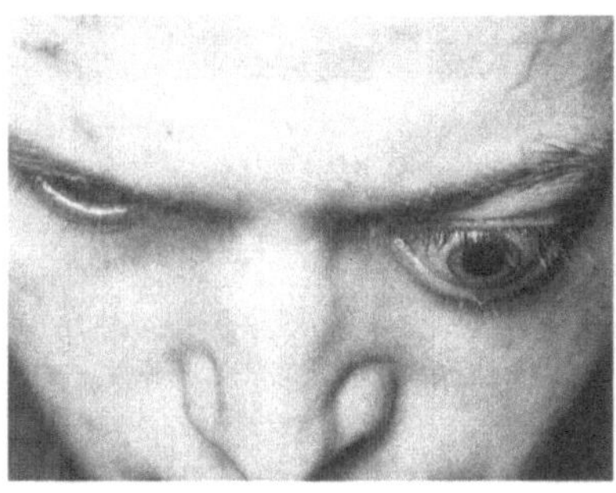

Abb. 9

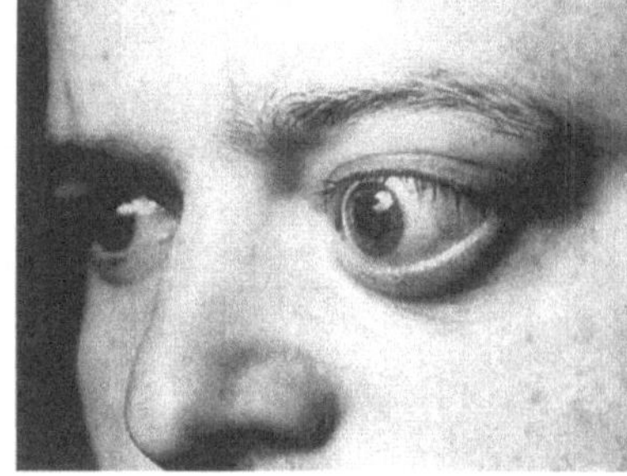

Abb. 10

Abb. 9. Abschätzung des Exophthalmus durch Blick von vorne-oben

Abb. 10. Deutliche vertikale Erweiterung der Lidspalte durch Protrusio bulbi bei Orbitatumor

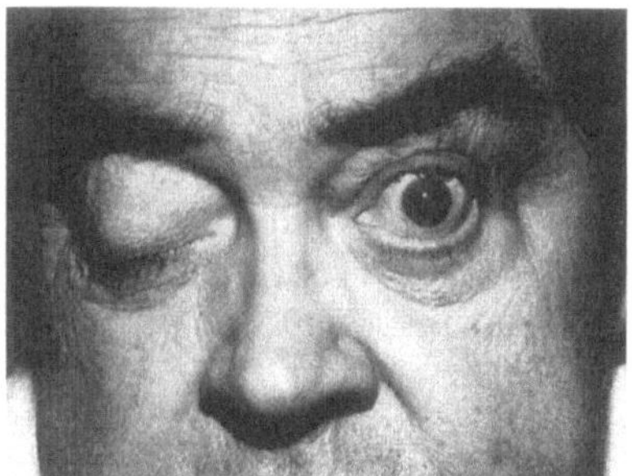

Abb. 11

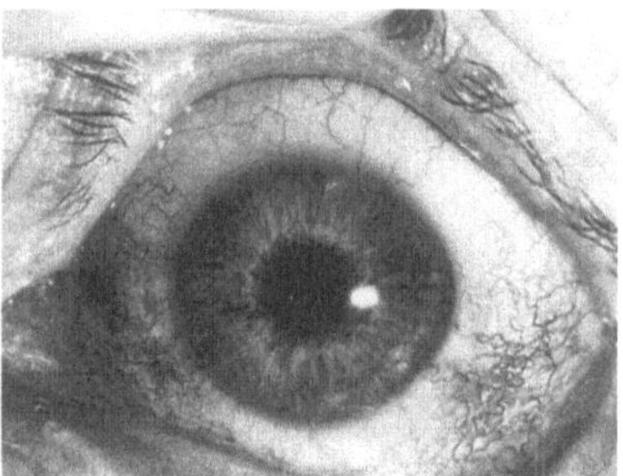

Abb. 12

Abb. 11. Ptosis im Rahmen einer kompletten Ophthalmoplegie bei der Orbitaspitzenvariante des „Pseudotumor orbitae"

Abb. 12. Vermehrte Gefäßinjektion vor dem Ansatz des Musculus rectus internus und externus bei Myositis

des *Exophthalmus* sowie über seine Art (axial oder mit Dislokation) informieren.

Als nächstes werden die *Lider* inspiziert: Lidspaltenweite, -motilität und -schluß sowie -retraktion und Ptosis müssen beurteilt werden. Bei größeren Orbitatumoren ist die *Lidspalte* (Normweite vertikal gemessen: 9 mm) deutlich erweitert (Abb. 10), die *Lidmotilität* gegebenenfalls eingeschränkt und der Lidschluß nicht mehr vollständig. Tumore in der Orbitaspitze (z.B. Keilflügelmeningiome) können ursächlich für das Symptom der Fissura orbitalis superior verantwortlich sein. Neben dem mehr oder weniger ausgeprägten Exophthalmus mit Dislokation nach unten kann im Rahmen einer partiellen oder totalen äußeren Ophthalmoplegie auch eine *Ptosis* (Abb. 11) auftreten. Weiterhin sollte auf eine *Lidverdickung* durch Tumorinfiltration und Rötung bzw. Schwellung bei Abflußbehinderung in der Orbitaspitze geachtet werden. Bei orbitalen Häm- und Lymphangiomen können isomorphe Veränderungen auch an den Lidern auftreten.

Es folgt die Inspektion der *Bindehaut:* eine blasse *Chemose* kann Folge einer tumorbedingten Abflußbehinderung sein. Eine umschriebene oder diffuse *Verdickung* der Bindehaut durch Infiltration sollte an ein generalisiertes Lymphom denken lassen. Eine *Gefäßinjektion* kann umschrieben über einem Muskelansatz (Abb. 12) bei Myositis im Rahmen des „Pseudotumororbitae" vorkommen. Eine deutliche diffuse *Gefäßhyperämie* durch Rückstau wird bei Orbitaspitzentumoren beobachtet. Bei großen Orbitatumoren kann die Bindehaut wulstartig aus der Lidspalte hervorquellen; sie ist durch Strangulation ableitender Gefäße deutlich verdickt, glasig geschwollen, zeigt eine Gefäßhyperämie und ist oberflächlich glänzend oder bei längerem Bestehen durch Keratinisierung aufgerauht und stumpf. Orbitale Häm- und Lymphangiome können gleichzeitig auch in der Bindehaut auftreten. Durch Ektropionieren können die tarsale Bindehaut und die Pars palpebralis der Tränendrüse auf eventuelle tumoröse Verdickungen hin untersucht werden. Schließlich wird die Haut über dem Tränensack, dem Sinus frontalis, dem medialen Lidwinkel und dem Sinus maxillaris auf tumorbedingte Schwellung untersucht.

Mit einer Taschenlampe kann die direkte und indirekte Lichtreaktion der Pupillen bei Verdacht auf *Anisokorie* (siehe 4.5) überprüft werden.

5.3 Exophthalmometrie

Zur quantitativen Beurteilung eines Exophthalmus wird sodann die Exophthalmometrie mit einem Hertel-Gerät durchgeführt. Der Abstand vom Hornhautscheitel zur seitlichen knöchernen Begrenzung der Orbita in Höhe der Sutura frontozygomatica etwas unterhalb des Ligamentum palpebrale laterale schwankt je nach Alter, Geschlecht und Konstitution zwischen 15 und 20 mm. Darüber hinausgehende Werte sind ebenso wie Rechts-Links-Differenzen von mehr als 2 mm als pathologisch anzusehen und bedürfen der weiteren Abklärung. Außerdem sollte die topometrische Analyse einer eventuellen horizontalen bzw. vertikalen Dislokation durchgeführt werden.

5.4 Palpation

Die Palpation des Augapfels durch das geschlossene Oberlid läßt eine orientierende Beurteilung seiner Zurückdrängbarkeit zu. Benigne, weiche und stark vaskularisierte Orbitatumore erlauben in aller Regel eine ausgiebigere Redressierbarkeit als maligne Prozesse. Bei dieser Untersuchung kann gleichzeitig festgestellt werden, ob es sich um einen schmerzlosen Exophthalmus bei benignen Tumoren oder um eine schmerzhafte Protrusio bulbi bei rasch wachsenden Malignomen handelt. Even-

Abb. 13. Optikusatrophie bei Keilbeinflügelmeningiom

Abb. 14. Horizontal verlaufende Netzhaut-Aderhaut-Falten am hinteren Augenpol durch intrakonal gelegenen Orbitatumor

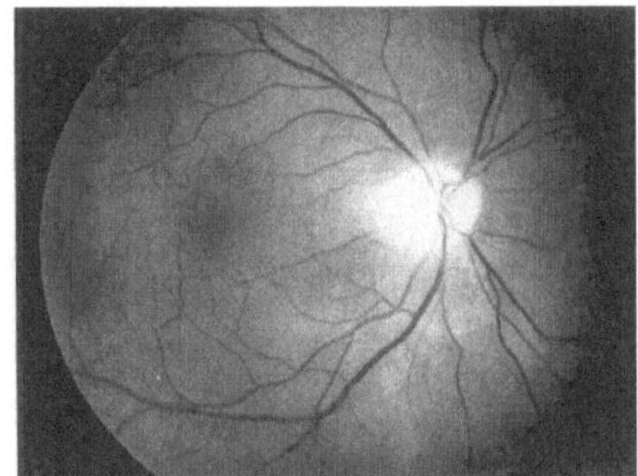

Abb. 13

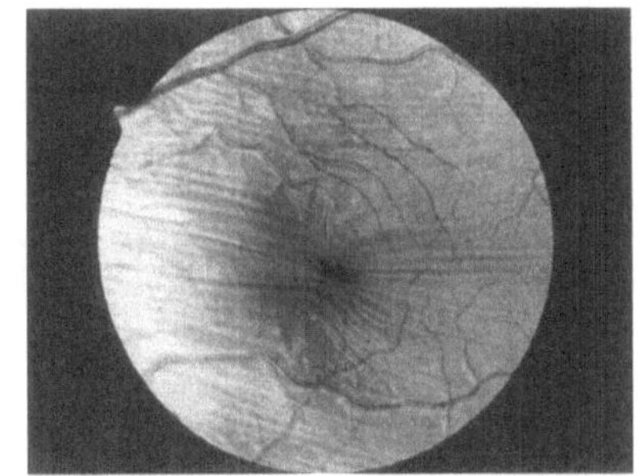

Abb. 14

tuell bestehende pulssynchrone Pulsationen des Augapfels sollten an tumor- oder operationsbedingte Defekte im Orbitadach denken lassen. Anschließend wird die vordere knöcherne Begrenzung der Orbita auf Knoten und Usuren abgetastet. Schließlich wird mit dem kleinen Finger durch die geschlossenen Lider hindurch die vordere Orbita nach Knoten abgesucht: Größe, Konsistenz, Begrenzung, Verschieblichkeit bzw. Mitbewegungen bei Augenbewegungen sowie Schmerzhaftig- bzw. -losigkeit lassen sich so leicht erfassen. Bei einer Bulbusdislokation nach nasal sollte auch der vordere Anteil der Fossa temporalis von außen palpiert werden; maligne Tumore können hier zu einer Auftreibung des Knochens bzw. zu seiner Destruktion geführt haben. Weiterhin sind die Nasennebenhöhlen auf Klopfschmerzhaftigkeit im Rahmen von Sinusitiden bei Verdacht auf Mukopyozelen zu untersuchen. Sodann sollten die präaurikulären Lmyphknoten palpiert werden: Vergrößerung und Dolenz sprechen für eine entzündliche, schmerzlose Verdickung hingegen eher für tumorbedingte Infiltration. Verdickte zervikale und supraklavikuläre Knoten lassen an ein generalisiertes Lymphom oder einen diffus metastasierenden Tumor mit Orbitabeteiligung denken.

Abschließend sollte noch die Sensibilität der Haut im Versorgungsgebiet des N. supraorbitalis bzw. -trochlearis und infraorbitalis sowie zygomaticus geprüft werden. Sensibilitätsausfälle kommen z.B. bei Orbitaspitzentumoren vor.

5.5 Auskultation

Zur Auskultation der Orbita wird das Stethoskop unter zartem Druck auf die geschlossenen Lider und die Schläfe aufgesetzt. Pulssynchrone Strömungsgeräusche werden bei stark vaskularisierten Orbitatumoren und bei Knochendefekten zum Endokranium hin (Frontallappentumor mit Orbitaeinbruch, große frontale Mukozele, Ästhesioneuroblastom, deutlich erweiterte Fissura orbitalis superior bei angeborenen Meningoenzephalozelen) wahrgenommen. Diese Auskultation muß in einem sehr ruhigen Raum durchgeführt werden; die simultane Palpation des Radialispulses erleichtert die Zuordnung des Strömungsgeräusches zur Herztätigkeit.

5.6 Motilitäts-, Doppelbildprüfung

Die Prüfung der Bulbusmotilität in alle möglichen Blickrichtungen gibt Auskunft über eine eventuell bei einem Orbitatumor bestehende Motilitätseinschränkung. Zur Quantifizierung und Verlaufskontrolle sollte der Befund an der Hess-Gardine dokumentiert werden. Die gegebenenfalls beobachteten Störungen der Motilität können, wie oben dargelegt, mechanischer, entzündlicher oder paretischer Natur sein. Schmerzlose Motilitätseinschränkungen werden bei tumorbedingter Parese und kleineren Orbitatumoren, schmerzhafte Ausfälle hingegen bei Myositis beobachtet. Frühzeitig auftretende Einschränkungen der Bulbusmotilität sprechen eher für maligne, spät in der Entwicklung eines Exophthalmus entstehende Ausfälle für benigne, größere Orbitatumore.

Eine Doppelbildwahrnehmung in Primärposition des Auges sollte an eine akute Bulbusdislokation durch rasch wachsende, maligne Tumore denken lassen. Langsam progrediente, benigne Veränderungen der Knochenwände (z.B. Mukozele, Osteom, Meningiom) führen trotz teilweise erheblicher Bulbusdislokation wenn überhaupt sehr spät (oft erst nach Jahren) zur Diplopie.

5.7 Visus-, Refraktionsbestimmung

Eine herabgesetzte Sehkraft (siehe 4.6) kann bei lange bestehender Protrusio bulbi Hinweis auf eine tumorbedingte Optikusatrophie (Abb. 13) oder auf druckbedingte Netzhaut-Aderhautfalten (Abb. 14) sein. Eine bei der Refraktionsbestimmung festgestellte und im Vergleich zu den Vorbefunden progrediente Hyperopisierung sollte an einen im Muskeltrichter gelegenen Tumor (kavernöses Hämangiom, Optikustumore) mit Verkürzung der Augapfelachse durch Bulbusindentation, eine rasch progrediente Myopie mit Astigmatismus hingegen an extrakonale Läsionen (z.B. Tränendrüsentumore, Mukozele) denken lassen. Eine ein- oder beidseitige hohe Myopie lenkt den Verdacht auf einen Pseudoexophthalmus.

5.8 Perimetrie

Eine Kompression des N. opticus im Canalis opticus (z.B. durch Knochentumore) führt ebenso wie eine intraorbitale Raumforderung in der Orbitaspitze zu – wenn auch teilweise unspezifischen – Gesichtsfeldausfällen. Charakteristische Skotome hingegen werden beim Optikusscheidenmeningiom (zentrozäkale und periphere Ausfälle), tumorbedingten Papillenödem (vergrößerter blinder Fleck) sowie bei einer in Atrophie übergehenden orbitalen Stauungspapille (konzentrische Einschränkungen) beobachtet.

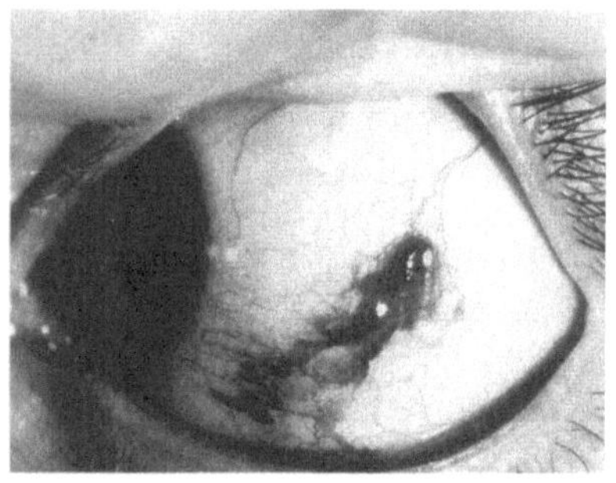

Abb. 15

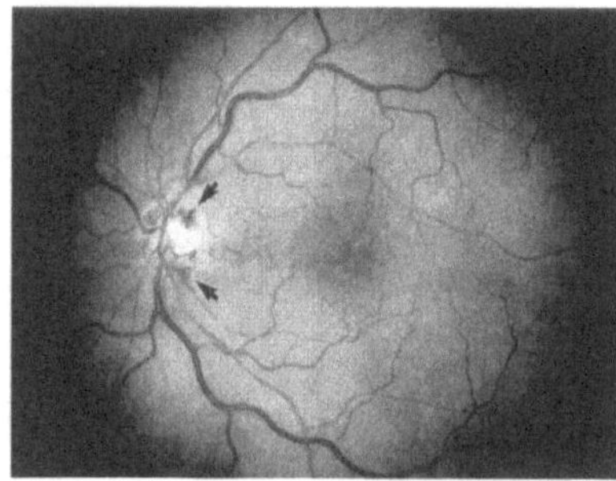

Abb. 16

Abb. 15. Blutgefüllte konjunktivale Lymphgefäße bei eingeblutetem orbitalem Lymphangiom

Abb. 16. Optikoziliare Shuntgefäße auf der Papille *(Pfeile)* bei Optikusscheidenmeningiom

5.9 Visuell evozierte Potentiale (VEP)

Nach Reizung des Auges durch einen Lichtblitz oder einen Musterwechsel können von der Kopfhaut über der Sehrinde okzipital elektrische Potentiale abgeleitet werden. Durch Verstärkung der Intensität und zur Ausschaltung von Störimpulsen werden diese visuell evozierten Potentiale bei mehreren Durchläufen in einem Speicher aufsummiert und gemittelt. Es entsteht eine charakteristische Kurve aufeinanderfolgender oberflächenpositiver und -negativer Potentiale als Ausdruck der Signalweiterleitung im N. opticus und der Verarbeitung in der Sehrinde [13].

Bei Optikustumoren oder Kompression des Sehnerven durch einen Orbitatumor kommt es zu einer Verlängerung der Latenzzeit zwischen Reiz und Potentialgipfel sowie zu einer Amplitudenminderung im Kurvenverlauf. Pathogenetische Aussagen sind mit dieser Untersuchungsmethode zwar nicht möglich, für den objektiven Nachweis und insbesondere in der Verlaufskontrolle von kompressiven Optikusläsionen liefert das VEP jedoch wichtige Zusatzbefunde, die für die Indikationsstellung eines operativen Eingriffes (z.B. bei Optikusscheidenmeningiom) ausschlaggebend sein können.

5.10 Spaltlampenuntersuchung

Die Spaltlampenuntersuchung der Bindehaut dient der weiteren Differenzierung der bei der Inspektion der Konjunktiva erhobenen Befunde. Dies gilt vor allem für die Unterscheidung einer diffusen Gefäßinjektion bei entzündlichen Orbita- und Nasennebenhöhlenprozessen von einer Stauung der episkleralen Gefäße, die sowohl bei großen intraokularen Tumoren (z.B. Melanom mit Orbitabeteiligung), als auch bei Orbitaspitzentumoren vorkommt. Eine mehr oder weniger diskrete Gefäßinjektion über dem Ansatz eines oder mehrerer äußerer Augenmuskeln weist auf eine Myositis hin. Angiomatöse Erweiterungen in der Bindehaut finden sich bei intraorbitalen Hämangiomen und anderen Gefäßfehlbildungen, konjunktivale Lymphangiektasien (Abb. 15) beim orbitalen Lymphangiom. Lachsfarbene, relativ scharf begrenzte Infiltrate der oberen Bindehaut sollten den Verdacht auf ein (generalisiertes) Lymphom lenken.

5.11 Ophthalmoskopie

Die Ophthalmoskopie kann weitere Hinweise zur Ätiopathogenese bzw. zu Folgeschäden eines Exophthalmus geben. Ein Conus circumpapillaris oder ein Staphyloma posticum erweckt den Verdacht auf einen Pseudoexophthalmus durch exzessive Myopie. Papillenödem und Stauungspapille können Zeichen eines tumorbedingten Orbitaspitzensyndroms oder eines Sehnerventumors sein. Optikoziliare Shuntgefäße auf der Papille (Abb. 16) sind (fast) pathognomonisch für ein Optikusscheidenmeningiom. Eine länger bestehende orbitale Raumforderung kann zu einer Optikusatrophie führen. Eine generalisierte venöse Stase der retinalen Gefäße oder gar ein Zentralvenenverschluß wird bei Orbitaspitzentumoren beobachtet. Netzhaut-Aderhautfalten am hinteren Pol sind Zeichen für einen im Muskeltrichter gelegenen Tumor (z.B. kavernöses Hämangiom). Eine scharf begrenzte, halbkugelige, bräunlich-gräuliche Prominenz in der Netzhautperipherie kann durch Druck eines extrakonal lokalisierten Orbitatumors (z.B. Tränendrüsentumor) auf den Bulbus entstanden sein. Weiterhin dient die Ophthalmoskopie dem Erkennen primär intraokularer Tumore (Melanom, Retinoblastom), die sekundär nach Sklerainfiltration und -durchbruch die Orbita einbeziehen und so einen primären Orbitatumor vortäuschen können.

5.12 Bildgebende Verfahren

Nachdem die unter 5.1–5.11 aufgeführten Untersuchungen vielfach schon einen richtungsweisenden Tumorverdacht ergeben haben, werden die nachfolgenden, in ihrer Aussagekraft sehr unterschiedlichen bildgebenden Verfahren einzeln oder in Kombination gezielt eingesetzt.

Die Indikation für bildgebende Verfahren ist immer dann gegeben, wenn die im Abschnitt 4 zusammengestellten Leitsymptome (einzeln oder in Kombination) den Verdacht auf einen Orbitatumor gelenkt haben. Die diagnostischen Ziele sind dabei der Ausschluß eines Pseudoexophthalmus, der Nachweis eines Tumors bzw. sein Ausschluß, seine Lokalisation, die Größenbestimmung und Differenzierung vor Therapieplanung sowie die Auswahl des jeweiligen operativen Zugangsweges sowie letztlich die Verlaufskontrolle unter einer Therapie und der Nachweis von Rezidiven.

5.12.1 Echographie

Der echographischen Untersuchung des Bulbus und der Orbita kommt bei Verdacht auf einen Orbitatumor eine entscheidende und richtungsweisende Bedeutung zu [3, 4, 25, 26]. Die Anwendung der standardisierten *A-Bild-Echographie* nach Ossoinig [25] gestattet, eine Vielzahl orbitaler Raumforderungen quasi auf geweblicher Basis zu differenzieren; sie trägt dabei wesentlich zur weiteren und ursächlichen Abklärung des

Leitsymptoms Exophthalmus bei. Die quantitative A-Bild-Echographie berücksichtigt dabei die Innenstruktur, die Reflektivität und die Schallschwächung, die topographische Echographie hingegen die Begrenzung und die kinetische Echographie letztlich die Konsistenz und Beweglichkeit eines Orbitatumors. Durch jeweils pathognomonische Befundkonstellationen kann eine endgültige A-Bild-echographische Diagnose gestellt werden. Die *B-Bild-Echographie* orientiert über Größe, Lokalisation und Begrenzung eines Orbitatumors und erleichtert so die räumlich-topographische Zuordnung zu den orbitalen Leitstrukturen (Sehnerv, äußere Augenmuskeln, Orbitawände).

Die Ultraschalluntersuchung des Auges kann über die axiale Vermessung (Biometrie) eine hohe Myopie als Ursache eines Pseudoexophthalmus aufdecken. Weiterhin können intraokulare Tumore (Melanom, Retinoblastom) und deren eventueller Einbruch in die Orbita echographisch nachgewiesen werden. Die echographische Untersuchung der äußeren Augenmuskeln zeigt unter Umständen deren Verdickung bei Myositis, tumoröser Infiltration oder Muskelmetastase. Eine echographisch nachweisbare Verdickung des gesamten Sehnervenquerschnitts spricht für einen Sehnerventumor, eine Aufweitung seiner Scheide allein hingegen für eine Optikuskompression durch einen Orbitaspitzentumor. Knöcherne Defekte in den Orbitawandungen sind ebenfalls echographisch erfaßbar: große, regulär begrenzte Defekte findet man bei orbitokranialen Dermoiden, Muko- und Meningoenzephalozelen, während multiple, kleinere, irregulär begrenzte Defekte bei Tumorinfiltration (z.B. aus den Nasennebenhöhlen) beobachtet werden. Die abschließende Ultraschalluntersuchung der Nasennebenhöhlen [21] gestattet die Unterscheidung eines luft-, flüssigkeits- oder tumorgefüllten Sinus, woraus sich Hinweise auf eine eventuelle sinugene Ursache des Exophthalmus ergeben.

Vorteile der Echographie sind hohe Sensitivität, hohe Spezifität, fehlende Strahlenbelastung, der geringe Zeitaufwand und der Umstand, daß es sich um ein dynamisches Verfahren handelt. Nachteilig sind die geringe topographische Aussagekraft, die eingeschränkte Beurteilbarkeit von Knochenprozessen und die fehlende Möglichkeit einer koronaren Darstellung; Kontraindikationen bestehen nicht.

5.12.2 Konventionelle Röntgendiagnostik

Hat die echographische Untersuchung Hinweise auf einen Orbitatumor oder eine Erkrankung der Nasennebenhöhlen ergeben, sind weitere (neuro)radiologische Spezialuntersuchungen unabdingbar [7, 8, 14, 16, 17, 23, 28, 30].

Zunächst sollten je nach Fragestellung sagittale, seitliche und (halb)axiale *Übersichtsaufnahmen* der Orbitae unter Einschluß der Nasennebenhöhlen angefertigt werden, die bereits eine Vielzahl differentialdiagnostischer Aussagen zulassen: intraorbitale Verkalkungen können von Phlebolithen in venösen Angiomen, thrombosierten Varizen und kavernösen Hämangiomen herrühren. Kalzifikationen finden sich weiterhin beim Retinoblastom sowie bei malignen epithelialen Tränendrüsentumoren. Osteolysen sind ein radiologisches Leitsymptom bei malignen, wandnahen Tumoren der Orbita (z.B. Tränendrüsentumoren) bzw. bei Einbruch von Nasennebenhöhlenmalignomen in die Augenhöhle. Knochendefekte werden bei Neurofibromen, (Epi)Dermoiden, Retikuloendotheliosen (Histiozytosis X), Muko- und Meningoenzephalozelen gefunden. Umschriebene Exkavationen der Orbitawände sind Kennzeichen von Dermoiden, aber auch eingekapselten benigen oder malignen Tränendrüsentumoren. Ein kutanoorbitales Hämangiom oder Neurofibrom kann ebenso wie ein Tränendrüsentumor, ein Dermoid oder ein Meningiom zu einer radiologisch nachweisbaren Aufweitung der Orbitaöffnung führen. Eine umschriebene Hypertrophie von Orbitaknochen wird bei Osteom, Meningiom, metastatischem Neuroblastom, pleomorphem Adenom der Tränendrüse und Karzinomen der Nasennebenhöhlen mit Orbitaeinbruch beobachtet, während eine diffuse Hypertrophie (Hyperostose) eher für eine fibröse Dysplasie spricht.

Die *Spezialaufnahme* des Canalis opticus *nach Rhese* gestattet im Seitenvergleich eine Aussage über dessen Weite: pathologische Aufweitungen werden bei Optikusgliom und -meningiom und bei einer Sehnervenausbreitung eines Retinoblastoms beobachtet. Arrosionen des Canalis opticus werden bei Karzinomen des Sinus sphenoidalis gesehen.

Übersichtsaufnahmen der Nasennebenhöhlen lassen Verschattung mit Spiegelbildung bei Entzündungen oder Verschattung mit Knochendestruktion bei in die Orbita einbrechenden Nebenhöhlenmalignomen erkennen.

5.12.3 Angiographie

Der noch vor wenigen Jahrzehnten hohe Stellenwert der Phlebo- und Arteriographie bei Verdacht auf Orbitatumore ist durch die Entwicklung der hochauflösenden Computer- und Kernspintomographie deutlich geschmälert worden. Spezielle Indikationen ergeben sich letztlich nur noch bei tumorähnlichen großen Aneurysmen der A. ophthalmica oder ihrer Äste und bei stark vaskularisierten Tumoren (z.B. ausgedehnte Keilbeinflügelmeningiome).

5.12.4 Computertomographie

Die Dünnschichtcomputertomographie in transversalem und koronarem Strahlengang hat in der Abklärung orbitaler Raumforderungen die höchste Priorität [5, 9, 12]. Von Vorteil sind hohe Sensitivität, exzellente Darstellung der knöchernen Strukturen und der Topographie, wodurch sich wichtige Informationen für die Planung des operativen Zugangsweges zu einem Orbitatumor ergeben. Nachteilig wirken sich geringe Spezifität und die Strahlenbelastung bei kurzfristigen Verlaufskontrollen aus.

5.12.5 Kernspintomographie

Erhebliche technische Fortschritte haben in den letzten Jahren dazu geführt, daß die Indikation zur Kernspintomographie in der Diagnostik orbitaler Erkrankungen deutlich erweitert werden konnte [2, 4]. Die Vorteile liegen vor allem in der hohen Sensitivität, der fehlenden Strahlenbelastung, der direkten multiplanaren Darstellung (gegebenenfalls mittels Rekonstruktion), der exzellenten Kontrastauflösung und topographischen Darstellung sowie der fehlenden Knochenüberlagerung, welche vor allem in der Beurteilung der Orbitaspitze und des intrakanalikulären Verlaufs des N. opticus bei Verdacht auf Tumorprogression (z.B. bei Gliom) bisher nicht mögliche, die Therapie entscheidend beeinflussende Aussagen gestattet. Derzeit stehen hoher Kosten- und Zeitaufwand dem routinemäßigen Einsatz der Kernspintomographie bei Erkrankungen der Orbita noch entgegen.

5.13 Biopsie

Ist nach Durchführung aller bisher dargestellten Untersuchungsverfahren die Diagnose weiterhin unklar, kann bei vorne in der Orbita gelegenen Tumoren (z.B. Tränendrüsentumor) eine Probeexzision, bei hinter dem Äquator lokalisierten Tumoren unter computertomographischer Kontrolle eine Feinnadelaspirationsbiopsie erfolgen; die Validität der letzteren Methode ist vor allem in Anbetracht der Nutzen-Risiko-Relation bis heute allerdings nicht unumstritten.

5.14 Interdisziplinäre Diagnostik

In Abhängigkeit von der mit den bisher genannten Untersuchungsmethoden gestellten (Verdachts)Diagnose müssen weitere Fachdisziplinen bemüht werden. Dies dient nicht nur der Erhärtung der (vorläufigen) Diagnose, sondern hat vor allem auch therapeutische Konsequenzen. Je nach Ausgangssituation ist dabei die Mitarbeit des Hals-Nasen-Ohren-Arztes, Neurochirurgen, Mund-Kiefer- und Gesichtschirurgen, Internisten, Endokrinologen, Hämatologen, Onkologen, Pathologen, Neurologen, Pädiaters und Nuklearmediziners unabdingbar, um ein weiteres, rationelles Vorgehen zu gewährleisten.

6 Krankheitsbilder

In diesem Abschnitt werden aus der Vielzahl der primären, sekundären und metastatischen, benignen oder malignen Orbitatumore häufiger vorkommende exemplarisch dargestellt [7, 8, 14, 16, 17, 23, 28, 30]; bezüglich der allgemeinen und speziellen Klassifikation sowie der jeweiligen Inzidenz sei auf die Abschnitte 1 und 3 verwiesen.

6.1 Zystische Tumore: Dermoid

Das Dermoid ist eine abgekapselte, zystische, benigne Raumforderung mit epithelialer Innenauskleidung und Hautanhangsgebilden in der Wandung, die im Inneren variabel Keratin, Haare, Zähne und Knochen enthalten kann.

Seine Entstehung läßt sich durch Absprengung von Oberflächenektoderm mit konsekutiver Verlagerung in die Tiefe entlang embryonal vorübergehend präformierter Hautspalten erklären. Es handelt sich mithin um eine kongenitale Neubildung, deren Manifestation aber erst später im Leben erfolgen kann.

Besonders häufig finden sich Dermoide präseptal im lateralen bzw. im medialen Augenbrauenbereich. Durch Wachstum fallen sie zumeist im ersten Lebensjahr durch eine typische Symptomatik auf: es imponiert eine etwa bohnengroße, indolente, prallelastische, gegen die darüberliegende Haut verschiebliche, dem Periost aber in aller Regel fest anhaftende diaphanoskopierbare Raumforderung.

Seltener sind die retroseptalen, rein orbitalen Dermoide, die erst im Erwachsenenalter durch Größenzunahme symptomatisch werden: neben einer sehr langsam progredienten, schmerzlosen Protrusio findet sich eine Dislokation des Bulbus in Gegenrichtung zur Lokalisation des Dermoids. Durch Druckatrophie können Dermoide in die Fossa temporalis, cranii anterior und den Sinus frontalis einbrechen. Bei spontaner Ruptur entwickelt sich eine heftige sterile intraorbitale Entzündung mit Lid-, Bindehautrötung und -schwellung. Je nach Größe lassen sich im Röntgenbild Knochenaufweitung, -verdünnung oder -arrosion nachweisen.

Im Ultraschall-A-Bild ist diese Raumforderung von zwei steil ansteigenden, sehr hohen, doppelgipfeligen Kapselzacken begrenzt, die Binnenechos können in Abhängigkeit vom Zysteninhalt variabel hoch sein. Das B-Bild zeigt einen scharf begrenzten, kugelig bis oval konfigurierten, mehr oder weniger echogenen Tumor.

Im Computertomogramm (Abb. 17) sind Dermoide scharf begrenzt; sie reichern Kontrastmittel nicht an. Die kernspintomographischen Befunde sind in Abhängigkeit von der jeweiligen Zusammensetzung des Zysteninhaltes variabel; in der Bildgebung bestehen Ähnlichkeiten zum orbitalen Lipom.

Histologisch zeigt sich eine fibrös-kollagene Kapsel mit Plattenepithelauskleidung; im Inneren lassen sich Hautanhangsgebilde nachweisen.

Die Therapie der Wahl ist die komplette chirurgische Entfernung: die präseptalen Dermoide werden über einen Hautschnitt angegangen; größere intraorbitale erfordern häufig einen osteoplastischen Zugang. In die Nachbarschaft einwachsende Dermoide werden in Zusammenarbeit mit dem Hals-Nasen-Ohren-Arzt bzw. Neurochirurgen entfernt.

Die Prognose ist ausgezeichnet.

6.2 Gefäßtumore: kavernöses Hämangiom, Lymphangiom

Das *kavernöse Hämangiom* ist der häufigste vaskuläre Orbitatumor, der sich ätiopathogenetisch wahrscheinlich aus einer vorbestehenden Gefäßfehlbildung herleiten läßt. Diese aus dilatierten Venen bestehende Raumforderung ist typischerweise intrakonal lokalisiert und kann hier eine erhebliche Größe erreichen; die extrakonale Lokalisation ist sehr viel seltener.

Die geringe Wachstumsrate des kavernösen Hämangioms bedingt klinisch eine langsame, oft über Jahre nur wenig zunehmende, schmerzlose,

Abb. 17. Computertomographischer Befund bei orbitalem, lateral hinter dem Bulbus gelegenen Dermoid *(Pfeil)*

Abb. 18. Echographische Befunde bei kavernösem Hämangiom. *Oben:* Ultraschall-A-Bild: Der Tumor *(T)* ist scharf begrenzt *(Pfeile)*, zeigt mittelhohe Reflektivität und mittlere Schallschwächung (*G:* Nullinie aus dem Glaskörper, *R:* Bulbusrückwandzacke). *Unten:* Ultraschall-B-Bild: glatte Begrenzung des mittelgradig echogenen Tumors *(T)* (*G:* Echofreier Glaskörperraum)

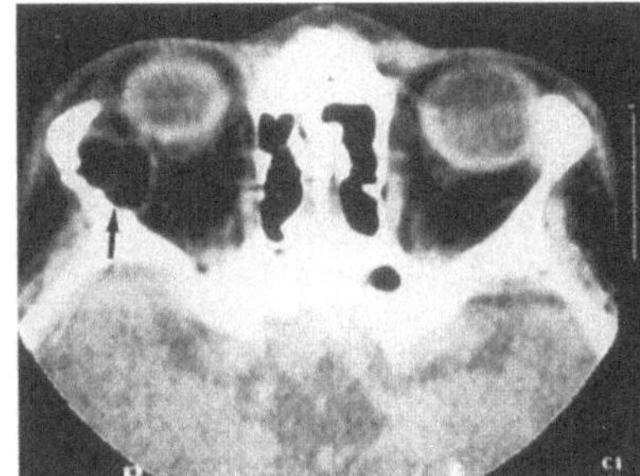

Abb. 17

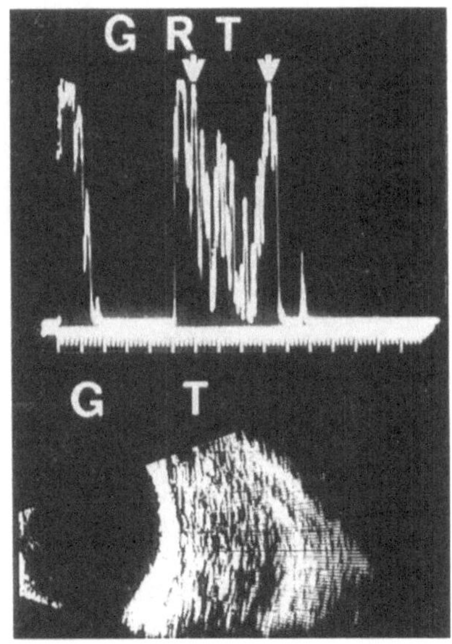

Abb. 18

axiale Protrusio bulbi (Abb. 1), die erhebliche Ausmaße annehmen kann, ohne daß Doppelbilder wahrgenommen werden. Durch chronische Kompression des N. opticus kann es zu einer orbitalen Stauungspapille mit konsekutiver Atrophie kommen. Die tumorbedingte Indentation des hinteren Augenpols läßt sich ophthalmoskopisch an horizontal verlaufenden Netzhaut-Aderhaut-Falten (Abb. 14) erkennen; subjektiv kommt es zu einer Visusminderung mit Metamorphopsien und gegebenenfalls Mikropsie.

Das Ultraschall-A-Bild (Abb. 18) zeigt eine scharf begrenzte Raumforderung von mittelhoher Reflektivität und mittlerer Schallschwächung, das B-Bild einen ovalen, glatt-konfigurierten, mittelgradig echogenen Tumor. Im Computertomogramm (Abb. 19) läßt sich ein kavernöses Hämangiom daran erkennen, daß es erstens typischerweise und im Gegensatz zum Optikusgliom die Orbitaspitze ausspart und zweitens (im Gegensatz zum kapillären Hämangiom) nach Kontrastmittelgabe wegen nur minimaler Tumorperfusion praktisch keine Anreicherung desselben aufweist.

Kernspintomographische Kriterien für ein kavernöses Hämangiom sind in der T 1-Gewichtung Isointensität zum Muskel-, aber Hypointensität zum Fettgewebe.

Makroskopisch imponiert eine bläulich-bräunlich durchschimmernde Kapsel mit nodulärer Oberfläche, mikroskopisch ist der Wechsel von dilatierten venösen Geflechten mit praller Erythrozytenfüllung und bindegewebigen Septen diagnoseweisend.

Die Therapie der Wahl ist die komplette chirurgische Entfernung mit intakter Kapsel in aller Regel über eine laterale osteoplastische Orbitotomie.

Bezüglich der visuellen Funktion ist die Prognose bei kleinen Hämangiomen sehr gut; eine durch ein großes Hämangiom bedingte Optikusatrophie ist hingegen irreversibel. Rezidive sind nach totaler Exzision nicht zu erwarten.

Das orbitale *Lymphangiom* ist eine benigne, kongenitale Raumforderung mit nur geringer Progressionsrate. Formalpathologisch ist es als Choristom anzusehen, da Lymphgefäße in der Augenhöhle nicht vorkommen. Große Lymphangiome fallen bereits bei der Geburt durch schmerzlose, teilweise deutliche Protrusio bulbi mit Dislokation auf. Spaltlampenmikroskopisch sind dilatierte Lymphgefäße stets auch in der Bindehaut nachzuweisen. Isomorphe Veränderungen sind am Gaumen oder der übrigen Wangenschleimhaut häufig zu finden.

Im Rahmen von Infekten der oberen Atemwege kann es im Kindesalter zu einer akuten, massiven Einblutung („Schokoladenzyste") in ein Lymphangiom mit entsprechend plötzlich zunehmender Protrusio bulbi kommen. Leitsymptomatisch zeigen sich Einblutungen in die konjunktivalen Lymphgefäße (Lymphangiectasia haemorrhagica) (Abb. 15). Differentialdiagnostisch ist stets an ein Rhabdomyosarkom (siehe 6.8) zu denken.

Im Ultraschall-A-Bild ist bei irregulärer Begrenzung ein Wechsel von hohen Zacken mit dazwischen liegenden Null-Linien auffällig, die am zugrundeliegenden Substrat (Septen und Flüssigkeitsräume) entstehen. Das Ultraschall-B-Bild eines Lymphangioms wird als „Schweizer-Käse-Muster" beschrieben. Das Computertomogramm zeigt eine multilokuläre, zystische Raumforderung mit unscharfer Begrenzung und infiltrativer Ausdehnung.

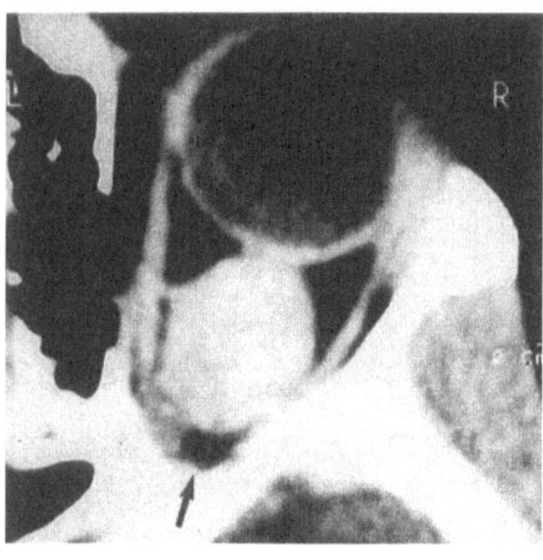

Abb. 19

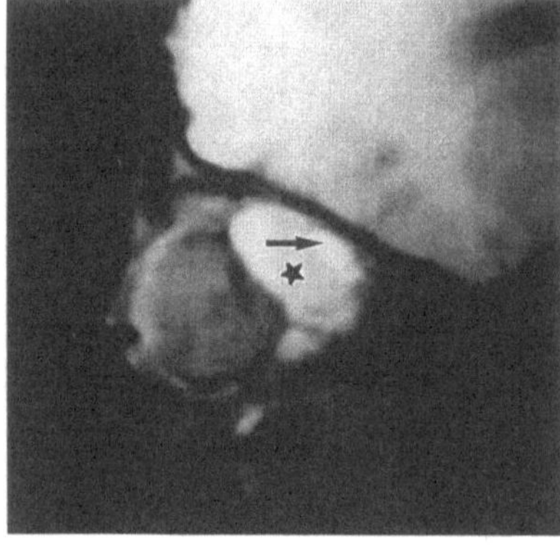

Abb. 20

Abb. 19. Computertomographische Befunde bei kavernösem Hämangiom: glatt begrenzter, kugeliger, homogener Tumor mit Aussparung der Orbitaspitze *(Pfeil)*

Abb. 20. Kernspintomographische Befunde bei akut eingeblutetem orbitalen Lymphangiom, das dem Bulbus kappenförmig hinten aufsitzt. Hypointenser Bereich *(Stern)* durch Blut; hyperintense Darstellung *(Pfeil)* des nicht eingebluteten Lymphangiomanteils

Die akute Einblutung in ein Lymphangiom bedingt im Kernspintomogramm (Abb. 20) einen pathognomonischen Befund: es zeigt sich ein typisches Überschichtungsphänomen mit einer basalen hypointensen Zone von Desoxyhämoglobin-haltigem Blut und einer darübergelegenen hyperintensen Schicht von Zystenflüssigkeit.

Mikroskopisch findet sich ein Geflecht von dilatierten Lymphgefäßen ohne Perizyten und glatte Muskelfasern in der Gefäßwandung. Die dazwischengelegenen Septen sind stark vaskularisiert und enthalten kleinere Lymphfollikel; ätiopathogenetisch werden hieraus Zusammenhänge einer akuten Einblutung im Rahmen von Infekten diskutiert.

Wegen des diffusen, infiltrativen Wachstums sind orbitale Lymphangiome äußerst schwer und in aller Regel nur inkomplett zu entfernen; die Anwendung des CO_2-Lasers läßt hier Fortschritte erwarten. Eine fraktionierte Irradiatio kann postoperativ oder als eigenständige Therapiemaßnahme versucht werden. Bei akuter Einblutung mit deutlichem Exophthalmus ist die kurzfristige, hochdosierte, systemische Gabe von Steroiden indiziert.

Die Prognose ist bezüglich des Visus in Abhängigkeit von der Tumorgröße mit Vorsicht zu stellen.

6.3 Tumore peripherer Nerven: Neurofibrom

Neurofibrome sind benigne Wucherungen peripherer orbitaler Nerven (z.B. N. supraorbitalis, lacrimalis), die umschrieben, diffus oder plexiform wachsen können; die letztere Variante ist besonders häufig mit der Neurofibromatose nach von Recklinghausen assoziiert. Da oben genannte Nerven sich von der Neuralleiste ableiten, sind Neurofibrome ätiopathogenetisch als Manifestation einer Neurochristopathie anzusehen.

Im jüngeren bis mittleren Lebensalter entwickelt sich eine indolente, relativ derbe Raumforderung mit typischer Lokalisation in der oberen Orbita und entsprechender Oberlidbeteiligung; es resultiert ein Exophthalmus mit Bulbusdislokation nach unten. Bei diffuser Ausbreitung über die Fissura orbitalis superior kann der Sinus cavernosus infiltriert werden. Als Leitsymptom der intrakraniellen Mitbeteiligung kann bei entsprechend deutlicher Aufweitung der Fissur ein pulsierender Exophthalmus vorkommen. Die Röntgenübersichtsaufnahme zeigt bei diffusem Wachstum eine Aufweitung der knöchernen Orbita und gegebenenfalls der Fissura orbitalis superior.

Im Ultraschallbild und Computertomogramm (Abb. 21) sind reguläre Begrenzung, unter Umständen aber auch diffuse Ausbreitung mit Knochendefekten auffällig. Das Kernspintomogramm läßt eine umschriebene oder infiltrativ wachsende Raumforderung erkennen.

Histologisch handelt es sich um eine Proliferation von Schwann'schen Zellen, Fibroblasten und Axonen.

Umschriebene Fibrome können über eine vordere, obere, extraperiostale Orbitotomie entfernt werden; bei diffuser Ausbreitung hingegen ist oft nur eine partielle, palliative Exzision möglich.

Die Prognose lokalisierter Neurofibrome ist gut, diejenige der diffus-wachsenden mit intrakranieller Beteiligung hingegen reserviert zu stellen.

6.4 Tumore des Sehnerven und der Meningen: Optikusgliom, Meningiom

Das *Optikusgliom* ist ein benigner Tumor der Gliazellen des Sehnerven, der sich im frühen Kindesalter durch einen schmerzlosen, langsam progredienten, zunächst axialen Exophthalmus mit Visusminderung manifestiert, dem sich bei entsprechender Größe

Abb. 21. Computertomographischer Befund bei großem, glatt begrenztem Neurofibrom der medialen, vorderen Orbita

Abb. 22. Protrusio bulbi rechts mit Dislokation nach außen-unten und amaurotischer Pupillenstarre bei Optikusgliom

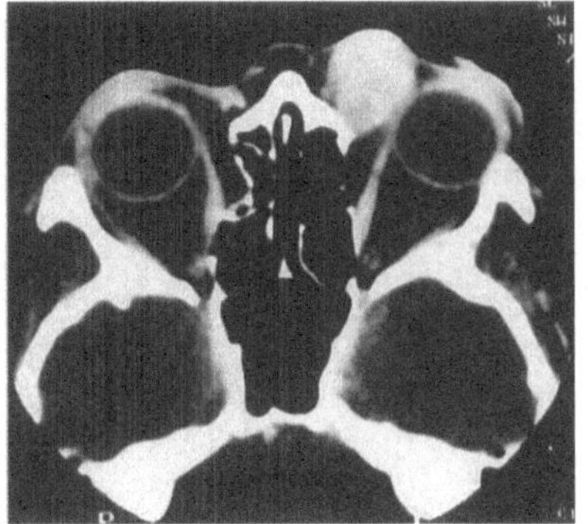

Abb. 21

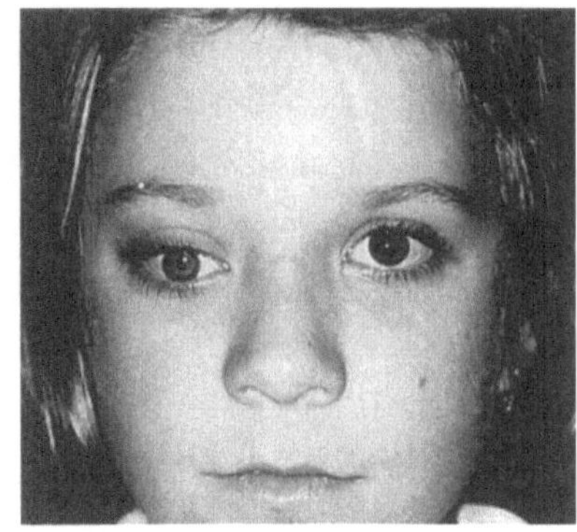

Abb. 22

dann aber eine Dislokation (Abb. 22) nach außen-unten hinzuaddiert. Das Optikusgliom ist meist unilateral zu finden; Bilateralität hingegen ist Kennzeichen einer übergeordneten Neurofibromatose.

Ophthalmoskopisch ist in Frühstadien eine orbitale Stauungspapille mit Stase der retinalen Venolen, später eine Optikusatrophie auffällig.

Die Röntgenaufnahme in Zielrichtung auf den Canalis opticus nach Rhese (Abb. 23) zeigt bei intrakanalikulärer Tumorausbreitung eine deutliche Aufweitung des Kanals ohne Zeichen einer Knochenarrosion oder Hyperostose.

Im Ultraschall-A-Bild ist eine Vergrößerung des Sehnervendurchmessers zu erkennen; das normalerweise schmale neurale Zackenband ist verbreitert und mittelhoch reflektiv. Im Ultraschall-B-Bild und im Computertomogramm stellt sich das Optikusgliom als glattbegrenzter, ovaler, intrakonal gelegener Tumor dar, der – im Gegensatz zum kavernösen Hämangiom – stets die Orbitaspitze mit ausfüllt.

Die intrakanalikuläre Ausbreitung mit möglicher Progression auf das Chiasma opticum läßt sich wegen fehlender Knochenüberlagerung am sichersten mit der Kernspintomographie (Abb. 24) nachweisen bzw. ausschließen.

Histologisch sind bei einem Optikusgliom diffus angeordnete Astrozyten mit haarähnlichen Ausläufern zu sehen, weshalb dieser Tumor auch als (juveniles) pilozytisches Astrozytom angesprochen wird. Die im Einzelfall äußerst variable Wachstumskinetik der Optikusgliome mit Phasen relativ rascher Progression, aber auch jahrelangem Stillstand erfordert eine auf dem jeweiligen Status abgestellte Therapie unter besonderer Berücksichtigung von uni- bzw. bilateralem Tumorbefall. Nach Diagnosestellung werden zunächst in 6monatigen Abständen – soweit aufgrund des Lebensalters der Patienten durchführbar – der Visus, das Gesichtsfeld, das VEP, die Pupillomotorik und das Ausmaß der Protrusio kontrolliert.

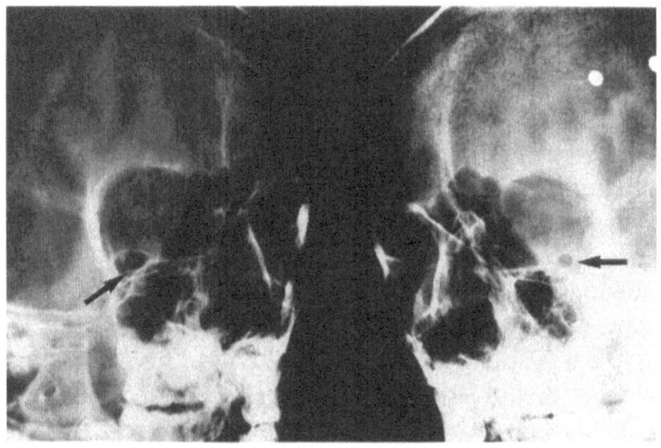

Abb. 23. Röntgenaufnahme nach Rhese bei derselben Patientin: rechtsseitige Aufweitung des Canalis opticus *(Pfeil)* durch intrakanalikuläre Tumorausbreitung. Normal weiter Optikuskanal links *(Pfeil)*

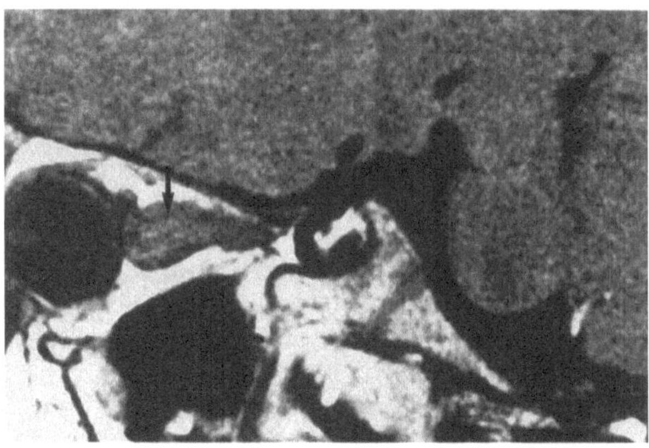

Abb. 24. Kernspintomographische Darstellung eines Optikusglioms: deutliche Verbreiterung des Sehnerven *(Pfeil)*

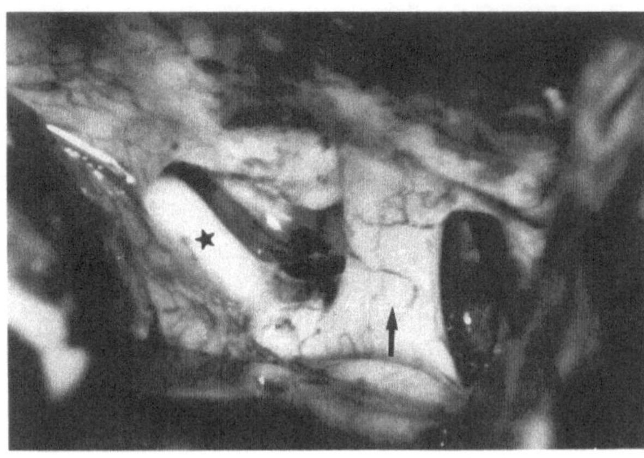

Abb. 25. Intraoperativer Befund am Chiasma opticum bei derselben Patientin: linker Sehnerv *(Stern)* normal, rechter Sehnerv *(Pfeil)* deutlich verbreitert

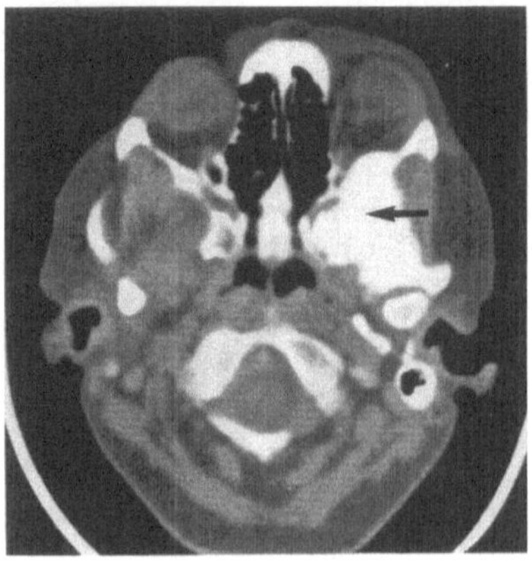

Abb. 26. Computertomographischer Befund bei ausgeprägtem Keilbeinflügelmeningiom *(Pfeil)* mit orbitaler und intrakranieller Ausbreitung

Je nach Befund erfolgt in halb- bis jährlichen Abständen eine Kernspintomographie, um Beginn oder Ausmaß einer intrakanalikulären bzw. intrakraniellen Ausdehnung zu dokumentieren. Zeigt sich bei diesen Verlaufskontrollen eine unilaterale Tumorausdehnung in Richtung Orbitaspitze, sollte bei deutlicher Visusminderung eine komplette Resektion des N. opticus von der Rückfläche des Bulbus bis an den Kanal über eine laterale Orbitotomie erfolgen. Ist der Tumor bei relativ guter Sehschärfe uni- oder bilateral bereits intrakanalikulär vorgewachsen, so kann palliativ zur Visuserhaltung über eine Kraniotomie eine Entdachung des Sehnervenkanals mit Spaltung der Durascheide vorgenommen werden (Operation nach Schloffer, 1934). Bei sehr schlechtem Visus oder Amaurose wird bei einseitigem Befall der Sehnerv über den gleichen Zugang nach temporärer Entfernung des Orbitadaches hinter dem Bulbus und vor dem Chiasma (Abb. 25) abgesetzt. Bei ein- oder beidseitiger intrakranieller Tumorausdehnung mit Chiasmabefall kann mit sehr unterschiedlichem Erfolg eine Irradiatio versucht werden.

Die Prognose ist quoad visum und bei intrakranieller Beteiligung auch quoad vitam schlecht.

Meningiome entstehen durch Proliferation meningoendothelialer Zellen der Arachnoidea; intraorbital sind zwei Lokalisationen und damit Wachstumsformen zu unterscheiden:

1. das *Optikusscheidenmeningiom* (gehäuft mit der Neurofibromatose assoziiert) und
2. das *Keilbeinflügelmeningiom.*

Das *Optikusscheidenmeningiom* manifestiert sich im 3.–5. Dezennium durch eine langsam zunehmende, schmerzlose, axiale Protrusio bulbi mit Visusminderung, progredienten Skotomen, Anisokorie und orbitaler Stauungspapille, die in eine Atrophie übergeht. Als pathognomonisch sind am Papillenrand gelegene korkenzieherförmig aufgewundene optikoziliare Shuntgefäße anzusehen, die Ausdruck einer chronischen Abflußstörung durch Optikuskompression sind.

Das Ultraschall-A-Bild zeigt neben einer teilweise massiven Vergrößerung des Sehnervendurchmessers eine Verbreiterung des Optikusscheidenzakkenkomplexes. Im Ultraschall-B-Bild, im Computertomogramm und im Kernspintomogramm fallen im Gegensatz zum Optikusgliom eine Verdickung der Scheide mit irregulärer Oberfläche und Kalzifikationen auf.

Histologisch sind Wucherungen von meningoendothelialen Arachnoideazellen mit Psammomen diagnoseweisend.

Bei gutem Visus können in halbjährlichen Abständen der Visus, das Gesichtsfeld und das VEP kontrolliert werden. Chirurgische Maßnahmen sollten erst bei deutlicher Visusreduktion erwogen werden: bei brauchbarem Restvisus kann über eine laterale Orbitotomie eine Optikusscheidenfensterung bzw. -abtragung erfolgen, bei Erblindung sollte der Tumor in toto bis in die Orbitaspitze entfernt werden. Die Prognose quoad visum ist schlecht.

Keilbeinflügelmeningiome manifestieren sich jenseits des 50. Lebensjahres mit deutlicher Prävalenz des weiblichen Geschlechtes durch frühzeitig einsetzende Motilitätsstörungen und Visusminderung, während eine Protrusio bulbi erst später einsetzt. Ursächlich ist hierfür die häufig primäre Lokalisation in der Orbitaspitze im Bereich der Keilbeinflügel anzusehen (Fissura-orbitalis-superior- bzw. Orbitaspitzensyndrom). Die Röntgenübersichtsaufnahme läßt eine Hyperostose der Keilbeinflügel erkennen; das Computertomogramm (Abb. 26) zeigt

Abb. 27. Gesichtsasymmetrie bei rechtsbetonter fibröser Dysplasie

Abb. 28. Computertomographischer Befund desselben Patienten: diffuse Knochenverdichtung im Bereich des Keilbeins *(Stern)* und Siebbeins; gleichseitige Protrusio bulbi

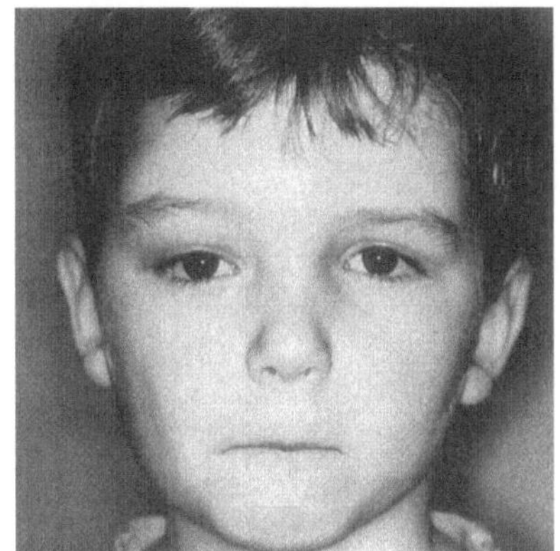

Abb. 27

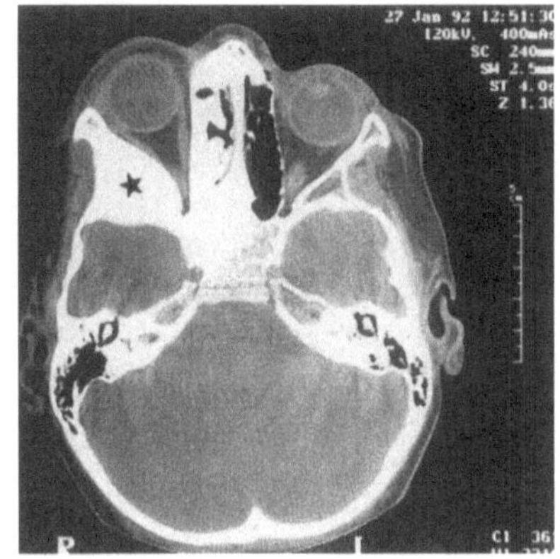

Abb. 28

darüber hinaus einen Weichteiltumor in der Orbitaspitze mit Kalzifikationen und deutlicher Kontrastmittelanreicherung.

Die relativ häufige Invasion der mittleren Schädelgrube mit Infiltration des Sinus cavernosus kann am besten im Kernspintomogramm nach Gadolinium-DTPA-Gabe in der Fettsuppressionstechnik nachgewiesen werden.

Die Therapie der zum Teil sehr ausgedehnten Keilbeinflügelmeningiome ist stets eine neurochirurgische. Die Prognose ist quoad visum et vitam schlecht.

6.5 Bindegewebstumore: Fibrom, Fibrosarkom

Das *Fibrom* ist ein benigner, von den orbitalen Bindegewebsstrukturen ausgehender Tumor mit bevorzugtem Sitz in der medialen Augenhöhle. Neben einer langsam progredienten, schmerzlosen (meist nicht sehr ausgeprägten) Protrusio ist deshalb stets auch eine Dislokation des Bulbus nach lateral festzustellen. Die bildgebenden Verfahren zeigen eine glattbegrenzte, umschriebene Raumforderung ohne Knochenalteration.

Histologisch fallen differenzierte Fibroblasten mit Kollagenfasern auf.

Der Tumor wird bei entsprechender Lokalisation über eine mediale Orbitotomie en bloc exzidiert. Die Prognose ist sehr gut.

Die maligne Variante, das *Fibrosarkom,* entsteht entweder als primärer Orbitatumor (gehäuft im Kindesalter) oder sekundär durch Einbruch aus den Nasennebenhöhlen (im Erwachsenenalter) oder Jahre nach einer Strahlentherapie wegen eines Retinoblastoms.

6.6 Knochentumore: Osteom, fibröse Dysplasie

Das *Osteom* ist ein gutartiger, von den Knochen der Nasennebenhöhlen ausgehender Tumor, der in aller Regel zufällig anläßlich einer Röntgenübersichtsaufnahme des Schädels aus anderem Grund (z.B. Frakturausschluß) entdeckt wird. Bezüglich der Genese werden traumatische und infektiöse Faktoren diskutiert.

Kleinere Osteome bleiben in der Regel asymptomatisch, größere können zu einer Bulbusdislokation führen.

Histologisch wird ein harter, ein spongiöser und ein medullärer Typ unterschieden. Größere, symptomatische Osteome werden vom Hals-Nasen-Ohren-Arzt entfernt. Die Prognose ist mit zwei Einschränkungen exzellent:

1. sphenoidale Osteome können über eine Optikuskompression zur Amaurose führen;
2. Osteome können mit einer Polyposis coli (gegebenenfalls mit maligner Entartung letzterer) assoziiert sein (Gardner-Syndrom).

Die *fibröse Knochendysplasie* stellt eine fibro-ossäre, hamartomatöse Fehlbildung mit fehlender Knochenausreifung dar.

Sie kommt monostotisch oder polyostotisch (in den langen Röhrenknochen und dann meist mit Pubertas praecox bei Mädchen und braunpigmentierten Hautarealen als Albright-Syndrom) vor. Die häufigste monostotische Lokalisation ist im Os frontale zu finden; schon innerhalb der ersten Lebensjahre kommt es hierdurch zu einer progredienten Gesichtsasymmetrie (Abb. 27) mit Dislokation des Bulbus nach (innen-) unten.

In der Röntgenübersichtsaufnahme und im CT (Abb. 28) fällt eine diffuse Knochensklerose auf. Histologisch handelt es sich um fibröses Gewebe mit Spindelzellen.

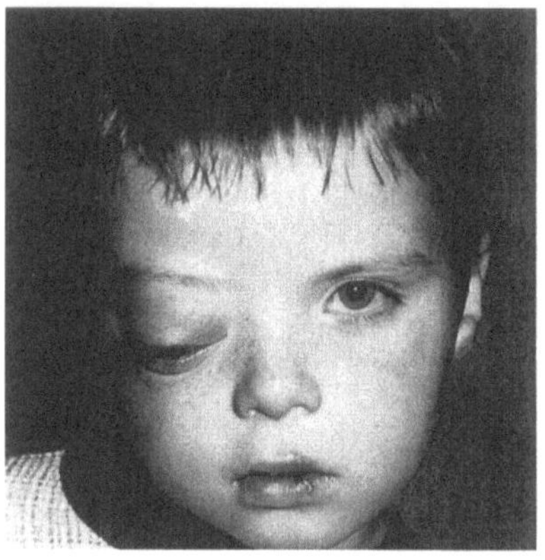

Abb. 29

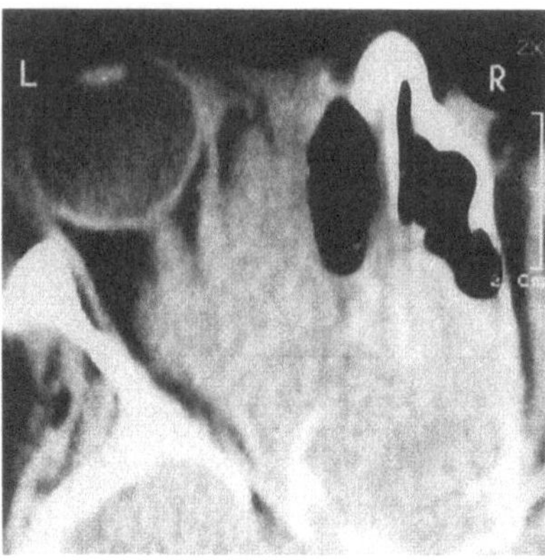

Abb. 30

Abb. 29. Akute Protrusio bulbi mit extremer Dislokation nach außen-unten bei orbitalem Rhabdomyosarkom in der oberen Orbitaetage

Abb. 30. Orbitales Rhabdomyosarkom mit Knochendestruktion und Einbruch in die Nasennebenhöhlen

Wegen der geringen Wachstumstendenz kommt eine chirurgische Therapie aus ophthalmologischer Sicht erst bei drastischer Visusminderung durch Kompression des Sehnerven bei sphenoidaler Lokalisation in Frage.

6.7 Lipo-myxomatöse Tumore: Myxom

Das orbitale Myxom besteht aus mesenchymalen Zellen, die in eine schleimige Matrix eingelagert sind. Ätiopathogenetisch wird ein Defekt im Hyaluronsäurestoffwechsel vermutet.

Dieser benigne Tumor entwickelt sich jenseits des 20. Lebensjahres ohne Geschlechtsprävalenz als nur langsam progrediente Raumforderung vornehmlich in der oberen Orbita und bedingt dadurch eine Dislokation des Bulbus nach unten.

Die bildgebenden Verfahren erlauben vielfach keine Unterscheidung von einem extrakonal gelegenen kavernösen Hämangiom.

Die chirurgische Entfernung ist die Therapie der Wahl. Die Prognose ist sehr gut.

6.8 Myogene Tumore: Rhabdomyosarkom

Das Rhabdomyosarkom ist ein hochmaligner primärer, aber auch sekundärer (aus den Nasennebenhöhlen einbrechender) Orbitatumor, dessen Zellen Ähnlichkeiten mit embryonalen, quergestreiften Muskelfasern aufweisen.

Klinisch manifestiert sich das Rhabdomyosarkom bereits im frühen Kindesalter aufgrund rapider Progression durch eine foudroyante, schmerzhafte Protrusio bulbi mit Dislokation (Abb. 29) nach unten durch bevorzugte Lokalisation in der oberen Orbitaetage. Sehr rasch entsteht ein palpabler, dolenter Oberlidtumor mit massiver Bindehautchemose. Im Anfangsstadium bestehen seitens der Symptomatik Ähnlichkeiten mit einer beginnenden Orbitaphlegmone! Im weiteren Verlauf folgen rasch Motilitätseinschränkung und Visusminderung. Der Tumor ist weiterhin durch frühzeitige Invasion in die Nachbarstrukturen und Metastasierung gekennzeichnet.

In der Röntgenübersichtsaufnahme und im Computertomogramm (Abb. 30) sind unter Umständen bereits Knochendestruktionen nachzuweisen. Das Ultraschall-A- und -B-Bild läßt einen diffus wachsenden Tumor von niedriger Reflektivität bzw. geringer Echogenität erkennen.

Histologisch werden 4 Varianten unterschieden: das pleomorphe, das alveoläre, das botryoide und das embryonale Rhabdomyosarkom; letzteres ist besonders häufig in der Orbita zu beobachten und besteht aus in Pallisadenform angeordneten Spindelzellen. Die endgültige histologische Diagnose ist vielfach erst elektronenmikroskopisch und histochemisch zu stellen.

Bei Verdacht auf orbitales Rhabdomyosarkom sollte notfallmäßig im Rahmen einer Probebiopsie soviel Tumormaterial entfernt werden wie eben möglich (excisional biopsy). Eine Irradiatio und Polychemotherapie werden angeschlossen.

Durch diese therapeutischen Maßnahmen konnte die Prognose des orbitalen Rhabdomyosarkoms in den letzten Jahren entscheidend verbessert werden: die 5-Jahres-Überlebensrate wird in der Literatur mit 50 bis annähernd 90% angegeben.

6.9 Tränendrüsentumore: pleomorphes Adenom, adenoidzystisches Karzinom

Tumore der Tränendrüse machen ca. 6% aller Orbitatumore aus. In je 25% handelt es sich um inflammatorische Pseudotumore und um lympho-myelo-retikuloproliferative Tumore. Die zweite Hälfte wird

Abb. 31. Computertomographischer Befund bei pleomorphem Adenom der Tränendrüse *(Pfeil)*: glatt begrenzte, kugelige Raumforderung in der vorderen, lateralen Orbita

Abb. 32. Makropräparat eines exstirpierten pleomorphen Adenoms

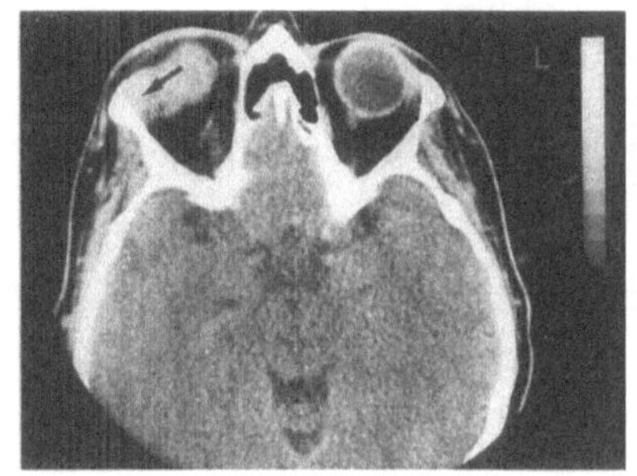

Abb. 31

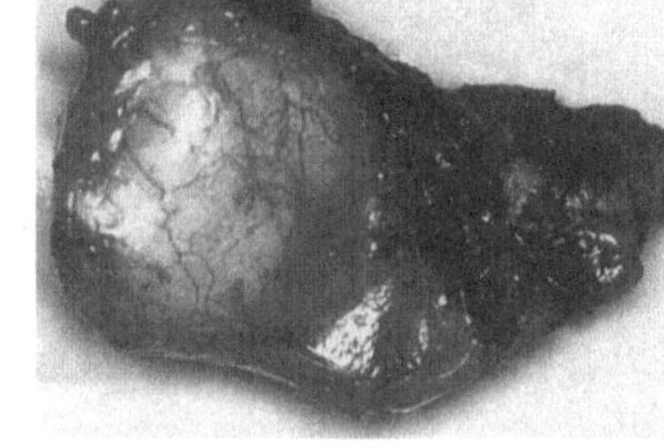

Abb. 32

von epithelialen Tumoren gestellt. Davon sind 50% benigne Mischtumore (pleomorphes Adenom) und 50% Karzinome. Außerdem kommen metastatische Absiedelungen in der Tränendrüse vor. Stellvertretend werden das pleomorphe Adenom, das adenoidzystische Karzinom sowie Beispiele nicht-epithelialer Tränendrüsentumore besprochen.

Das *pleomorphe Adenom (benigner Mischtumor)* macht etwa 50% der epithelialen Tumore der Tränendrüse aus. Der Hauptmanifestationszeitpunkt liegt in der 4.–5. Dekade, wobei Männer etwas häufiger betroffen sind. Klinisch handelt es sich um eine langsam wachsende, derbe, glatt-begrenzte, schmerzlose Raumforderung im Bereich der Pars orbitalis der Tränendrüse, die zu einer Dislokation des Bulbus nach innen-unten, zu einer Eindellung des Augapfels mit Netzhaut-Aderhaut-Falten und später zu einer Protrusio bulbi führt. Aufgrund der meist länger als ein Jahr währenden Anamnese werden Motilitätseinschränkungen nur bei extremem Blick nach außen-oben beobachtet und Doppelbilder nur selten angegeben.

Im Ultraschall-A-Bild ist das pleomorphe Adenom durch glatte Begrenzung, mittelhohe Innenreflektivität, irreguläre Zackenanordnung, geringe Schallschwächung und harte Konsistenz gekennzeichnet. Im B-Bild fallen glatte Konturierung und mittelgradige Echogenität auf. Im Computer- (Abb. 31) und Kernspintomogramm ist eine glatt-begrenzte, eiförmige Raumforderung zu sehen, die bei entsprechender Größe den Augapfel eindellt und disloziert. In der Röntgenübersichtsaufnahme zeigt sich, daß die knöcherne Wand der Fossa lacrimalis aufgeweitet ist; Knochenarrosionen und Infiltrationen fehlen hingegen. Bei sehr langer Anamnese kann allerdings ein glatt-begrenzter Knochendefekt in Richtung vordere Schädelgrube auftreten.

Makroskopisch (Abb. 32) handelt es sich um einen grau-weißen, höckerigen und derben, bei Lupenvergrößerung meist heterogen imponierenden Tumor, der von einer durch Druck auf das umgebende Gewebe entstandenen Pseudokapsel umgeben ist, durch die Tumorexkreszenzen bis zum Periost vorreichen können. Dies ist der Hauptgrund für Spätrezidive nach scheinbar totaler Tumorentfernung. Der Begriff „Mischtumor" leitet sich von dem Vorhandensein epithelialer und „mesenchymaler" Anteile ab; es handelt sich aber um einen rein epithelialen Tumor: die vermeintlich mesenchymalen Bezirke bestehen aus metaplastisch veränderten myoepithelialen Zellen. Mikroskopisch fällt ein heterogener Tumoraufbau aus Gangepithelien mit umgebenden Stern- und Spindelzellen auf, die in einem lockeren Stroma Züge bilden und schleimhaltige Pseudozysten auskleiden. Im myxoid-hyalinisierten Stroma kommen gelegentlich Knorpel, Verkalkungen und Knochen vor.

Die Therapie der Wahl besteht in der mikrochirurgischen, kompletten Tumorexzision mit erhaltener Kapsel über eine laterale, osteoplastische Orbitotomie mit primär extraperiostalem Vorgehen. Die Prognose ist quad vitam sehr gut; dennoch sind Spätrezidive noch nach Jahrzehnten möglich, wenn der Tumor primär unvollständig entfernt wurde und Reste der Pseudokapsel, die Tumorausläufer enthält, verblieben sind. Stets ist auch an die Möglichkeit einer malignen Entartung eines Rezidivs (maligner Mischtumor: sekundäres adenoidzystisches Karzinom, sekundäres Adenokarzinom) zu denken, die nach mehr als 20 Jahren in etwa 10–20% zur Beobachtung kommt.

Das primäre *adenoidzystische Karzinom* entsteht definitionsgemäß de novo und nicht aus einem vorbestehenden, inkomplett entfernten benignen Mischtumor. Es macht etwa 25% aller epithelialen Tumore und etwa die Hälfte der Tränendrüsenkarzinome aus. Es bestehen zwei Manifestationsgipfel in der 1.–2. sowie in der 4.–5. Dekade; Frauen sind häufiger betroffen als Männer. Klinisch fallen kurze Anamnese (meist weniger als 6 Monate), rasche Progredienz, Taubheitsgefühl der Haut im lateralen Lidwinkel, Ptosis, starke Schmerzen durch peri- und in-

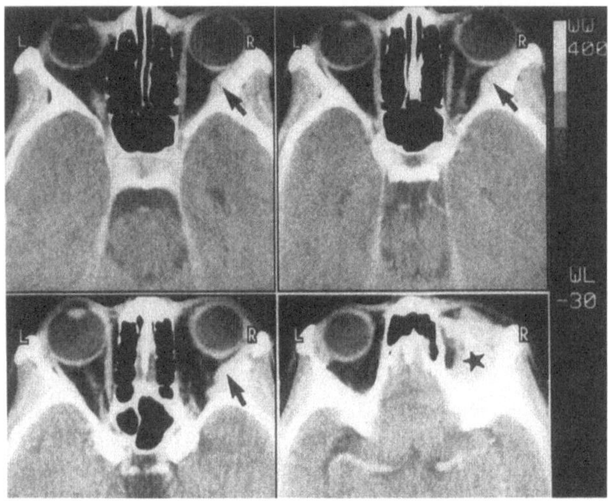

Abb. 33. Computertomographische Befunde bei adenoidzystischem Karzinom der Tränendrüse *(Pfeil)*: der lateralen Orbitawand aufsitzender Tumor mit Beteiligung der hinteren und oberen *(Stern)* Orbita

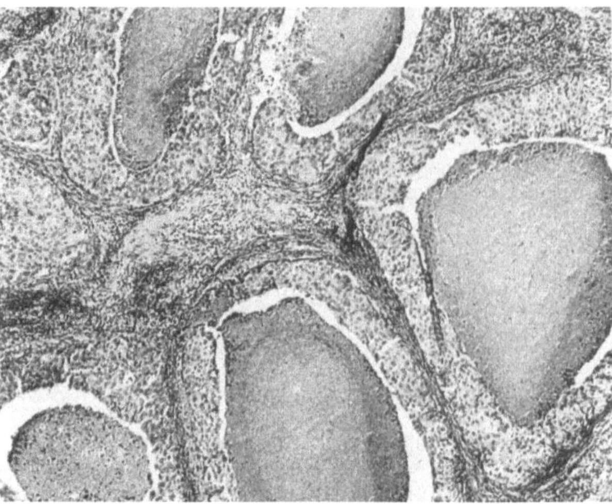

Abb. 34. Mikroskopische Befunde bei adenoidzystischem Karzinom der Tränendrüse: weitlumige Pseudoausführungsgänge, die von einem anaplastischen Epithel ausgekleidet sind

traneurales Tumorwachstum und Knocheninfiltration sowie Diplopie durch Befall extraokulärer Muskeln auf.

Das Ultraschall-A-Bild zeigt einen Wechsel schlanker, sehr hoher Einzelzacken mit dazwischenliegenden Zackendepressionen aus den zystischen Anteilen; eine Tumorabschlußzacke fehlt als Ausdruck des infiltrativen Wachstums. Im B-Bild sind heterogene Echoanordnung und unscharfe Begrenzung zu sehen. Im Computertomogramm (Abb. 33) ist das adenoidzystische Karzinom durch kugelige bis längliche Form, irreguläre, zackige Begrenzung, heterogenen Aufbau und bei längerem Bestehen Expansion bis in die Orbitaspitze charakterisiert. Knochendestruktionen sind ebenso wie intratumorale Kalzifikationen weitere typische Merkmale. Es muß nachdrücklich betont werden, daß bei jugendlichen Patienten (Manifestation dieses Tumors in der 1. und 2. Dekade) eine im Röntgenübersichtsbild und Computertomogramm nachweisbare alleinige Aufweitung des Knochens der Fossa lacrimalis ohne Zeichen einer Destruktion wegen der in diesem Alter noch größeren Plastizität des Knochens nicht gegen einen malignen Tränendrüsentumor spricht!

Das Kernspintomogramm ist besonders aussagekräftig bezüglich der Infiltration (peri)orbitaler Strukturen.

Makroskopisch handelt es sich um grau-weiße, feste Tumore mit höckeriger Oberfläche und durchbrochener Pseudokapsel. Mikroskopisch (Abb. 34) zeigen sich Pseudoausführungsgänge (daher die Bezeichnung „adenoid“) aus 3 und mehr Zell-Lagen mit anaplastischen Epithelien, die von hyalinoidem Stroma scharf abgegrenzt werden. Histologisch werden 5 Varianten unterschieden:

1. der kribriforme Typ („Schweizer-Käse“-Typ),
2. der sklerosierende,
3. der basaloide, solide Typ,
4. das Komedokarzinom mit basaloiden Anteilen und zentraler Nekrose und
5. der tubuläre Typ.

Zur Sicherung der aufgrund der klinischen, echographischen und radiologischen Befunde hochwahrscheinlichen Verdachtsdiagnose auf ein adenoidzystisches Karzinom kann ein Probebiopsie durchgeführt werden.

Die supraradikale Therapie ist wegen der nachfolgend dargestellten, extrem schlechten Prognose in der Literatur nicht unumstritten; sie umfaßt 1. die Exenteration unter Entfernung der Lider und des vorderen Anteils des M. temporalis (wegen der Möglichkeit des peri- und intraneuralen Tumorwachstums im Verlauf des N. zygomatico-frontalis und -temporalis), 2. die radikale Resektion der lateralen Orbitawand und des Orbitadaches und 3. die lokale Bestrahlung mit 50–60 Gy.

Ohne Therapie ist die Prognose des primären adenoidzystischen Karzinoms extrem schlecht: bei der basaloiden Variante beträgt die mittlere Lebenserwartung nur 3 Jahre, bei den anderen Typen etwa 8 Jahre. Das sekundär in einem benignen Mischtumor entstandene adenoidzystische Karzinom hat mit einer mittleren Lebenserwartung von 10–12 Jahren eine etwas günstigere Prognose. Es muß hier nachdrücklich festgestellt werden, daß auch durch die supraradikale Therapie die Prognose des adenoidzysti-

Abb. 35. Vernachlässigtes Lidbasaliom mit Infiltration und Destruktion des gesamten Orbitainhaltes rechts

Abb. 36. Computertomographischer Befund desselben Patienten: diffuser Basaliomeinbruch in die Kieferhöhle mit Knochendestruktion

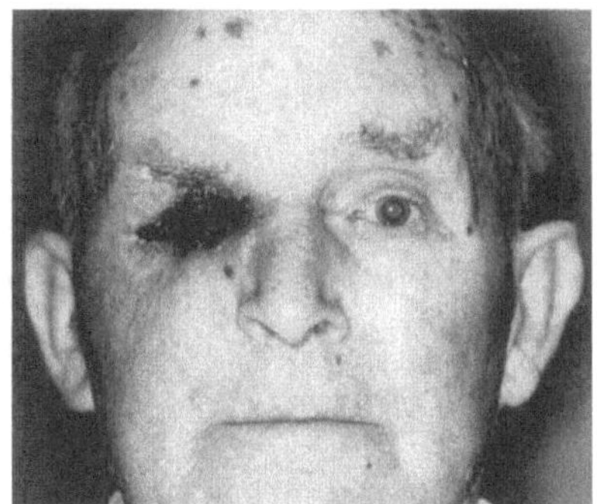

Abb. 35

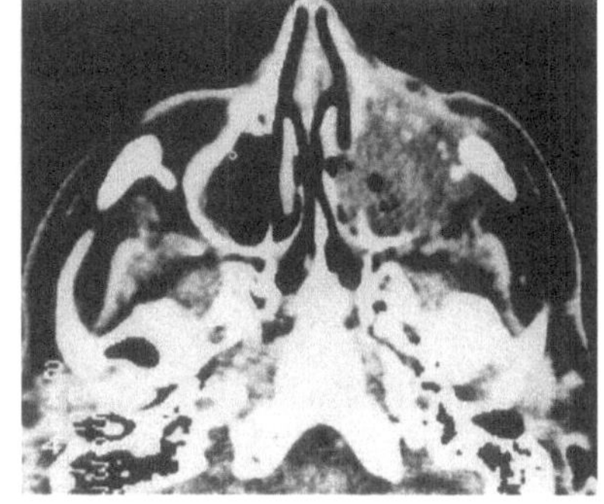

Abb. 36

schen Karzinoms nur geringfügig verbessert werden kann: nach 10 Jahren leben etwa nur noch 20% der Patienten. Als Hauptursache für diese äußerst schlechte Prognose ist die peri- und intraneurale Tumorausbreitung über die Fissura orbitalis superior in den intrakraniellen Raum anzuführen, die einer wie immer gearteten radikalen Therapie Grenzen setzt und lokale Rezidive vorprogrammiert.

In seltenen Fällen ist die Tränendrüse Sitz epithelialer *Fernmetastasen* eines Mamma- oder Bronchialkarzinoms.

Von den nicht-epithelialen Tränendrüsentumoren sind *lymphatische* im Rahmen eines malignen Lymphoms, *myeloische* bei Leukämie oder Plasmozytom und *retikuloendotheliale* bei den 3 Varianten der Histiozytosis X zu nennen.

Tränendrüsentumore im Rahmen des *„Pseudotumor orbitae“* werden im Abschnitt 6.13 besprochen.

6.10 Sekundäre Tumore: Lidbasaliom, Aderhautmelanom, Nasennebenhöhlentumore

Sekundäre Orbitatumore entstehen durch Einbruch von in aller Regel malignen Raumforderungen aus den periorbitalen Regionen (Lider, Tränenwege, Bindehaut, Bulbus, Nasennebenhöhlen, Schädelbasis, Fossa intratemporalis und pteropalatina) in die Augenhöhle. Nicht selten sind die hierdurch entstehenden Symptome wie Schmerzen, Bindehautchemose, Protrusio, Bulbusdislokation und Visusminderung erste Manifestation des zugrundeliegenden, primär extraorbitalen Krankheitsprozesses. So ist es auch vielfach der Augenarzt, der diese Patienten wegen einer scheinbar ausschließlich ophthalmologischen Symptomatik als erster sieht. Es ist seine Aufgabe, durch eine gezielte Diagnostik die weiterführende Abklärung und in aller Regel interdisziplinäre Therapie in die Wege zu leiten.

Inkomplett exzidierte oder vom Patienten vernachlässigte (Unter)*Lidbasaliome* (Abb. 35) infiltrieren die Orbita oft nach jahrelangem, klinisch manchmal inapparentem Wachstum diffus; sekundärer Mitbefall der Kieferhöhle und des vorderen Ethmoids sind dann keine Seltenheit. Der Patient wird meistens erst vollstellig, wenn sich durch Infiltration der peripheren Orbitanerven starke Schmerzen einstellen. Das Computertomogramm (Abb. 36) läßt vor allem die Knochendestruktionen, das Kernspintomogramm das Ausmaß der diffusen Weichteilinfiltration erkennen.

Ist ausschließlich die Orbita betroffen, muß zur Verhinderung einer intrakraniellen Ausbreitung eine Exenteration (siehe 7.1) unter Einschluß der Lider durchgeführt werden. Bei ausgeprägtem Befall von Augenhöhle und Nachbarstrukturen wird unter Umständen in Anbetracht des meist sehr hohen Lebensalters dieser Patienten als palliative Maßnahme eine Irradiatio zu diskutieren sein. Die Prognose ist stets ungünstig.

Bereits kleine *Aderhautmelanome* (Abb. 37) (vor allem diejenigen vom epitheloidzelligen Typ) können über Gefäß-Nervenkanäe durch die Sklera per continuitatem umschrieben oder diffus in die Augenhöhle einbrechen und hier eine rein orbitale Symptomatik (Protrusio, Pseudophlegmone) vortäuschen, bevor die intraokulare Raumforderung für den Patienten bemerkbar wird.

Echographie, Computer- und Kernspintomographie lassen die Infiltration gut erkennen.

Therapeutisch wird in dieser Situation heute allgemein eine Irradiatio vor und nach der partiellen Exenteration (siehe 7.1) empfohlen.

Die Prognose ist sehr schlecht: die 5-Jahresmortalität liegt bei über 80%.

Sowohl benigne (Mukozele, Osteom) als auch maligne *Nebenhöhlentumore* (Abb. 38, 39) können sekundär in die Orbita einbrechen. Dünne knöcherne Trennwände, präformierte Knochenlücken

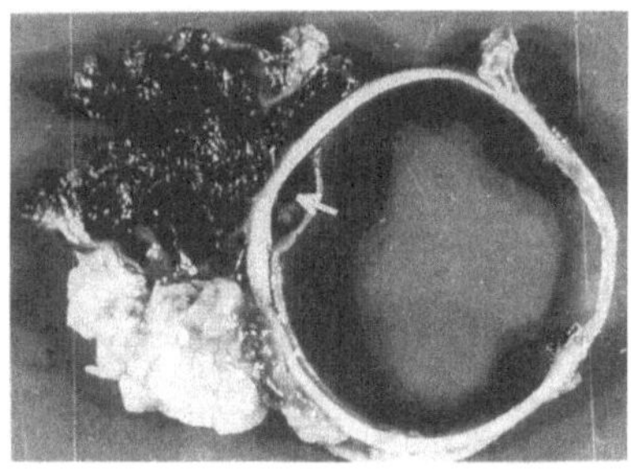

Abb. 37

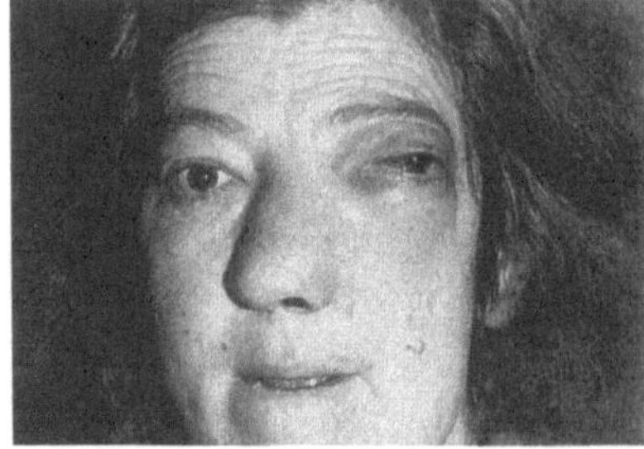

Abb. 38

Abb. 37. Makropräparat bei Zustand nach Exenteratio orbitae: kleines Aderhautmelanom *(Pfeil)* mit sekundärem Orbitaeinbruch über Gefäß-Nerven-Kanäle bei intakter Sklera

Abb. 38. Protrusio bulbi mit Dislokation nach außen-oben durch Ethmoidalkarzinom mit Orbitaeinbruch

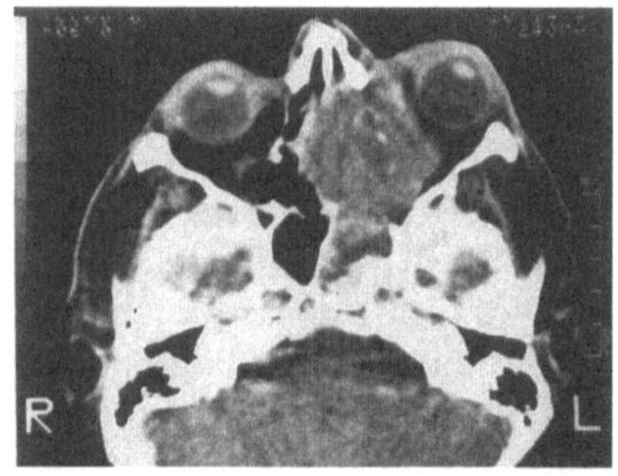

Abb. 39. Computertomographischer Befund derselben Patientin mit Darstellung des in die Augenhöhle eingebrochenen Ethmoidalkarzinoms

und Gefäßnervenkanäe sind prädisponierende Faktoren [10].

Nicht selten verläuft die zugrundeliegende (maligne) Nebenhöhlenerkrankung längere Zeit unter dem Bild einer chronischen Sinusitis. Die ophthalmologischen Befunde können dann Leitsymptome darstellen.

Aus der Kieferhöhle einbrechende Karzinome bedingen ein Taubheitsgefühl oder Schmerzen im Versorgungsgebiet des N. infraorbitalis und eine Bulbusdislokation nach oben. Eine Unterlidschwellung mit Bindehautrötung und -chemose (Abb. 7) oder Tränenträufeln (bei zusätzlicher Infiltration der ableitenden Tränenwege) können lange als Trigeminusneuralgie, Konjunktivitis oder Tränenwegsstenose verkannt werden. Tumore, die aus dem vorderen Ethmoid oder aus dem Sinus frontalis die Orbita infiltrieren, manifestieren sich durch Bulbusdislokationen nach außen und gegebenenfalls Epiphora, während Neoplasien des hinteren Ethmoids relativ rasch zu einem Orbitaspitzensyndrom mit frühzeitigem Visusabfall, Motilitätsstörung, Protrusio und orbitaler Stauungspapille führen.

Aus dem eigenen Krankengut liegen derzeit Befunde von 89 Patienten mit orbitaler Beteiligung bei Nasennebenhöhlentumoren (exklusive Mukozelen) vor. In 73% ging der Primärtumor von der Kieferhöhle, in 18% vom Sinus ethmoidalis und in 9% vom Sinus frontalis aus.

Histologisch handelte es sich (gerundet) in 47% um Plattenepithel-, in 11% um anaplastische, in 10% um Adeno-, in 9% um Transitionalzell- und in 6% um Mukoepidermoidkarzinome. Osteome, fibröse Dysplasie, Granulome bei M. Wegener, Lymphome, Chondrome und Fibrosarkome waren insgesamt mit 12% vertreten, während Rhabdomyo- und Osteosarkom sowie eosinophiles Granulom zusammen 5% ausmachten.

Die bildgebenden Verfahren zeigen das Ausmaß der Knochendestruktion und Weichteilinfiltration und bestimmen so Art und Umfang der konservativen (Irradiatio, Chemotherapie) und chirurgischen Therapie. Die Prognose ist in Abhängigkeit vom Primärtumor in aller Regel schlecht.

6.11 Metastasen

In der Orbita sind Lymphgefäße normalerweise nicht vorhanden; Metastasen können sich deshalb hier ausschließlich hämatogen in den extraokulären Muskeln, dem Fettgewebe oder in den Knochenwandungen absiedeln.

50% aller orbitalen Metastasen stellen dabei die Erstmanifestation des Primärtumors dar! Im Erwachsenenalter kommen in absteigender Häufigkeit folgende Grundneoplasien in Frage: Mamma-, Prostata-, Lungen-, Gastrointestinal- und Nierenkarzinome; im Kindesalter hingegen sind es das Neuroblastom und das Ewing-Sarkom.

Klinisch steht eine relativ rasche Entwicklung einer (unspezifischen) schmerzhaften orbitalen Symptomatik (Protrusio, Bulbusdislokation usw.) im Vordergrund. Eine Ausnahme hiervon bilden Metastasen des szirrhösen Mammakarzinoms, die durch eine „Vernarbung“ des orbitalen Gewebes zu einem Enophthalmus und schließlich zu einer Einmauerung des Bulbus („frozen globe“) führen.

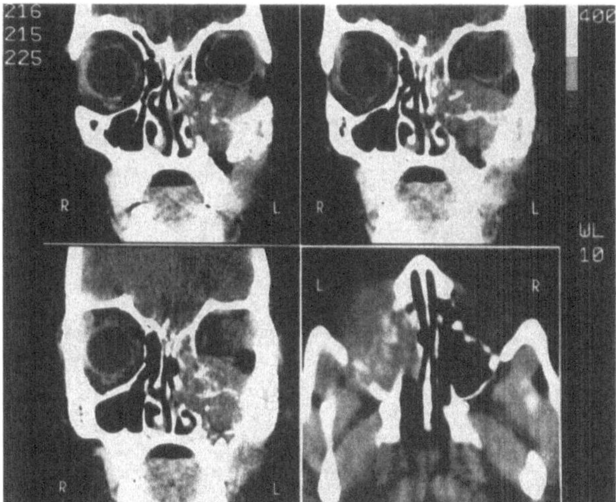

Abb. 40. Computertomographischer Befund bei Neuroblastommetastase mit Orbita- und Nasennebenhöhlenbeteiligung

Die bildgebenden Verfahren (Abb. 40) können bei entsprechendem Nachweis von Osteolysen den Verdacht auf eine Metastase nahelegen. Es ist dann in Zusammenarbeit mit Internisten, Onkologen und Radiologen eine allgemeine Tumorsuche durchzuführen.

Je nach Lokalisation in der Orbita sollte zuvor eine Biopsie durchgeführt werden. Histologisch weisen orbitale Metastasen aufgrund ihrer geringen Differenzierung in aller Regel nur wenig Ähnlichkeit mit dem Primärtumor auf.

Therapie und Prognose sind entscheidend abhängig von der jeweiligen Grundneoplasie.

6.12 Lymphome, Leukämien

Bezüglich der allgemeinen Klassifikation der Lymphome sei auf Abschnitt 3 (Klassifikation, Nummer 4) verwiesen. Während *Hodgkin-Lymphome* extrem selten in der Augenhöhle vorkommen, ist das orbitale maligne *Lymphom* vom *Non-Hodgkin-Typ* in über der Hälfte der Fälle Symptom der systemischen Grunderkrankung.

Klinisch imponiert in aller Regel eine zumeist bilaterale, indolente Protrusio mit Bulbusdislokation nach unten aufgrund der bevorzugten Lymphomlokalisation in der vorderen-oberen Orbita (unter Umständen unter Beteiligung der Tränendrüse). Es resultiert eine deutliche, nicht-entzündliche Oberlidschwellung mit subkutan palpablem Knoten. Im oberen Bindehautfornixbereich (Abb. 41) ist nach Anheben des Lides typischerweise eine bohnengroße, glatt-begrenzte, subkonjunktivale Raumforderung von pathognomonischer Lachsfarbe zu sehen.

In diesem Bereich kann transkonjunktival eine Biopsie entnommen werden.

Echographisch sind Lymphome durch reguläre Innenstruktur und niedrige Reflektivität bzw. geringe Echogenität charakterisiert.

Im CT (Abb. 42) fallen Lymphome durch hohe Dichte und deutliche Kontrastmittelanreicherung auf, während die Kernspintomographie aufgrund ausgeprägter Hyperintensität vielfach eine Unterscheidung orbitaler Lymphome von den Manifestationen des „Pseudotumor orbitae“ ermöglicht.

Die Therapie ist eine internistisch-onkologische.

Die Prognose quoad visum ist gut, quoad vitam jedoch vom Grad der Differenzierung und Generalisierung abhängig.

Leukämische Infiltrationen der Orbita werden vor allem bei der akuten myeloischen Variante im Kindesalter beobachtet; sie werden als „orbitales granulozytisches Sarkom“ oder „Chlorom“ bezeichnet. Klinisch imponieren akuter Einsatz und rasche Progression der orbitalen Symptomatik, wobei die Prädilektionsstelle in der lateralen knöchernen Wand der Augenhöhle zu einer Dislokation des Bulbus nach innen führt. In etwa 10% besteht ein bilateraler Befall.

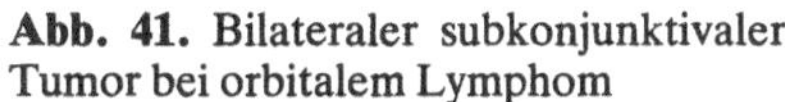

Abb. 41. Bilateraler subkonjunktivaler Tumor bei orbitalem Lymphom

Abb. 42. Computertomographischer Befund desselben Patienten mit symmetrischem Befall der lateral-oberen Augenhöhle

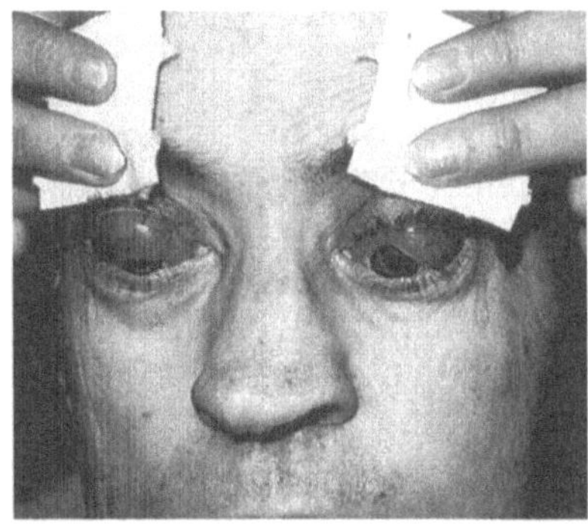

Abb. 41

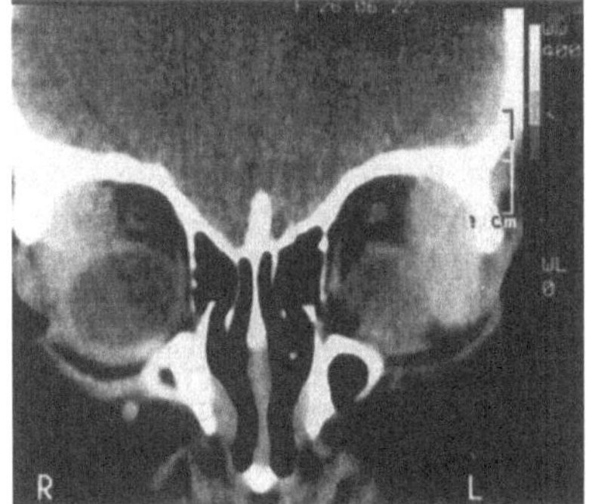

Abb. 42

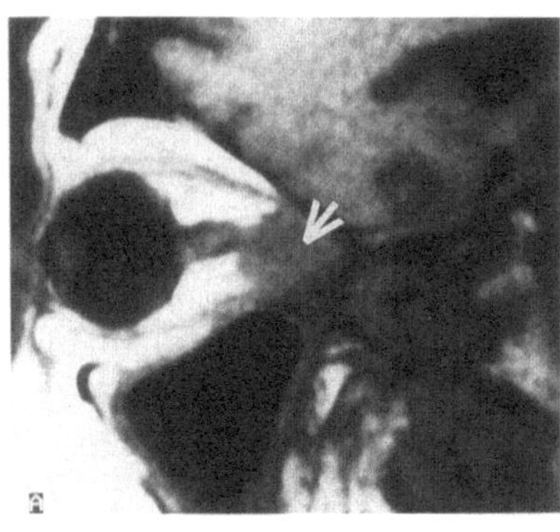

Abb. 43

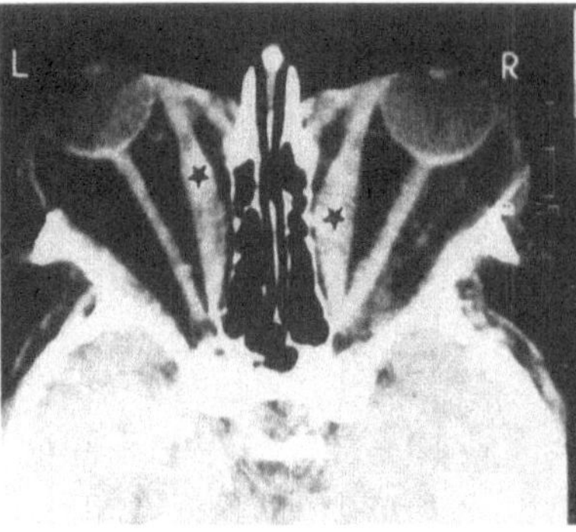

Abb. 44

Abb. 43. Kernspintomographischer Befund bei „Pseudotumor orbitae“: umschriebene Raumforderung *(Pfeil)* in der Orbitaspitze

Abb. 44. Computertomographische Befunde bei beidseitiger Myositis: deutliche Verdickung des Muskelbauches und der Ansatzsehne am Bulbus der beiden inneren geraden Augenmuskeln *(Sterne)*

Im CT und im Computertomogramm auffällige Knochenarrosionen mit einer betont lateralen, irregulär begrenzten orbitalen Raumforderung im Kindesalter sollten zusammen mit obiger Klinik an eine Leukämie denken lassen.

Zur Diagnosesicherung wird eine Knochenmarkspunktion durchgeführt oder eine Biopsie aus der Augenhöhle entnommen; histologisch sind bei der akuten myeloischen Leukämie mononukleäre maligne Granuloyzten diagnoseweisend.

Die weitergehende Diagnostik und Therapie liegt in der Hand des Pädonkologen und Strahlentherapeuten.

Die Prognose konnte in den letzten Jahren zwar deutlich gebessert werden, aber nur 20% der jungen Patienten mit Orbitabefall bleiben über 5 Jahre rezidivfrei.

6.13 „Pseudotumor orbitae“

Der Begriff „Pseudotumor orbitae“ ist irreführend und deshalb in der neueren Literatur wenn auch aufgrund relativ unklarer Vorstellungen zur Ätiopathogenese mehr deskriptiv durch die Bezeichnung *„idiopathische, nicht-granulomatöse orbitale Entzündung“* ohne erkennbare systemische oder lokale Ursache ersetzt worden.

Je nach Lokalisation und Befall orbitaler Strukturen sind zu entscheiden:

1. Die *vordere Variante* unter dem Bild einer Dakryoadenitis oder Trochleitis mit Oberlidschwellung, -rötung und Schmerz,
2. eine *Orbitaspitzenvariante* (Abb. 43) mit zunächst nur geringer Protrusio, aber akzentuierter Ophthalmoplegia dolorosa und gegebenenfalls Visusminderung durch eine *„Neuritis perioptica“*,
3. eine bei Augenbewegungen sehr schmerzhafte *Myositis* (Abb. 44),
4. eine mehr den Bulbus betreffende *Skleritis posterior* (mit Tenonitis) und
5. eine *diffuse,* alle unter 1.–4. aufgeführten Strukturen einbeziehende Variante.

Die bildgebenden Verfahren zeigen in Abhängigkeit von der jeweiligen Verlaufsform umschriebene Verdickungen der einzelnen Strukturen oder aber eine diffuse Infiltration des gesamten Orbitainhaltes. Zur Diagnosesicherung sollte eine Biopsie durchgeführt werden; histologisch imponieren dabei orbitales Ödem, Fibrosierung und eine Gewebsdurchsetzung mit Lymphozyten, Plasmazellen und vereinzelt eosinophilen Granulozyten.

Systemische Steroide sind die Therapie der Wahl.

Die Prognose ist als gut zu bezeichnen, allerdings sind Rezidive nicht selten.

Differentialdiagnostisch sollte stets eine orbitale Mitbeteiligung bei Sarkoidose, Wegener'scher Granulomatose, Kollagenosen und Amyloidose bedacht werden.

7 Chirurgische Zugänge

Voraussetzungen für jeden orbitachirurgischen Eingriff sind der gezielte Zugang durch möglichst normale extraorbitale Strukturen, die adäquate topographische Darstellung eines Augenhöhlentumors und seine mikroskopische Entfernung ohne zusätzliche Alteration anderer orbitaler Gewebe. Die erheblichen Fortschritte auf dem Gebiet der bildgebenden Verfahren gestatten die Wahl eines differenzierten, der jeweiligen Tumorgröße, -lokalisation und -art „individuell“ angepaßten Zugangsweges, der sich weiterhin daran zu orientieren hat, ob ein primärer oder ein sekundärer Orbitatumor vorliegt.

Prinzipiell sind transkonjunktivale, transkutane und osteoplastische Zugänge zu unterscheiden [11, 15, 19, 20, 22, 24, 29].

Nachfolgend werden diejenigen Eingriffe, die der Augenarzt in aller Regel selbständig durchführen kann ausführlicher, diejenigen hingegen, die der interdisziplinären Zusammenarbeit bedürfen, nur dem Prinzip nach besprochen.

7.1 Vordere Orbitotomie

Tumore des vorderen Orbitadrittels bis knapp hinter den Bulbusäquator können mikroskopisch transkonjunktival entfernt werden. Dies gilt z.B. für Lymphome, kleinere zystische Tumore und solche, die von der Pars palpebralis der Tränendrüse ausgehen. Die Schnittführung erfolgt in Abhängigkeit von der Tumorlokalisation im unteren oder oberen Fornix (Cave: Levator-Rectus-superior-Komplex!), nachdem zuvor eine laterale Kanthotomie angelegt worden ist bzw. türflügelförmig medial oder lateral vor dem Ansatz des inneren bzw. äußeren M. rectus, der gegebenenfalls zur Tumorentfernung temporär von seiner Ansatzleiste abgesetzt werden muß, wenn die Raumforderung im vorderen Anteil der intrakonalen, mittleren Etage liegt.

Größere, extrakonal lokalisierte Tumore sollten aus Gründen der besseren Übersicht und Darstellbarkeit transkutan angegangen werden. Bei Raumforderungen des vorderen oberen Orbitadrittels eignet sich hierfür als transseptaler (intraperiostaler) Zugang der temporale Oberlidfaltenschnitt z.B. zur Biopsie oder kompletten Entfernung eines kleineren Tränendrüsentumors unter peinlicher Schonung der Levatoraponeurose. Beim nasalen Oberlidfaltenschnitt muß zusätzlich auf die Trochlea und die Obliquus superior-Sehne geachtet werden.

Kleinere Tumore des mittleren Orbitadrittels sollten zunächst extraperiostal angegangen werden: hierfür bieten sich der superonasale bzw. -temporale Unteraugenbrauenschnitt sowie der inferonasale bzw. -temporale Subziliar- oder Orbitarandschnitt an. Bei nasaler Schnittführung ist auf die Nn. supraorbitalis, -trochlearis bzw. infraorbitalis und die ableitenden Tränenwege zu achten. Erst nach breitflächiger stumpfer Ablösung des Periosts vom Knochen wird dieses zur Tumorentfernung inzidiert. Vorquellendes Fett kann hierbei die Sicht erheblich behindern; dieses muß dann mit feinen Spateln oder Watteplatten zur Seite gedrängt werden. Keinesfalls darf es mit scharfen Instrumenten herausgezogen werden: ein massives, retrobulbäres Hämatom mit akuter Kompression des N. opticus und/oder der A. ophthalmica wären unausweichliche Folge! Allenfalls dürfen kleinere, oberflächliche Fettportionen abgetragen werden, nachdem ihre Basis ohne jeglichen Zug koaguliert worden ist.

Die Exenteratio orbitae ist als Maximalvariante der vordern, extraperiostalen Orbitotomie anzusehen. Sie wird entweder als eigenständiger Eingriff bei bioptisch gesicherten hochmalignen primären Orbitatumoren (z.B. adenoidzystisches Karzinom der Tränendrüse) oder aber im Rahmen der erweiterten Tumorchirurgie (z.B. bei orbitalem Einbruch eines Nasennebenhöhlenkarzinoms) ausgeführt.

Die Lidspalte wird bei der Exenteratio zunächst durch kräftige Haltefäden verschlossen, es folgt die transkutane Schnittführung durch das Periost bis auf die knöcherne Begrenzung des Orbitaeinganges. Die Periorbita wird sodann zirkulär stumpf bis in die Augenhöhlenspitze vom Knochen abgelöst. Das orbitale Gewebe wird unter Zug an den Haltefäden in der Spitze scharf abgesetzt, blutende Gefäße werden koaguliert. Bei Verdacht auf extraperiostales Tumorwachstum wird auf eine primäre Auskleidung der Knochenhöhle z.B. mit Mundschleimhaut verzichtet und die Granulation abgewartet. Später folgt eine epithetische Versorgung.

Bei hochmalignen Tumoren in der hinteren Orbitahälfte sollte individuell darüber entschieden werden, ob die Lider aus kosmetischen Gründen belassen werden können. Die Schnittführung wird dann nicht transkutan, sondern nach lateraler Kanthotomie zirkulär transkonjunktival in den Bindehautumschlagsfalten bis auf den Knochen geführt.

Bei sekundären, aus dem Bulbus in die Orbita umschrieben eingewachsenen Tumoren (z.B. Aderhautmelanom) wird heute zunehmend eine „partielle Exenteration“ bevorzugt; sie stellt letztlich eine erweiterte transkonjunktivale Enukleation unter Entfernung des Bulbus, der Tenonschen Kapsel und fraglich infiltrierten Muskel- und Fettgewebes dar. Postoperativ wird eine Irradiatio angeschlossen.

7.2 Mediale Orbitotomie

Tumore der medialen, mittleren Orbita bis knapp in die Augenhöhlenspitze mit extra- bzw. intrakonaler Lokalisation können nach Killian'schem Hautschnitt, stumpfer Ablösung der Periorbita von der Lamina papyracea und ggf. kompletter Ethmoidektomie mikroskopisch nach gezielter Inzision des Periostes entfernt werden. Die Zusammenarbeit mit einem HNO-Arzt ist dabei für den Augenarzt eine conditio sine qua non!

7.3 Laterale Orbitotomie

Die laterale osteoplastische Orbitotomie ermöglicht die Entfernung größerer Tumoren mit extra- bzw. intrakonaler Lokalisation in den äußeren zwei Dritteln der Augenhöhle bis fast in ihre Spitze. Die von Krönlein vor über 100 Jahren angegebene Hautschnittführung ist in der Folgezeit vielfach modifiziert worden; heute wird überwiegend die S-förmige Inzision nach Wright ausgeführt. Aus Gründen des postoperativen kosmetischen Ergebnisses, vor allem aber wegen der deutlich besseren intraoperativen Zugänglichkeit der lateralen Orbitawand bevorzugen wir eine hemikoronare Hautschnittführung mit Präparation eines Galea-Periostlappens und Inzision des vorderen Ansatzdrittels des M. temporalis. Nach vertikaler Spaltung des Periostes über der lateralen Orbitaspange und stumpfer Ablösung desselben von der Innenfläche der äußeren Augenhöhlenwand wird mit der Feldmann-Säge die Knochenspange herausgetrennt. Je nach Lokalisation und Größe des Tumors wird die laterale Knochenwand unter Umständen bis knapp an die Orbitaspitze mit einem feinen Rongeur stückweise osteoklastisch reseziert. Die Tumorentfernung erfolgt sodann mikroskopisch nach Inzision der Periorbita, die abschließend verschlossen wird. Die entnommene Knochenspange wird über zuvor angelegte Bohrlöcher mit 3×0-Vicrylfäden refixiert. Auf Draht oder Miniosteosyntheseplatten verzichten wir vollständig, um hierdurch entstehende Artefakte bei der computertomographischen Verlaufskontrolle zu vermeiden.

7.4 Transkranielle Orbitotomie

Tumore der Orbitaspitze und solche des N. opticus mit intrakanalikulärer bzw. intrakranieller Ausdehnung (z.B. Gliom) werden über einen neurochirurgischen trans(fronto)temporalen Zugang angegangen. Erstere können extradural nach temporärer Entfernung des knöchernen Orbitadaches (transkranieller, supraorbitaler Zugang) entfernt werden, bei letzteren – vor allem aber bei den diffusen Keilbeinflügelmeningiomen – ist intradurales Vorgehen indiziert.

Abschließend sei nochmals mit Nachdruck betont, daß aufgrund der besonderen topographisch-anatomischen Beziehungen der Orbita zu ihren Nachbarschaftsstrukturen, der speziellen Pathologie der Orbitatumore, der intensiven Diagnostik mittels bildgebender Verfahren und Diagnosesicherung durch pathohistologische Beurteilung bereits die Planung, vor allem aber die Durchführung eines orbitachirurgischen Eingriffs einschließlich Rehabilitation und Nachbeobachtung eine *obligat-interdisziplinäre Aufgabe*, aber auch Herausforderung ist. Der Ophthalmologe sollte sich hierbei nicht – wie zumeist bisher – auf den Standort des konservativen, rein diagnostisch-orientierten Konsiliarius zurückziehen, vielmehr ist es seine Pflicht, aber auch sein Recht, den Kollegen der Hals-Nasen-Ohren-Heilkunde und Neurochirurgie auch operativ kompetent zur Seite stehen zu können!

Literatur

1. Beard C, Quickert MH (1988) Anatomy of the orbit. Aesculapius, Birmingham
2. Bilaniuk LT, Zimmerman RA, Newton TH (1990) Magnetic resonance imaging: orbital pathology. In: Newton TH, Bilaniuk LT (Hrsg) Radiology of the eye and orbit. Raven, New York, S 5.1–5.84
3. Byrne SF, Green RL (1992) Ultrasound of the eye and orbit. Mosby, St. Louis, S 243–461
4. Casper DS, Chi TL, Trokel SL (1993) Orbital disease. Imaging and analysis. Thieme, New York
5. Char DH, Unsöld R, Sobel DF, Salvolini U, Newton TH (1990) Computed tomography: ocular and orbital pathology. In: Newton TH, Bilaniuk LT (Hrsg) Radiology of the eye and orbit. Raven, New York, S 9.1–9.64
6. Doxanas MT, Anderson RL (1984) Clinical orbital anatomy. Williams & Wilkins, Baltimore
7. Ducrey N (1985) Les affections orbitaires non traumatiques. Masson, Paris
8. Duke-Elder SS (1974) System of ophthalmology. Vol. XIII, Part II. Kimpton, London, S 773–1227
9. Forbes GS (1988) Diagnostic imaging of orbital tumors and related lesions. In: Laws ER (Hrsg) The diagnosis and management of orbital tumors. Futura, Mount Kisco, S 93–152
10. Ganzer U, Donath K, Schmelzle R (1992) Geschwülste der inneren Nase, der Nasennebenhöhlen, des Ober- und Unterkiefers. In: Naumann HH, Helms J, Herberhold C, Kastenbauer E (Hrsg) Oto-Rhino-Laryngologie in Klinik und Praxis. Band 2. Thieme, Stuttgart, S 312–363
11. Garrity JA (1988) Evaluation of proptosis and selection of surgical approaches. In: Laws ER (Hrsg) The diagnosis and management of orbital tumors. Futura, Mount Kisco, S 153–162
12. Hammerschlag SB, Hesselink JR, Weber AL (1983) Computed tomography of the eye and orbit. Appleton, Norwalk, S 19–205
13. Heckenliveley JR, Arden GB (1991) Principles and practice of clinical electrophysiology of vision. Mosby, St. Louis, S 397–442
14. Henderson JW, Farrow GM (1980) Orbital tumors. Thieme, New York
15. Housepian EM (1988) Transcranial orbital sugery. In: Laws ER (Hrsg) The diagnosis and management of orbital tumors. Futura, Mount Kisco, S 163–193
16. Jakobiec FA, Font RL (1986) Orbit. In: Spencer WH (Hrsg) Ophthalmic pathology. An atlas and textbook. Saunders, Philadelphia, S 2459–2860
17. Jones IS, Jakobiec FA (1979) Diseases of the orbit. Harper & Row, Hagerstown

18. Lang J, Brunner FX, Rochels R, Schürmann K (1993) Klinische Anatomie der Orbita. Thieme, Stuttgart
19. Lemke BN, Della Rocca RC (1990) Surgery of the eyelids and orbit: an anatomical approach. Prentice-Hall, London, S 1–87, 221–315
20. Leone CR, Grove AS, Lloyd WC, Wojno TH (1992) Atlas of orbital surgery. Saunders, Philadelphia
21. Mann WJ (1984) Ultraschall im Kopf-Hals-Bereich. Springer, Berlin, S 17–49
22. Maroon JC, Kennerdell JS (1988) Surgical approaches to the orbit: indications and techniques. In: Laws ER (Hrsg) The diagnosis and management of orbital tumors. Futura, Mount Kisco, S 195–219
23. Mauriello JA, Flanagan JC (1990) Management of orbital and ocular adnexal tumors and inflammations. Springer, New York, S 1–186
24. McCord CD (1982) Oculoplastic surgery. Raven, New York, S 285–311
25. Ossoinig KC (1977) Echography of the eye, orbit, and periorbital region. In: Arger PH (Hrsg) Orbit roentgenology. Wiley, New York, S 224–296
26. Rochels R (1986) Ultraschalldiagnostik in der Augenheilkunde: Lehrbuch und Atlas. Ecomed, Landsberg, S 67–126
27. Rochels R (1987) Rationelle Diagnostik beim Leitsymptom „Exophthalmus“. In: Lund OE, Waubke TN (Hrsg) Okuläre Symptome: Strategien der Untersuchung. Enke, Stuttgart, S 221–234
28. Rootman J (1988) Diseases of the orbit: a multidisciplinary approach. Lippincott, Philadelphia, S 205–240, 281–523
29. Samii M, Draf W (1989) Surgery of the skull base: an interdisciplinary approach. Springer, Berlin, S 159–232
30. Shields JA (1989) Diagnosis and management of orbital tumors. Saunders, Philadelphia
31. Zide BM, Jelks GW (1985) Surgical anatomy of the orbit. Raven, New York

European Archives of Oto-Rhino-Laryngology Suppl. 1993/I

Indikationen und Praxis der simultanen Ophthalmo-Rhinochirurgie

O. Michel[1] und W. Rüßmann[2]

[1] Klinik und Poliklinik für Hals-Nasen-Ohren-Heilkunde der Universität zu Köln (Direktor: Prof. Dr. med. E. Stennert), Joseph-Stelzmann-Str. 9, W-5000 Köln 41

[2] Klinik und Poliklinik für Augenheilkunde der Universität zu Köln, Abt. für okuläre Motilitätsstörungen und Neuroophthalmologie (Direktor: Prof. Dr. med. W. Rüßmann), Joseph-Stelzmann-Str. 9, W-5000 Köln 41

Inhaltsverzeichnis

1 Einleitung

Das ophthalmologische Fachgebiet teilt mit der Hals-Nasen-Ohren-Heilkunde über die knöcherne Begrenzung der Orbita hinaus eine gemeinsame anatomische Region. Fachüberschreitende Fragestellungen bei der Behandlung bösartiger Neubildungen ergeben sich aus dieser topographischen Relation, da die Tumoren der vorderen Schädelbasis, der Orbita und der Nasennebenhöhlen bei ihrem Wachstum zumeist ihre anatomischen Grenzen ignorieren.

Dennoch hat in beiden Fachdisziplinen die Chirurgie der die Orbita berührenden Tumoren eine Entwicklung mit unterschiedlicher Betonung der Zugangswege genommen. Der Zugang von der Basis – die vordere Orbitotomie – war bis zum Jahre 1930 der klassische ophthalmochirurgische Eingriff bei Tumoren der Orbita. Auch die erstmals 1889 von Krönlein [67] beschriebene „osteoplastische Resektion der äußeren Orbitalwand" (Abb. 1) hat sich als laterale Orbitomie in vielen Modifikationen in der Ophthalmochirurgie etabliert [90, 104]. Die medialen und inferioren Zugänge zur Orbita sind jedoch dem Rhinochirurgen vorbehalten geblieben, obwohl bereits 1895 von Gussenbauer [38] eine mediale Resektion der Orbitawand durchgeführt wurde.

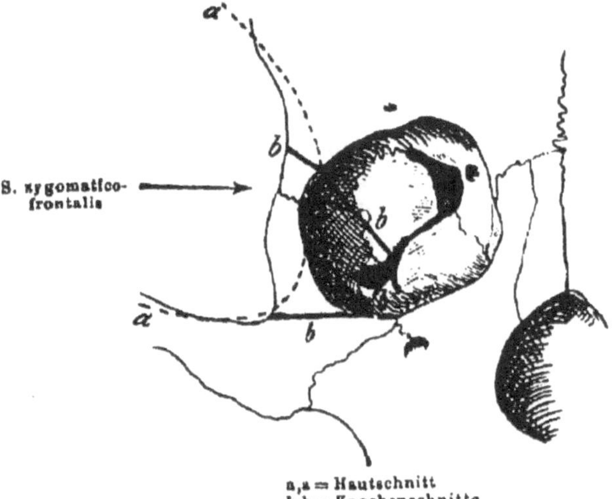

Abb. 1. Originalabbildung der osteoplastischen Resektion des äußeren Orbitarandes zur Entferung retrobulbärer Dermoidzysten von Krönlein 1889

Es ist verständlich, daß sich die Ophthalmochirurgen für die rhinochirurgischen Zugänge von medial – extern oder endonasal – nicht begeistern konnten, teils aus der Scheu vor einem Kontakt mit dem Siebbeinzellsystem oder der Stirnhöhle, teils aus Bedenken vor einer Infektion des Orbitainhaltes bei Eröffnung der Nasennebenhöhlen.

Für den Rhinochirurgen können diese ophthalmologischen Bedenken zurückstehen: die Einbeziehung der Nasennebenhöhlen in den Zugang stellt für ihn kein Problem dar, im Gegenteil – die Ausräumung des Siebbeins ist häufig ein obligater Teil des Eingriffs und die Gefahr der rhinogenen Infektion des Orbitainhaltes besteht für den Orbitainhalt nur dann, wenn die Schaffung eines weiten Zugangs zur Nase unterlassen wird.

Die rhinochirurgischen Zugangswege können dem Ophthalmochirurgen eine Erweiterung seiner operativen Freiheitsgrade ermöglichen; der Rhinochirurg kann im Grenzbereich der intraorbitalen Anatomie durch den Ophthalmochirurgen eine wertvolle Hilfe erhalten.

In diesem Referat soll kurz auf die Indikation und Praxis einiger wesentlicher tumorchirurgischer Eingriffe eingegangen werden, bei denen eine verständisvolle und *simultane Zusammenarbeit des Ophthalmo- und Rhinochirurgen* zu einem bestmöglichen onkologischen, funktionellen und kosmetischen Ergebnis beitragen kann.

2 Tumoren

Die Orbita teilt mit den angrenzenden Nasennebenhöhlen an 3 Seiten eine knöcherne Abgrenzung, die an manchen Stellen dünner als eine Eischale ist [20] und zudem von zahlreichen Foramina und Fissuren unterbrochen wird, die den Durchtritt von Gefäßen und Nerven erlauben. Diese Öffnungen stellen für die Ausbreitung maligner Zellen von den Nasennebenhöhlen in die Orbita und umgekehrt Leitschienen dar, so daß beide Regionen in über 60% dieser Fälle zusammen betroffen sind [19, 20]. Eine Aufteilung in primäre und sekundäre Orbitatumoren charakterisiert dabei nur den Ausgangspunkt der Tumoren.

Während in den 50er und 60er Jahren die Entfernung des Auges im Rahmen einer en-bloc-Resektion von Tumoren der Nasennebenhöhlen Standardtherapie war („Wer das Auge des Patienten höher einschätzt, riskiert das Leben des Kranken", [146]), ist durch die Entwicklung verfeinerter bildgebender Verfahren (z.B. CT, MR, Ultraschall), durch die Einführung von endoskopischen Untersuchungsmöglichkeiten und veränderten Zugangswegen (z.B. „midfacial-degloving"), aber auch durch den Gebrauch des Operationsmikroskopes eine Erhaltung des Auges unter verschiedenen Bedingungen möglich, ohne tumorchirurgische Gesichtspunkte zu verletzen [19]. Das Anstreben der Tumorchirurgie Lebensqualität zu wahren und das Auge und den Tränenwegsapparat zu erhalten, führt dazu, daß auch der Ophthalmologe neben der Diagnostik und Operationsplanung aktiv in seiner Eigenschaft als Ophthalmochirurg in die Zusammenarbeit mit dem Rhinochirurgen, Neurochirurgen und Kieferchirurgen einbezogen wird. Der Ophthalmochirurg kann sich in der Behandlung der primären Orbitatumoren neuer Zugangswege bedienen – der Rhinochirurg kann sich bei sekundären Orbitatumoren differenzierter dem Orbitainhalt nähern.

Zur simultanen Ophthalmo-Rhinochirurgie stehen 3 *Indikationen* im Vordergrund:

- Die intraorbitale Tumorbiopsie oder Probeorbitotomie,
- Die definitive Tumorchirurgie in der Nähe des Bulbus,
- Die definitive Tumorchirurgie der Tränenwege oder in deren Nähe.

2.1 Intraorbitale Tumorbiopsie – Probeorbitotomie

Das Vorliegen einer präoperativen Histologie ist bei allen Tumoren zur Behandlungsplanung von hohem Wert, da sich Ausbreitungs- und Metastasierungsverhalten, Ansprechen auf Zytostase oder Bestrahlung in unterschiedlichster Weise manifestieren.

Die *Feinnadelaspirationsbiopsie* in der Diagnostik von Orbitaltumoren wurde erstmals von Schyberg [110] beschrieben und entspricht in der Ausführung der üblichen Technik.

Die Feinnadelbiopsie kann besonders in den Fällen hilfreich sein, bei denen eine orbitale Raumforderung den Verdacht auf eine Metastase eines bekannten Primärtumors lenkt [34, 128]. Sie kann unter Ultraschall- oder CT-Kontrolle durchgeführt werden [63]. Umstritten ist sie wegen einer möglichen histologischen Fehlinterpretation und des Risikos der unkontrollierten Blutung [90].

Tumorbiopsien können zur prätherapeutischen Diagnosesicherung und zur Operationsplanung hilfreich sein. Bei primären und sekundären Orbitatumoren, die weit hinten retrobulbär in der Orbita gelegen sind und eine extraorbitale Ausdehnung aufweisen, kann unter endoskopischer Kontrolle [23, 117] oder über einen externen rhinochirurgischen Zugang durch die Nasennebenhöhlen Tumorgewebe zur Untersuchung gewonnen werden [80]. Bei Verdacht auf einen zur Hämorrhagie neigenden Tumor (Hämangiom, Angioendotheliom, Angiofibrom,

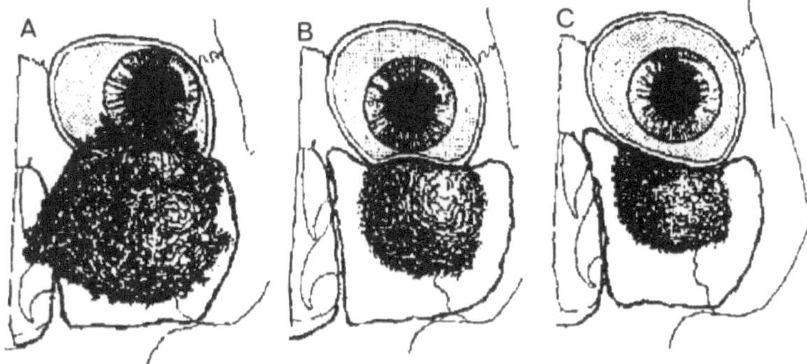

Abb. 2. Stadieneinteilung der Oberkieferkarzinome. *A:* Einbruch in die Orbita mit Bulbusbefall, *B:* Einbruch in die Orbita mit Erreichen der Periorbita, *C:* Tumor erreicht die knöcherne Orbita

metastatisches Hypernephrom) sollte allerdings wegen möglicher Blutungsprobleme auf eine Biopsie verzichtet werden [77].

Der Wert der Biopsien liegt auch in der histologischen Artdiagnose metastatischer Orbitatumoren, da bei Metastasen der Primärtumor die Therapie und Überlebenszeit bestimmt und eine radikale Tumorchirurgie der Metastase nicht kurativ sein kann [36, 113].

Ein *simultanes Vorgehen* zur Gewebegewinnung – sei es durch Feinnadelbiopsie oder Exzisionsbiopsie – empfiehlt sich in allen Situationen, in denen sich ein Tumor im Grenzgebiet zwischen Orbitainhalt und Nasennebenhöhlen befindet (s.a. Fallbeispiel 5) oder in denen ein primärer Orbitatumor im Bereich der medialen Orbitaspitze gelegen ist [80, 131].

Tabelle 1. Indikationen für eine Exenteratio orbitae. (Nach Blodi et al. 1990)

Nasennebenhöhlenmalignome mit tiefer Orbitainfiltration
Tumoren mit Beteiligung okularen oder periokularen Gewebes
Primäre Orbitasarkome außer Lymphosarkom und Rhabdomyosarkom
Extraokulare Ausdehnung von malignen Melanomen
Maligner Tränendrüsentumor oder nicht mehr zu resezierendes Rezidiv eines gutartigen Tränendrüsenmischtumors
Schnell wachsende gutartige Tumoren wie Meningiome oder plexiforme Neurofibrome
Mukormykose mit Orbitabeteiligung
Palliativeingriff beim Vorliegen einer metastasierenden Erkrankung, die auf andere Behandlungsverfahren nicht mehr anspricht

2.2 Simultane Tumorchirurgie in Bulbusnähe

Maligne Tumoren der Nasennebenhöhlen stellen 0,2%–0,8% aller Neubildungen und 3%–5% der Neoplasien des oberen Aerodigestivtraktes [37, 125]. Frühstadien der Nasennebenhöhlentumoren geben keine klinischen Zeichen und sind daher für den Patienten symptomlos. Fast 70% der Patienten mit einem Nasennebenhöhlenkarzinom sind in einem T3/T4-Stadium beim Zeitpunkt der Diagnosestellung. 80% der Neoplasien sind Plattenepithelkarzinome.

Die Ausbreitungstendenz der Nasennebenhöhlentumoren hängt von ihrer Histologie und ihrer primären Lokalisation ab.

3 Situationen einer Orbitabeteiligung lassen sich abgrenzen (Abb. 2):

– Der Tumor sitzt tief in der Orbita.
– Der Tumor zerstört knöcherne Orbita und erreicht die Periorbita.
– Der Tumor erreicht die knöcherne Orbita ohne deren Destruktion.

Eine ausgedehnte tumoröse Zerstörung der knöchernen Orbita und eine Infiltration über die Periorbita in die Orbitastrukturen lassen keinen therapeutischen Spielraum hinsichtlich einer Erhaltung des Auges (Tabelle 1). Orbitale Zeichen sind bei Diagnosestellung dieser Tumoren in ca. 25% aller Patienten vorhanden und ein Hinweis auf eine ossäre Destruktion der Orbitawände mit Infiltration des Orbitainhaltes [9, 19].

Die Symptome können in Diplopie, abnehmender Sehschärfe, periorbitalem Ödem und Vortreibung des Bulbus bestehen [106]. Der Gebrauchsstatus des betroffenen Auges wird in die Überlegung zu einer Entfernung mit einfließen, so daß eine präoperative ophthalmologische Untersuchung auch des Gegenauges immer erforderlich sein wird.

Bei Infiltration der Schädelbasis oder bei vom Endokranium oder der Schädelbasis ausgehenden Tumoren wird die interdisziplinäre Hinzuziehung eines Neurochirurgen erforderlich sein [25, 65]. In diesen Fällen – bei einer Beteiligung der Schädelbasis über den tieferen Orbitaabschnitten – kann eine Exenteratio auch aus Gründen der Übersicht indiziert sein [144]. Bei der Entscheidung zu einer Exenteratio ist die Aggressivität des jeweiligen Tumors zu berücksichtigen. Ein Melanom, Karzinosarkom oder Zylindrom mit der Möglichkeit makroskopisch nicht erkennbarer Tumorausläufer muß radikal operiert werden [11, 131].

Die Voraussetzung zu einer späteren Rehabilitation ist eine epithesenfähige Augenhöhle. Da die Versorgung der anophthalmischen Orbita häufig auch in den Händen des Ophthalmochirurgen liegt, kann schon bei der Enukleation eine *simultane Operation* angezeigt sein. Je nach Tumorlokalisation und -ausdehnung sind verschiedenste Techniken zur Exenteratio und Deckung bis zur spontanen Granulation anwendbar. Wenn möglich, sollten die Augenlider erhalten bleiben [11, 88, 89, 114].

Da eine Exenteratio orbitae häufig mit teilweiser oder völliger Entfernung der Lider erfolgt, sind Lappenplastiken zur Auffüllung der Orbita mit Weichteilgewebe erforderlich, um ein Orbitaimplantat einsetzen zu können [38, 72, 80, 89]. Diese besitzen den großen Nachteil, daß eine Rezidivkontrolle nur eingeschränkt möglich ist. Eine Alternative stellen neuerdings knochenverankerte Epithesen dar. Sie haben jedoch in vorbestrahlten Augenhöhlen nicht immer gute Einheilungsergebnisse gezeigt [87, 129].

Nicht alle als sekundäre Orbitatumoren auftretenden Neoplasien zeigen bei der Operation einen Einbruch in die Orbita. Manche haben nur die knöcherne Wandung arrodiert und wirken expansiv verdrängend auf den Orbitainhalt ein, ohne durch die Periorbita in den retrobulbären Raum vorgedrungen zu sein (Abb. 2).

Anhand der präoperativen Computertomographie ist häufig nicht präzise zu bestimmen, ob der Tumor nur die Periorbita erreicht hat oder diese schon infiltriert (Übersicht bei 2). Auch über die Magnetresonanz-Tomographie kann eine Differenzierung zwischen dem Tumor und umgebender Retentionsflüssigkeit der Nasennebenhöhlen schwierig sein [2, 76]. Häufig kann erst bei der definitiven chirurgischen Exploration festgestellt werden, ob und in welchem Maß eine Tumorinvasion stattgefunden hat.

Allgemein akzeptiert ist, daß auf eine Exenteratio verzichtet werden kann, wenn der Tumor die knöchernen Orbitawände nicht zerstört hat [99, 144]. Auch bei intakter und nur verdrängter Periorbita ist eine Exenteratio nicht in jedem Fall erforderlich [126, 144].

Geteilte Auffassungen gibt es hinsichtlich des chirurgischen Vorgehens, wenn der Tumor den Knochen infiltriert und die Periorbita erreicht hat [11, 38, 131]. Es wird in diesen Fällen empfohlen, die den Tumor angrenzende Periorbita zu resezieren und einer Schnellschnittuntersuchung zu unterziehen [94]. Französische Rhinochirurgen gehen noch weiter und verzichten unter Resektion eines Teils der extraokularen Muskeln auch dann auf eine Exenteratio orbitae, wenn die Periorbita durchbrochen ist [105].

Wir treffen in strittigen Fällen die Entscheidung gemeinsam mit dem Ophthalmochirurgen unter Berücksichtigung der Tumorbiologie, der Infiltrationstendenz und der Erhaltungswürdigkeit des Auges. Um die Resektionsgrenzen festzulegen wird unsererseits der Gebrauch eines Operationsmikroskopes oder einer Lupenbrille als unbedingt notwendig erachtet [62, 90].

Es fehlen gesicherte Statistiken, die als Entscheidungshilfe für oder gegen eine Exenteratio dienen könnten. Stadieneinteilung, Therapie und Behandlungsergebnisse der Tumoren der Nasennebenhöhlen und der Orbita sind mangels allgemein akzeptierter Kriterien schwer vergleichbar [125, 126]. Letztendlich liegt es weiterhin in der Erfahrung des Operateurs eine individuelle Entscheidung über die Erhaltung des Auges zu treffen.

Auch bei einem tumorchirurgisch unbedenklichen Erhalt des Auges sind postoperative Komplikationen zu gegenwärtigen, die bei ungünstigem Verlauf noch eine spätere Exenteratio orbitae erforderlich werden lassen können.
Dies sind insbesondere:

- Absinken des Bulbus nach Entfernung des Orbitabodens mit nicht korrigierbaren Doppelbildern.
- Irreversible Augenschäden als Bestrahlungsfolge.

Bei Resektion des knöchernen Orbitabodens ergeben sich je nach Größe und Lage des Defekts Schwierigkeiten eine sichere Abstützung des Bulbus ohne Doppelbilder zu erreichen. Größere sofortige rekonstruktive Maßnahmen durch Einsetzen von Knochen, Knorpelspänen oder Lappenplastiken sind aus Gründen der Nachkontrolle und der zumeist folgenden Bestrahlung problematisch. Schlingen aus Fascia lata oder Muskelzüge bieten oft keinen Dauererfolg (s. Fallbeispiel 1).

Bei kleineren Defekten liegen über verschiedenste alloplastische Ersatzstoffe Erfahrungen vor (Übersicht bei 6). Alle Ersatzstoffe haben ihre Vor- und Nachteile und keiner ist als ideal zu bezeichnen. Die häufig zur Rekonstruktion des Orbitabodens benutzte Lyodura ist – bisher noch unbewiesenermaßen – in die Nähe des Verdachtes gerückt, die Jakob-Creutzfeld-Erkrankung zu übertragen [132].

Eine Entfernung der knöchernen Strukturen führt auch zu einer Exposition der Periorbita in die Nasennebenhöhlen. Die Periorbita wird schnell epi-

Abb. 3. Fallbeispiel 1: Präoperatives Computertomogramm vom 6. 7. 1988. Ossäre Destruktion des Orbitabodens und der Lamina papyracea links

Abb. 4. Fallbeispiel 1: Absinken des Bulbus und Wundheilungstörungen im medialen Lidwinkel nach Operation und Deckung mit Rundstiellappen

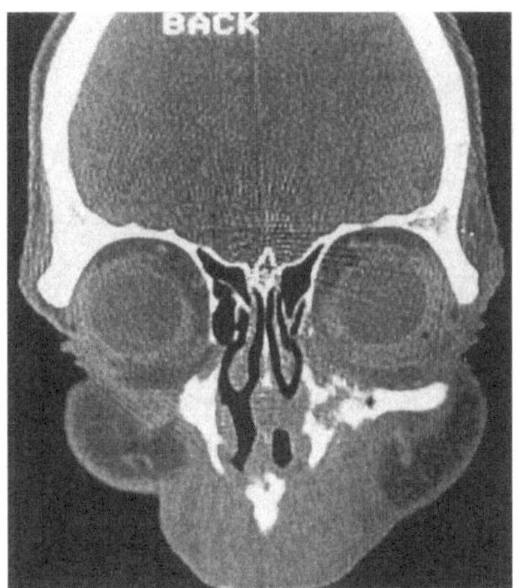

Abb. 3

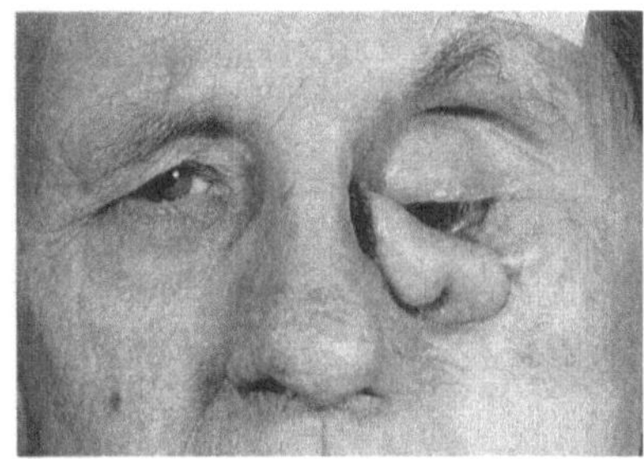

Abb. 4

thelisiert [96, 51], so daß spätere entzündliche Komplikationen nur in wenigen Fällen auftreten.

Fallbeispiel 1: Der 67jährige Patient (Pat.-Nr. 5329/211202) stellte sich wegen einer seit mehreren Wochen zunehmenden Schwellung im maxilloethmoidalen Winkel links vor. Nasenbluten, Doppelbilder oder eine Visuseinschränkung wurden nicht angegeben. Das CT vom 6. 7. 1988 ergab einen raumfordernden Prozeß im Bereich des linken Sinus maxillaris mit Destruktion des Orbitabodens und Verdacht auf Tumoreinbruch in die basalen Orbitaabschnitte (Abb. 3). Am 19. 7. 1988 wurde über einen Caldwell-Luc-Zugang die chirurgische Exploration zur Gewinnung von Gewebe durchgeführt. Aufgrund der als T3 klassifizierten Ausdehnung des Tumors wurde ein multimodales Behandlungskonzept in der Sandwichmethode RCT-Op-RCT gewählt. Nach präoperativer kombinierter Radio-Chemotherapie mit Cisplatin und Bestrahlung ad 50 Gy wurde am 24. 10. 1988 eine Oberkieferteilresektion links mit Entfernung der ventralen und medialen Kieferhöhlenwand, des Orbitabodens und der Lamina papyracea durchgeführt. Im Bereich des medialen Augenwinkels, in dem nach Computer- und Kernspintomogramm Verdacht auf einen Orbitaeinbruch bestand, waren die Schnellschnittuntersuchungen tumorfrei, so daß das Auge erhalten wurde. Der Bulbus wurde mit einem Septumlappen unterfangen. Während der postoperativen Bestrahlungsaufsättigung ad 70 Gy kam es zu einer Wunddehiszenz im Bereich des medialen Augenwinkels und zu einem Absinken des Bulbus. In Zusammenarbeit mit der Universitäts-Augenklinik wurde das Unterlid rekonstruiert und der Orbitaboden mit Fascia lata unterfangen. Es kam zu einer erneuten Wundheilungsstörung im Bereich des medialen Augenwinkels. Auch eine Lappendeckung brachte nicht den gewünschten Erfolg (Abb. 4). Zusätzlich trat eine Motilitätseinschränkung des Bulbus ein, die auch bei einer erfolgreichen Orbitabodenrekonstruktion zu einer starken Gebrauchseinschätzung des linken Auges geführt hätte. Nach eingehenden Gesprächen mit dem Patienten wurde am 7. 6. 1990 zusammen mit den Ophthalmochirurgen (Prof. Dr. W. Rüßmann) die Exenteratio orbitae durchgeführt. Histologisch ergab sich kein Anhalt für ein Residuum des Tumors, aber eine fortgeschrittene Osteolyse mit chronischen Entzündungsbereichen. Es erfolgte eine epithetische Versorgung. Der Patient war bei der letzten Nachuntersuchung am 5. 8. 1992 klinisch tumorfrei und mit dem kosmetischen Ergebnis zufrieden.

Die Gefahr einer Schädigung des Auges durch einen Strahlenkatarakt, Optikusatrophie, Strahlenretinitis oder Keratitis oder Konjunctivitis sicca sind in der Folge einer sich anschließenden Strahlenbehandlung ebenfalls gegeben [29]. Diese Schäden sind dosisabhängig und treten oft erst nach Jahren auf, so daß sie bei einer schlechten Tumorprognose durch ihre Latenzzeit unberücksichtigt bleiben können [126]. Bei jüngeren Patienten und längerer Überlebenszeit spielen die späten Strahlenfolgen eine größere Rolle und können zu einer Exenteratio führen [143].

2.3 Simultane Chirurgie im Bereich der Tränenwege

In 3 wesentlichen Situationen kann eine *simultane Chirurgie* im Bereich der Tränenwege sinnvoll sein. Dies sind

- tumorchirurgische Eingriffe in der Nähe der abführenden Tränenwege
- Eingriffe bei Tränenwegsverschlüssen oder Tränensacktumoren
- Eingriffe bei Tumoren des medialen Lidwinkels mit nachfolgender Rekonstruktion.

2.3.1 Tränenwegsnahe Tumorchirurgie

Bei Durchführung einer lateralen Rhinotomie, Oberkieferresektion, Siebbeinausräumung von außen zu einer Tumorentfernung sind die abführenden Tränenwege in ihrer Integrität gefährdet [116].

Als Stenoseprophylaxe wird von vielen Autoren eine Ringintubation der Tränenwege empfohlen, um einen postoperativen Verschluß mit lästigem Tränenträufeln zu verhindern [3, 31, 57, 74, 85]. Die Spätrekonstruktionen geschädigter Tränenwege ha-

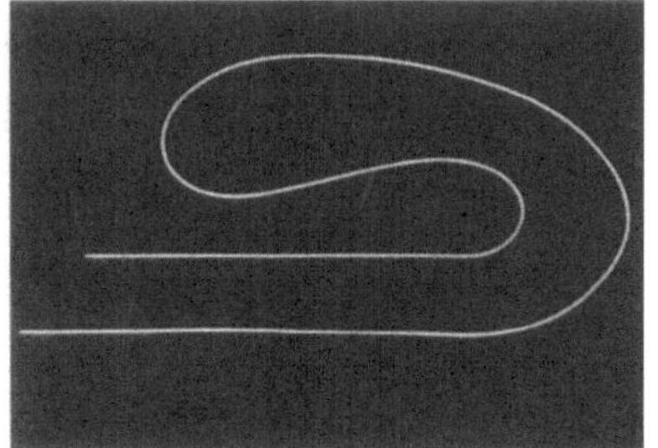

Abb. 5

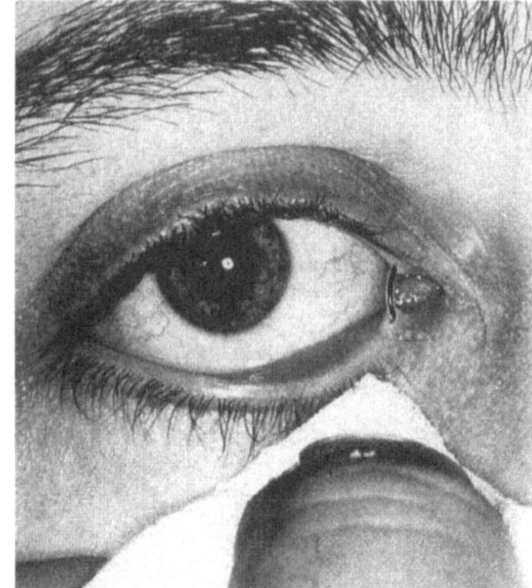

Abb. 6

Abb. 5. Beidseitig mit einer biegsamen Sonde armierter Silikonschlauch zur bikanalikulären Intubation (Oggel-Sonde)

Abb. 6. Über beide Canaliculi eingelegte Silikonsonde im medialen Augenwinkel

ben wegen der einsetzenden Vernarbungen eine wesentlich niedrigere Erfolgsquote [14].

Auch Stenosen durch eine Tumorbestrahlung können durch eine vorübergehende Intubation der Tränenwege vermieden werden, die zweckmäßigerweise schon bei der primären Operation erfolgt [3].

Technik: Nach Dilatation des oberen und unteren Tränenpunktes wird ein dünner Silikonschlauch (Oggel-Sonde, Abb. 5) über den oberen und unteren Canaliculus in die Nase gelegt (bikanalikuläre oder Ring-Intubation, Abb. 6). Er kann endoskopisch in der Nase lokalisiert und gefaßt werden. Beide Enden des Schlauches werden in der Nase verknotet (Abb. 7).

Im medialen Augenwinkel wird die Silikonschiene vom Patienten gut toleriert. Alle 4 Wochen erfolgt eine endonasale Kontrolle mit der 70°-Optik. Der Silikonschlauch sollte nach dem Eingriff 2–4 Monate in situ belassen werden. Eine Entfernung ist nach Durchtrennung des Schlauches im medialen Augenwinkel problemlos unter endoskopischer Sicht über die Nase möglich.

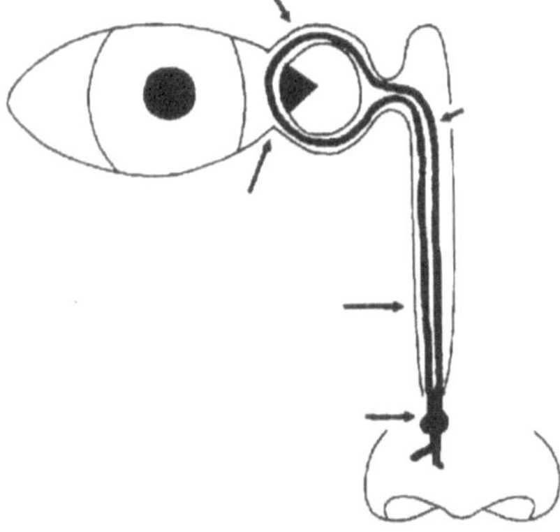

Abb. 7. Schemazeichnung der über beide Canaliculi eingelegten und in der Nase verknoteten Silikonsonde

2.3.2 Tränenwegsstenosen

Als Folge eines Eingriffs an Orbitatumoren oder einer Tumorbestrahlung können Tränenwegsstenosen auftreten [13, 99], die dann der operativen Behandlung bedürfen. Bei den *Tränenwegsstenosen* werden nach der Lokalisation unterschieden:

- postsaccale (tiefe) und
- präsaccale (hohe) Stenosen.

Bei postsaccalen Stenosen dient die Fensterung des Tränensackes zur Nase, die Dakryozystorhinostomie, zur Wiederherstellung des Tränenabflusses.

Die hierzu angewendeten *extranasalen Operationstechniken,* die von einer großen Zahl von Ophthalmo- und Rhinochirurgen bevorzugt werden, gehen auf Toti [130] zurück. Es existieren zahlreiche Modifikationen [1, 58], deren Vor- und Nachteile im einzelnen aufzuzählen den Rahmen des Referates sprengen würden. Der grundsätzliche Vorteil des extranasalen Vorgehens liegt in der guten Übersicht, der grundsätzliche Nachteil in dem externen Hautschnitt mit späterer Narbe und der bei der Präparation möglichen Verletzung der Vasa angularia [49].

Restenosierungen sind oft auf die Ausbildung von Synechien im Bereich des Nasendoms oder Granulationen zurückzuführen. Eine kombinierte extra- und intranasale Revision ist dann nicht zu umgehen [28].

Die *endonasalen Operationstechniken* (Dakryocystorhinostomia interna) lassen sich auf West [138] zurückführen. Auch hier wurden im Laufe der Jahre zahlreiche Modifikationen entwickelt, die durch die Einführung des Operationsmikroskops und der starren Optiken gewonnen haben [7, 45].

Zur Durchführung einer Dakryocystorhinostomie bevorzugen wir die endonasale Technik mit ei-

Abb. 8. Fallbeispiel 2: Exulzerierender Tumor im medialen Lidwinkel links: Zustand vor simultaner ophthalmo-rhinochirurgischer Operation

Abb. 9. Fallbeispiel 2: Präoperatives Computertomogramm. Ulzerierender Tumor links mit Beteiligung der angrenzenden Siebbeinzellen

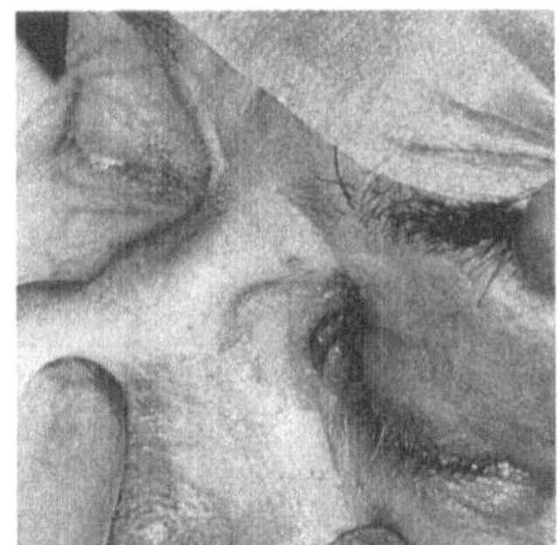

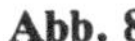

Abb. 8

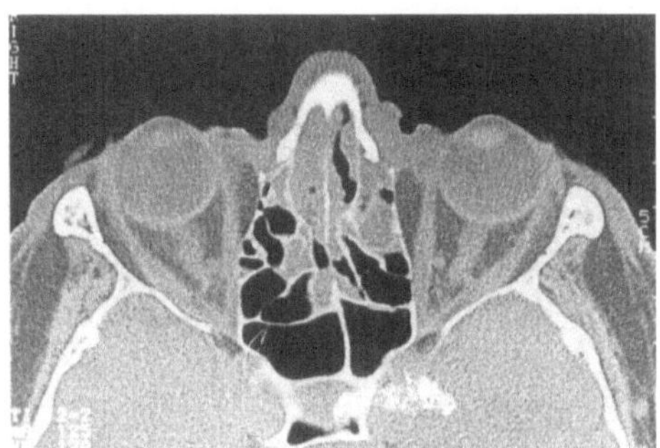

Abb. 9

nem *simultanen ophthalmo-rhinochirurgischen Vorgehen.*

Technik: Nach Bougierung des Tränenpunktes wird vom Ophthalmologen mit einer Bangerter-Kanüle der Canaliculus communis unter Spülung aufgeweitet und passiert.

Von endonasal erfolgt die endoskopisch kontrollierte Ausräumung des vorderen Siebbeins, um eine Restenosierung zu vermeiden [45]. Aus diesem Grunde sollte auch der Kopf der mittleren Muschel mit entfernt werden, um eine spätere Verlegung des Abflusses zu verhindern [93].

Der Agger nasi wird eröffnet und der relativ dicke Knochen über dem Saccus lacrimalis mit der Stanze abgetragen. Bei Bewegung der durch den Tränengang eingeführten Sonde wird diese in dem durch Spülung vorgewölbten Tränensack sichtbar. Dieser wird mit dem Sichelmesser H-förmig eingeschnitten und mit einem Scherchen zu einem weiten Fenster vergrößert. Die Ränder werden in die Nase umgeschlagen und sollten Kontakt mit der Nasenschleimhaut bekommen. Zur besseren Übersicht kann ein Endoskop eingesetzt werden.

Zur Vermeidung einer Restenosierung durch Granulationsgewebe oder Vernarbungen erfolgt eine bikanalikuläre Intubation mittels eines Silikonschlauches (Oggel-Sonde, Abb. 5), die für 3–4 Monate in situ belassen wird (Technik: Abb. 7).

Bei *präsaccalen Stenosen* bieten sich 2 Möglichkeiten an:

- Herstellung neuer Tränenkanäle (Canaliculoplastik, Canaliculodakryocystorhinostomie)
- Herstellung eines neuen Verbindungswegs zwischen Bindehautsack, Tränensack und Nase mit völliger Ausschaltung der Tränenröhrchen (Konjunktivodakryozystorhinostomie)

Bei einer Durchtrennung oder Verletzung der Canaliculi im Zuge einer Tumoroperation werden die Stumpfenden unter dem Mikroskop aufgesucht und mittels eingeführten Silikonschlauchs geschient (Canaliculoplastik). Der Schlauch bleibt wieder 3–6 Monate in situ.

Bei ausgeprägten Vernarbungen oder Fehlschlag einer Canaliculoplastik wird eine Konjunktivodakryozystorhinostomie durchgeführt [55]. Eine Indikation zur Dakryocystektomie stellen primäre Tumoren des Tränensacks dar, bei denen der Tränensack entfernt werden muß [137].

Auch hier bietet sich zur Verbesserung der Operationsergebnisse ein *simultanes ophthalmo-rhinochirurgisches Vorgehen* an.

Technik: Rhinochirurgisch wird ein am Septum gestielter Schleimhautknorpellappen umschnitten, mobilisiert und in dem am tiefsten Punkt eröffneten Conjunctivalsack eingenäht. Für einige Zeit kann ein Silikonplättchen eingelegt werden, um eine Verklebung zu verhindern [97].

2.3.3 Eingriffe im medialen Lidwinkel

Einen Teil der sekundären Orbitatumoren stellen die vom medialen Lidwinkel oder den Lidern ausgehenden Tumoren dar. Das Basaliom ist unter ihnen die häufigste Neubildung [88].

Die chirurgische Behandlung ist bei weniger fortgeschrittenen Fällen immer der primären Strahlenbehandlung vorzuziehen, da das Auge bei der Bestrahlung gefährdet wird und die Heilungsaussichten beim Auftreten von Rezidiven ungünstiger werden [88, 109].

Augenwinkel- und Lidbasaliome sind durch eine ausgesprochene Tiefeninfiltration gekennzeichnet [35], so daß bei der Ausräumung solcher im medialen Lidwinkel gelegenen Tumoren bei der Möglichkeit eines Einbruchs in den Siebbeinbereich und die knöcherne Orbita ein *simultanes Operieren* angezeigt ist (Fallbeispiel 2). Ein ausreichender Sicherheitsabstand von 3–5 mm zu den Seiten ist einzuhalten [88].

Fallbeispiel 2: Der 79jährige Patient (Pat-Nr. 21625/232102) wurde von den Ophthalmologen in der Poliklinik der Universitäts-HNO-Klinik mit der Frage eines simultanen ophthalmorhinochirurgischen Vorgehens bei einem seit 3 Jahren gewachsenen Basaliom des medialen Lidwinkels links vorgestellt (Abb. 8). Extern war durch eine Gewebeprobe das Basaliom histologisch gesichert. Das präoperative Computertomogramm (Abb. 9) zeigte einen kraterförmigen Tumor mit fraglicher Ausdehnung in den Siebbeinbereich. Die simultan vorgenommene Operation bestand in einer ophthalmochirurgischen Exzision des Tumors unter Mitnahme der oberen und unteren angrenzenden Augenlider (Operateur: Prof. Dr.

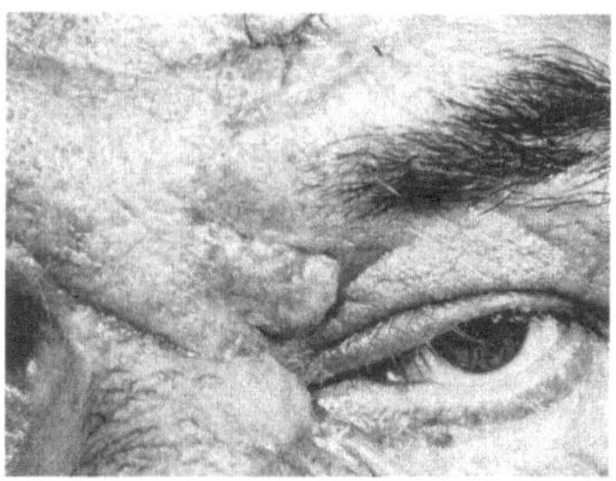

Abb. 10. Fallbeispiel 2: Zustand nach Deckung des Defektes im medialen Augenwinkel durch einen Stirnlappen

Konen). In der Lamina papyracea zeigte sich bei weiterer Präparation ein Defekt. Im Siebbeinbereich ließen sich reaktive Polypen feststellen, so daß eine vollständige rhinochirurgische Ausräumung des Siebbeinbereiches vorgenommen wurde. Nach Schnelleinbettung des Exzidates konnte bei freien Rändern ein ophthalmochirurgisch-plastischer Verschluß unter Lidrekonstruktion nach 4 Tagen vorgenommen werden (Abb. 10).

Die gesetzten Defekte dürfen auf keinen Fall sofort plastisch gedeckt werden. Erst dann, wenn sich alle Ränder nach histologischer Kontrolle frei von Tumorausläufern erwiesen haben, sollte die Rekonstruktion erfolgen. Zur Deckung von Augenwinkeldefekten eignen sich

- freie Vollhauttransplantate [88],
- gabelförmige Lappen,
- doppelte Transpositionslappen und
- Insellappen aus der Stirn [60, 136].

Bei kleineren Defekten wird auch das „laissez-faire"-Vorgehen möglich sein, bei dem das Wundbett zur freien Epithelisierung unbehandelt gelassen wird [100].

3 Nicht tumoröse raumfordernde Prozesse („Pseudotumoren")

Pseudotumoren sind keine echten Neubildungen, sondern laufen nur unter dem Erscheinungsbild einer Geschwulst ab. Indikationen und Techniken bei einem *gemeinsamen ophthalmo-rhinochirurgischen Vorgehen* sollen anhand einiger wesentlicher Krankheitsbilder exemplarisch abgehandelt werden.

3.1 „Pseudotumor orbitae"

Der Begriff „Pseudotumor orbitae" ist rein deskriptiv auf die Schwellung in der Orbita gerichtet und irreführend für das tatsächlich zugrunde liegende Krankheitsbild. Das morphologische Substrat ist eine proliferativ-sklerosierende Entzündung der orbitalen Strukturen. Die Pathogenese dieser Erkrankung ist letztendlich nicht geklärt. Das simultane Auftreten mit anderen chronisch-entzündlichen Erkrankungen wie dem M. Crohn, M. Still, Riedel-Struma oder Kryoglobulinämie läßt die Nähe zu einer immunallergischen Systemerkrankung vermuten.

Die Symptomatik ist von der Lokalisation abhängig. Je mehr die hinteren Teile der Orbita befallen sind, um so mehr zeigt sich eine Protrusio bulbi und eine Bewegungseinschränkung des Auges. Über ein Ödem im Bereich des N. opticus können auch Visusminderung bis zur Blindheit und Gesichtsfeldeinschränkung im Vordergrund stehen.

Die klinische Bedeutung der orbitalen Pseudotumoren liegt in ihrer differentialdiagnostischen Abgrenzung gegen echte Neoplasien der Augenhöhle. Bildgebende Verfahren wie die kraniale Computertomographie und die orbitale Ultraschallsonographie liefern eine Entscheidungshilfe zur Abgrenzung gegenüber einer tumorösen Raumforderung, einer chronischen Myositis oder der endokrinen Ophthalmopathie.

Die histologische Diagnose kann nur mit Hilfe einer diagnostischen Orbitomie mit Probeexzision getroffen werden. Je nach Lokalisation ist hier ein *gemeinsames, simultanes Vorgehen* des Rhino- und des Ophthalmochirurgen erforderlich. Dies gilt insbesondere, wenn ein medialer Zugang über das Siebbein gewählt wird. Es kann bei einer abgrenzbaren Läsion sinnvoll sein, im Sinne einer Exzisionsbiopsie so viel wie möglich des veränderten Gewebes zu resezieren.

Die histologische Aufarbeitung ermöglicht die Differenzierung zwischen lymphoidem, granulomatösem und sklerosierenden Typus der Erkrankung. Mischformen und Übergänge zur sklerosierenden Erkrankung sind möglich [118]. Bei dem lymphoidem Typus sollen eine Strahlentherapie bis 20 Gy und beim granulomatösen Typ eine systemische Kortikoidtherapie am wirksamsten sein, der sklerosierende Typus dagegen spricht weder auf Strahlen-, noch auf Kortikoidtherapie an [33].

In Fällen fortschreitender Erkrankung mit zunehmender Sklerosierung, Ausbreitung in benachbarte Nasennebenhöhlen oder intrakranieller Ausdehnung ist die definitive Chirurgie mit Exenteratio orbitae erforderlich.

3.2 Endokrine (maligne) Ophthalmopathie

Die endokrine (maligne) Ophthalmopathie ist die häufigste nicht-tumoröse Erkrankung der Orbita. In

Tabelle 2. Übersicht der wichtigsten Operationsverfahren zur Dekompression der Orbita

Beschreiber	Jahr	Zugang
Krönlein/Dollinger	1899/1911	Laterale Orbitotomie (A)
Hirsch	1930	Orbitabodenentfernung (Caldwell-Luc) (B)
Naffziger	1931	Orbitadachentfernung über Kraniotomie (C)
Sewall	1936	Orbitotomie über extranasale Ethmoidektomie (D)
Walsh und Ogura	1957	Transantrale Orbitadekompression
Kennerdell und Maroon	1982	„Four wall decompression"
Olivari	1988	Transpalpebrale Dekompression

50% aller Patienten mit einem M. Basedow entwikkelt sich ein Exophthalmus, in 4% dieser Patienten entsteht eine „maligner" Exophthalmus, der einer chirurgischen Intervention bedarf.

Zur Ätiopathogenese dieses Krankheitsbildes werden endokrine Störungen in der Schilddrüsen-Hypophysen-Achse oder ein von der Schilddrüsenfunktionslage unabhängiger Autoimmunprozeß diskutiert [52]. Hierbei sollen Anti-Thyreoglobulin-Immunkomplexe an die Membranen der Augenmuskeln binden und über eine lymphozytäre Infiltration eine entzündliche Reaktion verursachen, die wiederum ein Ödem und später eine Fibrose des Fett- und Muskelgewebes bewirkt.

Die Volumenvergrößerung des Orbitainhaltes führt zum axialen Exophthalmus. Zusammen mit dem durch die eintretende Fibrosierung des M. levator palpebrae reduzierten Lidschlag („Stellwag-Zeichen") entsteht über eine Mangelverteilung der Tränenflüssigkeit auf der Hornhaut eine Keratopathie, obwohl der Tränenfluß reflektorisch erhöht ist. Durch das mangelnde Platzangebot in der knöchernen Orbita wird der N. opticus in der Orbitaspitze komprimiert.

Bei einigen Patienten ist eine Verschlimmerung der endokrinen Ophthalmopathie mit zunehmendem Exophthalmus, Lidretraktion, Doppelbildern und Verlust der Sehschärfe auch unter hochdosierter Steroidtherapie, Plasmapherese oder Hochvoltbestrahlung nicht aufhaltbar (Übersicht bei Pickard, [93]).

Eine relative Indikation zur chirurgischen Orbitadekompression ist gegeben, wenn Motilitätsstörungen des Augapfels in Form von Doppelbildern oder eine ausgeprägte Chemosis durch die Protrusio bulbi vorliegen. Eine absolute Indikation besteht, wenn durch intraorbitale Druckzunahme ein fortschreitender Visusverlust auftritt [70, 84, 146].

3.2.1 Chirurgische Verfahren

1911 wurde von Dollinger [22] erstmals eine chirurgische Dekompression des Orbitainhaltes durchgeführt (Tabelle 2, Abb. 11, *A*), indem er dazu die schon 1889 von Krönlein [67] beschriebene Methode der lateralen Orbitotomie (Abb. 1) übernahm. Hirsch [47] führte 1930 die Resektion des Orbitabodens über eine Caldwell-Luc-Operation durch und erreichte einen Rückgang des Hertel-Index von 3mm (Abb. 11, *B*). 1931 beschrieb Naffziger [86] die Dekompression über einen neurochirurgischen Zugang mittels Kraniotomie und Wegnahme des Orbitadaches (Abb. 11, *C*). Da sich aus der Operationsmethode Komplikationen wie Liquorfisteln, Meningitis und Fortleitung von Gehirnpulsationen auf den Augapfel ergaben, setzte sich diese Entlastung nicht durch. 1936 wurde von Sewall [112] die mediale Orbitotomie über eine Ethmoidektomie von außen vorgeschlagen (Abb. 11, *D*). 1957 kombinierten Walsh und Ogura [133] die Methoden von Hirsch und Sewall und erreichten damit eine weitere inferomediale Dekompression, die sich bis jetzt unter dem Namen transantrale-ethmoidale Orbitadekompression und vielen Modifikationen erhalten hat (Abb. 11, *B und D*). Über diese Operationsmethode läßt sich im Schnitt ein Rückgang der Protrusio bulbi um 4–6mm erreichen [78, 134]. Die Methode besitzt jedoch leider auch alle Nachteile der Caldwell-Luc-Operation.

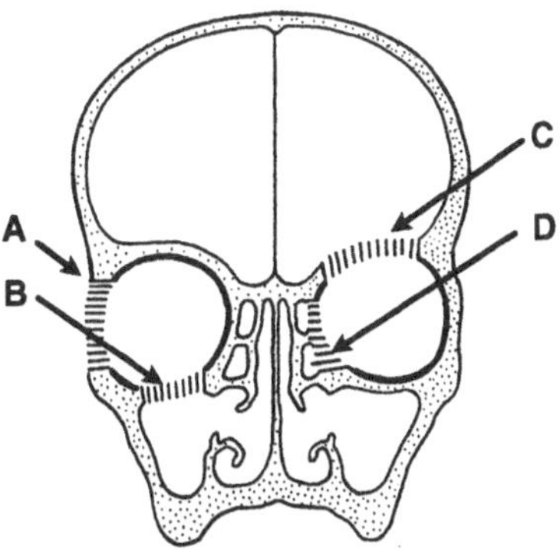

Abb. 11. Operative Zugangswege zur Dekompression der Orbita. *A:* Laterale Orbitotomie, *B:* Orbitabodenresektion, *C:* Wegnahme des Orbitadaches, *D:* Mediale Orbitotomie (Erläuterung im Text)

Eine Alternative zur Vergrößerung des Volumenangebotes stellt die Verringerung des Orbitainhaltes mittels transpalpebraler Fettentfernung dar [91]. Bei diesem Vorgehen können vorwiegend nur die medio-kaudalen Abschnitte der Orbita erreicht und dabei zwischen 4 und 6cm³ Fett entfernt werden. Die erzielte Retraktion beträgt bei dieser Methode im Schnitt 2–3mm.

Die Ziele der Orbitadekompression liegen in der Erhaltung des Sehvermögens, der Schonung der Augenmuskeln, der Herabsetzung des Orbitaldruckes

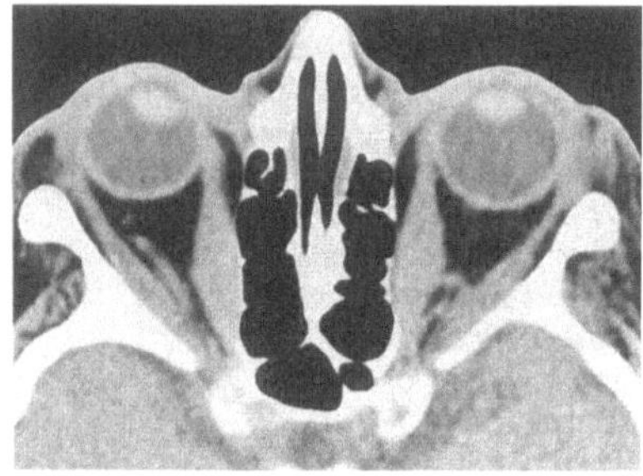

Abb. 12

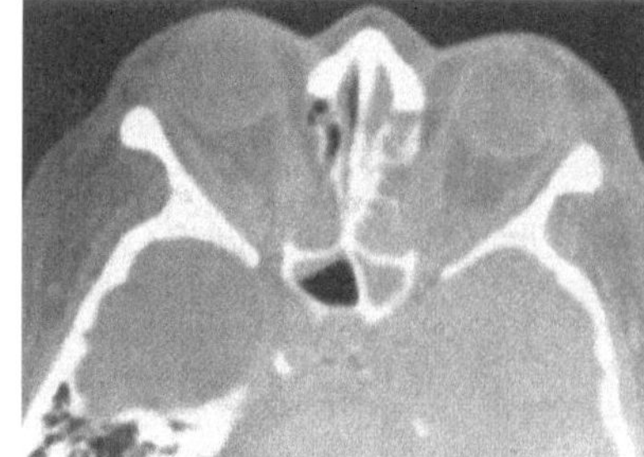

Abb. 13

Abb. 12. Fallbeispiel 3: Das Computertomogramm zeigt die verdickten extraokularen Augenmuskeln

Abb. 13. Fallbeispiel 4: Nach der Dekompression ist der Augeninhalt in den Siebbeinbereich entlastet

und einer Verbesserung der Kosmetik. Es darf nicht vergessen werden, daß es sich um einen palliativen Eingriff handelt, da die Grundkrankheit nicht beseitigt wird, sondern nur die Folgen gemildert werden. Dieser entlastende Eingriff sollte daher so schonend wie möglich und ohne weitere Nachteile für den Patienten angelegt werden.

Bei den nun von uns in *Zusammenarbeit mit den Ophthalmologen* seit einigen Jahren rein endonasal durchgeführten Orbitadekompressionen ließ sich zeigen [82], daß auch die Orbitaspitze gut einsehbar ist, da die Achsen der Augenhöhlen nach okzipital konvergieren.

Technik: Zu Beginn der Operation wird – falls notwendig – eine Septumkorrektur durchgeführt, um die Übersicht zu verbessern. Danach erfolgt die Ausräumung des gesamten Siebbeinbereiches unter Resektion der mittleren Muschel bis an die Lamina papyracea unter endoskopischer Kontrolle in der von Wigand [140] beschriebenen Technik. Dabei muß ein weiter Zugang zur Stirnhöhle geschaffen werden, um deren spätere Belüftung sicherzustellen. Die Keilbeinhöhlenvorderwand wird nach kaudal abgetragen. Zur Kieferhöhle wird ein großes Fenster über der unteren Muschel angelegt und dabei nach kranial möglichst weit der Knochen entfernt.

Nach diesem ersten Schritt erfolgt die Abtragung der Lamina papyracea bis zur Lamina orbitalis des Os palatinum. Unter Schonung des N. infraorbitalis wird danach der Orbitaboden entfernt. Die leicht geöffnete Blakesley-Zange wird zwischen Knochen und noch nicht eröffneter Periorbita eingeführt und Knochenfragmente mit leichter Drehung des Instrumentes herausgebrochen. In manchen Fällen ist es sinnvoll, einen medialen Teil des Orbitabodens (Übergang zur Lamina papyracea und medialen Kieferhöhlenwand) stehen zu lassen, um ein zu starkes Zurücksinken des Bulbus nach mediokaudal zu verhindern. Der dritte und letzte Schritt besteht in der Eröffnung der Periorbita mittels längs geführten Schnitten oder eines liegenden „T“-Schnittes. Es wird von posterior nach anterior geschnitten und dabei auf Muskelgewebe geachtet. Zur endonasalen Schlitzung hat sich der Einsatz eines langen Sichelmessers bewährt, das zur Eröffnung der Periorbita im Bereich des Orbitabodens leicht gebogen werden muß. Der unter Druck stehende Orbitainhalt quillt bei diesem Schritt in die zuvor geschaffenen freien Räume hinein. Zur Prüfung des Dekompressionsergebnisses kann man leicht von außen auf den Bulbus drücken und endoskopisch die Verlagerung des Orbitainhaltes beobachten. Ophthalmochirurgisch kann zusätzlich Orbitafett abgetragen werden.

Eine sorgfältige postoperative Nachpflege muß unter täglicher Entfernung von Borken und Feuchtinhalationen erfolgen [83].

Abhängig vom Grad des präoperativen Exophthalmus lassen sich in Relation zu der Zahl der entfernten Orbitawände Reduktionen der Protrusio um 1–12 mm [78, 134, 146] erreichen (Abb. 14), wobei die laterale Orbitomie mit 2–3 mm die geringste Effektivität zeigt [78]. Die größtmögliche Dekompression stellt die von Kennerdell und Maroon [64] beschriebene Abtragung aller 4 Seiten der Orbita dar, mit der Reduktionen von bis zu 16 mm erreicht werden können. Diese Technik wird jedoch nur Extremfällen vorbehalten bleiben.

Mit der endonasalen endoskopisch kontrollierten Operationsmethode wurde im Schnitt ein Rückgang um 3–4 mm erreicht, so daß die Methode durchaus im Bereich der sonst bei der transantralen Ethmoidektomie üblichen Ergebnisse anzusiedeln ist. In einer Eilmitteilung berichteten 1990 Kennedy et al. [59] unter anderen über 2 Patienten mit einer rein endonasalen Dekompression. Auch sie sahen bei diesen beiden Fällen (einmal ein- und einmal beidseitige Dekompression) Vorteile.

Fallbeispiel 3: J. V., weiblich, 67 Jahre: Endokrine Orbitopathie bei hyperthyreoter Stoffwechsellage, Erstdiagnose August 1990. Im November 1990 kam es zu Sehstörungen mit Doppelbildern, Lidschwellung und Visusminderung. Nach thyreostatischer Therapie trat eine Normalisierung der Stoffwechsellage. Eine Glukokortikoidstoßtherapie und eine Retrobulbärbestrahlung ad 16,0 Gy brachten keine Änderung des fortschreitenden Visusverlustes. Im Computertomogramm zeigte sich eine ausgeprägte Verdickung der Augenmuskeln, insbesondere des M. rectus medialis (Abb. 12). Bei weiterem Abfall von R 0,5/L 0,7 auf R 0,25/L 0,3 mußte eine endonasale endoskopisch kontrollierte Orbitadekompression durchgeführt werden. Postoperativ waren die Doppelbilder unverändert, der Visus stieg auf R 0,5 und L 0,6 wieder an. Im Kontroll-Computertomogramm stellte sich die geschaffene inferomediale Dekompression des Orbitainhaltes dar (Abb. 13).

3.2.2 *Fehler und Gefahren*

Rhinogene Entzündung. Die Gefahr einer rhinogenen postoperativen Entzündung existiert bei allen Techniken. Verschiedene Verfahren sind versucht worden, um den prolabierten Orbitainhalt gegen die Nase abzutrennen, zum Beispiel mit lyophilisierter Dura [101]. Durch die Entfernung der mittleren Muschel und die weite Eröffnung der Nasennebenhöhlenräume wird jedoch durch die bessere Belüftung eher einer Entzündung vorgebeugt. Schnell einsetzende Epithelisierung und Vernarbungen schotten den Orbitainhalt von der übrigen Nasenhaupthöhle ab [51]. In unseren Fällen mit einer Beobachtungszeit von bis zu 5 Jahren blieb die Belüftung stabil.

Absinken des Bulbus. Eine zu starke inferomediale Bulbusverlagerung kann bei vollständiger Entfernung des Orbitabodens und der Lamina papyracea eintreten [78]. Nach Long und Baylis war dies in 4,5% einer Serie von 157 Orbitadekompressionen der Fall [73]. Besonders häufig tritt diese Verlagerung bei jüngeren Patienten auf, bei denen die orbitale Fibrose geringer ausgeprägt ist.

Motilitätsstörung. Eine unerwünschte Folge einer Dekompressionsoperation stellt eine stärkere Störung der okulären Motilität dar [115, 134]. Dabei ist zumeist die Adduktion eingeschränkt [111, 120]. Eine Schieloperation sollte daher erst nach erfolgter Entlastung unternommen werden, um der neuen Augenmuskellage Rechnung zu tragen.

3.3 Mukozelen

Mukozelen sind zystische Aufweitungen einer Nasennebenhöhle aufgrund einer Retention von Schleim und Zellabschilferungen durch eine Blockierung des Abflusses der Ausführungsgänge. Der Verschluß hat zumeist eine entzündlich-traumatische Genese, kann aber auch indirektes Zeichen eines Malignoms sein. Charakteristisch für die Mukozele ist die arrodierend-verdrängende Knochendestruktion. Sie können daher die Orbita sekundär invadieren und als eine Raumforderung mit Exophthalmus, Verdrängung des Bulbus nach infero-lateral, Doppelsehen und Visusverlust imponieren. Bei Zelen im Bereich des vorderen Siebbeins können auch die ableitenden Tränenwege in Mitleidenschaft gezogen sein [139].

Mukozelen können in die Nähe des Sehnerven bis tief retroorbital hinter den Bulbus reichen. Ein *simultanes Operieren* empfiehlt sich in den Fällen einer Orbitabeteiligung [18]. Rhinochirurgisch ist zur Vermeidung eines Rezidivs für die Wiederherstellung eines weiten Abflusses in die Nase zu sorgen [11, 119, 122].

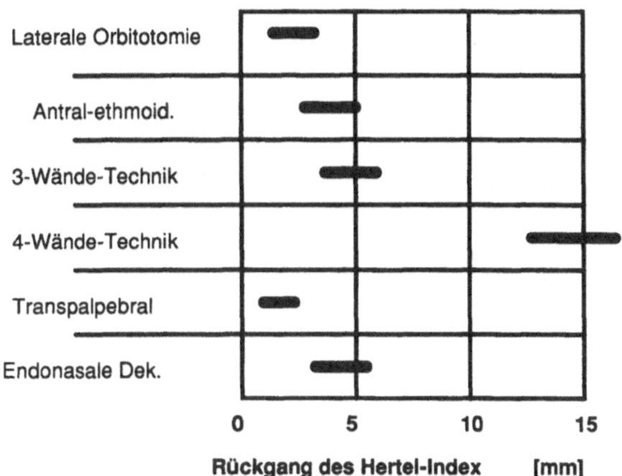

Abb. 14. Vergleich des durch verschiedene gängige Operationsmethoden erreichten Rückgang des Hertel-Indexes

Fallbeispiel 4: Der 53jährige Patient (Pat.-Nr. 24237/391501) wurde mit einem seit Monaten zunehmenden Exophthalmus und retrobulbären Druckgefühl rechts zugewiesen (Abb. 15). Anamnestisch war vor 2 Jahren eine Nasennebenhöhlenoperation mit Erblindung auf dem rechten Auge durchgeführt worden. Das Computertomogramm zeigte eine Raumforderung im rechten oberen Siebbeinzellsystem, die sich ohne knöcherne Abgrenzung bis in die Orbita erstreckte (Abb. 16). Die operative Revision erfolgte gemeinsam mit dem Ophthalmochirurgen. Die Zelenwand ließ sich tief in die Orbitaspitze verfolgen und wurde ausgelöst. Es wurde ein weiter Zugang zur Stirnhöhle geschaffen und eine rhinofrontale Septotomie [119] durchgeführt. Am Ende der Operation erfolgte eine Kanthopexie des medialen Lidbändchens.

3.4 Enzephalomeningozelen

Kongenitale Enzephalomeningozelen sind extrakraniale Ausstülpungen von Hirngewebe und Meningen durch einen angeborenen Knochendefekt (Abb. 17). Insbesondere die seltenen naso-orbitalen und nasoethmoidalen Meningozelen können als Orbitatumor imponieren [2, 17]. Enzephalozelen müssen differentialdiagnostisch von Mukozelen, Dermoidzysten oder zystisch erweichten Tumoren abgegrenzt werden [24, 80].

3.5 Systemische Erkrankungen

Systemische Erkrankungen wie das Non-Hodgkin-Lymphom, die Leukämie, eine fibröse Dysplasie oder die Wegenersche Granulomatose können sich im Bereich der Orbita per continuitatem oder als Zei-

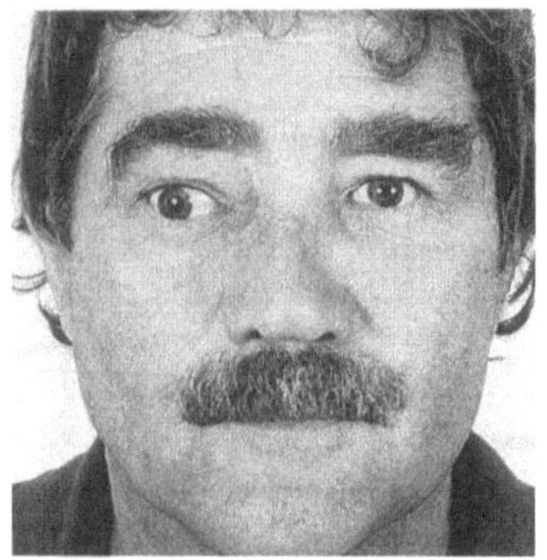

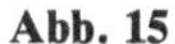

Abb. 15

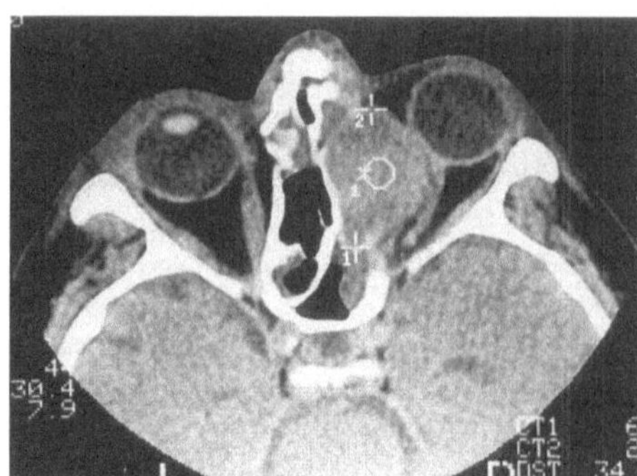

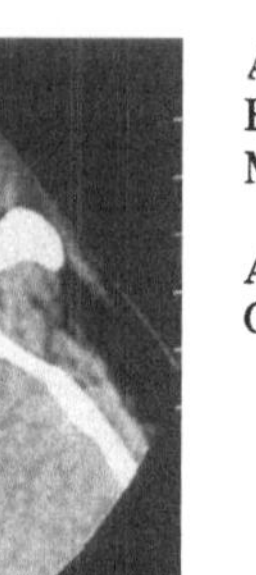

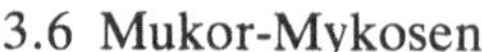

Abb. 16

Abb. 15. Fallbeispiel 4: Verdrängung des Bulbus nach lateral unten durch eine Mukozele

Abb. 16. Fallbeispiel 4: Weit in die Orbita hineinreichende Mukozele

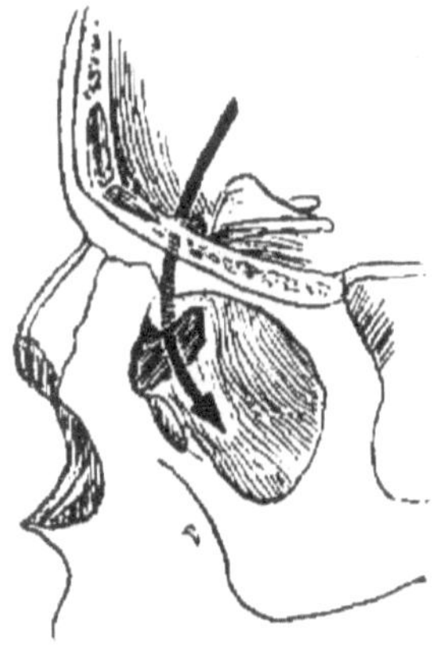

Abb. 17. Nasoethmoidale Enzephalomeningozele

chen der Generalisierung als isolierter retroorbitaler Herd manifestieren (Fallbeispiel 5). Äußerlich tritt eine Protrusio bulbi, Augenmuskelstörung oder eine Visusminderung in Erscheinung [12, 34]. Die Schwerpunkte des *simultanen ophthalmo-rhinochirurgischen Vorgehens* liegen in der Gewinnung einer diagnostisch wichtigen Gewebebiopsie zur Abgrenzung von anderen tumorösen Läsionen oder in der chirurgischen Therapie von Folgeerscheinungen wie Tränenwegsverschlüssen [42].

Fallbeispiel 5: Der 32jährige Patient (Pat.-Nr. 21758/552411) stellte sich wegen einer akuten Visusverschlechterung des rechten Auges vor (Abb. 18). Bei der Hals-Nasen-Ohren-Untersuchung zeigten sich endonasal leicht blutende Schleimhautläsionen und eine im Bereich des Seitenstranges gelegene blutende Granulation. Die Histologie ergab den Verdacht auf einen M. Wegener. Das Computertomogramm zeigte neben einer Verschattung aller Nasennebenhöhlen einen intraorbital gelegenen Tumor (Abb. 19). In einem simultanen Eingriff konnte der Pseudotumor bioptisch gesichert werden und ergab eine Manifestation der Granulomatose. Zusätzlich fand sich ein Nieren- und Lungenbefall. Internistischerseits wurde eine Behandlung mit Kortison, Endoxan, Methotrexat durchgeführt.

3.6 Mukor-Mykosen

Mukor-Mykosen (Phycomycosen) sind akute Pilzinfektionen, die auf Vertreter der Gattungen Mucor, Rhizomucor und Rhizopus zurückgehen. Sie sind Saprophyten und damit Bestandteil der normalen Flora des oberen Respirationstraktes. Nur wenige sind für den Menschen pathogen. Letal sind Infektionen bei Patienten unter Immunsuppression, Zytostase, bei Diabetikern in Ketoazidose, bei Patienten mit Nierenversagen, Verbrennungen oder Mangelernährung. Die Pilze verursachen einen Gefäßverschluß, Wandnekrosen und septische Infarkte mit schneller Progression und Ausbreitungstendenz. Die aggressive, nekrotisierende Infektion breitet sich schnell über Nase, Nasennebenhöhlen und Orbita auf das Endokranium aus. Die meisten Fälle enden letal [8, 48].

Bei Befall der Orbita treten ein periorbitales Ödem, eine Ptosis, Exophthalmus und Augenmuskellähmungen oder ein Zentralarterienverschluß auf [92].

In der Magnetresonanztomographie können sich die Pilzmassen als äußerst schwache Signalzone darstellen und Luft in den Nasennebenhöhlen vortäuschen (!) [122]. In der Computertomographie zeigt sich eine geringe Signalintensität ähnlich wie bei Weichteilgewebe. Nachgewiesen werden kann der Pilz durch Abstriche oder Probebiopsien. Er färbt sich im Gegensatz zu anderen Gattungen gut mit Hämatoxylin und Eosin an.

Medikamentös wird mit hohen Dosen von Amphotericin B behandelt. Operativ muß in erster Linie die radikale Ausräumung der erkrankten Gebiete notfalls mit Exenteratio orbitae erfolgen. Das Ziel der chirurgischen Maßnahmen muß die Lebenserhaltung des Patienten sein, kosmetische Überlegungen haben zurückzustehen [30].

Abb. 18. Fallbeispiel 5: Augenhintergrund bei intraorbitaler Raumforderung durch M. Wegener

Abb. 19. Fallbeispiel 5: Axiales Computertomogramm eines intraorbital gelegenen Pseudotumors bei M. Wegener

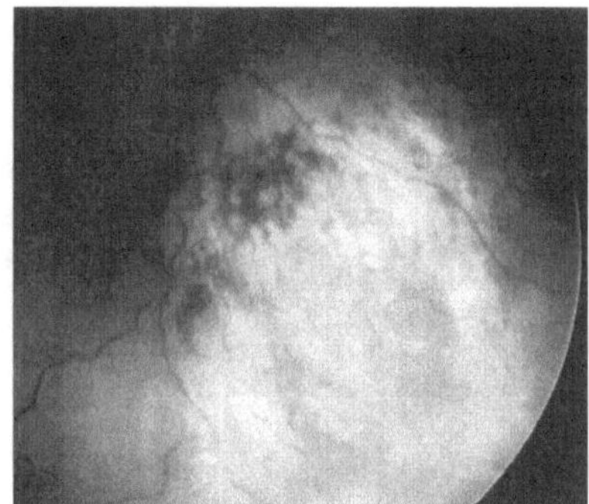

Abb. 18

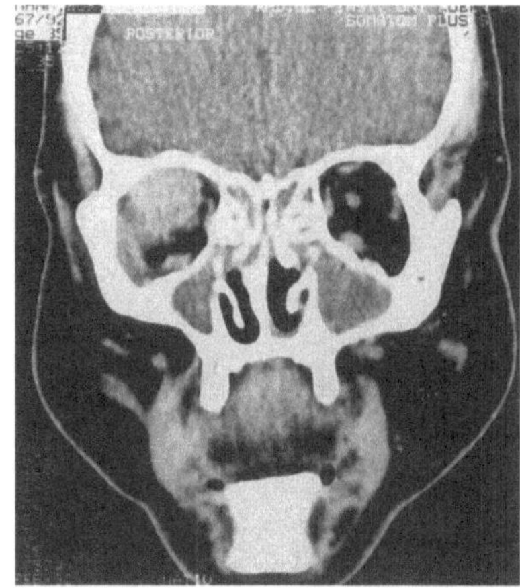

Abb. 19

4 Komplikationen

Komplikationen können auch bei der *simultanen Ophthalmo-Rhinochirurgie* der Tumoren der vorderen Schädelbasis auftreten oder einen simultanen ophthalmo-rhinochirurgischen Eingriff erforderlich werden lassen.

4.1 Amaurose

Blindheit kann intraoperativ durch exzessiven Zug oder die Ausübung von Druck auf das Auge oder den N. opticus entstehen. Die den Sehnerv versorgenden Blutgefäße oder der Sehnerv selbst können durch Manipulation verletzt werden [16, 26, 59, 68, 98, 116, 124].

Insbesondere stellt in der Nähe des Sehnerven die Elektrokauterung eine Gefahr dar, die bei einer monopolaren Koagulation besonders hoch ist. Eine bipolare Elektrokauterung verursacht weniger Schäden am Sehnerv [107].

Eine andere Gefahr stellt der Gebrauch von Lokalanästhetika in der Umgebung des Auges dar. Hier sind Amaurosen durch versehentliche intraarterielle Injektion in die Ethmoidalisgefäße (retrograde Injektion in die A. ophthalmica) oder durch einen Spasmus der Zentralarterie durch Suprarenin beschrieben [45, 71].

Auch die Unterbindung der A. maxillaris in der Flügelgaumengrube kann (sehr selten) eine Amaurose auslösen [53].

Andere Ursachen liegen in der Ausprägung eines retrobulbären intrakonalen oder extrakonalen Hämatoms. Das besondere Gefahrenmoment liegt in der Retraktion der Ethmoidalgefäße in die Orbita [24, 127]. Klinische Zeichen bestehen in einer zunehmenden Protrusio bulbi, zunehmender Visusverschlechterung und Anisokorie. Bei sofortiger operativer Entlastung (Orbitadekompression, laterale Kanthotomie) kann sich die Amaurose zurückbilden [69, 103]. Es wird eine Latenzzeit bis maximal 90 min angegeben, in der die durch Druck verursachte Ischämie des N. opticus und der Retina reversibel sein kann [44].

Das intraoperative Monitoring des Sehnerven mittels der visuell evozierten Potentiale hat sich bei der intraorbitalen Tumorchirurgie wegen methodischer Schwierigkeiten und häufig mangelnder Korrelation zwischen Operationsergebnis und intraoperativen Befunden nicht durchsetzen können [41].

4.2 Diplopie

Doppelbilder können auf einer direkten Verletzung der extraokularen Muskeln oder auf der Ausbildung eines Hämatoms im Bereich der Orbita beruhen [4]. Bei Eingriffen im Siebbeinbereich ist der M. rectus medialis besonders rechtsseitig gefährdet [32, 135]. Eine Muskelverletzung kann bei einem *simultanen ophthalmo-rhinochirurgischen Vorgehen* in der Orbita vermieden werden, wenn durch den Ophthalmochirurgen die Muskeln dargestellt und mit einem Orbitaspatel vorsichtig vom Operationsgebiet abgehalten werden [10, 90].

Im Falle einer direkten Muskelverletzung bei einem tumorchirurgischen Eingriff ist eine *simultane ophthalmo-rhinochirurgische Exploration* angezeigt (Abb. 20). Der verletzte Muskel muß aufgesucht und die Muskelenden readaptiert werden [16, 26, 27, 75, 116].

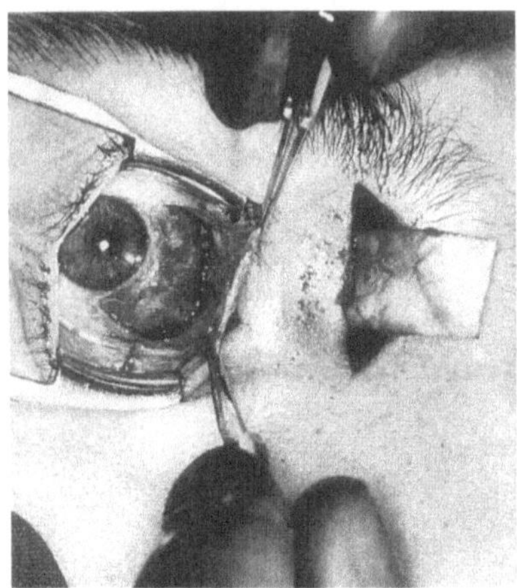

Abb. 20. Simultaner ophthalmo-rhinochirurgischer Eingriff zur Readaptation des M. rectus medialis und zur Rekonstruktion der medialen Orbitawand

Muskelödem und -blutung können im Anschluß an einen Orbitaeingriff eine passagere Ptose oder eine Motilitätsbeeinträchtigung hervorrufen.

Eine weitere mechanische Ursache bei der Ausbildung von Doppelbildern liegt in der Auslösung der Trochlea, eines halbrinnenförmigen hyalinen Knorpels, der die Sehne des M. obliquus superior umlenkt. Die Trochlea kann aus ihrem knöchernen Lager (Fovea trochlearis) gehoben werden, indem das anhängende Periost in Richtung auf die Orbita abgedrängt wird. Die Periorbita sollte dabei unversehrt erhalten werden. Doppelbilder nach Trochleaschädigung stehen übereinander und sind häufiger als in den Operationslehren beschrieben irreversibel [40, 108].

4.3 Verletzung des Auges

Während des Bohrens oder Präparierens im Bereich des medialen Augenwinkels können Schädigungen des Auges durch Hornhautabrasion oder Bulbusruptur entstehen. Zu starkes Abdrängen des Augapfels kann eine verborgene Ruptur in der Limbusregion verursachen. Durch die Verwendung eines biegsamen Orbitaspatels können diese Komplikationen reduziert werden [90].

4.4 Tränenwegsstenosen

Auf die Möglichkeit von der postoperativ auftretenden Tränenwegsstenosen durch die Wahl des Zugangsweges ist bereits weiter oben ausführlich eingegangen worden. Weitere Ursachen für postoperatives Tränenträufeln können die weitere Abtragung des Agger nasi im Zuge eines Denkerschen Zugangsweges oder eines „Midfacial degloving" sein, die inadäquate Kanthopexie des inneren Lidbändchen [26] oder die Abtragung von tränenwegsnahen Tumoren.

Auch sind nach transantralen Entlastungsoperationen als nicht erwünschte Spätfolge Tränengangsstenosen oder oro-antrale Fisteln beschrieben [111, 134]. Diese Komplikationen treten bei einem endonasalen Zugangsweg nicht auf.

Literatur

1. Arruga H (1935) Heilung des Tränens in Fällen, wo früher der Tränensack schon exstirpiert wurde. Klin Mbl Augenheilk 95:613
2. Artmann H, Grau H, Lösche CC (1990) Aussagefähigkeit der Computer-Tomographie in der ophthalmologischen Diagnostik. Teil II: CT bei Bulbustumoren, Orbitatumoren, nicht-tumorösen raumfordernden Orbitaprozessen und Mißbildungen. Radiol Diagn 31:5–19
3. Badet JM, Chobaut JC, Abitbol G, Piquot X (1991) La sonde bicanaliculaire. Prévention du larmoiement après ethmoïdectomie pour carcinome. In: Richard JM, Guerrier Y (Hrsg) Les tumeurs du massif central supérieur. Masson, Paris, S 65–71
4. Berendes J (1969) Gefahren bei Siebbeinoperationen. Z Laryngol Rhinol 48:19–27
5. Bergen MP (1981) A literature review of the vascular system in the human orbit. Acta Morphol Neerl Scand 19:273–305
6. Berghaus A (1991) Alloplastische Implantate in der Kopf- und Halschirurgie. Europ Arch Otorhinolaryngol Suppl I:53–95
7. Berryhill BH, Dorenbusch AA (1982) Twenty years experience with intranasal transseptal dacryocystorhinostomy. Laryngoscope 92:379–381
8. Bhattacharyya AK, Deshpande AR, Nayak SR, Kirtane MV, Ingle MV, Vora IM (1992) Rhinocerebral mucormycosis: an unusual case presentation. J Laryngol Otol 106:48–49
9. Bier H, Ganzer U (1990) Involvement of the orbit in diseases of the paranasal sinuses. Neurosurg Rev 13:109–112
10. Blodi FC, Tse DT, Anderson RL (1989) Chirurgie der Orbita. In: Mackensen G, Neubauer H (Hrsg) Augenärztliche Operationen, Springer, Berlin Heidelberg New York, S 709–734
11. Boenninghaus HG (1974) Chirurgie des an die Schädelbasis angrenzenden Gesichtsschädels. Arch Oto-Rhino-Laryngol 207:1–228
12. Böke W, Reich H (1967) Augenbeteiligung bei der Wegenerschen Granulomatose. Klin Mbl Augenheilk 151: 802–804
13. Busse H, Müller KM (1977) Zur Entstehung der idiopathischen Dakryostenose. Klin Mbl Augenheil 170:627–632
14. Busse H, Meyer-Rüsenberg HW (1984) Mikrochirurgische Spätrekonstruktion bei posttraumatischen Canaliculusstenosen. Fortschr Ophthalmol 83:90

15. Busse H, Meyer-Rüsenberg HW (1986) Conjunctivo-Dacryocystotomie – Technik und Ergebnisse. Fortschr Ophthalmol 83:254–256
16. Buus DR, Tse DT, Farris BK (1990) Ophthalmic complications of sinus surgery. Ophthalmol 97:612–619
17. Charoonsmith T, Suwanwela C (1974) Frontoethmoidal encephalomeningocele with special reference to plastic reconstruction. Clin Plast Surg 1:27–47
18. Chüden H (1974) Dekompression des retrobulbären Raumes und des Nervus opticus. HNO 22:320–323
19. Conley JJ (1966) Sinus tumors invading the orbit. Trans Am Acad Ophthalmol Otolaryngol 70:615–619
20. Conley JJ (1970) Concepts in head and neck surgery. The paranasal sinuses. Georg Thieme, Stuttgart, S 66–67
21. Conley JJ (1985) The risk to the orbit in head and neck cancer. Laryngoscope 95:515–522
22. Dollinger J (1911) Die Druckentlastung der Augenhöhle durch Entfernung der äußeren Orbitalwand bei hochgradigem Exophthalmus (Morbus Basedowii) und konsekutiver Hornhauterkrankung. Dtsch Med Wschr 37:1888–1890
23. Draf W (1978) Therapeutic endoscopy of the paranasal sinuses. Endoscopy 10:247–254
24. Draf W (1982) Die chirurgische Behandlung entzündlicher Erkrankungen der Nasennebenhöhlen. Arch Oto-Rhino-Laryngol 235:133–305
25. Draf W, Samii M (1989) Chirurgische Behandlung von bösartigen Tumoren der Nasennebenhöhlen mit Schädelbasisbeteiligung. Strahlenther Onkol 165:474–477
26. Dutton JJ (1986) Orbital complications of paranasal sinus surgery. Ophthalmic Plast Reconstr Surg 2:119–127
27. Eitzen JP, Elsas FJ (1991) Strabismus following endoscopic intranasal sinus surgery. J Pediatr Ophthalmol Strabismus 28:168–170
28. Emmerich KH, Hüttenbrink KB, Meyer-Rüsenberg HW (1992) Restenosen nach Dakryocystorhinostomia externa – kombinierte Operationen mit endonasaler Folieneinlage. In: Schwenzer N, Ehrenfeld M (Hrsg) Angeborene Fehlbildungen. Thieme, Stuttgart New York, S 162–164
29. Eschwege F, Beaudre A, Bernard O, Wibault P, Lusinchi A, Bridier A, Houlard JP (1991) Techniques d'irradiation des cancers des sinus de la face. In: Les tumeurs du massif facial supérieur (Hrsg) Richard JM, Guerrier Y, Masson, Paris, S 206–212
30. Ferry A, Abedi S (1983) Diagnosis and management of rhinoorbitocerebral mucormycosis (phycomycosis). A report of 16 personally observed cases. Ophthalmol 90: 1096–1104
31. Fisher EW, Clarke PM, Cheesman AD (1991) Prophylaxis of nasolacrimal duct obstruction after major sinus surgery using a silicone stent. J Laryngol Otol 105:299–300
32. Flynn JT, Mitchell KB, Fuller DG, London HB, Cohen HH (1979) Ocular motility complications following intranasal surgery. Arch Ophthalmol 97:453–458
33. Fujii H, Fujisada H, Kondo T, Takahashi T, Okada S (1985) Orbital pseudotumor: histopathological classification and treatment. Ophthalmol 190:230–242
34. Glaser JS (1990) Orbital diseases and neuro-ophthalmology. In: Tasman W, Jaeger EA (Hrsg) Duane's Clinical Ophthalmology Vol 2, JB Lippincott Comp, London New York Tokyo, Chapter 14:1–20
35. Goga D, Le Touze A, Vaillant L, Calais G, Mateau J, Ballon G, Greco JM (1990) Le canthus interne – carrefour anatomique entité chirurgicale. Ann Chir Plast Esthét 35:498–503
36. Goldberg RA, Rootman J (1990) Clinical characteristics of metastatic orbital tumors. Ophthalmol 97:620–624
37. Grant RN, Silverberg E (1970) Cancer statistics. American Cancer Society, New York, S 8–14
38. Gubisch W, Greulich M (1990) Zum Problem der Orbitarekonstruktion. Klin Mbl Augenheilk 197:522–526
39. Gussenbauer K (1885) Die temporäre Resektion des Nasengerüstes zur Freilegung der Sinus frontales, ethmoidales, sphenoidales und der Orbitahöhlen. Wien klin Wschr 21:377–380
40. Haas E, Wagner L (1957) Okuläre Komplikationsmöglichkeiten bei der Stirnhöhlenoperation. Z Laryng Rhinol 36:12–22
41. Harding GFA, Bland JDP, Smith VH (1990) Visual evoked potential monitoring of optic nerve functions during surgery. J Neurol Neurosurg Psych 53:890–895
42. Hardwig PW, Bartley GB, Garrity JA (1992) Surgical management of nasolacrimal duct obstruction in patients with Wegener's granulomatosis. Ophthalmol 99:133–139
43. Harrison DFN (1989) Preservation of the eye in paranasal cancer surgery. Arch Otolaryngol Head Neck Surg 115:249
44. Hayreh SS, Weingeist TA (1980) Experimental occlusion of the central artery of the retina. IV: Retinal tolerance time to acute ischemia. Br J Ophthalmol 64:818–825
45. Heermann J (1980) Temporäre Amaurose bei mikrochirurgischer endonasaler Ethmoid- und Saccus-lacrimalis-Operation in Lokalanästhesie. Laryngol Rhinol Otol 59:433–437
46. Heermann J (1991) Rhinochirurgische Aspekte bei Tränenwegsstenosen. Otorhinolaryngol Nova 1:227–232
47. Hirsch VO, Urbanek (1930) Behandlung eines exzessiven Exophthalmus (Basedow) durch Entfernung von Orbitalfett von der Kieferhöhle aus. Mschr Ohrenheilk 64:212–213
48. Ho KL (1979) Acute subdural hematoma and intracerebral hemorrhage. Rare complications of rhinocerebral mucormycosis. Arch Otolaryngol 105:279–281
49. Hörmann K (1990) Eine neue Technik zur Behandlung von Tränenwegsstenosen im Bereich des Canaliculus communis. In: Samii M, Rudolph H (Hrsg) Moderne Verfahren der Rekonstruktion von Knochenstrukturen. Verlag Karl Sasse, Rotenburg, S 310–311
50. Hommerich KW (1964) Die Geschwülste der Nase und Nasennebenhöhlen. In: Berendes J, Link R, Zöllner F (Hrsg) Hals-Nasen-Ohren-Heilkunde Bd 1, Thieme, Stuttgart, S 461–537
51. Hosemann W, Dunker I, Göde U, Wigand ME (1991) Experimentelle Untersuchungen zur Wundheilung in den Nasennebenhöhlen. III. Endoskopie und Histologie des Operationsgebietes nach einer endoskopischen Siebbeinausräumung. HNO 39:111–115
52. Hüfner M (1989) Immunpathogenese der endokrinen Ophthalmopathie. Akt Endokr Stoffw 10:154–160
53. Johnson LP, Parkin JL (1976) Blindness and total ophthalmoplegia. Arch Otolaryngol 102:501–504
54. Jones DEP, Evans JNG (1967) „Blow-out" fractures of the orbit: An investigation into their anatomical basis. J Laryngol 81:1109
55. Jones LT (1965) Conjunctivodacryocystorhinostomy. Am J Ophthalmol 59:773
56. Jordan DR, White GL, Anderson RL, Thiese SM (1988) Orbital emphysema: a potentially blinding complication following orbital fractures. Ann Emerg Med 17:853–855
57. Jünemann G, Schulte D (1978) Erkrankungen des Tränenapparates. In: Moderne Probleme der Erkrankungen der Lider und des Tränenapparates. Bücherei des Augenarztes, Heft 75. Enke, Stuttgart

58. Kastenbauer ER (1974) Rhinologische Gesichtspunkte bei der Rekonstruktion der abführenden Tränenwege. Laryngol Rhinol Otol 53:486–489
59. Kastenbauer ER (1975) Die Operation an Siebbein und Keilbeinhöhle – kritisch betrachtet. Laryngol Rhinol Otol 54:808–819
60. Kastenbauer ER (1977) Plastisch rekonstruktive Maßnahmen im Bereich der Orbita und der angrenzenden Nasenregion. HNO 25:23–29
61. Kennedy DW, Goodstein ML, Miller NR, Zinreich SJ (1990) Endoscopic transnasal orbital decompression. Arch Otolarygnol Head Neck Surg 116:275–282
62. Kennerdell JS, Maroon JC (1976) Microsurgical approach to intraorbital tumors. Technique and Instrumentation. Arch Ophthalmol 94:1333–1336
63. Kennerdell JS, Dekker A, Johnson BL, Dubois PJ (1979) Fine-needle aspiration biopsy. Its use in orbital tumors. Arch Ophthalmol 97:1315–1317
64. Kennerdell JS, Maroon JC (1982) An orbital decompression for severe dysthyroid exophthalmos. Ophthalmol 89: 467–472
65. Kennerdell JS, Maroon JC, Malton ML (1988) Surgical approaches to orbital tumors. Clin Plast Surg 15:273–282
66. Kroll P, Meyer-Rüsenberg HW, Küper J (1987) Lidrekonstruktionen nach Hundebißverletzungen. In: Pannike A, Rudolph H (Hrsg) Entwicklung und heutiger Stand der Plastischen und Wiederherstellungschirurgie. Verlag Karl Sasse, Rotenburg, S 186–192
67. Krönlein RU (1889) Zur Pathologie und operativen Behandlung der Dermoidcysten der Orbita. Beitr klin Chir 4:149–163
68. Lang J, Schäfer K (1979) Arteriae ethmoidales: Ursprung, Verlauf, Versorgungsgebiete und Anastomosen. Acta anat 104:183–197
69. Langnickel R (1978) Temporäre Erblindung nach endonasaler Siebeinoperation. HNO 26:172–173
70. Lanier VC (1975) The surgical treatment of exophthalmos. Plast Reconstr Surg 55:56–64
71. Lentrodt J, Unsöld R, Bosche J (1991) Amaurose nach operativer Versorgung von Orbitabodenfrakturen – eine unvorhergesehene Komplikation? In: Traumatologie des Mittelgesichtes, Bd. XXXVI, Waldhart E (Hrsg) Georg Thieme, Stuttgart New York, S 150–151
72. Levin PS, Ellis DS, Stewart WB, Toth BA (1991) Orbital exenteration. The reconstructive ladder. Ophthalmic Plast Reconstr Surg 7:84–92
73. Long JA, Baylis HI (1990) Hypoglobus following orbital decompression for dysthyroid ophthalmopathy. Ophthal Plast Reconstr Surg 6:185–189
74. Mabri RL, Fincher GG (1974) Extended lateral rhinotomy for resection of malignant melanome. South Med J 67:65–68
75. Mark LE, Kennerdell JS (1979) Medial rectus injury from intranasal surgery. Arch Ophthalmol 97:459–461
76. Marsot-Dupuch K, Meyer B, Chabolle F, Michel G (1991) Intérêt et limites de l'IRM dans le bilan des tumeurs du massif facial. In: Les tumeurs du massif facial supérieur (Hrsg) Richard JM, Guerrier Y, Masson, Paris, S 9–22
77. Matsumoto Y, Yanagihara N (1982) Renal clear cell carcinoma metastatic to the nose and paranasal sinuses. Laryngoscope 92:1190–1193
78. McCord CD (1985) Current trends in orbital decompression. Ophthalmol 92:21–33
79. Menning H (1970) Geschwülste der Augenhöhle und ihre operative Behandlung. VEB Georg Thieme, Leipzig
80. Menning H (1974) Rhinochirurgische Aufgaben in der Orbita. Arch Oto-Rhino-Laryngol 207:285–387
81. Meyer HJ, Schmidt W, Terrahe K, Schuß U (1991) Modifikation des mikrovaskulär reanastomisierten Latissimus-dorsi-Lappens zur Rekonstruktion nach erweiterter Oberkieferresektion. HNO 39:218–223
82. Michel O, Bresgen K, Rüßmann W, Thumfart WF, Stennert E (1991) Endonasale endoskopische Orbitadekompression beim malignen Exophthalmus. Laryngol Rhinol Otol 70:656–662
83. Michel O, Charon J (1991) Postoperative Inhalationsbehandlung nach Nasennebenhöhleneingriffen. Eine plazebokontrollierte, doppelblinde und randomisierte Studie. HNO 39:433–438
84. Morax S, Hurbli T (1987) Choice of surgical treatment for Graves' disease. J Cranio-Max-Fac Surg 15:174–181
85. Murube de Castillo J (1973) L'intubation bicanaliculaire annulaire dans les sections des canalicules lacrymaux. Bull Mém Soc Fr Ophthalmol 86:223–231
86. Naffziger HC (1931) Progressive exophthalmus following thyroidectomie its pathology and treatment. Ann Surg 94:582–586
87. Nerad JA, Carter KD, LaVelle WE, Fyler A, Brånemark PI (1991) The osseointegration technique for the rehabilitation of the exenterated orbit. Arch Ophthalmol 109: 1032–1038
88. Neubauer H (1978) Die chirurgische Behandlung maligner Lidtumoren. In: Meyer-Schwickerath G, Ullerich K (Hrsg) Moderne Probleme der Erkrankungen der Lider und des Tränenapparates, Ferdinand Enke, Stuttgart, S 129–143
89. Neubauer H (1989) Enukleation und Evisceration des Augapfels, Höhlenplastik. In: Mackensen G, Neubauer H (Hrsg) Augenärztliche Operationen, Springer, Berlin Heidelberg New York, S. 735–773
90. Nowinski T, Anderson RL (1985) Advances in orbital surgery. Ophthalmic Plast Reconstr Surg 1:211–217
91. Olivari N (1991) Transpalpebral decompression of endocrine ophthalmopathy (Graves' Disease) by removal of intraorbital fat: experience with 147 operations over 5 years. Plast Reconstr Surg 87:627–641
92. Orsel S, Bessede JP, Sauvage JP (1990) Mucormycose naso orbito cerebrale. Une maladie de moins en moins exceptionnelle. Rev Laryngol Otol Rhinol Bord 111: 221–225
93. Pellnitz D (1968) Diskussionsbemerkung. Zbl Hals Nasen Ohrenheilk 95:192
94. Perry C, Levine PA, Williamson BR, Cantrell RW (1988) Preservation of the eye in paranasal sinus cancer surgery. Arch Otolaryngol Head Neck Surg 114:632–634
95. Pickard CR (1989) Konservative Therapie der endokrinen Ophthalmopathie – Eine Übersicht über die neuere Literatur. Akt Endokr Stoffw 10:169–173
96. Pope TH (1978) Surgical approach to tumors of the nasal cavity. Laryngoscope 88:1743–1748
97. Ptok A, Valentiner A (1986) Die operative Behandlung der Tränenwege – Technik und Ergebnisse. Arch Oto-Rhinol-Laryngol Suppl II:133–134
98. Rauchfuss A (1990) Komplikationen der endonasalen Chirurgie der Nasennebenhöhlen. HNO 38:309–316
99. Renninghoff J, Hörmann K (1986) Die Dakryozystorhinostomie – Erfahrungen in 45 Fällen. Arch Oto-Rhino-Laryngol Suppl II:134–135
100. Reny A, Salmon D, Roux JJ, Lahlou G (1978) Reconstruction de la région canthale interne. Bull Mem Soc Fr Ophthalmol 90:253–256
101. Richter CW, Kley W, Buschmann W (1984) Ethmoidektomie und Orbitadekompression bei endokriner Ophthalmopathie. Laryngol Rhinol Otol 63:356–360

102. Risco JM, Stratas BA, Knott RH (1984) Prolapse of the globe into the ethmoid sinus. Am J Ophthalmol 97:659–660
103. Rochels R (1989) Traumatisches Orbitahämatom mit akuter Erblindung. Arch Oto-Rhino-Laryngol Suppl II: 133–134
104. Rochels R, Mann WJ (1991) Ein modifizierter chirurgischer Zugang zur Orbita. Fortschr Ophthalmol 88:283–285
105. Roux FX, Brasnu D, Menard M, Schwaab G, Janot F, Lacau St-Guily J, Trotoux J, Laccourreye O (1991) Les abords combinés des tumeurs malignes de l'ethmoïde et autres sinus paranasaux. Principes et résultats. Ann Otol Laryng (Paris) 108:292–297
106. Schechter GL, Ogura JH (1972) Maxillary sinus malignancy. Laryngoscope 82:796–806
107. Schietroma JJ, Tenzel RR (1990) The effects of cautery on the optic nerve. Ophthalmol Plast Reconstr Surg 6: 102–107
108. Schroeder HG, Welge-Lüssen L, Glanz H (1981) Bewegungsstörungen des Augapfels nach Stirnhöhlenoperationen. Laryngol Rhinol Otol 60:113–116
109. Schumann K, Laniado K (1979) Das Basaliom im Gesicht. Probleme der Behandlung und Rehabilitation. Laryngol Rhinol Otol 58:623–628
110. Schyberg E (1975) Fine needle biopsy of orbitaltumors. Acta Ophthalmol Suppl 125:11
111. Seiff SR, Shorr N (1988) Nasolacrimal drainage system obstruction after orbital decompression. Am J Ophthalmol 106:204–209
112. Sewall EC (1936) Operative control of progressive exophthalmos. Arch Otolaryngol Head Neck Surg 24:621–624
113. Shields CL, Shields JA, Peggs M (1988) Tumors metastatic to the orbit. Ophthal Plast Reconstr Surg 4:73–80
114. Shields JA, Shields CL, Suvarnamani C, Tantisira M, Shah P (1991) Orbital exenteration with eyelid sparing: indications, technique, and results. Ophthalmic Surg 22: 292–297
115. Shorr N, Neuhaus RW, Baylis H (1982) Ocular motility problems after orbital decompression for dysthyroid ophthalmopathy. Ophthalmol 89:323–326
116. Stankiewicz JA (1989) Complications of endoscopic sinus surgery. Otolaryngol Clin North Am 22:759–775
117. Steiner W (1979) Techniques of diagnostic and operative endoscopy of the head and neck. Endoscopy 11:51–59
118. Steinert R, Bullinger G (1989) Der Pseudotumor orbitae. HNO 37:128–132
119. Stennert E, Gubitz J (1992) Rhino-frontale Septotomie – eine Methode zur Sicherstellung der Belüftungs- und Drainagewege zur Stirnhöhle. Video auf der 63. Jahresversammlung der Deutschen Gesellschaft für Hals-Nasen-Ohrenheilkunde
120. Sterk CC, Bierlach JJM, Brenkman CJ, De Keizer RJW (1986) Orbital decompression and motility disturbances in endocrine ophthalmopathy. Doc Ophthal 61:229–232
121. Stoll W, Busse H, Knoll P (1984) Transkonjunktivalschnitt mit lateraler Kanthotomie. Laryngol Rhinol Otol 63:45–47
122. Stoll W, Diekhake H (1987) Orbita- und Optikusdekompression: Indikationen, operatives Vorgehen, Resultate. Arch Oto-Rhino-Laryngol Suppl II:214–216
123. Terk MR, Underwood DJ, Zee CS, Colletti PM (1992) MR imaging in rhinocerebral and intracranial mucormycosis with CT and pathologic correlation. Magn Reson Imaging 10:81–87
124. Terrahe K, Mündnich K (1974) Gefahren und Komplikationen bei der transmaxillären Siebbein-Keilhöhlen-Operation. Laryngol Rhinol Otol 53:311–320
125. Thiel HJ, Rettinger G (1986) Der heutige Stand in der Erkrankung und Behandlung maligner Nasen- und Nasennebenhöhlen-Tumoren. 1. Teil: Pathologie, Diagnostik und Stadieneinteilung der Nasen- und Nebenhöhlentumoren. HNO 34:91–95
126. Thiel HJ, Rettinger G (1986) Der heutige Stand der Erkennung und Behandlung maligner Nasen- und Nasennebenhöhlen-Tumoren. 2. Teil: Therapie und Behandlungsergebnisse. HNO 34:96–107
127. Thompson RF, Gluckman JL, Kulwin D, Savoury L (1990) Orbital hemorrhage during ethmoid surgery. Otolaryngol Head Neck Surg 102:45–50
128. Tijl JWM, Koorneef L (1991) Fine needle aspiration biopsy in orbital tumours. Br J Ophthalmol 75:491–492
129. Tjellström A (1989) Titanimplantate in der Hals-Nasen-Ohrenheilkunde. HNO 37:309–314
130. Toti A (1910) Zum Prinzip, zur Technik und zur Geschichte der Dakryocystorhinostomie. Z Augenheilk 23:232–239
131. Ungerecht K (1966) Klinik und Therapie der Tumoren des Gesichtsschädels. Arch klin exp Ohren Nasen Kehlkopfheilk 187:1–301
132. Waite PD, Clanton JT (1988) Orbital floor reconstruction with lyophilized dura. J Oral Maxillofac Surg 46:727–730
133. Walsh TE, Ogura JH (1957) Transantral orbital decompression for malignant exophthalmos. Laryngoscope 67: 544–568
134. Warren JD, Spector JG, Burde R (1989) Long-term follow-up and recent observations on 305 cases of orbital decompression for dysthyroid orbitopathy. Laryngoscope 99:35–40
135. Weber R, Draf W (1992) Komplikationen der endonasalen mikroendoskopischen Siebbeinoperation. HNO 40: 170–175
136. Weerda H (1978) Der „bi-lobed flap“ in der Kopf- und Halschirurgie. Arch Oto-Rhino-Laryngol 219:181–190
137. Werb A (1974) Surgery of the lacrimal sac. Ann Royal Coll Surg Engl 54:236–243
138. West JM (1910) Eine Fensterresektion des Ductus nasolacrimalis in Fällen von Stenose. Arch Laryng Rhinol 24:1
139. Westhues M (1964) Über die Lokalisation und die Entstehung der Mukozelen im Bereich der Nasennebenhöhen. HNO 12:284–286
140. Wigand ME (1981) Transnasale, endoskopische Chirurgie der Nasennebenhöhlen bei chronischer Sinusitis. III. Die endonasale Siebbeinausräumung. HNO 29:287–293
141. Wigand ME (1989) Endoskopische Chirurgie der Nasennebenhöhlen und der vorderen Schädelbasis. Thieme, Stuttgart New York
142. Wilder LW, Beyer CK, Conley JJ (1971) Ocular findings following radical maxillectomy. Trans Am Acad Ophthalmol Otolaryngol 75:797–801
143. Winkel zum K (1966) Die Strahlenbehandlung der Tumoren des Gesichtsschädels. Arch klin exp Ohren Nasen Kehlkopfheilk 187:337–382
144. Wustrow F (1965) Die Tumoren des Gesichtsschädels. Urban & Schwarzenberg, München Berlin
145. Wustrow F (1967) Restaurative Maßnahmen nach operativer Behandlung von Nebenhöhlentumoren mit Orbitabeteiligung. HNO 15:213–216
146. Zange J (1950) Die Operationen im Bereich der Nase und ihrer Nebenhöhlen. D. Eingriffe bei Geschwülsten der Nase und ihrer Nebenhöhlen. In: Thiel G (Hrsg) Ophthalmologische Operationslehre. Thieme, Leipzig
147. Zühlke D (1976) Chirurgische Therapie beim malignen endokrinen Exophthalmus. Saarl Ärztebl 1976/12:566–570

V. Frakturen und Verletzungen

European Archives of Oto-Rhino-Laryngology Suppl. 1993/I

Frontobasale Frakturen. Systematik und Symptomatik

H.-G. Schroeder

Hals-Nasen-Ohren-Klinik der Philipps-Universität, Deutschhausstr. 3, W-3550 Marburg

Inhaltsverzeichnis

1 Einleitung

In seinem Referat über den „Bruch der Schädelbasis" stellte K. H. Bauer 1939 fest, daß diese Verletzung eine Besonderheit des modernen Menschen sei, da man weder in der Tierwelt noch bei prähistorischen Schädeln Frakturen der Schädelbasis beobachtet habe [1]. Es bedarf schon einer stärkeren Gewalteinwirkung auf den ungeschützten Schädel, um einen Bruch seiner Basis zu bewirken. Nicht umsonst erscheinen Verkehrsunfälle in fast allen Statistiken mit weitem Abstand als häufigste Ursache für Basisfrakturen, die somit ein Tribut des Menschen an Technik und Verkehr sind.

Die Frakturen der Schädelbasis, bei denen angrenzende pneumatische Räume mitbeteiligt sind, also die Rhinobasis- und Otobasisfrakturen, nehmen eine Sonderstellung ein, da sich durch aszendierende Infektionen intrakranielle Komplikationen entwickeln können. Es ist den engagierten Arbeiten zahlreicher Hals-Nasen-Ohren-Ärzte wie Uffenorde, Zange, Voss, Seiferth, Unterberger, Boenninghaus und Kley [4, 16, 33, 37, 38, 39, 40] zu verdanken, daß heute der Anspruch unseres Faches, bei der Diagnostik und Therapie von fronto- und laterobasalen Schädelfrakturen entscheidend mitzuwirken, unangefochten ist.

2 Statik des Schädels

Zum besseren Verständnis der Verletzungsmechanismen sei es gestattet, noch einmal auf die Anatomie der Basis hinzuweisen und einige Bemerkungen zur Statik des Schädels zu machen. Das Neurokranium und Splanchnokranium bilden eine statische Einheit. Die beim Kauakt entstehenden vertikalen Druck- und Zugkräfte bewirken eine stärkere Ausbildung der Knochensubstanz im Bereich der belasteten Gebiete. So kommt es zur Ausbildung meist senkrecht verlaufender Trajektorien.

Vom oberen Basalbogen bis zur Schädelbasis erfolgt die Kraftübertragung in der Hauptsache über drei Stützpfeiler jeder Seite, die als Umgehungskonstruktion die Höhlen des Splanchnokraniums umgreifen: der Stirn-Nasen-Pfeiler, der vertikale Jochbeinpfeiler und der Flügelfortsatzpfeiler (Abb. 1a). Diese vertikalen Stützpfeiler sind natürlich wenig geeignet, horizontal einwirkenden Kräften standzuhalten und brechen daher an Prädilektionsstellen, wie wir aus den experimentellen Studien von Le Fort, aus neueren experimentellen Arbeiten und auch aus eigener klinischer Erfahrung wissen [19, 31, 34].

Die innere Schädelbasis wird gebildet teils aus den schalenförmigen Knochen des Schädelgewölbes, teils aus basalen Knochen, die dem Chondrokranium entstammen. Auch an der Basis sind einzelne Partien in Form von widerstandsfähigen Strebepfeilern gebaut, an anderen Stellen ist der Knochen auffällig

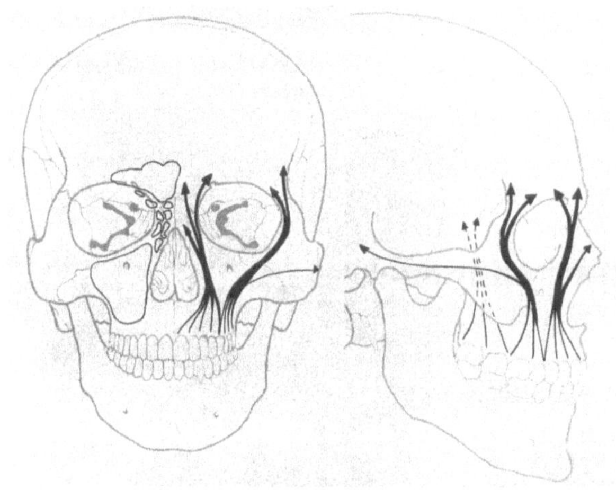

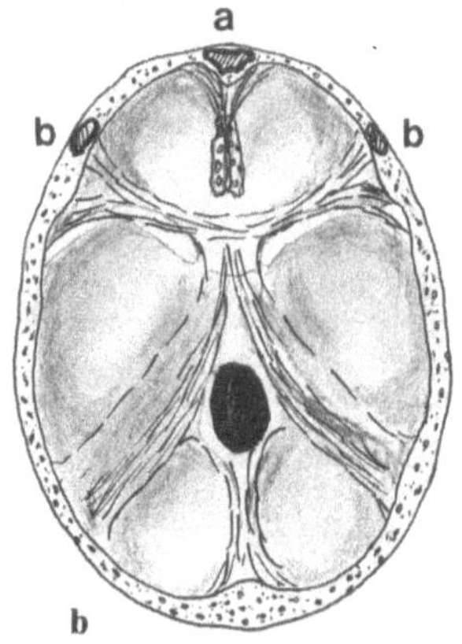

Abb. 1. a Die Pfeiler des Gesichtsschädels, **b** die Streben der Schädelbasis, *a:* Stirnnasenpfeiler *b:* vertikaler Jochbeinpfeiler

dünn. Die Streben der Basis sind die vorderen Querbalken, gebildet durch die kleinen Keilbeinflügel, die hinteren Querbalken, gebildet durch die Felsenbeinpyramiden, und der mediane Längsbalken, der in einem nicht geschlossenen Kreis von der Stella turcia nach dorsal zum Clivus, um das Foramen magnum herum über die Crista occipitalis, den Sulcus sinus sagittalis superioris und die Crista frontalis zur Crista galli verläuft (Abb. 1b). Die Mittelgesichtspfeiler stehen in enger Beziehung zu den Streben der Basis, wobei sich der Stirn-Nasen-Pfeiler in den medianen Längsbalken und der vertikale Jochbeinpfeiler im vorderen Querbalken fortsetzt.

Es fällt auf, daß die Frontobasis zum weit überwiegenden Teil aus dünnen Knochenplatten besteht, die das Dach der Orbita und des Nebenhöhlensystems bilden. Der mediane Längsbalken endet mitten in der Frontobasis, so daß bei Gewalteinwirkung das dünne Siebbein- und Keilbeinhöhlendach kaum Widerstand zu leisten vermögen.

3 Systematik frontobasaler Frakturen

Die frontobasalen Frakturen mit ihren unterschiedlichen Verletzungsmechanismen, ihrer verschiedenartigen Ausdehnung und Symptomatik sind schon lange das Ziel von Klassifizierungs- und Systematisierungsversuchen.

Einteilungen nach Art der auftreffenden Gewalt wie Hieb-, Stich-, Pfählungs- oder Schußverletzungen etc. lassen zwar gewisse Schlüsse auf die Art der Läsion zu [2, 37], vermitteln aber keine Information über Lokalisation und Ausdehnung der Verletzung und sind somit für die Therapieplanung wenig brauchbar.

Die Unterscheidung nach Art der Bruchentstehung in *direkte* und *indirekte* Brüche der Schädelbasis findet sich bei vielen Autoren [2, 4, 5, 16, 33]. Direkte Brüche werden auch als *Biegungsbrüche* bezeichnet, da die Gewalteinwirkung (meist kleinflächig, umschrieben) über eine lokale Verformung des Knochens dann zum Bruch führt mit radiärer Ausstrahlung der Frakturlinien in die Peripherie. In Abhängigkeit von Verlagerung und Formation der gebrochenen Knochenteile lassen sich die Biegungsbrüche in Loch-, Stück-, Splitter- oder Terassenbrüche unterscheiden. Werden Knochenanteile ausgesprengt und in das Schädelinnere verlagert, liegen *Impressionsfrakturen* vor.

Biegungsbrüche der Frontobasis kommen typischerweise als kombinierte Vorder- und Hinterwandfrakturen der Stirnhöhle vor. Das klassische Beispiel einer Impressionsfraktur im Frontobasisbereich ist die Verlagerung der Nasenwurzel samt Crista galli über die Lamina cribrosa in die vordere Schädelgrube.

Bei den indirekten Brüchen oder auch *Berstungsbrüchen* ist der Mechanismus etwas komplexer. Breitflächige Gewalteinwirkungen oder Beschleunigungen gegen einen großflächigen Widerstand bewirken eine Formveränderung des gesamten Schädels, wobei es dann nicht am Ort der Gewalteinwirkung, sondern am Ort der größten Spannung zur Berstung des Knochens kommt. Berstungsfrakturen sind deshalb vorzugsweise an der Basis zu finden, weil wegen der Streben dort die Elastizität am geringsten ist. Wegen der unterschiedlichen Festigkeit des Knochens an der Schädelbasis und des Nebeneinanders von festen Streben und dünnen Knochenlamellen wird die Richtung der Gewaltachse immer auf die dünnen Knochenpartien abgelenkt [33], wobei die Knochenlamellen am Übergang in die Pfeiler am stärksten gefährdet sind. Experimentelle Arbeiten zeigten, daß die Basis eine hohe Elastizität besitzt, wobei die reale Knochendislokation während der

Verletzung um ein Vielfaches größer ist, als der später festgestellte Frakturspalt ahnen läßt [12].

Somit gibt es zwar gewisse Gesetzmäßigkeiten für den Verlauf der Frakturlinien an der Schädelbasis, aber insbesondere bei starken Gewalteinwirkungen oder hohen Aufprallgeschwindigkeiten entstehen vielfältige, irregulär verlaufende Frakturen, Fissuren und Zertrümmerungen, die feste Regeln oder eine Schematisierung der Frakturverläufe nur schwer möglich machen [16]. Hier sind gewisse Parallelen zum Mittelgesicht zu beobachten, wo wir die klassischen Le-Fort-Frakturtypen nur in Ausnahmefällen beobachten können [31, 32].

Eine weitere Möglichkeit der Klassifizierung berücksichtigt die Richtung der Gewalteinwirkung, die je nachdem ob sie von oben, vorn oder unten kommt, hohe, mittlere oder tiefe frontobasale Frakturen verursacht [10]. Schwerere Hirnverletzungen wurden bei den tieferen Frakturen gesehen.

Die wohl bekannteste Einteilung der frontobasalen Frakturen stammt von Escher, der 4 Gruppen unterscheidet [8]:

1. die ausgedehnte, frontobasale Trümmerfraktur,
2. die lokalisierte frontobasale Fraktur,
3. der Abriß des Mittelgesichtes von der Schädelbasis,
4. die lateroorbitale frontobasale Fraktur.

Diese Klassifikation berücksichtigt also sowohl im groben die Lokalisation als auch das Ausmaß der Frakturen.

Eine detailliertere Unterscheidung erfolgte durch Osterwald, der drei verschiedene Regionen im Siebbeinbereich benennt, durch die die Brüche verlaufen können: das Siebbeindach, die Riechspalte und den oberen Septumansatz [22].

Um im Bereich der gesamten Rhinobasis eine Liquorfistel deskritpiv genau lokalisieren und die Lage sowie den Verlauf von Frakturen exakt beschreiben zu können, haben Oberascher und Albegger die Rhinobasis in fünf Regionen eingeteilt, die den Wänden der drei an die Rhinobasis grenzenden Nebenhöhlen entsprechen: Stirnhöhlenhinterwand, Lamina cribrosa, Siebbeindach, Keilbeinhöhlendach, Keilbeinhöhlenseitenwand [21]. Diese Einteilung erscheint insbesondere für die operative Behandlung nützlich, da die exakte Lokalisierung und Beschreibung der Läsion den Zugang und das Ausmaß der Operation bestimmen. Auch Stoll erstellt in seinem nachfolgenden Referat über „die operative Versorgung frontobasaler Frakturen" eine Klassifikation streng nach anatomischen Gesichtspunkten [35].

Tabelle 1. Beteiligung der Schädelbasis bei Gesichtsschädelfrakturen

	Gesichtsschädelfrakturen	Basisbeteiligung
Stirnhöhlenvorderwandfrakturen	119	41,5%
Laterale Mittelgesichtsfrakturen Grad 2	254	1,6%
Laterale Mittelgesichtsfrakturen Grad 3	75	26,6%
Zentrale Mittelgesichtsfrakturen Grad 1	48	10,4%
Zentrale Mittelgesichtsfrakturen Grad 2	65	36,9%
Zentrale Mittelgesichtsfrakturen Grad 3	91	52,7%

4 Eigenes Krankengut

In dem Zeitraum von 1973–1991 wurden in der Hals-Nasen-Ohren-Klinik der Philipps-Universität Marburg 4252 Patienten mit Kopfverletzungen versorgt. 1849mal mußten ausschließlich Verletzungen der Gesichtsweichteile versorgt werden. In 1401 Fällen handelte es sich um isolierte Nasengerüstfrakturen. Bei 1002 Patienten wurden Frakturen des übrigen Gesichtsschädels operativ behandelt, die je nach Lokalisation und Ausdehnung der Verletzung klassifiziert wurden [31, 32].

Bei 159 der 1002 Gesichtsschädelfrakturen (15,9%) fanden wir Verletzungen der vorderen Schädelbasis, die im Rahmen der Frakturbehandlung mitversorgt wurden. Die verschiedenen Typen von Gesichtsschädelfrakturen zeigen in einem unterschiedlichen Anteil eine Beteiligung der Schädelbasis (Tabelle 1), wobei hauptsächlich im Zusammenhang mit Stirnhöhlenvorderwandfrakturen und zentralen Mittelgesichtsfrakturen, nach Schweregrad zunehmend, mit Verletzungen der Frontobasis zu rechnen ist.

4.1 Geschlechts- und Altersverteilung

Die folgenden Ausführungen beziehen sich auf 151 Fälle, von denen lückenlose Unterlagen zur Auswertung vorlagen. Wie wir auch schon bei den Gesichtsschädelfrakturen beobachten konnten [32], sind die Männer mit 128 Fällen (84,8%) weitaus häufiger an den rhinobasalen Frakturen beteiligt als die Frauen mit 23 Fällen (15,2%). Dies entspricht auch hier einem Verhältnis von mehr als 5:1. Die Angaben in

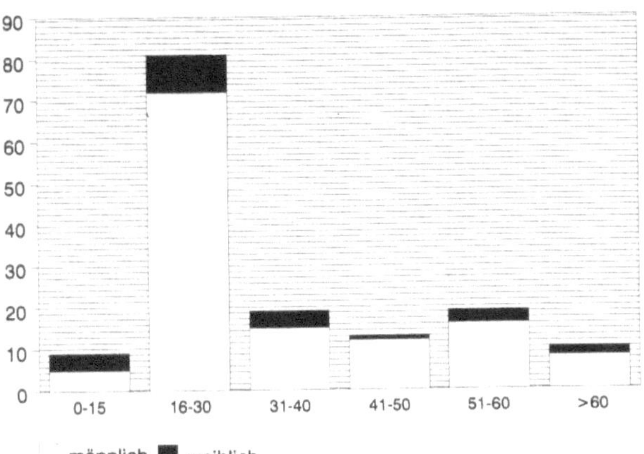

Abb. 2. Alters- und Geschlechtsverteilung der Verletzten mit rhinobasalen Frakturen

der neueren Literatur bestätigen das starke Überwiegen der Männer in gleicher Höhe [6, 18, 21, 27]. Boenninghaus erklärte 1960 diese auch von ihm festgestellte Tatsache damit, daß Männer den häufigsten Verletzungsursachen, nämlich Verkehrsunfällen und Arbeitsunfällen, mehr ausgesetzt seien als Frauen [4]. Daran scheint sich in den vergangenen 30 Jahren nichts geändert zu haben.

Das Durchschnittsalter der Verletzten beträgt in unserem Krankengut 31 Jahre. Die Verteilung wird aus Abbildung 2 ersichtlich. Mit Abstand die größte Gruppe wird von den 16- bis 30jährigen gebildet (53,7%). Sehr viel seltener ziehen sich über 60jährige (6,6%) und Kinder unter 16 Jahren (5,9%) frontobasale Frakturen zu. Übereinstimmend findet sich in der Literatur eine entsprechende Altersverteilung [6, 18, 27, 36]. Insbesondere herrscht Einigkeit darüber, daß Verletzungen der Frontobasis im Kleinkindesalter selten sind [6, 11, 14, 15, 17, 28]. Die Ursache sei darin zu suchen, daß der kindliche Schädel noch relativ nachgiebig sei und die an die Basis grenzenden Nebenhöhlen noch nicht voll entwickelt seien [14].

Die pathophysiologische Grundlage zur Entstehung frontobasaler Frakturen und Duraverletzungen ist die entwicklungsgeschichtlich determinierte Ausdehnung, Ossifikation und Ausdünnung der frontobasalen Lamelle [11].

Die Stirnhöhle und die in eine kompakte Knochenkapsel eingebettete Keilbeinhöhle sind beim 6jährigen höchstens erbsgroß. Das Siebbein ist schon weitgehend ausgebildet, aber erst mit 6 Jahren vereinigen sich die teilweise ossifizierten Seitenteile mit der knöchernen septalen Lamelle des Siebbeines durch Knochenbälkchen. Erst mit 16 Jahren ist die Verknöcherung abgeschlossen [23]. Frontobasale Frakturen bei Kindern unter 4 Jahren finden sich höchst selten in der Literatur. Pfalz erwähnt ein 2jähriges Mädchen mit Frakturen im hinteren Siebbein [24], bei Kecht [15] werden 4 Kinder zwischen 3 und 4 Jahren beschrieben.

In unserem Krankengut findet sich ein 2jähriges Mädchen, das mit dem Kopf unter einen umgekippten Schrank geriet und sich hierbei eine Siebbeindachfraktur zuzog.

Eine pathologische Besonderheit kindlicher Schädelfrakturen sei die „wachsende Fraktur" [25], bei der die im Bruchspalt eingeklemmte Dura die fibröse Frakturheilung verhindert. Der Bruchspalt wird im Laufe des Wachstums breiter. Kecht [15] sowie Pirsig und Limmer [25] beschrieben je einen Fall eines knapp 3jährigen bzw. eines 7jährigen Kindes mit einer wachsenden Fraktur. Allerdings wird von Probst [26] eine solche Fraktur im Bereich des Siebbeindaches auch bei einem 26 Jahre alten Patienten beschrieben, der 3 Jahre zuvor verunfallte.

4.2 Unfallursachen

Während gegen Ende des vergangenen Jahrhunderts als häufigste Ursache für frontobasale Frakturen Hieb-, Stich- oder Schußverletzungen galten [2], ist in unserem Jahrhundert der Verkehrsunfall uneinholbar an die Spitze der Ursachen für frontobasale Frakturen getreten. Bei Bauer [1], Seiferth [33] und Escher [7] sind Verkehrsunfälle in über der Hälfte der Fälle die Unfallursache. Boenninghaus [4] gibt sogar einen Anteil von 71% Verkehrsunfällen an. Während bei Boenninghaus über ¾ der im Verkehr Verunfallten Motorradfahrer waren, auch bei Escher dominieren die Zweiradfahrer, zeigen neuere Statistiken einen deutlichen Rückgang des Anteils der Zweiradfahrer bei aber unverändertem Anteil der Verkehrsunfälle insgesamt. So sind in dem Krankengut von Deitmer et al. [6] 68% der fronto-basalen Frakturen durch Verkehrsunfälle bedingt, wobei die Zweiradfahrer nur zu ¼ Viertel bei den Verkehrsunfällen vertreten sind. Diese Entwicklung ist sicherlich den verstärkten Sicherheitsvorschriften (Helm-Pflicht) zu verdanken, die Boenninghaus schon 1960 forderte.

Arbeitsunfälle sind in allen größeren Statistiken aus verschiedenen Zeitabschnitten mit ca. 10% als Ursache frontobasaler Frakturen vertreten.

Die Ursachen der 151 rhinobasalen Frakturen des eigenen Krankengutes sind in Tabelle 2 zusammengefaßt. Mit weitem Abstand führen die Verkehrsunfälle (72,9%), wobei unter ihnen nur etwas mehr als ¼ Zweiradfahrer sind. Arbeitsunfälle als nächst häufige Ursache machen, wie bei andern Autoren auch, in unserem Krankengut nur knapp 10% aus.

Tabelle 2. Ursachen von 151 frontobasalen Frakturen

Verkehrsunfälle:		72,9%
Pkw:	69,1%	
Zweirad:	26,4%	
Fußgänger:	4,5%	
Arbeitsunfälle:		9,9%
häusliche Unfälle:		6,6%
Sportunfälle:		4,0%
Tätlichkeiten:		3,3%
Suizidversuche:		2,6%
iatrogen:		0,7%

Bei der einen iatrogenen Verletzung handelt es sich um eine breitflächige Läsion des Siebbeindaches durch einen alio loco durchgeführten Versuch, die Stirnhöhle zu bougieren. In 14 Fällen (7 Arbeitsunfälle, 4 häusliche Unfälle und 3 Suizidversuche) war ein Sturz aus großer Höhe der Grund für die Verletzung.

Im Vergleich der Verteilung der Ursachen für frontobasale Frakturen und Gesichtsschädelfrakturen insgesamt im Krankengut unserer Klinik fiel auf, daß Verkehrsunfälle bei den Gesichtsschädelfrakturen mit 44,8% viel weniger genannt wurden als bei den frontobasalen Frakturen (72,9%). Sportunfälle und Tätlichkeiten sind als Verletzungsursache bei Gesichtsschädelfrakturen 3- bis 4mal häufiger als bei Frontobasisfrakturen. Die in älteren Arbeiten so häufig erwähnten Schußverletzungen sind in unserer Serie nur mit 3 Fällen vertreten. In 24% unserer Fälle waren die Verletzten unübersehbar alkoholisiert.

4.3 Eigene Klassifikation

Walter Uffenorde setzte sich als Direktor der Marburger HNO-Klinik intensiv mit der Traumatologie des Gesichtsschädels und der Frontobasis auseinander (diese Marburger Tradition wurde dann durch Mittermaier und Boenninghaus fortgesetzt) und schrieb in seinem Handbuchartikel 1928 über „Die Verletzungen der Nase und ihrer Nebenhöhlen": „Ich glaube, bei der Behandlung des mir gestellten Themas am besten nach anatomischen Gesichtspunkten zu gliedern, die naheliegende Einteilung nach den Verletzungsarten erscheint mir in dieser Hinsicht weniger zweckmäßig zu sein. Namentlich bestimmt mich zu meiner Auffassung der Umstand, daß ja doch letzten Endes durch alle Verletzungsarten, mag es sich um stumpfe oder scharfe, grobe, breit ansetzende oder umschriebene oder auch um Schußverletzungen handeln, nur quantitativ verschiedene Wirkungen verursacht werden" [37].

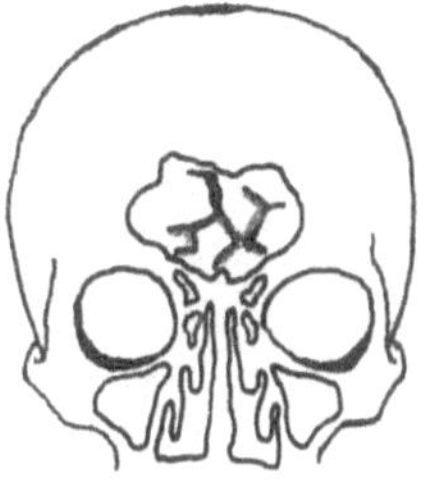
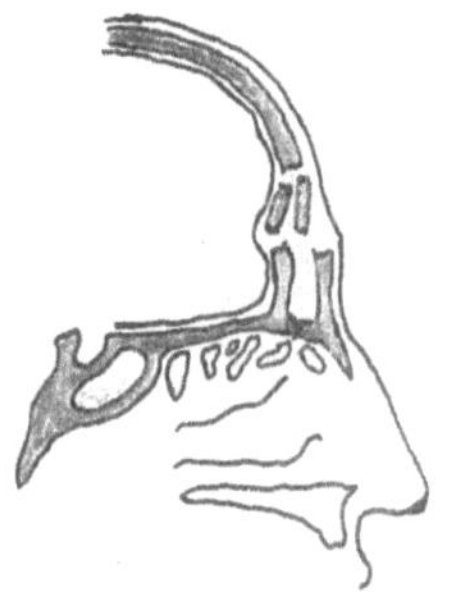

Abb. 3. Rhinobasale Fraktur Typ I, Fraktur der Stirnhöhlenhinterwand

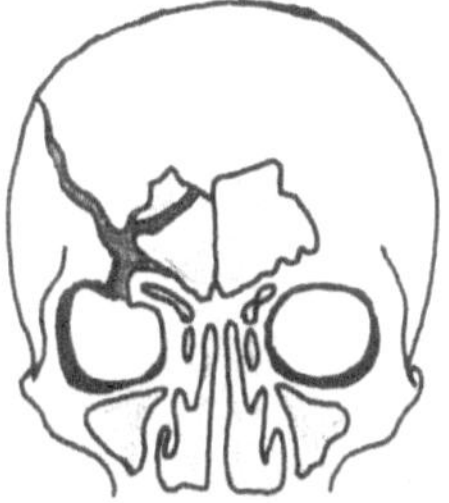
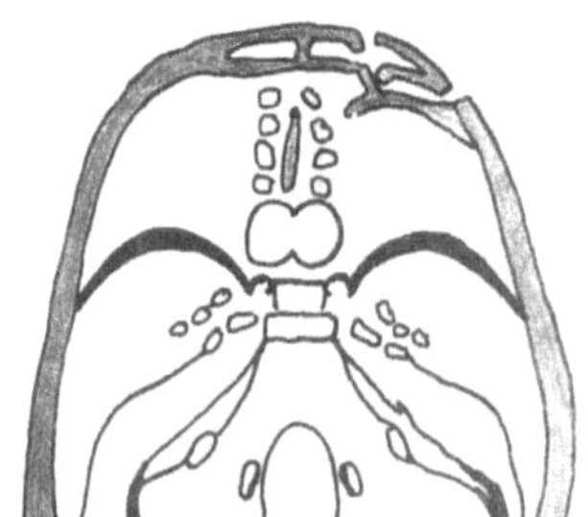

Abb. 4. Rhinobasale Fraktur Typ Ia, Fraktur der Stirnhöhlenhinterwand mit Ausstrahlung in die Orbita bzw. die Kalotte

Dieser Meinung, daß in erster Linie anatomische Gesichtspunkte bei einer Klassifikation zu berücksichtigen seien, können wir uns, wie es auch Oberascher und Albegger sowie Stoll [21, 35] getan haben, nur anschließen, zumal durch die moderne Diagnostik mittels hochauflösendem CT in verschiedenen Schnittrichtungen die Frakturlokalisierung sehr erleichtert wird. Als zweites Kriterium sollte aber auch die Ausdehnung der Verletzung Berücksichtigung finden, so daß wir in folgende Verletzungstypen einteilen: beim *Typ I* (Abb. 3) liegt eine Fraktur der Stirnhöhlenhinterwand vor (13,2%). Ist zusätzlich das Orbitadach gebrochen oder die Fraktur strahlt in die Kalotte aus (Abb. 4), handelt es sich um einen *Typ Ia* (11,9%). *Typ II* (Abb. 5) kennzeichnet eine Verletzung nur des Siebbein- und/oder Keilbeinhöhlendaches (16,6%). Sind die Lamina cribrosa und die Crista galli mit in die Verletzung einbezogen (Abb. 6), sprechen wir vom *Typ IIa* (13,9%). Verläuft die Fraktur von der Stirnhöhlenhinterwand bis zum Siebbeindach (Abb. 7), so liegt ein *Typ III* vor (31,8%). Wird zur Stirnhöhlenhinterwand und zum Siebbeindach auch noch das Keilbeinhöhlendach mitverletzt (Abb. 8), entsteht der *Typ IV* (12,6%).

In 57 von 151 Verletzungen (38%) lag ein bilateraler Bruch vor. Bei den unterschiedlichen Typen kam Doppelseitigkeit verschieden häufig vor. Die umschriebenen Verletzungen der Stirnhöhlenhinter-

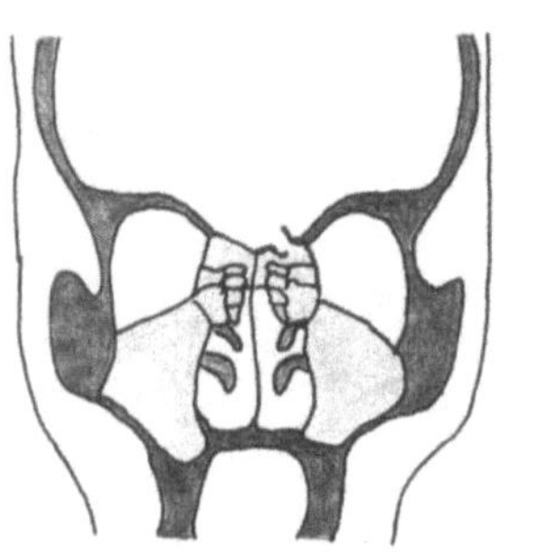
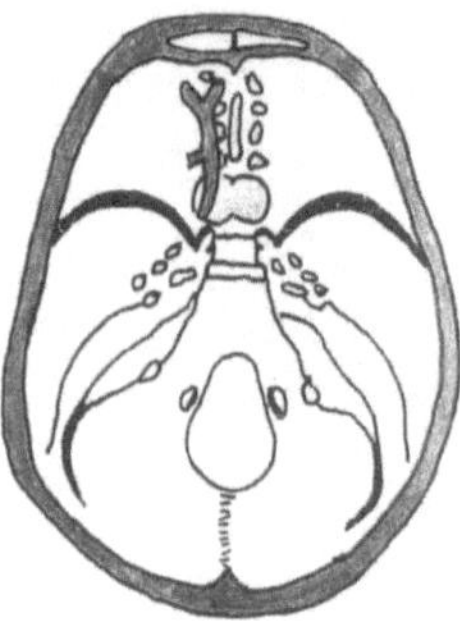

Abb. 5. Rhinobasale Fraktur Typ II, Fraktur des Siebbein- und/oder Keilbeinhöhlendaches

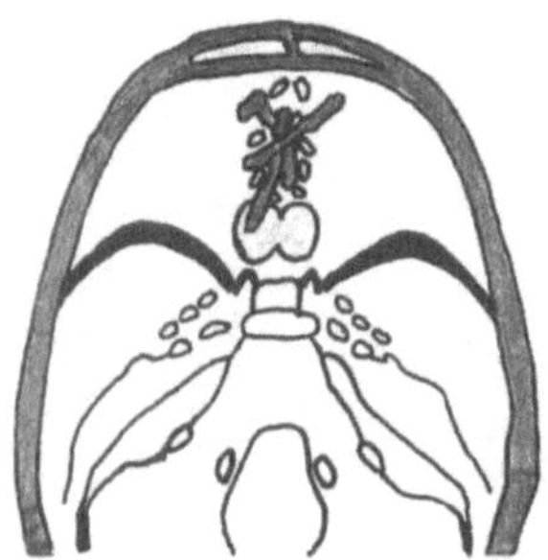
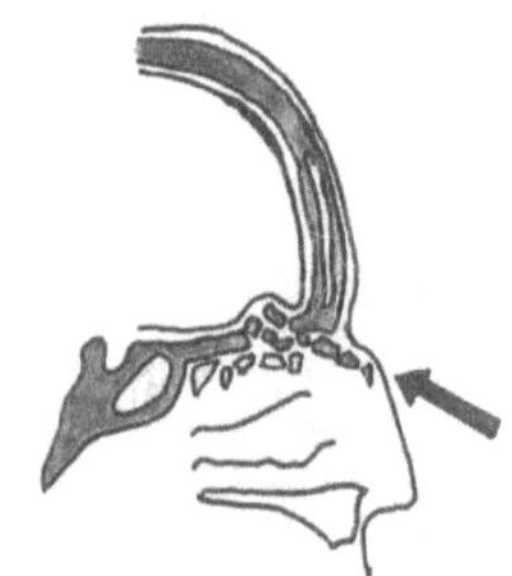

Abb. 6. Rhinobasale Fraktur Typ IIa, Fraktur des Siebbein- und/oder Keilbeinhöhlendaches mit Beteiligung der Lamina cribrosa und der Crista galli

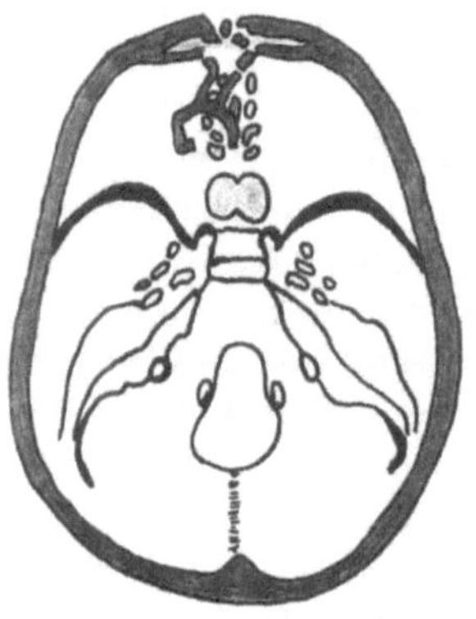
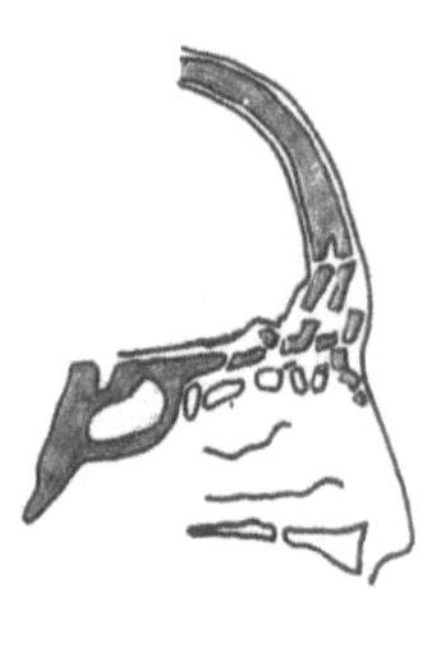

Abb. 7. Rhinobasale Fraktur Typ III, Fraktur von Stirnhöhlenhinterwand und Siebbeindach

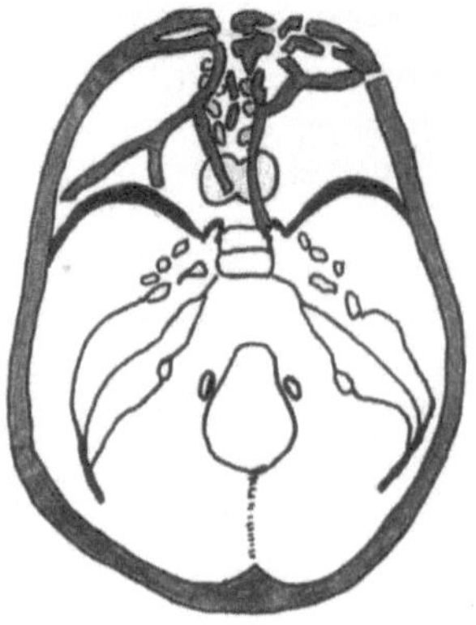
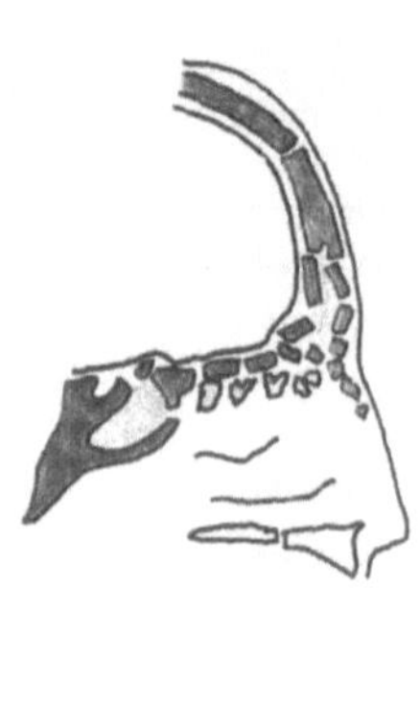

Abb. 8. Rhinobasale Fraktur Typ IV, Fraktur von Stirnhöhlenhinterwand, Siebbein- und Keilbeinhöhlendach

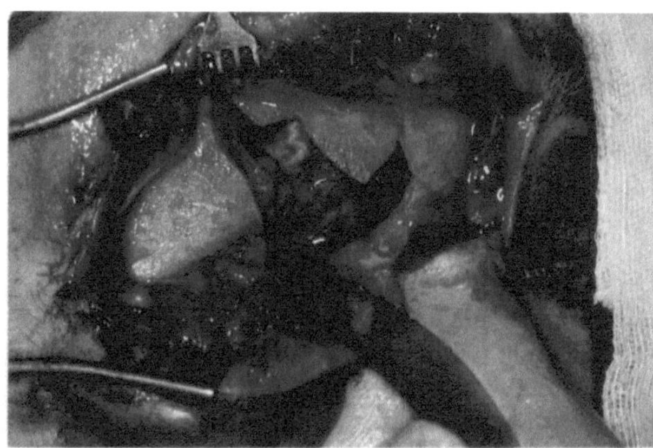

Abb. 9. Klinisches Bild einer Stirnhöhlenvorder- und -hinterwandfraktur

wand (Typ I), meist als typische Biegungsfrakturen zusammen mit Frakturen der Vorderwand auftretend (Abb. 9), kommen nur in 5% doppelseitig vor. Stirnhöhlenhinterwandfrakturen mit Ausstrahlung in Orbitadach und Kalotte reichen in 22% bis zur Gegenseite. Die Frakturen des Typ II sahen wir nur einseitig. Bei Mitbeteiligung von Lamina cribrosa und Crista galli (IIa) liegt definitionsgemäß immer eine bilaterale Verletzung vor. Typ III zeigte in 42% und Typ IV in 58% eine Beteiligung der Gegenseite.

In der computertomographischen Diagnostik stellen sich die einzelen Frakturtypen unterschiedlich gut dar, je nachdem welche Schnittebene betrachtet wird. Zur Beurteilung der klassischen Biegungs- oder Impressionsfrakturen ist die axiale Schichtebene unverzichtbar. Nur in dieser Projektionsebene können die frontobasalen Frakturen im Bereich der Stirnhöhlenhinterwand (Abb. 10), die vorkommen bei den Typen I, Ia, III und IV, ausreichend beurteilt werden. Zur Darstellung von Impressionsfrakturen der Glabella (Abb. 11), die dann zu einer Eintreibung der Crista galli und der Lamina cribrosa führen, wie wir es hauptsächlich bei dem Typ IIa, gelegentlich auch bei den Typen III und IV beobachten können, ist ebenfalls die axiale Schicht optimal.

Nur selten gelingt es befriedigend, eine Berstungsfraktur des Siebbeindaches auf axialen Schichten ausreichend zu erfassen. Bei Frakturen des Siebbein- oder Keilbeinhöhlendaches sind koronare Schichtebenen weitaus überlegen.

Abb. 10. Axiale CT-Schicht bei Fraktur der Stirnhöhlenvorder- und -hinterwand mit Ausstrahlung in die Orbita

Abb. 11. Impressionsfraktur der Glabella

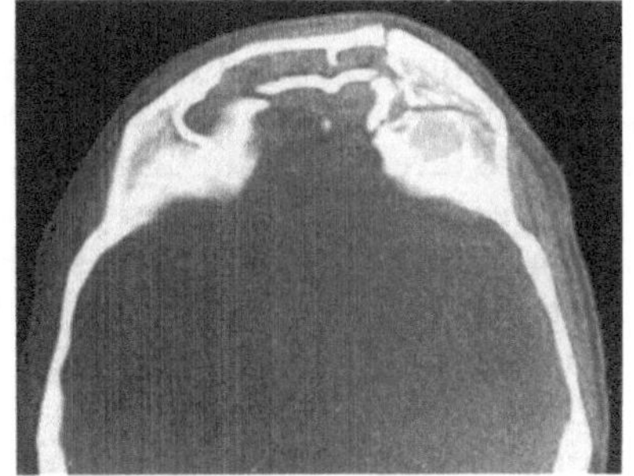

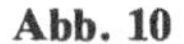

Abb. 10

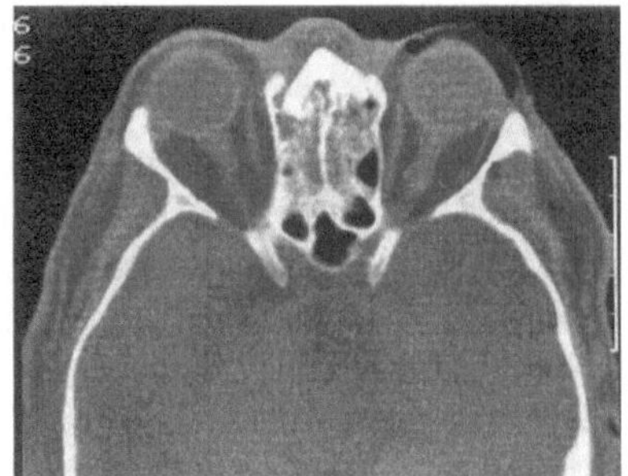

Abb. 11

5 Symptome

5.1 Begleitende Verletzungen des Nasengerüstes

In einem nicht unbeträchtlichen Anteil unserer Patienten (32,5%) lag eine mehr oder weniger starke Mitverletzung des knöchernen Nasengerüstes mit entsprechender Dislokation vor. Deitmer und Rath geben in ihrem Krankengut in 28,3% eine Mitverletzung des Nasengerüstes an [6]. Häufig steht die Verformung der äußeren Nase so sehr im Vordergrund, daß zunächst die Möglichkeit einer schwereren Verletzung wie einer frontobasalen Faktor gar nicht in Erwägung gezogen wird (Abb. 12). Die verschiedenen Typen rhinobasaler Frakturen zeigen in unterschiedlichem Ausmaß eine Mitverletzung des Nasengerüstes, am häufigsten finden wir sie beim Typ II (80%) und Typ IIa (90,5%).

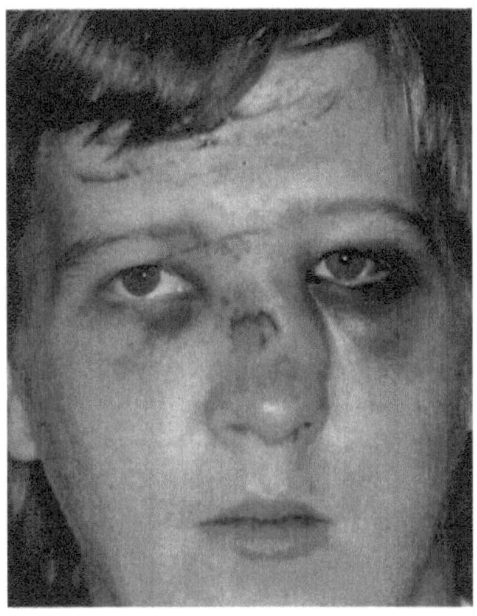

Abb. 12. Klinisches Bild einer rhinobasalen Fraktur Typ III, bei der die Dislokation der Nasenpyramide im Vordergrund steht

5.2 Begleitende Augenverletzungen

Das neben einer möglichen Verformung der Nase wohl augenfälligste Symptom frontobasaler Frakturen ist zweifellos das Lidhämatom (Abb. 12), welches wir in unserem Krankengut einseitig als Monokelhämatom (17,9%) oder doppelseitig als Brillenhämatom (75,5%) bei insgesamt 93,4% der Fälle beobachteten. Es ist somit ein sehr häufiges Symptom, es beweist aber keineswegs eine Verletzung der Basis, da es nicht in allen Fällen auftrat, wohl aber auch im Rahmen von isolierten Nasengerüst- oder Mittelgesichtsfrakturen ohne Beteiligung der Basis zu sehen ist. Diese Lidhämatome bilden sich meist erst im Verlaufe einiger Stunden nach dem Unfallgeschehen aus und sind gelegentlich begleitet von einem mehr oder weniger ausgeprägten Hautemphysem, welches wir in 36% unserer Fälle fanden. Ein solches Hautemphysem tritt dann auf, wenn der Verletzte den endonasalen Druck beim Nasenschneuzen stark erhöht und gleichzeitig Brüche der Lamina papyracea oder des Orbitabodens vorliegen. Das lockere Subkutangewebe und die dehnbare Lidhaut ermöglichen in Einzelfällen eine monströse Ausbildung von Lidschwellungen, die weder aktive noch passive Augenöffnung erlauben.

Im Rahmen des schweren Schädeltraumas kann es auch zu einem Verlust des Sehvermögens kommen, der einmal bedingt sein kann durch eine Zerstörung des Augapfels, zum anderen aber auch durch eine Schädigung des Sehnerven. Als Mechanismen für eine Optikusläsion werden diskutiert: 1. direkte Schädigung des Sehnerven durch Knochenfragmente oder Kompression des Nerven durch Knochensplitter im Kanal, 2. Zerreißung von Nervenfasern bei erhaltener Scheide (sagittale Hirnmassenverschiebung), 3. Nervkompression durch Blutung im Canalis opticus, 4. Schädigung der ernährenden Gefäße im Kanal, 5. Nervkontusion durch Aufprall an die Knochenwandung mit eventuellem Ödem des Nerven [9].

Die Literaturangaben über die Häufigkeit von Optikusläsionen bei frontobasalen Frakturen schwanken zwischen 3,5% und 20% [3, 27, 29]. Für die Gruppe der nasofrontoethmoidalen Frakturen wird sogar eine Rate von 36% Erblindungen angegeben [20]. Unsere eigenen Patienten erlitten im Rahmen ihres Unfalles in 15,2% (23 von 151) einen Verlust des Sehvermögens, wobei in 6 Fällen sogar eine bilaterale Amaurose vorlag. Bei 8 der 23 Fälle war eine perforierende Bulbusverletzung, bei 15 Fällen eine Optikusschädigung die Ursache der Erblindung.

Während beim Typ I der rhinobasalen Frakturen in keinem Fall eine Beeinträchtigung des Sehvermögens auftrat, sahen wir beim Typ IV in mehr als ⅓ (37%) Amaurosen.

Eine bitemporale Hemianopsie als Zeichen der Optikusschädigung im Chiasmaabereich beobachteten wir in 2 Fällen unserer Serie.

Diplopie im Rahmen frontobasaler Verletzungen wird durch die verschiedensten Ursachen bedingt. Liegen begleitende Mittelgesichtsverletzungen vor, so können Einklemmungen der Orbitaweichteile meistens im Bereich des Orbitabodens oder der medialen Orbitawand zu Motilitätsstörungen des Bulbus mit subjektiver Diplopie führen. Ähnlich wie wir es gelegentlich nach Stirnhöhlenoperationen beobachteten [30], kann es auch bei Verletzungen des Stirnhöhlenbodens zu Schädigungen oder Verlagerungen der Trochlea mit folgender Diplopie kommen. Häufig werden die Doppelbilder auch nur durch intraorbitale Hämatome mit Verlagerung des Bulbus oder schwellungsbedingter Funktionsstörung einzelner Augenmuskeln hervorgerufen. Seltener sind echte Augenmuskelparesen. Die Nerven okulomotorius, abduzens und trochlearis werden kaum in ihrem intraorbitalen Verlauf geschädigt, sondern bei Basisfrakturen, die durch den Sinus cavernosus verlaufen.

Wir registrierten in unserem Krankengut bei 14,6% der Fälle eine Diplopie, die bei allen Typen rhinobasaler Frakturen (ausgenommen Typ I) vorkamen.

5.3 Begleitende Verletzungen des Schädelinneren

Das eigentliche Problem der frontobasalen Frakturen ist nicht die knöcherne Verletzung, sondern die durch das Trauma bedingte Schädigung des Schädelinhaltes.

Da es praktisch keinen Schädelbruch ohne Beteiligung des Hirnes gibt, wird grundsätzlich von einem Schädel-Hirn-Trauma gesprochen. Die herkömmlichen Bezeichnungen für Schädel-Hirn-Verletzungen unterschiedlicher Schweregrade: Commotio, Contusio und Compressio cerebri sind so ungenau definiert und lassen keine exakte Befundbeschreibung zu, so daß sie ersetzt werden sollten durch die mit genauen Kriterien versehene Einteilung in Schädel-Hirn-Traumen 1. (leichten), 2. (mittleren) und 3. (schweren) Grades. Ein leichtes Schädel-Hirn-Trauma stellten wir bei 33,8%, ein mittleres bei 27,8% und ein schweres bei 13,9% fest. Fehlender Bewußtseinsverlust nach dem Trauma darf nicht zu dem Schluß führen, daß kein ernsteres Hirntrauma vorliege. Im Krankengut von Fendel und Werner [10] war nur die Hälfte der Verletzten nach dem Trauma bewußtlos, bei der anderen Hälfte konnten aber mit neurophysiologischen Untersuchungen noch erhebliche Hirnschädigungen nachgewiesen werden.

Die während des Traumas stattfindenden Massenbewegungen des Hirns führen zu Dehnungen oder auch Abrissen der Gefäße mit konsekutiver Blutung. Durch Knochensplitter kann auch eine direkte Gefäßläsion verursacht werden. Wir beobachteten bei 14% (21 von 151) unserer Fälle eine intrakranielle Blutung, wobei 6mal ausgedehnte epidurale Blutungen, 5mal subdurale und 10mal intrazerebrale Blutungen vorlagen.

Eines der wenigen Symptome, die beweisend sind für das Vorliegen einer rhinobasalen Verletzung, ist die Rhinoliquorrhoe. Nicht bei allen Patienten mit Durazerreißungen ist eine Rhinoliquorrhoe zu finden, da es nicht selten durch Koagel, Knochensplitter oder das Hirn selbst zu einer Verlegung der Liquorfistel kommt, wodurch dieses wichtige Symptom zunächst verborgen bleibt und das Vorliegen einer gedeckten statt einer offenen Hirnverletzung angenommen wird.

Während Boenninghaus aus seinem Krankengut einen Anteil von 75% und Deitmer et al. 44% präoperativ nicht erkannter Liquorfisteln angeben [4, 6], lag bei uns der Anteil von Duraverletzungen ohne primäre Liquorrhoe bei 31%. (Zur Diagnostik der Rhinoliquorrhoe siehe Referat Oberascher.) Insgesamt fanden wir bei unseren Patienten mit frontobasalen Frakturen in 64% eine Verletzung der Dura. Die einzelnen Typen rhinobasaler Frakturen lassen verschieden häufig eine gleichzeitige Duraverletzung erkennen (Abb. 13.). Verständlicherweise liegen bei den ausgedehnteren rhinobasalen Frakturen wie Typ III und Typ IV mit 85% bzw. 95% häufig Liquorfisteln vor. Die umschriebenen Basisverletzungen der Stirnhöhlenhinterwand ohne oder mit Ausstrahlung in Orbita oder Kalotte (Typen I, Ia) weisen nur in 40% bzw. 45% eine Duraverletzung auf. Interessant scheint der krasse Unterschied zwischen Typ II mit 16% und Typ IIa mit 86% Duraverletzungen. Im Bereich des Siebbeindaches kommt es also nur dann häufig zu einer Duraverletzung, wenn die Lamina

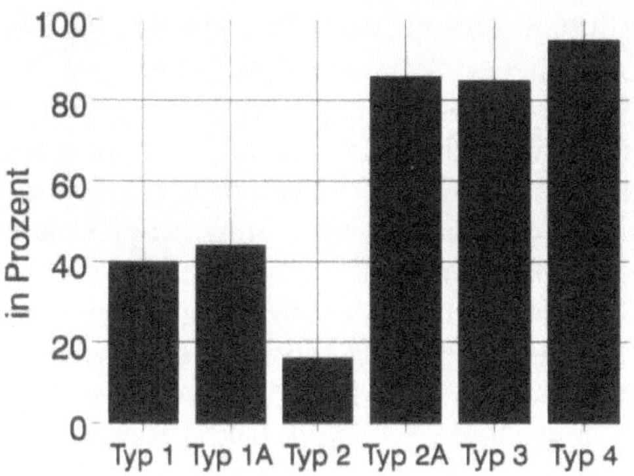

Abb. 13. Anteil der Duraverletzungen bei den verschiedenen Typen rhinobasaler Frakturen

cribrosa mitbeteiligt ist, die ja mit der Dura besonders eng Verbindung zeigt.

Verletzungen der Lamina cribrosa lassen eine Störung des Riechvermögens erwarten. So trat eine Anosmie direkt nach dem Unfall bei 21% unserer Fälle auf und zwar bei den Fällen, die eine Zertrümmerung der Lamina cribrosa erlitten hatten.

An weiteren neurologischen Auffälligkeiten fanden wir in 2,6% einen Diabetes insipidus und in 1,3% eine Frühmeningitis. Fazialisparesen wurden bei 4,7% der Fälle beobachtet, hier lagen gleichzeitig laterobasale Schädelfrakturen vor.

Beweisend für das Vorliegen einer frontobasalen Fraktur ist der Nachweis intrakranieller Luft.

Dies ist heute Dank der hochauflösenden Computertomographie schon bei minimalen Defekten und entsprechend kleinen Luftbläschen möglich (Abb. 14). In den Zeiten vor Anwendung der Computertomographie war der Nachweis endokranieller Luft nur bei relativ großer Luftansammlung (ausgedehntes Pneumenzephalon) mit Hilfe konventioneller Röntgenaufnahmen möglich. Seiferth vermutete 1954 bereits, daß ein Pneumenzephalon wahrscheinlich viel häufiger vorkommt als es diagnostiziert wird [33]. So fanden wir in unserer Serie mit Hilfe der Computertomographie intrakraniell Luft bei einem Drittel der Verletzten.

6 Spätkomplikationen

Spätkomplikationen nach frontobasalen Schädelfrakturen treten oft erst nach Jahren, gelegentlich sogar nach Jahrzehnten auf. So konnten wir kürzlich einen Patienten wegen einer Stirnhöhlen-Siebbein-Mukozele operieren, der Mitte der 50er Jahre in der Marburger Klinik wegen einer frontobasalen Fraktur nach Motorradunfall behandelt wurde. Angaben über die Häufigkeiten von Spätkomplikationen sind somit kritisch und immer im Hinblick auf den Beobachtungszeitraum zu betrachten. In unserem Krankengut lag der Beobachtungszeitraum zwischen 1 und 19 Jahren.

Eine Spätmeningitis jeweils im Zusammenhang mit einer Liquorfistel mußten wir in 4 Fällen (2,6%) behandeln. Diese Meningitiden traten nach 2 und 6 Monaten sowie 2mal nach 7 Jahren auf.

Eine traumatische Spätepilepsie ist meist Folge einer Narbenbildung nach Hirnsubstanzdefekten. Bei 2 unserer Fälle (1,3%) wurde diese Spätkomplikation beobachtet.

Die in neurochirurgischen Veröffentlichungen [13, 27] angegebenen höheren Komplikationsraten

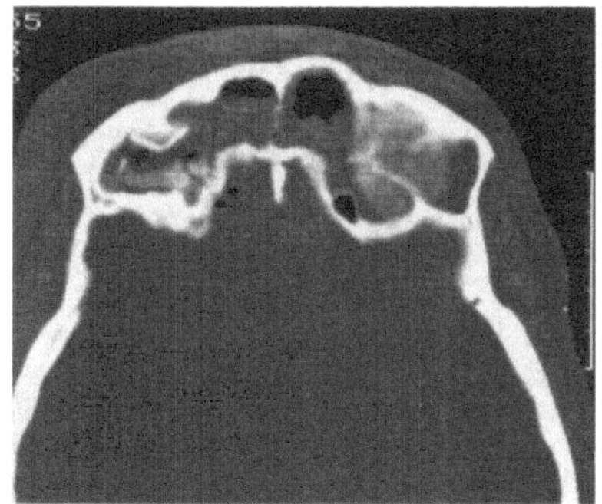

Abb. 14

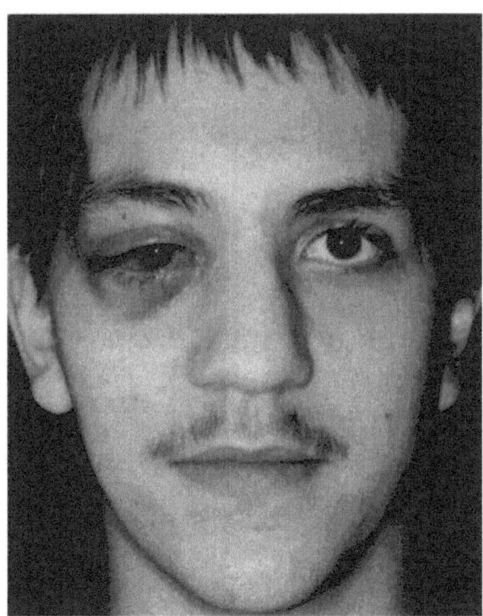

Abb. 15

Abb. 14. Axiale CT-Schicht einer Stirnhöhlenhinterwandfraktur mit endokraniellen Luftbläschen

Abb. 15. Carotis-Sinus-Cavernosus-Fistel rechts, 9 Monate nach Versorgung einer rhinobasalen Fraktur Typ IV

mögen ihre Ursache darin haben, daß in deren Krankengut ausgedehntere Verletzungen zu finden waren als im selektierten HNO-Krankengut.

Vaskuläre Spätkomplikationen wie Carotis-Sinus-Cavernosus-Fisteln und infraklinoidale Karotisaneurysmen sind glücklicherweise seltene Ereignisse. Eine Carotis-Sinus-Cavernosus-Fistel mit den typischen Symptomen des geröteten Auges mit pulsierendem Exophthalmus sahen wir nur in einem Falle 9 Monate nach Versorgung einer ausgedehnten frontobasalen Fraktur (Abb. 15). Bei plötzlich einsetzendem massiven Nasenbluten mit anamnestisch bekanntem Frontobasistrauma muß immer differentialdiagnostisch ein infraklinoidales Karotisaneurysma bedacht werden. Zwischen dem Unfallereignis und dem bedrohlichen Nasenbluten können Zeiträume bis über 10 Jahre vergehen [13].

Mukozelen als Folge der frontobasalen Verletzung bzw. ihrer operativen Behandlung sind eine nicht seltene Spätkomplikation, die wir bei 11,3% unserer Fälle sahen. Die immer in Stirnhöhlen-Siebbein-Bereich gelegenen Mukozelen wurden in einem Zeitraum zwischen 3 Monaten und 12 Jahren nach der Versorgung der Unfallverletzung gefunden. Es erscheint wichtig, bei eventuellen Begutachtungen derartiger Patienten darauf hinzuweisen, daß auch nach Ablauf von 10 Jahren und mehr noch mit dem Auftreten oben genannter Spätkomplikationen gerechnet werden kann. Diese Spätkomplikationen sind zweifelsfrei als Unfallfolge anzusehen.

Das von den meisten Patienten angegebene, dauerhaft persistierende Symptom war der Kopfschmerz (25%). Dies verwundert nicht bei Berücksichtigung der Tatsache, daß über 40% der Patienten ein Schädel-Hirn-Trauma 2. und 3. Grades erlitten hatten.

Einen weiteren häufigen Dauerschaden stellen die persistierenden Sensibilitätsstörungen des Nervus supraorbitalis und des Nervus infraorbitalis dar, die wir in Form von Hypästhesien, Parästhesien und Anästhesien bei 24% unserer Patienten feststellten. Andere Autoren berichten über Auftreten der oben genannten Dauerschäden in gleicher Häufigkeit [6].

7 Mortalität

Die Mortalitätsrate nach frontobasalen Schädelfrakturen hat sich im Verlauf der letzten 100 Jahre erheblich verändert. In einer Zusammenstellung mehrerer Statistiken mit insgesamt über 4000 Fällen fand K. H. Bauer [1] für verschiedene Zeitabschnitte auch unterschiedliche Mortalitätsraten: 1890–1910: 46,5%; 1911–1930: 48,7%, 1931–1937: 26,9%. Neurochirurgische Statistiken aus den letzten 10 Jahren ergeben Mortalitätsraten von 10%–25% [18, 27, 36]. Die von HNO-ärztlicher Seite veröffentlichten Sterberaten liegen aus schon oben aufgeführten Gründen deutlich darunter – 5,6% [4], 7,3% [7] –. In unserem eigenen Beobachtungsgut verstarben 8,6% der Patienten mit frontobasalen Frakturen an den Folgen ihres schweren Hirntraumas.

Die nicht übersehbare Verringerung der Mortalitätsrate während der letzten Jahrzehnte hat zum einen sicherlich ihre Ursache in der wesentlich verbesserten radiologischen Diagnostik (siehe Referat Zanella), durch die auch schon kleinste Läsionen der Frontobasis erfaßt werden. Hierdurch wird natürlich der Anteil der letal endenden Verletzungen im Vergleich zu anwachsenden Gesamtzahl geringer. Da aber trotz der Zunahme schwerer Verkehrsunfälle die Sterblichkeitsrate sank, müssen weitere Faktoren eine wichtige Rolle spielen wie die gezielte antibiotische Therapie zur Prophylaxe und Behandlung entzündlicher Komplikationen und die deutlich verbesserten operativen Techniken (siehe Referat Stoll) unter Zuhilfenahme des Operationsmikroskopes und Verwendung von Humanfibrinklebern.

Danksagung. Herrn H.-G. Wulff sei gedankt für die Anfertigung der Zeichnungen und für die Mithilfe bei der Auswertung des Krankengutes.

Literatur

1. Bauer KH (1939) Der Bruch der Schädelbasis. Arch klin Chir 196:460–514
2. v Bergmann E (1880) Die Lehre von den Kopfverletzungen. Ferdinand Enke Verlag, Stuttgart
3. Beuthner D (1974) Analyse zur Frage der Nervus-opticus-Dekompression – zugleich eine Übersicht über 10 Jahre präventiv-sanierende Versorgung von Rhinobasisfrakturen. Z Laryng Rhinol 53:830–835
4. Boenninghaus HG (1960) Die Behandlung der Schädelbasisbrüche. Georg Thieme Verlag, Stuttgart
5. Bull HG, Ganzer U, Grüntzig J, Schirmer M (1987) Der Schädelbruch. Urban u. Schwarzenberg, München Wien Baltimore
6. Deitmer T, Rath B (1988) Befunde, Behandlung und Verlauf frontobasaler Frakturen. Laryng Rhinol Otol 67:13–16
7. Escher F (1960) Die fronto-basale Schädelverletzung. Schweiz med Wschr 90:1481–1486
8. Escher F (1969) Clinic, classification and treatment of frontobasal fractures. In: Nobel symposium Stockholm (1968). Almquist u. Wiksell Stockholm, vol 10: Disorders of the Skull Base Region 343–352
9. Ey W (1981) Mitbeteiligung der Orbita bei frontobasalen Traumen. Laryng Rhinol 60:162–167
10. Fendel K, Werner R (1966) Besonderheiten des Hirntraumas bei fronto-basalen Verletzungen. Laryng Rhinol Otol 45:631–639
11. Fiebach A, Landolt H (1989) Frontobasale Frakturen im Kindesalter. HNO 37:287–291

12. Helms J, Geyer G (1983) Experimental fractures of the skull base. In: Samii M, Brihaye J (Hrsg) Traumatology of the skull base. Springer, Berlin Heidelberg New York, S 42–43
13. Kalff R, Lamers B, Maksond M, Grote W (1984) Spätkomplikationen nach frontobasalen Schädelhirntraumen. Unfallheilkunde 87:151–155
14. Kecht B (1971) Zur Versorgung frontobasaler Verletzungen beim Kind. Mschr Ohrenheilk 105:499–504
15. Kecht B (1972) Operativer Zugangsweg und Defektplastik bei Frontobasalverletzungen im Kindesalter. Z Laryng Rhinol 51:309–316
16. Kley W (1968) Die Unfallchirurgie der Schädelbasis und der pneumatischen Räume. Archiv für Ohren- Nasen- und Kehlkopfkunde 191:1–216
17. Kretschmer H (1984) Fronto- und laterobasale Verletzungen im Kindes- und Jugendalter. Akt Traumatol 14:187–192
18. Lamers B, Kalff R (1983) Langzeitbeobachtungen bei frontobasalen Schädelhirnverletzungen. Neurochirurgica 26:140–142
19. Le Fort R (1901) Etude expérimentale sur les fractures de la mâchoire superieur. Rev Chir 23:208–227, 360–379, 479–507
20. May M (1977) Nasofrontal-ethmoidal injuries. Laryngoscope 87:948–953
21. Oberascher G, Albegger K (1991) Diagnostische und therapeutische Aspekte zur Behandlung frontobasaler Frakturen aus rhinochirurgischer Sicht. In: Scriptum zum Traumatologie Workshop Salzburg
22. Osterwald L (1973) Mikrochirurgie der Rhinobasis bei Verletzungen. Arch klin exp Ohren- Nasen- und Kehlkopfheilkunde 205:213
23. Peter K (1938) Die Nase des Kindes. In: Handbuch der Anatomie des Kindes, Bd II. Bergmann, München 184–221
24. Pfalz R (1969) Zur operativen Behandlung der Rhinoliquorrhoe. HNO 17:178–181
25. Pirsig W, Limmer P (1975) Der fronto-orbitale Zugang bei der Behandlung post-traumatischer frontobasaler Liquorfisteln von Kindern. HNO 23:74–81
26. Probst Ch (1975) Die wachsende Fraktur der Schädelkalotte und der Schädelbasis. Neurochirurgica 18:58–68
27. Probst Ch (1986) Neurochirurgische Aspekte bei frontobasalen Verletzungen mit Liquorfisteln: Erfahrungen bei 205 operierten Patienten. Akt Traumatol 16:43–49
28. Probst R, Fiebach A, Moser A (1990) Frontobasale Frakturen beim Kind. Laryngol Rhinol Otol 69:150–154
29. Schmaltz B, Schürmann K (1971) Traumatische Optikusschäden, Probleme der Ätiologie und der operativen Behandlung. Klin Mbl Augenheilk 159:33–51
30. Schroeder HG, Welge-Lüssen L, Glanz H (1981) Bewegungsstörungen des Augapfels nach Stirnhöhlenoperationen. Laryng Rhinol 60:113–116
31. Schroeder HG, Glanz H, Kleinsasser O (1982) Klassifikation und „Grading" von Gesichtsschädelfrakturen. HNO 30:174–179
32. Schroeder HG (1991) Traumatologie des Gesichtsschädels. Archiv für Ohren- Nasen- und Kehlkopfheilkunde Suppl II:174–181
33. Seiferth LB (1954) Die Unfallverletzungen der Nase, der Nasennebenhöhlen und der Basis der vorderen Schädelgrube. Archiv für Ohren- Nasen- und Kehlkopfheilkunde 165:1–98
34. Stanley RB (1988) Concepts and classification of craniofacial trauma: Biomechanical principles. Facial Plastic Surgery 5:193–195
35. Stoll W (1993) Operative Versorgung frontobasaler Verletzungen durch den HNO-Chirurgen. Archiv für Ohren- Nasen- und Kehlkopfheilkunde Suppl I
36. Strohecker J (1984) Zur Akutversorgung offener Frontobasal-Traumen – Primär- und Spätergebnisse. Z Unfallchir Vers med Berufskr 77:21–26
37. Uffenorde W (1928) Die Verletzungen der Nase und ihrer Nebenhöhlen. In: Denker A, Kahler O (Hrsg) Handbuch der Hals-Nasen- Ohrenheilkunde. Springer u. Bergmann, Berlin München, Bd 3:468–528
38. Unterberger S (1959) Neuzeitliche Behandlung von Schädelverletzungen mit Beteiligung der fronto- und laterobasalen pneumatischen Räume. Laryngologie, Rhinologie, Otologie 38:441–455
39. Voss O (1936) Die Chirurgie der Schädelbasisfrakturen: JA Barth Verlag, Leipzig
40. Zange J (1928) Die chirurgische Behandlung der Meningitis. Arch klin Chirurgie 152:335–380

European Archives of Oto-Rhino-Laryngology Suppl. 1993/I

Operative Versorgung frontobasaler Verletzungen (inklusive Orbita) durch den HNO-Chirurgen

W. Stoll

Klinik und Poliklinik für Hals-, Nasen- und Ohrenheilkunde der Westfälischen Wilhelms-Universität Münster (Direktor: Prof. Dr. med. W. Stoll), Kardinal-von-Galen-Ring 10, W-4400 Münster

Inhaltsverzeichnis

1 Präoperative Diagnostik

1.1 Einleitung

Die Basis cranii, Anteil der Fossa cranialis anterior, besteht zum größten Teil aus den Partes orbitales ossis frontalis. Zwischen ihnen liegt die Siebbeinplatte mit den Laminae cribrosae und der median hochragenden Crista galli. Zur Schädelmitte schließt sich als hintere Grenze das Planum sphenoidale an. Der Begriff „Frontobasis" ist mit dieser Basis cranii nicht identisch, sondern bezieht sich – den klinischen Bedürfnissen folgend – auf die Nachbarschaft zu den Sinus paranasales. Frontobasale Traumen betreffen somit die Stirnhöhlenvorder- und -hinterwand, das Siebbeindach, das Keilbeinhöhlendach, die Keilbeinhöhlenseitenwände, die Keilbeinhöhlenhinterwand und das Orbitadach. Beim Orbitadach werden die Grenzen zu den Nebenhöhlen fließend, da der Stirnhöhlenboden und die Siebbeinzellen meist an der Orbitadachbildung beteiligt sind.

Da die meisten frontobasalen Verletzungen die Folge von Mittelgesichtstraumen sind, transnasale und transfaziale extradurale Zugänge als schonend und sicher gelten, das Riechvermögen bei der Versorgung möglichst erhalten werden soll und in der Regel Nasennebenhöhlendrainagen notwendig sind, ergeben sich zwangsläufig wichtige HNO-chirurgische Aufgaben, die in unserem Fach schon über 100 Jahre traditionell gelehrt und weitervermittelt werden.

Aus den zusammengetragenen Erfahrungen sind Behandlungsprinzipien entstanden, die bisher sehr erfolgreich eingesetzt wurden [5, 12, 13, 29, 44].

Tabelle 1. Befunde aus Inspektion, Palpation und Anamnese

offenes Schädelhirntrauma	Visusverlust
Fremdkörper	Doppelbilder
Blutungsquelle	Protrusio
Gesichtsschädeldeformierung	Motilitätsein-
Frakturstufen, Krepitation	schränkung
Monokel-, Brillenhämatom	Lichtstarre
Lidhämatom	Pupille
Lidemphysem	Stauungspapille
Rhinoliquorrhö	Exophthalmus
Riechstörung	Seitendifferenz der
Kieferklemme	Pupillen
Okklusionsstörung	Ansprechbarkeit
Kauschmerzen	Bewußtseinslage (Änderung)
Nackensteifigkeit	Amnesie
Strecksynergismus	Hemiparese
Hypästhesie etc.	Augenmuskelparese etc.

1.2 Planung

Heutzutage ist Fortschritt in der Medizin ohne interdisziplinäre Kooperation nicht denkbar. Daher ist für die Optimalversorgung schwerer Verletzungen eine enge Absprache zwischen Anästhesisten, Unfallchirurgen, HNO-Chirurgen, Kieferchirurgen, Neurochirurgen, Ophthalmologen und Radiologen erforderlich, zumal sich die behandelnden Disziplinen auch forensisch abgrenzen und absichern müssen.

Fachübergreifend empfiehlt es sich, eine orientierende Checkliste zu berücksichtigen, aus der sich das Ausmaß der Schädigung und die Dringlichkeit der Behandlung ableiten läßt (Tabelle 1).

Aus der Befundkombination leitet sich der zeitliche Ablauf der Behandlung ab, dabei bestimmen die zerebrale Ausgangssituation und die Narkosefähigkeit die zumutbare Dauer eines Eingriffes. Wir haben gelernt, daß unter Umständen eine zeitlich versetzte Behandlung besser toleriert wird als eine vielstündige Operation. Der Zeitplan sollte von Fall zu Fall abgesprochen werden, wobei einige Richtlinien zu beachten sind, die sich nicht auf Notfallmaßnahmen am Unfallort, sondern auf die Operationsplanung in den Kliniken beziehen.

Versorgung so schnell wie möglich
- Offene Schädelhirntraumen
- Starke Blutungen aus Mund und Nase
- Pfählungsverletzungen mit liegenden Fremdkörpern
- Bißwunden
- Weichteildefekte mit Substanzverlusten
- Tränenwegsverletzungen
- Kompression des Nervus opticus mit Visusverlust
- Posttraumatische Amaurose des „letzten" Auges

Versorgung im Laufe einer Woche
- Nasengerüstfraktur
- Orbitafraktur ohne funktionelle Beschwerden
- intensivpflichtiges Schädelhirntrauma mit Durchgangssyndrom
- Interdisziplinäre aufwendige Rekonstruktionen
- Pneumatozele ohne großen Knochendefekt
- Geringe Rhinoliquorrhö ohne meningitische Zeichen

Abwarten
- Glatte Fissuren
- Keine Fragmentdislokation
- Keine funktionelle Einschränkung
- Kleine Projektile
- Lidemphysem und zusätzliche Befunde

1.3 Röntgendiagnostik

Den modernen bildgebenden Verfahren ist ein eigenes Kapitel gewidmet, so daß an dieser Stelle nur die wichtigsten HNO-chirurgischen Aspekte rekapituliert werden sollen.

Im Bereich der Frontobasis ist das koronar geschichtete Computertomogramm besonders geeignet, Frakturen, Kontusionsherde und Hämatome aufzudecken. Diese Technik ist aber nicht für alle Frakturtypen suffizient [24]. Mit Hilfe von intrathekal verabreichten Kontrastmitteln (Metrizamid) läßt sich auch unter Umständen eine Liquorrhö lokalisieren [9].

Ein Hirnprolaps und intrakranielle Blutungen kommen besonders gut im Kernspintomogramm zur Darstellung.

Zur Schnelldiagnostik und Orientierung ist die Nativ-Röntgentechnik keinesfalls überholt. Auf den Standardaufnahmen der Nasennebenhöhlen im occipitofrontalen und occipitomentalen Strahlengang ist auf Spiegelbildungen, Dislokation von Mittelgesichtsknochen und Weichteilschatten (z.B. Orbitaprolaps, s. Abb.) zu achten. Die seitliche Projektion hilft bei der Beurteilung der Nasenpyramide und Rhinobasis, die überkippte axiale Projektion dient der Beurteilung der Stirnhöhlenhinterwand.

Die 3-D-Technik besticht durch ihre plastische Wiedergabe (Abb. 1). Im Bereich der Frontobasis

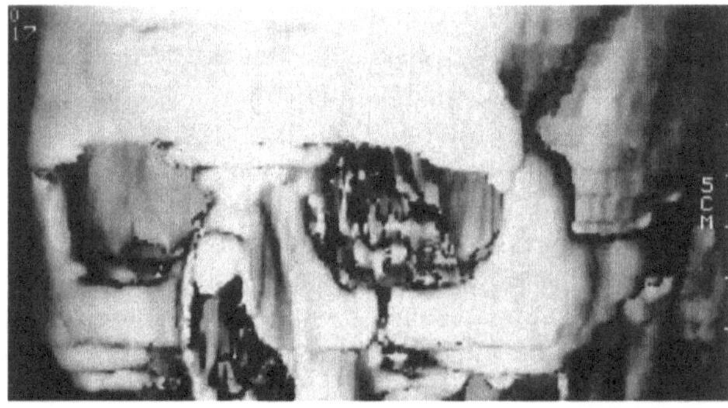

Abb. 1. Frakturspalt im Bereich des Infraorbitalrandes und des Orbitabodens

bietet sie jedoch gegenüber den genannten Verfahren keine Vorteile. Dagegen läßt sich die Orbita sehr eindrucksvoll mit der 3-D-Technik darstellen. Diese Methode ist weniger für die Notfalldiagnostik als für spätere Reonstruktionen mit umfangreicher Planung geeignet.

Eine Angiographie erscheint uns bei anhaltenden bzw. rezidivierenden Blutungen und bei neurochirurgischer Indikation erforderlich. Zweckmäßigerweise sollte man vor diesem invasiven Vorgehen mit dem Neuroradiologen vereinbaren, evtl. Blutungsquellen, wie z.B. aus der Arteria maxillaris, sofort zu embolisieren.

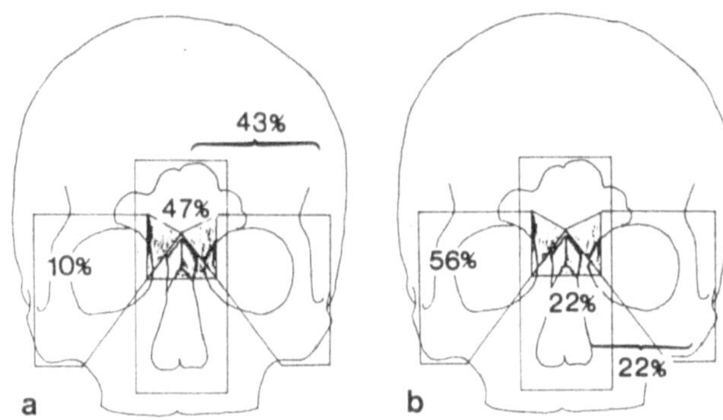

Abb. 2. a Prozentuale Aufteilung der Mittelgesichtsfrakturen *mit* frontobasaler Beteiligung, **b** prozentuale Lokalisation der Mittelgesichtstraumen *ohne* frontobasale Beteiligung

1.4 Klassifikation frontobasaler Verletzungen

Die Einteilung der Mittelgesichtsfrakturen in zentrale, laterale und zentrolaterale Traumen, die Schröder, Glanz und Kleinsasser 1982 weiter unterteilt haben, liefert wichtige klinische Informationen [5, 6, 29, 57, 63, 65].

So läßt sich z.B. bei unserem Krankengut von 173 Mittelgesichtstraumen, die von 1987–1991 in der Univ.-HNO-Klinik Münster behandelt wurden, an der Häufigkeitsverteilung ablesen, daß bei 75 Mittelgesichtstraumen *mit* frontobasaler Beteiligung die zentrale (47%) und zentrolaterale (43%) Lokalisation dominierte, während bei Traumen *ohne* frontobasale Beteiligung die laterale Lokalisation mit 56% vorherrschte (Abb. 2a, b).

Eine derartige Studie läßt ebensowenig wie die Klassifikation von Escher [18] Rückschlüsse auf die Verletzungsfolgen an der Frontobasis selbst zu, die ja einleitend definiert wurde.

Einteilung frontobasaler Verletzungen nach Escher

Typ I: Ausgedehnte (hohe) Frontobasisfraktur
Betr.: Stirnbein, Stirnhöhlenvorderwand, Stirnhöhlenhinterwand, oft mit Duradefekte

Typ II: Lokalisierte (mittlere) Frontobasisfrakturen
Betr.: Lamina cribrosa, Crista galli, Siebbeindach mit und ohne Duradefekt

Typ III: Frontobasisfraktur mit Gesichtsschädelabriß
Betr.: Nasomaxilläre-, nasofrontale-, nasoethmoidale Fraktur (Le Fort II u. III) mit und ohne Durabeteiligung

Typ IV: Frontoorbitale (laterale) Frontobasisfraktur
Betr.: Orbitadach, temporale Schädelkalotte

Deshalb bedurfte es einer sehr einfachen und topodiagnostisch wichtigen Ergänzung. Wir empfehlen daher eine Orientierung an den anatomisch vorgegebenen Regionen (Abb. 3), der die Typisierung und damit die Festlegung des Verletzungsmusters zugrunde liegt, dessen Ausdehnung durch Addition der betroffenen Regionen festgelegt wird.

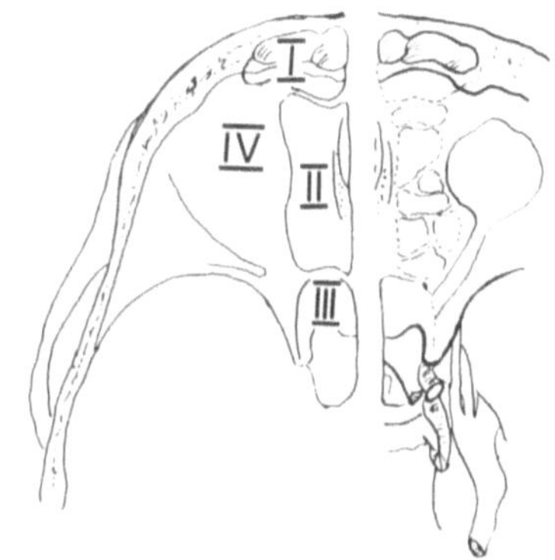

Abb. 3. Regionale Einteilung der Frontobasis

Typisierung der Verletzungen an der Frontobasis

FB I: Stirnhöhlenfraktur (rechts/links)
Betr.: Stirnhöhlenvorder-, Stirnhöhlenhinterwand mit und ohne Duradefekt

FB II: Siebbeindachfraktur (rechts/links)
Betr.: Cellulae ethmoidales ant. und post., Lamina cribrosa mit und ohne Duradefekt

FB III: Keilbeinhöhlenfraktur (rechts/links)
Betr.: Keilbeinhöhlendach, Seitenwände und Vorderwand

FB IV: Orbitadachfraktur
Betr.: Pars orbitalis ossis frontalis, Stirnhöhlenboden, Orbitalzellen des Siebbeines mit und ohne Duradefekt

FB = Frontobasale Verletzung

Das „Grading" ist aus der Symbolkette abzulesen, z.B. FB I + II re + D bedeutet Frontobasisverletzung im Bereich der Stirnhöhle und des Siebbeindaches rechts mit Duraverletzung (Abb. 3).

Für die Ausdehnungsbestimung des Traumas ist es besonders wichtig, auf die Kombination der Typen hinzuweisen. Hierzu wird eine Auswertung aus dem eigenen Krankengut ($\Sigma = 75$) vorgestellt.

Tabelle 2. Häufigkeitsverteilung der Verletzungskombination im Bereich der Frontobasis

Ein- und zweifach kombinierte Traumen				
FB	I	II	III	IV
I	4			
II	13	12		
III	–	5	1	
IV	2	18	–	4

Dreifach und vierfach kombinierte Traumen			
I	} 3 (I–III)		
II		} 12	} 2 (I–IV)
III			
IV			

2 Flankierende Maßnahmen

2.1 Versorgung von Blutungen

2.1.1 Schleimhautverletzung

Die wichtigsten und häufigsten Blutungsquellen sind Schleimhautrisse sowie sehr viel seltener direkte Gefäßverletzungen. Im Rahmen der Erstversorgung können die meisten Blutungen durch eine fachgerechte Tamponade beherrscht werden, die stets beidseits einzulegen ist. Bewährt haben sich:

– *Salbengetränkte Streifentamponade.* Der mit Aureomycin-Salbe bestrichene, 8–10 cm lange, 2 cm breite und 5fach gefältete Streifen wird im unteren oder mittleren Nasengang mit der Pinzette eingeführt und dann nach oben gedrückt. Schichtweise wird so Streifen für Streifen der Anatomie der Nase angepaßt. Kommt ein gesalbter fortlaufender Streifen zum Einsatz, so sollte dieser auch exakt gefaltet eingelegt werden [44]. Keinesfalls darf er unkontrolliert in das Nasenlumen gestopft werden. Nur so können starke Druckkopfschmerzen und zusätzliche Läsionen vermieden werden, sowie Prolaps durch die Choanen mit Würgereiz und verstärkter Blutung.

– *Pneumatische Nasentamponade.* Für den Notfall sind handelsübliche pneumatische Nasentamponaden nach Masing und Epistat – Silicone – Epistaxis – Catheter geeignet. Sind diese handelsüblichen Tuben nicht zur Hand, so kann auch ein RAE-endotracheal tube Mallinckrodt 5 mm, 21 CH (Kindertubus) so in die Nase eingelegt werden, daß der Cuff im Choanalbereich plaziert ist (Abb. 4). In den darüberliegenden freien Raum werden zusätzliche Streifentamponaden eingelegt.

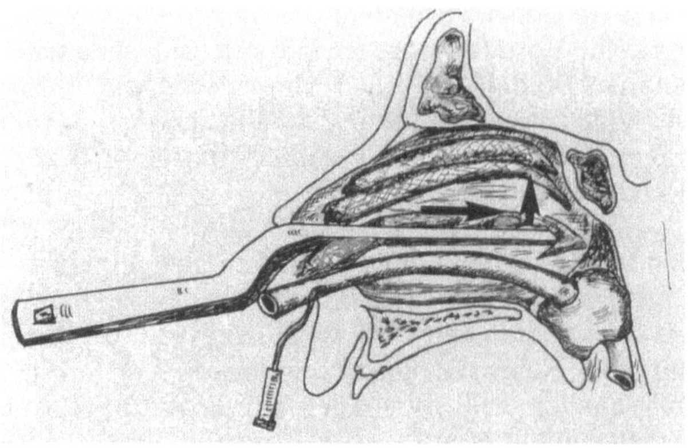

Abb. 4. Nasentamponade mit Salbenstreifen und Kindertubus (pneumatischer Choanalverschluß)

Außergewöhnliche Kasuistik: Ein polytraumatisierter 23jähriger Patient blutete beim Erreichen der Unfallchirurgie heftigst aus Mund und Nase. Die Bemühungen des eiligst hinzugezogenen HNO-Chirurgen, in dem völlig zertrümmerten Schädel eine Tamponade zu setzen, mißlangen, da die frakturierten Wände dem Druck der Tampons nachgaben. 14 Blutkonserven waren verbraucht und das Gerinnungssystem zusammengebrochen, als der Entschluß fiel, eine Tracheotomie anzulegen, Mund und Nase auszustopfen und eine Bandage zirkulär um den gesamten Schädel anzulegen. Zum Aufbau des notwendigen Druckes in der Nase und im Nasenrachenraum wurde eine Senkstakensonde eingelegt, da andere pneumatische Tamponaden nicht zur Verfügung standen.

Nachdem diese Maßnahmen griffen, konnte am Folgetage bei dem überraschend gut ansprechbaren und zerebral unauffälligen Patienten die Bandage gelöst werden. Zu diesem Zeitpunkt waren auch erst weitere konsiliarische Untersuchungen möglich. So wurde eine doppelseitige Amaurose festgestellt und sofort eine Orbita-Optikus-Dekompression beidseits in die Wege geleitet. Durch die transethmoidale transnasale Dekompression konnte immerhin ein einseitiger Visus erhalten werden.

2.1.2 Gefäßverletzungen

A. carotis interna. Die meisten Carotisverletzungen entstehen durch tangentiale Knocheneinspießung. Werden diese Knochenstücke entfernt, so tritt in der Regel eine starke arterielle Blutung auf, die durch Tamponade des Sinus sphenoidalis beherrscht werden kann. Es empfiehlt sich – sofern dies möglich ist – den defekten Bezirk und die gesamte Keilbeinhöhle mit Muskel- und Fettpartikeln auszutamponieren. Gelingt damit die Blutstillung nicht, so ist mit dem Neuroradiologen und Neurochirurgen zu überlegen, ob eine intraarterielle Ballonblockade oder Gefäßligaturen erforderlich sind [53].

Verletzungen zwischen A. carotis interna und Sinus cavernosus können zur Ausbildung eines Aneurysma arteriovenosum mit typischem pulsierendem Exophthalmus führen.

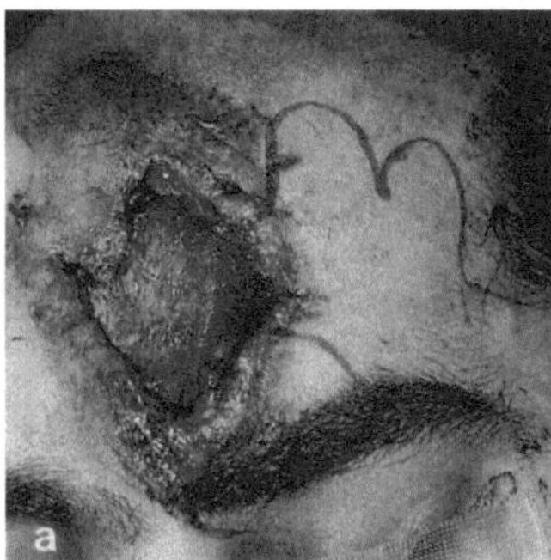

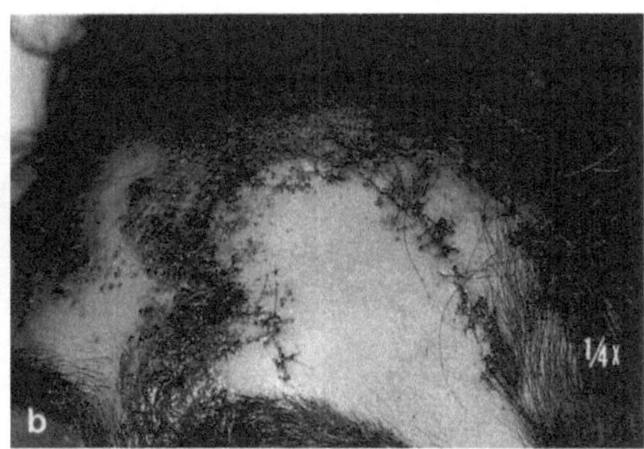

Abb. 5a, b. Versorgung eines Weichteildefektes mittels „Bilobe-Flap"

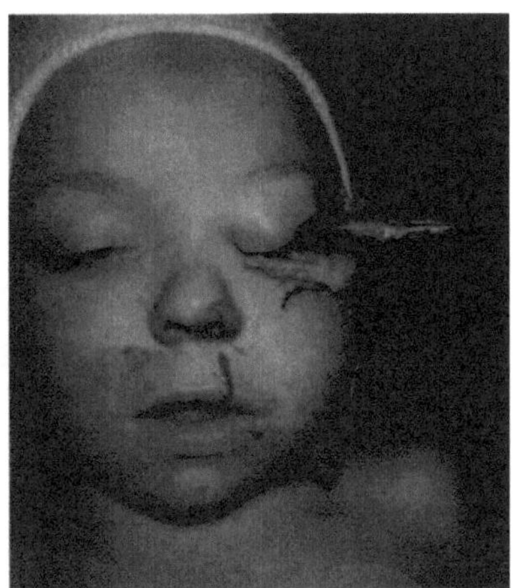

Abb. 6

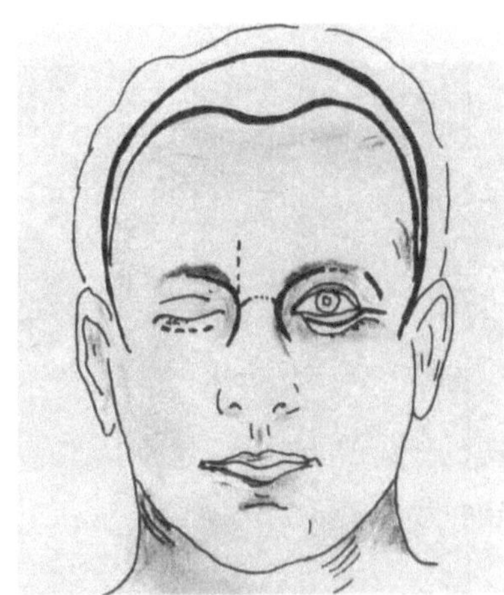

Abb. 7

Abb. 6. Pfählungsverletzung der Orbita durch einen Ast

Abb. 7. Bewährte Hautinzisionen

A. maxillaris. Eine Blutung aus der A. maxillaris äußert sich meist als persistierende oder rezidivierende Epistaxis. Bei intakter Gerinnung ist aber eine Tamponade durch das entstehende Hämatom zu erwarten. Kommt die Blutung nicht zum Stehen, so ist eine Ligatur über eine osteoplastische Caldwell-Luc-Operation durch die Kieferhöhle bzw. eine Gefäßembolisation in Erwägung zu ziehen.

A. ethmoidalis anterior und posterior. Blutungen im Versorgungsgebiet dieser Gefäße verursachen ebenfalls eine starke Epistaxis und eine massive Protrusio, wenn ein intraorbitales Hämatom entsteht. Sofern der Visus dabei beeinträchtigt ist, empfiehlt sich rasches Handeln. Über den frontoorbitalen Zugang sind diese Gefäße ohne Schwierigkeiten zu erreichen. Die Koagulation im Bereich der A. ethmoidalis posterior muß gezielt erfolgen, da im Orbitatrichter Hitzeschäden oder zusätzliche Schädigung wichtiger nutritiver Gefäße zur Amaurose führen können.

2.2 Zugangswege zur Frontobasis

2.2.1 Weichteildefekte

Merke: Prinzipiell gehen bestehende Wunden und Weichteildefekte in die präoperative Planung ein, da sie möglichst als Zugangswege zu den Nasennebenhöhlen und der Frontobasis ausgenützt werden sollen.

Größere Substanzdefekte werden nach Abschluß der Frontobasisversorgung nach den gängigen Regeln der Plastischen Chirurgie gedeckt. So sind z.B. im Stirn- und Wangenbereich Schwenk- und Verschiebelappen zur Defektdeckung bestens geeignet (Abb. 5). Die zusätzlich erforderlichen Schnitte sollten stets im Feld der Relaxed Skin Tension Lines (RSTL) liegen. Feines Nahtmaterial (5.0, 6.0) und gute Nahttechnik sind Voraussetzung für zufriedenstellende Ergebnisse.

Bei Pfählungsverletzungen soll der eingedrungene Gegenstand bis zur Versorgung im Operationssaal in situ belassen werden (Abb. 6).

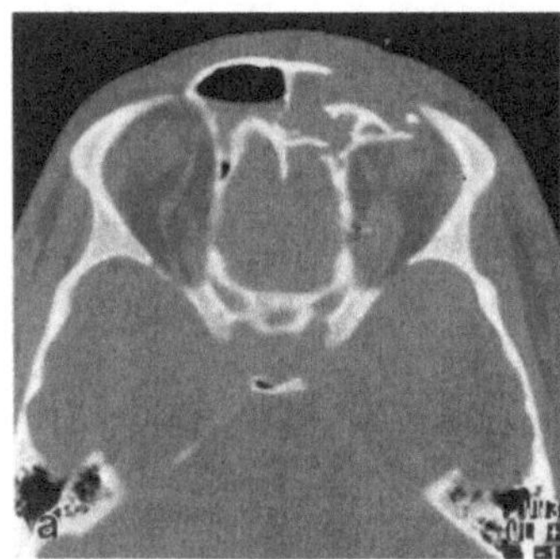
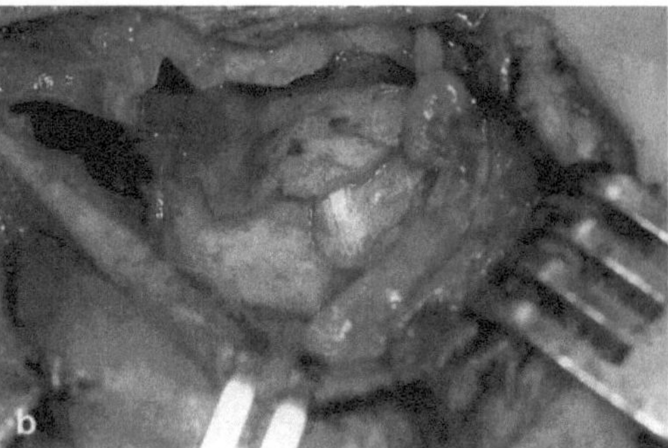
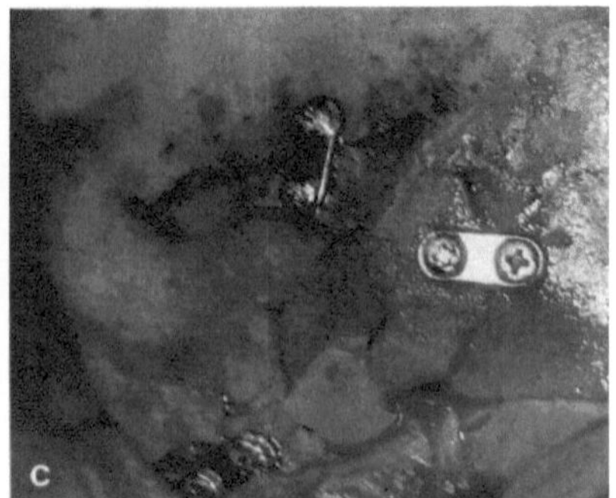

Abb. 8a–c. Frontobasisverletzung FB I, II, IV: **a** CCT, **b** frontoorbitaler Zugang mit Blick auf die Stirnhöhlenhinterwand, **c** rekonstruierte Stirnhöhlenvorderwand

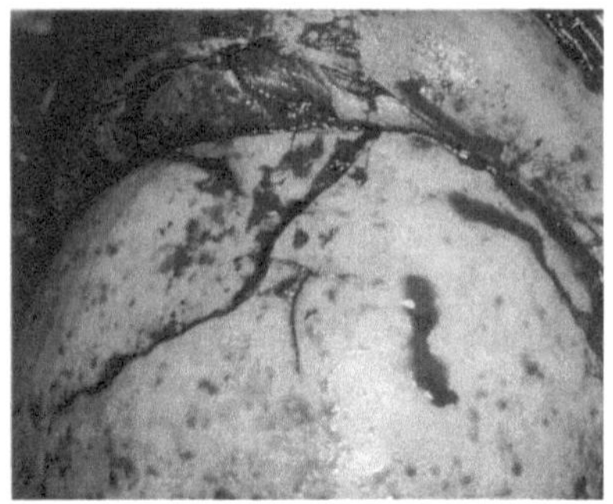

Abb. 9

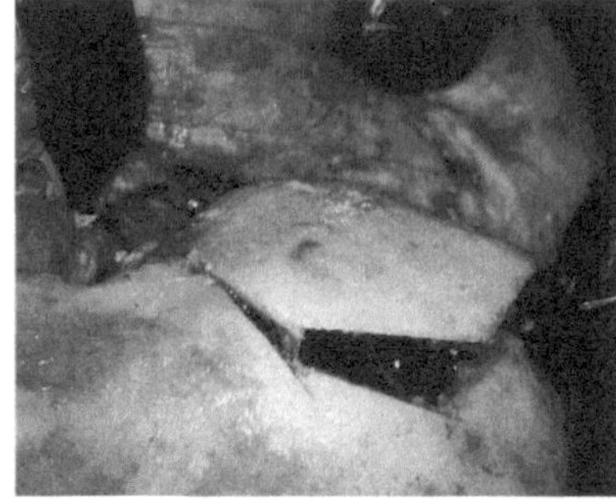

Abb. 10

Abb. 9. Aufsicht auf eine ausgedehnte hohe Frontobasisfraktur nach Anlage des Bügelschnittes

Abb. 10. Osteoplastische Herausnahme der Stirnhöhlenvorderwand

2.2.2 Frontoorbitaler Zugang

Die Schnittführung nach Killian, d.h. der Zugang über den medialen Augenwinkel, ermöglicht eine übersichtliche Exploration der Stirnhöhle, der Siebbeinregion und der Keilbeinhöhlen sowie der medialen Orbita und des Orbitadaches [27, 28]. Er bietet außerdem ausreichend Platz für notwendige Manipulationen zur Duradefektdeckung, für Rekonstruktionen und die Anlage wichtiger Drainagen (Abb. 7, 8).

Die Hautinzision läuft von kaudal nach kranial über die Mitte der lateralen Nasenwand und zieht zum Unterrand der Augenbraue oder in die Augenbraue hinein [80]. Sie beginnt etwa in Höhe des Unterlides bzw. des Infraorbitalrandes und wird nach lateral der Ausdehnung des Traumas angepaßt. Sofern die Situation es erlaubt, ist der N. supraorbitalis zu schonen. Wichtig ist die Haltung des Skalpells, das senkrecht zum Periost schneiden soll. Eine tangentiale Führung des Messers birgt die Gefahr unkontrollierter Muskel- und Nervendurchtrennung im supraorbitalen Bereich (*Cave:* Ptosis des Oberlids!).

Ist eine beidseitige Versorgung erforderlich, so kann auch der doppelseitige frontoorbitale Zugang eingesetzt oder zum Brillenbügelschnitt erweitert werden (Abb. 7).

2.2.3 Transfrontaler extraduraler Zugang via Bügelschnitt

Stirnhöhlenimpressionsfrakturen oder ausgedehnte frontale und temporoparietale Traumen, die in die Orbita bzw. Stirnhöhle einstrahlen, sind sehr gut über den Bügelschnitt zu erreichen (Abb. 9). Die Hautinzision kann in der Ohr-Scheitel-Ohr-Linie oder 2 cm hinter dem Haaransatz angelegt werden. Die Schnittführung muß so gewählt sein, daß die arterielle Versorgung nicht gefährdet ist [43, 81].

„Lichter" Haarwuchs und familiäre Glatzenbildung (Alopecia pityroides, Alopecia praematura) sind Kontraindikationen, sofern der Schnitt nur aus kosmetischen Gründen gewählt werden soll.

Erlauben traumabedingte Defekte nicht den erforderlichen Überblick, so läßt sich mit Hilfe osteoplastischer Maßnahmen der Zugang erweitern, so daß selbst Manipulationen bis zum Bereich des Keilbeinhöhlendaches möglich sind (Abb. 10).

Das transfrontale intrakranielle extradurale Vorgehen nach Unterberger ist auf wenige umfangreiche Traumen beschränkt und sollte mit dem Neurochirurgen abgesprochen werden [81].

2.2.4 Transnasaler mikro- bzw. endoskopischer Zugang

Transnasales mikroskopisches bzw. endoskopisches Operieren zählt sicherlich zu den schonendsten Techniken. Aus diesem Grunde wurde dieses Vorgehen in den letzten Jahren verstärkt propagiert.

Besonders gut lassen sich kleine umschriebene Defekte im Bereich des hinteren Siebbeindaches und der Keilbeinhöhle ohne Schwierigkeiten transnasal decken. Auch die zweischichtige Versorgung von Defekten mit Hilfe eines Schleimhautlappens ist dank der Fibrinklebetechnik unproblematisch [15, 26, 85].

Müssen jedoch größere Areale freigelegt werden oder bestehen mehrfach kombinierte Verletzungen, so sind Zugänge zu wählen, die eine bessere Übersicht bieten.

2.2.5 Zugänge zur Orbita

Die präoperative Diagnostik bestimmt die Wahl des Zugangsweges, wobei folgende Möglichkeiten bestehen:

– mediale Orbitawand	> frontoorbitale Inzision nach Killian
	> endonasal-endoskopischer bzw. mikroskopischer Zugang
– Orbitadach	> frontoorbitale Inzision
	> Bügelschnitt mit frontalem transtemporalen Zugang (ggf. osteoplastisch)
– Laterale Orbitawand	> lateraler Orbitarandschnitt
	> laterale Kanthotomie (Abb. 11)
– Infraorbital- und Orbitaboden	> Transkonjunktivalschnitt mit lateraler Kantothomie (Abb. 11, 12.4)
	> Subziliarschnitt (Abb. 12.3)
	> mittlere Unterlidinzision (Abb. 12.2)
	> Transkutanschnitt (Abb. 12.1)
	> Mundvorhofinzision mit transmaxillärem Zugang (osteoplastische Caldwell-Luc-Operation)

Die Technik des Transkonjunktivalschnittes in Kombination mit der lateralen Kanthotomie ist an anderer Stelle ausführlich beschrieben [3, 73].

2.3 Drainagen

Merke: Unverletzte Abflußwege sollten möglichst erhalten bleiben; traumatisierte Abflußwege sind durch künstliche Drainagen zu ersetzen.

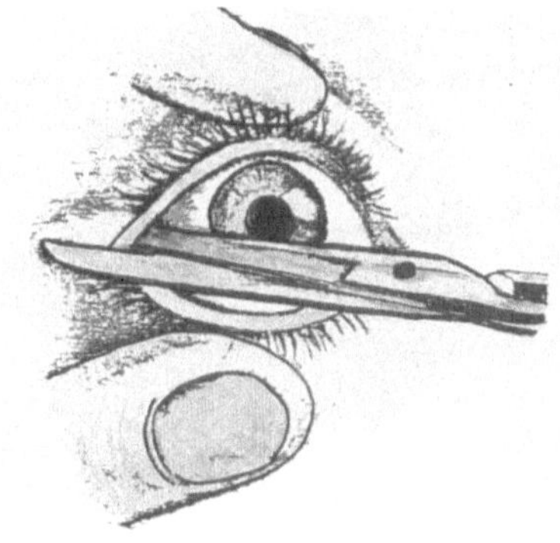

Abb. 11. Laterale Kanthotomie

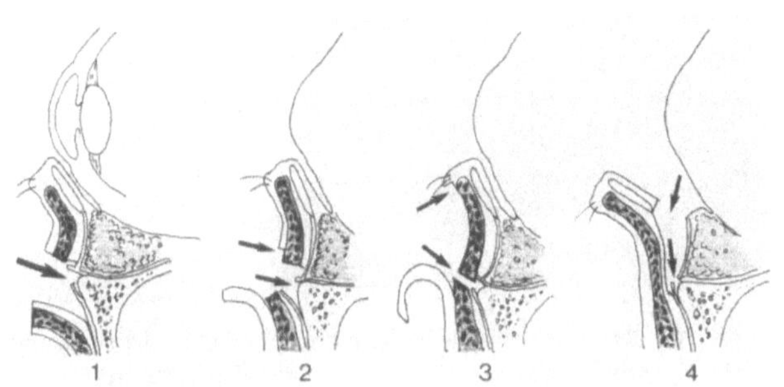

Abb. 12. *1* Transkutanschnitt, *2* Mittlere Unterlidinzision, *3* Subziliarschnitt, *4* Transkonjunktivalschnitt

Die ausreichende postoperative Drainage ist Voraussetzung für einen ungestörten Heilungsprozeß. Sie soll auf Dauer dazu beitragen, aufsteigende Infektionen, posttraumatische Sinusitiden und Mukozelenbildung zu verhindern.

2.3.1 Frontonasale-frontoethmoidale Drainage

Sofern der Frontobasisdefekt über eine Stirnhöhlen-Siebbein-Operation nach Jansen-Ritter-Uffenorde gut zugänglich ist, sollte schon während der Siebbeinausräumung darauf geachtet werden, daß die mediale Siebbeinwand erhalten bleibt. Dies ist nämlich Voraussetzung für die Anlage einer Schleimhautplastik nach Killian und Uffenorde, wobei nach H-förmiger Inzision zwischen Spina nasalis superior und Siebbeindach ein oberer Lappen in die Stirnhöhle und ein lateraler Lappen zur Orbita hin geklappt werden. Diese Schleimhaut-Lappenplastik ist vielfach modifiziert worden [1, 13, 41, 54].

Wir legen – wie Brunner [7] – besonderen Wert auf einen größeren hinteren Lappen im Bereich des Siebbeindaches, der den Abschluß der Plastik bildet und zur Abdichtung unter die Basis bzw. den Dura-

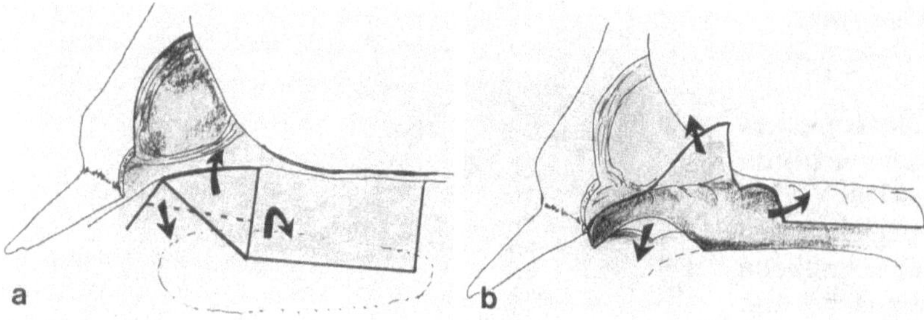

Abb. 13. **a** Schnittführung im Bereich der medialen Siebbeinwand, **b Drei-Lappen-Technik**

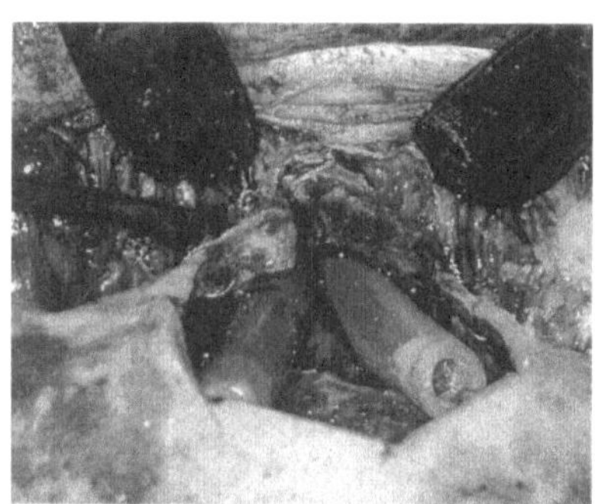

Abb. 14. Mediandrainage nach osteoplastischer Versorgung einer Frontobasisverletzung Typ I + II via Bügelschnitt

defekt geklebt wird (Abb. 13). Die beiden vorderen Lappen werden durch eine diagonale Inzision gewonnen. Der vordere Anteil legt sich an die Orbita an, der dahinter liegende wird in Richtung Stirnhöhlenhinterwand eingeschwenkt.

2.3.2 *Kontralaterale-transseptale Drainage*

Bei sehr engen Verhältnissen oder stark vorquellendem Orbitainhalt infolge ausgedehnter Lamina papyracea-Fraktur ist die Erweiterung der frontonasalen-frontoethmoidalen Drainage notwendig. Dazu werden das Septum interfrontale weggeschliffen und die Begrenzung zur Spina nasalis superior so weit ausgedünnt, bis der kontralaterale Abfluß unbehindert erfolgen kann. Das Infundibulum der Gegenseite muß nach Abschluß der Bohrarbeiten vom Knochenmehl befreit werden. Die Schleimhaut bleibt möglichst unberührt. Die Kontralateraldrainage geht auf Kressner, Montgomery und Lothrop zurück [31, 35, 42].

2.3.3 *Mediandrainage*

Der sicherste Abfluß nach ein- oder doppelseitiger Frontobasisfraktur Typ I–II ist die Mediandrainage. Nach Zitaten von Kressner wurde diese Methode schon Anfang des Jahrhunderts von Chaput praktiziert [31]. O. Mayer hat die Dimensionen des Abflußweges breiter angelegt. In jedem Fall soll bei der Mediandrainage der Stirnhöhlenboden beidseits medial reseziert werden [31]. Die Spina nasalis superior ist auszuschleifen und zu verdünnen, die innere Schicht des Stirnbeines wird ebenfalls weggenommen und das Septum dreischichtig ausgestanzt. Ogura schlug zur Epithelisierung des Abflusses einen Mukoperiostlappen vor, der aus Septumschleimhaut und lateraler Nasenwand gebildet wird [46]. Die Präparation dieses Lappens ist nicht immer möglich. Zur Vorbeugung narbiger Schrumpfungen wird auch die Einlage von Faszie empfohlen [72].

Um Verklebungen und vorzeitigen Vernarbungen vorzubeugen, legen wir gerne gut biegsame gewebefreundliche Silikonröhrchen ein (Abb. 14), die in der Regel mehrere Wochen belassen werden können. Nur bei Granulationstendenz sind sie vorzeitig zu entfernen [11].

2.3.4 *Sphenoethmoidale Drainage*

Der Abfluß aus der Keilbeinhöhle und dem hinteren Siebbein ergibt sich zwangsläfug aus dem Zugangsweg. Beim endoskopischen-mikroskopischen Vorgehen über den mittleren Nasengang ist die Drainage nach Eröffnung der Siebbeinzellen und Wegnahme der Keilbeinhöhlenvorderwand praktisch abgeschlossen. Beim transethmoidalen Vorgehen ist darauf zu achten, daß die hinteren Siebbeinzellen in Richtung Choane und Nasengang sauber ausgeräumt sind, um einen breitlumigen Abfluß zu garantieren.

2.3.5 *Maxillonasale Drainage*

Im Gegensatz zur entzündlich veränderten Schleimhaut regeneriert sich die traumatisch veränderte Schleimhaut relativ gut. Zur Vermeidung langfristiger posttraumatischer Infektionen muß aber dennoch ausreichender Abfluß gewährleistet sein. Dazu reicht im Kieferhöhlenbereich meist eine Fensterung, d.h. Erweiterung des natürlichen Ostiums, aus. Sind jedoch Stützen des Orbitabodens (Ballon, Röhrchen, Tamponade etc.) eingelegt, so erleichtert eine zusätzliche Fensterung zum unteren Nasengang mit Schleimhautlappen nach Boennighaus die Nachsorge. Auf diesem Weg sind Spülungen, Absaugen und Kontroll-Endoskopien für den Patienten leichter tolerabel.

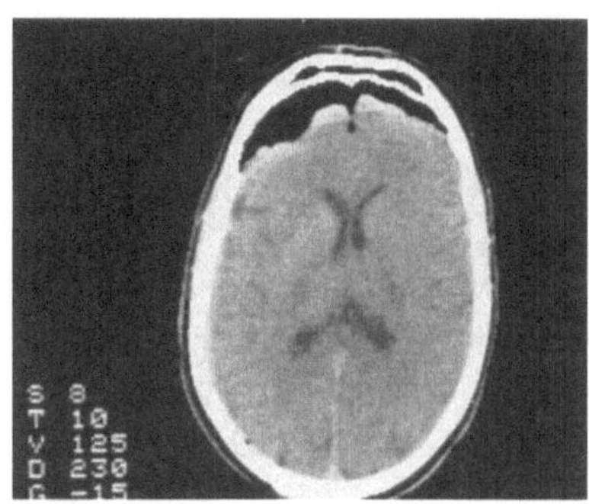

Abb. 15. Ausgedehnter Pneumatozephalus nach transethmoidaler Pfählungsverletzung

3 Duraplastiken und Defektdeckung

3.1 Stirnhöhlenhinterwanddefekt

Die Auswertung des eigenen Krankengutes bestätigt, daß der Stirnhöhlenhinterwanddefekt nur selten isoliert (ca. 5%) vorkommt. In Kombination mit anderen Frakturen (siehe Tabelle 2) steigt die Häufigkeit der Stirnhöhlenhinterwandbeteiligung jedoch auf 46,6% an.

Klinisch zeigt sich der Hinterwanddefekt in erster Linie durch intrakranielle Luftansammlung (Pneumatozele, Pneumatozephalus) und Liquorrhö. Die Verletzung ist kaum schmerzhaft (Abb. 15). In Abhängigkeit von der Schwere der Verletzungen fand Ch. Probst [49] in 59,5% seines Krankengutes eine Liquorrhö, während bei uns eine Liquorrhö nur in 29% gesehen wurde. Dagegen war die Häufigkeit des Pneumatozephalus bei ihm mit 23% annäherend genauso häufig wie bei uns mit 28%. R. Probst [50] wies darauf hin, daß auch bei kindlichen frontobasalen Verletzungen der Pneumatozephalus der häufigste Befund [10, 15] ist, der auf die klinische Manifestation eines frontobasalen Defektes hinweist.

Bei der präoperativen Diagnostik ist noch zu beachten, daß der meist zusätzlich bestehende Vorderwanddefekt bei stumpfen Traumen kaum in Erscheinung tritt, da das traumatisch bedingte Hämatom die Frakturstufen ausgleicht.

Operationstechnik: Große Hinterwanddefekte lassen sich bei gut pneumatisierten Stirnhöhlen am besten über den Bügelschnitt erreichen. Bevor dieser Schnitt angelegt wird, ist zu überlegen, ob evtl. bestehende Wunden als Zugang ausgenützt werden können bzw. der frontoorbitale Zugang geeigneter erscheint. Diese Überlegungen sind insbesondere bei kleinen Impressionen und Pfählungsverletzungen anzustellen.

Ist der Vorderwanddefekt freigelegt, so werden zunächst die imprimierten Fragmente ausgehebelt. Eine Enttrümmerung, wie sie in älteren Lehrbüchern noch beschrieben ist, ist absolut kontraindiziert, da sich selbst kleinste Trümmer zur Rekonstruktion verwenden lassen. Nach Anlage des Zuganges muß das Infundibulum inspiziert werden. Ist es unverletzt und für Spülflüssigkeit bzw. Otriven durchgängig, so bleibt diese Region für alle weiteren Manipulationen unberührt. Eine Traumatisierung des Infundibulums dagegen indiziert eine geeignete frontonasale Drainage bzw. Mediandrainage.

Bei der weiteren Inspektion findet sich der Hinterwanddefekt meist am Übergang zum Siebbein. Einfache Knochendefekte werden mit lyophilisierter Dura unterfüttert und mit Fibrinkleber versiegelt (Abb. 16). Zur Verkleinerung größerer Defekte können auch Fragmentstücke wieder eingesetzt werden. Die „Unterfütterungstechnik" mit lyophilisierter Dura und die Fixation bzw. das Abdichten mit Fibrinkleber ist derzeit die Methode der Wahl und wird in vielen Kliniken erfolgreich praktiziert [7, 11, 15, 33, 57, 65].

Durarisse im Bereich der Hinterwand sind in der Regel gut zugänglich und lassen sich mit feinem Nahtmaterial vernähen, da die Dura in dieser Region die notwendige Konsistenz aufweist.

Zur Sicherung der Nahtstelle sollte der darüberliegende Knochendefekt in der beschriebenen Weise mit lyophilisierter Dura unterfüttert werden, wobei es dem Operateur freisteht, die lyophilisierte Dura auch mit Nähten zu adaptieren [15]. Grundsätzlich wäre auch zur Abdeckung Muskelfaszie geeignet. Als Begrenzung zur Nebenhöhle kann ein Schleimhautlappen gebildet werden. Ist dies allerdings nicht mehr möglich, so genügt meist auch die zweischichtige wasserdichte Versorgung.

Die weiteren Operationsschritte bestehen in der bereits erwähnten ausreichenden Abflußsicherung und der Rekonstruktion der Vorderwand.

Werden alle modernen Osteosyntheseverfahren ausgeschöpft, so lassen sich in der Regel die Nebenhöhlenräume so rekonstruieren, daß eine Stirnhöh-

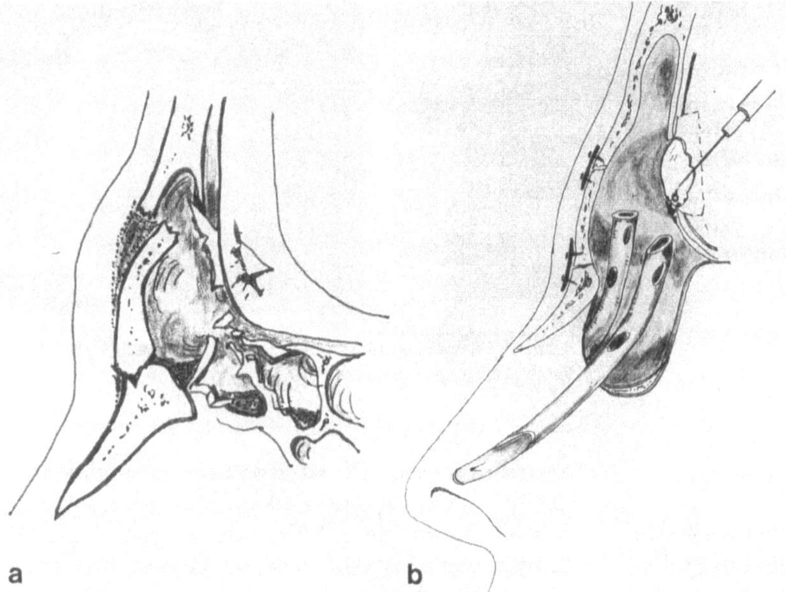

Abb. 16. a Stirnhöhlenvorder- und -hinterwanddefekt (FB I), **b** Hinterwanddefekt unterfüttert und verklebt, Vorderwand rekonstruiert, Mediandrainage mit Silikonröhrchen

lenverödungstechnik nach Riedel praktisch auf Ausnahmefälle beschränkt bleibt.

Bei ausgedehnten Frakturen mit Hirnbeteiligung ist unter Umständen das transfrontale intrakranielle, extra- und/oder intradurale Vorgehen notwendig. Die Strategie bei solchen Verletzungen sollte schon präoperativ mit dem Neurochirurgen abgestimmt werden.

Merke: Auf keinen Fall sollten Traumen, die ohne Schwierigkeiten transbasal versorgt werden können, primär über eine Trepanation angegangen werden, da dies eine unnötige Traumatisierung mit der Gefahr überflüssiger Komplikationen bedeutet (Anosmie).

Bei persistierender Liquorrhö ist die Indikation zur intrakraniellen Versorgung großzügig zu stellen. Bei dem eigenen Krankengut von 75 Fällen war eine Revisions-Operation nur selten notwendig. Nur bei zwei Patienten mußte die Zweitoperation intrakraniell durchgeführt werden.

Diesbezüglich ist kritisch einzuräumen, daß die Statistik für das Krankengut in den HNO-Kliniken besonders günstig ausfällt, weil die sehr ausgedehnten, prognostisch ungünstigen Schädelhirntraumen in den neurochirurgischen Abteilungen versorgt werden. Nur so ist auch erklärbar, daß einzelne Autoren eine intrakranielle Infektionsrate von 30,6% angeben [17], während andere unter entsprechendem Antibiotikaschutz diese Komplikation kaum sehen.

3.2 Siebbeindachdefekt

Das Siebbeindach ist isoliert und in Kombination mit anderen Frakturtypen am häufigsten an Frontobasisfrakturen beteiligt (68%).

Durch die Anatomie sind für die Defekte in dieser Region einige Prinzipien vorgegeben. Die Dura ist nämlich im Bereich des Siebbeindaches äußerst dünn und häufig adhärent, wobei die Lamina cribrosa besondere Einfalzungen, starke Unterschiede und Adhäsionen aufweist. Diesen Besonderheiten ist Rechnung zu tragen [27].

Operationstechnik: Minidefekte werden mit fibrinkleberbeschichtetem Bindegewebe, Fett oder Gelita abgestopft und mit einem freien Schleimhautstück bzw. Faszie zusätzlich abgedeckt. Aufgrund älterer tierexperimenteller Studien soll Muskel möglichst nicht genommen wrden, da dieser Gewebetyp zur Schrumpfung neigt [5, 29, 48].

Da die Nahttechnik in dieser Region entfällt, wird auch bei größeren Defekten die „Abstopftechnik" in Kombination mit Schleimhautlappen empfohlen (Abb. 17).

Merke: Dura und Hirn liegen in dieser Region sehr eng aneinander, so daß eine Liquorrhö oft fehlt. Dennoch darf auch bei fehlender Liquorrhö nicht auf eine Deckung verzichtet werden.

Im Bereich des hinteren Siebbeines können kleinere Defekte mit freier Schleimhaut auf endoskopischem bzw. mikroskopischem Weg sehr effizient

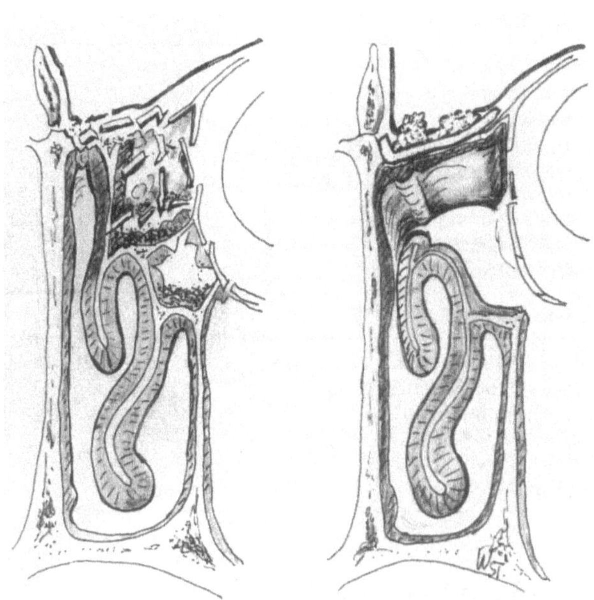

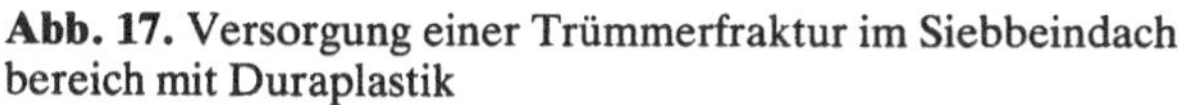

Abb. 17. Versorgung einer Trümmerfraktur im Siebbeindachbereich mit Duraplastik

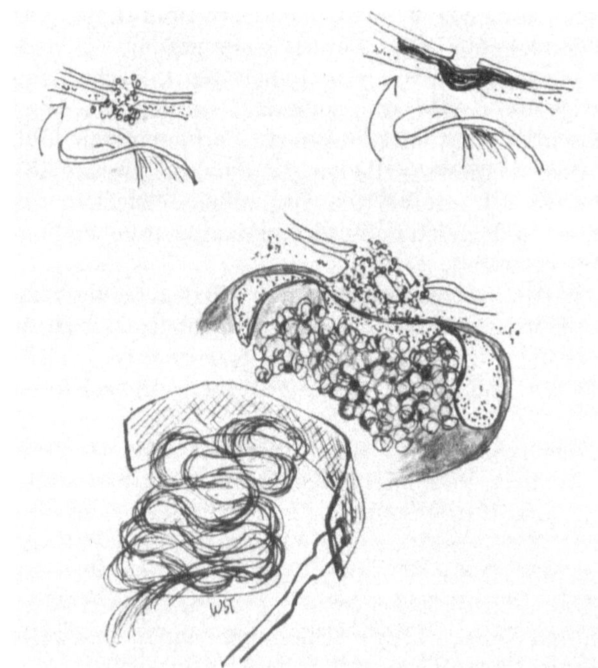

Abb. 18. Abdeckung kleiner, mittelgroßer und großer Keilbeinhöhlendachdefekte mit ausgiebiger Darstellung der Obliterationstechnik

überklebt werden, wie dies unter anderem von der Erlanger Schule vorgeschlagen wird [26, 85].

Für Defekte im Bereich der Lamina cribrosa und großflächige Verletzungen empfehlen wir folgendes Vorgehen:

- Nach transethmoidalem Ausräumen der Siebbeinzellen werden die Knochenlamellen auf der Dura belassen, Schleimhautfetzen aber säuberlich entfernt. Kleine Duradefekte werden mit antibiotikagetränkter Gelita abgestopft. Im Gegensatz zu Muskelbindegewebe und Fett quillt dieses Material stark, was einen abdichtenden Effekt hat. Riechfasern werden hierdurch nicht zusätzlich geschädigt (Abb. 18).
- Die zweite Schicht besteht aus lyophilisierter Dura, die allerdings nicht wie im Stirnhöhlenbereich großflächig unterfüttert werden kann. Besonders bereitet dies medial im Bereich der Crista galli oft Schwierigkeiten.
In der Verarbeitung sind in dieser Region organische Materialien wie Fascia lata, Fett, Periost etc. den denaturierten häufig überlegen, so daß viele Chirurgen wieder dazu übergegangen sind, bevorzugt körpereigenes Material einzusetzen. Die noch vor Jahren propagierten Materialien für Dura- und Knochenersatz sollen an dieser Stelle gar nicht mehr genannt werden, da sie sich nicht bewährt haben [29, 30, 48]. Auch der zur Zeit hochgelobte Ionos-Zement steht noch in der Phase der Bewährung.
- Als endonasale Grenzschicht empfiehlt sich eine Schleimhautlappenbildung aus der lateralen Nasenwand bzw. der mittleren Nasenmuschel. Diese Lappenbildung ist an die Drainage gebunden und wurde bereits vorgestellt (Abb. 13). Über eine armierte Folie wird die gesamte verklebte Duraplastik 10 Tage antamponiert. Liquorgängige Antibiotika sind prophylaktisch einzusetzen.
- Bei doppelseitigem Trauma und großen Defekten sollte nach unserer Erfahrung das Septum unbedingt als Stütze belassen werden. Auch mit der Bildung von Schleimhautlappen aus dem Septum sind wir im Gegensatz zu anderslautenden Empfehlungen äußerst zurückhaltend [61]. Falls erforderlich, bestehen allerdings keinerlei Einschränkungen in der Entnahme von Knorpel aus der Lamina quadrangularis. Diese Knochenscheiben können sehr gut zur Unterfütterung herangezogen werden und helfen, das Siebbeindach zu stabilisieren.

3.3 Keilbeinhöhlenwanddefekt

Das Planum sphenoidale und die Seitenwände der Keilbeinhöhle sind über den transnasalen und transseptalen Zugang gut zu erreichen. Endoskopie und Mikroskopie helfen bei der Orientierung. Als vielversprechende Hilfe kann auch das in Aachen entwickelte CAS-Gerät eingesetzt werden, das aber noch nicht in allen Kliniken zur Verfügung steht [59]. Ausgedehntere Verletzungen sind aber zweckmäßigerweise transethmoidal von außen anzugehen, zumal wir auch häufig mit Kombinationstraumen konfrontiert sind.

Die besonderen Gefahren der Keilbeinhöhlenoperation sind durch die enge Nachbarschaft zu A. carotis interna, Sinus cavernosus, Hirnnerven II, III, IV und liquorreiche basale Zisternen vorgegeben.

Operationstechnik: Kleine umschriebene Defekte, z.B. nach Pfählungsverletzungen durch Fremdkörper und Instrumente, lassen sich in der beschriebenen Weise mit Gelita, Bindegewebe oder Fett abstopfen. Dieses Verfahren ist durchaus endoskopisch bzw. mikroskopisch transnasal zu bewältigen. Weiterhin können kleine Schleimhautlappen als zweite Schicht den Defekt decken helfen (Abb. 19).

Mittelgroße Defekte sollten möglichst durch eine kleinflächige Unterfütterung abgedichtet werden. Dabei ist jedoch darauf zu achten, daß eine Präparation in der Tiefe vermieden wird, da hier wichtige Gefäße geschädigt werden können.

Zur Absicherung einer großen Defektdeckung empfehlen wir die Obliterationstechnik, d.h. das komplette Austamponieren der Keilbeinhöhle mit Fett, Muskel und Faszie, wobei natürlich zuvor die Schleimhaut sorgfältig entfernt werden muß. Der bindegewebige Umbau und die Schrumpfung des Obliterationspaketes ist einzukalkulieren. Diese Technik hat sich in verschiedenen Modifikationen seit Jahrzehnten bewährt. Kley (1968) empfahl, die gesamte Höhle mit Faszie abzudecken und einen Tabaksbeutel zu bilden, den er mit Fett ausfüllte und durch eine Tamponade fixierte [29]. Das Paket kann auch zusätzlich noch durch Fascia lata oder einen Mukoperiostlappen abgedeckt werden, bevor es antamponiert wird [14, 15]. Eine armierte Folie zwischen Obliterationsmaterial und Tamponade verhindert das Anhaften der Tamponade an dem eingesetzten Gewebe und erleichtert die Tamponadenentfernung. Folie und Tamponade sollen ca. 10–12 Tage unter Antibiotikaschutz belassen werden (Abb. 18). Bestand eine starke Liquorrhö, so ist unter Umständen eine lumbale Liquordrainage zur Dauerentlastung ratsam.

3.4 Kasuistische Übersicht

Befunde (n = 75)	
Rhinoliquorrhö	22
Pneumatocele	21
Duraverletzung	42
Hirnprolaps	5
Fremdkörper	3
Amaurosen	15
Exenteratio bulbi	5
Motilitätsstörung	25
Doppelbilder	20
Komplikationen (n = 75)	
Hyp-, Anosmie	10
Posttraumat. Meningitis	1
Persist. Rhinoliquorrhö	2
Carotisaneurysma	1
Eitrige Sinusitis	2
Septumschiefstand	2

4 Optikusdekompression

Der *Pathomechanismus* traumatischer Optikusläsionen ist durch anatomische Besonderheiten im Canalis opticus vorgegeben.

Der Nerv selbst besteht aus 1,2 Millionen Neuriten, die in Bündeln von ca. 80–1200 Fasern zusammengefaßt sind. Wie das Gehirn wird der Sehnerv von Pia mater, Archnoidea und Dura mater umgeben. Die einzelnen Gewebsschichten liegen sehr dicht aneinander, lassen aber eine schmale Cavitas subarachnoidalis frei, in der sich Liquor cerebospinalis befindet.

Die geringe regionale Verschieblichkeit des Sehnervs ist dadurch erklärt, daß am Kanaldach Verwachsungen mit der Dura mater bestehen, da hier die Dura gleichzeitig das Periost darstellt. Beim Eintritt des Nervs in die Schädelgrube bildet die Dura eine Duplikatur.

Die Vulnerabilität des Nervs ist nicht nur durch die Fixation des N. opticus in seiner Umgebung, sondern auch durch den Verlauf der Arteria ophthalmica erhöht, die im Orbitatrichter extradural und im Kanal intradural verläuft. Des weiteren hat der Sehnerv als vorgeschobener Hirnteil nicht wie periphere Nerven die Fähigkeit zur Regeneration.

Die traumatische Schädigung des Nervs ist global gesehen durch direkte und indirekte vaskuläre bzw. nervale Schädigungen möglich. Eine genauere Aufschlüsselung stellten Hager, Gerhardt, Marumiak [25] vor, die 9 pathogenetische Untergruppen unterschieden (Abb. 19).

Diese Aufschlüsselung der Schädigungsmechanismen läßt erkennen, daß die Dekompression des

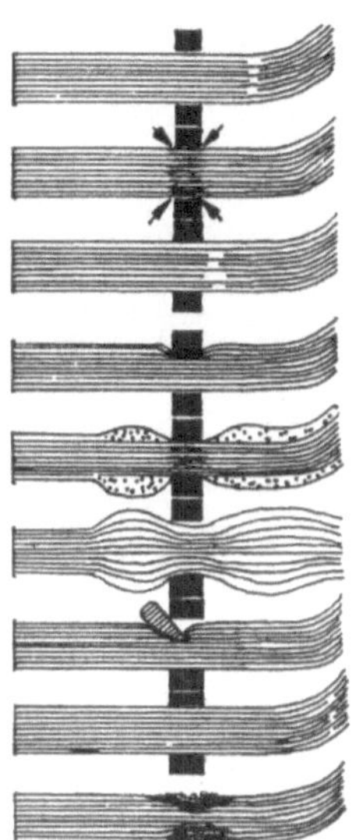

Abb. 19. Einteilung der Optikusverletzung nach Hagen, Gerhardt, Marumiak [25] *links* Graphik/*rechts* Text

Nervs – insbesondere bei Kompression durch Fragmente, Hämatome oder Ödeme – eine konsequente operative Maßnahme ist. Der Erfolg einer Dekompression läßt sich an der Ödembildung am besten erklären, da bekanntermaßen das Ödem zu einer traumatisch bedingten Verlangsamung der kapillären Zirkulation führt. Diese schnell einsetzende Stase führt durch anaeroben Abbau der Glukose zu einer Ansammlung saurer Stoffwechselprodukte im Gewebe, die die Wassereinlagerung bewirkt. Der Circulus vitiosus nimmt seinen Lauf, da durch das Ödem weitere Kapillaren komprimiert werden und die Ischämie zunimmt. Kann sich der Nerv nach einer Dekompression ausdehnen, so verringert sich die Gefahr der ischämischen Schädigung.

Um die Dekompressionsoperation erfolgreich abschließen zu können, muß die Indikation richtig und vor allen Dingen schnell gestellt werden. Die besten Erfolge werden erreicht, wenn die anschließende Operation in einem Zeitraum von 24 Stunden erfolgt [64, 70, 75].

Da die einzelnen pathogenetischen Faktoren auch mit Hilfe der Computertomographie und visuell evozierter Potentiale (VEP) häufig nicht zu erfassen sind, muß die Indikation vom klinischen und ophthalmologischen Gesamtbild getragen werden. Dazu zählen:

- Akuter Visusverlust, der auf Kortison nicht anspricht
- Lichtstarre Pupille bei erhaltener konsensueller Reaktion und normalem Augenhintergrund
- Zunehmende Gesichtsfeldeinengung
- Papillenschwellung bei sonst angeblich normalem Befund z.B. durch Optikusscheidenhämatom oder Fraktur im Kanal. Bei diesen Diagnosen ist die Indikation zur Dekompression fakultativ zu stellen. Das „letzte Auge" sollte bei posttraumatischer Amaurose unseres Erachtens immer dekomprimiert werden.
- Röntgenologisch nachgewiesene Einengung im Foramen opticum mit Visusverlust
- P.S.: die einzelnen Befunde können sich auch addieren. Als *Kontraindikationen* sind Chiasmaläsion, Bulbusverletzung, Optikusabriß und vitale Bedrohungen verschiedener Art anzusehen.

Die *Prognose* wird kontrovers diskutiert, wobei sich die einzelnen Ansichten auf unterschiedliche Erfahrungen stützen. Es ist kritisch anzumerken, daß die publizierten Kollektive und Behandlungsmaßnahmen so unterschiedlich sind, daß ein direkter Vergleich eigentlich nicht erlaubt ist.

Verständlicherweise bewerten einige Autoren die Optikusdekompression mit Zurückhaltung, da sie nach transfrontaler Dekompression via Trepanation schlechte Ergebnisse erzielten [16, 56, 60, 68]. Unterstützt wurde diese Haltung durch die Tatsache, daß auch konservative Maßnahmen mitunter erfolgreich angewandt wurden [22], wenngleich andere Autoren einräumten, daß bei konservativ behandelten Amaurosen nur Remissionen mit „bescheidenem Visus" zu beobachten waren [58].

Für eine objektive Beurteilung ist auch wichtig zu wissen, daß der von Seitz vorgestellte histologische Nachweis, wonach infolge Massenverschiebungen Markscheiden und Achsenzylinder zerreißen und zur sofortigen irreversiblen Amaurose führen, nicht für alle Patienten Gültigkeit besitzt [66]. Unter Berücksichtigung der verschiedenen Möglichkeiten der traumatischen Optikulsläsionen muß der Patient präoperativ dahingehend aufgeklärt werden, daß er in ca. 50% mit einer Visusverbesserung nach transethmoidaler schonender Dekompression rechnen kann. Diese Erfolgsquote orientiert sich an Ergebnissen, die von verschiedenen Autoren in den letzten Jahren vorgestellt wurden (Tabelle 3).

Die Auswertung des eigenen Krankengutes belegt, daß die Prognose bei Mittelgesichtsfrakturen mit frontobasaler Beteiligung etwas schlechter anzusetzen ist als bei Mittelgesichtsfrakturen ohne Frontobasisbeteiligung (Abb. 20). Schwere und Art des Traumas nehmen also wesentlich Einfluß auf die Prognose.

Bei der Auswahl des Operationsweges gelten die bereits mehrfach angesprochenen Regeln. Nur ein schonendes Vorgehen mit geringer Komplikationsrate sollte in Erwägung gezogen werden.

Bei schweren Verletzungen ist das transfrontale Vorgehen durch die offene Wunde unter Umständen vorgegeben. Dann wird der Operateur natürlich zu-

Tabelle 3. Visusgewinn nach transehtmoidaler Dekompression traumatischer Optikusläsionen (Literaturüberblick)

Autoren	Publ.	Fallzahl	Anzahl der Visusgewinne	%
Niho	1961 [45]	7	7	100%
Sugita et al.	1965 [77]	29	7 (+14 Restvisus)	24/72%
Beuthner	1974 [4]	9	5	55%
Lehnhardt	1975 [34]	8	5	62,5%
Gerhardt et al.	1976 [23]	20	8	40%
Fukado	1981 [21]	600	205	34%
Ey	1981 [19]	3	2	66,6%
Takahashi	1989 [78]	5	5	100%
Schröder et al.	1989 [62]	38	14 (+6 Restvisus)	37/53%
Soudant et al.	1989 [69]	13	6	46%
Stoll/Wessels	1992	24-ges.	14	58%
		15 Amaurosen	9	64%
Hager et al.	1975 [25]	25	12	48%
Behrens et al.	1979 [1]	6	4	66,6%

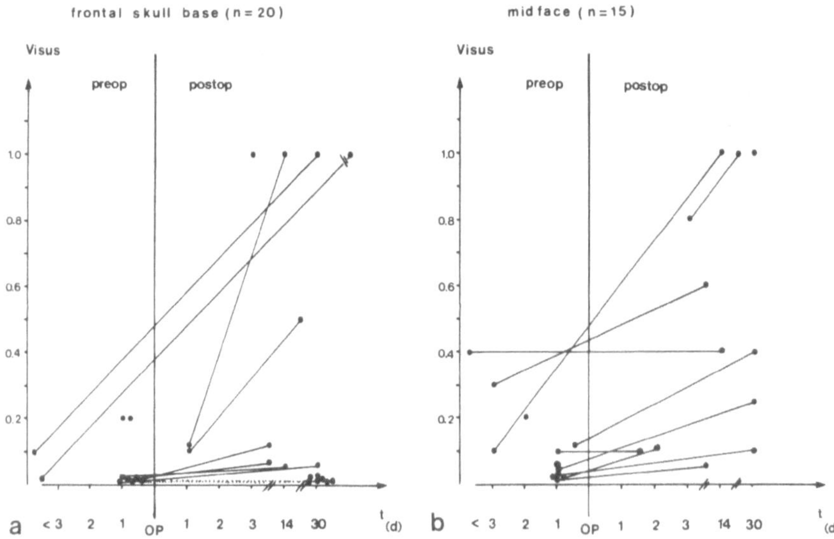

Abb. 20a, b. Visusgewinn nach Orbita- bzw. Optikusdekompression, **a** bei Frontobasisverletzungen, **b** bei Mittelgesichtsfrakturen *ohne* Frontobasisbeteiligung

sätzlich keine Schritte mehr anlegen. Die gleiche Überlegung gilt für das subkranielle Vorgehen, da sich aus dem transethmoidalen frontoorbitalen Weg entwickeln läßt. Ohne vorgegebenes Trauma ist dieser Weg aber deutlich invasiver als der rein transethmoidale und bringt letztlich keine besseren Resultate [40, 52].

Operationstechnik:

- Frontoorbitaler Zugang durch Stirnhöhle und Siebbein
- Wegnahme der Lamina papyracea und des Stirnhöhlenbodens. Steht die Periorbita unter Druck, so quillt sie sofort in das Siebbein vor.
- Eröffnen der Keilbeinhöhle
- Wegschleifen der medialen Wand des Canalis opticus mit dem Diamantbohrer bis auf Restlamellen, die mit dem Präparierer oder Ohr-Blakesley abgehoben werden.
- *Cave:* Die Nervenscheide des Nervus opticus ist eine Ausstülpung der Dura und darf wegen der drohenden Liquorrhö nicht geschlitzt werden.
- Eine Erweiterung der Dekompression in Richtung Kanaldach oder Kanalboden ist zu gefährlich und sollte unterlassen werden, zumal sich daraus keine Vorteile ableiten lassen.
- *Merke:* Der Übergang von der Orbita zum Eingang des Kanals muß besonders sorgfältig dekomprimiert werden, da an dieser Stelle morphologisch der größte Schnüreffekt auftritt (Abb. 21).
- *Anmerkung:* Ist eine optimale Orbitaentlastung zusätzlich indiziert, so zögern wir nicht, die Periorbita horizontal zu schlitzen. Experimente am Kadaver bestätigen nämlich den äußerst günstigen Effekt dieser Maßnahme [71].

Abb. 21. a Frakturspalt im Bereich des Optikuskanals, **b** dekomprimierter Nerv, **c** Skizze zu a) und b) mit *Pfeilen,* die den Frakturspalt markieren

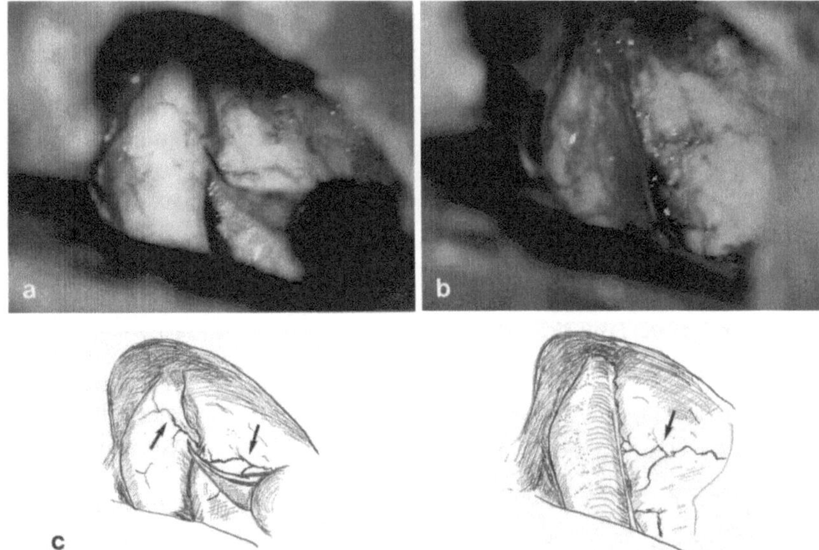

5 Verletzungen der Orbita

5.1 Allgemeine klinische Befunde

Zur Aufklärung der Ätiologie wurden vor 10 Jahren 264 Orbitafrakturen analysiert, die in der Univ.-HNO- und der Univ.-Augenklinik Münster behandelt wurden. Damals dominierten die Verletzungen durch Pkw-Unfälle (34%), durch Stürze auf das Gesicht (14%), durch Faustschläge (11%) und Hufschläge von Pferden und Rindern (6%). Bei einer Häufigkeit von insgesamt 31% Sportunfällen fielen auf Fahrradunfälle 3% [74].

Dieses Bild hat sich mit dem neuen Freizeittrend zum Fahrradfahren hin gewandelt. 1990 registrierte der Polizeipräsident in Münster 7829 Verkehrsunfälle. Darunter befanden sich 747 Fahrradunfälle mit 7 tödlichen Verletzungen, 168 Schwerverletzten und 494 Leichtverletzten. Ca. 25% der betroffenen Radfahrer standen unter Alkohol. 50% der schweren Verletzungen waren im Gesichtsbereich lokalisiert. 52,5% der Verletzten brachen sich beim Sturz den Unterkiefer, 30,7% erlitten eine Jochbeinimpressionsfraktur, 11,5% eine Frontobasisfraktur sowie 9% eine isolierte Orbitabodenfraktur. Jochbeinimpressionsfrakturen und Jochbogenverletzungen werden auch relativ häufig beim Fußballspielen und Reiten registriert [20].

Unabhängig von der Ätiologie beginnt die Erstuntersuchung mit der äußeren Inspektion. Dabei fallen oftmals eine Ekchymosis und ein subkonjunktivales Hämatom auf. Riß- und Platzwunden zeigen den Ort der Gewalteinwirkung an. Es folgt die eingehende Palpation des Orbitarahmens mit der Suche nach Stufenbildungen und mobilen Konturen. Krepitation und Emphysem sind ebenfalls palpatorisch zu erfassen [84].

Auf eine eingehende ophthalmologische Untersuchung kann nicht verzichtet werden. Bei grober klinischer Prüfung wird nach einem Exophthalmus oder Enophthalmus gefahndet. Der Patient soll, sofern das Auge nicht zugeschwollen ist, angeben, ob sein Visus erhalten oder abgefallen ist. Die Bulbusbeweglichkeit wird mit vorgehaltenem Finger geprüft und nach Doppelbildern in Endposition gefragt.

Treten bei Blick nach oben Doppelbilder auf, so ist sicher mit einer Orbitabodenfraktur inklusive Weichteileinklemmung zu rechnen.

Die Wichtigkeit der Zusammenarbeit zwischen Ophthalmologen und HNO-Chirurgen ergibt sich aus der Tatsache, daß der Anteil von Augenverletzungen bei Frontobasistraumen sehr hoch einzustufen ist. In Übereinstimung mit Beuthner [4] betrug die Anzahl der Amaurosen bei unserem Kollektiv 24%.

Weitere Symptome der Orbitaverletzung sind Sensibilitätsstörungen im Bereich der Trigeminusäste V_1 und V_2.

Die meisten Traumen sind röntgenologisch mit den einfachen Nativprojektionen gut zu erfassen. Eine genauere Lokalisation geben axiale und koronare Computertomogramme.

Eine Klassifizierung der Orbitatraumen ist aus klinischer Sicht nicht unbedingt erforderlich, zumal die meisten Verletzungen in Kombination mit anderen Mittelgesichtstraumen auftreten. Wir unterschei-

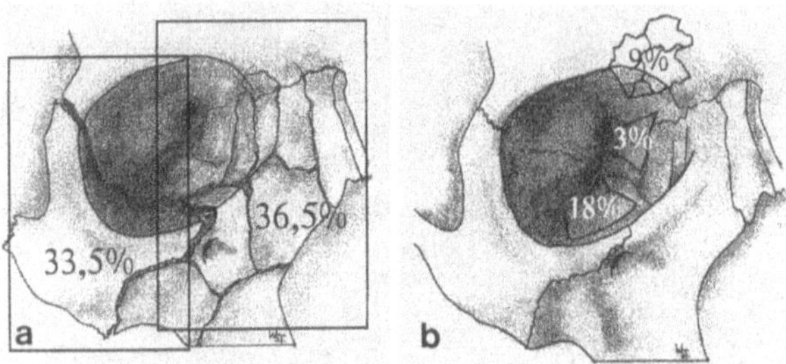

Abb. 22. a Mediale und laterale Orbitafrakturen, **b** Isolierte Orbitafrakturen mit Häufigkeitsverteilung

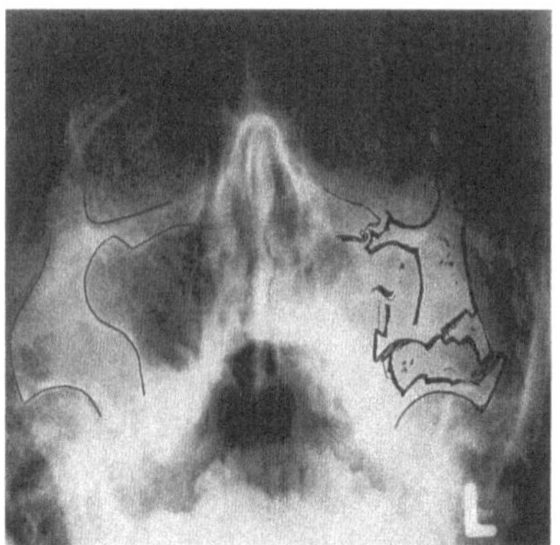

Abb. 23. Jochbeinimpressionsfraktur

den daher rein empirisch mediale und laterale Frakturen des Orbitaringes sowie isolierte Frakturen im Bereich des Daches, des Bodens und der medialen Wand (Abb. 22).

5.2 Laterale Orbitafraktur

Die klassische laterale Orbitafraktur ist als Jochbeinimpressionsfraktur (pure fracture of the zygoma) bekannt. Der Frakturspalt zieht durch die Sutura zygomaticofrontalis über die laterale Wand und den Orbitaboden in Richtung Foramen infraorbitale. Durch Verlagerung der Fragmente ist hier häufig der Nerv eingeklemmt und irritiert. An diesem Trauma sind auch der Processus zytomaticomaxillaris und der Jochbogen beteiligt (Abb. 23). Die Jochbogenfraktur tritt sehr viel seltener als isoliertes Trauma auf.

Klinisch finden wir in der Regel ein sichtbares und palpables Hämatom, eine Verlagerung des lateralen Kanthus sowie eine Hypästhesie des Nervus trigeminus V_2. Doppelbilder, Hypästhesie und Gesichtsasymmetrie rechtfertigen die chirurgische Intervention [37]. Nur bei Beschwerdefreiheit und nicht dislozierten Fragmenten kann auf den Eingriff verzichtet werden.

Operationstechnik: Sind keine äußeren Wunden als Zugang geignet, so bevorzugen wir seit Jahren den transkonjunktivalen Weg in Kombination mit der lateralen Kanthotomie [3, 10, 76, 79]. Prinzipiell sind auch andere Zugangswege geeignet.

Nach Darstellung der Frakturspalten wird das imprimierte Jochbein angehoben. Zur Fixation in der ursprünglichen Position genügt häufig eine Miniplatte über der Sutura zygomaticofrontalis (Abb. 24), die noch durch eine Drahtnaht im Bereich des Infraorbitalrandes unterstützt werden kann.

Ist die Jochbeinimpressionsfraktur nur Teil einer ausgedehnten Mittelgesichtsfraktur, so sind weitere stabilisierende Maßnahmen im Bereich des Processus zytomaticomaxillaris und des medialen Kaupfeilers erforderlich [83]. Zur Behebung von Okklusionsstörungen stollte der Kieferchirurg herangezogen werden.

Durch die Miniplatten-Technik ist die Rekonstruktion der Orbitakonturen kein Problem [36, 82]. Ist allerdings der Orbitaboden massiv traumatisiert, so muß hier eine Extrastütze angebracht werden. Zunächst soll versucht werden, den Orbitaboden aus der Kieferhöhle auszuhebeln und die Fragmente zu

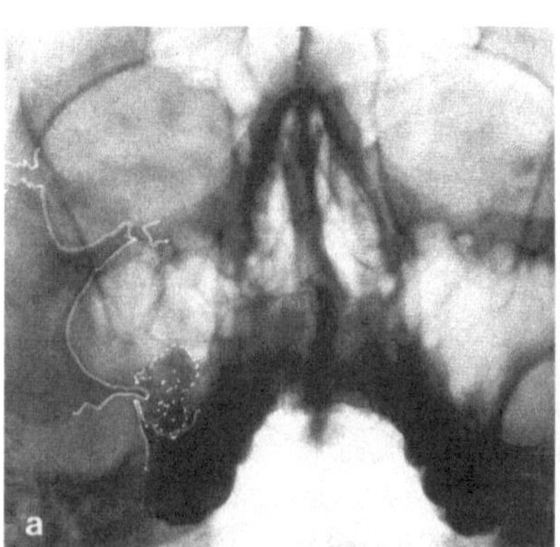

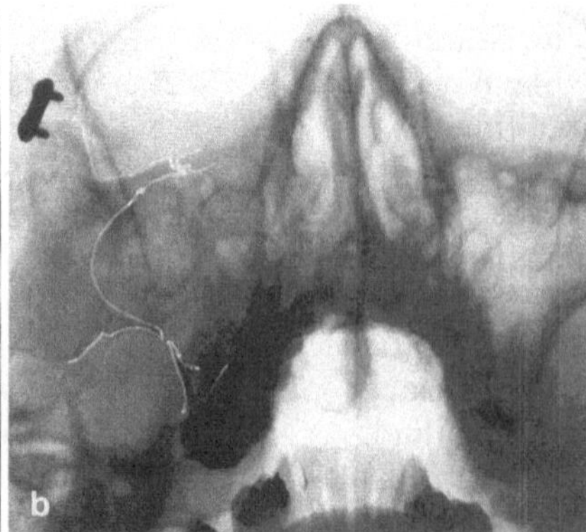

Abb. 24. a Jochbeinimpressionfraktur mit basaler Weichteilherniation, **b** Zustand nach Reposition und Fixation im Bereich der Sutura zygomaticofronatlis mit einer Mini-Platte

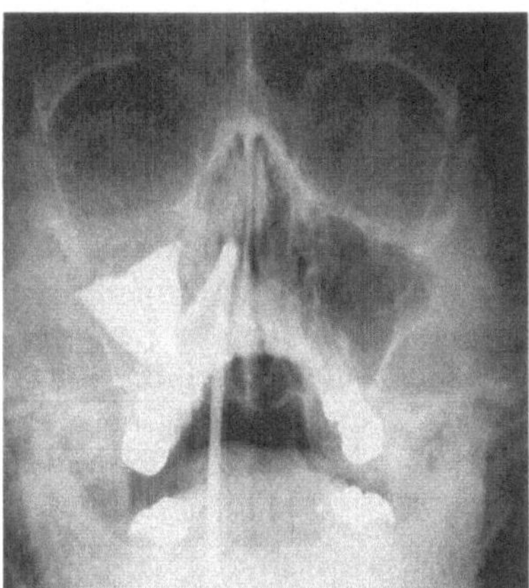

Abb. 25. Kieferhöhlenballon als Orbitabodenstütze

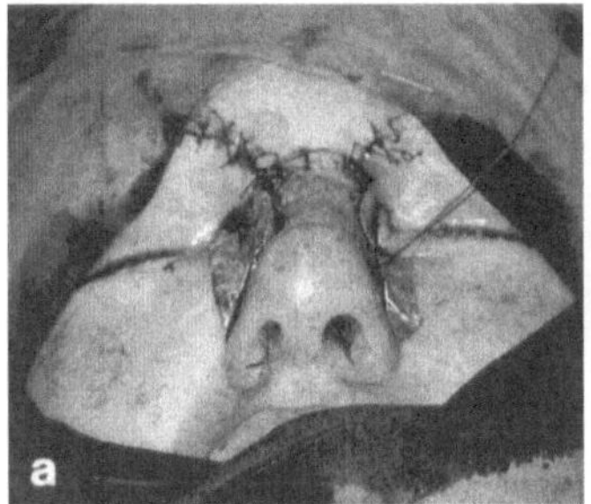

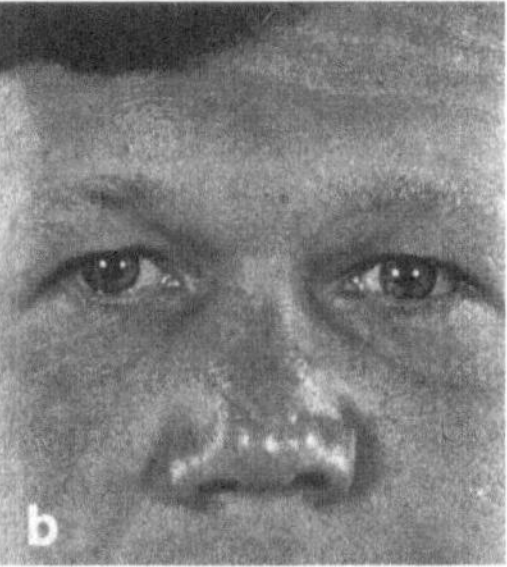

Abb. 26. a Transnasale Pexie nach Hufschlagverletzung, **b** postoperatives Ergebnis nach 6 Monaten

adaptieren. Bei der Stabilisierung können lyophilisierte Dura und Fibrinkleber hilfreich sein. Auch PDS-Folien wurden in letzter Zeit mit gutem Erfolg eingesetzt.

Bleibt dennoch die Rekonstruktion des Bodens unbefriedigend, so ist von der Kieferhöhle ein wassergefüllter Ballon (Abb. 25) einzusetzen.

Die Häufigkeit der postoperativen Beschwerden hängt sehr stark von der Ausdehnung des primären Traumas ab. Doppelbilder, Ektropien, Enophthalmus, Hypästhesie, Ptosis und posttraumatische Sinusitis mit Mukozelenbildung werden allerdings nur nach schwereren Traumen beobachtet [57, 70].

5.3 Mediale Orbitafraktur

Mediale Orbitafrakturen sind an die Anatomie der nasoethmoidalen Region gebunden und bilden keine nosologische Einheit. Das Trauma der medialen Orbitawand tritt häufig zusammen mit einer Nasengerüstfraktur auf. Desweiteren besteht eine Anbindung an Le Fort-Frakturen bzw. „Dishface-Traumen". Über diese Verletzungen soll aber an dieser Stelle nicht berichtet werden.

Die Diagnose der nasoethmoidalen Orbitafraktur wird oftmals durch die periorbitale Ekchymosis und Schwellung gestellt. Axiale und koronare CT-Aufnahmen lassen das Frakturmuster sehr gut erkennen. Luft in der Orbita ist Hinweis auf das Trauma. Als Begleitreaktion ist die Schleimhaut im Bereich des Stirnhöhleninfundibulums und der Siebbeinzellen geschwollen.

Operationstechnik: Eine geringfügige Traumatisierung kann in der Regel durch intranasale Reposition behoben werden. Sofern keine größeren orbitalen Komplikatioenn vorhanden sind, erfolgt die endoskopisch kontrollierte transnasale Ethmoidektomie zur Vermeidung einer posttraumatischen Ethmoiditis. Bei Visusverlust ist eventuell eine Orbita- und Optikusdekompression anzuschließen.

Ist die Glabella beteiligt, so muß eine sehr sorgfältige Rekonstruktion vorgenommen werden, um einem postraumatischen Hypertelorismus vorzubeugen. Der abgerissene mediale Kanthus ist ebenfalls ein- oder beidseitig wieder mit durchgreifenden Nähten zu reponieren. Auf keinen Fall darf der operative Zugangsweg so angelegt sein, daß er zusätzlich den medialen Kanthus verletzt [38, 55].

Die Annäherung der interkanthalen Distanz wird heute mit speziellen Platten aus dem Miniset erreicht. Zur Konturbildung helfen transnasale Nähte, die durch aufgelegte laterale Schienen ziehen und das Nasengerüst stützen (Abb. 26).

Da bei der Versorgung ausgedehnter Traumen stets das Siebbein und die Stirnhöhle mit eröffnet werden, so gelten für die weitere Versorgung die bereits dargestellten Regeln, d.h. es muß unbedingt eine suffiziente Drainage angelegt werden.

5.4 Isolierte Orbitafrakturen

5.4.1 Orbitabodenfraktur

Der Orbitaboden ist ebenso wie die mediale Wand aufgrund seiner dünnen Struktur für Frakturen prädisponiert. Als Ursache der Traumatisierung werden zwei Komponenten diskutiert. Zum einen kann der erhöhte Druck auf die Weichteilstrukturen die Fraktur auslösen, zum anderen genügt die Knochentransmission der einwirkenden Gewalt, um das Trauma zu verursachen.

Smith und Reagan [67], die Erstautoren der Blow out-Fraktur, beschrieben die isolierte Bodenfraktur mit erhaltenem Orbitarahmen nach einer Hurling-

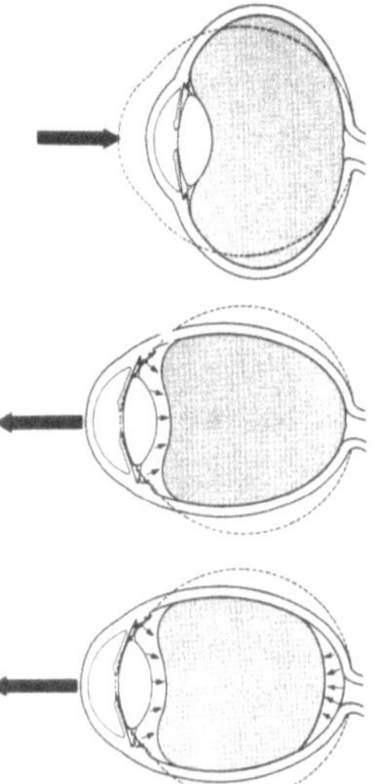

Abb. 27. Kontusions-Sog-Trauma

Ball-Verletzung. Hurling, ein irisches Ballspiel, wird mit einem sehr festen heugestopften Ball gespielt.

Eine gemeinsame Studie in den Kliniken für HNO- und Augenerkrankungen in Münster ergab, daß Vollbälle wie der Hurling Ball, der Baseball und Hartummibälle ebenso wie Schneebälle geeignet sind, eine Orbitabodenfraktur auszulösen. Im Gegensatz dazu sind allerdings luftgefüllte Hohlbälle – wie auch der häufig fälschlich zitierte Tennisball – nicht in der Lage, knöcherne Verletzungen zu verursachen. Die luftgefüllten Bälle verformen sich nämlich beim Auftreffen auf den knöchernen Orbitarahmen und bewirken ein sogenanntes Kontusions-Sog-Trauma mit typischen Verletzungen im Bereich des vorderen Augenabschnittes z.B. der Ora serrata [32, 74] (Abb. 27).

Zu den Leitsymptomen der Orbitafraktur zählen Enophthalmus, Doppelbilder, Hypästhesie des Nervus infraorbitalis und insgesamt eingeschränkte Augenmotilität infolge Herniation (Abb. 28).

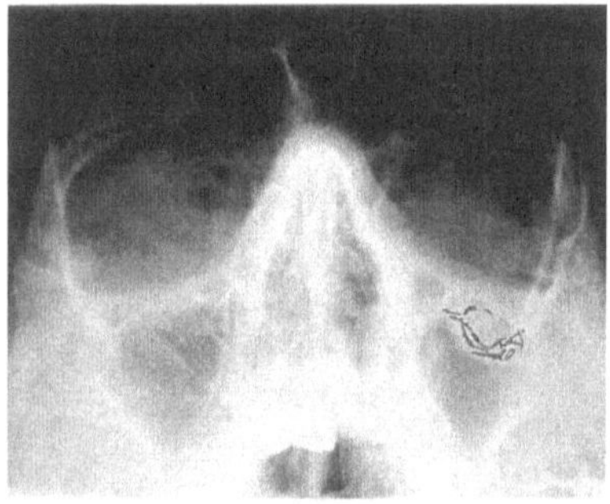

Abb. 28. Typische Blow out-Fraktur mit markierter Weichteilhernie

Operationstechnik: Nach unserer Erfahrung kann *nur* in ca. 10% auf eine chirurgische Intervention verzichtet werden. Die Indikation zur Revision ist bei entsprechender klinischer Befundkombination großzügig zu stellen [51].

Bei kleineren und mittelgroßen Defekten im Bereich des Orbitabodens bildet der transkonjunktivale Zugang in Kombination mit der lateralen Kanthotomie guten Überblick. Die in die Kieferhöhle eingesunkenen Knochenteile hängen meist noch an Schleimhaut und Periost und lassen sich mit einem kleinen Häkchen wieder nach oben luxieren und verkeilen, damit sie der Orbita wieder als feste Auflage dienen können.

Sollten Defekte bestehen bleiben, so haben sich zur Stabilisierung lyophilisierter Dura- und PDS-Folien-Einlagen bewährt. Nur bei sehr großen ausgedehnten Defekten mit Substanzverlust muß über eine Kieferhöhlenstütze der Boden rekonstruiert werden. In dieser Situation ist der transorale Weg über die Kieferhöhlenvorderwand zu wählen. Um die postoperative Pflege zu erleichtern, empfiehlt sich dann auch ein Arbeitsfenster zum unteren Nasengang.

Bei sehr ausgedehnten und ungewöhnlichen Traumen muß unter Umständen das transkonjunktivale Vorgehen mit einem frontoorbitalen Weg kombiniert werden. Dies war z.B. bei einer Pfählungsverletzung mit einem Strauchast notwendig. Die behandelnden Kollegen schlossen die Therapie nach Entfernung des äußeren Holzstückes zunächst ab. Nach ca. einer Woche reagierte die Patientin aber mit heftigen orbitalen Schmerzen, Fieber und einer Protrusio bulbi. Im Computertomogramm fiel eine Schwellung im Bereich des lateralen Orbitatrichters auf, der sich später nach Revision als Abszeß entpuppte. Im Bereich des Orbitabodens waren noch mehrere Holzstücke zu finden, die auch z.T. die mediale Begrenzung zum Siebbein hin durchstoßen hatten (Abb. 29).

5.4.2 *Fraktur der Lamina papyracea*

Neben dem Orbitaboden bildet die Lamina papyracea ebenfalls einen Locus minoris resistentiae.

Die isolierte Fraktur ist sehr selten und außerdem symptomarm. Lediglich Luftansammlung in der Orbita kann mitunter ein Hinweis sein (Abb. 30). Bei kleinen Defekten kann eine endonasale endomikroskopische kontrollierte Enttrümmerung über das Siebbein notwendig werden. Bei geringem Emphysem genügten aber auch eine antibiotische Abdekkung und Beobachtung ohne chirurgische Intervention.

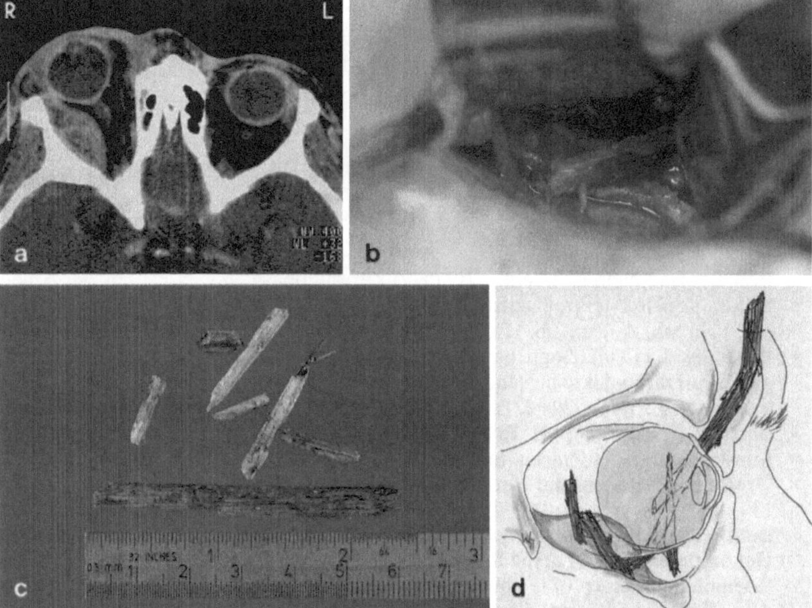

Abb. 29. a Lateraler Orbitaabszeß, **b** Fremdkörper über dem Orbitaboden in situ, **c** extrahierte Holzstücke, **d** schematische Rekonstruktion der Pfählungsverletzung

5.4.3 *Orbitadachfraktur*

Bei umschriebener Gewalteinwirkung ist eine isolierte Dachfraktur möglich. Es resultiert daraus ein Blow in- bzw. Blow out-Mechanismus. Geringe Dislokationen erfordern keine chirurgische Intervention. Mitunter ist aber auch der Bulbus nach unten gedrückt.

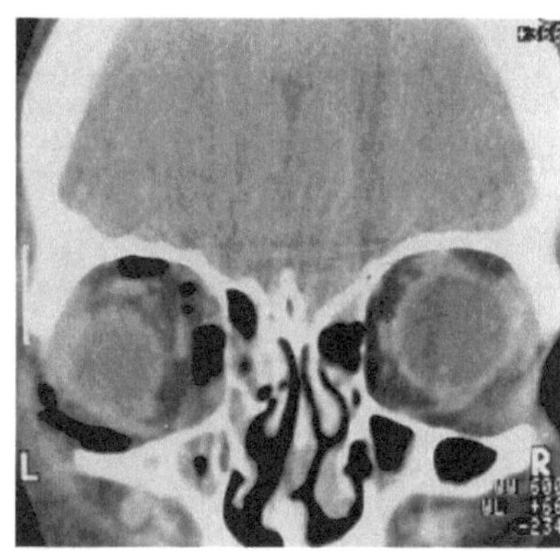

Abb. 30. Orbitaemphysem rechts

Operationstechnik: Bulbusverlagerung und Weichteilhernien erfordern ebenso wie eine Liquorrhö die chirurgische Behandlung. In diesem Fall sollte das Vorgehen frontoorbital erfolgen, da auch meistens eine Kombination mit anderen Frontobasisverletzungen vorliegt. Eine Entrümmerung bzw. Reposition der Fragmente und ein Abdichten der darüberliegenden Dura genügt als Therapie. Jeder Zugang über die Nasennebenhöhlen muß anschließend in der bereits besprochenen Weise versorgt werden.

5.5 Tränenwegsverletzung

Die besten kosmetischen und funktionellen Ergebnisse nach Tränenwegsverletzungen werden erzielt, wenn die Primärversorgung innerhalb von 12 Stunden erfolgt. Spätrekonstruktionen bieten nur noch in 50% befriedigende Resultate [8]. Bei Polytraumen hat insofern die Tränenwegsverletzung bei der Planung Priorität.

Für die Rekonstruktion der Canaliculi wird die Ringintubation nach Castillo (1973) empfohlen.

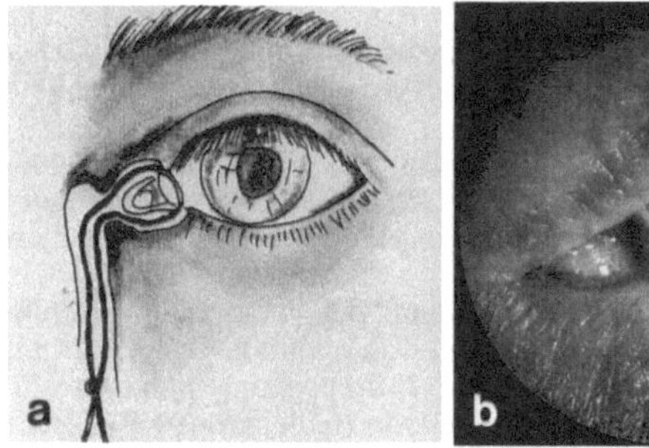

Abb. 31. a bikanalikuläre Tränenwegsschienung, **b** nach abgeschlossener Tränenwegsintubation

Liegt aber der Abriß im inneren Lidwinkel oder ist der Tränenweg im Bereich des Siebbeins bzw. der Nase mit traumatisiert, so soll zweckmäßigerweise auf die bikanalikuläre Tränenwegsintubation nach Jünemann (Abb. 31) zurückgegriffen werden. Dabei erfolgt die Einlage eines dünnen Silastikschlauches vom oberen und unteren Tränenpünktchen aus in die Kanäle bis hin ins Nasenlumen. Dort werden die beiden Enden verknotet und für ca. 6 Wochen belassen.

Literatur

1. Behrens-Baumann N, Miehlke A (1979) Zur rhinobasalen Dekompression des traumatisch geschädigten Nervus opticus. Klin Mbl Augenheilk 175:584–591
2. Berendes J (1956) Doppelter autoplastischer Verschluß größerer Duradefekte in Nähe der Mittellinie bei Liquorrhoea nasalis. HNO:220–221
3. Bertram G, Luckhaupt H, Rose KG (1991) Der erweiterte transkonjunktivale Zugang mit lateraler Kanthotomie zu Orbitarand, -boden und Nervus infraorbitalis. HNO 39: 134–137
4. Beuthner D (1974) Analyse zur Frage der Nervus-opticus-Dekompression etc. Laryng Rhinol 53:830–835
5. Boenninghaus HG (1974) Rhinochirurgische Aufgaben bei der Chirurgie des an die Schädelbasis angrenzenden Gesichtsschädels. Archiv für Ohren- Nasen- und Kehlkopfheilkunde, 207:1–228
6. Brunner FX, Kleine BJ (1987) Frakturen des zentralen Mittelgesichts und der Rhinobasis etc. HNO 35:106–111
7. Brunner FX (1992) Osteoplastische Versorgung von Gesichtsfrakturen und Fibrinklebetechniken bei Frontobasisverklebungen in der Otorhinolaryngologie Springer, Berlin Heidelberg, pp 71–79
8. Busse H, Hollwich E (1978) Erkrankungen der ableitenden Tränenwege und ihre Behandlung. Bücherei des Augenarztes. Enke, Stuttgart
9. Chow IM, Goodman D, Mafee MF (1989) Evaluation of CSF rhinorrhea by computerized tomography with metrizamide. Otolarygnol-Head-Neck Surg 100(2):99–105
10. Convers JM et al. (1973) The conjunctival approach in orbital fractures. Plastic and Reconstruct Surg 52:656
11. Deitmer T, Rath B (1988) Befunde, Behandlung und Verlauf frontobasaler Frakturen. 67:13–16
12. Denecke HJ, Ey W (1984) Die Operationen an der Nase und im Nasopharynx. Springer, Berlin Heidelberg New York Tokyo
13. Draf W (1982) Die chirurgische Behandlung entzündlicher Erkrankungen der Nasennebenhöhlen. Arch Otorhinolaryngol 235:133–305
14. Draf W (1983) Fronto-basal injuries – principles in diagnosis and treatment. In: Samii M, Bihaye J (Hrsg) Traumatology of the skull base. Springer, Berlin Heidelberg New York Tokyo, S 61–69
15. Draf W (1992) Aktueller Stand der Versorgung von rhinobasalen Duraverletzungen – extradurale Techniken. In: Freigang B, Weerda (Hrsg) Fibrinklebung in der Otorhinolaryngologie. Springer, Berlin Heidelberg, pp 93–104
16. Driesen W, Seitz R (1963) Akute Erblindung bei stumpfem Trauma des Gesichtsschädels. Dtsch Med Wschr 88:1391–1396
17. Eljamel MS, Fox PM (1990) Acute traumatic CSF fistulae: the risk of intracranial infection. Br J Neurosurg 4:381–385
18. Escher F (1969) Clinic, classification and treatment of the frontobasal fractures. Almquist u. Wiksell, Stockholm
19. Ey W (1981) Mitbeteiligung der Orbita bei frontobasalen Traumen. Laryng Rhinol 60:162–167
20. Frenquelli A, Ruscito P et al. (1991) Head and neck traumas in sporting activities. J Cranio Max Fac Surg 19:178–181
21. Fukado Y (1981) Microsurgical transethmoidal optic nerve decompression. In: Samii M, Janetta PJ. The cranial nerves. Springer, Berlin Heidelberg New York
22. Funder J, Hollmann K, Millesi W (1986) Ergebnisse von operativ und konservativ behandelten Fällen mit traumatischen Optikusläsionen. Klin Mbl Augenheilk 189:421–422
23. Gerhardt HJ, Hager GM, Maruniak M (1976) Erfahrungen mit der transethmoidalen Dekompression des N. opticus bei Amaurose nach stumpfem Schädeltrauma. HNO-Praxis, 1:22–27
24. Grevers G, Vogl T (1991) Zur Aussagefähigkeit sogenannter „Sekundärrekonstruktionen" bei Frakturen der Frontobasis. Laryngorhinootologie 70(3):120–122
25. Hager G, Gerhardt JH, Maruniak M (1975) Indikation und Ergebnisse operativer Freilegung traumatisch geschädigter Sehnerven. Klin Mbl Augenheilk 167:515–526
26. Hosemann W, Nitsche N, Rettinger G, Wigand ME (1991) Die endonasale endoskopisch kontrollierte Versorgung von Duradefekten der Rhinobasis. Laryng Rhino Otol 70:115–119
27. Kainz J, Stammberger H (1988) Das Dach des vorderen Siebbeines: Ein Loch minoris resistentiae an der Schädelbasis. Laryng Rhinol Otol 67:142–149
28. Killian G (1903) Die Killiansche Radikaloperation chronischer Stirnhöhleneiterungen. Arch Laryng Rhinol 13:59–88
29. Kley W (1968) Die Umfallchirurgie der Schädelbasis und der pneumatischen Räume. Arch Klin exp Ohren- Nas-Kehlkheilk 191:1–216
30. Kley W (1973) Faszienplastiken im Bereich der vorderen und mittleren Schädelbasis und im Bereich der Nasennebenhöhlen. Laryng Rhinol Otol (Stuttg) 52:255–264
31. Kressner A (1950) Die Indikation zur Median- und Kontralateraldrainage der Stirnhöhle und deren Durchführung. Arch Ohr Nas Kehlk Heilk 157:28–40
32. Kroll P, Stoll W, Kirchhoff E (1983) Kontusions-Sog-Trauma nach Ballverletzungen. Klin Mbl Augenheilk 182: 555–559
33. Krüger E, Schilli W (1986) Oral and maxillofacial traumatology. Quintessence Publ Co Inc, Chicago London Berlin Vol 2
34. Lehnhardt E, Schultz-Coulon J (1975) Zur Indikation und Prognose der transethmoidalen Optikusdekompression bei posttraumatischer Amaurose. Arch Oto Rhino Laryng 209:303–313
35. Lothrop HA (1914) Frontal sinus suppuration. Ann Surg 59:937–957
36. Luhr HG (1988) A micor-system for cranio-maxillo-facial skeletal fixation. J Cran Max Fac Surg 16:312–314
37. Mansons PN, Iiff NT (1988) Orbital fractures. Facial Plastic Surg 5:243–259
38. Mathog RH (1988) Posttraumatic telecanthus. Facial Plastic Surg 5:261–267
39. Mayer O (1940) Über die Herstellung einer breiten Verbindung mit der Nase bei der wegen chron. Entzündung vorgenommenen radikalen Stirnhöhlenoperation. Arch Ohr Nas Kehlk Heilk 148:282–290
40. Messerli J, Vuilemin T, Raveh H (1990) Primäre Optikusdekompression bei Mittelgesichtsfrakturen. Klin Monatsbl-Augenheilk 196(5):398–401
41. Minnigerode (1967) Zur Technik der extraduralen rhinochirurg. Deckung von Liquorfisteln nach frontobasalen Schädelverletzungen. Mschr Ohrenheilk 101:441–446

42. Montgomery WW (1971) Surgery of the frontal sinuses. Otolaryngol Clin North Ann 4:97–126
43. Mygind SH (1938) Herunterklappen des Skalps bei Ostitis frontalis. Acta Oto-Laryng (Stockh) 26:537–541
44. Naumann HH (1974) Kopf- und Hals-Chirurgie. Bd 2, Thieme, Stuttgart
45. Niho S, Yasuda K, Sato T, Sugita S, Murayama K, Orgino N (1961) Decompression of the optical canal by the transethmoidal route. Amer Ophthal 51:659–665
46. Ogura JH, Watson RK, Jurema AA (1960) Frontal sinus surgery. Laryngoscope 70:1229–1242
47. Otradovec J (1968) Das Gesichtsfeld bei indirekten Sehnervverletzungen. Klin Mbl Augenheilk 153:485–495
48. Pirsig W, Treck H-H (1977) Rhinochirurgische Behandlung von rhinobasalen Frakturen. In: Berendes J, Link R, Zölner F (Hrsg) Hals-Nasen-Ohren-Heilk in Praxis und Klinik Bd 1, Thieme, Stuttgart
49. Probst C, Tomaschett C (1990) Zur neurochirurg. Behandlung von traumatischen fronto-basalen Liquorfisteln. Aktuel Traumatol 20(5):217–225
50. Probst R, Friebach A, Moser A (1990) Frontobasale Frakturen beim Kind. Laryngo Rhino Otol 69:150–154
51. Rankow RM, Mignogna FV (1975) The surgery of orbital floor fractures. Fortsch Kiefer- u. Gesichtschir 19:169
52. Raveh J, Vuillemi Th (1988) Subcranial management of 395 combined frontobasal midface fractures. Arch Otolarygnol Head Neck Surg 114:1114–1122
53. Rauchfuss A (1990) Komplikationen der endonasalen Chirurgie der Nasenebenhöhlen. HNO 38(9):309–316
54. Roos EL (1959) Neue Methode einer Schleimhautlappenplastik bei Stirnhöhlenoperationen. HNO 7:277
55. Richter WCh (1987) Zugangswege bei Osteosynthesen des Mittel- und Obergesichtes mit extrakranieller Frontobasisrevision. Laryng Rhinol Otol 66:260–265
56. Römer F, Müller V, Bettag W (1973) Zur operativen Versorgung indirekter traumatischer Optikusläsionen. Klin Mbl Augenheilk 163:327–331
57. Samii M, Brihaye J (1983) Traumatology of the skull base. Springer, Berlin Heidelberg New York Tokyo
58. Scheschy H, Benedikt O (1972) Optikusatrophie durch indirekte Traumen. Klin Mbl Augenheilk 161:309–315
59. Schlöndorf G, Mösges R, Meyer-Ebrecht D, Krybus W (1989) CAS Computer assisted surgery. HNO 37:187–190
60. Schmaltz B, Schuermann K (1971) Traumatische Optikusschäden. Klin Mbl Augenheilk 159:33–51
61. Schreiner L, Herrmann A (1967) Zum Verschluß der nasalen Liquorrhö mit der Muschel- oder Septumschleimhautplastik. Arch Klin exp Ohr Nas Kehlk Heilk 188:418–422
62. Schroeder HG, Abanese SJ (1990) Fractures of the zygoma. Facial Plastic Surgery 7:167–175
63. Schroeder HG, Glanz H, Kleinsasser O (1982) Klassifikation und „Grading" von Gesichtsschädelfrakturen. HNO 37:496–500
64. Schröder M, Kolenda H, Loibnegger E, Mühlendyck H (1989) Optikusschädigung nach Schädel-Hirn-Trauma. Laryng Rhinol Otol 68:534–538
65. Schwenzer N, Krüger E (1986) Classification, diagnosis, and fundamental treatment. In: Krüger E, Schilli W, Worthington P (eds) Quint Publ Co, Chicago London Berlin, S 107–174
66. Seitz R (1963) Ätiologie und Genese der akuten Erblindung als Folge stumpfer Schädelverletzungen. Klin Mbl Augenheilk 143:414–429
67. Smith B, Reagan WF (1957) Blow out fracture of the orbit. Am J Ophthal 44:733–739
68. Sollmann WP, Seifert V, Haubitz B, Dietz H (1989) Combined orbito-frontal injuries. Neurosurg Rev 12(2):115–121
69. Soudant J, Lamas G, Senechal G, Girard B (1989) Décompression du nerf optique par voie transethmoido-sphenoidale dans les traumatismes orbitaires. Ann Chir Plast 34:417–420
70. Spoor ThC, Nesi FA (1988) Management of ocular, orbital, and adnexal trauma. Raven Press, New York
71. Stanley JR et al. (1989) Superior and transantral orbital decompression procedures. Arch Otolaryng 115:369–373
72. Stanley RB (1988) Management of frontal sinus fractures. Facial Plastic Surg 5:231–235
73. Stoll W, Busse H, Kroll P (1984) Transkonjunktivalschnitt mit lateraler Kanthotomie. Laryng Rhinol Otol 63:45–47
74. Stoll W, Kroll P (1984) Etiology and pathomechanism of orbital and ocular trauma with special regard to ball injuries. In: Ward PH, Bermann WE (Hrsg) Plastic and reconstr surg of the head and neck, Vol 2:574–579, Mosby Comp, St. Louis Toronto Princeton
75. Stoll W, Busse H, Kroll P (1988) Decompression of the orbit and the optic nerve in different diseasese. J Cranio-Max-Fac Surg 16:308–311
76. Stoll W (1990) Fractures of the orbital ring. Facial Plastic Surgery 7:159–166
77. Sugita S, Sugita Y, Yamada J (1965) Die Sehstörung nach Schädeltrauma und ihre operative Behandlung. Klin Monatsbl Augenheilk 147:720–730
78. Takahashi M et al. (1989) Microscopic intranasal decompression of the optic nerve. Arch Otorhinolaryngol 246: 113–116
79. Tessier P (1973) The conjunctival approach to the orbital floor and maxilla incongenital malformation and trauma. J Max-Fac Surg 1:1–6
80. Uffenorde E (1942) Anzeige und Ausführung der Eingriffe an Ohr, Nase und Hals. JA Barth Verlag, Leipzig
81. Unterberger S (1959) Neuzeitliche Behandlung von Schädelverletzungen mit Beteiligung der fronto- und laterobasalen Räume. Z Laryng Rhinol 38:441–455
82. Weerda H, Joos V (1987) Die Osteosynthese im Gesichtsbereich. Arch Otorhinolaryngol (Supp II):121–134
83. Weerda H, Siegert R (1990) Stable fixation of the nasal complex. Facial Plastic Surg 7:185–188
84. Weismann RA, Savino PJ (1991) Management of patients with facial trauma and associated ocular/orbital injuries. Otolaryngol Clin North Am 24:37–57
85. Wigand ME (1981) Transnasale endoskopische Chirurgie der Nasennebenhöhlen bei chronischer Sinusitis/II. Die endonasale Kieferhöhlen-Operation. HNO 29:263–269

VI. Implantatmaterialien

European Archives of Suppl. 1993/I
Oto-Rhino-Laryngology

Implantatmaterialien – was hat sich wo und wann bewährt?

F. X. Brunner

Universitäts-HNO-Klinik (Direktor: Prof. Dr. J. Helms), Josef-Schneider-Str. 11, W-8700 Würzburg

Inhaltsverzeichnis

1 Einleitung

Defekte im menschlichen Körper entstehen durch Trauma, tumorbedingte Gewebedestruktion, entzündliche Prozesse, kongenitale Fehlbildungen oder durch operative Eingriffe. Da Gewebsdefekte zu schweren funktionellen Störungen und zu starken ästhetischen Beeinträchtigungen führen können und dadurch die Lebensqualität erheblich gemindert werden kann, wurde seit den Anfängen der Medizingeschichte versucht, geeignete Ersatzmaterialien zu finden. Die ersten Implantatmaterialien waren Elfenbein und tierischer Knochen und später Metalle wie Gold und Silber dienten vor allem dem Ersatz der Nase und von Zähnen.

Fallopius berichtet 1600 über die Implantation einer Goldplatte zur Rekonstruktion eines Schädeldachdefektes [69].

Implantatstahl wurde in Form einer relativ korrosionsresistenten 18-CR-8-NI-Legierung erstmals 1926 in der Orthopädie eingesetzt.

Kaltpolymerisierendes Methacrylat wurde zur Rekonstruktion von Schädelkalottendefekten erstmals 1940 in Deutschland von Zander, einem Allgemeinchirurgen, eingesetzt [214]. Christiansen [44] berichtet 1945 über die Anwendung von Tantalosteosyntheseplatten und -schrauben zur Versorgung von Unterkieferfrakturen. Silikon fand als Implantatmaterial beim Menschen erstmals in den späten 40er Jahren Verwendung [20].

Nach den in den 60er Jahren gewonnenen Erkenntnissen und Erfahrungen in der Traumatologie der Extremitäten der Arbeitsgemeinschaft für Osteosynthesefragen (AO), verbunden mit den Namen Müller, Allgöwer und Willenecker, erfolgt bei einwandfrei durchgeführter stabiler Plattenosteosynthese oder Marknagelung die knöcherne Konsolidierung ohne klinisch und röntgenologisch nachweisbaren Kallus [221]. Man nennt dies „primär knöcherne Frakturheilung".

Was die Traumatologie und die Tumorchirurgie der Schädelbasis anbelangt, waren in den 50er und 60er Jahren im wesentlichen noch osteoklastische Operationstechniken oder mehr oder weniger instabile Drahtosteosynthesen gebräuchlich.

Büttner [36] berichtete 1968 über die Anwendung von Tantalplättchen mit Öffnungen in Kombination mit mehrfachen Drahtligaturen zur Osteosynthese von Frakturen der mittleren Etage des Gesichtsschädels.

Wullstein et al. [259, 264] entwickelten unter der Bezeichnung „Tantalvisier" flächenhaft gewalzte und unter Druck geformte Plattenkonstruktionen zur Rekonstruktion frontaler Defekte.

Luhr et al. [141, 144] stellten erstmals 1968 ein Kompressionsminiplattensystem auf dem Prinzip einer Druckschraubenplatte zur stabilen Osteosynthese bei Jochbeinfrakturen vor.

Michelet [158] und nachfolgend Champy [40, 41] entwikkelten Miniosteosyntheseplatten aus Vitallium für die kompressionslose Osteosynthese am Unterkiefer, Infraorbitalrand und Supraorbitalrand. Ewers und Schilli [68], Weerda [251, 252], Brunner, Georgi und Richter [27, 31, 35, 74, 194, 195] erarbeiteten die Grundlagen für die Anwendung der stabilen Miniplattenosteosynthese im Bereich des Stirn-Nasen-Pfeilers des Mittelgesichts zur Rekonstruktion traumatischer Defekte. Diese Prinzipien sind nach wie vor Grundlage für die osteoplastischen Zugangswege in der Tumorchirurgie der vorderen Schädelbasis.

Durch die Zusammenarbeit fast aller naturwissenschaftlichen Disziplinen wurden in den letzten Jahrzehnten sowohl werkstoffkundliche und materialtechnische als auch operationstechnische Fortschritte erzielt, die das Transplantieren von körpereigenem oder konserviertem körperfremdem Gewebe und das Implantieren von synthetischem Material erheblich sichererer gemacht haben. Die autologe Gewebstransplantation hat den Vorteil, daß sich keine immunologisch bedingten Gewebsreaktionen ergeben. Bei der Verwendung von homologen Materialien und bei der Implantation von alloplastischen Geweben ergeben sich diesbezüglich gelegentlich doch erhebliche Probleme. Es wird daher versucht, durch Verbesserung der Konservierungs- und Aufbereitungstechniken und durch Optimierung von Implantatoberflächen und Implantatstrukturen eine möglichst hohe Biokompatibilität zu erreichen.

Bis zum heutigen Tag gibt es kein Implantatmaterial, das in allen chirurgischen Bereichen allen Anforderungen voll genügt, da alle Fremdmaterialien mit Vor- und Nachteilen behaftet sind. Zu berücksichtigen sind physikalisch-chemische Eigenschaften, Stabilität, Toxizität, Infektiosität, Kanzerogenität, Verarbeitbarkeit und weitere Besonderheiten. Daneben gilt es für verschiedene chirurgische (nicht anatomische) Gebiete unterschiedliche Qualitätskriterien zu berücksichtigen. Da bei Defekten der frontalen Schädelbasis sehr oft auch umgebende Strukturen involviert sind und gegebenenfalls gleichzeitig versorgt werden müssen, sind auch die funktionellen Belange des Gesichtsschädels, der Kalotte, der Nebenhöhlen und der Orbita mit zu berücksichtigen.

Soweit als möglich wird in dieser Übersicht versucht, auf die Erfolgs- und Mißerfolgsquoten sowie Komplikationsraten hinzuweisen. Eine definitive Wertung ist jedoch schwierig, weil die Erfolgs- und Mißerfolgsquote unter anderem auch von der Erfahrung des Operateurs im Umgang mit dem einen oder anderen Material abhängt. Auf der Grundlage eigener Erfahrungen erscheint jedoch der Versuch angebracht aufzuzeigen, welche Materialien in den einzelnen chirurgischen Einsatzgebieten den Anforderungen zu genügen scheinen und welche als nicht oder nicht mehr zeitgemäß angesehen werden.

2 Definitionen, Materialkriterien

Unter Implantat versteht man zu übertragendes avitales Gewebe oder Material, unter Transplantat versteht man ein zu übertragendes vital erhaltenes Gewebe oder Organ, das im Wirtsgewebe seine Funktion wenigstens teilweise weiterhin erfüllt. Da konservierte und damit auch denaturierte Transplantate eher den Implantatkriterien nahekommen, werden sie konsequenterweise in die Thematik dieses Referates miteinbezogen.

Man unterscheidet vor allem herkunftsbezüglich bei Implantaten bzw. Transplantaten folgende Bezeichnungen:

autolog: vom gleichen Individuum stammend
isogen (homolog): vom eineiigen Zwilling oder von genetisch gleichen Stämmen (in der Kopf-Hals-Chirurgie praktisch bedeutungslos)
allogen (homolog): von einem anderen Individuum der gleichen Spezies stammend
xenogen (heterolog): von einer anderen Spezies stammend
alloplastisch: anorganisches körperfremdes Material.

Die in Klammern stehenden Begriffe beziehen sich auf die angelsächsische, immer noch gebräuchliche Nomenklatur.

Von Kent [123] wurden folgende an ein ideales Implantatmaterial zu stellende Anforderungen charakterisiert:

- gute Biokompatibilität,
- keine lokale oder systemische Toxizität,
- keine Resorption des Implantatmaterials oder Deformation des Implantatbettes,
- Möglichkeit der schonenden atraumatischen Entfernung bei ungünstigem Ergebnis,
- schnelle Verfügbarkeit in ausreichender Menge,
- akzeptabler Preis,
- Sterilisierbarkeit,

- Form- und Modellierbarkeit,
- keine Rückstellungseigenschaften nach Verformung (Memorycharakteristika),
- Elastizitätsmodul entsprechend den zu ersetzenden Geweben.

3 Metallisch Implantate (Osteosynthesematerial, Metallgitter, enossale Implantate)

Sowohl in der Traumatologie als auch in der Tumorchirurgie sollte man als Zugangsweg zur Schädelbasis ein osteoplastisches Vorgehen bevorzugen [101]. Von der Knochendicke her eignen sich verschiedene Areale des Mittelgesichtes und der angrenzenden Nachbarschaft einerseits mehr zur Miniplattenosteosynthese, andererseits besser zur Osteosynthese mit den grazileren Mikroplatten und -schrauben. Als Implantatmaterialien haben sich im wesentlichen Titan und Chrom-Kobalt-Molybdänlegierungen durchgesetzt.

3.1 Implantatstahl

Die Bedeutung von *Edelstählen als Implantat- und Osteosynthesematerial* geht wegen der besseren Langzeitbiokompatibilität anderer Werkstoffe stark zurück, unter anderem weil *Edelstahlimplantate unter ungünstigen Umständen korrodieren,* besonders nach intraoperativer mechanischer Verformung [223, 228, 253].

3.2 Chrom-Kobalt-Molybdän-Legierungen

Dieser Werkstofftyp bietet eine relativ *hohe Korrosionsbeständigkeit mit sehr guten mechanischen Eigenschaften* und besteht zu etwa 65% aus Kobalt, 25% aus Chrom und 5–10% aus Molybdän.

Korrosionserscheinungen sind bei Kobalt-Chrom-Legierungen *viel seltener als bei Edelstahlimplantaten,* wurden vereinzeit jedoch beschrieben [45].

3.3 Titan

Titan ist ein silberweißes, leichtes, unedles, aber korrosionsbeständiges Material. Die Korrosionsfähigkeit leitet sich aus der Eigenschaft dieses Metalls ab, sich im extrazellulären Elektrolyten des Körpers mit einer dichten, schwerlöslichen Oxidschicht, der sogenannten Passivschicht, zu überziehen, die vor Angriffen aggressiver Flüssigkeiten schützt [230, 232]. Titan ist verfügbar als Grade I mit 0,2% Eisen- und 0,18% Sauerstoffanteil, ansteigend bis 0,5% Eisen und 0,4% Sauerstoff als Grade IV. TI-AL-6-V4 enthält 6% Aluminium und 4% Vanadium. Dadurch erhält man je nach gewünschter Verwendung Legierungen mit unterschiedlicher Zugfestigkeit und Dehnbarkeit.

3.4 Klinische Gesichtspunkte bei der Verwendung von metallischen Implantaten

Metallische Implantate stehen in verschiedener Form als Osteosyntheseplatten, -schrauben, Gitterplatten (Mesh) als Verankerungspfosten (enossale Implantate) zur Befestigung von Prothesen oder Epithesen und als Draht zur Verfügung. Im Bereich der Schädelbasis und im angrenzenden Mittelgesicht kommen im wesentlichen Mini- und Mikroplatten zum Einsatz. Die Auswahl der Platten und Schrauben richtet sich nach einerseits bekannten Durchschnittswerten der Schädelknochen in verschiedenen Arealen [35, 68]. Andererseits sind natürlich auch individuelle Gesichtspunkte zu berücksichtigen, beispielsweise kann bei Kindern, Jugendlichen und auch bei Erwachsenen mit zartem Körperbau der Schädelknochen relativ dünn sein, so daß an den Supra- und Infraorbitalrändern, der Nasenwurzel und ggf. auch an der Schädelkalotte besser Mikroosteosynthesematerial (Abb. 1) Verwendung finden sollte. Die Osteosynthese oder Reosteosynthese des durch den Kaudruck erheblich stärker belasteten lateralen Gesichtsschädelpfeilers sollte aber in jedem Fall mit Miniplatten erfolgen, wobei eine leichte Kompression vorteilhaft erscheint.

Metallgitter stehen als Makro- und Mikromesh zur Verfügung. Makromesh findet insbesondere zur Rekonstruktion des Unterkiefers und von Schädelkalottendefekten in Verbindung mit Beckenkammspongiosa Verwendung. Von Luhr [142] wurde ein spezielles Mikromesh aus Vitallium zur Rekonstruktion ausgedehnter traumatischer oder tumorbedingter Defekte des Orbitabodens entwickelt. Dieses recht grazile Gitter kann mit Hilfe einer Rundkopfzange konturiert, zurechtgeschnitten und mit Mikroschrauben am knöchernen Infraorbitalrand fixiert werden. Auch Defekte nach Tumorresektion an der vorderen Schädelbasis und an den knöchernen Supraorbitalrändern können damit vorteilhaft rekonstruiert werden.

Von Branemark [24] und inzwischen auch von anderen Autoren [2, 3, 231] wurden zunächst als Stützpfeiler für Zahnprothesen knochenverankerte Titanpermanentimplantate entwickelt. Diese Im-

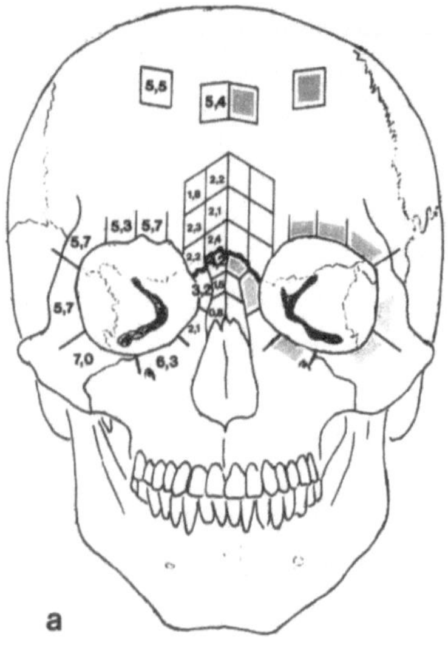

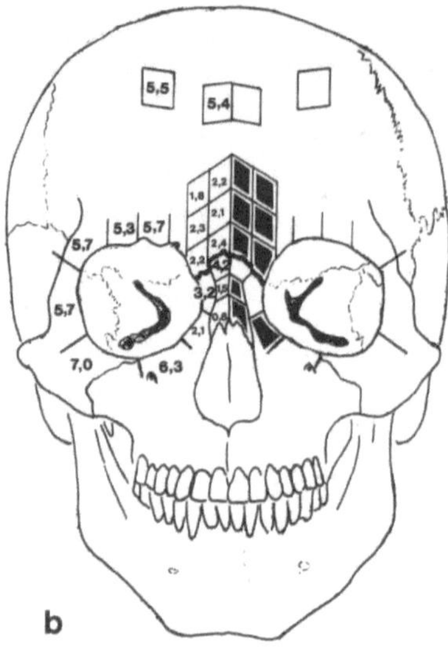

Abb. 1a, b. Durchschnittliche Knochendicke in mm; grau markierte Areale geeignet für Miniplattenosteosynthese **(a)**, schwarz hervorgehobene Areale besser geeignet für Mikroplattenosteosynthese **(b)**

plantate bestehen aus 2 Teilen, nämlich einem Anker, der als Permanentimplantat in den Knochen eingeschraubt wird und einem Fixationselement ebenfalls in Form einer Schraube, mit deren Hilfe in einem zweiten Schritt die Suprastruktur fixiert wird. Auch im Bereich der Schädelbasis wurden diese Implantate inzwischen erfolgreich eingesetzt, z.B. zur Verankerung (Abb. 2) von Oberkieferresektionsprothesen und Gesichtsepithesen. Wichtig ist, daß ein stabiles Implantatlager mit ausreichender Knochensubstanz und -vitalität zur Verfügung steht und daß der Knochen im Implantatbereich entzündungsfrei und gut epithelisiert ist [166, 245].

Implantatstahl wird als Osteosynthesedraht mit verschiedenen Durchmessern nach wie vor für Drahtcerclagen verwendet. Zu bedenken ist jedoch, daß diese Osteosynthestechnik auch in wenig belasteteten Regionen, beispielsweise an der Schädelkalotte, vor allem, wenn es darauf ankommt, viele kleinere Fragmente zu adaptieren und zu stabilisiseren, als nicht stabil angesehen werden muß. Die klinische Erfahrung (siehe Abb. 10 Seite 325) zeigt, daß es zur Fragmentlockerung und erheblichen Resorptionen mit kosmetisch beeinträchtigenden Substanzverlusten kommen kann.

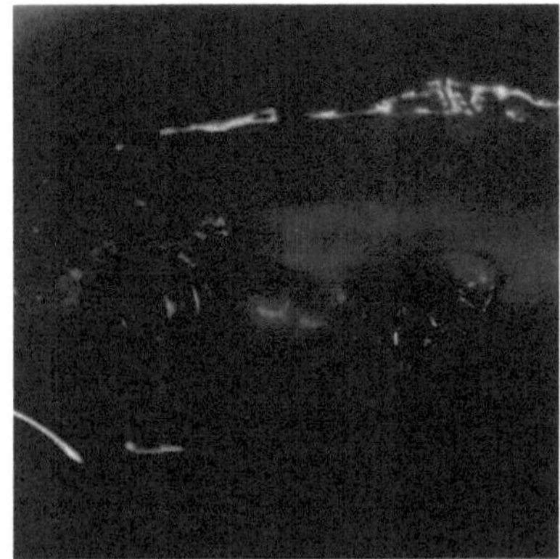

Abb. 2. Enossale Implanate im Oberkiefer als Verankerungselement für Resektionsprothese

Metallimplantate jeder Art verursachen bei Röntgenaufnahmen zum Teil unerwünschte Artefakte. Computertomographische Aufnahmen der betroffenen Körperregion können dadurch unbrauchbar werden. Die Beeinträchtigungen durch Titanimplantate sind im Vergleich zu Kobalt-Chrom-Legierungen und Implantatstahl deutlich geringer, wenn auch nicht ganz zu vernachlässigen.

Darüber hinaus kommt es bei jeder Applikation von ionisierender Strahlung auf metallimplantattragendes Gewebe zu schwer berechenbaren Strahlenstreuungen, was besonders unerwünscht ist bei alloplastisch rekonstruierten Patienten, die nachbestrahlt werden müssen. Auch diesbezüglich ist die Problematik bei der Anwendung von Titanimplantaten nicht so gravierend, wie bei Kobalt-Chrom-Legierungen und Implantatstahl.

Bei Stahldrähten ist die Beeinträchtigung der Umgebung durch Streustrahlung im Falle einer Nachbestrahlung zu vernachlässigen.

Sofern zur Refixation von frontalen oder nasalen Knochendeckeln bei osteoplastischen Zugängen für die Resektion von benignen und malignen Nebenhöhlen-, Orbita- und Schädelbasistumoren *Osteosynthesedrähte* aus Stahl (z.B. Wipla) verwendet werden, ergibt sich aber, bedingt durch den Kobaltgehalt, als weiterer Nachteil eine Restmagnetisierbarkeit des Materials, die zu Artefakten bei der *Durchführung postoperativer Kontrollkernspintomogramme führen kann.*

Zu bedenken ist weiterhin, daß es vor allem bei *Kobalt-Chrom-Nickel-Legierungen* zu *Sensibilisierungen* und allergischen Reaktionen kommen kann, wobei auch durch Modeschmuck bereits eine Sensibilisierung vorausgegangen sein kann. Freigesetzte Ionen können als Haptene und damit als potente Allergene wirken [12, 115, 157, 250].

„Metallentfernung"

Wegen einiger, jedoch durchaus ernst zu nehmender Nachteile werden fast alle Metallimplantate, die in Deutschland zu Osteosynthesezwecken eingebracht

wurden, nach der knöchernen Heilung wieder entfernt. Dadurch entstehen Kosten durch erneute Behandlung eines doch bis dahin als „geheilt“ angesehenen Patienten. Gründe dafür sind neben den bereits angesprochenen möglichen Beeinträchtigungen beim Röntgen und bei den modernen bildgebenden Verfahren der Computertomographie und der Kernspintomographie zunächst auch rein geometrische Gesichtspunkte. Nach einigen Monaten werden nicht selten bei doch dünner Weichteildeckung im Gesicht und auch an der Schädelkalotte Platten und Schrauben für den Patienten tastbar und oft auch als störender Fremdkörper empfunden.

Chrom, Nickel, Kobalt und einige Legierungen haben sich im Tierversuch als potente Karzinogene erwiesen [12, 23]. Speziell für die Verwendung in engem Kontakt zu Knochen haben Memoli et al. [156] 1986 einen, wenn auch sehr kleinen Anstieg der Sarkomrate um 1% für Nickel, Chrom und Kobalt im Vergleich zu vielen anderen Metallen und Kunststoffen nachgewiesen. Es ist nicht auszuschließen, daß ein jahre- und jahrzehntelanger Verbleib von metallischen (oder anderen) Fremdmaterialien im menschlichen Körper schließlich in seltenen Fällen doch zur Sarkomentstehung führen kann [21, 22, 23].

Da auch Titanlegierungen in vivo durch Korrosion geschädigt werden können [232] und in der Umgebung von Titanimplantaten häufig hohe Konzentrationen von Titanoxid (bis über 2000 PPM) gefunden wurden [154, 155], sollte auch jegliches Titanmaterial nach Möglichkeit entfernt werden, auch wenn in den Prospekten einiger Hersteller die Information zu finden ist, daß eine Entfernung dieses „sogenannten“ Rein-Titans nicht unbedingt erforderlich ist.

Diskussionswürdige Ausnahmen sind natürlich Patienten mit Malignomen und „alte“ Menschen. Metallimplantate über den Nasennebenhöhlen sollten nach der knöchernen Konsolidierung nach 6–9 Monaten auf jeden Fall entfernt werden, da mit Sicherheit die eine oder andere Schraube Kontakt zur Schleimhaut der Nebenhöhlen hat und entzündliche Reaktionen von den Nebenhöhlen leicht auf den Knochen übergreifen und akute flächenhafte, ostitische Veränderungen im Stirnbein (Abb. 3) und dem angrenzenden Schädeldachknochen und auch endokranielle Komplikationen verursachen können [34].

Auch beim Auftreten allergischer Reaktionen sind Metallimplantate so bald wie möglich zu entfernen. Im eigenen Krankengut (nachdem in den Jahren seit 1979 ca. 10000–20000 Platten und ca. 80000–100000 Schrauben eingesetzt wurden) wurden bisher 2 Fälle 4 Monate nach einer Mittelgesichtsosteosynthese mit multiplen Titanplatten und 6 Monate nach der Refixation eines frontonasalen Osteotomiedeckels mit einer Chrom-Kobalt-Platte beobachtet. In beiden

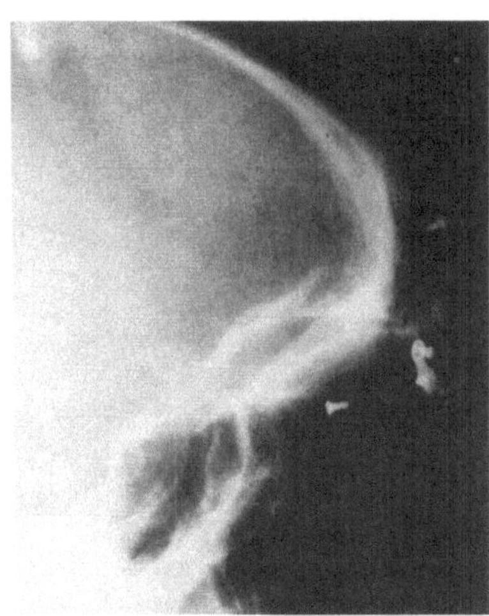

Abb. 3. Entzündlich bedingte Dislokation von Osteosyntheseschrauben und -platten, die 4 Jahre in situ verblieben waren

Fällen (Abb. 4) kam es zunächst zu punktförmigen, pustelartigen juckenden Hautrötungen, zunächst im Gesicht, im Bereich über dem Osteosynthesematerial, verbunden mit starkem Juckreiz, Fremdkörpergefühl und Mißempfindungen. In beiden Fällen traten kurz danach auch juckende Effloreszenzen am Stamm und vereinzelt an den Extremitäten auf. Nach mehrwöchiger medikamentöser Behandlung mit einem Antihistaminikum und Kortison besserten sich die Hauterscheinungen und klangen nach der Entfernung des Osteosynthesematerials vollkommen ab. In beiden Fällen konnte im Epikutantest eine spezifische Sensibilisierung bestätigt werden.

4 Konservierte allogene (homologe) und xenogene (heterologe) Transplantate

4.1 Lyophilisierte und lösungsmittelkonservierte Dura

Unterschieden werden muß zwischen der lyophilisierten Dura (Lyodura) und der lösungsmittelgetrockneten Dura.

Die Dehydration erfolgt bei der lösungsmittelgetrockneten Dura schonender durch organische Lösungsmittel. Bei der Lösungsmitteltrocknung bleibt die Gewebsstruktur erhalten und die Elastizität entspricht der Nativdura [171, 172, 224, 225].

Vorteile sind die hervorragende Biokompatibilität [173, 174] ohne Ausbildung von Abstoßungsreaktionen, vermeidbare Zweitoperation sowie die fehlende Extrusion, weil diese Implantate durch körper-

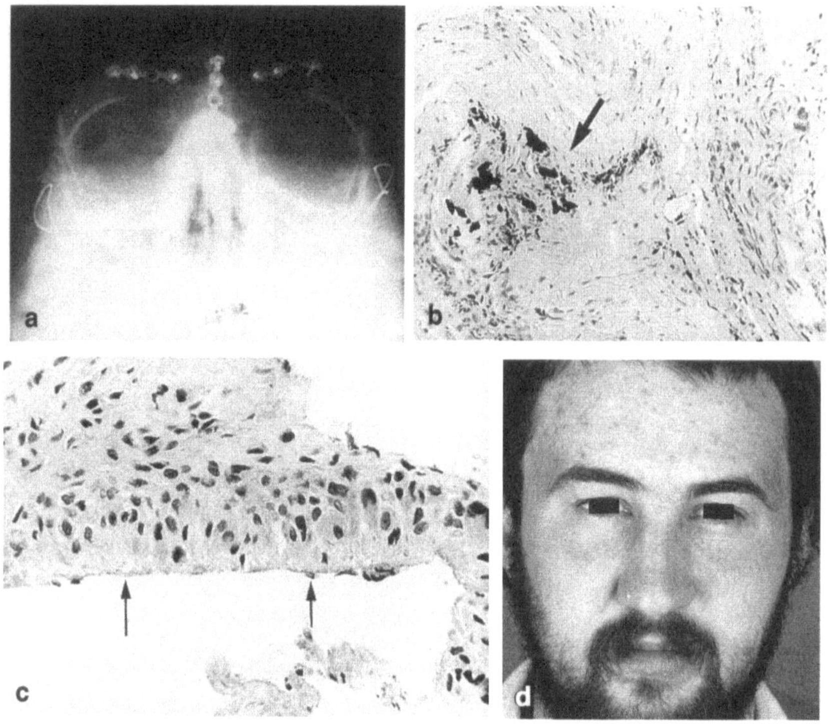

Abb. 4. a Allergische und Fremdkörperreaktionen auf Titanosteosynthesematerial, **b** Ablagerung von feinstäubigem Fremdmaterial schwarzer Eigenfarbe *(Pfeil)* innerhalb von Narbengewebe, **c** ausgeprägte Makrophagenreaktion *(Pfeile)* um Hohlraum (Schraube), **d** Hautreaktion direkt über dem Osteosynthesematerial

eigenes Bindegewebe ersetzt werden [243]. Homologe Dura wirkt als Leitschiene bei der Reepithelisation von knöchernen Wundflächen und verhindert unkontrolliertes Wachstum von Narbengewebe.

In den letzten Jahren wurde lyophilisierte Dura zunehmend negativ diskutiert, da verschiedene Fälle von Creutzfeldt-Jakob-Infektionen bekannt geworden sind [38, 149, 160, 181]. Es sollten daher besser lösungsmittelgetrocknete und mit Natronlauge dekontaminierte Transplantate [26] verwendet werden, bei denen es zwar keine absolut gesicherten Erkenntnisse über die Creutzfeldt-Jakob-Virus-Eliminierung gibt, aber bisher auch kein Fall einer Virustransmission auf den Gewebsempfänger bekannt ist.

4.2 Lösungsmittelkonservierte Faszie

Die Gewebeverträglichkeit von lösungsmittelkonservierter Fascia lata ist hervorragend. Histologische Untersuchungen von Pesch und Stoess [175] bestätigen, daß es zu einem komplikationslosen Heilungsverlauf kommt.

Sie wird aufgrund dieser Eigenschaften zur Abdeckung konvexer unebener Flächen, auch an der Schädelbasis, verwendet, wobei die Faszie als Leitschiene für den Aufbau von körpereigenem Bindegewebe dient. Zur Fixation wird wie bei konservierter Dura üblicherweise Fibrinkleber verwendet.

4.3 Lösungsmittelkonservierter Knorpel

Lösungsmittelkonservierter allogener Knorpel wird im Implantatbett bindegewebig eingescheidet und erhält dadurch seine Stabilität. Verwendet wird dieses Material zur Gesichtsaugmentation [150], zum Aufbau von Sattelnasen [137] und Orbitabodenrekonstruktionen [219]. Das Material stellt als lösungsmittelgetrocknetes Rippenpräparat (Fa. Pfrimmer-Viggo) relativ preiswert zur Verfügung und ist nach dem Rehydrieren gut formbar und bearbeitbar, ziemlich resistent gegen Resorption und hat den Vorteil, daß die Entnahme eines autologen Rippenspanes mit den bekannten Risiken und Nachteilen vermieden werden kann.

4.4 Xenogene Materialien

Diese Implantate sollen hier nur der Vollständigkeit halber erwähnt werden, da sie im klinischen Alltag heute keine so große Bedeutung mehr besitzen. So wurden bereits in den 50er Jahren konservierte Rinderknorpeltransplantate verwendet. Die Resultate waren jedoch wegen unvorhergesehener Resorptionsvorgänge oft unbefriedigend. Der mit Glutaraldeyd behandelte und bestrahlte Rinderknorpel wurde im gesamten Gesichtsbereich eingesetzt. Es ergaben sich nicht selten Abstoßungsreaktionen

[121] und eine Infektionsrate von etwa 11%, die im Vergleich zu anderen Implantatmaterialien als zu hoch angesehen werden muß. Im Tierversuch konnten im Rattenmodell [210] die aufgetretenen Abwehrreaktionen nachgewiesen werden.

Da genügend Alternativen zur Verfügung stehen, sollten diese xenogenen Materialien keine Verwendung mehr finden. Auch Schweineperitoneum [261] und Rinderpericard [133, 169] haben sich auch nach eigenen Erfahrungen als Material zur Duraplastik weniger gut bewährt.

4.5 Klinische Gesichtspunkte bei der Verwendung konservierter Transplantate

Im Klinikalltag werden nach wie vor wegen der vielen Vorteile der homologen Materialien diese bevorzugt verwendet. Es müssen aber wegen der bekannten Infektionsgefahren (bakterielle Risiken bei Cialitkonservierung [97], HIV- und CJD-Kontagiosität) höchste Ansprüche an die Sicherheit gestellt werden. Das schließt ein sorgfältiges Screening der Spender nach festgelegten Kriterien [257] mit ein, ebenso ist grundsätzlich vom Operateur zu fordern, daß vor der Implantation von konservierten homologen Materialien Problemlösungen mit autologen Transplantaten oder alloplastischen Implantatmaterialien kritisch und in verantwortungsvoller Weise getätigt werden [51, 52, 206, 254].

Konservierte, vor allen Dingen lösungsmittelkonservierte Dura und Fascia lata sind in Verbindung mit Fibrinkleber nach wie vor die am häufigsten verwendeten Materialien zum Verschluß kleinerer und mittlerer traumatischer und tumorbedingter Duraläsionen und Schädelbasisdefekte [8, 132, 202, 203].

Von neurochirurgischer Seite [202] wird empfohlen, Läsionen der posterioren Wand des Sinus frontalis durch Vernähen der Dura und zusätzliches Abdekken zum Cerebrum hin mit homologer oder konservierter Dura und Fibrinkleber zu beheben. Vernähen der defekten Dura alleine reiche nicht aus, weil wegen der Adhärenz der Duralefzen zu den umgebenden Schädelknochen keine zugfreie Adaptation und damit auch keine wasserdichte Naht möglich sei.

Vom extradural-rhinochirurgischen Zugangsweg her können Defekte der Stirnhöhlenhinterwand und des Siebbeindaches bis etwa 1,5 cm^2 in der Regel problemlos durch Unterlegen mit konservierten Transplantaten und Fibrinklebung wasserdicht verschlossen werden [15, 16]. Um eine möglichst stabile Rekonstruktion zu erreichen, sollte in jedem Fall eine doppelte Faszienplastik durchgeführt werden [28, 33], d.h., nach dem Unterlegen des Defektes, beispielsweise mit konservierter Dura, wird bei dieser

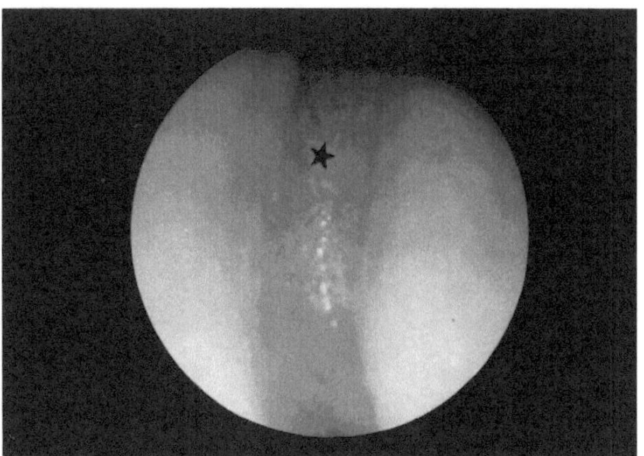

Abb. 5. Narbig eingeheilte und epithelisierte Lösungsmittelkonservierte Dura *(Stern)* am Siebbeindach, 2 Monate postoperativ

Technik noch eine zweite Schicht konservierte Fascia lata, die knöchernen Defektränder überlappen, dagegen geklebt. Damit wird eine stabilere Rekonstruktion erzielt und einerseits einem Duraprolaps sowie andererseits sekundären entzündlichen Komplikationen [64] vorgebeugt. Auch zur Abklebung von Defekten am Keilbeinhöhlendach und an der Keilbeinhöhlenhinterwand eignet sich lösungsmittelkonservierte Fascia lata sehr gut [28, 31, 202]. Sowohl bei traumatischen Läsionen als auch nach Tumorresektionen kann in bestimmten Fällen die Verödung der Keilbeinhöhle mittels Tabaksbeuteltamponade nach Kley [125] eine sehr praktische Problemlösung darstellen, wobei bei nicht allzu großer Keilbeinhöhle der Tabaksbeutel auch mittels eines großen Stückes lösungsmittelkonservierter Dura hergestellt werden kann [28]. Ein großer Vorteil der lösungskonservierten Dura und auch Fascia lata ist die gute Gewebeverträglichkeit. Diese konservierten autologen Transplantate heilen in der Regel unter Bildung einer stabilen Narbenplatte ein und es kommt in kurzer Zeit zur Epithelisierung (Abb. 5).

Sofern beim transfrontalen intra- oder extraduralen Zugang zur vorderen Schädelbasis nach der Tumorresektion kein Galeaperiost-Lappen mehr vorhanden ist, oder der Galeaperiost-Lappen für einen anderen Zweck verwendet werden soll, empfiehlt es sich, den Duradefekt mit einem entsprechend zurechtgeschnittenen Stück konservierter Dura zu ersetzen. Ein solcher Ersatz-Patch sollte die verbliebenen Duraränder überlappen, damit eine problemlose Nahtadaptation ermöglicht wird und danach mit Fibrinkleber abgedichtet werden (siehe Abb. 9b, Seite 324).

Lösungsmittelkonservierter Knorpel hat sich zum Sattelnasenaufbau und zur sekundären Rekon-

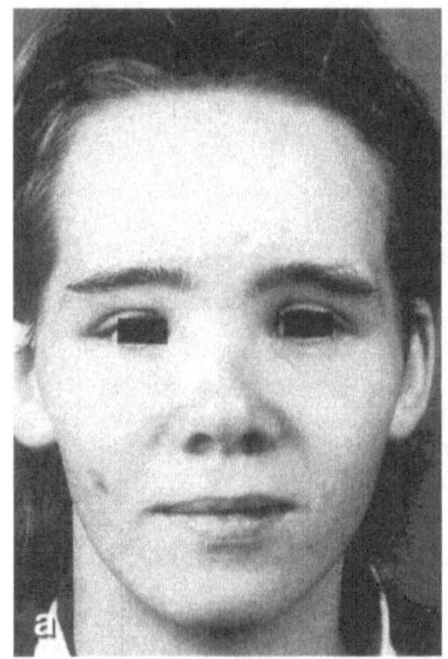

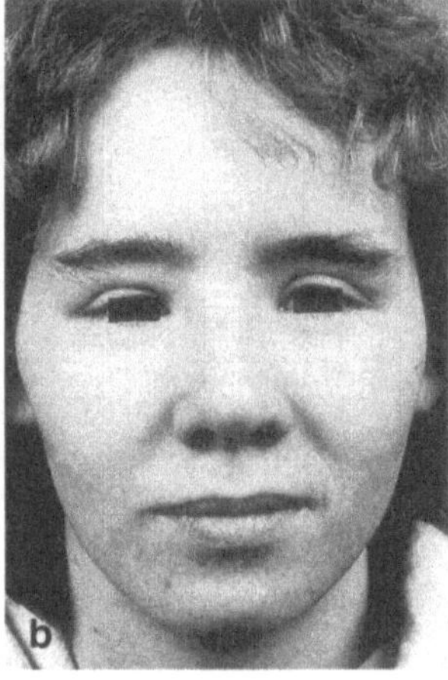

Abb. 6a, b. Posttraumatische Sattelnase und Aufbau mit lösungsmittelkonservierter Rippe, prä- **(a)** und 4 Jahre postoperativ **(b)**

struktion von traumatischen und tumorbedingten Defekten im Bereich der Glabella, des knöchernen Orbitarahmens und des Orbitabodens gut bewährt. Bei 25 Fällen wurde dieses Material vom Autor selbst zum Aufbau von Sattelnasen verwendet, ohne daß sich infektiöse Probleme und innerhalb einer Nachbeobachtungszeit von bisher 4 Jahren klinisch bedeutsame Resorptionen ergaben (Abb. 6). Beim Einsatz von xenogenen Transplantaten wie konserviertem Rinderknorpel, Schweineperitoneum und Rinderperikard ist die Gefahr einer erhöhten Resorptions- und Infektionsrate zu bedenken und deshalb erscheint die Verwendung als Gewebsersatz an die vorderen Schädelbasis und im Bereich des angrenzenden Mittelgesichts nicht ganz unbedenklich, da bessere Materialien zur Verfügung stehen.

5 Alloplastische Implantate

5.1 Cyanoacrylate

Cyanoacrylatkleber wurden zum Verschluß von Hautwunden [71], Fixation von Hautlappen [227], in der Ophthalmologie bei Netzhautablösungen [190], zur Fixation von Implantaten [117, 199], zur Embolisation arterio-venöser Fisteln und zerebraler Aneurysmen [43, 176] verwendet. Die Toxizität nimmt mit zunehmender Länge der Seitenketten ab.

Hinweise auf eine Kanzerogenität längerkettiger Cyanoacrylate gibt es nicht. Aufgrund ihrer Toxizität und der dadurch ausgelösten Infektionen [42], Thrombosen [151] und Gewebsnekrosen [198] kommt den Cyanoacrylaten heute keine große Bedeutung mehr zu und sie sollten daher an der Schädelbasis nach Möglichkeit auch keine Verwendung mehr finden.

5.2 Polymethylmethacrylat (PMMA)

PMMA wird seit vielen Jahrzehnten in der Zahnheilkunde als Kunststoffbasis für Zahnprothesen verwendet und kann auch heute noch als das gängigste Prothesenmaterial gelten.

Acrylate werden häufig und hauptsächlich zur Deckung größerer Defekte der Schädelkalotte verwendet. Um die nachteiligen Folgen von starken Temperaturerhöhungen während der Abbindezeit in der Implantatumgebung zu vermeiden, verwenden manche Operateure vorgefertigte Heißpolymerisate [83]. Diese erfordern jedoch eine zeitraubende präoperative Vorbereitung mit Abdrucknahme, Herstellung der Platte im Labor und eventueller Nachkorrektur intra operationem.

Ein weiterer Nachteil von PMMA besteht darin, daß es durch bei der Abbindereaktion unpolymerisiert gebliebenen Restmonomer (Heißpolymerisat 1%, Kaltpolymerisat 2–4%) zu systemisch toxischen Reaktionen kommen kann. McCabe und Basker [152] beschreiben diesbezüglich degenerative Veränderungen in der Leber und in den Nebennieren. Eine früher befürchtete Sarkomentstehung durch PMMA-Knochenzemente hat sich bisher nicht nachweisen lassen [37].

Weitere Komplikationsmöglichkeiten bei PMMA-Schädeldachplastiken ergeben sich durch gelegentlich auftretende Fremdkörperreaktionen und Infektionen, die zu Knochenresorption, Implantatlockerung und Implantatverlust führen können. Auch Jahre und Jahrzehnte nach PMMA-Schädeldachplastik kann es noch zu entzündlichen Reaktionen und Abszeßbildungen kommen. Die Infektionsraten liegen nach Manson [148] mit 5% jedoch im Durchschnitt aller Kranioplastiken mit verschiedenen Materialien. Durch Antibiotikazumischung wird deshalb versucht, die Infektionsraten zu senken [126, 146]. Unter anderem berichtet Shapiro [218] über eine Infektionsrate von nur 1% bei 65 Patienten bei Anwendung Tobramycinimprägnierter PMMA-Implantate.

Samii und Draf [202] verwenden auch bei frontalen Schädelbasisdefekten mit über 3 cm^2 Durchmesser perforierte PMMA-Platten. Betont wird aber, daß eine dreischichtige Rekonstruktion durchgeführt wird, wobei die PMMA-Platte fixiert und sowohl die kranielle Fläche, als auch die der Nase oder den Nebenhöhlen zugewandte Seite des Implantats mit Galeaperiost oder Temporalismuskellappen abgedeckt wird.

5.3 Keramische Werkstoffe

Während man bei den Metallimplantaten die Reaktionen mit den Körperflüssigkeiten als unerwünschte „Korrosion" auffaßt, sind die Wechselwirkungen der keramischen Implantate mit dem umgebenden Gewebe beabsichtigt, und zwar unter zwei Aspekten. Es sollen die Grenzflächenverbindungen mit Komponenten des Implantatlagers durch kontrollierte Oberflächrenreaktionen (insbesondere Hydrolyse) aktiviert werden. Außerdem ist beabsichtigt, Elektrolyt-Relationen für die Induktion und Verstärkung physiologischer Vorgänge (z.B. Knochenneubildung im Bereich des Implantatlagers) durch geeignete Einstellung und Verfügbarkeit sowie Konzentration austauschfähiger Kationen (Ca, Na, K) und Anionen (SiO_2, PO_4, F) günstig zu beeinflussen. Man unterscheidet grundsätzlich bioaktive und bioinerte Keramikmaterialien. Bei den bioaktiven Werkstoffen kommt es zu einem direkten Implantat-Knochen-Verbund und damit zu einer festen Haftung, so daß auch Zugkräfte in gewisser Weise übertragen werden können. Im Gegensatz dazu werden die bioinerten Keramiken lediglich bindegewebig eingescheidet, es entsteht also keine belastbare Verbindung von Knochen und Implantatmaterial.

5.3.1 Bioaktive Glaskeramik (Cervital, Bioverit)

Ceravital setzt sich aus 40–50% Silizium-, 10–15% Phosphorpent-, 30–35% Kalzium-, 5–10% Natrium-, 0,5–3% Kalium- und 2,5–5,0% Magnesiumoxid zusammen (Angaben in Gew.-%). Die Oberfläche dieser Keramiktypen wird bei Kontakt mit organischen Flüssigkeiten angelöst. Nach kurzzeitiger, initialer Lösungsphase auf oberflächenaktive Glaskeramik stabilisiert sich die Oberfläche dann wieder [13, 14]. Das Material ist gut biokompatibel, histologische Untersuchungen zeigen, daß es im Knochen zu einem echten Anwachsen des Implantatmaterials kommt [89, 91, 186, 187, 188, 229, 236, 236]. Der Einsatz als Gehörknöchelchenprothesenmaterial hat gezeigt, daß Schleimhaut über die Oberfläche wächst und daß es dadurch zu Lyseerscheinungen kommen kann. Bei Vorliegen einer entzündlichen Reaktion in der Nachbarschaft kann die Lyse stärker ausfallen und auch ein vollständiger Abbau des Materials erfolgen [186, 188, 189].

Bioverit [9, 10, 241] ist je nach Herstellungsverfahren als bioaktives oder bioniertes Material verfügbar. Die bioaktive Charge setzt sich aus 49–52% SIO_2, 15–33% Al_2O_3, 5–15% MgO, 9–30% CaO, 3–10% NaO/K_2O 0,5–7% F zusammen. Das Material ist sehr gut biokompatibel und weist eine geringe Löslichkeit und hohe Korrosionsstabilität auf.

5.3.2 Kalziumphosphatkeramik (Hydroxylapatit, HA)

Hydroxylapatit entspricht im wesentlichen der Zusammensetzung der anorganischen Knochenmatrix.

Der Vorteil von poröser Hydroxylapatitkeramik besteht in dem raschen Einwachsen kollagener Fasern in die Mikroporen sowie einer Gefäßeinsprossung in die Makroporen, was zu einer guten Fixation und damit Stabilität des Implantates führt [55]. Während die Druckfestigkeit von Hydroxylapatit der des Knochens entspricht, beträgt die Biegefestigkeit wegen des im Apatit fehlenden Kollagens nur 30% des Durchschnittswertes des menschlichen Knochens [229]. Durch diese Sprödigkeit ist der Einsatz in mechanisch hochbelasteten Körperregionen begrenzt. Daneben läßt sich das Material äußerst schlecht bearbeiten.

Eine Osteoinduktivität der Hydroxylapatitkeramik hat sich bisher nicht nachweisen lassen [177].

5.3.3 Trikalziumphosphat (TCP)

Die Porenkeramiken aus Kalziumphosphaten, insbesondere Trikalziumphosphat ($Ca_3(PO)_2$) sind resorbierbar und dazu bestimmt, natürlichem Knochengewebe Platz zu machen, sobald der Heilungsprozeß entsprechend fortgeschritten ist. Die Resorption kann hierbei mit ca. 100 Tage für einen etwa 90%igen Abbau angegeben werden.

Triosite ist ein Komposit aus Hydroxylapatit und Trikalziumphosphat und steht in Granulatform zur Verfügung. Das Gemenge besteht zu 60% aus Hydroxylapatit und zu 40% auf Trikalziumphosphatkeramik. 55% der Oberfläche ist porös. Die Poren haben eine Größe zwischen 400 und 600 μm. Phosphatkeramik wird relativ schnell resorbiert oder durch Knochen ersetzt. Die Hydroxylapatitpartikel bleiben als Füllstoff zunächst erhalten und werden dann vom Rand her zum Teil abgebaut und durch neu gebildeten Knochen ersetzt.

5.3.4 Oxidkeramiken (Frialit)

Die im wesentlichen gebräuchliche Aluminiumoxidkeramik ist ein inertes Material und hat eine besonders hohe mechanische Druckfestigkeit und Oberflächenhärte sowie eine hohe Abriebfestigkeit und weist eine gute Polierbarkeit auf [229].

Aluminiumoxidkeramik wird aufgrund der fehlenden Porosität nicht knöchern fixiert und ist somit als bioinert einzustufen. Trotzdem kann ein Partikeltransport über Gefäße und das retikulo-endotheliale

System festgestellt werden. Die Partikel werden ohne Entzündungszeichen in Makrophagen abgelagert [84].

5.4 Klinische Bedeutung von Keramikmaterialien im Bereich Schädelbasis und Umgebung

Seit etwa 1970 haben keramische Werkstoffe sowohl in der Implantologie als auch in der Knochenchirurgie zunehmendes Interesse gefunden. *Ein wesentlicher Vorteil der keramischen Materialien ist eine hohe Biokompatibilität, wodurch eine derbe bindegewebige Implantateinscheidung und Fremdkörperreaktionen im wesentlichen vermieden werden.* Die Materialien sind preisgünstig, leicht sterilisierbar ohne Beeinträchtigung der Materialeigenschaften [82], nicht toxisch und es fehlen Memorycharakteristika. Mit Einschränkung kommt es bei den bioaktiven Keramiken zu einem belastbaren Knochen-Implant-Verbund.

Nachteilig wirkt sich bei diesen Materialien die reduzierte Modellierbarkeit aus, jedoch ist ein Zurechtschleifen mit rotierenden Diamanten gut möglich [244, 247]. Ein geringes Elastizitätsmodul und dadurch bedingt eine geringe Resistenz gegenüber Scher- und Biegekräften resultieren als erhebliche Sprödigkeit mit hoher Bruchgefahr. Zide et al. [266] beschreiben den Einsatz von Hydroxylapatitgranulat zur Defektrekonstruktion im Bereich des Os frontale in 7 Fällen. Das Material bekam in allen Fällen nach 6 Monaten eine feste Konsistenz. Bei einem Fall war eine Überkorrektur erfolgt und es kam zur Granulatmigration mit fibröser Abkapselung und in den anderen Fällen wurden Resorptionen beobachtet, so daß keine befriedigende Konturierung erreicht wurde. Von Yamashima [262, 263] wurde eine Verteilung von HA-Keramikgranulat außerhalb des Implantatbettes beobachtet. *Zu bedenken ist weiterhin, daß vor allem poröse Keramiken bakteriell aber auch durch Schimmelpilzinvasion infiziert werden können.* Eine Sanierung ist mit lokaler oder systemischer antibiotischer Behandlung in der Regel nicht zu erreichen, am Knochen angewachsenes Material muß mit dem Bohrer ausgeschliffen werden [66].

In Deutschland wurde der Einsatz keramischer Materialien an der Frontobasis vor allen Dingen von Jahnke [103, 104, 106] zum Wiederaufbau des Orbitadaches, aber auch zur Rekonstruktion der Stirnhöhlenhinterwand und des Siebbeindaches beschrieben. Verwendung fanden dabei sowohl Frialit- als auch Ceravitalplatten. Die Platten wurden in einigen Fällen mit Perforationen versehen und nach dem Vernähen von Duradefekten und einer zusätzlichen Abdichtung mit Humanfibrinkleber in direktem Kontakt zu den knöchernen Rändern des Schädelbasisdefektes gebracht und zur Nase bzw. zu den Nebenhöhlen hin mit Schleimhautperiostschwenklappen gedeckt. Von Jahnke [104] wurden seit 1978 bei Tumorresektionen im Bereich der frontalen Schädelbasis auch größere Defekte mit gutem Langzeiterfolg mit perforierten Keramikplatten gedeckt.

Jahnke et al. [105, 107] berichten weiterhin mehrfach über den Einsatz von Trikalziumphosphatkeramik als Formkörper oder als Granulat zur Auffüllung von frontalen Knochendefekten nach Trauma oder auch nach Riedel'scher Radikaloperation der Stirnhöhle. Es wird betont, daß *für den erfolgreichen Einsatz von poröser Trikalziumphosphatkeramik im Stirnbereich folgende Faktoren entscheidend sind:*

1. *sauberes schleimhautfreies, knöchernes Implantatlager,*
2. *ein erhaltenes Periost,*
3. *ein möglichst flacher knöcherner Defekt, damit die Trikalziumphosphatkeramikschicht nicht zu dick wird und*
4. *eine vitale oder bradytrophe Abschottung zur Nasenhaupthöhle hin.*

Auch an der HNO-Klinik Würzburg [90] konnten mit der Anwendung von Keramikmaterialien in Form von Platten an der vorderen Schädelbasis und in Kombination von Platten und Granulat zur Rekonstruktion von frontalen Defekten in vielen Fällen gute Ergebnisse erzielt werden (siehe Fallbeispiel Abb. 7).

Yamashima berichtet über den erfolgreichen Einsatz von vorgefertigten Hydroxylapatitkeramikplatten zur Rekonstruktion von Schädeldachdefekten [263], Kobayashi [128] über den Einsatz von perforierten Aluminiumoxidkeramikplatten in 56 Fällen zur erfolgreichen Rekonstruktion des Sellabodens und in 5 Fällen zur Orbitadachrekonstruktion nach Tumorentfernung. Vereinzelt wird auch über Korrekturen von Enophthalmus und Bulbustiefständen nach Trauma berichtet [92, 167, 265], wobei betont wird, daß es sehr schwierig ist, das geeignete Volumen an Hydroxylapatit auszuwählen.

Dielert [55], Kent [124], Röthler [196] und Walter und Mang [248] berichten über zufriedenstellende Ergebnisse beim Einsatz von Hydroxylapatit als Augmentationsmaterial und zur Konturverbesserung im Gesichtsbereich. Nachteile sind gelegentliche Implantatverluste, Implantatwanderungen, Nachoperationen und die Möglichkeit der Ausbreitung von Granulat in die Weichteile.

Bioveritkeramik wurde seit 1987 erfolgreich für Schädeldachplastiken eingesetzt [65, 94, 241].

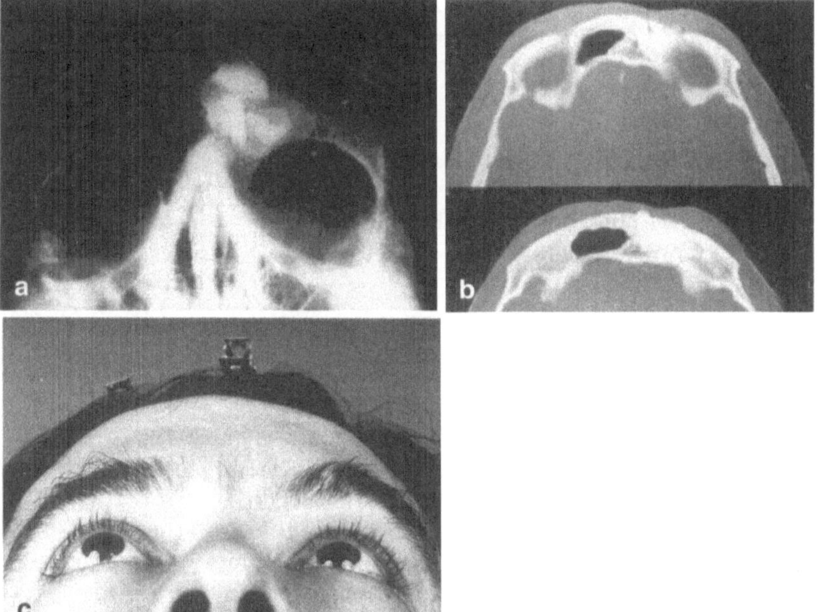

Abb. 7a–c. Stirnaufbau und Verödung der linken Stirnhöhle mit Ceravitalplatten und Triositegranulat, **(a, b)** 5 Jahre postoperativ glatte Konturen bei komplett inkorporiertem Implantatmaterial **(c)**

5.5 Silikone

Medizinisch gebräuchliche Silikone bestehen aus einem Siliziumdioxidgrundgerüst, dem je nach materialtechnischen Erfordernissen verschiedene organische Seitenketten hinzugefügt werden können.

Sie sind chemisch inert (unempfindlich gegen Feuchtigkeit, Säure, Basen) und hitzestabil. Durch die Hitzestabilität kann eine Autiklavierung ohne Veränderung der Materialeigenschaften stattfinden. Neben polymerisiertem Silikonelastomer als Festkörper in Block-Scheiben- oder Folienform kennt man vorgefertige Implantate, z.B. zur Kinn- oder Wangenaugmentation, sowie Silikongel – oder mit Salzlösung gefüllte Prothesen für die Mammaplastik. Daneben steht flüssiges Silikon als Injektionsmaterial zur Verfügung.

Obwohl in den 60er und 70er Jahren viel zur biologischen Unbedenklichkeit des Silikons publiziert wurde, wird immer augenfälliger, daß das Material biologisch nicht inert ist. So wurden in den letzten Jahren verstärkt unspezifische Entzündungsreaktionen beobachtet [1, 25, 145]. Histologische Untersuchungen zeigten, daß es zum Auftreten von Fremdkörperriesenzellen kommt, die versuchen, das Material zu phagozytieren. Da ein biologischer Abbau nicht möglich ist, kommt es zu chronischen, klinisch meist latenten Entzündungen, die in der Regel zur fibrösen Einkapselung führen, aber unter ungünstigen Voraussetzungen auch exazerbieren können [217].

Wegen der Diffusionsproblematik, verbunden mit einer befürchteten, aber noch nicht erwiesenen Kanzerogenwirkung, wurden Anfang 1992 gelgefüllte Silikonprothesen von der amerikanischen Food and Drug Administration verboten. Das Verbot ist mittlerweile wieder aufgehoben. In Deutschland ist das BGA zur Zeit dabei, Richtlinien zu erarbeiten. Bis zum Vorliegen derartiger Richtlinien sollte Silikon nur noch bei strenger ärztlicher Indikation und nach Möglichkeit lückenloser Aufklärung der Patienten über Indikation sowie möglicher Nebenwirkungen und Gefahren bei Silikonimplantaten Verwendung finden (Empfehlung Deutsche Gesellschaft für Plastische und Wiederherstellungschirurgie).

Unter klinischen Gesichtspunkten erweist sich die relativ niedrige Reißfestigkeit des Silikons als Nachteil. Speziell in belasteten Regionen kann es zu Implantatfrakturen kommen (Kiefergelenksrekonstruktion), ebenso von Nachteil ist der Memoryeffekt, der eine absolut spannungsfreie Adaptation des Implantates in das Implantatbett verlangt. Nicht selten führte dies bei der Verwendung von Silikonimplantaten zum Sattelnasenaufbau oder auch bei Defektrekonstruktionen im Bereich des Orbitabodens oder der Supraorbitalränder zu Problemen, insbesondere zur Implantatlockerung und anschließender Extrusion. Silikonplatten werden nach wie vor von verschiedenen Autoren zur Rekonstruktion tumorbedingter Defekte der Schädelbasis verwendet [193]. Ebenso wie beim Einsatz von PMMA-Platten erscheint dabei eine vitale Abdeckung zur Nase und zu den Nebenhöhlen als ein wichtiger Gesichtspunkt. Es werden aber auch Mißerfolge und unerwünschte Nebeneffekte beschrieben [1]. Auch zur Orbitabodenrekonstruktion hat sich das Material nicht in dem Umfang bewährt, wie man es sich erhofft hatte [20, 217].

5.6 Polyethylen (PE), Polyethylenterephthalat (PETP, Dacron), Polytetrafluorethylen (PTFE, Teflon) und e-Polytetrafluorethylen (ePTFE, Gore Tex), Proplast

Es handelt sich bei diesen synthetischen Materialen um Polymerisate, also Makromoleküle mit in der Kette fortlaufenden Kohlenstoffhauptvalenzverbindungen. Sie entstehen aus ungesättigtem Ethylengas oder Derivaten.

Einzelheiten zur Herstellung und zu den Eigenschaften dieser Materialien wurden ausführlich von Berghaus [11] im Referateband 1992 dargestellt.

PETP (Dacron) wurde in Verbindung mit einer Polyurethankomponente, vor allen Dingen in den USA, als gitterförmige Füllschalen für Beckenkammspongiosa zur Rekonstruktion von Schädelkalotten und Unterkieferdefekten erfolgreich eingesetzt [86, 87, 134, 135, 136, 222].

PTFE (Teflon) ist ebenso wie expandiertes Polytetrafluorethylen vollständig chemisch inert, nicht kanzerogen, korrosionsresistent und sterilisierbar. Teflon wird derzeit in der Chirurgie der Schädelbasis nicht verwendet, jedoch mit Erfolg im Bereich des angrenzenden Mittelgesichts, beispielsweise zur Orbitabodenrekonstruktion [4, 180] und für Anhebungen des Nasenrückens [226].

Dagegen hat Gore Tex in den letzten Jahren an Bedeutung gewonnen. Durch ein spezielles Faser-Reckungsverfahren entsteht ein Material mit einer hochporösen Mikrostruktur aus Fibrillen und Knoten mit bis zu 80 Vol.-% Poren. Aus der Gefäßchirurgie ist bekannt, daß dieser ausgeprägte Porenanteil das Einwachsen von Fibroblasten gestattet und sich im Lumen von Gore Tex-Gefäßprothesen somit eine Neointima ausbilden kann. Von Schadel [205] wurde in Tierversuchen an 16 Kaninchen Gore Tex-Patch im Hinblick auf die Duraplastik im Vergleich mit lyophilisierter Dura untersucht. Die Lyodura wurde über ein ausgeprägtes Narbengewebe ersetzt, der hochporöse Gore Tex-Patch von Kollagengewebe und von Knochensubstanz durchwachsen.

Proplast wurde vor allen Dingen von plastischen Chirurgen zur Wangen- und Kinnaugmentation und zum Sattelnasenaufbau verwendet [116, 145, 162, 170]. Neben guten Erfolgen wird auch über Mißerfolge und insbesondere über entzündlich-bedingte Implantatabstoßungsreaktionen berichtet [46, 67].

Genau wie Silikone wurden synthetische Implantate auf der Basis von substituierten Kohlenwasserstoffpolymerisaten, zunächst von allen Seiten empfohlen und einige dieser Implantatmaterialien verloren dann doch im Laufe der Zeit an Bedeutung, da sie den Anforderungen nicht standhalten konnten. Langzeitbeobachtungen zeigten, daß sich vor allen Dingen Dacron und Proplast in vielen Fällen nicht bewährt haben, obwohl erstaunlicherweise Dacron als Material für Gefäßprothesen nach wie vor und seit vielen Jahren eingesetzt wird, ohne daß sich Probleme ergeben. Auch bei der Verwendung von Gore Tex als Duraersatz ergaben sich bereits mittelfristig keine guten Ergebnisse. *Von Schadel wurden im Tierexperiment langdauernde Fremdkörperreaktionen beobachtet, so daß der Gore Tex-soft tissue patch als Duraersatz nicht empfohlen werden kann [207].* Von Walter [246] wurden in den letzten 5 Jahren etwa 400 Gore Tex-Implantate im Gesichtsschädel, im Bereich der Nasolabialfalten, der Mundweichteile, in kleinerem Umfang auch an der Nase verwendet. Bisher ergaben sich lediglich 7 Infektionen bei insgesamt sehr guten ästhetischen und funktionellen Ergebnissen.

5.7 Zementmaterialien

Nachdem es bei der Verwendung von Keramiken gelegentlich doch durch unerwünschte Resorptionen zu Formveränderungen kommt und bei Kunststoffmaterialien auf Polyethylenbasis leider Mißerfolge aufgrund inflammatorischer Reaktionen durch bakterielle Invasion auftreten, haben in den letzten Jahren Zementmaterialien erheblich an Bedeutung gewonnen. Ein großer Vorteil dieser Zemente ist die Tatsache, daß sie als Zweikomponentensystem in Form von Pulver und Flüssigkeit zur Verfügung stehen, nach dem Anmischen in die gewünschte Form gebracht werden können, oder als gut am Knochen haftendes biokompatibles Klebematerial zur Fixation von vorgeformten Implantaten Verwendung finden können.

5.7.1 Biozement (Epoxidmethacrylat-Keramik-Komposit-Zement)

1981 berichten Raveh et al. [182, 183, 184, 185] erstmals über Tierversuche mit einem Komposit-Zement aus einem viskösen synthetischen Flüssigharz Bis-Phenol-A-Glycidyl-Methacrylat als organischer Matrix und einem anorganischen Kompositanteil aus einer Mischung von sogenannter Biokeramik A2 (42,4% SiO_2, 24,4% Na_2O, 22% CaO, 11,2% P_2O_2), Bioglass Hench einer Glaskeramik auf Silikophosphatbasis und Trikalziumphosphatpulver (Ca_5

$(PO_4)_3(OH)$) als Füllkörper. Es wurden somit die gewebefreundlichen Eigenschaften von Keramiken mit denen einer schnellpolymerisierenden Bindesubstanz gekoppelt.

Das Material wurde in verschiedener Zusammensetzung an Hunden und Rhesusaffen als Knochenersatzmaterial getestet. Auf die nicht vermeidbare Wärmebildung bei Verwendung größerer Zementmengen wird hingewiesen.

1978 berichten Vuillemin, Raveh, Stich und Cottier [242] über die klinische Anwendung dieses Biozements auf Methacrylat-Trikalziumphosphat-Basis bei 2 Patienten mit traumatischen Läsionen im Bereich des Os frontale und der Glabella. In beiden Fällen konnte der Zement erfolgreich zur Refixation Knochenfragmente eingesetzt werden. Knochenbiopsien, die 4 bzw. 7 Monate postoperativ entnommen wurden, zeigten einen guten Kontakt des Zements zum benachbarten vitalen Knochen.

5.7.2 *Ionomerer Zement (IZ)*

Die als Verbesserung der Silikatzemente 1971 von Wilson und McLean [255, 256] entwickelten Glasionomerzemente waren aufgrund ihrer guten Dentinhaftung hauptsächlich zum Gebrauch in der Zahnheilkunde gedacht. Sie sind jetzt, für den chirurgischen Einsatz speziell entwickelt, als Zweikomponentensystem in Kapseln erhältlich, wobei die erste Komponente aus Aluminium-Fluoro-Silikat-Glaspulver und die zweite Komponente aus einer Polyalkensäure, Weinsäure und Wasser besteht. Beim Mischen von Pulver und Flüssigkeit reagieren das Kalzium und Aluminium aus dem Glas mit dem Polyalkensäurekopolymer und bilden einen Aluminiumsilikat-Polyacrylat-Zement. Beim Abbindeprozeß werden Ca^{++}, Al^{+++} und F^- von der Oberfläche der Glaspartikel freigesetzt, die ein Gel mit den Polyacrylsäureketten bilden.

Der abgebundene Zement besteht aus Glaspartikeln mit einer umgebenden Schicht aus Silikatgel in einer anionischen Polyacrylatgelmatrix. Es besteht eine hohe Anfangslöslichkeit, d.h. nach dem Anmischen ist der Zement während der Abbindezeit von einigen Minuten empfindlich gegenüber Feuchtigkeit.

Die Biokompatibilität dieses Materials ist erstaunlich gut, die Haftung am Knochen hervorragend. Jonck [112, 113] konnte im Tierversuch keine Anzeichen für Toxizität, Inhibition der Zellproliferation oder Einschränkung der Osteoblastentätigkeit finden.

Als Nachteil muß die Sprödigkeit des ausgehärteten Zementes gesehen werden, die einen Einsatz in funktionell hochbelasteten Gebieten (z.B. Unterkieferrekonstruktion) nicht erlaubt. Kontraindiziert ist auch die Verwendung im Weichteilgewebe und am Knorpel, weil es dabei zu keiner Haftung kommt und eine unerwünschte Mobilität des Zementimplantates resultiert. Glasionomerzement hat sich bisher als Material für gebrauchsfertige Implantate zum Gehörknöchelchenersatz sehr gut bewährt. Obwohl Langzeitergebnisse noch fehlen, muß nach den bisher vorliegenden Erkenntnissen von einem sehr guten klinischen Erfolg gesprochen werden [79]. Auch in der Gelenkersatzchirurgie scheint sich das Material zu bewähren [114].

5.7.3 *Hydroxylapatit-Zement (HAC)*

Costantino und Friedman [47, 48, 70] berichten 1991 mehrfach über ein Zementmaterial auf der Basis von Hydroxylapatitpulver, das mit Wasser angemischt eine pastenartige Konsistenz erreicht und ohne Wärmeentwicklung aushärtet.

Gegenüber allen anderen Formen von Hydroxylapatit, die als Hartmaterial vorgefertigt werden müssen, hat dieses Material den Vorteil, daß es intra operationem konturiert werden kann.

5.7.4 *Klinische Bedeutung von Zementmaterialien*

Während der Biozement auf Acrylat- und Glaskeramikbasis wie auch die reinen Acrylate den Nachteil der Wärme- bzw. Hitzeentwicklung bei der Polymerisation aufweisen, vollzieht sich der Abbindevorgang sowohl beim Hydroxylapatitzement, als auch beim ionomeren Zement temperaturneutral. Ionomere Zemente sind zunächst wasserempfindlich und müssen daher trocken appliziert werden, was in der Tiefe der Schädelbasis durchaus problematisch sein kann. Mit 15 min dauert der Abbindevorgang beim Hydroxylapatitzement relativ lang. Dieses Material wurde in Tierversuchen klinisch aber erst in wenigen Fällen, jedoch erfolgreich zur Rekonstruktion von Kalottendefekten eingesetzt.

Ionomerer Zement hat sich seit 5 Jahren im klinischen Einsatz an der Schädelbasis, an der Schädelkalotte und im übrigen knöchernen Mittelgesicht gut bewährt. Das Material zeigt eine sehr gute Haftung am Knochen und der Knochen selbst wird in seiner Vitalität nicht beeinträchtigt (Abb. 8). Seit 1989 wurde verschiedentlich, zunächst aus der HNO-Klinik Würzburg, über die Anwendung des Zements bei größeren Defekten der vorderen [29, 30, 32, 77, 78, 80], der seitlichen Schädelbasis und auch der Schädelkalotte berichtet. Auch in einem operativ sehr

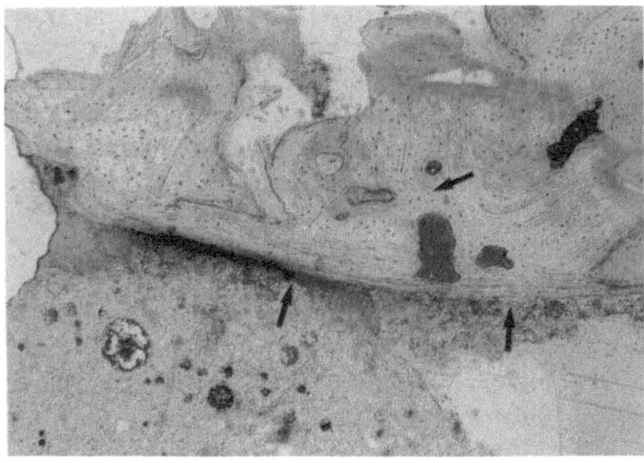

Abb. 8. Biopsie aus Bereich Os frontale – Ionomerzementaufbau, Dünnschliffpräparat, unentkalkt, Färbung mit Stevenelsblue und Alizarinrot; Vitaler Knochen *(oberer Pfeil)* mit stärkerer Farbstoffeinlagerung in der Kontaktzone *(untere Pfeile)* zur Zementschicht

schwierigen Fall einer kongenitalen Zephalozele mit offenem Sellaboden und Verlagerung des Hypophysenstiels in den Nasopharynx, konnten die Probleme durch den Verschluß der offenen Verbindung zwischen Endokranium und Keilbeinhöhle mit ionomerem Zement gelöst werden [94]. Genau wie beim Verschluß der vorderen Schädelbasis mit Keramikmaterial sollte bei der Verwendung von Ionomerem Zement versucht werden, das Material zur Nase hin mit vitalem Gewebe zu decken.

Obwohl die Epithelisierung nicht in allen Fällen gelang, ergaben sich bisher keine infektiösen Komplikationen. Im Fall einer Patientin mit einem ausgedehnten Meningiomrezidiv (Abb. 9a), das zur Kompression eines N. opticus mit nahezu Visusverlust geführt hatte, wurde nach der Resektion des Tumors in rhinochirurgisch-neurochirurgischer Zusammenarbeit der knöcherne Defekt mit ionomerem Zement verschlossen. Die Dura wurde vorher mit lyophilisierter Dura und Fibrinkleber rekonstruiert (Abb. 9b). Dann wurde der ca. 3 × 5 cm messende Defekt der knöchernen Schädelbasis mit einer 0,5–1 cm dikken Schicht ionomerem Zement geschlossen (Abb. 9c). Es gelang zwar nicht, das Material zur Nase hin komplett zu epithelisieren, doch kam es in der bisherigen Nachbeobachtungszeit von 4 Jahren zu keinerlei entzündlichen Erscheinungen. Auch der bei dem osteoplastischen Vorgehen in konischer Form herausgesägte Knochendeckel der Stirnhöhlenvorderwand wurde mit ionomerem Zement refixiert. Es ergaben sich innerhalb der bisherigen Nachbeobachtungszeit von 4 Jahren keinerlei Probleme (Abb. 9d). Eine Zusammenstellung der an der Würzburger HNO-Klinik bisher mit ionomerem Zement erzielten Ergebnisse im Bereich der Schädelbasis und der Schädelkalotte erfolgte kürzlich von Helms und Geyer [90].

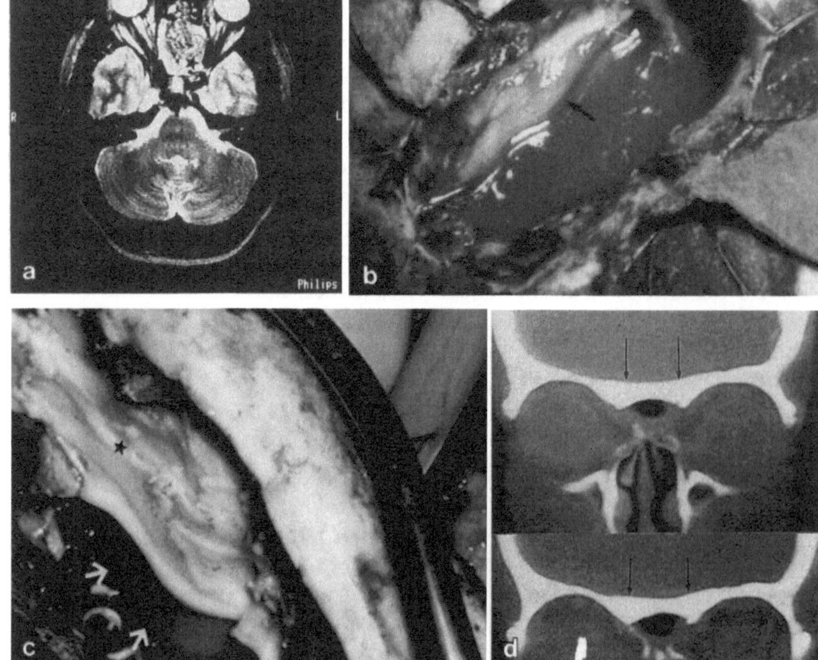

Abb. 9. a Ausgedehntes Meningomrezidiv *(Stern)* der vorderen Schädelbasis mit Kompression des linken N. opticus, **b** nach Tumorresektion erfolgte zunächst der wasserdichte Verschluß der Dura mit einem Patch *(Pfeil)* aus lösungsmittelgetrockneter Dura und Fibrinkleber, **c** Rekonstruktion des knöchernen Schädelbasisdefektes *(Pfeile)* mit ionomerem Zement *(Stern)*; temporäre Schienung mit einer Polyethylenplatte unter Zuhilfenahme einer Sengstakensonde, **d** CT-Kontrolle 4 Jahre postoperativ, Zementmaterial *(Pfeile)* komplett inkorporiert

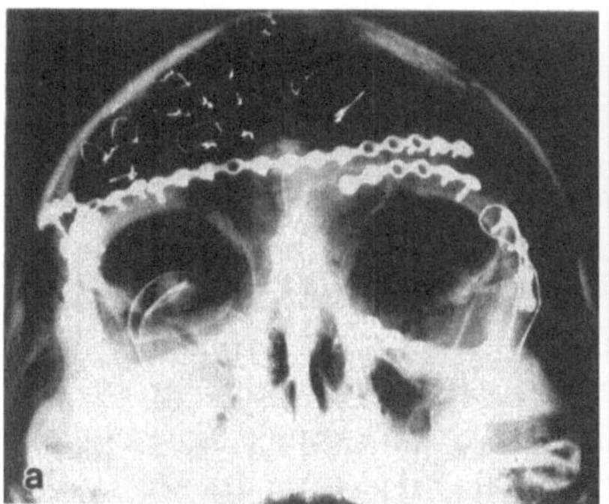

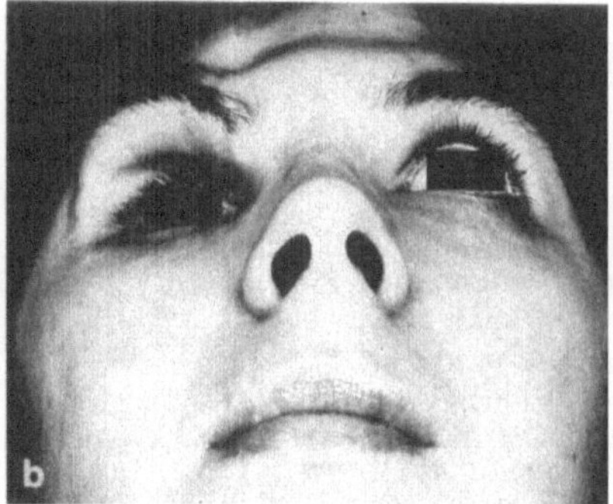

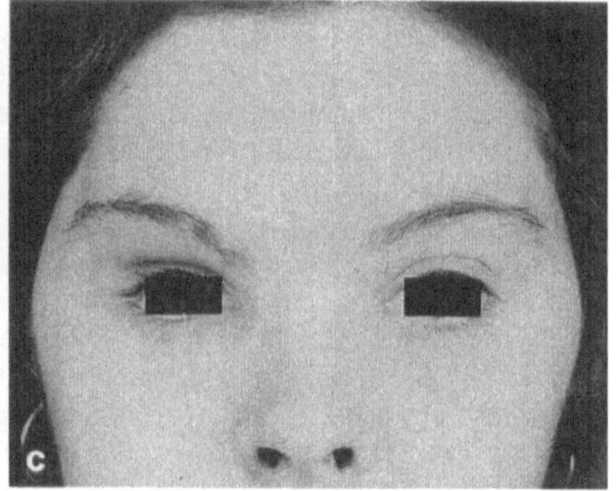

Abb. 10a–c. Rekonstruktion eines posttraumatischen Stirnbeindefektes mit ionomerem Zement bei Zustand nach Enukleation des rechten Auges, **a, b** instabile frontale Drahtosteosynthese führte zu Fragmentlockerungen und Substanzverlust, **c** nach Rekonstruktion mit ionomerem Zement erfolgte in gleicher Sitzung eine Auffütterung der rechten Orbita mit Ohrknorpel, dadurch konnte eine deutlich bessere Position der Augenschale erreicht werden. Hinsichtlich der Zementrekonstruktion ergaben sich innerhalb von 4 Jahren keine Probleme

Ionomerer Zement ist auch geeignet zur Rekonstruktion von Schädeldachdefekten und zwar sowohl in Form von frei modellierbarer Paste (Abb. 10), als auch noch eleganter mit individuell vorgefertigter Ersatzteilplastik, die dann mit relativ wenig frisch angerührtem Zement befestigt wird. Schmitz et al. [211] berichten über bereits 16 in dieser Art und Weise durchgeführte Cranioplastiken. Die Modellherstellung erfolgt mittels 3-D-Rekonstruktion im Maßstab 1:1. Am Modell wird zunächst ein Wachsimplantat hergestellt, danach erfolgt die Umsetzung zum ionomerem Zementfestkörperimplantat. Auch Diehl und Holtmann [54] berichten über den erfolgreichen klinischen Einsatz dieses Verfahrens.

Nicht bewährt haben sich vorgefertigte Röhrchen aus ionomerem Zement zur Rekonstruktion des Stirnhöhlenausführungsganges unter der Vorstellung, dem appositionellen Knochenwachstum und den narbigen Verschlußtendenzen entgegenzuwirken und gleichzeitig durch die Möglichkeit einer sehr guten endoskopischen Nachsorge sämtliche Komplikationen und Mukozelenbildungen aufzuhalten. Leider kam es trotz intensiver konservativer Nachbehandlung bei diesen Patienten zu starken Granulationsbildungen, so daß die Entfernung der meisten Röhrchen erforderlich war. Auch die Epithelisierung des Materials blieb aus, so daß die Anwendung dieser speziellen Technik nicht mehr empfohlen werden kann [54].

5.8 Resorbierbare alloplastische Implantate

Synthetisch vollresorbierbare Materialien aus *Polyglykolsäure* (PGA) und *Polylactid* (PLA) werden in der Medizin als chirurgisches Nahtmaterial bereits seit mehreren Jahrzehnten eingesetzt. In den letzten 20 Jahren fanden degradierbare Polyester auch in anderen Bereichen der Chirurgie Verwendung. So benutzte man Gewebe aus degradierbaren Fäden zur Einscheidung verletzter innerer Organe [53], entwikkelte für die Gefäßchirurgie Clips als Unterbindungsersatz für Gefäße [209] oder Gefäßverbinder [49]. Ein weiterer Anwendungsbereich der degradierbaren Polymere liegt in der Verwendung als Arzneimittelträger mit gleichmäßiger Arzneimittelgabe [Drug delivery systems, 204, 233].

Die Vorteile gegenüber metallischen Implantaten sind gravierend. Der wichtigste Vorteil ist, daß die Implantate vom Körper aufgelöst und abgebaut werden und damit eine zweite Operation zur Entfernung temporärer Implantate entfällt. Darüber hinaus bieten resorbierbare Implantate mit geeigneter Degradationscharakteristik jedoch auch noch biomechanische Vorteile. Für die Wundheilung und hier speziell für die Frakturheilung oder die Knochenheilung nach einer Osteotomie wäre es wünschenswert, Implantate zu haben, die ihre Steifigkeit und Festigkeit mit der Heilungszeit verringern. Unmittelbar postoperativ sollte das Implantat deshalb seine maximale mechanischen Eigenschaften aufweisen. Mit zunehmender Heilung des Knochens übernimmt dieser wieder einen Teil der tragenden Funktion und das Implantat muß entsprechend weniger Belastung aufnehmen. Es erscheint für den Verlauf des Heilungsprozesses sogar günstig, zunehmend mehr Belastung auf den heilenden Knochen zu übertragen, um die Konsolidierung zu stimulieren. Dies kann realisiert werden durch Implantate, die im Verlauf der Heilungszeit stetig an Steifigkeit verlieren. Der Abbau resorbierbarer Polyester (PLA, PGA, PDS) vollzieht sich nach Kronenthal [129, 130] im biologischen Milieu in 4 Phasen. Zunächst bewirkt das Eindringen von Wasser die Auflösung sekundärer und tertiärer Strukturen. In einer zweiten Phase beginnt die hydrolytische Spaltung der kovalenten Bindungen zu Oligomeren. In der darauffolgenden Phase werden die Oligomere bis zu einem Molekulargewicht gespalten, welches unterhalb dem für eine feste Form erforderlichen Wert liegt. Das Material scheint zu diesem Zeitpunkt von gelatineartiger und bröckeliger Konsistenz. In der 4. Phase erfolgt der vollständige Abbau zu z.B. Milchsäure, bzw. Glykolsäure, welche im Stoffwechsel metabolisiert werden.

Um die mechanischen Eigenschaften der Polymere zu verbessern, wurden faserverstärkte Verbundmaterialien entwickelt [234]. Fasern aus degradierbaren Polyestern, wie sie als chirurgisches Nahtmaterial verwendet werden, weisen wesentlich höhere Zugfestigkeiten auf, was auf die Vorzugsorientierung der Molekülketten in den Fasern zurückzuführen ist. Diese höheren Festigkeiten werden bei der Herstellung von Faserverbundmaterialien genutzt. Die höchsten Werte werden für PGA-faserverstärkte PGA-Verbundwerkstoffe mit Werten von 195 mPa–375 mPa [238, 239, 240] angegeben. PGA verstärkt mit PLA-Fasern erreicht Werte von 250 mPa [234]. Diese Werte sind relativ hoch für Polymere und liegen in der gleichen Größenordnung wie die des rostfreien Implantatstahls.

Die letztgenannten charakteristischen Eigenschaften der resorbierbaren Polymere, wie z.B. die Relaxation oder der niedrige Elastizitätsmodul lassen sich nicht grundlegend verbessern. Bei der Entwicklung der Geometrie resorbierbarer Implantate müssen diese spezifischen Eigenschaften deshalb berücksichtigt werden. Sofern die Fortschritte, die bereits in Ansätzen vorhanden sind, weiter aufrechterhalten werden können, wird es in Zukunft möglich sein, vielen Patienten einen 2. operativen Eingriff für die Entfernung eines temporären Implantates zu ersparen. Dies ist nicht nur von erheblicher Bedeutung für den einzelnen Patienten, sondern erspart mit Sicherheit auch in entsprechender Weise Behandlungskosten.

5.8.1 Vicryl (Polyglactin 910)

Herstellung und Zusammensetzung: Vicryl wird durch Kopolymerisation von Lactid und Glykolid hergestellt.

Die zwei Ausgleichskomponenten Glykolsäure und Milchsäure sind physiologisch auftretende Stoffe, die im Rahmen des Kohlehydratstoffwechsels metabolisiert werden [163]. Der Abbau (Resorptionszeit 45–60 Tage) erfolgt durch Hydrolyse, die die Esterverbindungen auflöst. Vicryl liegt als Nahtmaterial, als weiches, flexibles leicht zu schneidendes Gitternetz und als Kissen mit Füllung aus Vicrylspänen vor.

5.8.2 Polydioxanon (PDS)

PDS ist ein synthetisches Material, das durch Polymerisation des Monomers p-Dioxanon zu Poly-p-Dioxanon (aliphatischer Polyester) hergestellt wird.

Nach 3–6 Monaten ist das Material durch Hydrolyse zu CO_2 und H_2O vollständig biologisch abgebaut [56].

5.8.3 Ethisorb

Ein Mischkunststoff auf der Grundlage von Polyglactin und Polydioxanon ist Ethisorb, ebenfalls ein synthetisches resorbierbares Implantat. Die unterschiedlichen Schmelzpunkte beider Ausgangssubstanzen (Polyglactin etwa 200 °C, Polydioxanon etwa 100 °C) werden im Herstellungsprozeß ausgenutzt, um beide Kunststoffe thermoplastisch lokal miteinander zu verkleben. Dabei entsteht ein filamentöses Kompositmaterial mit einer dreidimensionalen Faseranordnung, das als Gerüststruktur das Einwachsen von körpereigenem Bindegewebe ermöglicht. Das Material steht als Patch zur Verfügung, ist gut flexibel, gleichzeitig aber stabil und kann problemlos ohne Ausfaserung der Schnittränder zugeschnitten werden. Im Tierversuch [201] wurde das Material als Knorpelersatz bei Gelenkdefekten, als Pericard-Patch, als Skleraplombe und als Bauchwandersatz implantiert.

Histologische Untersuchungen zeigten, daß das Material 7 Tage nach der Implantation bis in zentrale Bereiche hinein mit Fibrinfäden durchsetzt ist und in den Randbereichen Fibroblasten und Kollagenfasern einwachsen. Nach 14 Tagen ist die Fibrininfiltration weitgehend abgebaut und kollagene Fasern lassen sich auch in zentralen Bereichen des Implantatmaterials nachweisen. Bei intraossärer Implantation lagern sich feine Knochenbälkchen zwischen den Vicrylfilamenten und den PDS-Bestandteilen ab. Nach 21 Tagen wird histologisch der Abbau des Implantatmaterials erkennbar. 35 Tage nach der Implantation ist das Implantatmaterial mit zell- und kollagenfaserreichem Bindegewebe durchbaut. 56 Tage nach der Implantation ist die Resorption der Vicrylfilamente abgeschlossen. Nach etwa 180 Tagen ist auch die Resorption der PDS-Reste weitgehend beendet. Das Implantatgebiet wird durch kräftiges, zellarmes, kollagenfaserreiches und gut vaskularisiertes Bindegewebe ersetzt.

5.8.4 Polylactid (Blockpoly)

Blockpolylactid wird aus linksdrehender Milchsäure unter Verwendung von Zinn (II) Oktoat als Katalysator im Vakuum bei etwa 105 °C über einen Zeitraum von bis zu 72 Stunden im trockenen Glasbehälter zum sogenannten Blockpolymer polymerisiert.

Von Tunc et al. [237] wurde Polylactid ebenso wie hochdichtes Polyethylen als gewebeverträglich und nicht toxisch beurteilt. In der Gewebekultur von normalen menschlichen Epithelzellen und von Plattenepithelkarzinomzellen ergab sich ein Vergleich von Polylactid mit Titan und rostfreiem Stahl eine Wachstumsförderung der normalen Epithelzellen beim Kontakt mit allen drei Osteosynthesematerialien. Erstaunlicherweise wurden die von einem menschlichen Hypopharynx-Plattenepithelkarzinom stammenden Zellen durch den Kontrakt mit Polylactid gehemmt, während Titan und Edelstahl keinen solchen Einfluß entwickelten.

Polylactid wird am Ende der Polymerdegradation über den Zitronensäurezyklus metabolisiert.

Kulkarni et al. [131] studierten tierexperimentell die Biodegradation von C14-markiertem Polylactid durch Implantation von Filmen und gesponnenen Fasern in 12 Meerschweinchen und 22 Ratten. Sie stellten szintigraphisch einen Aktivitätsverlust von 14% über 3 Monate fest. Im Kot und Urin wurden keine signifikanten Mengen an C14 während dieser 3 Monate gefunden. Bei der Abtötung war keine Radioaktivitätsansammlung in den Organen zu finden.

Die Verstoffwechslung und Abatmung von Polylactid wurde auf diese Weise prinzipiell nachgewiesen. Brady et al. [19] bestätigten 1973 mit der gleichen Methodik an 56 Ratten für einen Zeitraum bis zu 24 Wochen für D-L-Lactid den gleichen Abbauweg mit einer linearen Kinetik. Miller et al. [159] gaben 1977 die Halbwertszeit der Biodegradation für C14-und tritiummarkiertes reines Polylactid mit 6,1 Monaten an. Sie hatten das Material im Knochen und Weichgewebe von 420 Ratten bis zu 44 Wochen implantiert.

Über das makroskopische und histologisch fast vollständige Verschwinden ihres Polylactid-Osteosynthesematerials, von der Hundemandibel nach 32 Wochen berichteten Getter et al. [76]. Dies steht im Widerspruch zu den Erfahrungen mit reinem Blockpoly sowohl von Gerlach [75] mit Implantationszeiten bis zu 76 Wochen als auch von Boss [17] mit Implantationszeiten bis zu 143 Wochen. Beide konnten keine vollständige Biodegradation ihres Polylactidmaterials finden, das zwar an Gewicht verlor, jedoch weitgehend form- und volumenstabil bleib. Chabot et al. [39] berichteten 1984 über eine Studie, bei der durchgeformte Polylactidplatten mit Edelstahlschrauben auf Schafstibiae fixiert worden waren. Nach 4 Jahren fanden sie pudrige Reste des Polylactides mit eingewachsenem Knochen.

In klinischen Studien ergaben sich beim Einsatz von Polylactidosteosynthesematerial vorwiegend in der Extremitätentraumatologie in 3,4–8,1% sterile Fistelbildungen [18] angeblich ohne Einfluß auf das funktionelle Endergebnis.

5.8.5 Klinische Einsatzmöglichkeiten, Erfahrungen und Ergebnisse mit resorbierbaren alloplastischen Implantaten

Vicryl als Implantatmaterial kommt vor allen Dingen in der Abdominalchirurgie und in der Urologie in Form von Netzen oder als Kissen mit Vicrylfaserfüllung erfolgreich zur Anwendung. In der Kopf-Hals-Chirurgie wurde Vicrylnetz in Verbindung mit Hydroxylapatitgranulat zur Kieferkammerhöhung [7] und ebenso in der Parodontalchirurgie [88] zur Knochenrekonstruktion, allerdings mit unterschiedlichem Erfolg, eingesetzt.

PDS wurde zunächst in Form von Splinten in der Extremitätentraumatologie zur Refixation von kleinen Knorpel-Knochen-Fragmenten erfolgreich eingesetzt [85, 102, 197]. Während Tierversuche mit Schrauben aus diesem Material zeigten, daß keine Kraftübertragung in der Form einer Zugschraube möglich ist [72], hat sich Polydioxanon in Form von Bändern und Kordeln bei Rekonstruktionsmaßnahmen an Knochen und Bändern im Bereich des Beckens [50, 63] an der Schulter [122, 168, 197], am Kniegelenk [140, 191, 192, 212] und an den Extremitäten [102] klinisch bereits eingebürgert.

Dumbach [61, 62] berichtet 1987 über den Einsatz von PDS-Stiften zur Osteosynthese nach sagittaler Spaltung zur Osteosynthese nach sagittaler Spaltung und Rückversetzung des Unterkiefers bei 10 Patienten mit Progenie. Nach Osteotomie und Rückverlagerung des Unterkiefers wurden im Kieferwinkelbereich auf jeder Seite jeweils 3 Stifte zur Verriegelung eingebracht. Trotz einer langen intermaxillären, starren Fixierung von 4–6 Wochen kam es bei einem Patienten zur Dislokation des distalen Unterkiefersegmentes.

Bei der Verwendung der von Höltje 1983 [95] inaugurierten PDS-Schale zur Orbitabodenrekonstruktion erwies sich das Material von 1,5 bzw. 1 mm Dicke als zu rigide und zu dick.

Sehr bewährt hat sich dagegen der Einsatz von PDS-Folie zur Rekonstruktion oder als Ersatz des knöchernen Orbitabodens, der Lamina papyracea und der fazialen Kieferhöhlenwand sowohl bei traumatischen Läsionen als auch in der Tumorchirurgie [93]. Die Folie steht als 0,25 oder 0,5 mm dickes Implantatmaterial von 3 × 4 cm Länge zur Verfügung, ist gut verformbar und läßt sich durch Zurechtschneiden und Zurechtbiegen den vorgegebenen Knochenkonturen in idealer Weise anpassen.

PDS-Folie kann vor allen Dingen bei großflächigen und auch nahezu subtotalen Orbitabodendefekten erfolgreicher eingesetzt werden als lösungsmittelkonservierte Dura oder Fascia lata, da das Material initial und auch noch etwa 4 Wochen relativ fest ist. Vor allen Dingen bei stark zerrissener Periorbita oder wenn bei einer Tumorresektion der knöcherne Orbitaboden oder die Lamina papyracea en bloc mit größeren Periorbitaanteilen reseziert werden müssen, kommt es zu einem unangenehmen Prolaps der Orbitaweichteile in die Kieferhöhle oder ins Siebbein, der nach eigener Erfahrung mit PDS-Folie gut reponiert werden kann.

Ethisorb-Patch wurde 1992 von neurochirurgischer Seite [127] als synthetischer Duraersatz in 28 Fällen verwendet und zwar 9mal an der frontalen Schädelbasis, 9mal im Bereich der Kalotte und 7mal bei spinalen Duradefekten. In zwei Fällen konnte anläßlich einer Intervallkranioplastik 10 bzw. 12 Monate nach der Implantation der Implantationsbereich inspiziert werden. Es fand sich eine Narbenplatte ohne intensive Adhäsionen zur Umgebung, insbesondere zur Hirnrinde oder zum Rückenmark. Einheilungsstörungen auch im infizierten Gebiet wurden nicht beobachtet. Lediglich in einem Fall einer ausgedehnten Zertrümmerung der Frontobasis mit traumatischer Enukleation eines Bulbus kam es 3 Wochen nach der Erstversorgung zum erneuten Liquoraustritt aus der Orbita. Weitere Liquorfisteln wurden nicht beobachtet. Als Vorteile werden gesehen, daß das im trockenen Zustand relativ steife Vlies nach der Durchfeuchtung gut anzumodellieren ist und sich sowohl mit Fibrinkleber als auch mit atraumatischem Nahtmaterial sicher fixieren läßt. Weiterhin wurde als positiv gewertet, daß das nach der Resorption des Implantats ausgebildete Narbengewebe sich ohne Schwierigkeiten von der Hirnoberfläche abpräparieren läßt.

Auch an anderen neurochirurgischen Kliniken und von HNO-ärztlicher Seite [208] wurde Ethisorb als Duraersatz mit gutem Erfolg klinisch getestet. Das Material verhielt sich ähnlich wie konservierte Dura und hinterläßt eine stabile bindegewebige Narbe.

Polylactid-Blockpoly wurde im Rahmen einer klinischen Studie zur Osteosynthese bei der Stirnschädelvorverlagerung in der kraniofazialen Chirurgie in Form von Blinddübeln mit Spreizstiften zur Verankerung von individuell geformten Polylactidplatten für die Osteosynthese beim kraniofazialen Advancement [178]. Bei keinem der vier operierten Kinder traten Infektionen oder Wundheilungsstörungen auf. Die Osteosynthese erwies sich als stabil bei allen Kindern während eines Nachsorgezeitraumes von bisher 36 Monaten [179]. In gleicher Weise berichtet Illi [98, 99] 1990 über den erfolgreichen klinischen Einsatz von Dübeln aus Blockpoly-L-Lactid zusammen mit gewobenen Polydioxanonbändern zur Osteosynthese in der kraniofazialen Chirurgie und in der pädiatrischen Neurotraumatologie.

6 Zusammenfassung und Perspektiven

Die Komplikationen rhinogener und sinugener Entzündungen sind bekannt [118, 119, 120] und besonders erleichtert wird die Ausbreitung bakterieller Infektionen durch präformierte posttraumatische und auch nach Tumoroperationen entstandene Schwachstellen, die das Fortschreiten einer Entzündung in die Gesichtsweichteile, in die Orbita, in die knöchernen Strukturen der Frontalregion und auch nach endokraniell begünstigen.

Besondere *Probleme* ergeben sich *bei ausgedehnten Defekten der knöchernen Rhinobasis* nach Tumorentfernung. Wird nicht primär suffizient rekonstruiert, besteht von Anfang an das Risiko einer aufsteigenden Infektion, daneben kann sich im Laufe von Monaten und Jahren ein Dura-Hirn-Prolaps ausbilden, zur Verlegung der Stirnhöhlendrainagen, Bildung einer Mukozele und erneut zu entzündlichen Komplikationen führen.

Die Rekonstruktion und die Auswahl von Transplant- oder Implantatmaterialien richtet sich nach der Defektgröße und nach den individuellen Gegebenheiten des Implantatlagers. Der Kontakt zur Schleimhaut der Nase oder der Nasennebenhöhlen ist als wichtiger Faktor anzusehen und gerade bei der Implantation von Kunststoffen zu bedenken.

Kleinere *Defekte bis* zu einer Fläche von etwa *1,5 cm²* können normalerweise unproblematisch mit autologen oder konservierten Transplantaten gedeckt werden. Inwieweit der Einsatz von resorbierbaren Materialien wie Ethisorb an Boden gewinnen wird, ist derzeit noch nicht abzusehen.

Größere *Defekte* bis zu einem Durchmesser von etwa 3 cm² können mit gutem klinischem Erfolg mit Keramikplatten gedeckt werden, wobei eine Epithelisierung zur Nase oder zu den Nebenhöhlen hin mit Schleimhautlappen aus der Umgebung von Vorteil sein dürfte.

Bei *noch größeren Defekten* wird die Rekonstruktion, die stets zum Ziel haben sollte, einen sicheren Verschluß der Dura und der knöchernen Schädelbasis zu erreichen, in der Regel doch aufwendiger [58, 59, 60, 164, 215, 249]. Es sollte nach Möglichkeit immer ein mehrschichtiger Verschluß angestrebt werden. Zur Rekonstruktion der Dura hat sich, sofern keine Duraverschiebeplastiken möglich sind, der Einsatz von konservierter Dura oder Fascia lata in Kombination mit Fibrinkleber bewährt. Als mittlere Stützschicht sind, sofern kein autologes Transplantat [6, 138, 147] beispielsweise Rippe, gespaltene Kalotte oder eine Nahlappenplastik mit Knochen Verwendung finden soll, auch verschiedene Implantatmaterialien gebräuchlich, beispielsweise Silikonscheiben, Methacrylatplatten und autologer Knochen [73, 96, 193, 200, 202, 260].

Es muß darauf hingewiesen werden, daß bei der Verwendung von Implantatmaterialien – vor allem, wenn eine Nachbestrahlung erforderlich ist – eine gute vaskularisierte und vitale 3. Schicht als Abdekkung zur Nase bzw. zu den Nebenhöhlen vorhanden sein sollte. Bedeutsam scheint in diesem Zusammenhang, daß bei der Durchsicht der aktuellen Publikationen aus den Skull Base-Zentren der USA sich keine Hinweise auf allogene Transplantate oder Implantatmaterialien zur Rekonstruktion großflächiger Defekte finden. Man verwendet am häufigsten lokale Lappenplastiken oder es werden mikrovaskuläre Rekonstruktionen durchgeführt [5, 57, 100, 108, 109, 110, 111, 139, 153, 213, 216, 220, 258]. An der Würzburger HNO-Klinik wurden in wenigen Fällen auch großflächige Schädelbasisdefekte erfolgreich mit ionomerem Zement gedeckt. Es fehlen jedoch noch Langzeitergebnisse.

Zur Rekonstruktion von Defekten der *knöchernen Frontalregion und des Schädeldaches* sind verschiedene Implantatmaterialien gut geeignet, beispielsweise PMMA, verschiedene Keramiken und vor allen Dingen auch ionomerer Zement.

Die Rekonstruktion von kleineren *Orbitabodendefekten* wird nach wie vor vielerorts erfolgreich mit konservierter Dura oder Fascia lata durchgeführt. Zur Rekonstruktion von *Orbitawanddefekten,* vor allem Mehrwanddefekten sind grazile Metallgitter, gegebenenfalls in Kombination mit gespaltener Kalotte sehr gut geeignet [143].

Zur *Defektrekonstruktion in der Mittelgesichtsregion* und für Konturverbesserung haben sich lösungsmittelgetrockneter Knorpel, Gore Tex und auch Keramikmaterialien bewährt. Polymere wie Silikon, Proplast oder Methylmethacrylat werden von Narbengewebe eingekapselt, nicht selten kommt es aber zu chronischen Entzündungsreaktionen oder auch zu entzündlich bedingten Extrusionen. Autologe Knochentransplantate werden häufig in nicht unerheblichem Umfang resorbiert. Es bleibt abzuwarten, ob der Zusatz von osteoinduktiven Substanzen tatsächlich Fortschritte bringen wird.

Die 3-D-Rekonstruktionsmöglichkeiten bieten den Vorteil, daß Implantate – beispielsweise aus Keramik und ionomerem Zement – individuell und genau in der gewünschten Form für die Schädelkalotte und auch für die vordere Schädelbasis [161] hergestellt werden können, jedoch ist dieses Verfahren relativ teuer und zeitaufwendig.

Die Verfügbarkeit vorgefertigter Implantate aus ionomerem Zement, beispielsweise für den Bereich Supraorbitalrand, Infraorbitalrand usw. ist daher in jeder Hinsicht zu begrüßen.

Von den *resorbierbaren Implantatmaterialien* hat sich insbesondere PDS-Folie als Ersatzmaterial für den Orbitaboden und die Lamina papyracea bewährt. Auch die bisherigen klinischen Erfahrungen mit resorbierbaren Fixationselementen aus Polylactid-Blockpoly sind durchaus günstig.

Für die Zukunft ist – abgesehen von der Entwicklung neuer Materialien mit verbesserter Biokompatibilität – zu erwarten, daß es gelingt, die Vorteile bereits bewährter Implantate zu kombinieren. Dadurch sind mit Sicherheit weitere Fortschritte in der Schädelbasischirurgie zu erzielen, ohne daß die bewährten Fundamente, der durch Wullstein inaugurierte Einsatz des Operationsmikroskop, die modernen Osteosynthesematerialien und -techniken, die Fibrinklebung und die mikrovaskulären Rekonstruktionstechniken an Bedeutung verlieren dürften.

Literatur

1. Abla AA, Maroon JC, Kennerdell JS, Deeb ZL (1985) Fibrosis surrounding a silicone implant simulating recurrent orbital meningioma. J Neurosurg 63:467–469
2. Albrektsson T, Albrektsson B (1987) Osseointegration of bone implants. Acta Orthop Scand 58:567–572
3. Albrektsson T, Zurb GA (1989) The branemark osseointegrated implant. Quintessence, Chicago
4. Aronowitz JA, Freeman BS, Spira M (1986) Long term stability of Teflon orbital implants. Plast Rec Surg 78:166–173
5. Baker SR (1984) Surgical reconstruction after extensive skull base surgery. Otolaryngol Clin North Am 17:591–599
6. Bebear JP, Stoll D, Darrouzet V (1991) Total ethmoidectomy for malignant tumors of the anterior skull base: 14 years' experience on 62 cases. In: Samii M (ed) Surgery of the sellar region and paranasal sinuses. Springer, Berlin, S 93–97
7. Beck-Mannagetta J, Krenkel Ch, Donath K (1988) Stabilisation von Hydroxylapatit-Granulat durch ein individuelles Vicrylnetz zur Erhöhung des atrophischen Kieferkammes. Dtsch zahnärztl Z 43:97–100
8. Becker DP, Ward J (1982) Surgical management of head injuries. In: Schmideck HH, Sweet WH (eds) Operative neurosurgical techniques. Grune & Stratton, S 175–190
9. Beleites E, Gudziol H, Höland W (1988) Maschinell bearbeitbare Glaskeramik für die Kopf-Hals-Chirurgie. HNO-Prax 13:121–125
10. Beleites E, Neupert G, Augsten G, Vogel W, Schubert H (1985) Rasterelektronenmikroskopische Untersuchung des Zellwachstums auf maschinell bearbeitbarer Biovitrokeramik und Glaskohlenstoff in vitro und in vivo. Laryng Rhinol Otol 64:217–220
11. Berghaus A (1992) Alloplastische Implantate in der Kopf- und Halschirurgie. Arch Otorhinolaryngol Suppl I:53–95
12. Black J (1988) Orthopaedic biomaterials in research and practice. Churchill Livingstone, New York Edingburgh London Melbourne, S 292–302
13. Blencke BA, Brömer H, Deutscher KK (1978) Compatibility and long-term stability of glass-ceramic implants. J Biomed Mater Res 12:307–316
14. Blencke BA, Deutscher K, Brömer H (1980) Struktur und Eigenschaften des Implantatlagers von bioaktiven Glaskeramiken. In: Jäger M, Hackenbroch MH, Refior HJ (Hrsg) Grenzschichtprobleme der Verankerung von Implantaten unter besonderer Berücksichtigung von Endoprothesen. Thieme, Stuttgart, S 176–180
15. Boenninghaus HG (1960) Die Behandlung der Schädelbasisbrüche. Thieme, Stuttgart
16. Boenninghaus HG (1974) Traumatologie der Rhinobasis und endokranielle Komplikationen. In: Naumann HH (Hrsg) Kopf- und Halschirurgie, Teil 2: Gesicht und Gesichtsschädel. Thieme, Stuttgart
17. Boss RM, Boering G, Rozema F, Leenslag (1987) Resorbable poly(L-lactide) plates and screws for the fixation of zygomatic fractures. J Oral Maxillofac Surg 45:751–753
18. Böstmann O, Hirvensalo E, Vainiopää S, Törmälä P, Rokkanen P (1990) Degradable polyglycolide rods for the internal fixation of displaced bimalleotar fractures. International Orthopaedics (SICOT) 14:1–8
19. Brady JM, Cutright DE, Miller RA, Battistone GC (1973) Resorption rate, route of elimination and ultrastructure of the implant site of polylactic acid in the abdominal wall of the rat. J Biomed Mater Res 7:155–166

20. Braley S (1968) Symposium on synthetics in maxillofacial surgery (the silicones in maxillofacial surgery). Laryngoscope 78:549–557
21. Brand G, Buoen L, Brand I (1975) Foreign-body tumorigenesis by viny chloride vinyl acetate copolymer: No evidence for chemical cocarcinogenesis. J Nat Cancer Inst 54:1259–1262
22. Brand G, Buoen L, Brand I (1975) Foreing-body tumorgenesis induced by glass and smooth and rough plastic. Comparative study of preneoplastic events. J Nat Cancer Inst 55:319–322
23. Brand G, Buoen L, Johnson K, Brand I (1975) Etiological factors, stages, and the role of the foreign body in foreign body tumorigenesis: A review. Cancer Res 35:279–286
24. Branemark P, Houson BO, Adell R, Breine U, Lindström J, Hallen O, Ohmann A (1977) Osseointegrated oral implants in the rehabilitation of the adentulous patient – experience from a 10 year period. Scand J Plast Rec Surg Suppl 16
25. Brown BL, Neel III HB, Kern EB (1979) Implants of supramid, proplast, plastipore and silastic. Arch Otolaryngol 105:605–609
26. Brown P et al. (1984) Sodium hydroxide decontamination of Creutzfeldt-Jakob disease virus. N Engl J Med 310:727
27. Brunner FX (1989) Das Trauma des zentralen und lateralen Mittelgesichts und der Rhinobasis – morphologische, klinische und HNO-ärztliche Gesichtspunkte. Med Welt 40:133–140
28. Brunner FX (1992) Osteoplastische Versorgung von Gesichtsschädelfrakturen und Fibrinklebetechniken bei Frontobasisverletzungen. In: Freigang B (Hrsg) Fibrinklebung in der Otorhinolaryngologie. Springer, Berlin, S 71–79
29. Brunner FX, Dittmann W, Geyer G (1989) Rekonstruktion der Schädelbasis mit Biozement. Video. 27 Jahrestagung der Deutschen Gesichtschirurgie, Plastische und Wiederherstellungschirurgie, Videothek, HNO-Klinik Würzburg
30. Brunner FX, Eckstein M, Schwab U (1992) Cranio facial and skull base trauma – surgical techniques and results. In: Samii M (ed) Proceedings of the First International Skull Base Congress. Karger, Basel, im Druck
31. Brunner FX, Foet K, Dodenhöft J (1988) Frakturen des zentralen Mittelgesichts und der Rhinobasis: Entwicklung und derzeitiger Stand der operativen Versorgung aus der Sicht des Rhinologen. In: Pannike A (Hrsg) Entwicklung und heutiger Stand der Plastischen und Wiederherstellungschirurgie
32. Brunner FX, Geyer G (1989) Primäre und sekundäre Rekonstruktionsmöglichkeiten von Gesichtsschädel- und Schädelbasisdefekten. In: Samii M (Hrsg) Moderne Verfahren der Rekonstruktion von Knochenstrukturen. Sasse, Rotenburg, S 58–61
33. Brunner FX, Geyer G, Hagen R (1991) Primäre und sekundäre Rekonstruktionsmöglichkeiten von Gesichtsschädel- und Schädelbasisdefekten, Operationstechniken und Ergebnisse. In: Kellerhals B, Frisch U, Mann J et al. (Hrsg) Aktuelle Probleme der Otorhinolaryngologie 14. Huber, Bern Stuttgart Toronto, S 125–130
34. Brunner FX, Kleine BI (1987) Frakturen des zentralen Mittelgesichts und der Rhinobasis – operative Versorgung – postoperative Nachsorge – Komplikationsmöglichkeiten. HNO 35:106–111
35. Brunner FX, Kley W, Plinkert K (1988) Anatomical studies and a correlative management of facial skeleton and skull base injuries with bone plate fixation. Arch Otorhinolaryngol 245:61–68
36. Büttner G (1968) Die Anwendung von Tantalplättchen bei vielsplittrigen Frakturen im mittleren Massiv des Gesichtsschädels. Zjadu Otolaryng pol:280–282
37. Bull HG et al. (1987) Der Schädelbruch. Urban & Schwarzenberg
38. Center for Devices ans Radiological Health, Food and Drug Administration (1987) Update: Creutzfeldt-Jakob diesease in a patient receiving a cadaveric dura mater graft. JAMA 258:309–310
39. Chabot F, Christel P, Vert M (1984) In vivo fate of bioresorbable bone plates in long lasting Poly(L-lactic acid). UPAC-Symposium „Polymers in Medicine and Biology", Prag
40. Champy M, Loddé JP, Schmitt R, Jaeger JH, Muster D (1978) Mandibular osteosynthesis by miniature screwed plates via a buccal approach. J Max-Fac Surg 6:14–21
41. Champy M, Lodde JP, Wilk A, Grasset D (1978) Plattenosteosynthese bei Mittelgesichtsfrakturen und -osteotomien. Dtsch Z Mund-Kiefer-Gesichts-Chir 2:26–29
42. Chilla R (1987) Histoacryl-induzierte Spätkomplikationen nach Duraplastiken an der Fronto-Otobasis. HNO 35:250–251
43. Chou SN, Ortiz-Suarez HJ, Brown WE (1974) Technique and material for coating aneurysms. Clin Neurosurg 21:182–193
44. Christiansen GW (1945) Open operation and tantalum plate insertion for fracture of the mandible. J Oral Surg 3:194–204
45. Cohen J, Wulff J (1972) Clinical failure caused by corrosion of a vitallium plate. J Bone J Surg Am 54:617–628
46. Cohen SR, Kawamoto HK (1992) Infection of proplast malar implants following dental injections. Plast Rec Surg 89:1148–1151
47. Costantino PD, Friedman CD, Jones K, Chow LC, Pelzer HJ, Sisson GA (1991) Hydroxyapatite cement. I. Basic chemistry and histologic properties. Arch Otolaryngol Head Neck Surg 117:379–384
48. Costantino PD, Friedman CD, Jones K, Chow LC, Sisson GA (1992) Experimental hydroxyapatite cement cranioplasty. Plast Rec Surg 90:174–191
49. Daniel RK, Olding M (1984) An absorbale anastomic device for microvascular surgery: experimental studies. Plast Rec Surg 74:329–363
50. Decker R, Ruf W (1988) Die Zuggurtung der Symphysenruptur mit geflochtenen Polydioxanon-Bändern (PDS). Z Orthop 126:14–18
51. Deinhardt F, Eggers HJ, Habermehl KO, Koch M, Kurth R, Maass G (1986) AIDS-Schnellinformation. Stabilität von LAV/HTLV III. Bundesgesundhbl 29:28–29
52. Deinhardt F, Koch M, Eggers HJ, Habermehl KO, Kurth R, Maass G (1986) Wie stabil sind LAV/HTLV-III-Viren? Dtsch Ärztebl 15:1045
53. Delany HM, Rudavsky AZ, Lan S (1985) Preliminary clinical experience with the use of absorbable mesh penorrhaphy. J Trauma 25:909–913
54. Diel GE, Holtmann S (1992) Rekonstruktionsmöglichkeiten im HNO-Bereich mit Hilfe von Glasionomerzement. 76. Versammlung der südwestdeutschen HNO-Ärzte, Pforzheim, pers. Mitteilung
55. Dielert E, Fischer-Brandies E (1989) Zur Konturverbesserung mit alloplastischen Werkstoffen im Gesichtsbereich. Fortschr Kiefer-Gesichts-Chir 34:93–95
56. Docin N, Hein P (1981) PDS ein neues Material. Ethicon Op Forum Heft 108
57. Dolan EJ, Gullane P, Gentili, Rutka J (1991) Neurosurgical/ENT management of paranasal sinus lesions extending through the skull base. In: Samii M (ed) Surgery of

the sellar region aned paranasal sinuses. Springer, Berlin, p 71–75

58. Draf W (1992) Surgery of the growing skull base: Early and late results. In: Samii M (ed) Proceedings of the First International Skull Base Congress. Karger, Basel, im Druck
59. Draf W, Samii M (1977) Otorhinolaryngoneurochirurgische Probleme an der Schädelbasis. Laryng Rhinol Otol 56:1007–1030
60. Draf W, Samii M (1989) Chirurgische Behandlung von bösartigen Tumoren der Nebenhöhlen mit Schädelbasisbeteiligung. Strahlenther Onkol 165:474–477
61. Dumbach J (1984) Zugschraubenosteosynthese nach Ramusosteotomie mit resorbierbaren Osteosyntheseschrauben aus Polydioxanon (PDS) – Erste Ergebnisse. Dtsch Z Mund-Kiefer-Gesichts-Chir 8:145–148
62. Dumbach J (1987) Osteosynthese mit resorbierbaren PDS-Stiften nach sagittaler Spaltung und Rückversetzung des Unterkiefers. Erste Ergebnisse. Dtsch zahnärztl Z 42:825–828
63. Ecke H, Hofmann D, Patzak HJ (1990) Die Rupturen der Amphiarthrosen am Beckenring. Unfallchirurgie 16: 311–321
64. Eckstein M, Bogdahn H, Brunner FX, Schwab U (1992) Central nervous system complications after trauma and sinusitis. In: Samii M (ed) Proceedings of the First International Skull Base Congress. Karger, Basel, im Druck
65. Eich AC, Kleinfeldt D, Lütz S, Scholtz HJ, Berger G, Glien W (1985) Der Einsatz der „Hermsdorfer Biokeramik“ und der Biovitrokeramik AP40 in der Mittelohrchirurgie – tierexperimentelle Prüfungen und erste klinische Erfahrungen. HNO-Prax 10:303–308
66. Enzmann H (1992) Fehler und Gefahren bei der Anwendung von Hydroxylapatit im Bereich des Gesichtsschädels. Vortrag, 30. Jahrestagung der Deutschen Gesellschaft für Plastische und Wiederherstellungschirurgie, pers. Mitteilung
67. Epstein LI (979) Clinical experiences with proplast as an implant. Plast Rec Surg 63:219–223
68. Ewers R, Schilli W (1977) Metallplattenosteosynthese und Drahtosteosynthese zur Versorgung der periorbitalen Frakturen im experimentellen Versuch. Dtsch zahnärztl Z 32:820–823
69. Fallopius G (1600) Opera omnia Francofurti. Wecheli A (ed) 1–16
70. Friedman CD, Costantino PD, Jones K, Chow LC, Pelzer HJ, Sisson GA (1991) Hydroxyapatite cement. II. Obliteration and reconstruction of the cat frontal sinus. Arch Otolaryngol Head Neck Surg 117:385–389
71. Galil KA, Schofield ID, Wright GZ (1984) Effect of N-butyl-2-cyanoacrylate (histoacryl blue) on the healing of skin wounds. Can Dent Assoc J 50:565–569
72. Gay B, Bucher H (1985) Tierexperimentelle Untersuchungen zur Anwendung von absorbierbaren Osteosyntheseschrauben aus Polydioxanon (PDS). Unfallchirurg 88:126–133
73. George B, Clemenceau S, Cophignon J, Tran ba Huy P, Luboinski B, Mourier KL, Lot G (1991) Anterior skull base tumor. The choice between cranial and facial approaches, single and combined procedure. From a series of 768 cases. Acta Neurochirurgica Suppl 53:7–13
74. Georgi W, Richter W, Brunner FX (1982) Die Primärversorgung des zentralen Mittelgesichtspfeilers mit stabiler Plattenosteosynthese. Laryng Rhinol Otol 61:392–398
75. Gerlach KL (1988) Absorbierbare Polymere in der Mund- und Kieferchirurgie. Zahnärztl Mitteil 78:1020–1024
76. Getter L, Cutright DE, Bhaskar SN, Augsburg JK (1972) A biodegradable intraosseous appliance in the treatment of mandibular fractures. J Oral Surg 30:344–348
77. Geyer G (1992) Bone replacement at the skull base. In: Motta G (ed) The new frontiers of Oto-Rhino-Laryngology in Europe. Monduzzi Editore, Bologna, S I/45–I/50
78. Geyer G, Brunner FX, Dittmann W, Helms J (1990) Reconstruction of skull defects with a bone replacement material. Rivista di Neuroradiologia 3:23
79. Geyer G, Helms J (1990) Reconstructive measures in the middle ear and mastoid using a biocompatible cement. Preliminary clinical experience. In: Heimke G, Soltész U, Lee AJC (eds) Advances in Biomaterials 9: Clinical Implant Materials. Elsevier, Amsterdam, p 529–535
80. Geyer G, Helms J (1991) Die Rekonstruktion von Schädeldefekten mit einem Knochenersatzmaterial auf Glasionomerbasis. Arch Otorhinolaryngol Suppl II:214–215
81. Geyer G, Helms J, Sörensen N, Hofmann E (1992) Rekonstruktion des Sellabodens mit Glasionomerzement. In: Schwenzer N, Ehrenfeld M (Hrsg) Angeborene Fehlbildungen, Entwicklungsstörungen nach Verletzungen im Wachstumsalter. Thieme, Stuttgart, S 15–17
82. Glasscock ME III, Levine SC, McKennan KX (1991) Materials used in tympanoplasty. In: Paparella MM et al. (eds) Otolaryngology. Saunders Comp, Kap 33:1441–1447
83. van Gool AV (1985) Preformed polymethylmethacrylate cranioplasties: Report of 45 cases. J Max-Fac Surg 13:2–7
84. Griffiths MV (1979) Biomaterials in reconstructive head and neck surgery. Clin Otolaryngol 4:363–376
85. Haas HG (1986) PDS-Splinte zur Frakturbehandlung. Handchirurgie 18:295–297
86. Habal MB, Leake DL (1979) Implantology for correction of cranio-facial defects with an elastomere composite and bone. Biomat Med Dev Art Org 7:271–281
87. Habal MB, Leake Dl, Maniscalco JE (1978) Repair of major cranio-orbital defects with an elastomer-coated mesh and autogenous bone paste. Plast Rec Surg 61:394–404
88. von Haussen EF (1990) Optimierung der Knochenrekonstruktion mit poröser Hydroxylapatitkeramik durch Vicrylnetze. In: Gesellschaft für orale Implantologie (Hrsg) Jahrbuch für orale Implantologie. Quintessenz, Berlin, S 153–158
89. Heimke G (1984) Ceramic implant materials, possible applications and their limits. In: Grote JJ (ed) Biomaterials in Otology. Martinus Nijhoff Publ, Boston, S 50–61
90. Helms J, Geyer G (1993) Alloplastic materials in skull base reconstruction. In: Janecka IP, Sekhar LN (eds) Surgery of cranial base tumors: A color atlas. Raven Press, New York
91. Hench LL, Splinter RJ, Allen WC, Greenlee TK (1971) Bonding mechanisms at the interface of ceramic prosthetic materials. J Biomed Mater Res 2:117–141
92. Hes J, de Man K (1990) Use of blocks of hydroxylapatite for secondary reconstruction of the orbital floor. Int J Oral Maxillofac Surg 19:275–278
93. Hidding J (1990) Ersatz von dünnen lamellären Knochen durch eine PDS-Folie. Ethicon OP Forum Heft 144:3–7
94. Höland W, Vogel W, Schubert T, Schulze KJ, Carl G, Götz W, Gummel J (1990) Structure and properties of Bioverit glass ceramics. In: Heimke G (ed) Bioceramics 2. Deutsche Keramische Gesellschaft, Cologne, S 97–104
95. Höltje WJ (1983) Wiederherstellung von Orbitabodendefekten mit Polyglactin. Fortschr Kiefer-Gesichts-Chir 28:65–67

96. Hollmann K, Schuster B, Undt G (1992) A method of covering large defects in the anterior skull base following tumor resection. In: Samii M (ed) Proceedings of the First International Skull Base Congress. Karger, Basel, im Druck
97. Hüttenbrink KB, Weidenfeller P (1990) Sind Cialit-konservierte Ossikel als Mittelohrimplantate bakteriologisch noch vertretbar? Laryng Rhinol Otol 69:327–332
98. Illi OE (1990) Biodegradable implant materials in fracture fixation. In: Hofmann GO (ed) Biodegradable implants in orthopaedic surgery
99. Illi OE (1992) Biodegradable Implantate für Osteosynthesen im Kindesalter: Grundlagen, Konstruktionen, klinische Anwendung. Huber, Bern Göttingen Toronto, 1992
100. Jackson IT (1992) Plastic and reconstructive surgery of the skull base. In: Samii M (ed) Proceedings of the First International Skull Base Congress. Karger, Basel, im Druck
101. Jackson IT, Marsh WR, Bite U, Hide TAH (1986) Craniofacial osteotomies to facilitate skull base tumour resection. Br J Plast Surg 39:153–160
102. Jahn R, Diederichs D, Friedrich B (1989) Resorbierbare Implantate und ihre Anwendung am Beispiel der Radiusköpfchenfraktur. Aktuelle Traumatologie 19:281–286
103. Jahnke K (1980) Zur Rekonstruktion der Frontobasis mit Keramikwerkstoffen. Laryng Rhinol Otol 59:111–115
104. Jahnke K (1983) Zur Chirurgie gutartiger Tumoren der Rhinobasis. HNO 31:168–174
105. Jahnke K (1985) Ceramics in reconstructive surgery of the anterior skull base and the facial bones. In: Myers E (ed) New Dimensions in Otorhinolaryngology – Head and Neck Surgery Vol 2, S 185–186
106. Jahnke K (1987) Ceramic implants in ear-nose and throat surgery. In: Vincenzini P (ed) High Tech Ceramics. Elsevier Science Publ, Amsterdam, S 207–217
107. Jahnke K, Büsing CM (1985) Wiederaufbau der Stirn mit Trikalziumphosphat-Keramik. 5-Jahresbericht mit Ausblick. In: Pfeifer G (Hrsg) Die Ästhetik von Form und Funktion in der Plastischen und Wiederherstellungschirurgie. Springer, Berlin, S 326–331
108. Janecka IP (1992) Facial translocation approach to cranial base in children. In: Samii M (ed) Procedings of the First International Skull Base Congress. Karger, Basel, im Druck
109. Janecka IP, Nuss DW, Sen CH (1991) Facial translocation approach to the cranial base. Acta Neurochirurgica Suppl 53:193–198
110. Janecka IP, Nuss DW, Sen CH (1991) Midfacial split for access the the central base. Acta Neurochirurgica Suppl 53:199–203
111. Johnson GD, Jackson G, Fisher J, Matar SA, Poe DS (1990) Management of large dural defects in skull base surgery: an update. Laryngoscope 100:200–202
112. Jonck LM, Grobbelaar CJ (1990) Ionos bone cement (glass ionomer): An experimental and clinical evaluation in joint replacement. Clin Mater 6:75–79
113. Jonck LM, Grobbelaar CJ, Strating H (1989) Biological evaluation of glassionomer cement (KETAC-O) as an interface material in total joint replacement. A screening test. Clin Mater 4:201–224
114. Jonck LM, Grobbelaar CJ, Strating H (1989) The biocompatibility of glassionomer cement in joint replacement: Bulk testing. Clin Mater 4:85–107
115. Jones DA, Lucas HK, O'Driscoll M, Price G, Wibberley B (1975) Cobalt toxicity after McKee hip arthroplasty. J Bone J Surg Br 57:289–291
116. Juraha LZ (1992) Experience with alternative material for nasal augmentation. Aesth Plast Surg 16:133–140
117. Kamer FM, Joseph JH (1989) Histoacryl: Its use in aesthetic facial plastic surgery. Arch Otolaryngol Head Neck Surg 115:193–197
118. Kastenbauer E (1992) Komplikationen der Entzündungen der Nasennebenhöhlen und des Oberkiefers. In: Kastenbauer E (Hrsg) Oto-Rhino-Laryngologie in Klinik und Praxis, Band 2: Nase, Nasennebenhöhlen, Gesicht, Mundhöhle und Pharynx, Kopfspeicheldrüsen. Thieme, Stuttgart New York, S 234–246
119. Kastenbauer E (1992) Knocheninfektionen. In: Kastenbauer E (Hrsg) Oto-Rhino-Laryngologie in Klinik und Praxis, Band 2: Nase, Nasennebenhöhlen, Gesicht, Mundhöhle und Pharynx, Kopfspeicheldrüsen. Thieme, Stuttgart New York, S 246–252
120. Kastenbauer E (1992) Endokranielle Komplikationen. In: Kastenbauer E (Hrsg) Oto-Rhino-Laryngologie in Klinik und Praxis, Band 2: Nase, Nasennebenhöhlen, Gesicht, Mundhöhle und Pharynx, Kopfspeicheldrüsen. Thieme, Stuttgart New York, S 252–264
121. Katthagen BD (1986) Knochenregeneration mit Knochenersatzmaterialien. Springer, Berlin
122. Keller HW, Rehm KE (1991) Die Versorgung der kompletten Schultereckgelenksprengung ohne metallisches Implantat. Unfallchirurg 94:511–513
123. Kent JN, Zide MF (1984) Would healing: Bone and biomaterials. Otolaryngol Clin North Am 17:273–276
124. Kent JN, Zide MF, Kay JF, Jarcho M (1986) Hydroxylapatite blocks and particles as bone graft substitutes in orthognathic and reconstructive surgery. J Oral Maxillofac Surg 44:597–605
125. Kley W (1973) Faszienplastiken im Bereich der vorderen und mittleren Schädelbasis und im Bereich der Nasennebenhöhlen. Laryng Rhinol Otol 52:255–264
126. Knöringer P (1986) Behandlung der Knocheninfektion im Bereich des Schädels. Unfallchir 12:81–92
127. Knopf W (1992) Ethisorb Patch Typ 6 als synthetischer Duraersatz. Ethicon Op Forum 150:1–7
128. Kobayashi S, Hara H, Okudera H (1987) Usefulness of ceramic implants in neurosurgery. Neurosurgery 21:751–754
129. Kronenthal RL (1975) Biodegradable polymers in medicine and surgery. In: Kronenthal R, Oser Z, Martin E (eds) Polymers in Medicine and Surgery. Plenum Press, New York, S 119–137
130. Kronenthal RL (1975) Biodegradable polymers in medicine and surgery. Poly Sci Technol 8:119–137
131. Kulkarni RK, Pani KC, Neumann C, Leonhard F (1966) Polylactic acid for surgical implants. Arch Surg 93:839–843
132. Laun A (1982) Traumatic cerebrospinal fluid fistulas in the anterior und middle cranial fossa. Acta Neurochir 60: 215–219
133. Laun A, Tonn JC, Jerusalem C (1990) Comparative study of lyophilized human dura matera and lyophilized bovine pericardium as dural substitutes in neurosurgery. Acta Neurochir 107:16–21
134. Leake DL, Habal MB (1976) Craniofacial and mandibular osseous contour reconstruction: The use of a new „combination graft". Laryngoscope 86:1879–1885
135. Leake DL, Habal MB (1977) Reconstitution of craniofacial osseous contour deformity sequelae of trauma and post resection of tumors, with an alloplastic-autogenous graft. J Trauma 17:299–303
136. Leake D, habal M, Pizzoferrato A, Vespucci A (1985) Prosthetic replacement of large defects of the cervical trachea in dogs. Biomaterials 6:17–22

137. Lefkovits G (1990) Irradiated homologous costal cartilage for augmentation rhinoplasty. Ann Plast Surg 25:317–327
138. Lesoin F, Pellerin P, Thomas CE (1991) Exeresis and reconstruction techniques in the surgical treatment of malignant tumors of the ethmoid. In: Samii M (ed) Surgery of the Sellar Region and Paranasal Sinuses. Springer, Berlin, p 88–92
139. Lewis WJ, Richter HA, Jabourian Z (1989) Craniofacial resection for large tumors of the paranasal sinuses. Ear Nose Throat J 68:539–547
140. Lobenhoffer P, Blauth M, Tscherne H (1988) Resorbierbare Augmentationsplastik und funktionelle Nachbehandlung bei frischer vorderer Kreuzbandruptur. Z Orthop 126:296–299
141. Luhr HG (1979) Stabile Fixation von Oberkiefer-Mittelgesichtsfrakturen durch Mini-Kompressionsplatten. Dtsch zahnärztl Z 34:851
142. Luhr HG (1990) Indications for use of a microsystem for internal fixation in craniofacial surgery. J craniofac surg 1:35–52
143. Luhr HG (1992) Specifications, indications and clinical applications of the Luhr vitallium maxillofacial system. In: Yaremchuk M et al. (eds) Rigid Fixation of the Craniomaxillofacial Skeleton. Butterworth-Heinemann, S 79–115
144. Luhr HG, Rullens R (1970) Les indications cliniques de l'Ostéosynthèse sous compression du maxillaire inférieur. Rev Stomatologie 71:447–457
145. Maas CS, Merwin GE, Wilson J, Frey MD, Maves MD (1990) Comparison of biomaterials for facial bone augmentation. Arch Otolaryngol Head Neck Surg 116:551–559
146. Mann W, El-Khatieb AA (1988) Cranioplasty with Palacos reconstruction of frontal sinus defects. J Laryng Otol 102:824–827
147. Mann W, Riechelmann H, Gilsbach J (1991) The status of the frontal sinus after craniotomy. In: Samii M (ed) Surgery of the Sellar Region and Paranasal Sinuses. Springer, Berlin, p 98–103
148. Manson PN, Crawley WA, Hoopes JE (1986) Frontal cranioplasty: Risk factors and choice of cranial vault reconstructive mater. Plast Rec Surg 77:888–898
149. Masullo C, Pocchiari M, Macchi G et al. (1989) Transmission of Creutzfeldt-Jakob disease by dural cadaveric graft. J Neurosurg 71:954–955
150. Matras H, Krenkel CH (1989) Zur Wiederherstellung der Gesichtsästhetik mit homologen Bankknorpeltransplantaten. Fortschr Kiefer-Gesichts-Chir 34:96–98
151. Mazur JB, Salazar JL (1978) Late thrombosis of middle cerebral artery following clipping and coating of aneurysms. Surg Neurol 10:131–133
152. McCabe JF, Basker RM (1976) Tissue sensitivity to acrylic resin: A method of measuring the residual monomer content and its clinical application. Br Dent J 140:347–349
153. McCaffrey TV, Piepgras DG (1992) Experience with the craniofacial approach to anterior skull base tumors. In: Samii M (ed) Proceedings of the First International Skull Base Congress. Karger, Basel, im Druck
154. Meachim G, Pedley RB (1981) The tissue response at implant sites. In: Williams DF (ed) Fundamental Aspects of Biocompatibility, Vol 1. Boca Raton, Florida
155. Meachim G, Williams DF (1973) Changes in nonosseous tissue adjacent to titanium implants. J Biomed Mater Res 7:555–559
156. Memoli VA, Urban RM, Alroy J, Galante JO (1986) Malignant neoplasms associated with orthopaedic implant materials in rats. J Orthopaedic Res 4:346–355
157. Merritt K, Brown SA (1985) Biological effects of corrosion products from metals. In: Fraker AC, Griffin CD (eds) ASTM STP 859:195–206
158. Michelet FX, Deymes J, Dessus B (1973) Osteosynthesis with miniaturized screwed plates in maxillo-facial surgery. J Max-Fac Surg 1:79–84
159. Miller RA, Brady J, Cutright D (1977) Degradation rates of oral resorbable implants (polylactates and polyglycolates): Rate modification with changes in PLA/PGA copolymer ratios. J Biomed Mater Res 11:711–719
160. Miyashita K, Inuzuka T, Kondo H et al. (1991) Creutzfeldt-Jakob disease in a patient with a cadaveric dural graft. Neurology 41:940–941
161. Mohr C, Seifert V, Stolke D, Sievers K, Schettler D (1992) Planning of anterior skull base reconstruction aided by pressurgical computer-generated models. In: Samii M (ed) Proceedings of the First International Skull Base Congress. Karger, Basel, im Druck
162. Moos KF, Jackson IT, Henderson D (1978–1979) The use of Proplast in oral and maxillofacial surgery. Br J Oral Surg 16:187–197
163. Muxfeldt H (1976) Die neue Ära des chirurgischen Nahtmaterials. Ethicon OP Forum 85
164. Neubauer U, Fahlbusch R, Wigand ME, Weidenbecher M, Hosemann B (1992) The transfronto-transbasal approach to malignant tumors of the anterior skull base and paranasal sinuses. In: Samii M (ed) Proceedings of the First International Skull Base Congress. Karger, Basel, im Druck
165. Nisbet TJ, MacDonaldson I, Bishara SN (1989) Creutzfeldt-Jakob disease in a second patient who received a cadaveric dura mater graft. JAMA 261:1118
166. O'Reilly BJ, Walter C (1991) Total avulsion of an osseointegrated screw. J Laryng Otol 105:573–574
167. Osborn JF, Spanakis E (1991) Orbitabodenrekonstruktion mit Implantaten aus dichter Hydroxylapatitkeramik bei Mittelgesichtsverletzungen. Fortschr Kiefer-Ges-Chir 36:197–199
168. Osterwalder A, von Huben R (1987) Die Verwendung von resorbierbarem Fixationsmaterial (PDS-Kordeln) am Schultergelenk. Helv chir Acta 54:431–434
169. Parizek J, Mericka P, Spacek J et al. (1989) Plastic operation of the dura mater in children using xenogenic pericardium. Cas Lek Ces 128:682–684
170. Parkes ML, Kamer FM, Merrin ML (1976) Proplast chin augmentation. Laryngoscope 86:1829–1835
171. Pesch HJ (1983) Solvent-preserved grafts of dura mater and fascia lata (collagen grafts). Studies on their tissue tolerability in animals. The VIII International Congress of Plastic Surgery. Montreal, Canada
172. Pesch HJ (1984) Dura-mater-Transplantate. Eine Bestandsaufnahme tierexperimenteller Untersuchungen. In: Rettig HM (Hrsg) Biomaterialien und Nahtmaterial. Springer, Berlin, S 157–159
173. Pesch HJ (1984) Membranöse Bindegewebstransplantate im Tierexperiment. Eine kritische Wertung. Verh Dtsch Ges Pathol 68:513
174. Pesch HJ, Stöss H (1976) Dura-mater-Transplantate. Mechanische Eigenschaften und Gewebeverträglichkeit. Chirurgie aktuell 1:196
175. Pesch HJ, Stöss H (1982) Lösungsmittelkonservierte Faszia lata. Tierexperimentelle Untersuchungen zur Gewebeverträglichkeit eines neuen Bindegewebstransplanta-

tes. In: Junglubth KH, Mommsen U (Hrsg) Plastische und wiederherstellende Maßnahmen bei Unfallverletzungen. Springer, Berlin Heidelberg
176. Petrella E, Orlandini G, Poisetti P, Gentile MG, D'Amico G (1975) A new end-to-end anastomosis formed without sutures for hemodialysis arteriovenous fistulas. Nephron 14:398–400
177. Pettis YG, Kaban LB, Glowacki J (1990) Tissue response to composite ceramic hydroxyapatite/demineralized bone implants. J Oral Maxillofac Surg 48:1068–1074
178. Pistner H, Mühling J, Reuther J (1990) Resorbierbare Materialien zur Osteosynthese in der kraniofazialen Chirurgie. Fortschr Kiefer-Gesichts-Chir 36:77–79
179. Pistner H (1992) Pers. Mitteilung
180. Polley JW, Ringler SL (1987) The use of Teflon in orbital floor reconstruction. Plast Rec Surg 79:39–43
181. Prichard J, Thadani V, Kalb R et al. (1987) Rapidly progressive dementia in a patient who received a cadaveric dura mater graft. JAMA 257:1036–1037
182. Raveh J, Stich H, Kehrer B (1982) Tierexperimentelle Erfahrungen nach Anwendung eines neuen Materials: Biozement – zur Osteoplastik und Alloimplantatfixation. Chirurg 53:719–731
183. Raveh J, Stich H, Ruchti Ch (1982) Osteoplastik und Defektüberbrückung am Gesichtsschädel mit einer neuen Substanz: Biozement. Dtsch zahnärztl Z 37:498–508
184. Raveh J, Stich H, Ruchti CH (1981) Eigenschaften und Verträglichkeit eines neuen Biozementes nach intraossärer Implantation im Tierversuch (vorläufige Ergebnisse). Dtsch zahnärztl Z 36:659–666
185. Raveh J, Stich H, Schawalder P et al. (1982) Biocement – a new material: Results of its experimental use for osseous repair of skull cap defects with lesions of the dura mater and liquorrhea, reconstruction of the anterior wall of the frontal sinuses and fixation of alloimplants. Acta Otolaryngol 94:371–384
186. Reck R (1985) 5 Jahre klinische Erfahrungen mit Ceravitalprothesen im Mittelohr. HNO 33:166–170
187. Reck R, Helms J (1984) Fundamental aspects of bioglass and surgery with bioactive glass ceramic implants. In: Grote JJ (ed) Biomaterials in Ontology. Martinus Nijhoff Publ, Boston, S 230–241
188. Reck R, Störkel S (1986) Die Bedeutung der Mittelohrpathologie für die Entwicklung von Mittelohrprothesen. Zentralbl HNO-Heilkd 133:16
189. Reck R, Störkel S, Meyer A (1987) Langzeitergebnisse der Tympanoplastik mit Ceravital-Prothesen im Mittelohr. Laryng Rhinol Otol 66:373–376
190. Regenbogen L, Romano A, Zuckerman M, Stein R (1976) Histoacryl tissue adhesive in some types of retinal detachment surgery. Br J Ophthalmol 60:561–564
191. Rehm KE (1988) Entwicklungsstand und klinische Bedeutung von resorbierbaren Osteosynthesematerialien. Hefte zur Unfallheilkunde 200:663–671
192. Rehm KE, Schultheis KH (1985) Bandersatz mit Polydioxanon (PDS). Unfallchirurgie II:264–273
193. Reyt E, Chirossel JP, Tixier C, Passagia JG, Mouret P, Charachon R (1992) Surgical reconstruction after combined craniofacial approach for extensive ethmoidal tumor resection: a new procedure. In: Samii M (ed) Proceedings of the First International Skull Base Congress. Karger, Basel, im Druck
194. Richter W, Georgi W, Brunner FX (1982) Die periorbitale knöcherne Rekonstruktion. HNO 30:186
195. Richter W, Georgi W, Brunner FX (1983) Das Trauma des interorbitalen Raumes. HNO 31:303
196. Röthler G, Waldhart E (1989) Korrektur der Gesichtskontur mit Hydroxylapatit. Fortschr Kiefer-Gesichts-Chir 34:106–107
197. Rustemeier M, Kulenkampf HA (1990) Die operative Behandlung der Akromioklaviklargelenk-Sprengung mit einer resorbierbaren PDS-Kordel. Unfallchirurgie 16: 70–74
198. Sachs E et al. (1966) Fatality from ruptured intracranial aneurysm after coating with methyl-2-cyanoacrylate. J Neurosurg 24:889–891
199. Sachs ME (1985) Enbucrilates cartilage adhesive in augmentation rhinoplasty. Arch Otolaryngol Head Neck Surg 111:389–393
200. Sakai H, Nakamur N, Kaneko S (1992) Reconstruction of the anterior skull-base after cranio-facial combined approach. In: Samii M (Ed) Proceeedings of the First International Skull Base Congress. Karger, Basel, im Druck
201. Saller U, Hobste J (1991) Ethisorb – ein neues resorbierbares Implantat für die Chirurgie. Ethicon OP Forum 148:1–15
202. Samii M, Draf W (1989) Surgery of the skull base. Springer, Berlin
203. Sasaki CT, McCabe BF (1984) Surgery of the skull base. Lipincott Comp
204. Schacht EH (1990) Using biodegradable polymers in advanced drug delivery systems. Med Device Technology: 15–21
205. Schadel A (1990) Tierexperimentelle Studie über den Gore-Tex Soft Tissue Patch als Erstaz für die lyophilisierte Dura mater. HNO 38:95–98
206. Schadel A, Löwer J, Seifert E (1991) Über die Problematik einer Knorpel-Knochenbank angesichts des HIV-Infektionsrisikos. HNO 39:177–181
207. Schadel A (1982) Pers. Mitteilung
208. Schadel A (1992) Pers. Mitteilung
209. Schäfer CJ, Colombani PM, Geelhoed GW (1982) Absorbable ligating clips. Surg Gynecol Obstet 154:513–516
210. Schmidt H, Völkel S (1991) Zur Charakterisierung der immunologischen Abwehr bei xenogener Transplantation von Knochen und Knorpel. Dtsch Z Mund-Kiefer-Gesichts-Chir 15:129–132
211. Schmitz HJ, Tolxdorff T, Honsbrok J, Harders A, LaBorde G, Gilsbach J (1990) Computer-assisted 3-D reconstruction and interactive manufacturing of alloplastic cranial and maxillofacial implants. In: Arneson RL, Friedenberg RM (eds) SCAR 90 Computer Applications to Assist Radiology. Symposia Foundation, S 479–485
212. Schneider MU et al. (1987) Whipple's procedure plus intraoperative pancreatic duct occlusion for severe chronic pancreatitis: Clinical, exocrine and endocrine consequences during a 3 year follow-up. Pancreas 2:715–717
213. Schuller DE, Goodman JH, Miller CA (1984) Reconstruction of the skull base. Laryngoscope 94:1359–1364
214. Schultz RC (1950) Facial reconstruction with alloplastic material. Surgery Annual 12:351–388
215. Sekulovic N, Janicijevic, Stoijcic G, Ivanovic E, Nestorovic B, Rakic M (1992) Malignant tumors of the anterior skull base: Surgical experience in twenty cases. In: Samii M (ed) Proceedings of the First International Skull Base Congress. Karger, Basel, im Druck
216. Sen CH (1992) The extended subfrontal approach to the skull-base. In: Samii M (ed) Proceedings of the First International Skull Base Congress. Karger, Basel, im Druck

217. Sewall SR, Pernoud FG, Pernoud MJ (1986) Late reaction to silicone following reconstruction of an orbital floor fracture. J Oral Maxillofac Surg 44:821–824
218. Shapiro SA (1991) Cranioplasty, vertebral body replacement, and spinal fusion with tobramycin-impregnated methylmethacrylate. Neurosurg 28:789–791
219. Simon H (1985) Neue therapeutische Konzepte bei Frakturen der knöchernen Orbita und des Jochbeins. Laryng Rhinol Otol 64:93–97
220. Spetzler RF, Pappas CTE (1991) Management of anterior skull base tumors. Clin Neurosurg 37:490–501
221. Spiessl B, Schargus G, Schroll K (1971) Die stabile Osteosynthese bei Frakturen des unbezahnten Unterkiefers. SMIZ/RMSO 81:39–51
222. Stanley RB, Shih T (1986) Reconstruction of large frontoorbital defects with Dacron polyurethane custom prosthesis and autogenous bone. Laryngoscope 96:604–608
223. Steinemann S (1975) Korrosion, Verträglichkeit und mechanische Eigenschaften von metallischen Allenthesen. Fortschr Kiefer-Gesichts-Chir 19:50–56
224. Stöss H, Pesch HJ (1977) Duratransplantation. Fortschr Med 95:1018–1021
225. Stöss H, Pesch HJ (1977) Lösungsmittelgetrocknete Dura mater. Chirurg 48:732–736
226. Stoll W (1991) The use of PTFE for particular augmentation of the nasal dorsum. Aesthetic Plast Surg 15:233–236
227. Stone HH (1966) Utilization of methyl-2-cyanoacrylate in the fixation of skin grafts. Am J Surg 112:439–440
228. Sutow EJ, Pollack SR (1981) The biocompatibility of certain stainless steels. In: Williams DF (ed) Biocompatibility of clinical implant materials. CRC Press, Boca Raton
229. Thull R (1984) Keramische Werkstoffe – Struktur, Eigenschaften und Anwendungen in Implantaten. In: Rettig HM (Hrsg) Biomaterialien und Nahtmaterial. Springer, Berlin, S 13–19
230. Thull R (1992) Titan in der Zahlheilkunde – Grundlagen. ZM 7:40–45
231. Thull R, Reuther J (1991) Enossales Zahnimplantat. Europäisches Patentamt, Veröffentlichungsnummer: EP 0445667A2
232. Thull R, Schaldach M (1975) Physikalisch-chemische Aspekte chirurgischer Metallimplantate. Fortschr Kiefer-Gesichts-Chir 19:56–59
233. Tice TR, Cowsar DR (1984) Biodegradable controlled-released parenteral systems. Pharm Technol Nov:26–35
234. Törmäla P, Vainionpää S, Kilpikari J, Rokkanen P (1987) The effects of fibre reinforcement and gold plating on the flexural and tensile strength of PGA/PLA copolymer materials in vitro. Biomaterials 8:42–45
235. Toriumi DM, Kotler HS, Luxenberg DP, Holtrop ME, Wang EA (1991) Mandibular reconstruction with a recombinant bone inducing factor. Functional, histologic and biomechanical evaluation. Arch Otolaryngol Head Neck Surg 117:1101–1114
236. Tseng YC et al. (1990) In vitro toxicity test of 2-cyanoacrylate polymers by cell culture method. J Biomed Res 24:165–169
237. Tunc DC, Lehmann W, Strongwater A, Kummer F, Kramer M (1985) Evaluation of a high molecular weight polylactide osteosynthesis device. 11th Annual Meeting of the Society for Biomaterials, San Diego, p 214–218
238. Vainionpää S, Kilpikari J, Laiho J et al. (1987) Strength and strength retention in vitro of absorbable, self-reinforced polyglycolide (PGA) rods for fracture fixation. Biomaterials 8:46–48
239. Vainionpää S, Vihtonen K, Mero M et al. (1986) Fixation of experimental osteotomies of the distal femur of rabbits with biodegradable material. Arch Orthop Trauma Surg 106:1–4
240. Vainionpää S, Vihtonen K, Mero M et al. (1986) Biodegradable fixation of rabbit osteotomies. Acta Orthop Scand 57:237–239
241. Vogel W, Höland W (1987) The development of bioglass ceramics for medical applications. Angew Chem Int Ed Engl 26:527–544
242. Vuillemin T, Raveh J, Stich H, Cottier H (1987) Fixation of bone fragments with BIOCEM. Arch Otolaryngol Head Neck Surg 113:836–840
243. Waite PD, Clanton JT (1988) Orbital floor reconstruction with lyophilized dura. J Oral Maxillofac 46:727–730
244. Waite PD, Matukas VJ (1986) Zygomatic augmentation with hydroxylapatite: A preliminary report. J Oral Maxillofac Surg 44:349–352
245. Walter C (1987) Die Verwendung von osseointegrierten Implantaten in Kombination mit plastisch-rekonstruktiven Eingriffen im Gesichtsbereich. Laryng Rhinol Otol 66:358–361
246. Walter C (1992) Pers. Mitteilung
247. Walter C, Brunt PB (1982) Tricalciumphosphate as an implant material: preliminary report. Br J Plast Surg 35:510–516
248. Walter C, Mang WL (1982) Künstlicher Knochen (Trikalziumphosphat) in der Gesichtschirurgie. Laryng Rhinol Otol 61:354–360
249. Waterhouse N (1992) An overview of reconstructive techniques available for skull base reconstruction. In: Samii M (ed) Proceedings of the First International Skull Base Congress. Karger, Basel, im Druck
250. Webley M, Kates A, Snaith ML (1978) Metak sensitivity in patients with a hinge arthroplasty of the knee. Ann Rheum Dis 37:373–374
251. Weerda H (1977) Die Versorgung von Jochbein- und Orbitaringfrakturen mit der Miniplattenosteosynthese. Arch Otorhinolaryngo 217:245–246
252. Weerda H, Niederdellmann H, Ewers R (1979) Erfahrungen mit der stabilen Plattenosteosynthese im Gesichtsschädelbereich. HNO 27:318–321
253. Weinstein A, Amstutz H, Pavon G, Franceschini V (1973) Orthopaedic implants – a clinical and metallurgical analysis. J Biomed Mater Res 4:297–299
254. Wilmes E, Gürtler L, Wolf H (1987) Zur Übertragbarkeit von HIV-Infektionen durch allogene Transplantate. Laryng Rhinol Otol 66:332–334
255. Wilson AD (1974) Alumino-silicate polyacrylic acid and related cements. Br Polym J 6:165–179
256. Wilson AD, McLean JW (1988) Glass-ionomer cement. Quintessence, Chicago
257. Wissenschaftlicher Bericht der Bundesärztekammer, Bundesgesundheitsamt (1990) Richtlinien zum Führen einer Knochenbank. Dtsch Ärztebl 87:41–44
258. Wright DC, Snyderman CH, Sekhar LN, Janecka IP, Sen CN (1992) Vascularized flaps in cranial base surgery: indications, techniques, complications, results. In: Samii M (ed) Proceedings of the First Internationel Skull Base Congress. Karger, Basel, im Druck
259. Wullstein HL, Richter W, Baumann R (1976) Das Tantalvisier zur Reposition des zertrümmerten Gesichtsschädels und zur Aufhängung der Oberkieferplatte am Stirnbein. Arch Otorhinolaryngol 213:452–453
260. Wustrow TPU, Oeckler R, Vogl T (1992) Reconstruction of defects in the anterior skull base. In: Samii M (ed) Proceedings of the First International Skull Base Congress. Karger, Basel, im Druck

261. Xu Bang-Zong et al. (1988) Study and clinical application of a porcine biomembrane for the repair of duracl defects. J Neurosurg 69:707–711
262. Yamashima T (1989) Cranioplasty with hydroxylapatite ceramic plates that can easily be trimmed during surgery. Acta Neurochir 96:149–153
263. Yamashima Y (1988) Reconstruction of surgical skull defects with hydroxylapatite ceramic buttons and granules. Acta Neurochir 90:157–162
264. Zehm S (1973) Der Stirnbeindefekt und seine plastische Versorgung unter besonderer Berücksichtigung von Tantal. HNO 21:79–82
265. Zide MF (1986) Late posttraumatic enophthalmos corrected by dense hydroxylapatite blocks. J Oral Maxillofac Surg 44:804–806
266. Zide MF, Kent JN, Machado L (1987) Hydroxylapatite cranioplastic directly over dura. J Oral Maxillofac Surg 45:481–486

VII. Diagnostik

European Archives of Suppl. 1993/I
Oto-Rhino-Laryngology

Rationaler Einsatz neuroradiologischer Untersuchungsverfahren an der Frontobasis

F. E. Zanella

Universitätskrankenhaus Eppendorf, Radiologische Klinik, Abteilung für Neuroradiologie, Martinistr. 52, W-2000 Hamburg 20

Inhaltsverzeichnis

Die Entwicklung und ständige Verbesserung neuer bildgebender Verfahren und Techniken haben in den letzten Jahren auch die neuroradiologische Diagnostik der vorderen Schädelbasis nachhaltig beeinflußt. Die nicht nur qualitative, sondern auch quantitative Zunahme der zur Verfügung stehenden Methoden erfordert zunehmend mehr Kenntnis über ihren gestuften Einsatz.

1 Konventionelle Röntgendiagnostik und Filmtomographie

Ein sinnvoller Einsatz bildgebender Verfahren erfordert prinzipiell den Beginn mit der am wenigsten invasiven Methode. Im Falle mehrerer dann diagnostisch gleichwertiger Verfahren ist die mit dem jeweils höchstes Informationsgehalt zu wählen. Diese Untersuchungsstrategie erklärt den Bedeutungsverlust konventioneller Röntgenaufnahmen einschließlich der Filmtomographie für die Diagnostik der vorderen Schädelbasis, weil die ebenfalls nichtinvasive Computertomographie bei etwa vergleichbarer Strahlenexposition mehr Aussagekraft (s.u.) besitzt.

Konventionelle Röntgenaufnahmen der Frontobasis dienen meist nur noch der konstenintensiven „Übersicht" und werden im Falle klinischer Symptome sowohl bei negativem als auch bei positivem Befund durch weiterführende Schnittbildverfahren „vervollständigt". Übersichtsaufnahmen des Schädels sind weiterhin in mindestens 2 Projektionen anzufertigen, einer seitlichen und einer sagittalen Ebene. Die auch als „dritte Ebene" bezeichnete Schädelbasisaufnahme ist insbesondere bei unbeweglichen älteren Patienten schwer anzufertigen, so daß unter Berücksichtigung ihrer nur geringen diagnostischen Aussagekraft auf diese Aufnahme zugunsten einer Computertomographie verzichtet werden sollte. Als Spezialprojektionen haben die Röntgenaufnahmen des Gesichtsschädels in unterschiedlichen Projektionen (Orbita; Nasennebenhöhlen) einen gewissen Stellenwert, obwohl auch bei diesen die Schädelbasisstrukturen diagnostisch nicht ausreichend beurteilbar sind. Auch die vormals bei Traumafolgen, Raumforderungen und Mißbildungen der Frontobasis regelhaft eingesetzten konventionellen Filmtomogramme der Frontobasis mit linearer oder polyzyklischer Verwischung besitzen heute neuroradiologisch keine Bedeutung mehr. Insbesondere die hochauflösenden Knochenalgorithmen in der Computertomographie (s.u.) weisen sowohl Dichteänderungen des Knochens als auch Frakturlinien oder Defektbildungen sicherer nach.

2 Computertomographie

Mit der Computertomographie (CT) gelang die Entwicklung eines Verfahrens, das die bis dahin üblichen Verwischungstomogramme von den qualitätsmin-

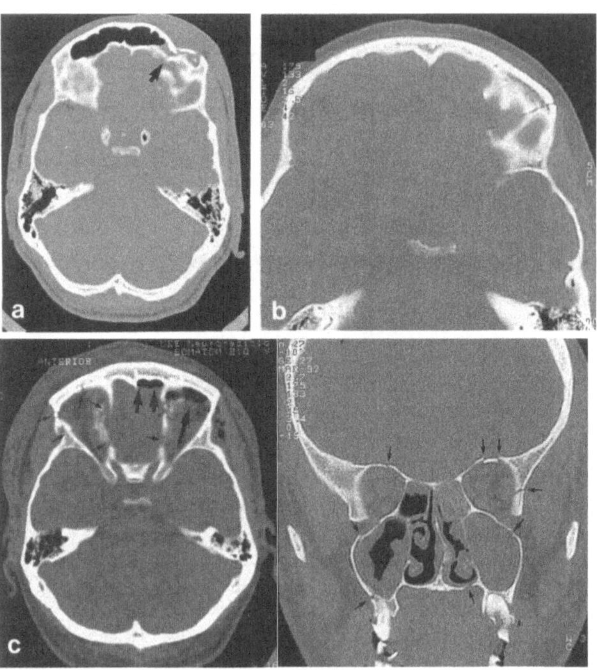

Abb. 1a–c. Trauma. **a** B. B., männlich, 24 J.; Trümmerfraktur der Stirnhöhlenvorderwand; partielle Verschattung der Stirnhöhle; Fraktur der Stirnhöhlenhinterwand (Pfeil) in der transversalen Schnittführung im Knochenfenster gut erkennbar. **b** G. T., weibl., 52 J.; Nicht dislozierte Fraktur des Orbitadaches links. Frakturlinie in transversaler Schnittführung im HR-Knochenalgorithmus eindeutig beurteilbar. **c** T. H., männl., 38 J.; Unmittelbar posttraumatisch transversale Aufnahme im Knochenfenster *(links)* mit direkten und indirekten Frakturzeichen. Orbitaemphysem *(Pfeil)*, intrakranielle Luft *(Pfeilspitzen)* als Ausdruck des offenen Schädel/Hirntraumas, extrakranielle Weichteilschwellung und multiple Frakturlinien *(kleine Pfeile)*. 3 Wochen später angefertigte Aufnahme in koronarer Schnittführung im HR-Knochenalgorithmus *(rechts)*. Multiple Frakturlinien *(Pfeile)*; insbesondere Frakturen am Dach und Boden der Orbitae und Kieferhöhlen eindeutiger darstellbar

dernden Überlagerungen befreite und bei simultaner Knochen-Weichteildarstellung eine maximale Detailauflösung erlaubte. Diese computerunterstützte, rekonstruktive Röntgentransmissionstomographie wurde erstmals 1971 durch G. N. Houndfield für eine Patientenuntersuchung eingesetzt. Seit dieser Zeit hat die CT eine rasante Entwicklung vollzogen, die heute eine Bilderzeugung im Sekundenbereich ermöglicht. Die diagnostischen Möglichkeiten CT sind aber noch keineswegs ausgeschöpft, so daß in nächster Zukunft noch weitere Fortschritte zu erwarten sind (z.B. Angio-CT; Spiral-CT).

Für die computertomographische Diagnostik der Frontobasis sind 2 weitere Vorteile besonders erwähnenswert, und zwar die koronare Schichtmöglichkeit und der hochauflösende Knochenalgorithmus.

Die *koronare Zusatzschicht* stellt insbesondere an der Schädelbasis eine bedeutsame Ergänzung dar (Abb. 1c; Abb. 5c; Abb. 6b). Annähernd parallel zur orbitomeatalen Ebene verlaufende Strukturen kommen durch verfahrenstechnisch bedingte, unvermeidbare axiale Teilvolumeneffekte in der axialen Projektion oft nur unzureichend zur Darstellung. Diese lassen sich durch den Einsatz der koronaren Ebene und/oder Verringerung der Schichtdicke weitgehend ausgleichen. Die koronare Ebene sollte nach Möglichkeit durch entsprechende Lagerung des Patienten direkt erzeugt werden. Falls die etwas unbequemere Haltung durch den Patienten nicht beibehalten werden kann oder Artefakte durch mitangeschnittene Zahnmetalle eine diagnostische Aussage unmöglich machen, sind auch koronare Sekundärrekonstruktionen aus den gespeicherten Daten möglich. Diese erfordern aber zeitraubende dünne (1–2 mm) Primärschichten und gehen immer mit einem gewissen Informationsverlust einher.

Die koronare Einstellung ist aus anatomischer Sicht bei ossären Veränderungen des Stirnhöhlenbodens wünschenswert, da sie dessen anatomische Beziehung zum Orbitadach bzw. den vorderen Siebbeinzellen (frontoethmoidaler Übergang) optimal darstellt. Ausdehnungen von Raumforderungen via den maxilloethmoidalen Winkel in die Siebbeinzellen und von dort über die Lamina papyracea in die Orbita oder das Orbitadach bzw. über die Lamina cribrosa in die Schädelbasis lassen sich koronar deutlicher darstellen als in der standardmäßigen axialen Projektion.

Die kombinierte axiale und koronare Untersuchung stellt das ossäre Destruktionsausmaß am genauesten dar und erlaubt ein optimales auf den Einzelfall zugeschnittenes therapeutisches Vorgehen. Bei einem eindeutig inoperablen Befund in der axialen Schicht kann unter Berücksichtigung der Anforderungen einer eventuellen rechnergestützten Bestrahlungsplanung auf eine ergänzende koronare Darstellung verzichtet werden. Im Falle benigner, raumfordernder Nasennebenhöhlenprozesse (Mukozelen; Pyozelen) ergibt sich die Indikation aus dem Befundausmaß. Die Beteiligung axial nicht eindeutig darzustellender Strukturen erfordert die Informationen koronarer Zusatzschichten.

Das digitale Verfahren Computertomographie erlaubt die Anwendung *besonderer Rekonstruktionsfunktionen,* die die Bildberechnung im Hinblick auf eine höchstmögliche Auflösung optimieren. Eine Möglichkeit besteht in der Kantenbetonung des Schichtdetails, wodurch optimale Abbildungseigenschaften im Sinne der *hochauflösenden Computertomographie (HR-CT)* insbesondere bei der Darstellung konstrastreicher Objektstrukturen, wie z.B.

Knochen, erzielt werden. Die HR-Berechnung ermöglicht die empfindlichere Darstellung feiner ossärer Strukturen und diskreter knöcherner Befunde (Abb. 1b, c). Da durch die weiter unten erwähnte Überlegenheit der Kernspintomographie in der Abbildung und Differenzierung weichteildichter Strukturen der Schwerpunkt der CT-Diagnostik zunehmend in der Darstellung ossärer Strukturen gesehen wird, ist der Einsatz des Hochauflösungsalgorithmus prinzipiell bei jedem Verdacht auf eine knöcherne Veränderung der Schädelbasis, unabhängig von ihrer Art und Lokalisation, gerechtfertigt. Bei gleichzeitiger Abbildung des pathologischen Weichteilbefundes liefert die HR-CT oft den diagnostisch entscheidenden Hinweis auf den arrosiven Charakter des Prozesses.

3 Kernspintomographie

Die Entwicklung der Kernspintomographie oder Magnetresonanztomographie (MRT) hat in den letzten Jahren auch die neuroradiologische Diagnostik der vorderen Schädelbasis nachhaltig beeinflußt. Dieses Verfahren beruht nicht mehr auf der Anwendung ionisierender Strahlen, sondern auf dem Prinzip der magnetischen Kernspinresonanz. Unabhängig voneinander entdeckten 1946 Bloch und Purcell, daß die in einem externen Magnetfeld präzendierenden Atomkerne bei Einstrahlung elektromagnetischer Energie geeigneter Wellenlänge zur Aussendung eines Resonanzsignals gebracht werden können. Hawkes und Holland veröffentlichten 1980 die ersten kernspintomographischen Abbildungen des menschlichen Gehirns.

Zur technischen Optimierung werden heute jeweils an die Fragestellung angepaßte T1- und T2-gewichtete Sequenzen sowie verschiedene schnelle Sequenzen angewendet. Zur Verbesserung der diagnostischen Information kommt inzwischen bei zahlreichen Untersuchungen das paramagnetische „Kontrastmittel" Gadolinium DTPA (Gd-DTPA) zum Einsatz, das intravenös injiziert wird und eine den jodhaltigen Kontrastmitteln der Röntgendiagnostik vergleichbare Pharmakokinetik und Pharmakodynamik zeigt.

Die MRT bedeutet für die Darstellung von die Schädelbasis mitbeteiligenden Raumforderungen einen großen Fortschritt, der insbesondere auf der hervorragenden Weichteildifferenzierung und der multiplanaren Abbildungsmöglichkeit beruht. Dies gilt sowohl für sich von kranial her entwickelnde Tumoren wie beispielsweise Meningiome (Abb. 4), als auch für sich von kaudal her ausdehnende tumoröse

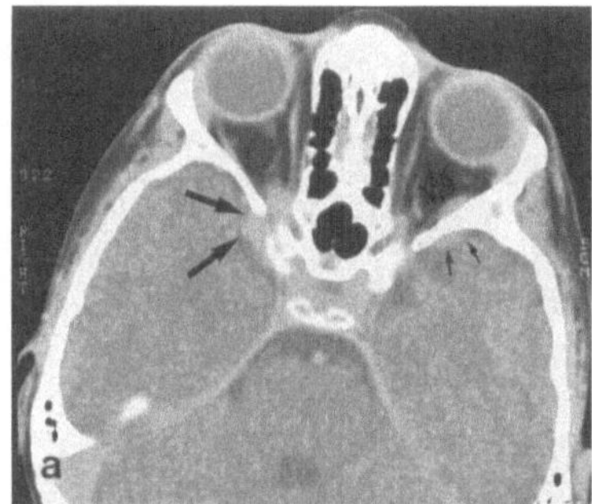

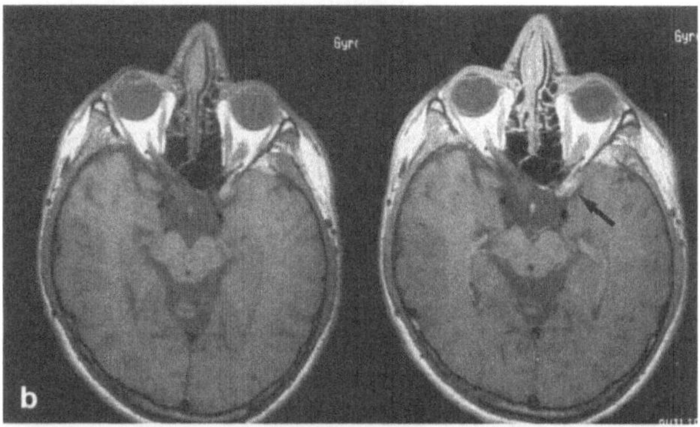

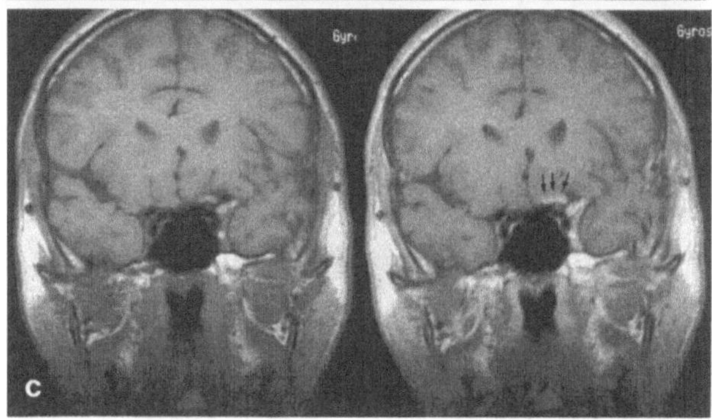

Abb. 2a–c. Sehnervkanal. **a** S. C., männl., 8 J.; Infiltration beider Orbitahinterwände bei ALL. Weichteildichte Vorwölbung in der Orbitaspitze rechts *(Pfeil)* unter Einschluß des Sehnervkanals im transversalen Computertomogramm ebenso sicher nachweisbar wie Infiltration der Orbitahinterwand links *(kleine Pfeile)*. **b** Flächenhaftes Meningiom im Sehnervkanal links. Transversale T1-gewichtete Aufnahme (Abb. 2b) vor *(links)* und nach *(rechts)* Gabe von Gd-DTPA. Im CT nicht nachweisbares en plaque wachsendes Meningiom im Sehnvervkanal links mit diskreter, aber eindeutiger Anreicherung auf den kontrastmittelunterstützenden Aufnahmen rechts *(Pfeil)*. Verdickung des linken N. opticus. Flächenhafte Infiltration in Richtung auf die Schädelbasis (Pfeile) in koronarer Schnittführung noch eindrucksvoller

und entzündliche Prozesse des Nasopharynx (Abb. 6) und der Nasennebenhöhlen. Knochen, Liquor, Luft und Zahnmetalle verursachen keine die CT gelegentlich limitierenden Artefakte, so daß feine Strukturen der Basis präzise beurteilt werden können. Die MRT erreicht bei tumorösen Raumforderungen in dieser Region zweifelsfrei die höchste Sen-

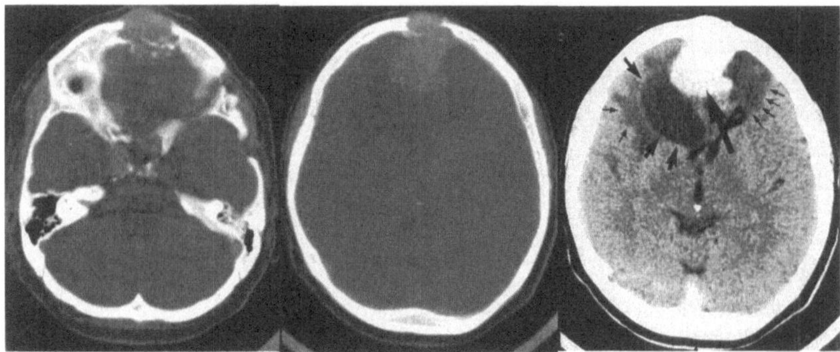

Abb. 3. M. H., weibl., 70 J.; Rezidiv eines frontalen Meningioms (Grad III). Destruktion des Os frontale in transversale Schnittführung im Knochenfenster eindeutig beurteilbar *(links und Mitte)*; demgegenüber bessere Beurteilung des anreichernden Meningiomrezidivs *(Pfeil)* mit zystischem Anteil *(Pfeilspitze)* und perifokalem Ödem *(kleine Pfeile)* im Weichteilfenster *(rechts)*

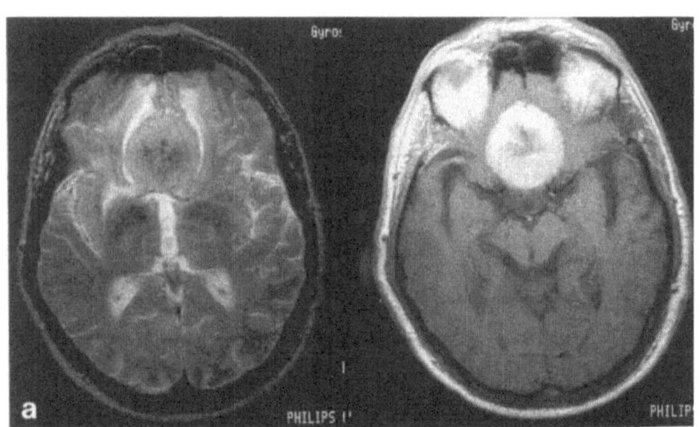

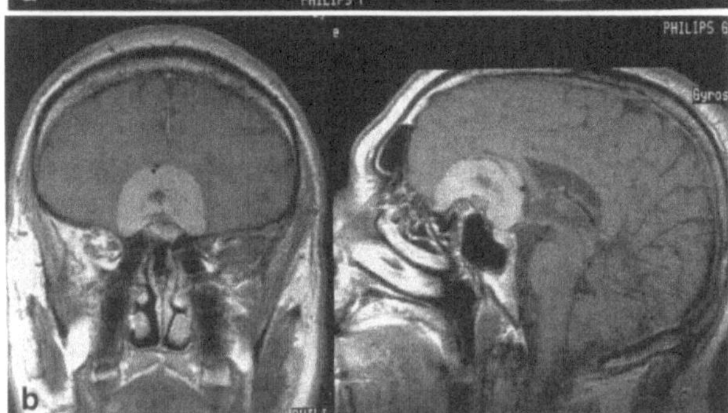

Abb. 4a, b R. R., männl., 67 J.; Meningiom ausgehend vom Tuberculum sellae. Transversale Schnittführung **(a)** mit Nachweis des zentral kalkhaltigen und von einem geringen perifokalen Ödem umgebenen Tumors in T2-Wichtung *(links)* und T1-Wichtung nach Gd-DTPA *(rechts)*. Deutliche Signalanhebung nach Kontrastmittel (rechts) als wichtiger Hinweis auf ein Meningiom. T1-gewichtete sagittale und koronare Schnittführung nach Gd-DTPA **(b)** mit typisch breitbasigem Anheften des Tumors an der Frontobasis. Vorteil der MRT mit ausgezeichnetem Weichteilkontrast und multiplanarer Schnittmöglichkeit

sitivität und Spezifität, auch weil verschiedene Parameter (insbesondere die Geweberelaxationszeiten T1 und T2) zur Tumordifferenzierung herangezogen werden können (Abb. 5b, c). Ferner führt die gestörte Blut-Hirnschranke oft zu einer Aufnahme von Gd-DTPA im Tumor mit den höchsten Werten für das Meningiom (Abb. 2b, c; Abb. 4). Weitere spezifischere Informationen sind mit Untersuchungen über die Kontrastdynamik einer Läsion mit schnellen Sequenzen möglich, die aber im Routinebetrieb nur selten erforderlich sind und wegen der erforderlichen Untersuchungsdauer dementsprechend selten durchgeführt werden.

Bei der Frage nach gefäßreichen Neubildungen kommt heute zunehmend *zusätzlich* die *MR-Angiographie* zum Einsatz. Diese Methode muß aber derzeit noch zurückhaltend gewertet werden, da im Falle therapeutischer Konsequenzen regelhaft eine intraarterielle Gefäßdarstellung durchgeführt wird. Für die Beurteilung traumatologischer und – in gewissen Grenzen – entzündlicher Fragestellungen besitzt die MRT eine vergleichsweise geringe diagnostische Relevanz. Hier stellt die CT das bildgebende Verfahren der ersten Wahl dar, weil gerade hier der Nachteil der MRT mit schlechterer Darstellbarkeit dünner Knochenstrukturen zum Tragen kommt.

4 Dreidimensionale Abbildungsverfahren

Die Zweidimensionalität der bildgebenden Verfahren bereitet bei der Darstellung komplexer topographischer Zusammenhänge immer wieder Probleme der „dreidimensionalen Umsetzung". Die Möglichkeit, topographisch komplexe Strukturen dreidimensional zu rekonstruieren, stößt daher auf großes Interesse. In den vergangenen Jahren konnten sowohl für die Computer- als auch die Kernspintomographie verschiedene dreidimensionale Rekonstruktionsmodelle etabliert werden, mittels derer ein überzeugender Eindruck der räumlichen Tiefe vermittelt werden kann. Die bisherigen Ergebnisse sprechen dafür, daß diese Rekonstruktionsverfahren auch bei Veränderungen der Frontobasis zur Operationsplanung und gegebenenfalls zur Operationssimulation eingesetzt werden können. Der Zeitaufwand für die Rekonstruktion limitiert gegenwärtig noch den routinemäßigen Einsatz für klinische Fragestellungen.

Eine weitergehende Erläuterung technischer Details würde den vorgegebenen Rahmen sprengen; ausführliche Fallbeispiele werden in anderen Beiträgen dieses Themenkomplexes gegeben.

5 Angiographie

5.1 Diagnostische Angiographie

Die gerechtfertige Indikation zur Abklärung der oft subtilen vaskulären Veränderungen an der vorderen Schädelbasis erfordert heute die selektive arterielle Gefäßdarstellung. Eine intravenöse durchgeführte „Übersichtsangiographie" ist wegen der Invasivität, der Kontrastmittelbelastung und Strahlenexposition bei nur geringer diagnostischer Aussagekraft als sinnlos abzulehnen; gleiches gilt derzeit für die MR-Angiographie.

Obwohl auch die *konventionelle Blattfilmtechnik* prinzipiell eine selektive arterielle Gefäßdarstellung ermöglicht, ist heute eine *digitale Subtraktionsangiographie* (DSA) zu fordern, weil sich in der Mehrzahl der Fälle ein interventionelles Vorgehen (s.u.) anschließt. Nur die DSA ermöglicht eine ausreichende Durchleuchtungskontrolle mit Sofortverfügbarkeit einer subtrahierten Gefäßdarstellung. Die durch die Entwicklung der Röntgenfilme entstehende Zeitverzögerung ist während einer interventionellen Maßnahme nicht akzeptabel. Moderne DSA-Anlagen zeigen eine ähnlich gute Auflösung wie konventionelle Blattfilmanlagen, sie reagieren allerdings etwas empfindlicher auf Bewegungen und sind somit bei unruhigen Patienten nur eingeschränkt einsetzbar.

Die i.a. DSA benötigt in aller Regel geringere Mengen und geringere Konzentrationen (meist nur 150 mg Jod/ml) von Kontrastmittel, so daß in Kombination mit der pharmakologischen Weiterentwicklung (nichtionische Kontrastmittel) Häufigkeit und Schweregrad unerwünschter Reaktionen deutlich verringert wurden. Dennoch sind allergische Reaktionen möglich, so daß in der Anamnese gezielt nach Unverträglichkeitsreaktionen gefahndet werden muß und die Aufklärung über solche unerwünschten Wirkungen immer Bestandteil des Aufklärungsgespräches ist.

Als arterieller Zugangsweg hat sich der transfemorale Zugang in Seldingertechnik gewährt. Falls auf dem Boden arteriosklerotischer Gefäßveränderungen oder vorangegangener gefäßchirurgischer Maßnahmen dieser Weg verlegt ist, wird alternativ der mit etwas höherem Risiko behaftete transaxilläre oder transbrachiale Weg gewählt. Als obsolet ist die Direktpunktion der A. carotis abzulehnen.

Die ausschließlich diagnostische Angiographie hat heute nur noch wenig Indikationen. Sie kann hinsichtlich der artdiagnostischen Differenzierung von tumorösen Neubildungen (Abb. 5d; Abb. 6c) oder in ausgewählten Fällen zur präoperativen Gefäßdarstellung eingesetzt werden. Weitere mögliche Indikationen liegen in der Abklärung von Blutungen bei traumatisch oder spontan entstandenen Gefäßläsionen. In aller Regel schließt sich aber auch hier eine interventionelle Maßnahme an.

5.2 Interventionelle Neuroradiologie

Die interventionelle Angiographie baut auf der diagnostischen Gefäßdarstellung auf und ist als weiterführende Maßnahme zu betrachten. Heute stehen für interventionell neuroradiologische Maßnahmen bereits DSA-Anlagen zur Verfügung, die simultan 2 Ebenen erfassen können und somit zu einer weiteren Zeitersparnis führen. Diese modernsten Anlagen erhöhen allerdings dementsprechend auch die Strahlenexposition. Ferner ist eine auf der selektiven Gefäßdarstellung aufbauende superselektive Angiographie mit Mikrokathetern erforderlich, die eine Katheterplazierung weit in der Peripherie eines Gefäßes ermöglicht (Abb. 6c). Technisch wird dazu meist ein Koaxialsystem unterschiedlicher Länge benutzt, wobei zur Vermeidung von Thromben eine permanente Spülung des Systems mit heparinisierter Kochsalzlösung von großer Bedeutung ist. Die medikamentöse Vorbereitung und adjuvante Gabe gerinnungshemmender Substanzen erfordert eine genaue Kenntnis der Gerinnungsvorgänge und würde den vorgegebenen Rahmen sprengen, zumal Besonderheiten je nach Gefäßterritorium und Indikation des Eingriffs die Begleitmedikation zusätzlich beeinflussen. Die erforderliche Kenntnis der Gefäßanatomie, das notwendige technische Training mit Mikrokathetern und -drähten, sowie das Beherrschen der möglichen Komplikationen rechtfertigen allerdings interventionell neuroradiologische Maßnahmen in nur speziell ausgerichteten Abteilungen.

Die interventionelle Neuroradiologie läßt sich in gefäßeröffnende und gefäßokkludierende Verfahren aufteilen, wobei rekanalisierende Verfahren wie lokale intravasale Fibrinolysen (LIF) oder perkutane transluminale Dilatationen (PTA) an der Frontobasis keine Indikationen haben, wenn man von dem mit einer LIF behandelbaren Zentralarterienverschluß am Auge absieht.

Die okkludierenden Verfahren bestehen aus präoperativen und kurativ oder palliativ therapeuti-

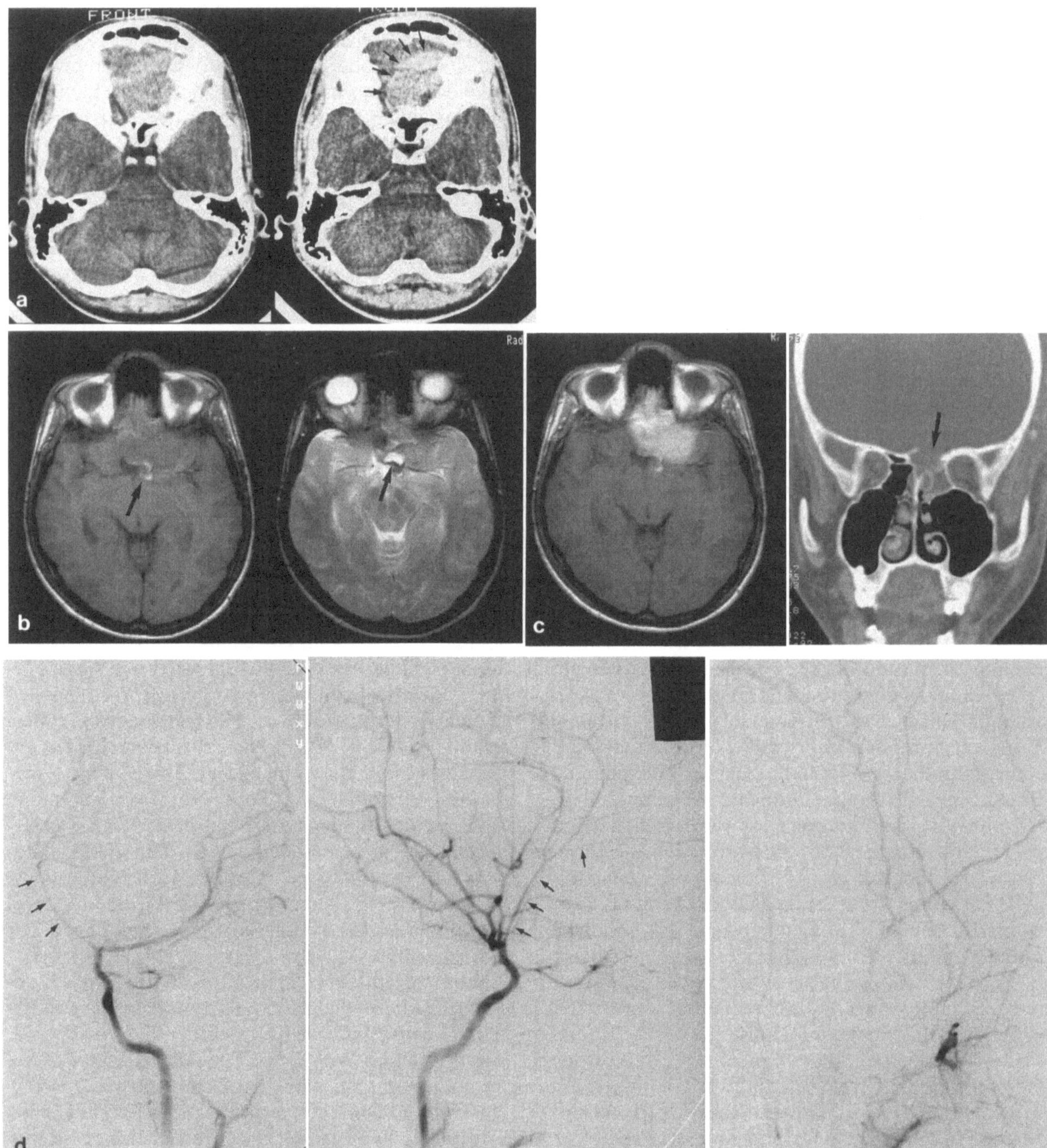

Abb. 5a–d. S. K., männl., 16 J., Ewingsarkom. Im CT **(a)** bereits primär hyperdenser *(links)*, nach Kontrastmittelgabe anreichernder Tumor *(kleine Pfeile)*. Im MRT **(b)** sowohl bei T2- als auch bei T1-Wichtung nativ schlecht abgrenzbarer und lediglich an Raumforderungszeichen erkennbarer Tumor mit umschriebener Einblutung *(Pfeil)*. Nach Gd-DTPA (**c**, *links*) meningiomähnliche Signalanhebung, aber insgesamt unschärfer zur Schädelbasis hin abgrenzbar. Koronares CT im Knochenfenster *(rechts)* mit Destruktion der Frontobasis *(Pfeil)* und Tumoreinbruch in die Siebbeinzellen. I.a. DSA **(d)** mit Verlagerung insbesondere der A. cerebri anterior *(kleine Pfeile)* in der sagittalen *(links)* und seitlichen *(Mitte)* Darstellung der A. carotis interna. Auch die seitliche Externadarstellung *(rechts)* ohne Nachweis einer pathologischen Vaskularisation oder eines „Meningiomnabels“

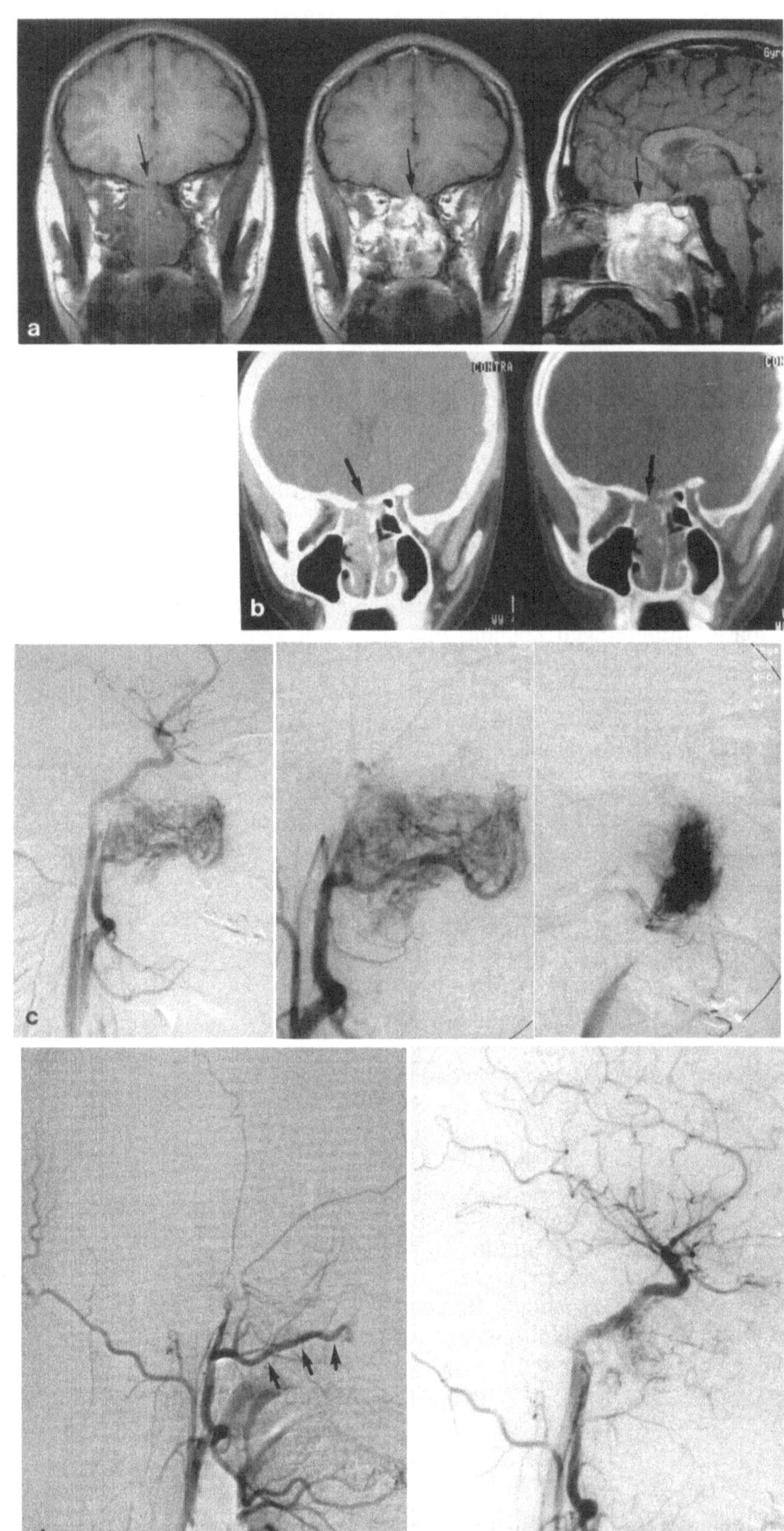

Abb. 6a–d. O. E., männl., 14 J.; Juveniles Nasenrachenfibrom In der MRT **(a)** bei T1-Wichtung signalarmer *(links)*, nach Gd-DTPA deutlich anreichernder Tumor *(Mitte)*, vom Nasopharynx bis in die Frontobasis reichend. Koronare *(Mitte)* und sagittale *(rechts)* Ebene mit den Vorteilen der MRT (multiplanare Schnittführung; Weichteilkontrast), aber keine Aussage über das Ausmaß der knöchernen Beteiligung möglich *(Pfeile)*. Koronare CT-Aufnahmen **(b)** in Weichteil- *(links)* und Knochentechnik *(rechts)* mit Nachweis der Mitbeteiligung der knöchernen Schädelbasis *(Pfeile)*. Diagnostische Angiographie in i.a. DSA-Technik (Abb. 6c) mit Übersichtsdarstellung aus der A. carotis communis seitlich *(links)*, selektiver Darstellung der A. carotis externa seitlich *(Mitte)* und superselektiver Darstellung der Endstrecke der A. maxillaris *(rechts)*. Jeweils deutliche Darstellung der Hypervaskularisation des Nasenrachenfibroms überwiegend gespeist aus Externaästen, Kontrollangiographie **(d)** nach Okklusion der pathologischen Gefäße mit Fibrinkleber. Selektive Externadarstellung *(links)* mit fehlendem Tumorblush bei erhaltenem Hauptstamm der A. maxillaris *(Pfeile)*. Übersichtsangiographie aus der A. carotis communis *(rechts)* mit noch flauer Kontrastierung des Nasenrachenfibroms über nicht embolisierbare Zuflüsse aus der A. carotis interna (vgl. c, *links*)

schen Maßnahmen. Die Embolisation gefäßreicher Tumoren stellt eine typische interventionelle Maßnahme dar, die gerade an der Schädelbasis nachfolgende chirurgische Eingriffe erleichtert und komplikationsärmer gestaltet. Klassische Beispiele dieser Raumforderungen sind hypervaskularisierte Meningiome der Frontobasis, gelegentlich weit nach rostral reichende juvenile Nasenrachenfibrome (Abb. 6d) und die verschiedenen Formen der Kopf/Halsangiome, die die Schädelbasis erreichen können.

Aber auch den Knochen beteiligende reich vaskularisierte Prozesse wie einige ossäre Neoplasien oder Metastasen (hier insbesondere das Hypernephrom) sind einer präoperativen Embolisation gut zugänglich. Dabei werden je nach Lokalisation und Zeitpunkt des geplanten chirurgischen Eingriffes unterschiedliche okkludierende Materialien wie Platinspiralen, Partikel oder Flüssigembolisate unterschiedlicher Größe und Konzentrationen verwendet.

Zu den (selteneren) therapeutisch angehbaren Indikationen gehören die Durafisteln, die die Frontobasis mitbeteiligen können, und schwer stillbare extrakranielle Blutungen, die meist iatrogen oder traumatisch bedingt sind, aber auch spontan oder auf dem Boden von Gefäßerkrankungen (z.B. M. Rendu-Osler) auftreten können.

6 Zusammenfassung

Konventionelle Röntgenaufnahmen unter Einschluß der Filmtomographie besitzen heute keine gesicherten Indikationen mehr in der neuroradiologischen Diagnostik der vorderen Schädelbasis. Schädelübersichtsaufnahmen in mindestens 2 Ebenen oder Spezialprojektionen der Nasennebenhöhlen und/oder Orbita sind aber weiterhin bei knöchernen Veränderungen der Schädelkalotte und/oder des Gesichtsschädels und zur Beurteilung der Pneumatisation der lufthaltigen Räume des Gesichtsschädels angezeigt.

Die Computertomographie gilt als bildgebendes Verfahren erster Wahl für die Darstellung der Frontobasis. Insbesondere bei Anfertigung koronarer (Zusatz-)Schichten und der Benutzung des hochauflösenden Knochenalgorithmus erlaubt sie die zuverlässigste Beurteilung der knöchernen Schädelbasisstrukturen, was bei traumatologischen Fragestellungen, bei postoperativen Veränderungen und Mißbildungen oftmals diagnostisch entscheidend ist; aber auch bei die Frontobasis mitbeteiligenden extra- und intrakraniellen Raumforderungen und Entzündungen ermöglichen die oft diskreten knöchernen Veränderungen wegweisende Aussagen über die Art, Ausdehnung und Dignität des Prozesses.

Die Kernspintomographie stellt die sensitivste Methode im Nachweis und in der Differenzierung weichteildichter Strukturen dar. Sie demonstriert deren Infiltration in die Schädelbasis auch durch die multiplanare Abbildungsmöglichkeit am eindrucksvollsten. Ihr Nachteil liegt in der unzureichenden Beurteilbarkeit knöcherner Strukturen, so daß heute insbesondere präoperativ eine computer- *und* kernspintomographische Darstellung erfolgen sollte, wenn die Läsion die Schädelbasis mitbeteiligt.

Die diagnostische Angiographie spielt bei pathologischen Prozessen der Frontobasis eine nur untergeordnete Rolle. Demgegenüber gewinnt die interventionelle Angiographie sowohl unter präoperativen als auch therapeutischen Gesichtspunkten zunehmend an Bedeutung. Allerdings erfordert die interventionelle Tätigkeit eine entsprechende gerätetechnische Ausstattung und eine spezielle Ausbildung, so daß sie derzeit nur einigen neuroradiologischen Zentren vorbehalten bleibt.

Weiterführende Literatur

Berenstein A, Lasjaunias P (1987) Surgical neuroangiography. Endovascular treatment of brain, spinal cord and spine lesions. Springer, Berlin Heidelberg New York London Paris Tokyo

Bergeron RT, Osborn AG, Som PM (1984) Head and neck imaging. Mosby, St Louis Tokyo

Brusis T, Mödder U (1986) HNO Röntgenatlas. Springer, Berlin Heidelberg New York Tokyo

Lasjaunias P, Berenstein A (1987) Surgical neuroangiography. Endovascular treatment of craniofacial lesions. Springer, Berlin Heidelberg New York London Paris Tokyo

Sartor K (1992) MR imaging of the skull and brain. Springer, Berlin Heidelberg New York London Paris Tokyo Hong Kong Barcelona Budapest

Taveras JM, Ferucci JT (1992) Radiology. Diagnosis-Imaging-Intervention. Lippincott, Philadelphia

Vogl TJ (1991) Kernspintomographie der Kopf-Halsregion. Springer, Berlin Heidelberg New York London Paris Tokyo Hong Kong Barcelona Budapest

European Archives of Oto-Rhino-Laryngology Suppl. 1993/I

Diagnostik der Rhinoliquorrhoe

G. Oberascher

Hals-Nasen-Ohren-Abteilung der Landeskrankenanstalten Salzburg (Vorstand: Prim. Univ.-Prof. Dr. K. Albegger)
Müllner Hauptstraße 48, A-5020 Salzburg, Österreich

Inhaltsverzeichnis

1 Einleitung

Liquorfisteln treten auf, wenn die Dura durch Dehiszenz den Austritt von Liquor aus dem Subarachnoidalraum ermöglicht. Dies manifestiert sich meist als Rhinoliquorrhoe, Pseudorhinoliquorrhoe oder Otoliquorrhoe, kann sich aber als direkter Abfluß aus Wunden oder auch an Inzisionstellen, entlang von Liquorwegen, einstellen.

Das Management von Liquorfisteln kann trotz der offensichtlichen Einfachheit des Problemes manchmal sehr schwierig sein. Grundsätzlich ist zwischen traumatischen und nicht traumatischen Liquorfisteln bzw. Schädigungen der Dura zu differenzieren. Die sicherlich häufigste Ursache einer Verletzung der Dura mit nachfolgender Liquorrhoe aus der Nase oder dem Ohr ist traumatisch bedingt. Im Vordergrund steht das Schädelhirntrauma mit Zerreißung der Dura an der Schädelbasis und in der Folge austretendem Liquor entweder aus der Nase, dem Ohr oder aus dem Wundgebiet. Die Liquorrhoe kann nun klinisch sichtbar sein, aber auch in kleineren Mengen, also subklinisch auftreten. Offensichtlicher und deshalb leichter zu behandeln ist ein Liquorausfluß aus Wunden im Bereich der Schädelkalotte. Traumatisch bedingte Duraverletzungen ohne Austritt von Liquor liegen dann vor, wenn z.B. Knochensplitter, Hirnödem, Fremdkörper usw. das Abfließen verhindern. Obwohl man eine Liquorrhoe nach einem massiven Kopftrauma erwarten kann, ist oft die Schwere der Knochenverletzung nicht unbedingt ein verläßlicher Indikator für das Vorliegen einer Durafistel. Es ist nicht überraschend, daß eine Duraverletzung mit Liquorrhoe bei der Erstversorgung, insbesondere von Polytraumatisierten, übersehen wird, da häufig andere lebensbedrohliche Verletzungen im Vordergrund stehen. Obwohl die Liquorrhoe am häufigsten zum Zeitpunkt eines Kopftraumas auftritt, muß man auch daran denken, daß eine Liquorrhoe Wochen oder Monate, ja sogar Jahre nach einem Unfallgeschehen evident werden kann. Wesentlich seltener trifft man auf eine Liquorrhoe traumatisch-iatrogener Genese, bei diversen Eingriffen entlang der Schädelbasis und auch des Viscerokraniums.

Nicht traumatische Liquorfisteln treten nicht so häufig auf und können durch primäre oder metastatisch intrakranielle, aber auch extrakranielle Tumore sowie Hydrocephalus bedingt sein. Diese Erkrankungen gehen meist mit einem erhöhten intrakraniellen Druck einher. Andererseits trifft man auf Liquorfisteln bei kongenitalen Malformationen wie Meningo- und Encephalocelen, entzündlichen Prozessen wie osteomyelitischen Erosionen, focale Atrophien, Hirnzysten oder bei der sog. spontanen Liquorrhoe mit angeborenen Defekten im Bereich der Schädelbasis, meist der Lamina cribrosa. Bei letztgenannten Erkrankungen findet sich häufig ein normaler intrakranieller Druck.

Die Diagnostik von Liquorfisteln war schon in der Vergangenheit vielfach eine Herausforderung für verschiedene Fachdisziplinen, was sich nicht nur in der überaus großen Anzahl von Methoden, mit denen versucht wurde eine Duralücke bzw. Liquor nachzuweisen zeigt, sondern in der Tatsache, daß es immer wieder Patienten mit insbesondere rez. Meningitis gibt, die mehrfachen operativen Eingriffen unterzogen wurden ohne jedoch den Ort der Duraläsion aufzufinden. Dies mag früher an der fehlenden Möglichkeit diagnostischer Verfahren gelegen sein, heute in der vielleicht manchmal nicht ausschöpfenden Auswahl der diversen Methoden, ihren Grund haben. Im folgenden werden nun sämtliche in den letzten Jahrzehnten entwickelten Methoden zur Liquordiagnostik diskutiert und deren Stellenwert beurteilt. Viele bisher verwendeten liquordiagnostischen Untersuchungen sind aufgrund neuer entwikkelter Analysen veraltert und nicht mehr brauchbar. Es wird deshalb ein neues, modernes Konzept zur Liquordiagnostik mit einem entsprechenden diagnostischen Stufenplan vorgestellt. Eines muß man sich jedoch besonders vergegenwärtigen, daß heute neben liquordiagnostischen Untersuchungen auch die Computertomographie des Schädels, die hochauflösende Computertomographie der gesamten Schädelbasis, aber auch die Kernspintomgraphie, einen wesentlichen Bestandteil zum Aufdecken von pathologischen Prozessen, die mit Liquorfisteln bzw. Duradefekten einhergehen, darstellen.

2 Liquordiagnostische Methoden

2.1 Klinische Zeichen

Das Austreten klarer, wäßriger Flüssigkeit aus der Nase legt den Verdacht auf eine Liquorrhoe und damit einen Riß bzw. Defekt der Dura nahe. Auch in scheinbar sicheren Fällen einer klinischen Liquorrhoe sollte eine exakte Liquordiagnostik durchgeführt werden, denn es ist später oft schwierig, einen eventuell erforderlichen chirugischen Eingriff nur aufgrund anamnestischer Angaben bzw. Bemerkungen in den Krankenunterlagen zu indizieren. Wesentlich schwieriger ist die Beurteilung einer Liquorrhoe bei Absonderung nur minimaler Liquormengen, also bei Vorliegen einer subklinischen Liquorrhoe, sowie bei Kontamination von Liquor mit Wundsekret, Blut, Tränenflüssigkeit, Speichel oder Sekret aus Nasennebenhöhlenzysten. Läßt sich blutiges Sekret auf Filterpapier oder eine Mullkompresse auftropfen, so bildet sich manchmal bei Liquorbeimengung ein wäßriger Hof um den Blutfleck. Dieser Taschentuchtest nach Briant ist jedoch sehr unzuverlässig.

Weitere bekannte Tests wie der pulsierende Lichtreflex in der Nase von Novotny [57], die rhinoskopische Beobachtungsmethode nach dem Aufblasen von Jod-Stärke-Pulver von Vogl [80], das Ausspülphänomen von weißem, unlöslichem Pulver nach Blockade des Epipharynx und Unterdruck als Saugwirkung in der Nase von Miodonski [55] waren zur Diagnostik geringster Liquorbeimengungen im Nasensekret gedacht, hatten jedoch keine sichere Aussagekraft. Wesentlich effizienter ist die mikroskopische intraoperative Funktionsprüfung von Messerklinger [53] zur Lokalisation kleinster Liquorfisteln. Auch die Verstärkung des Liquorabflusses durch den Queckenstättversuch ist sehr unsicher und damit für eine konkrete Aussage problematisch.

2.2 Chemischer Nachweis

Die Bestimmung des Glukose- und Eiweißgehaltes mittels Teststäbchen wurde in erster Linie für die Differentialdiagnose Rhinorrhoe – Rhinoliquorrhoe verwendet. Von den Verfechtern dieser Methoden, wie z.B. Gadeholdt [24], Keller [34] und Rollin [72] wird behauptet, daß mit ausreichender Sicherheit eine nasale Liquorrhoe von einer vermehrten Absonderung von Nasensekret anderer Genese zu unterscheiden wäre, falls die Flüssigkeitsabsonderung nicht zu gering ist und damit eine zu starke Vermischung von Liquor mit Nasensekret vorliegt. Dabei sollten auch Beimengungen anderer Körperflüssigkeiten bis zu 20% das Ergebnis nicht entscheidend beeinflussen. Von Breuninger [29] wurde zur Abklärung einer Liquorrhoe durch einen halbquantitativen Enzymtest die Glukosebestimmung mit Dextrostix und die Eiweißbestimmung mit Albustix angegeben. Loebell [45] kam aufgrund seiner klinischen Untersuchung jedoch zur Ansicht, daß eine quantitative Bestimmung von Zucker und Eiweiß zur Differentialdiagnose einer Liquorrhoe nicht ausreichte. Außerdem wurden von Eichelberger [16], Kirsch [37], Lillie [42] und Raaf [67] eindeutige Störeinflüsse bei der chemischen Liquordiagnostik beobachtet. Anhand eigener Probenanalysen von Patienten mit Rhinoliquorrhoe konnte gezeigt werden, daß in einigen Fällen der Proteingehalt mehr als 200 mg% betrug, die Probe aber dennoch mit Liquor kontaminiert war. Hohe Schwankungen des Proteingehaltes im Nasensekret wurden von Eichner [17] beschrieben.

Die Regel, daß Sekrete mit einem Glukosegehalt über 40 mg% und einem Eiweißgehalt unter 100 bis höchstens 200 mg% als Liquor angesehen werden können, mag zwar bei Absonderung von reichlichem und reinem Liquor in einzelnen Fällen zutreffen, für eine exakte Liquordiagnostik müssen diese Richtlinien – und damit auch diese laborchemischen Untersuchungsverfahren – angezweifelt werden.

2.3 Liquormarkierung

Bei diesen Methoden werden entweder suboccipital oder lumbal verschiedene Substanzen intrathecal appliziert und dadurch Liquor markiert.

2.3.1 Röntgenkontrastmittel

Verschiedene Versuche einer Liquorfisteldarstellung mittels öligen Röntgenkontrastmittel oder Luft wie von Jungmann [33], Magnaes [46], Marc [48], Pribram [66] und Teng [77] beschrieben, haben keine Bedeutung erlangt. Wäßrige Kontrastmittel mit geringerer Neurotoxizität wie z.B. Amipaque oder in neuester Zeit Isovist ermöglichen bei intrathekaler Instillation und in Kombination mit einer Computertomographie in gewissen Fällen eine gute Darstellung von Liquorfisteln. Bei den in der Literatur [2, 76] berichteten Fällen lag jedoch immer eine stärkere Rhinoliquorrhoe vor. Außerdem war bereits in der hochauflösenden Computertomographie stets ein ossärer Defekt zu sehen. Aus unserer Sicht müßte man diese umschriebenen Fisteln mit den weiter hinten angegebenen neueren liquordiagnostischen Methoden in Kombination mit der hochauflösenden CT in jedem Falle feststellen können, sodaß man auf die Gabe eines Röntgenkontrastmittels wahrscheinlich verzichten könnte. Außerdem sind Nebenwirkungen wie z.B. myoklonische Krämpfe und Grand mal Anfälle, wenn auch zwar selten, beschrieben. Diese Methode ermöglicht es überdies nicht, subklinische Rhinoliquorrhoen zu identifizieren. Patienten in schlechtem Allgemeinzustand sowie Bewußtlose eignen sich kaum für diese Diagnostik, so daß die Röntgenkontrastmitteldarstellung nur für ein bestimmtes Krankengut in Frage kommt.

2.3.2 Radioaktive Isotope

Bereits 1955 wies di Chiro [12] auf die Möglichkeit einer nuklearmedizinischen Diagnostik hin. In der Folge wurden viele Methoden entwickelt, um mit radioaktiven Materialien Liquorfisteln nachzuweisen [6, 78]. So verwendete unter anderem Crow [11] radioaktives Natrium, Sinanan [75] radioaktives Arsen, Dietz [13], Kline [38], Mealey [49], Oberson [64], Salar [73] J-Humanserum, Döge [14] sowie Wagner [81] Yb-DTPA. Neben dem hohen technischen und zeitlichen Aufwand muß die Tatsache, daß falsch positive Befunde bekannt wurden [41], besondere Berücksichtigung finden. Diese Befunde erklären sich einerseits durch traumatisch und entzündlich bedingte Verklebungen im Bereich der Schädelbasis mit Liquorzirkulationsstörungen und damit den möglichen perineuralen Übertritt des radioaktiven Tracers in die Nase bei unverletzter Dura. Dafür sprechen die positiven Befunde bei Kontrollpatienten ohne Liquorfistel, über die Otto und Mitarbeiter [65] berichteten. Andererseits ist nach Arnold [3] wegen der Verbindung des Subarachnoidalraumes mit dem lymphatischen System des Kopf-Halsbereiches der Übertritt radioaktiver Substanzen denkbar. Aufgrund dieser Tatsachen erscheinen alle Isotopenuntersuchungen sehr problematisch und sind deshalb in ihrer Bedeutung auch eingeschränkt.

2.3.3 Farbstoffe

Indigocarmin wurde von Adson [1], Coleman [10], Gotham [26], Khan [35] und Ungerecht [79], Zytochrom von Dohlmann [15], Phenolsulfophthalein von Aubry [4] sowie Methylenblau von Boenninghaus [7] verwendet. Wegen zum Teil schwerer Komplikationen sind alle diese Substanzen [25, 31] heute jedoch nicht mehr im klinischen Gebrauch.

2.3.3.1 Natrium-Fluorescein

Diese Methode wurde von Kirchner und Proud [36] inauguriert und von Messerklinger [52] bzw. Simon [74] weiterentwickelt. Dabei werden dem Patienten bei suboccipitaler Applikation 1 cm^3 Fluorescein-Lösung und bei lumbaler Anwendung 2 cm^3 intrathekal injiziert. Simon legte nach der Punktion je ein mit Faden armiertes Wattebäuschchen in den oberen Nasengang, in den mittleren Nasengang, an den Nasenboden und an das pharyngeale Tubenostium. Nach Entnahme der Watte wurde diese in einem abgedunkelten Raum mit einer Jod-Quarz-Lampe hoher Leistung mit vorgeschaltetem Blaufilter beleuchtet. Durch die Wahl der richtigen Lichtquelle und entsprechender Blaufilterkombination konnte Fluorescein, das ein Absorptionsmaximum von 4640 A und ein Emissionsmaximum von 5250 A aufweist, zur Darstellung gebracht werden. In der klinischen Anwendung traten aber Störeffekte auf, die die unbestritten hohe Empfindlichkeit der Methode nachteilig beeinflußten. So löscht eine Blutbeimengung, die besonders bei Frischverletzten vorliegen kann, jegliche Fluoreszenz. Außerdem gibt es zahlreiche Substanzen, die ebenso fluoreszierende Eigenschaften besitzen und somit falsch positive Befunde vortäuschen können. Dies konnte bei Cerumen, tetracyclinhaltigen Medikamenten und pharmazeutischen Substanzen, in denen Chlorophyll, Eosin, Hydrochinon, Isochinolin, Bariumsalicylat, Phenanthren, Rhodamin und Trypaflavin enthalten sind, beobachtet werden. Weitere Nachteile waren, daß die Watte nur ungenügend in den mittleren und praktisch nicht in den oberen Nasengang bzw. die Rima olfactoria geschoben werden konnte [52]. Außerdem führten auch unterschiedliche pH-Werte zu Störeffekten.

Endoskopischer Fluoresceinnachweis (nach Messerklinger). Diese Nachteile veranlaßten Messerklinger, die Fluoresceinprobe mit der Nasenendoskopie zu kombinieren. Die dafür verwendete Ausrüstung umfaßt:

1. Hopkins Optiken.
2. Kaltlichtquelle.
3. Blaulichtfilter in der Beleuchtung.
4. Komplementärer Sperrfilter – vor das Okular der Hopkins Optik (komplette Ausrüstung bei der Fa. Storz erhältlich).

Einerseits wurde dadurch möglich, eine Liquorfistel an der Rhinobasis topographisch nachzuweisen und andererseits konnten die oben genannten Nachteile weitgehend ausgeschaltet werden. Störeinflüsse, wie z.B. durch Blut, waren aber auch bei dieser Technik nicht hundertprozentig zu eliminieren. Außerdem können, wie sich dies uns in der Vergangenheit zeigte, gewisse Formen der subklinischen Liquorrhoe nicht nachgewiesen werden.

Laborchemischer Fluoresceinnachweis. Ein von Oberascher und Arrer [63] neu entwickelter Test weist zwei entscheidende Verbesserungen auf:

1. Alle oben genannten Störeinflüsse fallen zur Gänze weg (falsch positive Befunde sind somit 100%ig ausgeschlossen).
2. Dieser Test hat von allen bisher in der Literatur beschriebenen Untersuchungsverfahren die höchste Sensitivität, also auch eine höhere als der endoskopische Fluoresceinnachweis und der später beschriebene β_2-Transferrintest. Er dient deshalb zur Diagnostik insbesondere in speziellen Fällen einer subklinischen Liquorrhoe und der Topodiagnostik von Liquorfisteln.

Geräte. Elektrophoresekammer mit Kühlblock, Multiphor 2117 (LKB-Produkter AB, Bromma, Schweden)
Kühlaggregat mit regelbarer Thermostatisierung von −10 bis +50°C (Eppendorf-Gerätebau, Hamburg)
Power – Supply, Pherostat (Boskamp, Hersel, Deutschland)
Fluoreszenzbetrachter, 366nm (Camac, Typ 29300)
Glasplatten mit 12 × 12cm
Gießvorrichtung mit 2mm Spacer
Gel-Stanzvorrichtung für Löcher mit 2,5mm Durchmesser.
Reagenzien. Agarose Standard low-m_r (Bio Rad Lab., Richmond, California)
Tris-Glycin Puffer pH 8,6
5%iges Na-Fluorescein (Firma Merck, Darmstadt)
Probengewinnung. Unmittelbar nach lumbaler, intrathekaler Applikation von 2ml 5%igem Natrium-Fluorescein werden jeweils in jede Nasenhaupthöhle drei an einem Faden armierte, zurechtgeschnittene Merocelschwämmchen eingelegt (Abb. 1).

Die Schwämmchen sollten über Nacht belassen und nach Entnahme entweder hochtourig (10^4 G) 10min lang zentrifugiert oder das Schwämmchen mit einem modifizierten Spritzenstempel ausgepreßt werden (Abb. 6, 7). Für die Seiten- und auch Topodiagnostik ist darauf zu achten, daß man die Sekretproben der sechs Schwämmchen in getrennten Eprouvetten einfüllt. Probenversand mit der Post ist möglich (nur Probe, nicht das Schwämmchen versenden). Eine Analyse von Patientenserum bei diesem Test ist nicht erforderlich).
Probenaufbereitung. In das bereits angefertigte 2mm dicke, 1%ige Agarose-Gel (12 × 12cm) werden Löcher von 2,5mm Durchmesser mit 10mm Abstand gestanzt und mit einer Mikropipette dann jeweils eine Probenmenge von 15μl aufgetragen (die ausführliche Beschreibung der Herstellung von Agarosegel wird bei der β_2-Transferrin Untersuchung erläutert).

Die 10min dauernde elektrophoretische Trennung erfolgt bei pH 8,6, einer Spannung von 250V/cm und einer Kühltemperatur von +10°C. Im Anschluß daran kann man die aufgetragene Probenmenge sofort unter dem Fluoreszenzbetrachter auswerten (Abb. 2). Die Zeit der Probenanalyse dauert insgesamt nur 10min!
Sensitivität. Zur Testung der Sensitivität der Methode wurden verschiedene Verdünnungsreihen mit Natrium-Fluorescein ohne und mit Hämoglobinbeimengung, sowie weiteren, oben beschriebenen Substanzen, die zu Störeffekten führten, hergestellt und elektrophoretisch aufgetrennt. Dabei sind wir von der Überlegung ausgegangen, daß die Liquormenge in den Liquorräumen zwischen 120 und 200ml beträgt. Bei lumbaler, intrathekaler Gabe von 2ml 5%igem Natrium-Fluorescein vermengen sich diese maximal mit 200ml Liquor. Anhand verschiedener

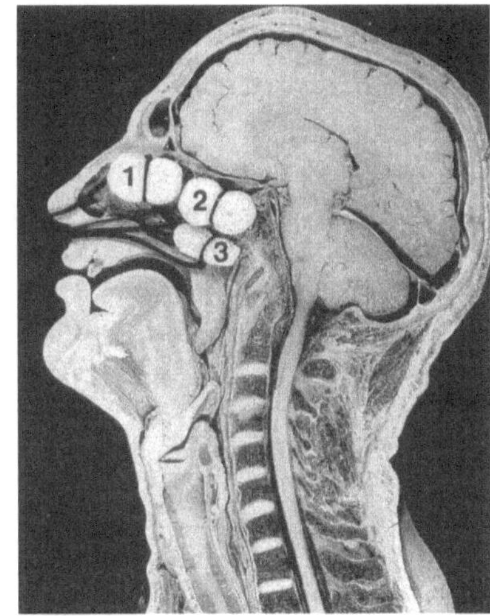

Abb. 1

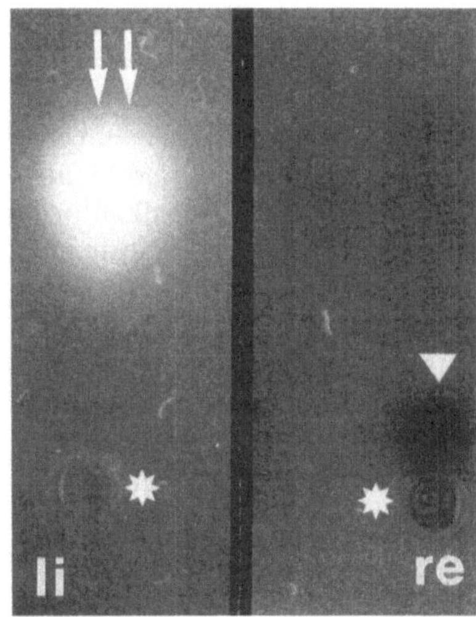

Abb. 2

Abb. 1. Sagittales Kopfschema: laborchemischer Fluoresceinnachweis: Endoskopisch kontrolliert applizierte, an einem Faden armierte, Merocel-Schwämmchen (jeweils drei Stück pro Nasenhaupthöhle). Eine topodiagnostische Identifikation von Liquorfisteln ist dadurch gewährleistet. *1* = Sinus frontalis und vorderes Siebbein. *2* = Hinteres Siebbein/Keilbeinhöhle. *3* = Pharyngeales Tubenostium

Abb. 2. Positives Ergebnis des laborchemischen Fluoresceintests. Patientenbeispiel: Linksseitige frontobasale Fraktur mit Durafistel am Siebbeindach. Die Probe zeigt links *(Pfeile)* einen deutlich positiven Fluoresceinnachweis. Rechte Seite: Negativer Befund; Probenapplikationsstelle *(Stern)*, Haemoglobin *(Dreieck)*

Untersuchungsreihen konnte die mit Fluorescein markierte und noch sicher nachweisbare Liquormenge festgelegt werden. Diese beträgt 2 µl pro ml Nasensekret und entspricht vergleichweise einem 1/25 eines markierten Liquortropfens. Die Nachweisempfindlichkeit von Fluorescein mit dieser Methode liegt bei 1:10000000, beim endoskopischen Nachweis hingegen nur bei 1:2000000. Dabei zeigte sich folgender interessanter Effekt. Einerseits aufgrund der raschen Wanderungsgeschwindigkeit von Fluorescein und andererseits eines Fokusierungseffektes kommt dieses immer in 25 mm Entfernung von der Probenauftragestelle zu liegen (Abb. 2). Alle anderen untersuchten Substanzen wiesen hingegen eine langsamere Wanderungsgeschwindigkeit auf, so daß sämtliche Störeffekte grundsätzlich ausgeschlossen sind.

Zubereitung der Natriumfluoresceinlösung. Wir verwenden pures Natrium-Fluoresceinpulver der Firma Merck (Artikel Nr. 392), welches von der krankenhauseigenen Apotheke zu einer 5%igen Natrium-Floresceinlösung zubereitet wird.

Vorschrift der Landesapotheke Salzburg zur Herstellung von 5%iger Natrium-Fluoresceinlösung für die Hals-Nasen-Ohren-Abteilung am Landeskrankenhaus Salzburg:

Natrium-Fluorescein ÖAB 0,5
Aqua bidest. steril . . . . ad 10,0 ml
Abfüllung zu 2 ml in Durchstichfl. Nr. V
Entkeimung nach ÖAB h+a

Die Herstellung und Abfüllung erfolgt unter aseptischen Bedinungen im Laminar-Flow. Sowohl das Ansatzgefäß, als auch die Durchstichfläschchen zu 20 ml aus braunem Glas, werden ebenso wie die Gummistopfen und die Bördelkappen vorher sterilisiert. Die Lösung wird über Keimfilter 0,2 (Minisart) direkt in die Fläschchen filtiert. Nach der anschließenden Entkeimung bei 100 °C im strömenden Wasserdampf mit einer Sterilisationszeit von 30 min, soll die Lagerung bei Kühlschranktemperatur erfolgen. Die Haltbarkeit wurde mit 3 Wochen begrenzt. Aufgrund des intrathekalen Applikationsortes dieser Lösung ist diese Art der Herstellung gewählt worden, da die sonst übliche Stabilisierung mit $NaHCO_3$ mit dem damit verbundenen hohen pH-Wert zu riskant erscheint. Die Entkeimung erfolgt daher bei 100° und verbunden damit, die Lagerung im Kühlschrank; die kleine Charge wiederum ergibt sich aus der freiwillig begrenzten Haltbarkeit. Stichprobenweise durchgeführte Pyrogen- und Steriltests verliefen bis dato negativ auch wurden bisher keine Unverträglichkeiten beobachtet.

Auf Rückfrage bei der Herstellerfirma wurde mitgeteilt, daß die Substanz zwar chemisch rein ist und daher als pharmazeutischer Grundstoff verwendet werden kann, daß sie jedoch nicht auf Eignung zur parenteralen Applikation am Menschen untersucht wurde. Bei den verschiedenen Anwendungsformen dieser Substanz trägt der Arzt die Verantwortung; dies gilt für eine intravenöse, intraarterielle und intrathekale Applikation. Da es sich bei der Fluoresceinprobe um ein invasives, diagnostisches Verfahren handelt, sollte neben der Aufklärung auch das Einverständnis des Patienten mittels Revers eingeholt werden.

In Deutschland sind neben dem Artikel Nr. 392 der Firma Merck folgende Fluoresceinfertigpräparate erhältlich: Fluoresceinlösung 10%ig (Firma Alcon) und Natrium-Fluorescein 10%ig (Firma Braun-Melsungen). Für beide Präparate gibt es bis heute in Österreich keinen Zulassungsbescheid des Ministeriums für Gesundheit und Umweltschutz, man kann sie jedoch mittels Klinikanforderung beziehen. Die Herstellerfirmen haben für Deutschland die Zulassung nur zur intravenösen Applikation erhalten. Deshalb wird bei Auftreten von Nebenwirkungen nur bei i.v. Anwendung, nicht aber bei intrathekaler Applikation, eine Haftung übernommen.

Komplikationen. Die in der Literatur beschriebenen schweren Komplikationen sind wahrscheinlich auf die höhere als von uns angegebene Dosierung [43, 47, 56, 82], die gleichzeitige Gabe während einer Narkose [50], die Verabreichung des Präparates bei Epileptikern oder während einer Meningitis zurückzuführen. Weiters ist auch zu berücksichtigen, daß die Fertigpräparate der Firma Alcon und auch der Firma Braun-Melsungen bzw. anderer Firmen Konservierungsstoffe enthalten, während die Zubereitung aus der Grundsubstanz Natrium-Florescein der Firma Merck frei von diesen Stoffen ist. Bei folgenden Situationen bzw. Patienten raten wir von einer Fluoresceinapplikation ab:

Bei Bewußtlosen oder Patienten im Schock bzw. reduziertem Allgemein- und Ernährungszustand. Bei bekannter Epilepsie, florider Meningitis, während einer Allgemeinnarkose.

An der HNO-Abteilung Salzburg wurden in den letzten 12 Jahren über 400 Fluoresceinproben durchgeführt und bisher praktisch keine nennenswerten Komplikationen, außer geringe Kopfschmerzen oder leichter Fieberanstieg, beobachtet.

Die HNO-Klinik Graz, die sicherlich mit der Fluoresceinprobe die meiste Erfahrung hat, berichtet über ähnlich gute Resultate (persönliche Mitteilung W. Messerklinger). Bisher traten dort bei weit mehr als 600 Natrium-Fluoresceinproben nur in drei Fällen Nebenwirkungen auf. Bei zwei Fällen kam es zu einem passageren, stärkeren Fieberanstieg, beim dritten, von dem man nicht wußte daß er Epileptiker war, wurde ein epileptischer Anfall provoziert.

Zusammenfassend kann festgehalten werden, daß bei entsprechender Berücksichtigung verschiedener Punkte bei der Herstellung bzw. Lagerung der Fluoresceinlösung und Patientenauswahl kaum nennenswerte Komplikationen zu erwarten sind. Unser eigenes Krankengut bestätigt dies in eindrucksvoller Weise. Die Natrium-Fluoresceinprobe ist eine invasive Untersuchungsmethode und sollte nicht als Screening-Methode, sondern nur in speziellen, ausgewählten Indikationen, die weiter unten erläutert sind, zur Anwendung kommen.

2.4 Spezifische Nachweismethoden

2.4.1 Grundlagen

Es gibt insgesamt 3 liquorspezifische Proteine, die nicht im Blutserum vorkommen und somit als potentielle Durafistelmarker für die Diagnostik herangezogen werden können. Es handelt sich dabei um Präalbumin, Tau-globulin (β_2-Transferrin) und β-Trace-protein [23, 27, 28, 39, 44] Präalbumin kann sehr leicht durch die konventionelle Immuntechnik identifiziert werden. Die vorwiegend lokal produzierte Liquorfraktion von ca. 90% wird jedoch insbesondere bei Blutkontamination mit einem, wenn auch nur sehr kleinen, im Blutserum vorkommenden Präalbumingehalt, bzw. bei gesteigerter Bluthirnschranke, vermengt, so daß in diesen Fällen die Aussagekraft eingeschränkt wird. Hingegen ist Tau-globulin (β_2-Transferrin) eine hirnspezifische Transferrinvariante, frei von Neuraminidase-Säure (Asiolotransferrin) welches deshalb in der Elektrophorese langsamer als das im Blutserum und auch sonst in allen anderen Körpersekreten vorkommende β_1-Transferrin wandert. Das 3. liquorspezifische Protein ist β-Traceprotein, worüber Felgenhauer [22] berichtete. Im Gegensatz zu β_2-Transferrin gibt es für das β-Trace-protein noch keine im Handel befindlichen Antikörper. Diese müßten im eigenen Labor hergestellt werden, was besondere Kenntnisse und eines zusätzlichen Arbeitsaufwandes bedarf.

2.4.2 Diagnostik mit Hilfe von β_2-Transferrin (Immunfixations-Elektrophorese)

Die Heterogenität des Transferrins ist einerseits durch die unterschiedliche Eisenbindung und andererseits durch den unterschiedlichen Gehalt an Sialinsäuren bedingt [18–21]. In der zweidimensionalen Immunelektro-Fokusierung stellt sich β_2-Transferrin großteils als Asiolotransferrin dar, das durch die Neuraminidaseaktivität des Hirnparenchyms vermehrt produziert wird. Es ist daher anzunehmen, daß Asialotransferrin aus mehreren Sialotransferrinen entsteht.

Wurden nämlich Transferrine aus Liquor, Amnionflüssigkeit und Synovialflüssigkeit, die andere Sialokomponenten enthielten, mit Neuraminidase versetzt, verschwand die Heterogenität und alle Fraktionen erschienen in der Beweglichkeit von Asiolotransferrin. In der Protein-Elektrophorese des Serums und auch in allen anderen Sekreten (z.B. Nasensekret, Ohrsekret, Tränenflüssigkeit, Speichel usw.) zeigt sich im Bereich der β-Fraktion nur eine einzelne Transferrinbande [30]. Hingegen können sich in der Elektrophorese [32, 40] der Liquorproteine zwei unterschiedliche Transferrinbanden darstellen, nämlich die im Serum vorhandene β_1-Transferrinbande und eine zusätzliche β_2-Transferrinbande. β_2-Transferrin zeigt eine verminderte elektrophoretische Mobilität, die durch einen geringen Gehalt an Sialinsäuren hervorgerufen wird. Die β_2-Transferrinbande kommt bei der elektrophoretischen Auftrennung nicht immer deutlich zur Darstellung, so daß eine Liquoridentifikation nur eingeschränkt möglich ist. Deshalb wird zur exakten Darstellung von β_2-Transferrin im Anschluß an die Agarosegel-Elektrophorese die Immunfixation nach Ritchie [70, 71] durchgeführt, bei der sowohl β_1-Transferrin als auch β_2-Transferrin mit einem spezifischen Antikörper eines Antiserums Immunkomplexe bildet [5].

2.4.2.1 Celluloseacetatfolien Elektrophorese

Mit dem von Irjala [29] und Meurman [54] beschriebenen Verfahren wird im Liquor das β_2-Transferrin nach Immunfixation und einer Coomassiebrilliant blue R-250 Färbung auf Acetatfolie dargestellt. Die Nachweisempfindlichkeit ist mit ca. 50 µl reinem Liquor angegeben und begrenzt. Auf Untersuchungen zur Bestimmung der Sensitivität bei Kontamination von Liquor mit Wund- oder Nasen- bzw. Ohrsekret, sowie die verschiedenen Möglichkeiten einer Probengewinnung wird nicht eingegangen.

Obwohl man mit dem immunochemischen Liquornachweis puren Liquor gut analysieren und identifizieren kann, hat er keinen Eingang in die Routinediagnostik gefunden.

2.4.2.2 Agarosegel-Elektrophorese, Immunfixation, Immunkomplexfärbung mit alkalischer Silbernitratlösung [58–63]

Diese von Oberascher und Arrer [58, 59] weiterentwickelte Methode hat mehrere Vorteile.

Im Vergleich zur Acetatfolie gewährleistet das Agarosegel eine bessere Diffusion der Probe in das Gel.

Weiters können die Immunkomplexe mittels der hochempfindlichen Färbung mit alkalischer Silbernitratlösung [51] sichtbar gemacht werden, wobei beide Banden deutlich getrennt zur Darstellung kommen. Es ergibt sich somit die Möglichkeit nicht nur puren Liquor zu diagnostizieren sondern auch Liquor in kontaminierten Proben zu identifizieren. Aufgrund der Einfachheit der methodischen Durchführung dieser Untersuchung wird diese im folgenden ausführlicher besprochen. Die Analyse bedarf keiner speziellen Ausbildung und kann von einer eingeschulten Laborantin durchgeführt werden.

Geräte. Elektrophoresekammer mit Kühlblock, Multiphor 2117[1]
Kühlaggregat[2] mit regelbarer Thermostatisierung von −10–50 °C
Power-Supply: Pherostat[3]
Konzentrator: Minicon B[4]
Glasplatten 12 × 12 cm und Gießvorrichtung mit 0,8 mm Spacer (Glaserei der eigenen Anstalt)
Acetatfolien 2,5 × 14,5 cm[3]
Probenapplikatorstreifen[1]

Reagenzien: Agarose Standard low-m5
Barbitalpuffer pH 8,6 (4,0 g Diäthylbarbitursäure zur Analyse[6], 20,6 g Diäthylbarbitursaures Natrium zur Analyse[6] in Aqua dest lösen und auf 5 l auffüllen).
Monospezifisches Antiserum gegen Humantransferrin[7]
Silbernitrat zur Analyse[6], 20%ige wäßrige Lösung
Ammoniak 25%ig zur Analyse[6]
Glutaraldehydlösung 4%ig (4 ml Glutaraldehydlösung 25%ig[8] auf 25 ml Aqua dest auffüllen)
Polyäthylenglycolpuffer (8,0 g Polyäthylenglykol 6000[6] auf 100 ml mit Barbitalpuffer pH 8,6 auffüllen)
Ammoniumsulfat zur Analyse[6], gesättigte Lösung
Silbernitrat-Färbelösung (21 ml 0,1 n Natronlauge und 1,4 ml Ammoniak 25%ig mischen, mit Aqua dest auf 100 ml auffüllen und anschließend 1 ml 20%ige Silbernitratlösung zugeben).

Probengewinnung

1. Tropft helle, klare Flüssigkeit aus der Nase, kann sie in einer Eprouvette gesammelt werden.
2. Eventuell Aspiration des Sekrets in einer Spritze oder Absaugung.
3. Bei subklinischer Rhinoliquorrhoe bzw. bei Kontamination werden grundsätzlich Merocel-Nasenschwämmchen (Abb. 3) eingelegt. Die Schwämmchen sollen so lange belassen werden bis sie ausreichend mit Sekret durchtränkt sind. Erfahrungsgemäß ist dies in der Regel spätestens nach 6 Stunden der Fall.
4. Besteht der Verdacht auf Liquorabfluß über die Eustachische Röhre, wird endoskopisch ein Merocel-Tubenschwämmchen zur pharyngealen Öffnung der Eustachischen Röhre appliziert (Abb. 4).

---

[1] LKB Produkter AB, Bromma, Schweden
[2] Eppendorf Gerätebau, Hamburg, BRD
[3] Boskamp, Hersel, BRD
[4] Amicon, Danvers, Massachussets, USA
[5] Bio-Rad Lab., Richmond, California, USA
[6] Merck, Darmstadt, BRD
[7] Dako, Kopenhagen, Dänemark
[8] Serva, Heidelberg, BRD

Abb. 3

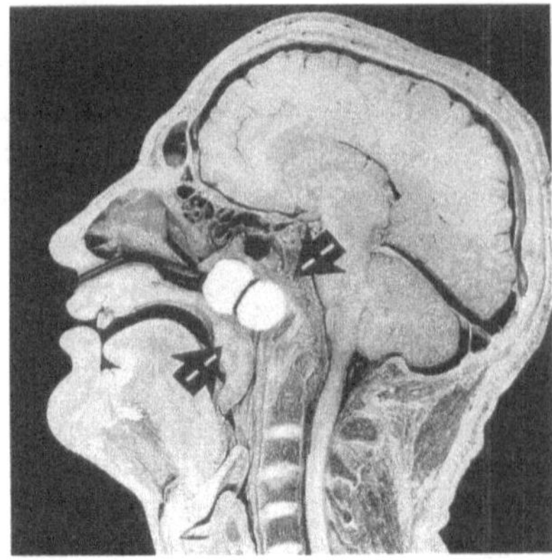

Abb. 4

Abb. 3. Merocel-Nasenschwämmchen. Für die β_2-Transferrindiagnostik werden in beide Nasenhaupthöhlen jeweils ein Schwämmchen eingelegt. Diese können entsprechend der Größe der Nase auch zurechtgeschnitten werden. *Oben:* Dicke des Merocelschwämmchens, *unten:* Breite

Abb. 4. An einem Faden markiertes, zurechtgeschnittenes Merocel-Tubenschwämmchen, welches endoskopisch auf das pharyngeale Tubenostium zu applizieren ist. Geeignet für die Diagnostik einer Pseudorhinoliquorrhoe

5. Auflegen von Merocel-Plättchen auf Wundflächen zur Sekretsammlung.

Probenaufbereitung. In einer Eprouvette aufgefangenes oder in einer Spritze bzw. in einem Merocel-Schwämmchen gesammeltes Sekret wird 10 min (10^4 g) zentrifugiert. Bei der Verwendung von Merocelschwämmchen hat es sich bewährt, einen, am unteren Ende mit einem engmaschigen Drahtgitter versehenen Metallzylinder in ein Zentrifugenröhrchen einzuhängen (Abb. 5). Dadurch bleibt das Schwämmchen oberhalb des Gitters, und die Probe kann im Anschluß an das Zentrifugieren mühelos pipettiert werden.

Steht keine Zentrifugiereinrichtung zur Verfügung, kann man mit 20-ml-Spritzen in der von uns angegebenen Weise das Sekret aus dem Merocelschwämmchen auspressen (Abb. 6, 7).

Elektrophorese. In eine vorgewärmte, leicht schräggestellte Gießkasette werden 8 ml der frisch bereiteten, heißen Agarosegellösung mit einer Pipette luftblasenfrei eingebracht. Das 0,8 mm dicke Gel ist nach Abkühlung auf Raumtemperatur gut abzulösen. Erfahrungsgemäß ist es günstig, vor der Elektrophorese das Gel 24 Stunden in einer feuchten Kammer zu lagern, um eine optimale Trennfähigkeit zu gewährleisten. Aus diesem Grunde und auch aus rationellen Überlegungen hat es sich bewährt, zu Wochenbeginn mehrere Gele zu gießen und in der feuchten Kammer einzulagern. So steht jederzeit ein fertiges Gel zur Verfügung, so daß sich die Zeit der Probenanalyse weiter verkürzt. Die Gele können eine Woche lang ohne Qualitätsverlust gelagert werden. Im Bereich der Probenauftragestelle wird mit einem Filterpapierstreifen Flüssigkeit vom Gel abgesaugt, anschließend der Probenapplikatorstreifen aufgelegt

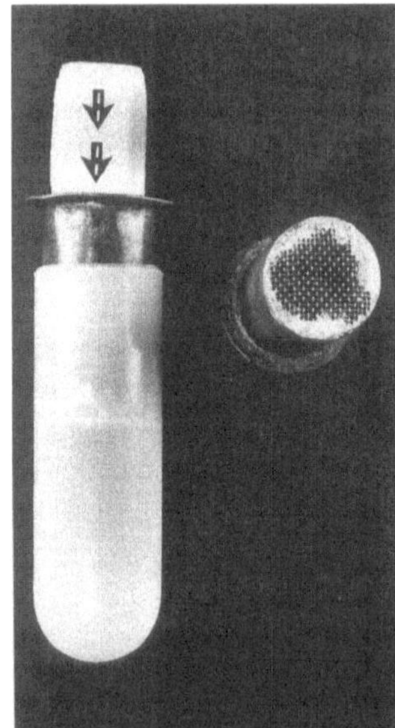

Abb. 5

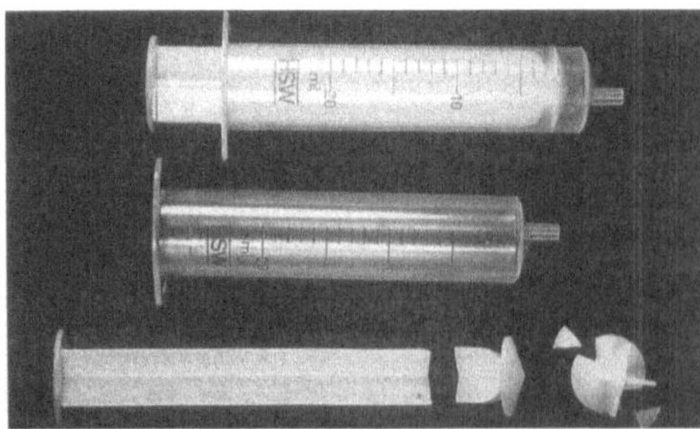

Abb. 6

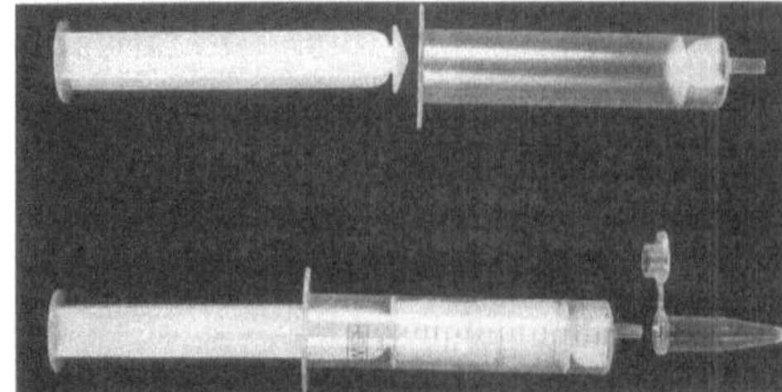

Abb. 7

Abb. 5. Zentrifugenröhrchen für das Zentrifugieren der Merocel-Nasenschwämmchen (β_2-Transferrin). *Rechts* sieht man den selbstgefertigten Metallzylinder mit aufgeschweißtem, engmaschigen Drahtgitter. *Links* ist der Metallzylinder in das Zentrifugenröhrchen geschoben. Das Merocel-Schwämmchen muß zur Gänze in den Metallzylinder eingelegt werden

Abb. 6. Falls keine Zentrifugiereinheit vorhanden ist, kann das Merocel-Schwämmchen auch mit einer 20-ml-Spritze ausgepreßt werden. Der Stempel wird am Ende mittels Messer abgeschnitten und seitlich zwei Dreiecke entnommen

Abb. 7. Das abgeschnittene Stück wird verkehrt in die Spritze eingelegt und ein neuer Spritzenstempel genommen. Das Sekret des in die Spritze eingelegten Merocel-Schwämmchens kann nun ohne Probleme in ein Eppendorf-Röhrchen gepreßt werden

Abb. 8. Negatives β_2-Transferrin Analyseergebnis: *links:* Mitanalysierter Kontrolliquor, *Mitte:* Serum des Patienten, *rechts:* Probe

Abb. 9. Positives β_2-Transferrin Analyseergebnis: *links:* Kontrolliquor, *Mitte:* Serum, *rechts:* Positives Resultat; es ist wie beim Kontrolliquor eine zweite Bande deutlich sichtbar *(schwarzer Pfeil)*, damit gesicherte Rhinoliquorrhoe

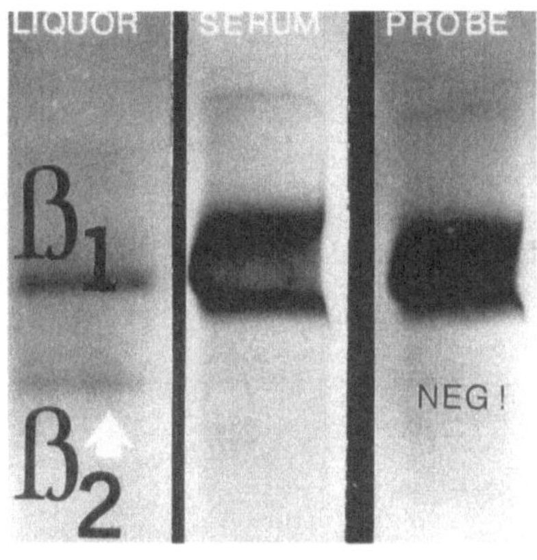

Abb. 8

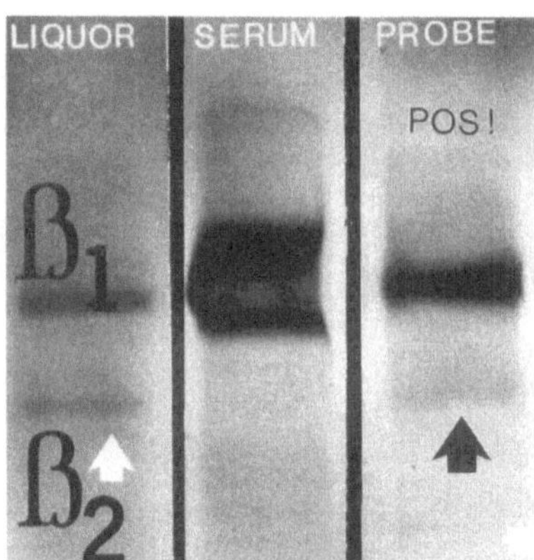

Abb. 9

und in die Schlitze 10 µl Probe pipettiert. Die Diffusionszeit beträgt 6 min.

Der Rest der Probe wird mit Filterpapierstreifen abgetupft. Ein dünn aufgetragener Kerosin-Film zwischen Glasträgerplatte und Kühlplatte der Elektrophoresekammer sorgt für entsprechende Wärmeableitung. Filterpapierstreifen, welche das Gel um 1,5 cm überlappen, dienen als Elektrodenbrücken. Die ca. 70 min dauernde Elektrophorese wird bei 250 V, 18 mA und einer Kühlwassertemperatur von +18 °C durchgeführt.

Immunfixation. In einem Antiserum-Polyäthylenpuffergemisch (1:1) werden 3 × 0,7 cm große Acetatfolienstreifen getränkt, auf das Gel im Bereich der zu erwartenden Transferrinbanden aufgelegt und 15 min bei 37 °C in einer feuchten Kammer inkubiert.

Silberfärbung. Je nach Zeitsituation kann nun das Gel entweder über Nacht in ein Wasserbad gelegt oder sofort 3 × 60 min in Aqua dest gewaschen werden. Anschließend 15 min lang Fixierung in 4%iger Glutaraldehydlösung, nochmals kurze Spülung mit Aqua dest und Einbringen in eine Silbernitrat-Färbelösung (3–10 min). Der Färbevorgang wird mit 10%iger Essigsäure gestoppt (Abb. 8, 9).

Qualitätskontrolle. Purer Liquor (Probenmenge 5 µl) soll zur Qualitätskontrolle der Methode grundsätzlich mitanalysiert werden. Dadurch ist immer eine β_2-Transferrinbande dargestellt und kann im Falle eines positiven Befundes der Probe zum Vergleich herangezogen werden. Wichtig ist auch die gleichzeitige Untersuchung von Patientenserum. Damit lassen sich falsch positive Befunde, die bei Patienten mit Lebercirrhose oder genetischer Proteinvariante vorkommen können, sicher feststellen. Um Qualitätseinbußen möglichst auszuschalten sollte man mit Blut- oder Wundsekret kontaminierte Proben und vor allem alle Merocelschwämmchen nach Herausnahme aus der Nase unverzüglich zentrifugieren.

Probentransport. Beim Probenversand sind einige Punkte zu beachten. Bei jedem Patienten müssen neben der Sekretprobe immer zusätzlich ca. 1 ml Blutserum mitgesandt werden (Abb. 10). Eine Kühlung der Proben ist nicht erforderlich. Bei größeren Probenmengen soll eine bruchsichere Verpackung der Eprouvetten einem Probenverlust vorbeugen. Die bisherige Erfahrung hat gezeigt, daß kleine Proben (weniger als 1 ml) bei länger dauerndem Transport teilweise oder auch zur Gänze verdunsten können, wenn sie in großen Eprouvetten versandt werden. Glaseprouvetten zerbrechen häufig. Deshalb empfehlen wir bei nur wenig vorhandenem Probenmaterial einen Versand mittels Eppendorf-Röhrchen (Abb. 11). Damit ist ein luft- und wasserdichter Verschluß in jedem Fall garantiert.

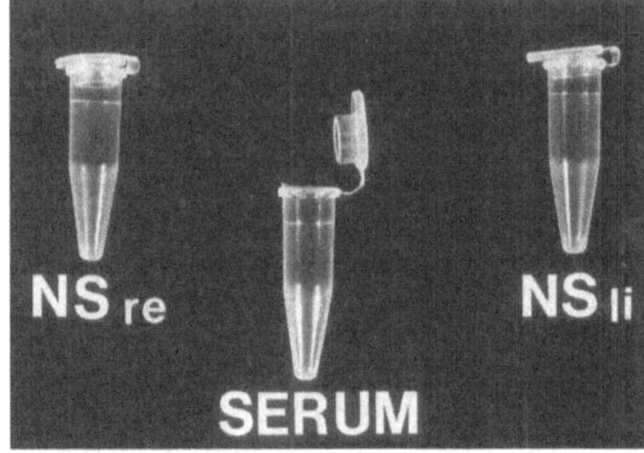

Abb. 10. Zum Probenversand haben sich Eppendorf-Röhrchen bewährt. 1 ml Serum des Patienten muß immer mitgesandt werden. Weiters ist eine exakte Beschreibung der Proben erforderlich (Angabe ob abgetropftes Sekret oder mit Merocel-Schwämmchen gewonnenes Sekret). Weiters sehr wichtig die Seitenangabe. Bei vielen eingesandten Proben häufig keine oder fehlerhafte Angaben!

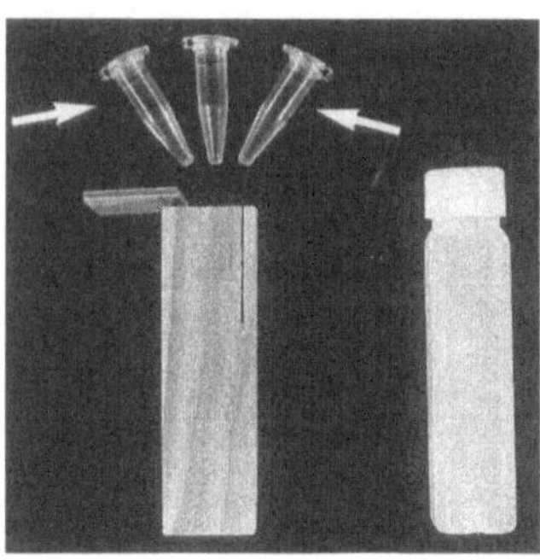

Abb. 11

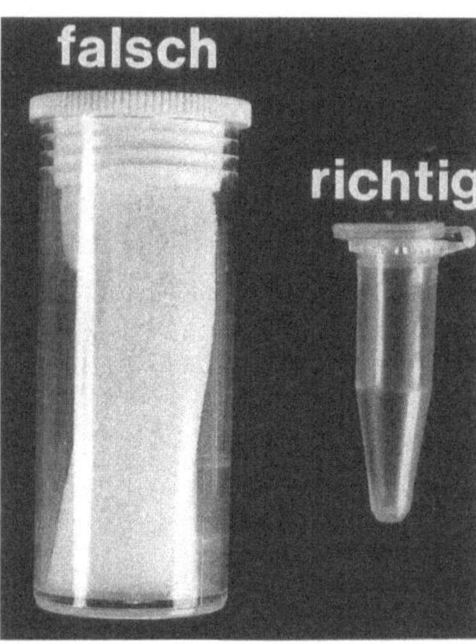

Abb. 12

Abb. 11. Häufig werden Proben in Glaseprouvetten versandt. Diese gehen nicht selten auf dem Postweg in Bruch. Die Proben deshalb immer in Eppendorf-Röhrchen geben und zusätzlich in Plastik *(rechts)* oder Holzboxen *(links)* verpacken; *Pfeile:* Eppendorf-Röhrchen

Abb. 12. Nicht selten werden Merocel-Schwämmchen in Behältern zugesandt. Es kann dadurch zu Störungen der Probe und Probleme bei der Probenanalyse geben. Es darf nur Sekret versandt werden

Die Eppendorf-Röhrchen sollten noch zusätzlich in Holz- oder Plastikboxen verpackt werden. Falsch ist es, Merocelschwämmchen mit der Post zu senden (Abb. 12), da es dadurch zu Probenschädigung kommen kann.

Probenanalysezeit. Der Analysevorgang dauert zwischen 4 und 5 Stunden, worin für die effektive Personalaufwendung zwischen 110 und 130min bereits beinhaltet sind.

Sensitivität. Zur Bestimmung der Nachweisempfindlichkeit der β_2-Transferrinmethode wurden absteigende Mengen von Liquor cerebrospinalis mit einem Gesamtproteingehalt von 300mg/l und einem Transferringehalt von 15mg/l analysiert. Es konnte gezeigt werden, daß die β_2-Transferrinbande in 1µl Liquor cerebrospinalis noch gut nachweisbar ist und sich von der β_2-Transferrinbande deutlich unterscheiden läßt. Da der Proteingehalt im Liquor gesunder Propanden mit 200–300mg/l nur sehr gering ist, konnten keinerlei Störeinflüsse beobachtet werden. Die zur Probenverarbeitung erforderliche Menge reinen Liquors ist mit 1/50 eines Tropfens, das ca. 1µl entspricht, äußerst gering. Die Empfindlichkeit des Nachweises beruht einerseits auf der Verwendung einer Färbung mit alkalischer Silbernitratlösung anstelle der bisher üblichen Färbung mit Commassie Brillant-blau und andererseits auf einer größeren Probenkapazität durch Verwendung relativ dicker Elektrophoresegele. Diese Empfindlichkeit wird bei ultradünnen Gelen nicht erreicht.

Die hohe Nachweisempfindlichkeit der β_2-Transferrinmethode, die bei der Analyse reinen Liquors erreicht wird, konnte bei Untersuchungen mit Nasen- und Wundsekret kontaminierter Liquorproben nicht erzielt werden. Weitere Analysen ergaben, daß die Nachweisgrenze von Liquor bei Kontamination mit Nasen- bzw. Wundsekret bei 100µl pro 1ml Sekret liegt. Im Vergleich dazu sei noch einmal die Sensitivität des laborchemischen Fluoresceintests, die 50fach höher ist, angeführt: 2µl pro 1ml Sekret.

Untersuchungsmaterial-Spezifität. Durch die vergleichenden Untersuchungen verschiedener Körperflüssigkeiten (Blutserum, Nasen-, Ohr-, Wundsekret, Tränenflüssigkeit, Speichel, Fruchtwasser, Synovialflüssigkeit) wurde die Spezifität des Auftretens von β_2-Transferrin ausschließlich im Liquor cerebrospinalis auch am eigenen Krankengut bestätigt. Denn die β_2-Transferrinbande kam in keiner der erwähnten Proben gesunder Propanden außer im Liquor cerebrospinalis vor. Hingegen konnten bei 5 von 8 untersuchten Blutseren von Patienten mit gesicherter Lebercirrhose, bei denen jedoch kein Verdacht auf eine Liquorrhoe bestand, sowohl im Serum als auch im Nasensekret zwei zusätzliche Transferrinbanden nachgewiesen werden, von denen eine in Höhe des β_2-Transferrins, die andere anodenwärts zur Darstellung kamen. Die beschriebenen Veränderungen bei schweren Lebererkrankungen werden als stark reduzierte Dichte von Asialoglycoprotein-Rezeptoren auf Hepatocyten interpretiert. Weiters fanden wir bei allen unseren bisherigen Analysen zwei Fälle mit einer sog. genetischen Transferrinvariante, die in Höhe des β_2-Transferrins zu liegen kam. Bei diesen Patienten zeigte sich bei der Analyse des Serums und auch anderer Körpersekrete wie z.B. Nasensekret und Speichel, eine zweite Bande in Höhe des β_2-Transferrins. Dies unterstreicht nochmals die Notwendigkeit einer grundsätzlichen Mitbestimmung von Serum des Patienten. Diese soeben genannten

Befunde bezeichnen wir nicht als falsch positive β_2-Befunde, sondern als nicht verwertbare Ergebnisse. Hier muß man auf andere liquordiagnostische Untersuchungen (z.B. Fluoresceinproben) zurückgreifen.

Diskussion – Analyseergebnisse. Der immunologische Liquornachweis mit β_2-Transferrin hat folgende entscheidende Vorteile:

1. Es handelt sich um eine nichtinvasive Untersuchung – eine Screening-Methode. Dieser Test stellt in keinster Weise eine Belastung dar. Er ist jederzeit und sofort, auch bei bewußtlosen Patienten verfügbar.
2. Die Analyse der Probe und die Beurteilung des Ergebnisses kann innerhalb eines Tages erfolgen.
3. Durch gleichzeitige Analyse des Patientenserums ist eine Fehlinterpretation ausgeschlossen (z.B. genetische Transferrinvariante, Patienten mit Leberzirhose).
4. Das konzipierte Konzept zur Probengewinnung ermöglicht es, über das eigene Fach hinaus eine rasche und effiziente Probengewinnung und damit Liquordiagnostik.
5. Die Untersuchung ist beliebig oft wiederholbar und gestattet somit Verlaufskontrollen.

Von 1986 bis 1992 wurden insgesamt 1317, sowohl vom Inland als auch vom Ausland eingesandte Proben analysiert. Davon waren 965 (73,2%) negativ, 271 (20,6%) positiv, bei 79 Fällen (5,9%) war keine Aussage möglich und bei 2 Fällen (0,2%) die Analyse nicht verwertbar (genetische Transferrinvariante).

Bei den Proben ohne eine Aussagemöglichkeit ist folgendes zu bemerken:

1. Bei manchen Proben entstand ein Transportschaden (eingesandte, zerbrochene Glaseprouvetten oder nicht entsprechend abgedichtete Röhrchen).
2. Proben die in Merocelschwämmchen eingesandt wurden.
3. Proben mit sehr hohem Proteingehalt. Bei diesen ist eine Differenzierung zwischen β_1 und β_2-Bande aufgrund der sehr weit zur β_2-Bande herabreichenden β_1-Bande nicht möglich. Dies konnte in ca. der Hälfte der Proben, bei denen keine Aussage möglich war, beobachtet werden.

2.4.2.3 Polyacrylamidgel-Elektrophorese und Immunoblotting

Diese von Reisinger [69] beschriebene Analyse von β_2-Transferrin ist in ihrer Sensitivität etwas höher als die von uns beschriebene Methode. Von der praktischen Durchführung ist jedoch die Agarosegel-Elektrophorese und Silberfärbung unvergleichlich einfacher. Im klinischen Gebrauch dürfte die Polyacrylamid-Analyse keine wesentlichen Vorteile haben, insbesondere wenn man sie in der Palette der Liquordiagnostik betrachtet.

3 Salzburger Konzept zur Liquordiagnostik

Im folgenden präsentieren wir unseren diagnostischen Stufenplan. Je nach vorliegendem Fall wird entweder nur die immunologische Liquordiagnostik mit Nachweis von β_2-Transferrin oder zusätzlich die laborchemische Fluoresceinidentifikation und die endoskopische Liquordiagnostik eingesetzt. Dieses Konzept ermöglicht es, in vielen Fällen nicht nur kleinste Mengen Liquor cerebrospinalis nachzuweisen, sondern auch den Ort der Duraläsion zu identifizieren. Ergänzend dazu sind aber röntgendiagnostische Untersuchungen wie Schädel-CT, hochauflösende Computertomographie der Rhino- und Otobasis sowie manchmal die Kernspintomographie als ein absolut integrierender Bestandteil zur Identifikation von Duradefekten bzw. path. Prozessen an der Schädelbasis zu betrachten.

3.1 Indikation zur β_2-Transferrinuntersuchung

3.1.1 Rhinorrhoe ohne Trauma

Bei Patienten mit einer ständigen oder nur gelegentlichen Sekretion ist an die nicht traumatisch bedingten Ursachen einer Durafistel, wie eingangs beschrieben, zu denken. Differentialdiagnostisch sind vasomotorische Rhinitiden bzw., infektiös-allergische Rhino-Sinusitiden, Sekret aus Zysten der Nasennebenhöhlen abzugrenzen. Das entweder ständig oder aber auch in Intervallen abtropfende Sekret kann ohne wesentliche Probleme in einer Eprouvette aufgefangen und einer Analyse zugeführt werden. Fallbeispiel: Eine 60 Jahre alte Patientin litt an einer intermittierenden Rhinorrhoe aus der linken Nasenhaupthöhle (Abb. 13). Anamnestisch bestand keine Meningitis. Die Patientin konnte zu Hause Sekret sammeln. Die β_2-Transferrinanalyse ergab einen eindeutigen Liquorbefund. Die durchgeführte hochauflösende CT der Rhinobasis identifizierte einen ossären Defekt im Bereich des linken Siebbeindaches (Abb. 14). Eine transethmoidale Revision ergab einen ossären Defekt mit Durafistel (sog. „spontane Rhinoliquorrhoe").

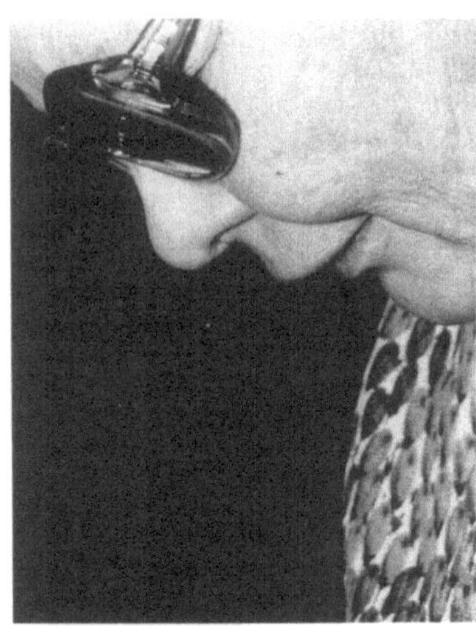

Abb. 13. 60 Jahre alte Patientin mit sog. „spontaner Rhinoliquorrhoe“

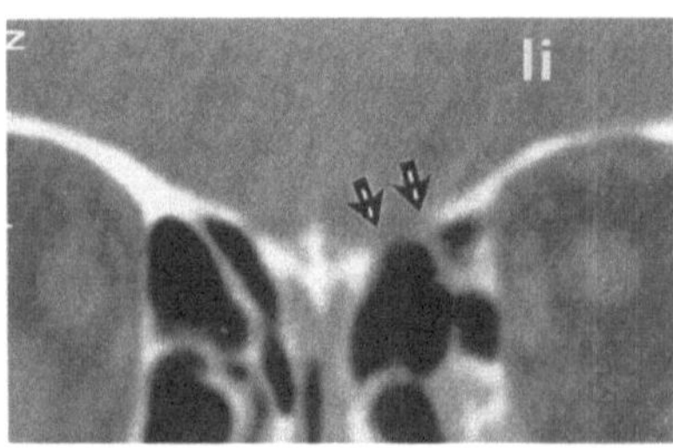

Abb. 14. Coronares CT der Rhinobasis der Patientin von Abb. 13. Man sieht einen ossären Defekt im Bereich des mittleren Siebbeins links. Eine Duraläsion wurde intraoperativ verifiziert

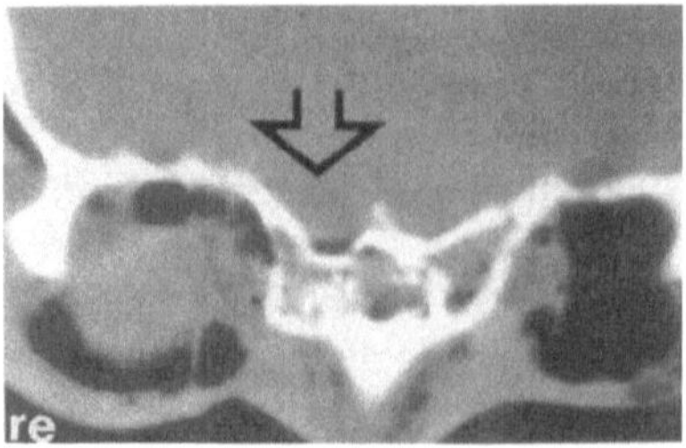

Abb. 15. Frontobasale Fraktur mit Fraktur des Sinus frontalis. Dislokation der Stirnhöhlenhinterwand und Pneumatocephalus *(Pfeil)*. β_2-Transferrin und die Fluoresceinproben waren negativ. Duraverletzung intraoperativ nachgewiesen

3.1.2 Rhinoliquorrhoe nach Trauma

3.1.2.1 Frischverletzte

Bei Verletzten mit Schädelhirntrauma und Verdacht auf eine frontobasale Fraktur (Fraktur der Schädelbasis im Schädel-Röntgen oder Schädel-CT, Pneumatocephalus und/oder Sekretabsonderung aus der Nase) sollte man folgendermaßen vorgehen: Besteht eine klinische Liquorrhoe, empfiehlt es sich Sekret in einer Eprouvette zu sammeln oder mittels Sauger zu gewinnen. Bestehen keine klinischen Zeichen, sollte man jeweils ein Merocelschwämmchen (Abb. 3) in die linke und rechte Nasenhaupthöhle einlegen. Dies bietet den Vorteil, kleine Liquormengen zu sammeln. Eine nach wenigen Tagen wieder sistierende Rhinoliquorrhoe kann damit sicher nachgewiesen werden. Um der Gefahr einer Aszension vorzubeugen, sollte man die Schwämmchen nach 6 Stunden wieder entfernen.

Gerade in der Traumatologie ist es sehr wichtig, den Stellenwert der Liquordiagnostik richtig einzuschätzen. Zwei Fallbeispiele (Abb. 15, 16) mit operativ verifizierter Duralücke sollten dies verdeutlichen: Röntgenologisch waren eindeutige Zeichen einer Duraläsion, sämtliche liquordiagnostischen Untersuchungen jedoch negativ!

In unserem Operationsgut erhielten wir in weniger als 50% aller Fälle mit operativ verifizierter Duraschädigung Hinweise durch die Liquordiagnostik. In mehr als 50% waren röntgenologische Zeichen ausschlaggebend.

3.1.2.2 Altes Schädelhirntrauma

Bei Patienten mit bereits länger zurückliegendem Schädelhirntrauma und Rhinorrhoe läßt sich bei persistierender Sekretabsonderung dieses ohne Probleme sammeln. In Fällen mit intermittierender Sekretabsonderung haben wir gute Erfahrung gemacht, Patienten Eppendorf-Röhrchen nach Hause mitzugeben. Bei der oft nur kurzzeitig, manchmal einige Stunden oder einige Tage vorhandenen Absonderung von Liquor, konnte Sekret vom Patienten gesammelt und ein positiver Nachweis erbracht werden. In diesen Fällen ist es meist unschwer, den Ort der Läsion röntgenologisch nachzuweisen. Es ist jedoch eine Schichtung der gesamten Schädelbasis erforderlich, um eventuell vorhandene Zweitdefekte nicht zu übersehen.

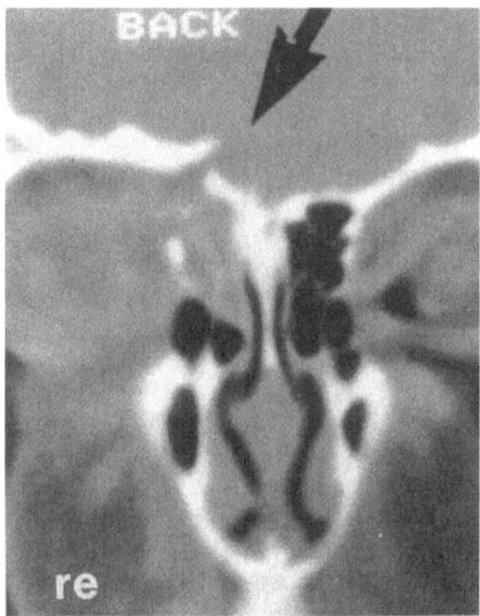

Abb. 16. Coronares CT der Nasennebenhöhlen. Frontobasale Fraktur des rechten Siebbeindaches. Duraverletzung intraoperativ verifiziert. Sämtliche liquordiagnostischen Untersuchungen negativ!

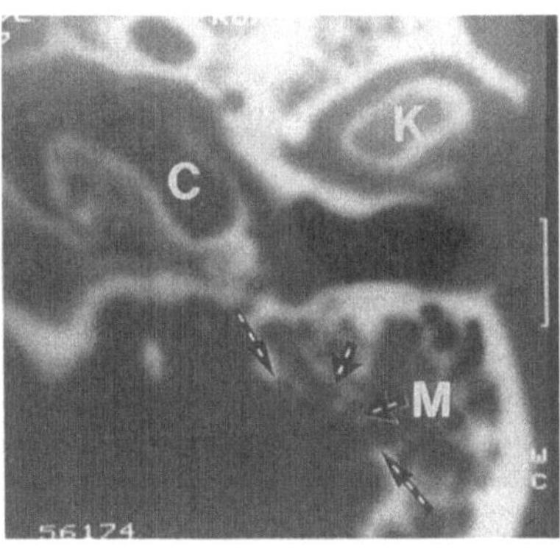

Abb. 17. Axiale hochauflösende CT der rechten Pyramide. Subarachnoidalzyste der rechten hinteren Schädelgrube mit Destruktion der Corticalis zum Mastoid hin *(Pfeile)*, *M:* Mastoid, *C:* Carotiskanal, *K:* Kiefergelenk. Patient bot eine Pseudorhinoliquorrhoe rechts (alle Tests positiv)

3.1.2.3 Pseudorhinoliquorrhoe

Patienten mit dieser Symptomatik werden nicht selten mehreren operativen Eingriffen unterzogen, bevor man den eigentlichen Ort der Duraläsion nachzuweisen vermag.

So wurde z.B. ein 75 Jahre alter Patient mit einer Pseudorhinoliquorrhoe aus der rechten Nasenhaupthöhle nach einem Schädelhirntrauma auswärts zweimal an der Rhinobasis erfolglos operiert, bevor die eigentliche Ursache gefunden wurde. Zunächst konnten wir durch auf die Tubenöffnungen aufgebrachte Tubenschwämmchen (Abb. 4) den Abfluß von Liquor aus der Eustachischen Röhre nachweisen. Die zusätzlich erfolgte Schichtung beider Pyramiden (Abb. 17) ergab einen ossären Defekt im Bereich der hinteren Schädelgrube und die Kernspintomographie wies eine Subarachnoidalzyste nach. Bedingt durch den Sturz war die Zystenwand geplatzt und der präexistente, ossäre Defekt ermöglichte den Abfluß von Liquor über das Mastoid, die Tube und die rechte Nasenhaupthöhle.

Dieser Fall zeigt einmal mehr, daß bei negativen Röntgenbefunden im Bereich der Rhinobasis, aber pos. Liquorbefund, ergänzend auch beide Felsenbeine röntgenologisch abgeklärt werden müssen.

3.1.3 Postoperative Rhinoliquorrhoe

Bei fraglicher Liquorrhoe, speziell nach geraumer Zeit von neuro-, rhinochirurgischen und neuro-, otologischen Eingriffen. Bei suspektem Austritt von Liquor aus Wundarealen können Merocelplättchen auf diese aufgelegt und somit das Sekret gesammelt werden.

3.1.4 Postoperative Kontrollen

Bei allen operativen Eingriffen mit Verschluß von Duralücken können einige Tage nach der Operation zur Überprüfung der Dichtheit der Duraplastik, bzw. bei allen Patienten mit suspekter Liquorabsonderung, Merocel-Schwämmchen eingelegt und das gesammelte Sekret analysiert werden. Das Ergebnis gibt Aufschluß über den Erfolg der Durafisteldekkung.

3.2 Indikation zu den Fluoresceinproben

Bei folgenden Patienten führen wir zusätzlich zum β_2-Transferrinnachweis die laborchemische Fluoresceinidentifikation und den endoskopischen Fluoresceintest durch:

- Bei negativem β_2-Transferrinbefund, wenn anamnestisch und befundmäßig trotzdem ein Verdacht auf eine Durafistel bzw. Verletzung vorliegt (röntgenologisch verifizierte Frakturen der Schädelbasis, länger zurückliegendes Schädelhirntrauma mit oder ohne Meningitis, nach operativen Eingriffen).
- Bei nicht verwertbarem β_2-Transferrinbefund mit sog. vorgetäuschter β_2-Transferrinbande im Serum (genetische Proteinvariante oder bei manchen Patienten mit Leberzirrhose).
- Vor der Revision einer frontobasalen, laterobasalen Fraktur bzw. vor jedem Verschluß einer persistierenden Liquorfistel. Der markierte Liquor bietet intraoperativ den Vorteil, daß durch seine gelbliche Verfärbung bzw. Markierung noch kleinste Duralücken bzw. multilokuläre Duraläsionen sicher zu identifizieren sind.
  Mikroskope mit der Möglichkeit einer Blaulichtlichtquelle und Sperrfiltervorrichtung gewährleisten eine noch bessere Fluoresceinidentifikation.

Wie bereits weiter vorne beschrieben, applizieren wir am Vorabend 2ml 5%iges Natrium-Fluorescein lumbal intrathekal und legen jeweils drei zurechtgeschnittene, armierte Merocel-Schwämmchen in jede Nasenhaupthöhle. Am nächsten Morgen werden nach Entfernung der Merocel-Schwämmchen diese sofort der Analyse, welche nur 10min dauert, zugeführt. Unmittelbar daran erfolgt die Nasenendoskopie nach Messerklinger, die eine direkte Beurteilung des Liquoraustrittes an der Schädelbasis in Fällen mit starker Liquorrhoe ermöglicht. Bisher hatten wir jedoch noch keinen Fall, bei dem der nasenendoskopische Befund positiv und der laborchemische Test negativ war.

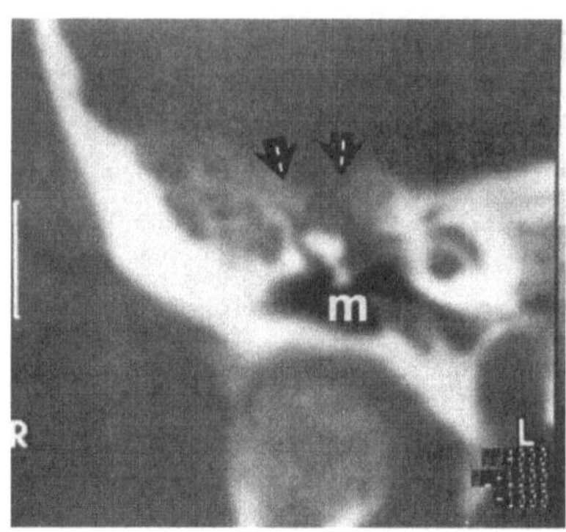

Abb. 18. Coronare hochauflösende CT der rechten Pyramide. Patient mit Hirnprolaps und rezidivierender Meningitis. Kein Trauma in der Anamnese, keine Liquorrhoe. Sämtliche liquordiagnostischen Untersuchungen negativ. Ausschließlich die Schichtung der gesamten Schädelbasis ergab diesen Befund

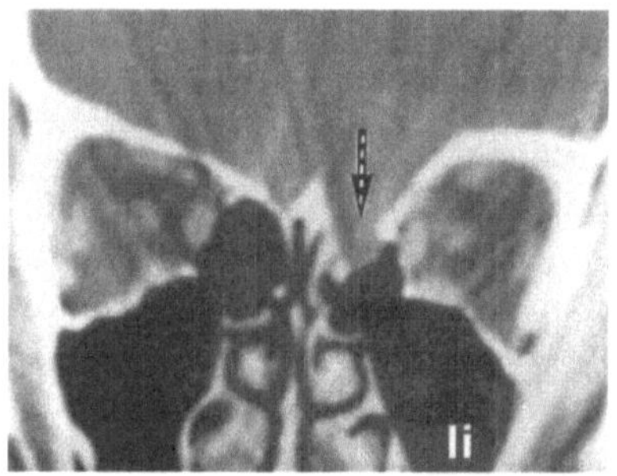

Abb. 19. Coronares CT der Nasennebenhöhlen. Patientin mit Schädelhirntrauma vor Jahren. Rezidivierende Meningitis. Keine klinische Rhinoliquorrhoe. Sämtliche liquordiagnostischen Untersuchungen negativ. Ossärer Defekt am linken Siebbeindach mit diskretem Hirnprolaps. Intraoperativ Durafistel nachgewiesen

3.2.1 Purulente Meningitis

Eine einmalige, bzw. eine rezidivierende purulente Meningitis, insbesondere nach einem Schädelhirntrauma legen den Verdacht auf eine rhino- bzw. otogene Genese nahe. Eine Pneumokokkeninfektion ist praktisch pathognomonisch. Lassen sich akute Entzündungserscheinungen und damit eine Aszension im Sinne einer Durchwanderung ausschließen, erhebt sich die Frage einer permanenten bzw. immer wieder auftretenden Duradehiszenz, die es pathogenen Keimen ermöglicht, in den Subarachnoidalraum einzudringen und Entzündungen zu induzieren. Meist finden sich keine positiven Liquortests, da Liquor auch nicht austritt und damit dem Nachweis entgeht. Man könnte deshalb den Fehler begehen, daß man die Suche nach einer Ursache einstellt, insbesondere wenn kein Schädelhirntrauma in der Anamnese vorliegt. Wir empfehlen bei diesen Patienten ausdrücklich eine präzise Röntgendiagnostik der gesamten Schädelbasis (Rhinobasis axial/coronar und Felsenbeinpyramide axial/coronar in hochauflösender Darstellung).

Fallbeispiel 1: Dieser 30 Jahre alte Patient zeigt einen Verlauf von zweimaliger Pneumokokkenmeningitis ohne Hinweis auf ein Schädelhirntrauma in der Anamnese. Sämtliche liquordiagnostischen Untersuchungen (β_2-Transferrin, laborchemischer und endoskopischer Fluoresceintest) waren negativ. Auch klinisch kein Anhalt für eine Liquorrhoe. Erst die exakte Röntgendiagnostik zeigte die Ursache der rezidivierenden Meningitis, nämlich einen wahrscheinlich kongenitalen Hirnprolaps mit intraoperativ verifiziertem Duradefekt im Bereich des rechten Felsenbeines im Tegmen tympani (Abb. 18), Rhinobasis röntgenologisch unauffällig.

Fallbeispiel 2: 35 Jahre alte Patientin mit SHT vor 5 Jahren. Rezidivierende Meningitis. Keine klinische Liquorrhoe, sämtliche liquordiagnostischen Untersuchungen negativ! Im coronaren CT der Rhinobasis ossärer Defekt mit diskretem Hirnprolaps. Intraoperativ verifizierte Duraläsion. Felsenbeindiagnostik normal.

4 Zusammenfassende Beurteilung

Mit dem von uns entwickelten Konzept zur Liquordiagnostik unter Verwendung der β_2-Transferrinbestimmung, des endoskopischen Fluoresceintests und insbesondere der laborchemischen Fluoresceinanalyse wurden, neue Maßstäbe in der Liquordiagnostik gesetzt. Es ist heute damit möglich, kleinste Liquormengen, die aus Duralücken austreten, nicht nur nachzuweisen sondern auch topodiagnostisch zu verifizieren. Bestehende Duralücken ohne Abfluß von Liquor müssen zwangsläufig jeder liquordiagnostischen Untersuchung entgehen. Dies ist insbesondere bei traumatisch bedingten Läsionen der Dura, im Rahmen von Schädelhirntraumata, zu finden, denn unserer Erfahrung nach können Duraläsionen mit liquordiagnostischen Untersuchungen in weniger als 50% nachgewiesen werden, während eine exakte Schichtung der Schädelbasis sehr häufig direkte oder indirekte Hinweise auf einen Durariß gibt. Aus unserer Sicht ist deshalb die Computertomographie der Schädelbasis eine gleichwertige diagnostische Untersuchung, die genauso wertvolle Informationen bezüglich Duraschäden geben kann. Patienten mit rezidivierenden Meningitiden mit und ohne Schädelhirntrauma zeigen bei einer exakt durchgeführten Röntgendiagnostik wesentlich häufiger pathologische Befunde, als dies mit der Liquordiagnostik zu erzielen ist.

Somit kann abschließend festgehalten werden, daß für eine moderne Diagnostik von Durafisteln nicht nur liquordiagnostische, sondern auch spezielle röntgendiagnostische Verfahren und Methoden erforderlich sind. Ausschließlich die kombinierte Anwendung moderner liquordiagnostischer und röntgenologischer Untersuchungsverfahren ermöglichen und garantieren eine exakte diagnostische Strategie und in weiterer Folge Operationsplanung. Jeder nicht notwendige Eingriff zur Deckung von Liquorfisteln sollte damit der Vergangenheit angehören.

Literatur

1. Adson A W, Uihlein A (1949) Abdichtung von Defekten des Siebbeines und der Stirnhöhlen mit Rhinorrhea cerebro-spinalis. Arch Surg (Chicago) 58:623
2. Ahmadi J, Weiss M, Segall H et all (1985) Evaluation of Cerebrospinal Fluid Rhinorrhea by Metrizamide Computed Tomographic Cisternography. Neurosurgery 16/1:54
3. Arnold W, Nitze HR, Ritter R, v Ilberg Ch, Ganzer U (1972) Qualitative Untersuchung der Verbindungswege des Subarchnoidalraumes mit dem lymphatischen System des Kopfes und des Halses. Acta Otolaryngol (Stockh) 74:411
4. Aubry M, Pialoux P (1957) Maladies de li'oreille interne et otoneurologie. Masson Paris
5. Bauer K (1982) Immunfixation. Berichte der ÖGKC 5:175
6. Beckmann G, Joseph G (1968) Szinitgraphische Lokalisation und Beurteilung von Liquorfisteln und Meningozelen. Arch Ohr- Nas- u Kehlk Heilk 191:795
7. Boenninghaus HG (1960) Die Behandlung der Schädelbasisbrüche. Frontobasale und laterobasale Frakturen der Nase, der Nebenhöhlen und des Ohres. Thieme, Stuttgart
8. Bracewell A (1965) Glucose oxydase test strip in the detection of CSF fistula. J Larnygol Otol 79:1001
9. Breuninger H (1967) Zum Nachweis der Liquorrhoe mit einfachen Laboratoriumsmethoden. HNO (Berl) 15:2
10. Coleman CC, Troland CH (1947) Die chirurgische Behandlung des spontanen Liquorabflusses aus der Nase. Ann Surg (Philadelphia) 125:718
11. Crow HJ, Keogh C, Northfield D (1956) The localisation of cerebrospinal fluid fistulae. Lancet II:271
12. Di Chiro G, Ommaya AK, Asburn WL, Briner WH (1968) Isotope cisternography in the diagnosis and follow-up of cerebrospinal fluid rhinorrhea. Neurology (Minneapolis) 28:522
13. Dietz H, Zeitler E, Wolf R (1966) Die szintigraphische Darstellung der Liquorräume mit ^{131}J-markiertem menschlichen Serumalbumin (RHISA). Fortschr Röntgenschr 105:537
14. Döge H, Hennig K (1975) Liquordiagnostik mit ^{99}Tc-HSA, ^{131}J-HSA oder ^{169}Yb-Ca-DTPA. Radiol Diagn (Berl) 16:49
15. Dohlman G (1948) Spontaneous cerebrospinal rhinorrhea. Acta Otolaryngol (suppl) 67:20
16. Eichelberger L, Lindsay JR (1941) Chemical composition of fluids from benign cysts of antrum. Proc Soc Exp Biol Med 48:191
17. Eichner H, Bebehani AA, Hochstraßer K (1983), Nasensekretdiagnostik – aktueller Stand. Normalwerte. Laryng Rhinol Otol 62:561
18. van Eijk HG, van Noort WL, Kroos MJ, van Heul C (1978) Analysis of iron-binding sites of transferrin by isoelectric focusing. J Clin Chem Clin Biochem Vol 16:557
19. van Eijk HG, van Noort WL, van Heul C (1982) Microheterogeneity of human serum transferrins: a consequence of immunochemical determinations? Clin Chem Acta 126:193
20. van Eijk HG, van Noort WL, Kroos MJ, van Heul C (1982) The heterogeneity of human serum transferrin and human transferrin preparations on isoelectric focusing gels; no functional difference of fractions in vitro. Clin Chem Acta 121:209
21. van Eijk HG, van Noort WL, Dubelaar ML, van Heul C, (1983) The microheterogeneity of human transferrins in biological fluids. Clin Chem Acta 132:167
22. Felgenhauer (1987) ßTrace-Protein as Marker for Cerebrospinal Fluid Fistula. Klin Wochenschr (Stuttgart) 65:764
23. Frick E (1965) Immunoelectrophoretische Untersuchungen über „spezifische" Proteine im Liquor cerebrospinalis. Klin Wochenschr 43:357
24. Gadeholt H (1964) Acta Otolaryngol (Stockh) 58:271
25. Gerrard S (1980) Methylene blue is dangerous. Br Med J 281:1426
26. Gotham JE, Meyer JS, Gilroy J und Bauer RB (1965) Beobachtungen über Rhinoliquorrhoe und Pneumocephalus. Ann Otol Rhinol Laryngol (St. Louis) 74:215
27. Heitmann R, Uhlenbruck G (1966) Über den Nachweis „spezifischer" Proteine im Liquor cerebrospinalis. Dtsch Z Nervenheilk 188:187
28. Hochwald GM, Thorbecke GJ (1963) Trace proteins in cerebrospinal fluid and other biological fluids. Arch Biochem 101:325
29. Irjala K, Suonpää J, Laurent B (1979) Identification of CSF leakage by immunofixation. Arch Otolaryngol (Stockh) 105:447
30. Jamicson GA, Jett M, de Bernardo SL (1971) The carbohydrate sequence of the glycopeptide chains of human transferrin. J Biolog Chemistry Vol 246:3686
31. Jensen HP, Gerlach J, Spuler H (1962) Nihil nocere! Gefahren der Farbstoffinjektion in den Liquorraum. Münch med Wschr 104:1081
32. Jeppsson JO, Laurell CB, Franzen B (1979) Agarose gel electrophoresis. Clin Chem Acta 25:629
33. Jungmann A, Peyser E (1963) Roentgen visualization of cerebrospinal fluid fistula with contrast medium. Radiology 80:92
34. Keller H, Bruhn HD (1964) Eine einfache Methode zur Diagnose der Liquorrhoe. Dtsch med Wschr. 89:1384
35. Khan NA (1982) Die otogene und rhinogene Meningitis. Laryng Rhinol Otol 61:98
36. Kirchner FR, Proud GO (1960) Method for the identification and localization of cerebrospinal fluid rhinorrhea and otorrhea. Laryngoscope 70:921
37. Kirsch AP (1967) Diagnosis of cerebrospinal fluid rhinorrhea: lack of specificity of glucose oxidase test tape. J Pediatr 71:718
38. Kline JC, Puletti RF, Bennet M, Cameron JR (1964) The detection and localisation of cerebrospinal fluid fistulae (11th Annual Meeting of the Sociaty of Nuclear Medicine San Fracisco zit nach Dietz)
39. Laterre EC, Heremans JF (1963) A note on proteins apparently „specific" for cerebrospinal fluid. Clin Chem Acta 8:220
40. Laurell CB (1956) Quantitive estimation of proteins by electrophresis in agarose gel containing antibodies. Anal Biochem 15:45
41. Lemke Th, Beeger R (1980) Präoperative klinische, radiologische und nuklearmedizinische Diagnostik und intraoperativer Befund bei frontobasaler Fistel. Laryngol Rhinol Otol 59:797

42. Lillie JC (1953) Sugar and chlorid in fluid from intranasal cysts. Arch Otolaryngol (Stockh) 58:166
43. Lindeman RC (1979) Complications of intrathecal fluorescein. Otolaryngol Clin North Am 12:403
44. Link H, Olsson JE (1972) Beta-trace protein concentration in CSF in neurological disorders. Acta Neurol Scand 48:57
45. Loebell G (1960) Zur Differentialdiagnose der rhinogenen Liquorrhoe. Erste Mitteilung über Untersuchungsergebnisse der chem. Zusammensetzung von Nasensekret. Pract oto- rhino- laryngol (Basel) 22:235
46. Magnaes B, Solheim D. (1977) Controlled overpressure cisternography to localize cerebrospinal fluid rhinorrhea. J Nucl Med 18:109
47. Mahaley MS, Odom GL (1966) Complication following intrathecal injection of fluorescein. J Neurosurg 25:298
48. Marc JA, Schecter MM (1973) The significance of fluid gas displacement in the sphenoid sinus in posttraumatic cerebrospinal fluid rhinorrhea. Radiology 108:603
49. Mealey J (1962) Gamma x-ray image subdural effusions. Scanning after injection of radio-iodinated serum albumin into subdural space and its clinical application. J Neurosurg 19:934
50. Mees K, Beyer A (1982) Akute neurologische Komplikationen nach intrathekaler Fluorescein-Injektion. Laryng Rhinol Otol 61:102
51. Mehta PD, Mehta SP, Patrik BA (1984) Silver staining of unconcentrated cerebrospinal fluid in agarose gel (Panagel) electrophoresis. Clin Chem 30:735
52. Messerklinger W (1972) Nasenendoskopie: Nachweis, Lokalisation und Differentialdiagnose der nasalen Liquorrhoe. HNO 20:268
53. Messerklinger W, Schachenreiter H (1967) Über die mikroskopische intraoperative Funktionsprüfung der Nasen- und Nebenhöhlenschleimhaut als ein Hilfsmittel zur Lokalisation kleinster Liquorfisteln. Mschr Ohrenheilk 101:355
54. Meurman OH, Irjala K, Suonpää J, Laurent B (1979) A new method for the identification of cerebrospinal fluid leakage. Acta Otolaryngol (Stockh) 87:366
55. Miodonski J (1957) Die Bestimmung des Ortes bei Liquorrhoea nasalis. Acta oto laryng Stockholm 47:262
56. Moseley JI, Carton CA, Stern WE (1978) Spectrum of complications in the use of intrathecal fluorescein. J Neurosurg 48:765
57. Novotny O (1951) Über die operative Versorgung Stirnhöhlenverletzter mit Duraöffnung. Mschr Ohrenheilk 85:37
58. Oberascher G, Arrer E (1986) Immunologische Liquordiagnostik mittels β_2-Transferrin – Grundlagen und Methodik. Laryng Rhinol Otol 65:158
59. Oberascher G, Arrer E (1986) Erste klinische Erfahrungen mit β_2-Transferrin bei Oto- und Rhinoliquorrhoe. HNO 34:151
60. Oberascher G (1988) Otoliquorrhoe-Rhinoliquorrhoe. Salzburger Konzept zur Liquordiagnostik. Laryng Rhinol Otol 67:375
61. Oberascher G (1988) Cerebrospinal fluid otorrhea – new trends in diagnosis. Am J Otol 912:87
62. Oberascher G (1988) A modern concept of cerebrospinal fluid diagnosis in oto- and rhinorrhea. Rhinology 26:89
63. Oberascher G, Arrer E (1986) A new method for using fluorescein to demonstrate oto- and rhinorrhea. I. Sample preparation by electrophoresis and photometric identification of fluorescein. Arch Otorhinolaryngol 343:117
64. Oberson R (1972) Radioisotopic diagnosis of rhinorrhea. Radiol clin et biol Basel 41:28
65. Otto H, Bock WJ, Poll W, Sauer J, Strötges MW (1973) Die Leistungsfähigkeit der Szintigraphie bei der Diagnostik von Liquorfisteln. Fortschr Röntgenstr 118:641
66. Pribram HF, Hass AC, Nishioka H (1966) Radiographic localization of a spontaneous cerebrospinal fluid fistula. J Neurosurg 24:1031
67. Raaf J (1967) Posttraumatic cerebrospinal fluid leaks. Arch Surg 95:648
68. Reisinger P, Lempart Katrin, Hochstraßer K (1987) Neue Methoden zur Diagnostik von Liquorfisteln mit Hilfe von β_2-Transferrin oder Präalbumin – Grundlagen und Methodik. Laryng Rhinol 66:255
69. Reisinger P, Hochstraßer K (1989) The Diagnosis of CSF Fistulae on the Basis of Detection of β_2-Transferrin by Polyacrylamide Gel Electrophoresis and Immunoblotting. J Clin Chem Clin Biochem 27:169
70. Ritchie FR, Smith R (1976) Immunofixation I: General principles and applications to agarose gel electrophoresis. Clin Chem 22:497
71. Ritchie FR, Smith R (1976) Immunofixation II: Application to typing of alpha-1-antitrypsin at acid pH. Clin Chem 22:1935
72. Rollin H (1970) Glucose- und Eiweißstreifen in der Diagnostik der nasalen Liquorfisteln. HNO 18:18
73. Salar G, Carteri A, Zampieri P (1978) The diagnosis of CSF fistulas with rhinorrhea by isotope cisternography. Neuroradiology 15:1985
74. Simon H (1970) Die Fluoresceinprobe zur Diagnostik der oto- und rhinogenen Liquorfistel. Laryngol Rhinol Otol 59:54
75. Sinanan EN, Tenney R, McQueen D (1966) An unusual case of occult cerebrospinal fluid rhinorrhea and a method of its determination by the use of tracer element. Laryngoscope St Louis 76:102
76. Schaefer St, Diehl J, Briggs W (1980) The Diagnosis of CSF Rhinorrhea by Metrizamide CT Scanning. Laryngoscope 90:871
77. Teng P, Edalatpour N (1963) Cerebrospinal fluid rhinorrhea with demonstration of cranionasal fistula with Pantopaque. Radiology 81:802
78. Theissing J, Schindler G (1975) Zur Diagnostik frontobasaler Liquorfisteln mit dem Rihsa-Scan. Arch Otorhinolaryngol 210:251
79. Ungerecht K (1965) Die operative Behandlung einer nasalen Liquorrhoe infolge laterobasaler Fraktur. Arch Ohr Nas Kehlkhk Berlin 185:839
80. Vogel K (1954) Zur Lokalisation und Behandlung der nasalen Liquorrhoe. HNO Wegweiser Berlin 4:159
81. Wagner HR, Hosain F, Deland FH, Som P (1970). A new radio-pharmaceutical for cisternography. Radiology 95:121
82. Wallace JD et al (1972) Status epilepticus as a complication of intrathecal fluorescein. J Neurosurg 36:659

Anhang:

European Archives of Oto-Rhino-Laryngology Suppl. 1993/I

Die basiläre Impression

D. Graf v. Keyserlingk und A. Prescher

Institut für Anatomie der RWTH Aachen, Wendlingweg 2, W-5100 Aachen

Inhaltsverzeichnis

1 Einleitung

Die basiläre Impression ist eine häufige und wichtige Formveränderung des kraniozervikalen Überganges. Sie gehört zu den okzipitalen Dysplasien und weist eine Häufigkeit von ca. 1% in der Gesamtbevölkerung auf [33]. Viele Fälle bleiben klinisch stumm oder werden autoptisch gefunden. Diejenigen Fälle, die zu Lebzeiten auffällig werden, beanspruchen ein erhebliches, differentialdiagnostisches Interesse, da einige neurologische Krankheitsbilder, z.B. die amyotrophe Lateralsklerose, imitiert werden können. 60% der Patienten mit klinischer Manifestation der basilären Impression zeigen cochleär-vestibuläre Symptome und werden beim HNO-Arzt vorstellig, der somit in die Diagnostik und Therapie einbezogen wird [9].

Die basiläre Impression ist für den Chirurgen von Bedeutung, da er bei der Revision des zervikalen Spinalkanales, bei der Operation von Aneurysmen oder traumatischen Läsionen auf diese charakteristische Abweichung von der regelrechten Topographie stoßen kann und dann über die vorgefundene Situation orientiert sein muß [15].

Die basiläre Impression kann als Fehlbildung des kraniozervikalen Überganges mit weiteren Fehlbildungen kombiniert auftreten und somit das gesamte Spektrum einer harmlosen anatomischen Variante bis hin zum lebensbedrohlichen Mißbildungskomplex aufweisen. Prinzipiell wird eine primäre basiläre Impression von einer sekundären (erworbenen) basilären Impression unterschieden.

Die primäre basiläre Impression erklärt sich aus der komplizierten Entwicklungsgeschichte des kraniozervikalen Überganges, wohingegen die sekundäre basiläre Impression die Folge einer knochenerweichenden Grundkrankheit (Osteoporose, M. Paget, Osteomalazie, Rachitis, Osteodystrophia generalisata v. Recklinghausen, Osteogenesis imperfecta) ist.

Bei chronisch-rheumatischen Erkrankungen kann sich infolge von Gelenkknorpelauflösung und Ventraldislokation des Atlas ein Hochstand des Dens axis ergeben, für den der Begriff „pseudobasiläre Impression“ geprägt wurde [24]. Diese Erscheinung hat mit der eigentlichen basilären Impression nichts gemeinsam und muß streng von ihr getrennt werden.

Nach Virchow [35] handelt es sich bei der basilären Impression generell um eine Einstülpung der knöchernen Umgebungsstrukturen des Foramen occipitale magnum in das Schädelinnere, mit Verringerung der Schädelhöhe. Virchow [35] war es auch, der zum ersten Mal den Begriff „basiläre Impression“ benutzte, nachdem Berg und Retzius [1] die Bezeichnung „Impressio baseos cranii“ eingeführt hatten. 1880 wurde die erste grundlegende anatomisch-pathologische Studie von Grawitz [17] vorgelegt. Die weiteren zahlreichen Bearbeitungen und Fallmittei-

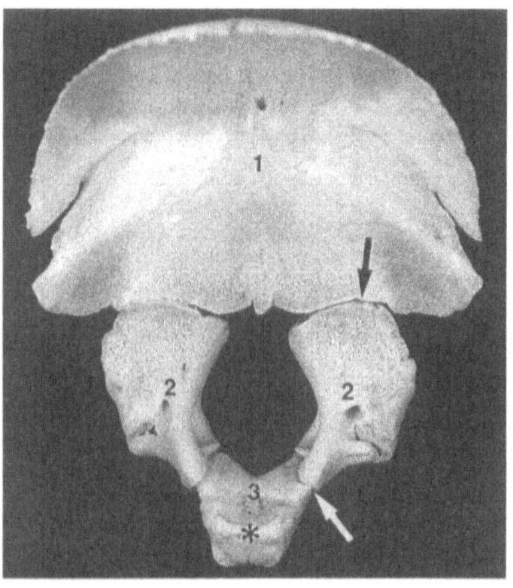

Abb. 1

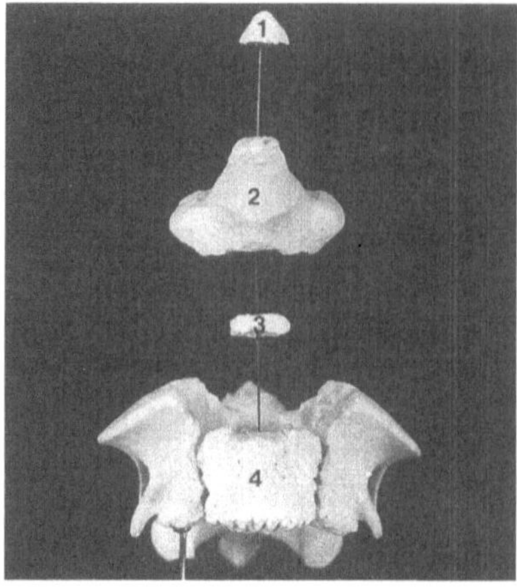

Abb. 2

Abb. 1. Os occipitale eines Säuglings, die 4 Anteile zeigend. *1:* Squama occipitalis, *2:* Partes laterales ossis occipitalis (paarig), *3:* Pars basilaris ossis occipitalis. Der *schwarze Pfeil* weist auf die Synchondrosis intraoccipitalis posterior, der *weiße Pfeil* auf die Synchondrosis intraoccipitalis anterior hin. Der *Stern* markiert die Anlagerungsfläche der Pars basilaris an den Keilbeinkörper

Abb. 2. Axis eines Frischlinges von Sus scrofa (Linné 1758), die verschiedenen Bestandteile verdeutlichend. *1:* Ossiculum terminale Bergmann (Körper des Proatlas), *2:* Dens axis mit Denssockel (Körper des Atlas), *3:* Ossiculum Albrechti (Grundplatte des Altaskörpers und Deckplatte des Axiskörpers mit dazwischen liegendem Bandscheibenrest), *4:* Körper des Axis

lungen wurden in der monographischen Bearbeitung von Klaus [21] zusammengestellt und kritisch gewürdigt.

Um die Morphologie der basilären Impression und assoziierter Formvarianten besser verstehen zu können, sei an dieser Stelle eine Schilderung der regelrechten Anatomie der hinteren Schädelgrube und des kraniozervikalen Überganges mit entsprechenden embryologischen Erläuterungen eingefügt.

2 Entwicklung und normale Anatomie der hinteren Schädelgrube

Für das Verständnis der Veränderungen bei der anlagebedingten basilären Impression ist die Entwicklung des Os occipitale von zentraler Bedeutung. Dieser Knochen wird aus 4 Teilen zusammengesetzt (Abb. 1): 1. Pars basilaris, 2. Partes laterales (paarig), 3. Squama occipitalis. Aus der Pars basilaris geht der größte Teil des Clivus Blumenbachii und die vordere Umrandung des Foramen occipitale magnum hervor. Die paarigen Partes laterales bilden die seitlichen Anteile des Foramen occipitale magnum, die vom Canalis nervi hypoglossi durchzogen werden und an ihrer Unterseite die Condyli occipitales tragen. Die hintere Umgebung des Foramen occipitale magnum wird durch die Squama occipitalis beigestellt. Die beschriebenen 4 Anteile werden durch die Synchondrosis intraoccipitalis anterior und die Synchondrosis intraoccipitalis posterior verbunden. Diese beiden Synchondrosen sind paarig auf jeder Seite angelegt. Die Pars basilaris grenzt vorne an das Corpus ossis sphenoidalis. Beide Knochen werden durch die Synchondrosis (Fissura) sphenooccipitalis verbunden, die eine zentrale Bedeutung als Wachstumsfuge für die Basis cranii hat. Durch Synostosierung dieser Wachstumsfuge entsteht nach Ablauf des Wachstums das Os tribasilare (Os sphenoidale synostotisch mit Os occipitale verbunden). Das Material, welches in die das Foramen occipitale magnum umgebenden Knochenstrukturen eingeht, stammt von den ursprünglichen oberen 5 Wirbelanlagen ab, die in die Schädelbasis einbezogen werden [32]. Für das Verständnis der häufig mit der basilären Impression vergesellschafteten Veränderungen im kraniozervikalen Übergang, ist es von Bedeutung, auch das Schicksal der nachfolgenden verbleibenden freien zervikalen Wirbel kennenzulernen. Die vor dem Atlas liegende Wirbelanlage wird Proatlas genannt. Sein Corpus vertebrae wird nicht in die Schädelbasis eingebaut, sondern bildet die Spitze des Dens axis [19, 20] (Abb. 2). In der Jugendzeit ist die Densspitze bei ca. 26% [6] als separater Spitzenkern angelegt. Dieser Spitzenkern wird als Ossiculum terminale Bergmann bezeichnet und kann in seltenen Fällen bis ins Erwachsenenalter hinein persistieren. Der Körper des Atlas macht ebenfalls eine besondere Entwicklung durch. Er separiert sich bereits frühembryonal von der Atlasanlage, um mit dem Axis Verbindung aufzunehmen [11, 12, 13]. Ursprünglich ist auch zwischen Atlas und Axis eine aus der Chorda dorsalis hervorgegangene Bandscheibe angelegt worden, die dann zur Verbindung des losgelösten Atlaskörpers, dem späteren Dens axis, mit dem Axiskörper führt. Im Kindesalter wird dieses Bandscheibenrelikt als subdentale Synchondrose nachweisbar. Da oberhalb dieser Bandscheibe die Grundplatte des Atlaskörpers existiert, darunter aber die Deckplatte des Axis, resultiert eine Knochenscheibe mit zentraler Bandscheibenhöhle. Diese Knochenscheibe heißt Ossiculum Albrechti (Abb. 2).

Nicht nur die Wirbelkörper machen eine besondere Entwicklung durch, sondern auch die Wirbelbögen sind von Interesse. Der Wirbelbogen des Proatlas teilt sich auf beiden Seiten in einen vorderen und hinteren Anteil [11, 12, 13]. Der vordere Abschnitt führt zur Bildung der okzipitalen Kondylen, wohingegen der hintere Anteil mit dem Atlas Verbindung aufnimmt und zur Bildung des hinteren Anteiles der oberen Gelenkfacette führt. Im Bereich des Atlas ist eine weitere Besonderheit zu bedenken: Der Arcus anterior atlantis wird aus Material der persistierenden hypochordalen Spange gebildet, die an allen anderen Wirbelsäulenabschnitten vollständig zurückgebildet wird.

Laufen diese Entwicklungsvorgänge ungestört ab, resultiert ein regelhafter Zustand, der den nervösen Strukturen Schutz bietet, ohne sie zu komprimieren.

3 Anatomie der hinteren Schädelgrube bei basilärer Impression

Störungen der normalen Entwicklung der Basis cranii können resultieren, wenn in den intraoccipitalen Synchondrosen oder in der sphenookzipitalen Synchondrose ein zu geringes Wachstum stattfindet oder die Synostosierung zu früh einsetzt. In diesen Fällen ist das Wachstum der Schädelbasis erheblich reduziert, so daß eine okzipitale Hypoplasie entsteht. In diesem Zusammenhang soll erwähnt werden, daß der Name „basiläre Impression" für die primären Formen nicht treffend gewählt worden ist, da keine Einstauchung, sondern eine Minderentwicklung mit verminderter Absenkung (Exprimierung) der Schädelbasis vorliegt. Die Deformierung betrifft in der Regel die Pars basilaris sowie die Partes laterales ossis occipitalis, wohingegen die Pars squamosa selten mitbetroffen wird. Je nachdem, ob die Pars basilaris, die Partes laterales oder die Pars squamosa betroffen sind, unterscheidet man eine vordere basiläre Impression, eine paramediane sive mediale basiläre Impression und eine hintere basiläre Impression.

3.1 Vordere basiläre Impression

Die typischen Kennzeichen der vorderen basilären Impression sind die Horizontalstellung und Verkürzung des Clivus Blumenbachii (Platybasie), sowie seine dünne und hypoplastische Ausbildung. Durch die Platybasie und Klivusverkürzung entsteht eine Aufrichtung der normalerweise fast horizontal gelegenen Ebene des Foramen occipitale magnum (Abb. 4b). Auf die geschilderten Veränderungen reagiert die Halswirbelsäule mit der Ausbildung einer Hyperlordose, wobei auch der Dens axis nach hinten gekippt wird und somit nervale Strukturen komprimieren kann.

Der Winkel zwischen der Klivusebene und der Ebene des Foramen occipitale magnum wird als Boogardwinkel bezeichnet. Er beträgt normalerweise 119–135°. Werte größer als 136° gelten als pathologisch und zeigen eine basiläre Impression an. Der Welckersche Winkel (zwischen der Linie Nasion-Tuberculum sellae und der Linie Tuberculum sellae-Basion), der ein Maß für den Grad der Schädelbasisknickung ist, reagiert konkordant mit, indem er deutlich über den durchschnittlichen Wert von 132° vergrößert wird (Abb. 4b).

3.2 Paramediane basiläre Impression

Bei der paramedianen basilären Impression, die einseitig oder beidseitig vorkommen kann, findet man einen Anstieg der Partes laterales ossis occipitalis nach medial hin, so daß die Figur eines umgekehrten Trichters entsteht. Im Regelfall sind die Partes laterales horizontal eingestellt, oder auch leicht nach kaudal konvex. Ferner sind die an sich schon dünnen Partes laterales weiter reduziert und vor allem auch verschmälert. Mit diesen Veränderungen kann eine fakultative Hypoplasie der Condyli occipitales einhergehen. Eine solche kondyläre Hypoplasie ist durch die Abflachung der Hinterhauptskondylen gekennzeichnet, wodurch eine zusätzliche Höherstellung von Atlas und Axis bedingt wird. Bei der Hypoplasie der Kondylen wird der normale Gelenkachsenwinkel von ca. 125° im Mittel auf 137° vergrößert [33]. Mit dieser Winkeländerung kann eine Kondylenprominenz, d.h. ein Hineintragen der vorderen Kondylenkanten in das Foramen occipitale magnum verbunden sein. Die Kondylenprominenz führt zu einer seitlichen Einengung des Foramen occipitale magnum (Abb. 3). Asymmetrische Ausprägungen der paramedianen basilären Impression können einen ossären Schiefhals bedingen.

3.3 Hintere basiläre Impression

Die seltene hintere Form der basilären Impression wird dadurch charakterisiert, daß der Hinterrand des Foramen occipitale magnum mit dem Opisthion nicht horizontal oder leicht nach kaudal abfallend ausgebildet wird, sondern mehr oder weniger steil in die hintere Schädelgrube aufsteigend angelegt ist. Bei extremen Fällen kann eine Anhebung des Hin-

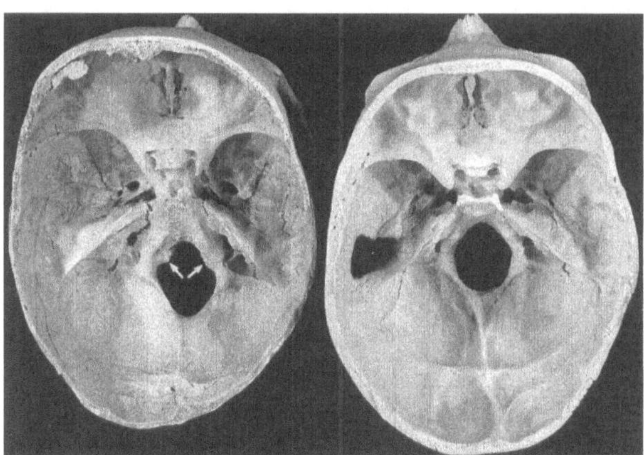

Abb. 3. *Links:* Schädel mit beidseitiger paramedianer basilärer Impression. Das verformte, unsymmetrische Foramen occipitale magnum wird durch prominente Kondylenvorderkanten *(Pfeile)* seitlich eingeengt. *Rechts:* Regelrechte Schädelbasis zum Vergleich. Man beachte die unterschiedliche Klivusstellung (beide Schädel sind mit waagerecht orientierter Deutscher Horizontalen aufgestellt worden)

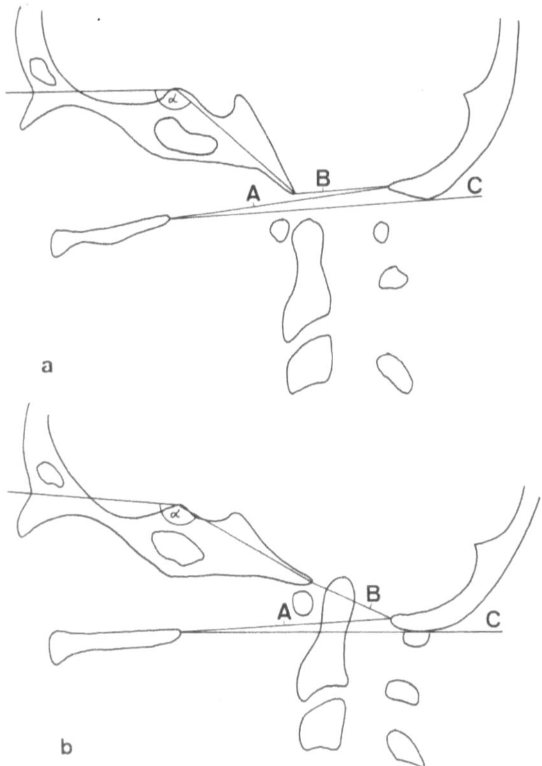

Abb. 4a, b. Schemaskizze der Schädelaufnahme im lateralen Strahlengang: **a** beim Normalfall: Die Spitze des Dens axis liegt unter der Chamberlain-Linie *(A)* und unter der McRae-Linie *(B)*. Die McGregor-Linie *(C)* wird nur bis maximal 5 mm überschritten. Welcker-Winkel als Maß für die Schädelbasisknikkung (α), **b** bei der basilären Impression: Die Spitze des Dens axis liegt deutlich oberhalb der Chamberlain-Linie *(A)*, der McRae-Linie *(B)* und der McGregor-Linie *(C)*. Aus der Horizontalstellung des Klivus ergibt sich eine Vergrößerung des Welcker-Winkels (α)

terrandes des Foramen occipitale magnum bis auf die Höhe der oberen Felsenbeinpyramidenkante erfolgen. Der so verunstaltete Hinterrand des Foramen occipitale magnum zeigt eine hufeisenförmige Kontur. Der Atlas ist bei dieser Form der basilären Impression häufig hypoplastisch oder mit seinem Arcus posterior an die Hinterhauptsschuppe assimiliert.

Zwischen den 3 Formen der basilären Impression können fließende Übergänge bestehen und zahlreiche Kombinationsformen gebildet werden.

Alle Formen haben gemeinsam, daß die morphologischen Veränderungen der Umgebung des Foramen occipitale magnum zu einem Höhertreten des Atlas und auch des Axis führen. Außerdem ist der höher gestellte Dens axis häufig noch von einer nach hinten gerichteten Verkippung betroffen, so daß er zum entscheidenden raumbeengenden und die nervösen Strukturen komprimierenden Faktor wird.

Eine geringfügige Störung der komplizierten Entwicklungsvorgänge im Bereich der kraniozervikalen Übergangsregion reicht aus, um das gesamte Entwicklungsgeschehen dieser Region zu verändern. Es ist deshalb nicht verwunderlich, wenn die basiläre Impression häufig mit anderen ossären Variationen oder Mißbildungen der kraniozervikalen Übergangsregion verknüpft ist. Die Vielzahl der vorkommenden Möglichkeiten läßt sich in 3 große Gruppen einordnen:

1. Manifestationen des Okzipitalwirbels
2. Atlasassimilationen
3. dysraphische Störungen und Segmentierungsstörungen.

Die Manifestationen des Okzipitalwirbels, d.h. das Wiedererscheinen des in die Schädelbasis eingebauten Proatlas stellen eine sehr umfangreiche Gruppe von Variationen dar, deren Klassifikation und Differentialdiagnose in der Literatur eingehend behandelt wird [33, 26]. Diese Gruppe tritt nur selten mit der basilären Impression kombiniert auf. Viel häufiger sind Atlasassimilationen und Atlashypoplasien in Verbindung mit einer basilären Impression zu beobachten. Folgende Zahlen untermauern dies: Atlasassimilationen kommen mit einer Häufigkeit von 0,14% vor [23]. In einer großen Serie von 56000 Schädeln wurde eine Atlasassimilation in 0,25% gefunden, was die Seltenheit dieser Erscheinung eindrücklich belegt [30]. In einer Population von basilären Impressionen hingegen wurden 39,9% [27] Assimilationen gefunden. Einige Autoren gingen deshalb sogar soweit, die Atlasassimilation als obligates Merkmal der basilären Impression zu betrachten [18]. Bei der Atlasassimilation ist die Einbeziehung von Wirbelanlagen in die Schädelbasis nicht beim Proatlas stehen geblieben, sondern hat auf die Atlasanlage übergegriffen. Daß es sich hierbei um eine progressive Entwicklung [8] handelt, wird in der Literatur verneint [33]. Die Bedeutung der Atlasassimilation im Rahmen der bassilären Impression liegt darin, daß sich die Gefährdungen, die von einer Atlasassimilation ausgehen, zu denen der basilären Impression addieren. Die Atlasassimilation gefährdet den Patienten durch eine progrediente atlantoaxiale Subluxation, die in ca. 50% der Fälle auftritt [5].

Neben der Atlasassimilation wurde über das gemeinsame Vorkommen von Blockwirbelbildungen bis hin zum Klippel-Feilschen-Syndrom berichtet [22, 29, 16]. Inwieweit diese Blockbildungen wirklich signifikant gehäuft, kombiniert mit der basilären Impression vorkommen, ist gegenwärtig noch nicht sicher abzuschätzen.

4 Diagnostische Verfahren bei der basilären Impression

Die Diagnosestellung der basilären Impression erfolgt prinzipiell mit radiologischen Methoden. Zur Anwendung kommen sowohl frontale wie auch seitliche Projektionen, die durch die konventionelle Tomographie ergänzt werden. Da häufig auch Fragestellungen in Bezug auf die Weichteile beantwortet werden müssen, komplettieren die Myelographie mit nichtionischen Kontrastmitteln, die Computertomographie und die Magnetresonanztomographie die Diagnostik [28]. Bei der Verdachtsdiagnose „basiläre Impression" werden zuerst Übersichtsaufnahmen der kraniozervikalen Übergangsregion in frontaler und seitlicher Projektion, sowie eine transorale Aufnahme der oberen Halswirbelsäule angefertigt. Stellen sich die Articulationes atlantooccipitales auf der transoralen Aufnahme nicht klar dar, kann der Verdacht auf das Vorliegen einer basilären Impression ausgesprochen werden [31]. Dieser Verdacht wird verstärkt, wenn auf der Aufnahme in frontaler Projektion nach medial aufsteigende Pyramidenkanten zu beobachten sind. Die halbaxiale Schädelaufnahme nach Lindgren stellt den Hinterrand des Foramen occipitale magnum, den Arcus posterior atlantis sowie die Condyli occipitales gut dar, so daß einseitige oder asymmetrische basiläre Impressionen vermutet werden können. Ergeben die konventionellen Röntgenaufnahmen Hinweise auf eine basiläre Impression, so wird als nächster diagnostischer Schritt die konventionelle Tomographie in 2 Ebenen durchgeführt. Mit Hilfe der konventionellen Tomographie werden störende Überlagerungen durch benachbarte knöcherne Strukturen ausgeschaltet.

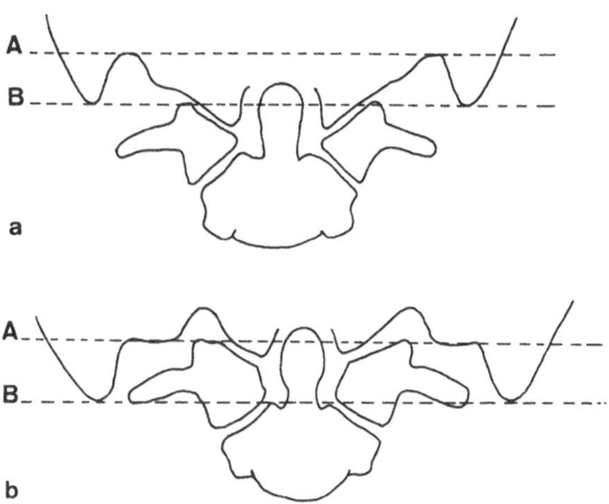

Abb. 5a, b. Schemaskizze des frontalen Tomogramms in Höhe des Dens axis: **a** beim Normalfall: Die Biventer-Linie *(A)* wird von der Spitze des Dens axis nicht erreicht oder gar überschritten. Die Bimastoidlinie *(B)* wird von der Densspitze nur bis maximal 10 mm überschritten, **b** bei der basilären Impression: Die Biventer-Linie *(A)* wird erreicht oder überschritten (nur bei schweren Fällen). Die Bimastoidlinie *(B)* wird deutlich (mehr als 2 mm) überschritten

Bei der frontalen Schichtserie muß auf das mediale Ansteigen der Schädelbasisstrukturen in Höhe des Dens axis geachtet werden, durch welches sich die basiläre Impression zu erkennen gibt (Abb. 5b).

Das laterale Tomogramm stellt die gesamte Schädelbasis übersichtlich dar, so daß vor allem die Morphologie des Klivus und die Lage der anthropologischen Meßpunkte Basion und Opisthion exakt beurteilt werden können. Deutliche Formen von basilärer Impression können mit diesen Verfahren eindeutig diagnostiziert werden. Die genannten Merkmale und Hinweise werden durch röntgenometrische Methoden sowohl in frontaler wie auch in lateraler Projektion quantifiziert. Die für sagittale Aufnahmen verwendeten wichtigsten Linien und Winkel sind in der Tabelle 1 wiedergegeben. Für das frontale Bild werden die kraniometrischen Konstruktionen der Tabelle 2 verwendet.

Bei der Anwendung der kraniometrischen Verfahren muß immer beachtet werden, daß diese Linien und Winkel nur Gültigkeit haben, wenn die Bezugspunkte regelrecht orientiert sind. Da aber in der Ausprägung dieser Bezugspunkte eine nicht unerhebliche Variabilität liegt, weisen auch die kraniometrischen Werte eine Variationsbreite auf. Deshalb müssen die kraniometrischen Verfahren in jedem Einzelfall sorgfältig abgewogen werden. Eine korrelierende Betrachtung mehrerer kraniometrischer Verfahren erhöht die diagnostische Sicherheit. In Grenzfällen ist der sichtbaren Formabweichung eher zu glauben, als den kraniometrischen Werten [33].

Tabelle 1. Kraniometrische Konstruktionen für den seitlichen Strahlengang (modifiziert nach v. Torklus und Gehle 1975)

Nomenklatur	Definition	Normwerte
Chamberlain-Linie (Palatookzipitallinie)	Verbindungslinie von Spina nasalis post. zum Opisthion	Densspitze 1 mm ± 3,6 mm unterhalb der Linie
McGregor-Linie (Basallinie)	Verbindungslinie von oberer Hinterkante des harten Gaumens zum tiefsten Punkt der Squama occipitalis	Densspitze nicht mehr als 5–6,4 mm oberhalb dieser Linie
McRae-Linie (Foramen-magnum-Linie)	Verbindung zwischen Basion und Opisthion	Densspitze überragt diese Linie nicht
Höhenindex nach Klaus	Abstand der Densspitze von der Linea tuberculocruciata	Durchschnittlich 40–41 mm, zwischen 30–36 mm grenzwertig, unter 30 mm Hinweis auf basiläre Impression
Kiefergelenk-Atlasbogenabstand	Abstand zwischen der Horizontalen durch das Kiefergelenk und dem oberen Rand des Arcus anterior atlantis	Im Mittel 30 mm (variiert zwischen 22 und 39 mm
Klivuslänge	Strecke zwischen Fußpunkt des Dorsum sellae und Basion	40 ± 3,4 mm
Hultkrantz-Linie	Verlängerung der Ebene des Foramen magnum nach ventral	trifft im Regelfall das Nasion
Boogard-Linie	Verbindungslinie zwischen Nasion und Ophisthion	Basion soll unterhalb dieser Linie liegen
Boogard-Winkel	Winkel zwischen Ebene des Foramen magnum und Klivusebene (Dorsum sellae bis Basion)	Im Mittel 122° (variiert zwischen 119–135°
Welcker-Winkel (Basiswinkel)	Winkel zwischen Linie Nasion – Tuberculum sellae und Tuberculum sellae – Basion	Im Mittel 132° (±6,23°)

Tabelle 2. Kraniometrische Konstruktionen für den frontalen Strahlengang (modifiziert nach v. Torklus und Gehle 1975)

Nomenklatur	Definition	Normwerte
Bimastoidlinie	Verbindung der Spitzen der Warzenfortsätze	Densspitze bis maximal 10 mm oberhalb
Biventerlinie (Linea diagastrica)	Verbindet die Incisurae mastoideae	Wird vom Apex dentis nicht überschritten
Kiefergelenk-Atlasbogen-Abstand	Abstand zwischen der Horizontalen durch die Kiefergelenke und dem Rand des Arcus anterior atlantis	Zwischen 22 und 39 mm (im Mittel 30 mm)
Atlantookzipitaler Gelenkachsenwinkel	Die Schenkel verlaufen durch die Mitte der Articulationes atlanto-occipitales parallel zur Kondylengelenkfläche	Im Mittel 124–127° (nur in Schichttiefe des Dens axis zu bestimmen)

Mit den konventionellen radiologischen Techniken und der Computertomographie ist eine sichere Diagnose der basilären Impression möglich. Veränderungen im Bereich des Hirnstammes und des Cerebellums lassen sich jedoch nicht darstellen. Hier bietet die Kernspintomographie eine exzellente Erweiterung der diagnostischen Möglichkeiten an, um die Beteiligung des nervösen Zentralorgans abzuklären oder assoziierte Mißbildungen, z.B. ein Arnold-Chiari-Syndrom festzustellen [2, 4].

5 Differentialdiagnose der basilären Impression

Die Problematik der Diagnose der basilären Impression wird deutlich, wenn man bedenkt, daß es sich um eine rein morphologisch-radiologische Diagnose handelt. Viele Fälle von basilärer Impression rufen keine Symptome hervor, bleiben klinisch stumm. Die unspezifischen Symptome der klinisch manifesten basilären Impression entstehen durch die Kompression des Hirnstammes, des Kleinhirnes oder der Hirnnerven der hinteren Schädelgrube. Auch die

Kompression der Gefäße des vertebrobasilären Stromgebietes kann zu Symptomen führen. Daraus ergibt sich, daß neurologische Erkrankungen, die diese Strukturen betreffen, in die Differentialdiagnose einbezogen werden müssen. Im einzelnen handelt es sich um die amyotrophe Lateralsklerose, die multiple Sklerose, die spinozerebellare Ataxie, die Bulbärparalyse sowie vaskuläre und neoplastische Prozesse der hinteren Schädelgrube. Diese Erkrankungen müssen beim Nachweis einer basilären Impression sorgfältig ausgeschlossen werden. Umgekehrt sollten bei dem Verdacht auf ein o.g. neurologisches Krankheitsbild auch eine basiläre Impression ausgeschlossen werden. Daß Fehleinschätzungen vorkommen, zeigen in der Literatur mitgeteilte Fälle [3]. Eine sorgfältige Differentialdiagnose ist auch zum Wohle des Patienten absolut unerläßlich, da viele der genannten neurologischen Erkrankungen nicht kausal therapiert werden können. Die basiläre Impression hingegen ist heute therapeutisch angehbar, wobei sowohl konservative als auch chirurgische Maßnahmen angewendet werden.

6 Therapeutische Möglichkeiten bei basilärer Impression

Im Rahmen dieser Darstellung kann auf die therapeutischen Maßnahmen bei basilärer Impression nur kurz eingegangen werden. Bei Patienten mit manifester neurologischer Symptomatik kommt ausschließlich eine chirurgische Therapie in Frage. Bei denjenigen Patienten, die nur lokale Funktionsstörungen und evtl. ein algisches Syndrom zeigen, kann eine konservative Therapie mit physikalischen Maßnahmen durchgeführt werden. Der Therapieerfolg, d.h. das Aufhören der Schmerzsymptomatik, ist jedoch zweifelhaft, da von 204 Patienten mit verschiedensten Dysplasien in der kraniozervikalen Region nur 15 Personen beschwerdefrei wurden [34]. Bei diesen 15 Personen hielt der Therapieerfolg in der Regel nur 3–5 Monate an. Da bei der konservativen Therapie keine Beseitigung der zugrunde liegenden Knochenmißbildungen erzielt wird, ist eine etwaige Progression des Krankheitsverlaufes mit der Ausbildung neurologischer Symptome nicht zu verhindern. Nach dem die anfänglich hohe Mortalität der chirurgischen Intervention [14, 15] erheblich reduziert werden konnte, ist die heutige Therapie der Wahl der chirurgischen Eingriff, mit dem Ziel, die komprimierten Nervenstrukturen zu entlasten. Das erfolgreiche chirurgische Eingreifen wurde schon von Chambers [7] dargelegt, der 5 Patienten mit sehr gutem Erfolg operierte. Die chirurgische Maßnahme dient auch als prophylaktische Maßnahme, um eine Progression des Krankheitsbildes mit Ausbildung neurologischer Symptome zu verhindern.

Bei der einfachen basilären Impression wird der anteriore Zugang gewählt und der raumfordernde Dens axis reseziert. Falls notwendig werden auch der Arcus anterior atlantis und das hintere Klivusende mit entfernt [15]. Besteht eine altlantodentale Subluxation, kann auch ein zusätzlicher hinterer Zugang notwendig werden.

Daß sich bei der basilären Impression chiropraktische Manöver verbieten, bedarf keiner weiteren Erklärung, da schwerwiegende Verletzungen des Kleinhirns oder des Hirnstammes resultieren können [25, 10].

Literatur

1. Berg FD, Retzius A (1855) Museum anatomicum Holmiensae Fasc I, Stockholm
2. Bewermeyer H, Dreesbach HA, Hünermann B, Heiss WD (1984) MR imaging of familiar basilar impression. J Comp Assist Tomogr 8:953–956
3. Bharucha EP, Dastur HM (1964) Craniovertebral anomalies. Brain 87:469–480
4. Bosley TM, Cohen DA, Schatz NJ, Zimmermann RA, Bilaniuk LT, Savino PJ, Sergott RS (1985) Comparison of metrizamide computed tomography and magnetic resonance imaging in the evaluation of lesions at the cervicomedullary junction. Neurology 35:485–492
5. Brocher JEW, Willert HG (1980) Differentialdiagnose der Wirbelsäulenerkrankungen. Georg Thieme Verlag, Stuttgart, S 134
6. Cattell HS, Filtzer DL (1965) Pseudosubluxation and other normal variations in the cervical spine in children. J Bone Jt Surg 47A:1295–1309
7. Chambers WR (1955) Headache as the first and only sign of basilar impression. J Bone Jt Surg 37A:189–192
8. Degenhardt KH, Kladetzky J (1955) Wirbelsäulenmißbildung und Chordaanlage. Z menschl Vererb- u Konstit-Lehre 33:151–192
9. Elies W (1989) Indikation und Technik der transoralen Densresektion bei kraniozervikaler Dysplasie. Laryngo-Rhino-Ortol 68:462–463
10. Ford FR, Clark D (1956) Thrombosis of basilar artery with softening in cerebellum and brain stem due to manipulation of neck. Report of two cases with one postmortem examination. Bull Johns Hopkins Hosp 98:37–42
11. Ganguly DN, Singh Roy KK (1964) A study on the craniovertebral joint in the man. Anat Anz 114:433–452
12. Ganguly DN, Singh-Roy KK (1965) A study on the craniovertebral joint in the vertebrates I. Anat Anz 117:421–429
13. Ganguly DN, Singh-Roy KK (1965) A study on the craniovertebral joint in the vertebrates II. Anat Anz 117:430–446
14. Gátai G (1957) Über die chirurgische Behandlung der baslaen Impression. Zbl Neurochir 17:264–274
15. Gilsbach J, Eggert HR (1983) Transoral operations for craniospinal malformations. Neurosurg Rev 6:199–209
16. Godlewskid St, Dry J (1963) Les anomalies congénitales de la charnière cervico-occipitale. Rev Rhum 30:496–517

17. Grawitz P (1886) Beitrag zur Lehre von der basilären Impression des Schädels. Virchows Arch path Anat 80: 449–474
18. Gustafson WA, Oldberg E (1940) Neurologic significance of platybasia. Arch Neurol Psychiat (Chic) 44:1184–1198
19. v Hayek H (1923) Über den Proatlas und über die Entwicklung der Kopfgelenke beim Menschen und bei einigen Säugetieren. Sitzungsberichte Akad Wissenschaften, mathemat-naturwiss Klasse Wien 130/131:25–160
20. v Hayek K (1927) Untersuchungen über Epistrophus, Atlas und Hinterhauptsbein. Morph Jb 58:269–347
21. Klaus E (1969) Die basiläre Impression. S. Hirzel Verlag Leipzig
22. Levy A (1952) Malformation de la charnière cranio-cervicale (impression basilaire) accompagnée de malformations vertébrales multiples. Rev neurol 87:563–569
23. Macalister A (1992/93) Notes on the development and variations of the atlas. J Anat Physiol 28:519–542
24. Martel W (1961) The occipito-atlanto-axial joints in rheumatoid arthritis and ankylosing spondylitis. Amer J Roentgenol 86:223–240
25. Pratt-Thomas HR, Berger KE (1947) Cerebellar and spinal injuries after chiropractic manipulation. JAMA 133:600–603
26. Prescher A (1990) The differential diagnosis of isolated ossicles in the region of the dens axis. Gegenbaurs morphol Jb 136:139–154
27. McRae DL (1953) Bony abnormalities in the region of the foramen magnum: correlation of the anatomic and neurologic findings. Acta radiol 40:335–354
28. Riedel E, Biedermann F (1988) Röntgendiagnostik der okzipito-zervikalen Fehlbildungen I. Basiläre Impression. Radiol Diagn 29:193–202
29. Soyka D (1963) Basiläre Impression. Fortschr Röntgenschr 98:483–488
30. Stiemens T (1929) Concrescentia atlanto-occipitalis Nederl Tijdschr v geneesk G 73:3412–3414
31. Tänzer A (1956) Die basiläre Impression. Radiol clin (Basel) 25:135–152
32. Theiler K (1988) Vertebral malformations. Adv Anat Embryol Cell Biol 112:1–99
33. v Torklus D, Gehle W (1975) Die obere Halswirbelsäule. Georg Thieme Verlag, Stuttgart, 2. Aufl
34. Unger H (1958) Anomalien der Occipito-Cervical-Region und ihre klinische Symptomatik. Arch physiol Ther 10: 430–437
35. Virchow R (1876) Beiträge zur physischen Antrophologie der Deutschen, mit besonderer Berücksichtigung der Friesen. Vogt, Berlin

European Archives of Oto-Rhino-Laryngology Suppl. 1993/I

Computergestützte Chirurgie (CAS) der Schädelbasisregion. „Ergänzung, Revolution oder Science-fiction?"

R. Mösges

Klinik für Hals-Nasen-Ohren-Heilkunde und Plastische Kopf- und Halschirurgie der RWTH Aachen (Direktor: Univ.-Prof. Dr. med. G. Schlöndorff), Pauwelsstr. 30, W-5100 Aachen

Inhaltsverzeichnis

1 Einleitung

In der Rhinobasischirurgie ist eine Tendenz zum weniger invasiven, endonasalen Operieren festzustellen. Gerade bei den hier eingesetzten endoskopischen und mikroskopischen Operationsverfahren geht die Übersicht über das Operationsgebiet verloren. Auch der erfahrene Operateur ist gelegentlich unsicher, wo er sich exakt mit seinem Instrument befindet. Ein deutliches Zeichen dieser Unsicherheit sind die in der Literatur beschriebenen Komplikationen, seien es Blutungen, orbito-okulare oder enzephalo-meningeale Komplikationen [10, 33, 41, 48].

Die computerunterstützte Chirurgie hat zum Ziel, den Operateur davor zu bewahren, wichtige Strukturen zu verletzen. Sie soll helfen, *schonend* und dabei *gründlich,* vor allem aber *sicher* zu operieren. Voraussetzung hierfür ist es, zu jedem Zeitpunkt die topographische Beziehung zwischen Instrumenten und verletzlichen Strukturen exakt herzustellen. Dabei unterstützt das CAS-Verfahren den Operateur auf allen Stufen des operativen Prozesses, der besteht aus der klassischen Trias: *Erfassen, Entscheiden, Handeln.*

2 Voraussetzungen für computerunterstütztes Operieren

Das Verfahren zum computerunterstützten Operieren, für das sich der Begriff CAS [13, 32, 38] (computer assisted surgery) eingebürgert hat, schlägt eine Brücke zwischen Diagnostik und Therapie. Nur die Entwicklung einer aufgabenspezifischen Technologie, die Kombination von in situ-Positionsmeßverfahren mit interaktiver, 3dimensionaler Darstellungstechnik mittels extrem schneller Bildprozessoren [29] öffnet den Weg für die umfassenden bildgebenden Diagnoseverfahren in den operativen Fächern.

Diese Entwicklungen basieren auf:

- *Bildgebung* mit der Verfügbarkeit tomographisch arbeitender Verfahren, die rasch 3dimensionale Patientenmodelle erstellen.
- *Bildarchivierung und Kommunikation:* CAS ist eine exemplarischer Anwendungsfall für die massive Nutzung digitaler Bilddaten außerhalb der Radiologie. Nur durch die Einbindung von CAS-Systemen in PACS-Strukturen (PACS – Picture Archiving and Communication Systems) läßt sich

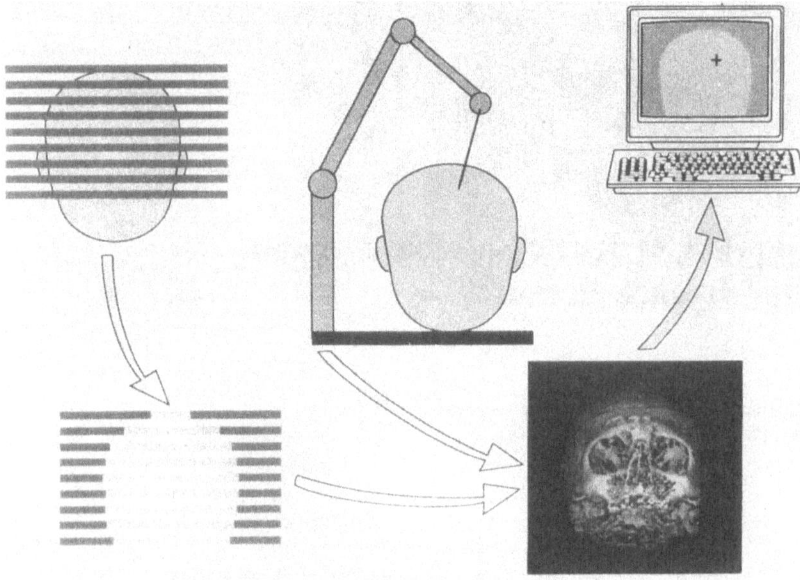

Abb. 1. Das CAS-Verfahren: Präoperativ wird ein hochauflösendes Computertomogramm vom Patienten angefertigt *(links oben)*. Die Schnittbilddaten werden auf den Bildverarbeitungsrechner des CAS-Gerätes überspielt *(links unten)*. Dort wird ein 3dimensionales Modell vom Operationsgebiet erstellt und auf dem Bildschirm dargestellt *(rechts unten)*. Intraoperativ wird das Positionsmeßgerät mit dem Bildrechner verbunden *(Bildmitte)*. Nach Vermessen des Operationsgebietes und des Instrumentes kann dessen Lage in die Bildschirmdarstellung des Patientenmodelles eingeblendet werden *(rechts oben)*

der reibungslose und zeitgerechte Transfer der benötigten Primärbildinformationen gewährleisten.
- *Bildverarbeitung und Bilderstellung (Computervision):* Die Nutzung hochauflösender CT-Bilder und die Erweiterung der Abbildungsmodalitäten, z.B. das Spiral-CT, erfordert den Einsatz von Maschinen, die speziell für die Echtzeitverarbeitung hochauflösender Bilder konzipiert sind.
- *Meßtechnik:* Die Positionsbestimmung bewegter chirurgischer Instrumente wie auch die Erfassung der Lage des Operationsgebietes stellt höchste Anforderung sowohl an Meßtaster wie auch an berührungslose Meßverfahren.
- *Handhabungstechnik:* Fortschritte der Robotik erlauben, auch im Submillimeterbereich exakt zu positionieren.
- *Chirurgietechnik:* Vermehrt werden auf Distanz arbeitende manipulatorgesteuerte Effektoren, so z.B. CO_2-Laser und Ultraschallzertrümmerer eingesetzt.

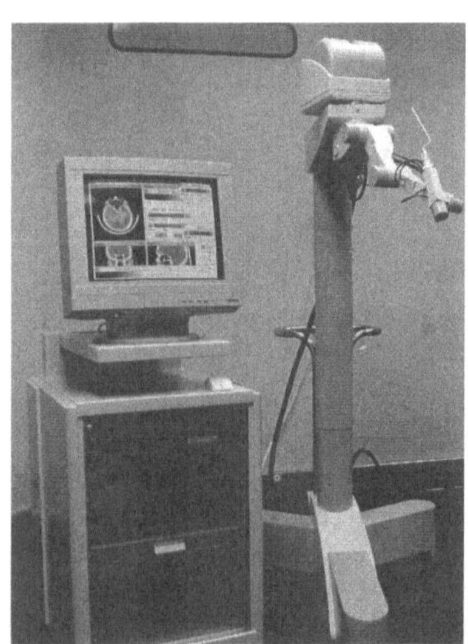

Abb. 2. Das CAS-Gerät, bestehend aus elektromechanischem Meßarm mit integriertem Positionsrechner und Bildverarbeitungsworkstation

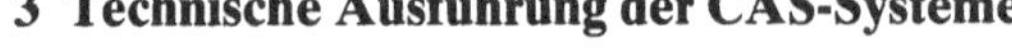

3 Technische Ausführung der CAS-Systeme

Das CAS-Verfahren (Abb. 1) benötigt 3 Komponenten: ein Bilderzeugungsgerät, sowie das CAS-Gerät (Abb. 2), bestehend aus einem Bildverarbeitungsrechner und einem Positionsmeßgerät.

3.1 Bilderzeugung

Für die Bilderzeugung werden digitale tomographische Systeme, entweder Röntgen-Computer-Tomographen (CT) oder Magnetresonanz-Tomographen (MR) verwendet. Für die Chirurgie der vorderen Schädelbasis benutzen wir CT-Schichtsequenzen mit folgenden Eigenschaften:
- 1 oder 2 mm Schichtdicke
- fortlaufende, nicht überlappende Aufnahmetechnik
- transversale Schnitte zur Unterdrückung dentogener Artefakte

– 30–128 Schnitte, abhängig vom Operationsgebiet.

Für die Datenübertragung werden Disketten, laseroptische Platten, magnetooptische Platten (MOD) oder Breitbandnetze, so z.B. das fiberoptische Netzwerk des experimentellen Picture Archiving and Communication Systems (PACS) unseres Klinikums eingesetzt.

3.2 Bildverarbeitung

Für Aufbau und Darstellung der 3dimensionalen Modelle der Schädelbasis sind Bildverarbeitungsrechner erforderlich. Neben PC-basierten Systemen haben sich insbesondere sog. Workstation-Rechner, die zumeist das Unix-Betriebssystem verwenden, durchgesetzt. Bei dem im Aachener Prototyp eingesetzten Computersystem handelte es sich um einen Industrierechner. Als Zentralrechnereinheit wird ein Motorola-Prozessor mit Coprozessor aus der 68000er Serie verwandt.

Wichtigste Aufgaben des Zentralrechners sind der Aufbau des Volumenelement-(Voxel-)Modells und die Transformation der Koordinate des 3dimensionalen Positionsmeßgeräts. Ein Massenspeicher, als Magnetplatte mit ausreichender Speicherkapazität und hoher Zugriffsrate ausgeführt, vervollständigt das Rechnersystem. Hier werden die Bilddaten der am Tage zu operierenden Patienten zusammen mit frühen CT- oder MR-Sequenzen derselben Patienten gespeichert. Für die Langzeitspeicherung stehen die Bildarchiveinheiten des PACS oder lokale Massenspeicher zur Verfügung.

Die Bilder werden als Graustufendarstellung dargeboten. Graphische und alphanumerische Information, so auch das Fadenkreuz, das die Position des Instrumentes anzeigt, werden in frei wählbaren Farben überblendet.

Die Bilddarstellungseinheit verfügt zumeist über zugeschnittene Hardware, im Fall des Aachener Prototypen über den 3dimensionalen Koordinatentransformator. Dieser benötigt nur 90ms für die Visualisierung einer quadratischen Bildmatrix von 256000Bildpunkten. Dies geschieht unabhängig von spezifischen Transformationskoeffizienten, so daß auch Ausschnittvergrößerungen und Schnitte schräg zu den Hauptachsenrichtungen möglich sind.

3.3 Bilddarstellung

Für die Darstellung 3dimensionaler medizinischer Objekte gibt es 2 grundsätzlich unterschiedliche Verfahren.

Beim ersten Verfahren werden vom Betrachter die Grenzen anatomischer Strukturen (Organe, Knochen, Blutgefäße) auf den 2dimensionalen Schichtdarstellungen bestimmt. Erst dann werden die so separierten Strukturen in ein 3dimensionales Modell der Objektoberfläche überführt. Dieses kann dann aus beliebigen Blickrichtungen dargestellt werden. Der 3dimensionale Bildeindruck entsteht beim Betrachter durch geeignete Schattierung. Spezifische optische Charakteristiken wie Farbe und Transparenz können individuellen Objekten beigeordnet werden. Dies erhöht die Übersicht der Darstellung. Nachteil dieser Methode ist es, daß die Grenzen der Objekte definiert werden müssen, die sog. Segmentation der Schichtaufnahmen. Diese Segmentation führt zu einer Reduktion des Informationsgehaltes der Tomogramme auf die Grenzlinien von Organen und Geweben.

Die zweite Darstellungsform behält den gesamten Informationsgehalt der Originaldarstellung bei. Hier wird der gesamte 3dimensionale Datensatz verwandt, nicht nur die Oberfläche der Objekte. Jedes Bildelement (Pixel) eines CT-Schnittes wird als Volumenelement (Voxel) aus einem Volumenkubus interpretiert. Dieser Voxelkubus repräsentiert den Objektraum. Zur Bilddarstellung des Körperinneren tragen geeignete Schnittbilder durch das Volumen bei. In diesen Schnitten können auch die Original-CT-Schichten erscheinen. Ein 3dimensionaler Eindruck entsteht beim Beobachter dann, wenn er die Schnittebene zügig vorwärts und zurück bewegt. Darüber hinaus können die Körperoberflächen geeignet schattiert werden. Dies hilft bei der Tiefenorientierung. Zahlreiche Experimente, auch im Kontext des BMFT-Projektes „Digitaler Bildschirm-Arbeitsplatz“ (DIBA) [6], führten zu einer ergonomisch optimierten Bilddarstellung. Dem Chirurgen wird das Operationsgebiet gleichzeitig in 3 aufeinander senkrecht stehenden Schnittbildern dargestellt. Diese Form der Darstellung eines 3dimensionalen Objektes auf einem 2dimensionalen Medium hat sich im technischen Sektor für Konstruktionszeichnungen durchgesetzt. Dem Operateur bietet sie den Vorteil der gewohnten Schnittdarstellung, wie er sie vom CT oder MR kennt. Zugleich werden jedoch die orthogonalen Rekonstruktionen, d.h. der sagittale und der koronare Schnitt mit angezeigt. Dabei zeichnen sich die Rekonstruktionen durch eine hohe Qualität der Abbildung aus, da die ursprüngliche Schichtdicke mit 1–2mm sehr niedrig gewählt ist. Dies ermöglicht die Darstellung auch feinster Details.

Im Schnittpunkt aller 3 Schichten befindet sich stets das Operationsinstrument. Dessen Position wird wie auf Abbildung 3 durch ein feines Fadenkreuz in allen Schnittebenen angezeigt. Auch

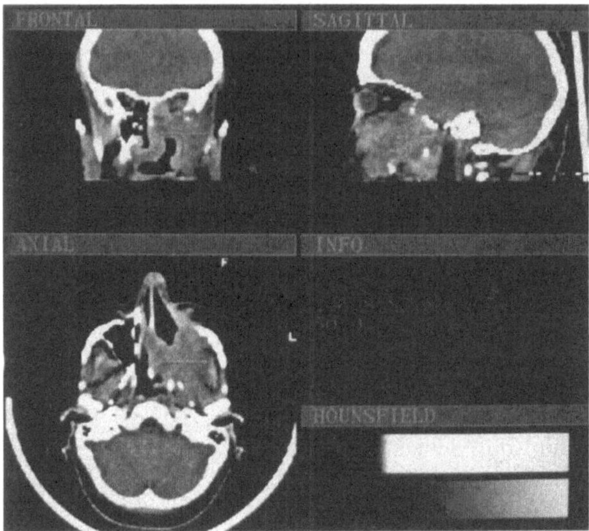

Abb. 3. Patientenmodell in multiplanarer Darstellung *(frontal, sagittal, axial)* mit Lageeinblendung des Operationsinstrumentes *(Fadenkreuz)*

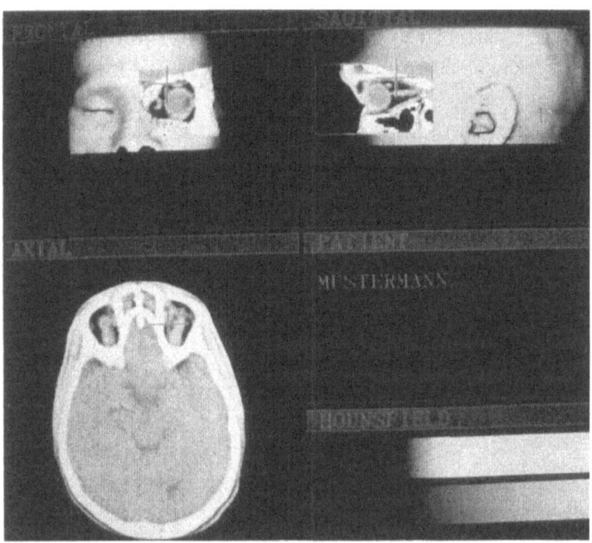

Abb. 4. Patientenmodell mit Kombination aus 3dimensionaler Oberflächendarstellung und Schnittebene, in der sich das Instrument befindet

schräge Schnitte durch das Operationsfeld können gewählt werden, so z.B. entlang des Verlaufs der Schädelbasis, zur Darstellung sonst schwer zu diagnostizierender Frakturen. Sie lassen sich durch Bewegung einer elektronischen „Maus" einstellen und zur Wiedergabe während der Operation abspeichern. Dabei wird die Orientierung durch die Einbettung der obliquen Schicht in eine 3dimensionale Oberflächenrekonstruktion erheblich erleichtert (Abb. 4).

3.4 Dreidimensionale Koordinatenmessung

Elektromechanische 3dimensionale Koordinatendigitalisierer sind aus dem Maschinenbau bekannt. Sie können wie Roboterarme aufgebaut sein. Deren einzelne Armsegmente sind miteinander durch Drehgelenke verbunden. Der relative Winkel dieser Armelemente zueinander wird im Drehgelenk durch Drehwinkelmesser bestimmt. Aus Länge und relativem Winkel der Armelemente zueinander läßt sich die Position der Armspitze bestimmen. Derartige elektromechanische Meßgeräte haben sich wegen ihrer Robustheit und geringen Beeinflußung durch externe Störquellen auch für die Anwendung im Operationssaal durchgesetzt [19, 24, 25, 26, 30, 49, 50]. Demgegenüber werden berührungslos messende Positionserfassungssysteme nur von wenigen Autoren beschrieben [12, 20, 34, 51]. Deren Meßverfahren beruhen auf den physikalischen Phänomenen Ultraschall, Magnetfeld, Infrarotoptik und Sonar.

4 Interaktive Operationsplanung auf dem Bildschirm

Ein Vorteil des CAS-Systems liegt darin, daß der Chirurg bereits präoperativ beliebige Schnitte des Operationsgebietes auf dem Bildschirm inspizieren kann. Durch Bewegung einer 3D-„Mouse" kann er durch die Schichten vor- und zurückwandern als gehe er durch einen Flur. Die Dynamik gibt eine sehr gute Orientierung und entspricht dem intraoperativ geübten Vorgehen. Hierbei bewegt der Operateur ja ebenfalls den Patienten oder das Mikroskop und Endoskop, um sich bessere Sicht auf den Krankheitsherd zu verschaffen.

Neben dieser grundlegenden Funktion erweitern Optionen den Einsatzbereich der CAS-Systeme. Eine *Zoomfunktion* erlaubt dem Operateur die Betrachtung auch kleinster Details in beliebiger elektronischer Vergrößerung. Die detaillierte *Gewebedifferenzierung* wird durch freie Wahl der Graustufung, der sog. Hounsfieldskala möglich. Die Einheit Hounsfield ist ein Maß für die Dichte von Geweben im CT. Sie schließt im Bereich von −1000 bis +3000 alle klinisch relevanten Gewebe ein. Dichtewerte werden als Graustufen im CT-Bild dargestellt. Das menschliche Auge ist in der Lage, nur wenig mehr als 30 von diesen 4000 Graustufen voneinander zu unterscheiden. Dies bedeutet, daß der Betrachter bei Ausnutzen der gesamten Hounsfieldskala 100 benachbarte Dichtewerte als eine einzige Graustufe identifizieren würde. Dem menschlichen Auge ist es somit unmöglich, Gewebe, die sich nur um wenige Hounsfieldeinheiten voneinander unterscheiden, zu differenzieren. In der Radiologie stellt man daher Ausschnitte aus dem Gesamtbereich als sog. Gewebefenster, zum Beispiel Knochen- und Weichteilfenster, dar. Die restliche Rohinformation des CT-Bildes geht dabei verloren.

Mit Hilfe der CAS-Bildverarbeitung kann demgegenüber der Chirurg den gesamten Informationsumfang der Bilder nutzen und sich hiermit neue, differenzierte Einblicke in die Gewebestruktur des Operationsgebietes verschaffen. Diese Funktion wird auch intraoperativ angeboten. Im Einzelfall erlaubt sie, z.B. die Unterscheidung zwischen Tumor und Narbe besser zu treffen als durch makroskopischen Aspekt oder operationsmikroskopische Sicht.

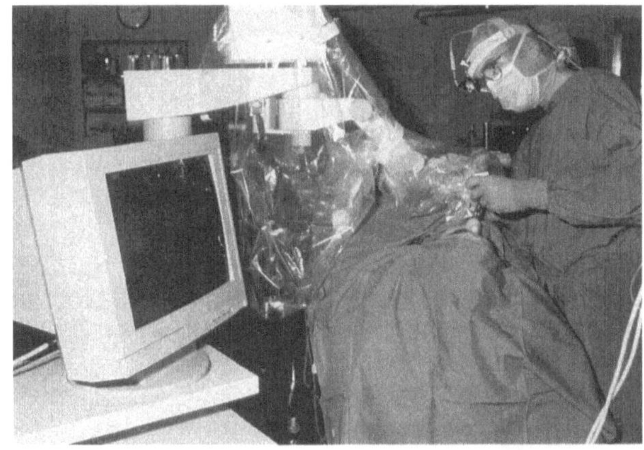

Abb. 5. CAS-Operation: Einblendung der Instrumentenlage in das Patientenmodell auf dem Bildschirm im Operationssaal

5 Intraoperative Positionsbestimmung

Für die praktische Anwendung der CAS-Methode wird präoperativ eine hochauflösende CT- oder MR-Untersuchung durchgeführt. Die Korrelation der Koordinatensysteme von 3dimensionalem Modell und realem Patient im Operationssaal ist durch Identifizierung sog. Referenzpunkte möglich. Diese müssen sich zuvor auf den Tomogrammen darstellen und während der Operation zugänglich sein. Hierfür sind natürliche Landmarken [49, 50], externe Markierungspunkte [26, 45] oder implantierbare Markierungen [22] beschrieben worden. Bewährt haben sich externe Markierungen, deren Position durch Tätowierung auf der Haut dokumentiert wird. Im Modell können diese Referenzpunkte interaktiv oder automatisch [44] definiert werden.

Zu Beginn der Operation wird die Registrierung des physikalischen Raumes, d.h. die Korrelation zwischen Modell und Realität durchgeführt. Hierzu werden die Referenzpunkte aufgesucht und ihre Position wird dem Rechnersystem übermittelt. Dieser Vorgang muß nach jeder Bewegung des Schädels während der Operation erneut wiederholt werden. Adams [1] beschreibt ein Verfahren zur kontinuierlichen, optischen Erfassung der Patientenlage auf dem Operationstisch. Nach dem Registriervorgang sind die Position des Instrumentes im Operationsgebiet und seine Darstellung auf dem Bildschirm in Deckung. Danach werden entsprechend der Position des Operationsinstrumentes, die Darstellungen der Hautachsenschnitte (axial, koronar und sagittal) auf dem Bildschirm aufgefrischt. Im Falle des Aachener Prototypen geschieht dies mit einer Rate von 20 Bildern/s. Das entspricht der Bewegungsqualität eines Kinofilms. Hierdurch erhält der Operateur präzise Informationen über das Operationsgebiet und die benachbarten Strukturen (Abb. 5).

Die Präzision, mit der Instrumente unter CAS-Kontrolle in Position gebracht werden konnten, wurde zunächst durch in vitro-Messungen bestimmt. Im Labor stellte sich eine Meßgenauigkeit nach DIN von 0,4 mm im Meßvolumen von 0,36 m^3 dar [20]. Die Meßgenauigkeit sinkt naturgemäß, wenn zu dünne und damit zu flexible Instrumente verwandt werden. Die Systemgenauigkeit wurde an einem Schädelphantom untersucht. Es wurde mit den herkömmlichen Markierungspunkten versehen und dann einer CT-Untersuchung mit 128 sequentiellen Schnitten von 1 mm Schichtdicke in 1 mm Abstand unterzogen. Bei dieser realitätsnahen Genauigkeitsprüfung war der Standardfehler 0,6 mm. Dies stellt die Grenze der derzeit mit mechanischen Positionsmeßgeräten in der Chirurgie zu erreichenden Genauigkeit dar [23, 30, 46]. In weniger als 15% der Messungen überschritt die Ablage die Größe eines Voxels der Seitenlänge 1 mm. Bei der intraoperativen Anwendung kann dagegen die Weichteilverschiebung und die ungenaue Registrierung zu verminderter Genauigkeit führen.

6 Endoskopisches und mikroskopisches Operieren

Das CAS-Verfahren kann auch für die endoskopische und mikroskopische Chirurgie eingesetzt werden. Bei der endoskopischen Chirurgie sind 3 Vorgehensweisen möglich.

1. In herkömmlicher Weise [40] wird endoskopisch operiert. Parallel hierzu werden unter endoskopischer Sicht fragliche Strukturen mit der CAS-Sonde identifiziert.
2. Die Position des Endoskops selbst wird mit Hilfe von CAS bestimmt. Hierfür werden spezielle En-

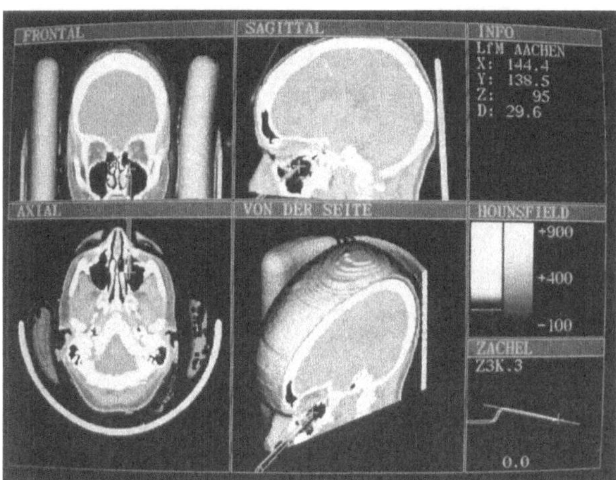

Abb. 6. Bildschirmdarstellung der Endoskoplage im 3dimensionalen Modell

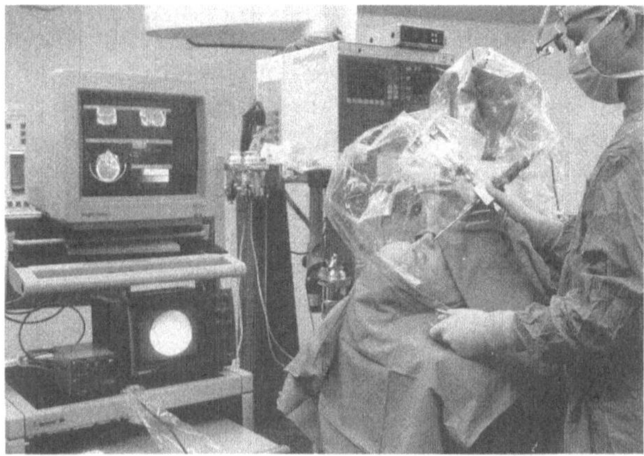

Abb. 7. Computerunterstützte videoendoskopische Nasennebenhöhlenchirurgie. Operatives Vorgehen im 2-Bildschirm-Verfahren

doskophalterungen am Meßarm angebracht. Die Daten der geometrischen Abmessung des Endoskops wurden in die CAS-Software integriert, so daß beliebige Endoskope als Meßinstrumente des CAS-Systems eingesetzt werden können. Dies gilt für starre Endoskope (Karl Storz Endoskopie, Tuttlingen) von 2,7 mm und 4 mm Durchmesser. Der Operateur betrachtet durch das Endoskop Strukturen, deren topographische Zuordnung ihm fraglich erscheint. Er kann diese oder auch andere Strukturen, die weiter distal, hinter der sichtbaren Oberfläche gelegen sind, im CT-Schnitt auf dem Monitor darstellen. Diese Vorausschaufunktion ist von besonderer Hilfe bei der transethmoidalen Operation der Schädelbasis.

3. Bei der computerunterstützten videoendoskopischen Nebenhöhlenchirurgie wird die Position eines Videoendoskopes durch das CAS-System vermessen. In das 3D-Modell wird die Lage des Endoskops eingezeichnet (Abb. 6). Parallel dazu erscheint auf einem 2. Bildschirm das endoskopische Bild (Abb. 7), anhand dessen der Operateur vorgeht. Im experimentellen Stadium befindet sich das Verfahren, bei dem ein videendoskopisches Bild auf einem Bildschirm ortsgetreu mit einer Pseudo-3D-Rekonstruktion des entsprechenden Operationsgebietes aus CT-Schnitten fusioniert wird [27].

Für die mikroskopische Chirurgie wird analog das erste Verfahren eingesetzt. Die direkte Vermessung des Operationsmikroskops gestaltet sich schwierig. Die von Roberts [34] beschriebene Direktvermessung des Mikroskops und der Fokusebene hat sich nicht durchsetzen können. Es gibt jedoch vielversprechende Ansätze für den Einsatz des CAS-Verfahrens mit dem digitalen Operationsmikroskop [32].

7 Entwicklungsstand der Systeme

Wie so häufig in der Pionierphase einer Geräteentwicklung hat sich auch bei den Systemen für computerunterstütztes Operieren eine beträchtliche Typenvielfalt herausgebildet.

Geräte für den Einsatz in der Stereotaxie waren als erste auf dem Markt verfügbar. Hierzu zählt das Compass-System, das von Kelly und Kall in der Mayo-Klinik entwickelt wurde [14, 15, 16]. Mit diesem System sind in mehreren Kliniken bislang nahezu 4000 stereotaktische Eingriffe durch intraoperative Bildgebung unterstützt worden [13]. Auch das Neuronavigator-System von Watanabe ist kommerziell verfügbar, wird jedoch zur Zeit nur in Japan eingesetzt [49]. Zwölf Kliniken verwenden dieses sehr einfach aufgebaute System. Das Neurobot-System, ein gebremster mechanischer Meßarm [9], ist in einzelnen Exemplaren an Neurochirurgischen Kliniken im Einsatz [11].

Systeme, die primär für den Schädelbasis-Chirurgen entwickelt wurden, sind noch in der klinischen Erprobung. Hierzu gehört das Viewing-Wand-System [49, 50], das in mehreren amerikanischen Kliniken für Neurochirurgie, aber auch in Hals-Nasen-Ohren-ärztlichen Kliniken erprobt wird.

Als erstes berührungslos vermessendes System befindet sich das SPOCS-Gerät in der klinischen Erprobung bei Neurochirurgen und neuerdings auch in der Hals-Nasen-Ohrenheilkunde [28]. Nennenswerte klinische Erfahrung auf Hals-Nasen-Ohrenärztlichem Gebiet liegt bisher nur mit dem im folgenden beschriebenen CASSYS-System und seinen Vorgängersystemen vor [17].

8 Klinische Erfahrungen mit CAS-Systemen in der Hals-Nasen-Ohren-Heilkunde

Das CAS-System wurde in 11 Kliniken von Neurochirurgen, Ophthalmologen und Hals-Nasen-Ohren-Ärzten bei über 300 Eingriffen eingesetzt. 269 Fälle wurden von 11 Hals-Nasen-Ohren-Ärzten operiert.

Übereinstimmend berichteten die Operateure, daß die Lokalisationshilfe nach dem Registrationsvorgang in allen klinischen Fällen sicher funktionierte. Nur bei Versuchen am Präparat traten durch postmortale Veränderungen Ungenauigkeiten auf [18]. Dagegen überschritt die Meßabweichung bei den klinischen Fällen nie die Pixel-Quantisierung des Computertomographen von 1–2 mm.

Als Indikationen für den Einsatz der intraoperativen Lokalisationshilfe haben sich herauskristallisiert [17]:

1. Endonasale Eingriffe an den Nasennebenhöhlen, wenn diese mehr als nur den Sinus maxillaris betrafen.
2. Revisionseingriffe an den Nasennebenhöhlen.
3. Tumoren der Nasenhaupthöhle, der Nasennebenhöhlen und der Orbita.
4. Schädelbasischirurgie über endonasalen oder externen Zugang.
5. Eingriffe an der Otobasis, insbesondere für die Chirurgie des Akustikneurinoms mit transtemporalem Zugang und beim Einsetzen von Cochlea-Implants.

Im Rahmen klinikinterner Qualitätssicherungsmaßnahmen wurden im Jahre 1992 die in der Aachener Hals-Nasen-Ohren-Klinik mit Computerunterstützung an den Nasennebenhöhlen operierten Patienten nachuntersucht. In keinem dieser Fälle war es peri- oder postoperativ zu einer der in der Einleitung beschriebenen, ernsten Komplikation gekommen.

Die Hypothese einer niedrigeren *Komplikationsrate* beim computerunterstützten Operieren im Vergleich zum herkömmlichen Vorgehen ließe sich erst an einer operierten und nachuntersuchten Anzahl von etwa 600 Patienten statistisch sichern. Dieses Behandlungskollektiv liegt noch nicht vor, so daß man zur Zeit nur von einer Tendenz zu geringerer Komplikationsrate sprechen kann [2].

112 an unserer Klinik mit Computerunterstützung durchgeführte Nasennebenhöhlen-Eingriffe wurden hinsichtlich der *Operationsdauer* analysiert. Diesem Kollektiv wurden gleichartige in diesem Zeitraum ohne Computerunterstützung durchgeführte Eingriffe gegenübergestellt. Die Dauer der CAS-Eingriffe lag dabei innerhalb des 95%-Konfidenz-Intervalls der Dauer der konventionellen Eingriffe. Dies bedeutet, daß es durch Computerunterstützung im Mittel weder zu einer dramatischen Verkürzung der Operationsdauer noch zu einer beträchtlichen Verzögerung der Eingriffe gekommen ist. Bei einer Einzelfallanalyse zeigt sich jedoch, daß die Dauer komplizierter Eingriffe mit CAS eher niedriger liegt als beim konventionellen Vorgehen. Auch mußte bei Einsatz der Lokalisationshilfe in keinem Falle ein Eingriff vorzeitig abgebrochen werden. In jedem Falle wurde das Operationsziel erreicht.

9 Der Stellenwert der computerunterstützten Chirurgie

Der Untertitel dieses Referates erfordert für den Bereich der Hals-Nasen-Ohren-ärztlichen Operationen die Definition des Begriffes „Revolution“. Stellt man den Vergleich zu wichtigen technischen Neuerungen der letzten Jahrzehnte in der Hals-Nasen-Ohrenärztlichen Operationslehre her, so wird man den Einsatz des *Operationsmikroskops* unzweifelhaft als Revolution bezeichnen. Doch schon beim *Endoskop* sind die Meinungen geteilt [35, 40]. Das Endoskop wird teilweise nur als hilfreiche Ergänzung beim konventionellen operativen Vorgehen betrachtet. Vollends kontrovers diskutiert wird die Rolle des *Operationslasers* in der Chirurgie.

Wie also ist der Stellenwert computerunterstützten Operierens für die Hals-Nasen-Ohren-Heilkunde?

Es ist wichtig, dies *fachspezifisch* zu sehen. Zu stark unterscheidet sich das operative Vorgehen in weiten Bereichen der Neurochirurgie von dem unseres Faches. So sind beispielsweise im Bereich der Konvexität des Hirns nur wenige Landmarken zu identifizieren. Die Bedeutung einer Positionshilfe, die auf einem radiologischen Modell basiert, ist dementsprechend hoch einzuschätzen. Andererseits verliert dieses radiologische Modell spätestens nach Ablassen der zerebrospinalen Flüssigkeit in der offenen Hirnchirurgie mit Verlagerung der Hirnsubstanz beträchtlich an Wert. Die bei der computerunterstützten Chirurgie unverzichtbare Zeitinvarianz der topographischen Beziehungen ist dann nicht mehr gegeben [23]. Nur unvollkommen gelingt die Modifikation des Modells durch intraoperative Bildgebung. Louhisalmi [23] beschreibt hierfür einen Algorithmus, basierend auf intraoperativer Ultraschallvermessung.

Der Neurochirurg fixiert den Schädel präoperativ in einer Klammer. Der Hals-Nasen-Ohren-Arzt hingegen ist es gewohnt, den Schädel des Patienten in die für das endonasale Vorgehen jeweils günstigste Position zu bringen. Dies, und die Möglichkeit unbeabsichtigter Verrückung des auf dem Operationstisch frei beweglich liegenden Kopfes verlangt nach steter Kontrolle der Position des Schädels. Häufig sind deshalb Wiederholungen der Positionsregistrierung erforderlich.

Diese Unterschiede haben zur Folge, daß ein auf neurochirurgische Belange optimiertes CAS-System in der Hals-Nasen-Ohren-Heilkunde Handhabungsprobleme bietet. Es wird dann unbrauchbar sein, wenn eine traumatische Fixierung des Schädels unumgänglich ist [49, 50]. Ebenso ist für die rasche Hals-Nasen-Ohren-ärztliche Operationstechnik nicht zu tolerieren, wenn der Registriervorgang Minuten in Anspruch nimmt, während derer die Operation unterbrochen werden muß [49, 50]. Nur eine aufgabenspezifische Technik vermag das CAS-Verfahren als sinnvolle Ergänzung zu herkömmlichen Verfahren der Orientierung im Operationsgebiet zu etablieren.

Das CAS-System erleichtert die Fusion der modellhaften Vorstellungen vom Krankheitsbild mit der Realität, die beim Patienten vorgefunden wird. Solche modellhaften Vorstellungen hat der Chirurg im Laufe seiner Ausbildung erworben. Basis hierfür sind Kenntnisse der Anatomie, sei es als topographische oder als morphologische Anatomie. Auch die Physiologie liefert Erkenntnisse funktionellen Charakters zur Modellbildung. Letztere erlauben es, im individuellen Fall operative Strategien zur Funktionserhaltung oder Wiederherstellung zu formulieren. Die Realität des individuellen Krankheitsbildes, das Patientenmodell, wird dagegen aus einer Vielzahl optischer, auch endoskopischer und mikroskopischer sowie radiologischer Informationen im Vorstellungsvermögen des Operateurs synthetisiert. Hierein sind die operativen Strategien zu projizieren, so wie sie in Operationslehren dargestellt sind.

Durch Fehlinterpretationen des Patientenmodells, wenn z.B. die Schädelbasis oder der Sehnerv nicht als solche identifiziert werden, kann es zur Komplikation kommen. Hier bietet das CAS-System eine Ergänzung bei der Interpretation der individuellen Anatomie. Es vermag jeden Punkt des realen Operationsraumes in das 3dimensionale radiologische Modell zu transformieren. Dies ist eine Funktion, die der eines anatomischen Repetitors entspricht. Es ist offenbar, daß mit wachsender operativer Erfahrung der Operateur immer seltener auf derlei Dienste angewiesen ist. So bewährt sich das CAS-System auch in besonderem Maße bei der Weiterbildung zum Schädelbasis-Chirurgen. Gerade bei der endonasalen und der ebenfalls monokularen endoskopischen Chirurgie geht der räumliche Eindruck von Tiefe verloren. Gleiches gilt für den Mitbeobachter bei der mikroskopischen oder videoendoskopischen Operation. Hier stellt die 3dimensionalität des CAS-Bildschirms den räumlichen Bezug zum Krankheitsgeschehen wieder her. In der *Ausbildungssituation* hat es sich bewährt, das Operationsinstrument mit dem Meßsystem zu koppeln. So bleiben auch beim endonasalen Vorgehen die Handlungen des Lernenden stets unter der Kontrolle des Ausbilders. Ohne Unterbrechung vermag der Schüler seine Operation zügig zu vollenden, während gleichzeitig dem Ausbilder die Möglichkeit zum Eingreifen anhand des CAS-Bildschirms geboten wird.

10 Wo liegen die Schwachpunkte der CAS-Operationstechnik?

Die *Strahlenexposition* bei einer Aufnahmetechnik mit 1 mm Schichtdicke und 1 mm Vorschub beträgt für das am stärksten gefährdete Organ, die Linse des Auges, wenige mSv. Dies liegt um mehrere Größenordnungen unter dem 50%-Wahrscheinlichkeitswert für Linsentrübungen.

Man mag spekulieren, ob die zusätzliche Sicherheitsmarge beim Unerfahrenen *riskanteres* Vorgehen induziert.

Meßbar ist dagegen der zusätzliche *Aufwand,* den die CAS-Operation verursacht. Es dauert länger, ein hochauflösendes Computertomogramm zu erstellen als dies in herkömmlicher Technik üblich ist. Bei modernen Computertomographen sind die reinen Aufnahmezeiten jedoch vernachlässigbar gering im Vergleich zu den Rüst- und Lagerungszeiten. Die Datenübertragung vom Computer oder Kernspintomographen auf das CAS-System kann in Millisekunden vonstatten gehen, wenn beide Geräte Komponenten eines PACS sind. Der Transfer auf herkömmlichen Datenträgern erfordert demgegenüber einige Minuten Zeit. Die Modellbildung kann softwaregesteuert automatisch ablaufen. Gerade bei diesen Punkten wie auch bei der intraoperativen Handhabung unterscheiden sich die existierenden Systeme beträchtlich.

Gegenüber den aufgabenspezifisch entwickelten operativen Systemen zeichnen sich die aus dem radiologischen Feld stammenden Systeme durch größere Methodenvielfalt, jedoch geringeren Bedienkomfort aus. Solche hochkomplexen Systeme werden vom Operateur jedoch eher als Belastung denn als hilfreiche Ergänzung empfunden. Sind für den

Einsatz dieser komplizierten Systeme zusätzliche Bedienkräfte erforderlich, so wird es schwer, ein positives Kosten-Nutzen-Verhältnis zu demonstrieren. Nur eine Standardisierung von Funktionen und Benutzeroberflächen wie bei den Personalcomputern (PC) und den Betriebssystemen in Fenstertechnik (Windows) vermag beim Benutzer das Vertrauen zu wecken, eine zukunftsweisende Investition getätigt zu haben.

11 Sicherheitsfragen

Durch computerunterstütztes Operieren betritt der Operateur Neuland, auch in Bezug auf Haftungsprobleme. CAS ist im Gegensatz zu anglo-amerikanischen [5, 7] und französischen [4] Entwicklungen kein Operationsroboter. Die computerunterstützte Operation wird weiterhin in der *Verantwortung des Chirurgen* durchgeführt. Dieser haftet dem Patienten gegenüber. Der Konstrukteur haftet für die Einhaltung der anerkannten Regeln der Technik. Der Lieferant unterliegt der Produkthaftung. Seine Aufgabe ist es, Einsatzmöglichkeiten zu spezifizieren, Grenzen des Einsatzgebietes aufzuzeigen, für ausreichende Benutzerschulung Sorge zu tragen. Die teilweise Autonomie der Systeme bedingt, daß fehlerhafte Ausgangsinformationen, z.B. die Fehlinterpretation von Referenzpunkten, vom System zu fehlerhaften Informationen verarbeitet werden, die den Operateur täuschen könnten. Es ist daher erforderlich, *Plausibilitätsprüfungen* schon auf der Ebene der Eingangssignale durchzuführen und diese Signale auf Konsistenz zu überprüfen. Ebenso ist es unverzichtbar, daß so wie beim Viewing Wand- und CASSYS-System eine Maßzahl für die *Präzision* der dargebotenen Information angegeben wird.

Für die Erkennung des Operationsobjektes können auch optische Vermessungsverfahren eingesetzt werden. Diese bemerken Verrückungen des Schädels und fordern zur erneuten Registrierung auf. Moderne Meßverfahren führen die Registrierung auch ereignisgesteuert durch [1]. Die entscheidende vertrauensbildende Maßnahme für den Operateur ist jedoch das schrittweise Vorgehen mit Vermessung bekannter Landmarken im Operationsgebiet und deren Anzeige im Modell auf dem Bildschirm. Auch der Einsatz redundanter Referenzpunkte im Operationsfeld erlaubt es, die Genauigkeit der Messungen intraoperativ zu verifizieren.

Das psychologische Problem des „Operierens mit Fahrtenschreiber“, denn das ist ja der Lokalisator, muß noch erforscht werden. Ebenso bedarf das *medicolegale* Problem chirurgischen Handelns bei widersprüchlicher Information der unterschiedlichen Informationsquellen (CAS-Bildschirm und endoskopisches Bild) einer Klärung.

Das Verhältnis des *Patienten* zum computerunterstützenden Operieren war unerwartet *positiv*. Eine unmißverständliche Aufklärung, die Darstellung der Vorteile, aber auch der Unsicherheiten, stets im Vergleich mit herkömmlichen Operationsverfahren, führt meistens zu großer Akzeptanz der Methodik. Stevens [42] berichtet über Patienten, die sich erst nach Ansicht von Tumoren im 3D-Bild zur Operation entschließen konnten. In unserer Klinik gibt es Patienten, die sich den Eingriff anhand der CAS-Dokumentation vom Operateur erläutern lassen.

12 Perspektiven

Bei computerunterstütztem Operieren gibt es zur Zeit 3 wichtige Entwicklungstendenzen:

1. Die Kombination von Primärinformationen unterschiedlicher Bilderzeugungsmodalitäten zu einem synthetischen, 3dimensionalen Patientenmodell.
2. Die Miniaturisierung der Meßtechnik und der Übergang zu berührungsfreien, nicht mechanischen Meßverfahren.
3. Der Einsatz von Telemanipulatoren und Handhabungsautomaten.

Zu 1: Nur im Ansatz realisiert ist die ortsgetreue Überlagerung (Matching) von Informationen unterschiedlicher bildgebender Modalitäten [36, 43]. Von besonderem Wert für Eingriffe an der Frontobasis wäre es, die Informationen von Computertomogramm und Kernspintomogramm zu überlagern. Die Kongruenz identischer Schichten ist jedoch nur schwer herzustellen, da bei der Kernspintomographie nichtlineare Verzerrungen auftreten [37]. Bei gefäßreichen Tumoren ist auch die Angiographie und die digitale Subtraktionsangiographie von diagnostischem Wert. Ein automatisches, „elastisches“ Matching ist noch bei keinem der verfügbaren Systeme realisiert.

Zu 2: Für die zumeist beengten Verhältnisse in Operationssälen ist eine Miniaturisierung der zur Zeit oft voluminösen Systeme erforderlich. Dies gilt für Meßarmsysteme genauso wie für berührungslos vermessende Systeme. Bei den Meßarmsystemen sind der Miniaturisierung jedoch wegen der erforderlichen Verbiegungssteifheit, der Auflösung der Drehwinkelgeber und wegen des benötigten Arbeitsvolumens Grenzen gesetzt. Demgegenüber lassen sich die berührungsfreien Meßsonden bis auf die

Größe eines Operationsbohrers reduzieren. Unabhängig vom benutzten physikalischen Effekt treten bei diesen Systemen jedoch Schwierigkeiten im engen Operationsgebiet auf, wenn der Operateur zwischen Meßkamera oder Meßmikrophon und Operationsinstrument gerät (Abschattung). Ebenso müssen für diese Systeme noch Fragen bezüglich Sterilisierbarkeit und elektrischer Sicherheit gelöst werden. Es ist daher nicht verwunderlich, daß mit derartigen Systemen noch keine umfangreichen klinischen Erfahrungen gesammelt werden konnten. Operateure, die mit beiden Verfahren klinische Erfahrungen haben, bevorzugen derzeit die mechanischen Meßverfahren wegen der größeren Praktikabilität und Störsicherheit [11, 13].

Zu 3: Nach Rückschlägen ist die anfängliche Begeisterung [21] für *robotisierte* Operationsmethoden einer eher skeptischen Betrachtungsweise gewichen. Bis auf Ausnahmen [7] werden Operationsroboter nur für stereotaktische Eingriffe eingesetzt [4]. Es hat Versuche gegeben, Operationen mit komplexeren als linearen Trajektorien zu automatisieren. So ist im Rahmen der United Kingdom Initiative on Medical Robots an der Universität Bristol eine Untersuchung zur Stapedotomie mittels Mikroroboter durchgeführt worden [8]. Die hierfür erforderliche Präzision im Submillimeterbereich wird jedoch von den radiologischen Modellen derzeit noch nicht erreicht.

Vielversprechend erscheint demgegenüber der Einsatz von Telemanipulatoren unter endoskopischer Kontrolle [3]. Erste klinische Erfahrungen liegen auch mit Roboteranwendungen in der Orthopädie vor [44].

13 Synopsis

Computerunterstütztes Operieren (CAS) in der Interpretation der führenden Forschungsgruppen des Gebietes stellt *keine Revolution* für die Chirurgie dar [39]. Es ist weiterhin der Operateur, der die Verantwortung für den Eingriff trägt und diesen auch selbständig durchführt. Als *Ergänzung* zu den bekannten Hilfsmitteln für die intraoperative Orientierung kommt nunmehr auch CAS in Frage, neben Endoskop, Mikroskop, Seitdurchleuchtungsgerät. Doch selbst der sprachgesteuerte Operationsroboter ist nicht mehr *Science fiction,* sondern funktioniert bereits als Labormodell am Präparat [44]. Der Preis, die Praktikabilität und nicht zuletzt die Betriebssicherheit sprechen zur Zeit noch für die passiven Systeme zum Computer*unterstützten* Operieren. Bei vertretbarem Aufwand bieten sie dem Schädelbasis-Chirurgen ein Optimum an Schonung, Gründlichkeit und Sicherheit der Operation.

Das CAS-Verfahren wurde an der Rheinisch-Westfälischen Technischen Hochschule Aachen in der Zusammenarbeit von Lehrstuhl für Meßtechnik (Direktor: Univ.-Prof. Dr.-Ing. D. Meyer-Ebrecht) und Klinik für Hals-Nasen-Ohren-Heilkunde und Plastische Kopf- und Halschirurgie (Direktor: Univ.-Prof. Dr. med. G. Schlöndorff) mit Unterstützung des Ministers für Wissenschaft und Forschung des Landes Nordrhein-Westfalen und des Bundesministers für Forschung und Technologie entwickelt.

Literatur

1. Adams L, Knepper A, Krybus W et al. (1992) Orientation aid for head and neck surgeons. Innov Tech Biol Med Vol 13, 4:409–424
2. Bartsch M, Mösges, R, Klimek L et al. (1992) 5 Jahre Erfahrungen mit 3dimensionaler interaoperativer Bildverarbeitung. Arch Otorhinolaryngol Suppl II:1992
3. Bueß G (1992) Minimal-invasive Chirurgie. VDI-GME-Tagung Mikrosystemtechnik, Abstractband, Stuttgart 1992
4. Cinquin P, Lavallée S, Troccaz J (1992) IGOR: Image guided operating robot. Methodology, applications. In: Proceedings of the 14th Annual International Conference of the IEEE Engineering in Medicine and Biology Society, Paris 1992, S 1048–1049
5. Cutting C, Taylor R, Bookstein F (1992) Computer Aided Planning and Execution of craniofacial surgical procedures. In: Proceedings of the 14th Annual International Conference of the IEEE Engineering in Medicine and Biology Society, Paris 1992, S 1069–1070
6. Dahm M, Glader KH, Jansen-Dittmer H et al. (1991) Radiologists start designing their digital workplace: Prototyping with a digital image workstation in the radiology. In: Lemke HJ et al. (eds) Proc CAR 1991. Springer, New York, S 699–704
7. Davies Bl, Hibberd RD, Timoney AG et al. (1992) A robotics assistant for prostate surgery. In: Proceedings of the 14th Annual International Conference of the IEEE Engineering in Medicine and Biology Society, Paris 1992, S 1052–1053
8. Finlay P (1992) Persönliche Mitteilung
9. Finlay P (1992) Neurobot: Steps towards the development of an advanced surgery robot. In: Proceedings of the 14th Annual International Conference of the IEEE Engineering in Medicine and Biology Society, Paris 1992, S 1081–1082
10. Freedman HM, Kern EB (1979) Complications of intranasal ethmoidectomy: a review of 1000 consecutive operations. Laryngoscope 89:421–434
11. Giorgi C, Beltrame F, Luzzara M et al. (1992) Integration of a real time localizer and 3D imaging for stereotactic neurosurgery. In: Proceedings of the 14th Annual International Conference of the IEEE Engineering in Medicine and Biology Society, Paris 1992, S 1083–1084
12. Guthrie BL, Adler JR (1991) Computer assisted neurosurgery. In: Barrow DL (ed) Perspectives in neurological surgery. Quality Medical Publications, St. Louis, Vol 2
13. Kall BA, Kelly PJ, Stiving SO et al. (1992) Computer-assisted stereotactic neurosurgery. Functional design and clinical applications. In: Proceedings of the 14th Annual International Conference of the IEEE Engineering in Medicine and Biology Society, Paris 1992, S 1079–1980
14. Kelly PJ (1986) Computer-assisted stereotaxis: new approaches for the management of intracranial intra-axial tumors. Neurology 36:535–541

15. Kelly PJ (1989) Stereotactic technology in tumor surgery. Clinical Neurosurgery 35:215–253
16. Kelly PJ (1990) Stereotactic imaging, surgical planning and computer assisted resection of intracranial lesions: methods and results. Advances and Technical Standards in Neurosurgery 17:77–118
17. Klimek L, Mösges R, Bartsch M (1991) Indications for CAS (Computer Assisted Surgery) systems as navigation aid in ENT-surgery. In: Lembke HJ, Rhodes ML et al. (eds), Proc CAR 1991. Springer, New York, S 358–361
18. Klimek L (1992) CAS- The Aachen system. First advanced course on functional endoscopic sinus surgery, Wien 1992
19. Kosugi Y, Watanabe E, Gato J et al. (1988) An articulated neurosurgical navigation system using MRI and CT images. In: IEEE Transactions on Biomedical Engineering 35, 1988, Nr. 2, S 147–152
20. Krybus W (1991) CAS: Intraoperative Positionsmessung in der Chirurgie. Dissertation 1991, RWTH Aachen
21. Kwoh YS, Hou J, Jonckheere EA et al. (1988) A robot with improved absolute positioning accuracy for CT guided stereotactic brain surgery. In: IEEE Transactions on Biomedical Engineering 35, N°2:153–160
22. Lewis JT, Galloway RL jr (1992) A-mode ultrasonic detection of subcutaneous fiducial markers for image – physical space registration. In: Proceedings of the 14th Annual International Conference of the IEEE Engineering in Medicine and Biology Society, Paris 1992, S 1061–1062
23. Louhisalmi Y, Alakuijala J, Oikarinen J et al. (1992) Development of a localization arm for neurosurgery. In: Proceedings of the 14the Annual International Conference of the IEEE Engineering in Medicine and Biology Society, Paris 1992, S 1083–1084
24. Maciunas RL, Galloway RL, Mandava VR et al. (1991) A universal system for interactive image-guided cranial base surgery. In: Abstracts of the 2nd Meeting of NASBS, Orlando 1991:7
25. Mattox DE, Long D, Bryan N et al. (1992) Computer-assisted localizing probe using threedimensional CT/MRI images for skullbases surgery. In: Abstracts of the First International Skull Bases Congress 1992. Karger, Basel, Munic, Tokyo, S 32
26. Mösges R, Schlöndorff G (1988) A new imaging method for intraoperative therapy control in skull base surgery. Neurosurgical Rev 11:245–247
27. Mösges R, Klimek L (1992) Computer assisted paranasal sinus surgery. In: Proceedings of the 14th Annual International Conference of the IEEE Engineering in Medicine and Biology Society, Paris 1992, S 1050–1051
28. Nitsche N, Hilbert M, Tümmler HP et al. (1992) Einsatz eines berührungsfreien computergestützten Orientierungssystems am Beispiel von Nasennebenhöhlen-Operationen. Arch Otorhinolaryngol Suppl II 1992
29. Oswald H (1985) A medical workstation for 3 D display of computed tomogram images. In: Lemke HU et al. (eds) Proc CAR 85. Springer, New York, S 565–571
30. Reinhardt H, Meyer H, Amrein E (1988) Computer-assisted device for the intraoperative CT-correlated localization of brain tumors. Eur Surg Res 20:51–58
31. Reinhardt H, Moctezuma J, Ehricke HH (1991) Prä- und intraoperative Bildverarbeitung und Operationssimulation, computerunterstütztes Operieren. In: Drittes Forumsgespräch der Gesellschaft für biomedizinische Technologien in Ulm e.V., Reisensburg 1991
32. Reinhardt H (1992) CAS in der Neurochirurgie. In: Workshop on computer integrated surgery, 7th World Congress on Medical Informatics, Genf 1992
33. Rauchfuß A (1990) Komplikationen der endonasalen Chirurgie der Nasennebenhöhlen – Spezielle Anatomie, Pathomechanismen, operative Versorgung. HNO 38:309–316
34. Roberts DW, Strohbein JW, Hatch JF et al. (1986) A frameless stereotaxic integration of computerized tomographic imaging and the operating microscope. J Neurosurg 65:309–316
35. Rudert H (1988) Mikroskop- und endoskopgestützte endonasale Chirurgie der entzündlichen Nasennebenhöhlen-Erkrankungen (Der Stellenwert der Infundibulotomie nach Messerklinger). HNO 36:475–482
36. Sautot P, Cinquin P, Lavallée S (1992) Computer assisted spine surgery: A first step toward clinical application in orthopaedics. In. Proceedings of the 14th Annual International Conferene of the IEEE Engineering in Medicine and Biology Society, Paris 1992, S 1071–1072
37. Schad LR, Boesecke R, Schlegel W et al. (1987) Threedimensional image correlation for CT, MR and PET studies in radiotherapy treatment planning of brain tumors. Journal of Computer Assisted Tomography 11, N°6:948–954
38. Schlöndorff G, Meyer-Ebrecht D, Mösges R et al. (1987) CAS –Computer Assisted Surgery. Arch Oto-Rhino-Laryngol Suppl 2:45
39. Schmelzer B, Mösges R, Schlöndorff G (1989) Een revolutie in de sinuschirurgie? Symposium Zachte KNO, Belgische Verening voor KNO, Gelaat- en Halschirurgie, Brüssel 1989
40. Stammberger H (1991) Functional endoscopic sinus surgery. Decker BC, Philadelphia
41. Stankiewics JA (1989) Complications of endoscopic sinus surgery. Otolaryngologic Clinics of North America 22, 4: 749–759
42. Stevens JK, Trogadis J, Parson K et al. (1990) 3D volume investigation: A new technologic age for the clinician and scientist. Hospimedica VIII 3:35–39
43. Takakura K (1990) Three dimensional CT scan and neuronavigator for the skull base tumor surgery. In: International Skull Base Study Group, 5th Congress, Siena 1990
44. Taylor RH, Funda J, LaRose D et al. (1992) A telerobotic system for augmentation of endoscopic surgery. In: Proceedings of the 14th Annual International Conference of the IEEE Engineering in Medicine and Biology Society, Paris 1992, S 1054–1056
45. Watanabe E, Watanabe T, Manaka S et al. (1987) Threedimensional digitizer (neuronavigator): New equipment for computed-tomography guided stereotaxic surgery. Surg Neurol 27:543–547
46. Watanabe E, Mayanagi Y, Hanamura T et al. (1989) Multimodality stereotactic guiding system (neuronavigator). In: Abstract Proceedings of the X. meeting of the world society for stereotactic and functional neurosurgery, Maebashi/Japan
47. Watanabe E (1992) Spatial monitoring and localization of cranial nerve during operation. I[st] International Conference on ECoG, OAE and intraoperative monitoring, Würzburg, 1992
48. Wigand ME (1981) Transnasale, endoskopische Chirurgie der Nasennebenhöhlen bei chronischer Sinusitis. III. Die endonasale Siebbeinausräumung. HNO 29:287–293
49. Zinreich SJ (1992) CAS and three-dimensional developments. In: First international advanced course on functional endoscopic sinus surgery, Wien 1992
50. Zinreich SJ (1992) Radiology of the paranasal sinuses. In: Abstracts of the First International Skull Base Congress 1992. Karger, Basel, Munic, London, Tokyo, S 13
51. Zweifel HJ, Reinhard HF, Horstmann GA et al. (1990) CT/MRI-korrelierte Stereometrie mit Ultraschall für Hirnoperationen. Ultraschall in Med 11:72–75